DER WEIN

Weinbau und Weinbereitung
Chemie und Untersuchung des Weines

Von

C. von der Heide
Prof. Dr. phil.
Vorstand der Weinchemischen Versuchsstation
Geisenheim a. Rh.

und

F. Schmitthenner
Dr. phil.
in Kreuznach a. d. Nahe

Mit 38 Abbildungen

Springer Fachmedien Wiesbaden GmbH
1922

Erweiterter Sonderabdruck aus dem Ergänzungswerk zu Muspratts Handbuch der technischen Chemie. Band IV.

ISBN 978-3-663-19843-7
DOI 10.1007/978-3-663-20180-9

ISBN 978-3-663-20180-9 (eBook)

Ursprünglich erschienen bei Friedr. Vieweg & Sohn Akt. -Ges 1922
Softcover reprint of the hardcover 1st edition 1922
Braunschweig, Germany.

Vorwort.

Das vorliegende Werk ist ein erweiterter Sonderabdruck des Abschnittes „Wein“ für das Ergänzungswerk zu Muspratts Enzyklopädischem Handbuch der technischen Chemie. Das Entgegenkommen des Verlages machte es mir möglich, die Arbeit durch den Abschnitt „Weinanalyse“ zu ergänzen und abzurunden. Dies war um so nötiger, als durch eine amtliche Bekanntmachung vom 9. Dezember 1920 die Reichsvorschrift für die Untersuchung des Weines auf neue Grundlagen gestellt wurde.

So hoffen wir nicht nur denjenigen Winzern und Weinhändlern, die sich über die technische und wissenschaftliche Weiterentwicklung ihres Faches unterrichten wollen, sondern auch dem untersuchenden Chemiker und dem forschenden Theoretiker ein neuzeitliches Lehrbuch in die Hand geben zu können. Insbesondere haben wir uns bemüht, überall auf die ursprünglichen Arbeiten und Veröffentlichungen zurückzugehen, ein Punkt, der in den meisten Lehrbüchern über Weinbereitung vernachlässigt wird.

Bei dem so überaus zerstreuten Schrifttum über Weinbau, Weinbereitung und Weinchemie ist es wohl möglich, daß gelegentlich eine Arbeit übersehen wurde. An alle Leser richte ich daher die Bitte, auf etwaige Lücken oder sonstige Mängel mich aufmerksam machen zu wollen.

Geisenheim, im Januar 1922.

von der Heide.

Inhaltsübersicht.

A. Weinbau.

F. Schmitthenner in Kreuznach.

I. Die Heimat des Weinstockes und die Geschichte seiner Kultur.

Die Weinrebe, Vitis vinifera *Linné*, ist die wichtigste der 28 Arten, welche die Gattung Vitis (Familie Vitaceae, Unterfamilie Vitoideae [1]) umfaßt, ja sie war sogar bis in die neueste Zeit mit ihren zahlreichen Varietäten die einzige Vitisart, welche der Weinkultur diente. Erst seit drei bis vier Jahrzehnten gewinnen auch andere, in Amerika wildwachsende Vitisarten, so die Vitis riparia, V. rupestris, V. Berlandieri u. a. [2]) für den Weinbau steigendes Interesse, weil sie den Angriffen der Reblaus, die in den Weinbaugebieten der ganzen Erde ungeheure Verwüstungen angerichtet hat, zu widerstehen vermögen. Allerdings bietet ihr Anbau, wie später gezeigt wird, mancherlei Schwierigkeiten. Insbesondere können sie wegen der mangelhaften Beschaffenheit ihrer Trauben nicht direkt zur Weinerzeugung dienen; vielmehr finden sie in der Hauptsache als reblausfeste Unterlagen Verwendung, auf welche die Viniferasorten gepfropft werden. Nur zum geringeren Teile werden Kreuzungen zwischen amerikanischen und europäischen Reben als sogenannte Direktträger gezogen und angebaut.

Als Heimat der Rebe wurden früher die Länder südlich des Kaspischen Meeres angesehen, von wo aus auch die Verbreitung der Weinkultur westwärts ausgegangen sein soll. Heute dagegen können wir mit Bestimmtheit sagen, daß schon lange, bevor die Weinkultur im Westen bekannt wurde, die Stammform unserer Weinrebe, von A. Stummer [3]) als Vitis silvestris *Gmelin* [4]) bezeichnet, hier wildwachsend vorkam (im Rheintal nördlich bis Mannheim, wo sie auch heute noch vorkommt), was sich aus manchen diluvialen und spätneolithischen Funden unzweifelhaft ergeben hat. Bemerkenswert sind vor allem die Funde von Blattresten in den diluvialen Tuffen von Montpellier [Südfrankreich [1])], im Tuffstein (Travertin) des Val d'Era und der Gegend von San Viraldo in Toskana [2]); ferner die zahlreichen Funde von Traubenkernen in den Abfallhaufen der Pfahlbauten aus der Bronzezeit, von denen die in Castione bei Parma [3]) und an anderen Stellen Oberitaliens [4]) gefundenen denen der wildwachsenden Stammform unserer Weinrebe gleichen, während die in Wangen (Schweiz) gefundenen schon mit den Kernen der heute kultivierten Form übereinstimmen [5]).

Doch noch bedeutend weiter rückwärts, nämlich bis ins älteste Tertiär, läßt sich das Vorhandensein der Rebe in ganz Europa, von Italien bis nach Island und Grönland, an fossilen Resten nachweisen. Es handelt sich aber bei diesen Funden, im Gegensatz zu den diluvialen, um Reben, welche mehr den heute in Amerika wild vorkommenden Vitis-Arten als der kultivierten Vitis vinifera ähnlich sind [5]). Diese Reste wurden mit verschiedenen Artnamen, z. B. Vitis teutonica *A. Braun*, V. praevinifera *Sap.*, V. subintegra *Sap.* usw. bezeichnet; am häufigsten erscheint die oligozäne Art V. teutonica, und zwar in den Braunkohlenlagern von Salzhausen, der Wetterau usw. [vgl. Engler in Hehn] [5]).

Während sich so auf Grund dieser prähistorischen Funde die Anschauungen über die Heimat des Weinstockes in der Neuzeit geändert haben, bleibt die Wanderungstheorie für die Herkunft des Weinbaus bestehen, wonach dieser mit dem Fort-

1) E. Gilg, Vitaceae. In A. Englers „Natürliche Pflanzenfamilien". III, 5, S. 427 ff. — 2) J. M. Guillon, Étude générale de la vigne. Paris 1905. S. 175. — 3) A. Stummer, Zur Urgeschichte der Rebe und des Weinbaues. Mitt. d. anthropol. Ges. in Wien **41** (der 3. Folge 11. Bd.), Heft 3 u. 4, S. 283—296 (1911); vgl. ferner Bronner, Die wilden Trauben des Rheintales. Heidelberg 1857, S. 25. — 4) Gmelin, Flora badensis I, S. 543.

1) G. Planchon, Étude des tufs de Montpellier 1864, p. 63. — 2) Gaudin et Strozzi, Contributions à la flore fossile italienne. I et VI, mém. t. 11, p. 18. — 3) O. Heer, Die Pflanzen der Pfahlbauten. Zürich 1865, S. 24 ff. — 4) Ragazzoni in Rivista arch. della prov. di Como, fasc. XVII, p. 30 (1880); G. Buschan, Vorgeschichtliche Botanik der Kultur- und Naturpflanzen der alten Welt. Breslau 1895, S. 220. — 5) A. Engler in V. Hehn, Kulturpflanzen u. Haustiere. Berlin 1902, S. 85 ff.

schreiten der Allgemeinkultur von Osten nach Westen zu uns gelangt ist. Die Urheimat des Weinbaus konnte zwar noch nicht mit Sicherheit festgestellt werden, doch nimmt man ziemlich allgemein an, daß sie in den nördlich des Kaukasus und Kaspisees liegenden Ländern oder im westlichen Kleinasien [1]) zu suchen sei; nach der älteren Auffassung war es ein semitisches Volk, welches den Weinbau zuerst betrieben hat, während auf Grund neuerer Sprachforschungen die Indogermanen als die Väter des Weinbaus angesehen werden [2]). Andererseits ist aber auch aus Relief- und Gemäldefunden bekannt, daß in Ägypten schon 3500 Jahre v. Chr. die Weinkultur eingebürgert war [3]).

Nach Griechenland wurde der Weinbau von Vorderasien aus eingeführt, und zwar begann hier nach Stummer die Rebkultur spätestens in der Bronzezeit, um die Mitte des zweiten Jahrtausends. Ob dann die Griechen die Weinkultur nach Italien gebracht haben, oder, wie Stummer u. a. annehmen, der römische Weinbau unabhängig von dem griechischen entstanden ist, ob ferner die griechischen Kolonisten in Gallien bei Massalia (Marseille) die ersten Weinberge angelegt, oder ob die Römer den Weinbau dorthin gebracht haben [4]), das sind strittige Fragen. Sicher ist, daß die Römer den Weinbau in Spanien eingeführt, ihn auch in Gallien schrittweise mit der Eroberung des Landes verbreitet und ihn von dort aus auch nach Deutschland gebracht haben, sehr wahrscheinlich durch das Moseltal, wo, wie auch im Ahrtal, schon im 2. Jahrhundert n. Chr. in großem Umfang Weinbau getrieben worden ist. Zu gleicher Zeit wurde auch am linken Rheinufer, im Elsaß, in der Rheinpfalz und in Rheinhessen von den römischen Kolonisten der Weinbau eingeführt und kurze Zeit darauf wohl auch auf der rechten Rheinseite verbreitet. Er erfuhr unter den Merovingern und Karolingern große Förderung und Verbreitung, blieb aber bis etwa zum 10. Jahrhundert fast ausschließlich auf die Länderstriche am Rhein und an seinen Nebenflüssen beschränkt; von da ab aber drang er, unterstützt von den Klöstern, auch nach Mittel- und Norddeutschland, durch Thüringen und Sachsen bis nach Brandenburg, Schlesien und selbst nach Pommern und Schleswig-Holstein vor. Gegen Ausgang des Mittelalters jedoch ging der Weinbau in diesen Gebieten wieder zurück, und mit dem Dreißigjährigen Kriege verschwand er daselbst fast ganz. Seit etwa dem Ausgang des 17. Jahrhunderts ist er wieder beinahe ausschließlich auf die bevorzugteren Gebiete am Rhein und seinen Nebenflüssen (Ahr, Mosel, Nahe, Main und Neckar) beschränkt. Hier gelangte er stellenweise zu besonderer Blüte, als man unter Führung der sehr verdienstvollen Tätigkeit der Klöster vom Massen- zum Gütebau überging.

Außerhalb Europas hat der Weinbau erst in der Neuzeit weitere Verbreitung gefunden. So steht er z. B. im Kapland seit der Besitzergreifung durch die Engländer in hoher Blüte [1]). Im Jahre 1862 faßte er in Australien Fuß, und in Algier, wo er schon zu Römerzeiten bekannt, aber im Mittelalter und in der Neuzeit stark zurückgegangen war, ist er von den Franzosen in den letzten Jahrzehnten wieder zu beträchtlichem Umfang gehoben worden. Auch in Tunis und Marokko hat sich der Weinbau eingebürgert. In Nordamerika dehnt er sich besonders in Kalifornien auf größere Gebiete aus und nahm ferner in den Staaten Missouri, Indiana, Illinois, Kansas und Ohio bis in die neueste Zeit immer mehr zu, desgleichen in Südamerika in Chile, Argentinien, Brasilien und Uruguay. Im Jahre 1883 gelangte der Weinbau auch nach Japan, aber er spielt daselbst keine nennenswerte Rolle.

II. Der Weinbau in der Neuzeit.

Die günstige Entwickelung, welche der Weinbau aller Länder in der zweiten Hälfte des 18. und der ersten Hälfte des 19. Jahrhunderts zeigte, hat seit dem Jahre 1850 eine schwere Hemmung nach der anderen erfahren, die ihn teilweise in seinen Grundfesten erschütterten. Verheerende Rebenkrankheiten, die vor diesem Zeitpunkt in Europa völlig unbekannt waren, traten plötzlich mit katastrophaler Gewalt auf; ihre Erreger, das Oidium und die Peronospora (siehe Kapitel VII) sowie die Reblaus (siehe ebenda) wurden durchweg mit amerikanischen Reben aus der Neuen Welt bei uns eingeschleppt und haben seither in den europäischen Weinbergen alljährlich unermeßliche Werte vernichtet. Dazu kommt neuerdings noch das Überhandnehmen des gefährlichen Heu- und Sauerwurms, eines von jeher in Europa einheimischen Schädlings. Das erbitterte Ringen des neuzeitigen Weinbaus mit seinen Feinden hat diesen Zweig der Landwirtschaft so schwierig gemacht, daß er sich nur bei intensivstem Betriebe und unter günstigsten wirtschaftlichen Bedingungen in den von Natur aus besonders dazu geeigneten Gebieten lohnt. Unter solchen Umständen ist es wohl zu verstehen, wenn hier und da die Weinbauflächen einzelner Länder sich vermindern, weil man, wo es angeht, größere oder kleinere Flächen dem Weinbau entzieht und dem lohnenderen Ackerbau zuführt. Andererseits ist es aber geradezu verwunderlich, daß der Rückgang des Weinbaus keinen größeren Umfang angenommen hat, vielmehr die meisten der vernichteten Weinberge von den zähen Winzern immer wieder neu angelegt werden, ja daß der Weinbau sich sogar, wie bereits hervorgehoben, außerhalb Europas neue Gebiete erobert hat. Über

[1]) O. Schrader in V. Hehn, Kulturpflanzen und Haustiere. Berlin 1902, S. 90 ff. — [2]) J. Hoops, Waldbäume und Kulturpflanzen im germanischen Altertum. Straßburg 1905, S. 559 ff. — [3]) Schweinfurth, Pflanzenreste aus altägyptischen Gräbern. Ber. d. deutsch. bot. Ges. **2**, 362 (1884); Loret, La flore pharaonique. Paris 1887, S. 46. — [4]) Bassermann-Jordan, F., Geschichte des Weinbaus. Frankfurt 1907, **1**, 15.

[1]) Babo u. Mach, Handbuch **2**, 1054 ff. (1910).

den Umfang und den Ertrag des neuzeitigen Weinbaus gibt die folgende Tafel eine kurze Übersicht. Bezüglich ausführlicher statistischer Angaben sei auf J. Fischers Weinbaustatistik in Babo und Machs Handbuch[1]), sowie auf die Werke von W. Hamm[2]) und H. v. Zobeltitz[3]) verwiesen.

Die wichtigsten Weinbauländer nach der Größe ihrer Rebfläche und deren Ertrag[4]).

	Größe der Rebfläche in Hektaren	Jahresertrag in Hektolitern
Italien (1908)	4 074 000 [5])	38 976 600
Frankreich (1909)	1 625 622 [6])	51 836 283
Spanien (1909)	1 310 311	19 448 641
Ungarn (1907)	314 374	3 190 466
Türkei und Cypern (1903)	300 000	1 850 000
Rußland (1905)	250 000	2 682 000
Österreich (1908)	226 273	4 560 640
Chile (um 1904)	150 000	2 590 000
Algier (1911)	138 567 [7])	8 833 677 [7])
Griechenland (um 1906)	121 474	1 432 500
Deutschland (1912)	108 840 [8])	2 019 392 [8])
Rumänien (1906)	87 138	2 154 770
Portugal (um 1909)	70 000	4 090 000
Bulgarien (um 1905)	61 108	1 969 000
Serbien (1906)	34 804	612 441
Argentinien (um 1907)	30 000	1 439 000
Schweiz (um 1908)	30 000	1 076 000
Australien (1900)	26 123	222 030
Tunesien (1906)	16 236	204 444
Uruguay	4 322	108 875
Luxemburg (1913)	1 528 [9])	65 546 [9])
Ver. Staaten von Amerika	?	1 424 691
Brasilien	?	352 000
Kapland	?	188 560

Vom deutschen Weinbau wäre noch besonders hervorzuheben, daß er bei einem Umfang von 108 840 ha etwa 0,2 Proz. der Gesamtkulturfläche einnimmt; er ist also hinsichtlich seines Flächenumfanges nur ein untergeordneter Teil unserer Landwirtschaft, dennoch aber von großer wirtschaftlicher Bedeutung, weil durch ihn in großem Umfange Böden und Lagen ausgenutzt werden, die für andere Kulturen unverwendbar wären. Nach den Ergebnissen der letzten zehn Jahre kann in Deutschland eine Weinmosternte von 2,7 Mill. Hektolitern im Werte von 107 Mill. Mark als Durchschnittsernte angesehen werden[1]). Der deutsche Weinbau beschränkt sich fast ausschließlich auf die Täler des Rheines und seiner Nebenflüsse. Wir finden ihn am Oberrhein auf den vorgeschobenen Hügeln des Schwarzwaldes, der Vogesen und der Haardt (Pfalz), sowie an letztere anschließend in Rheinhessen; am Mittelrhein auf den Ausläufern des Taunus (Rheingau) und weiter in dem engen Rheintale bis nach Bonn. In Württemberg begegnen wir einem ziemlich ausgedehnten Weinbau in den Tälern des Neckars und seiner Nebenflüsse zwischen Tübingen und Wimpfen. In Franken wird an den Ufern des Mains zwischen Bamberg und Aschaffenburg bedeutender Weinbau getrieben. An der Nahe ist er ebenfalls von großer Bedeutung, und den Lauf der Mosel begleitet er auf der ganzen Strecke, schon in Lothringen, hauptsächlich aber auf preußischem Gebiete bis zur Mündung bei Koblenz. Auch die Mündungsgebiete der Saar und Ruwer, sowie das Ahrtal besitzen nennenswerten Weinbau. Abseits von diesen Hauptweinbaugebieten hat sich im Tale der Saale und Unstrut, in Schlesien (Grünberg), in Posen (bei Bomst) und in der Mark Brandenburg etwas Weinbau bis zum heutigen Tage erhalten.

Rebflächen und Durchschnittserträge der deutschen Weinbaugebiete[2]).

Weinbaugebiete	Rebfläche ha	Mostertrag in Hektolitern (Mittel von 1908 bis 1912)
Mosel, Saar und Ruwer	6 878	248 000
Rheingau	2 174	36 000
Nahe	3 046	47 000
Rheingebiet außer Rheingau	2 378	25 000
Übriges Preußen	2 864	22 000
1. Preußen insgesamt	17 340	378 000
Rheinpfalz	15 385	448 000
Franken u. übriges Bayern	5 774	49 000
2. Bayern insgesamt	21 159	497 000
3. Württemberg insgesamt	15 564	163 000
4. Baden insgesamt	16 141	283 000
5. Rheinhessen insgesamt	13 119	298 000
Unter- und Oberelsaß	23 931	466 000
Lothringen	5 109	101 000
6. Els.-Lothringen insges.[1])	29 040	567 000
7. Übriges Deutschland	218	3 000

III. Die wichtigsten Rebensorten.

Die Zahl der in Kultur befindlichen Rebensorten, fast durchweg Varietäten der Vitis vinifera, ist sehr groß. Sie auf Grund wirklicher Verwandtschaft der

[1]) J. Fischer, Statistische und allgemeine Angaben über die Weinbauverhältnisse in den wichtigsten Weinbauländern der Erde. In Babo und Mach, Handbuch 2, 876 ff. (1910). — [2]) W. Hamm, Das Weinbuch. Leipzig 1886. — [3]) H. v. Zobeltitz, Der Wein. Bielefeld u. Leipzig 1901. — [4]) Nach J. Fischer [siehe [1])]; wo später erschienene Literatur andere Zahlen brachte, wurden diese in die Tafel von Fischer eingefügt. — [5]) Die angegebene Zahl schließt vielfach Flächen in sich, auf denen andere landwirtschaftliche Kulturpflanzen im Verein mit Reben angebaut werden. — [6]) P. Degrully, Essai historique et économique sur la production et le marché des vins en France. Montpellier 1910, p. 282; daselbst auch zahlreiche französische Schrifttumsangaben. — [7]) C. von der Heide, Die Weinbauverhältnisse Algeriens. L. J. 45, 439 (1913). — [8]) Veröffentl. d. Kais. Statist. Amts, Die deutsche Landwirtschaft. Berlin 1913. — [9]) Der Weinbau im Großherzogtum Luxemburg während 1912/13. Denkschr. veröff. v. Distrikts- u. Weinbauaufsichtskommissariat. Grevenmacher 1913.

[1]) Die Angaben beziehen sich auf die Verhältnisse vor dem Weltkriege. — [2]) Veröffentl. d. Kais. Statist. Amts: Die deutsche Landwirtschaft. Berlin 1913.

Varietäten in natürliche Gruppen zu ordnen, ist noch nicht gelungen. Die Ampelographen bedienen sich daher meistens eines künstlichen Einteilungssystems nach L. von Babo, das auch von der internationalen ampelographischen Kommission mit geringen Abänderungen angenommen worden ist. Bei dieser Einteilung werden die Sorten nach ihrer Beerenform in drei Klassen, diese nach der Behaarung der Blattunterseiten in je drei Ordnungen und diese wieder nach der Form der Blattstielbucht in je drei Unterordnungen gruppiert.

Von rein praktischen Gesichtspunkten aus unterscheidet man die Vinifera-Sorten als Kelter- und Tafeltraubensorten; die erstere Gruppe ist die weitaus größere und umfaßt, wie der Name schon sagt, diejenigen Traubensorten, die sich vorzugsweise zur Weinbereitung eignen; doch kann die Trennung von den Tafeltrauben, also den zum unmittelbaren Genuß bestimmten Traubensorten, nicht scharf durchgeführt werden; denn es gibt auch unter den Keltertrauben einzelne Sorten, wie z. B. den Gutedel, die sich für beide Zwecke gut eignen. Die Keltertrauben werden eingeteilt in solche, die zur Weißwein- und solche, die zur Rotweinbereitung dienen. Hierbei können noch je nach der Güte des gewonnenen Weines Unterabteilungen gemacht werden, wie dies im folgenden geschehen soll.

1. Keltertraubensorten [1]).

a) Für hochfeine Weißweine.

Der weiße Riesling, eine der edelsten Reben der Welt, ist die Traubensorte der deutschen Qualitäts-Weinbaugebiete. Man nimmt an, daß er im Rheingau, wo er seit urdenklichen Zeiten angebaut wird, als Sämling entstanden ist. Zweifellos ist er an das mäßig warme Klima unserer an der Nordgrenze der Weinbauzone gelegenen deutschen Weinbaugebiete vorzüglich angepaßt. Besonders günstig scheinen die Bedingungen für sein Gedeihen erfüllt zu sein am Rhein, an der Mosel und in der Pfalz, wo er edle, rassige und blumige Weine liefert. Die Rieslingtrauben sind klein; ihre ganze Güte entfalten sie nur bei der Vollreife, die sehr spät eintritt. Die in ihrer Art einzig dastehenden Rieslingweine gehören zu den ersten Gewächsen der Welt.

Roter Traminer, auch „Fränkischer" genannt, ist eine Sorte mit rotgefärbten Beeren; seine Trauben müssen daher bei der Weißweinbereitung rasch abgekeltert werden, damit der Wein keinen roten Farbenton bekommt. In einzelnen süddeutschen Gegenden wird letzterer jedoch absichtlich erzeugt (Klarett- oder Schillerwein, in Baden auch Weißherbst genannt). Merkwürdigerweise wird die weißbeerige Spielart des Traminers, deren Wein dem des rotbeerigen gleichkommt, nur wenig angebaut. Der rote Traminer dagegen ist besonders in der Rheinpfalz und in Franken verbreitet, aber nur hier und da in reinem Satze, häufiger wird er mit anderen Sorten gemischt angebaut. Auch an der Nahe sowie in Nieder-Österreich und Tirol trifft man ihn. Er liefert würzige Weine von hervorragendem, langanhaltendem Traubenbukett. Bekannte Gewächse sind: Forster und Deidesheimer Traminer sowie die fränkischen Bocksbeutelweine.

Die Burgundersorten. Der Burgunder ist in drei Spielarten bekannt, die nach der Beerenfarbe als blauer, weißer und roter Burgunder bezeichnet werden; zur Weißweinbereitung dienen nur die beiden letztgenannten, während der blaue Burgunder eine Rotweinsorte ist (siehe S. 5). Weißer Burgunder (Pineau blanc) und roter Burgunder (Pineau gris) sind die wichtigsten Sorten Burgunds und der Champagne. In Deutschland kommt in der Hauptsache nur der rote Burgunder unter den Namen Ruländer, Klävner oder grauer Tokaier im Elsaß, in Baden und Franken vor. Der rote und weiße Burgunder liefern, besonders in guten Lagen, liebliche, infolge geringen Säuregehaltes milde, gleichzeitig aber auch infolge hohen Alkohol- und Extraktgehaltes starke und vollmundige Weine mit angenehmer Blume. Besonders bekannt sind die Gewächse von Montrachet und Meursault (Haute-Bourgogne) und die sogenannten Chablisweine der Basse-Bourgogne.

Weißer Sauvignon und Semillon, die beiden weißen Bordeauxsorten, sind zwei ganz verschiedene Varietäten, kommen aber in ihrem Hauptverbreitungsgebiete, dem Bordelais (Gironde) fast stets im gemischten Satze vor; sie liefern die weltberühmten weißen Bordeaux- und Sauternesweine. Beide Sorten sind nur für südliche, warme Gebiete geeignet; man begegnet ihnen daher in nördlicheren Gegenden nicht mehr, wohl aber wieder in Istrien, Steiermark und Südtirol, wo sie jedoch weniger Bedeutung haben. Wie am Rheine beim Riesling, so wartet man in der Sauternes auf diesen Sorten die Edelfäule ab. Bekannteste Marken sind: Château Yquem, Château Latour blanche, Château Suduirant usf.

Der gelbe Mosler ist für Ungarn, wo er Furmint genannt wird, das, was für Deutschland der Riesling ist. Aus ihm werden die berühmten Tokaier-, Ruster- und Ödenburger Ausbruchweine gewonnen. Der lange trockene, sonnige Herbst des als Tokaj-Hegyalja bezeichneten Weinbaugebietes gestattet in der Regel, die Trauben ebenfalls überreif werden zu lassen, doch äußert sich die Überreife hier nicht durch das Auftreten der Edelfäule, sondern durch das Eintrocknen der Beeren am Stock (Zibebenbildung). Auch in Steiermark werden recht gute Weine aus dieser Sorte gewonnen, außerhalb Österreich und Ungarn jedoch ist sie nicht bekannt.

Gelber Muskateller wird in den nördlichen Gegenden nur als Tafeltraube benutzt; in Spanien,

[1]) Bearbeitet nach den Angaben von H. Goethe, Handbuch der Ampelographie. Berlin 1887; Babo und Mach, Handbuch 1, 177 ff. Berlin 1909; Viala et Vermorel, Paris 1905, Ampelographie.

Italien und Südfrankreich aber gewinnt man aus ihnen sehr würzige Weine, die vielfach bukettlosen, aber sonst guten Weinen zugesetzt werden, um diesen eine Blume zu verleihen.

Der weiße Malvasier ist eine Sorte, die auf Madeira viel gepflanzt wird, desgleichen in Toskana, wo sie mit blauen Trauben zusammen gekeltert den bekannten Chianti liefert. In Asti (Piemont) werden aus Malvasier süße moussierende Weine hergestellt (Asti spumante).

b) Traubensorten für mittlere und geringe Weißweine.

Sylvaner, in Deutschland vielfach „Österreicher", in Österreich meist „Zierfahndler" genannt, ist eine Sorte, die in sehr guten Lagen ausgezeichnete Weine, sonst aber nur mäßig gute, ja sogar geringwertige Weine liefert. Es gibt eine grün- und rotbeerige Spielart der Sorte, letztere dient jedoch nur als Tafeltraube. Der grüne Sylvaner liefert bei gleichmäßigen Erträgen feine, wohlschmeckende, harmonische Weißweine, die sich jedoch nicht durch besondere Blume auszeichnen. Er ist am Rhein in den mittleren und geringeren Lagen, ferner an der Nahe, in der Pfalz, in Franken und Österreich verbreitet.

Der Gutedel, in Frankreich Chasselas, in Österreich Wälscher genannt, ist eine in den süddeutschen, sowie französischen Quantitätsweinbaugebieten weit verbreitete Sorte. Spielarten: Weißer, roter, geschlitztblätteriger Gutedel, Krachgutedel, Königsgutedel und Muskatgutedel. Alle diese Sorten können sowohl als Kelter- wie auch als Tafeltrauben Verwendung finden; doch dienen zur Weinbereitung fast nur der weiße und rote Gutedel, im badischen Oberland auch der Krachgutedel. Der Gutedel liefert im allgemeinen bei großen Erträgen — man rechnet in guten Jahren bis 200 hl Wein von 1 ha — nur leichte Landweine; nur in besten Lagen bringt er es zu einer mittleren Güte.

Weißer Elbling oder Kleinberger liefert nur geringe Weine. Seine rote Spielart dient als Tafeltraube. Er ist eine der ältesten Kultursorten und angeblich schon von den Römern am Rhein und an der Mosel, wo er früher die Hauptsorte war, gebaut worden. Heute wird er daselbst nur noch in den geringsten Lagen gepflanzt, in größerem Umfange dagegen an der Obermosel, in Baden, Württemberg und im Elsaß.

Welschriesling, eine Sorte, die mit dem Rheinriesling nichts zu tun hat, stammt aus Frankreich, wo er im Département Marne viel gebaut wird. Auch am Züricher See, in Österreich und Ungarn trifft man ihn häufig. Er reift spät, liefert außergewöhnlich reiche Erträge, sein Wein ist jedoch nur in guten Lagen von mittlerer Güte.

Ähnlich verhalten sich die besonders in Österreich gebauten Sorten: Roter und grüner Veltliner, Rotgipfler und roter Zierfahndler.

Ortlieber, im Elsaß, wo er viel vorkommt, wegen seiner kleinen Beeren auch „Knipperle" genannt, zeichnet sich besonders dadurch aus, daß er auch in hohen, windigen Lagen, wo andere Sorten kümmern, noch gut gedeiht; aber er liefert nur ganz geringe Weine. In geringem Umfange wird er auch in Baden, in der Pfalz sowie in der Gegend von Brixen unter dem Namen „Elsässer" angebaut.

Sorten, die sich nur für südliche, warme Gebiete eignen, sind: Der Nosiola, eine in Südtirol sehr geschätzte, meist nur geringe Weine liefernde Traube, der Weiß-Vernatsch, der in Deutsch- und Italienisch-Tirol häufig vorkommt, aber spät reift und ziemlich saure Weine liefert, und schließlich der Lämmerschwanz (Jufarku-Kukuruztraube), eine in Ungarn, besonders am Plattensee häufig angepflanzte Sorte, von der die wohlschmeckenden süßen Somlauer Weine herstammen.

c) Traubensorten für feine und mittlere Rotweine.

An der Spitze der Rotwein liefernden Trauben stehen die Bordeauxsorten. Die berühmten roten Bordeauxweine sind nicht das Produkt einer einzigen Traubensorte; sie werden vielmehr aus den stets in gemischtem Satze vorkommenden Sorten: Cabernet-Sauvignon, Cabernet franc, Merlot, Verdot und Malbec gewonnen, die in kühleren nördlichen Gebieten nicht gedeihen, wohl aber in Gebieten, die noch weiter südlich als das Bordelais liegen, ohne dort jedoch jemals dieselbe hohe Qualität zu erzeugen wie an den gesegneten Ufern der Garonne, Gironde und Dordogne. Die feinen Weine des Medoc und der Graves werden nur aus den drei erstgenannten Sorten hergestellt; die berühmten Gewächse, wie z. B. Château Margaux, Lafitte, Latour, Haut-Brion, Pichon-Longueville usf., sind Erzeugnisse dieses Sortengemisches. In den geringen Lagen herrschen dagegen die beiden letztgenannten Sorten vor.

Nach den Bordeauxsorten ist die beste Rotweintraube der auch in nördlichen Gebieten gedeihende Blaue Burgunder, auch Klebrot oder Spätrot genannt. In Deutschland ist er überall verbreitet, wo Rotwein gebaut wird, z. B. in der Gemarkung Assmannshausen a. Rh., wo die besten deutschen Rotweine wachsen, dann in Rheinhessen (Ingelheim), ferner an der Ahr (Walporzheim), in Franken (Klingenberg und Miltenberg) usw. Seine Hauptbedeutung hat der blaue Burgunder jedoch in seiner Heimat Burgund, wo er als Pinot (auch Pineau) noir besonders in der Côte d'or die bekannten feinen Burgunder erzeugt. Hauptgewächse sind u. a. der Chambertin, Clos de Bèze, Romanée, Les Tâches, Les Grèves, die in der Gegend von Beaune und Nuits erzeugt werden (Haute Bourgogne). Die geringeren Burgunderweine aus der Gegend von Dijon, Mâcon und dem Beaujolais stammen fast alle nicht vom blauen Burgunder, sondern von dem Gamay de Liverdun.

Die Müllerrebe (Meunier) hat manche Ähnlichkeit mit dem blauen Burgunder. Sie ist in Frankreich (Champagne) und in Württemberg sehr verbreitet und liefert einen Wein, der dem vom blauen Burgunder gewonnenen ähnlich, aber etwas geringer ist als dieser.

Blauer Syrah oder Sérine ist eine in Frankreich ziemlich verbreitete Sorte, die besonders in der Eremitage (Rhône) sehr feine Rotweine liefert.

Lagrein wird in der Gegend von Bozen und Gries gebaut und liefert sehr dunkel gefärbte Weine, die sich hervorragend zum Verschnitt mit farbstoffarmen Rotweinen eignen. Ähnlich ist ihr in dieser Hinsicht die ebenfalls in Tirol vorkommende Negraratraube, sowie der Marzemino, dessen Weine durch ein eigenartiges Himbeeraroma ausgezeichnet sind.

Die Gamaysorten werden ausschließlich in Frankreich angebaut. Man unterscheidet dort eine große Anzahl Gamayspielarten, die aber alle auf zwei wesentlich voneinander verschiedene Varietäten zurückzuführen sind, nämlich dem Gamay de Liverdun (Petit Gamay) und dem Gamay d'Orléans (Gros Gamay). Der erstere ist, wie oben schon erwähnt, die Sorte, aus der die geringen Gewächse Burgunds gewonnen werden; der letztere ist mehr in den nördlichen Départements anzutreffen.

Blauer Portugieser ist eine durch besonders frühe Reife ausgezeichnete Sorte, die man deshalb auch häufig in nördlichen Weinbaugebieten antrifft. Man findet ihn in ganz Deutschland und Österreich überall, wo Rotweine in geringen Lagen wachsen. Er liefert milde, nicht zu herbe Tischweine; in der Gegend von Vöslau (Nieder-Österreich) werden auch gute Marken aus ihm gewonnen.

d) Traubensorten für geringe Rotweine.

Der blaue Trollinger, in Österreich Edel- oder Großvernatsch genannt, ist vor allem in Tirol verbreitet. In Meran wird er als Kurtraube sehr geschätzt und von dort in großen Mengen verschickt. Als Keltertraube findet man ihn hauptsächlich in Württemberg sowie hin und wieder unter dem Namen blauer Malvasier in der Rheinpfalz.

Rossara, eine in Tirol unter dem Namen „Geschlafene" verbreitete Sorte, liefert die bekannten leichten Tiroler Rotweine.

Blaue Kadarka ist eine nur in Ungarn angebaute, reichtragende Rotweinsorte.

Aramon liefert in Südfrankreich bei oft riesigen Erträgen (bis 300 hl vom Hektar) leichte, geringe Weine.

Der Teinturier (Färbertraube) schließlich, eine in Frankreich hier und da angebaute Sorte, ist dadurch charakterisiert, daß sie allein von allen rotbeerigen Viniferasorten nicht nur in der Beerenhaut, sondern auch im Beerenfleisch Farbstoff in reichem Maße enthält und deshalb stark gefärbte Rotweine liefert, die sich zum Verschnitt mit weniger gefärbten vorzüglich eignen.

2. Tafeltraubensorten.

Nicht alle Sorten, die einen trinkbaren Wein liefern, eignen sich auch zu Tafeltrauben; denn als solche müssen sie ganz besondere Eigenschaften, vor allem ein schönes Aussehen haben, große, saftige Beeren mit nicht zu dicken Häuten besitzen und sich durch einen angenehmen, süßen Geschmack und mäßige Säure auszeichnen. Viele der beschriebenen Keltertrauben besitzen diese Eigenschaften nicht in genügendem Maße, und zwar merkwürdigerweise auch manchmal solche, die als Keltertrauben erstklassige Weine liefern, wie z. B. der Riesling.

Diejenigen Rebensorten, deren Früchte gleichzeitig als Kelter- und Tafeltrauben geeignet sind, wurden bereits kurz erwähnt; sie sind es auch, von welchen die große Masse der Tafeltrauben, und zwar meist in den Weinbergen gewonnen werden. Natürlich stehen bei einem solchen Anbauverfahren die in den nördlich-kühlen Gebieten erzielten Früchte als Tafeltrauben den Gewächsen südlich-warmer Länder gegenüber an Güte meist wesentlich zurück. Darum werden in den nördlichen Gegenden hochfeine Tafeltraubensorten nur in Gewächshäusern oder an besonders warmen Mauern als Spaliere gezogen. Hierzu dienen meist auch besondere Sorten. Da jedoch diese Art der Traubengewinnung in das Gebiet des Gartenbaues fällt, soll hier mit dem Hinweis auf das entsprechende Sonderwerk [1]) von einer Beschreibung dieser Sorten abgesehen werden. Hervorgehoben sei nur, daß die Zucht von Tafeltrauben unter Glas besonders in England und Belgien in großem Umfange betrieben wird; Belgien besitzt hierfür mehr als 10000 Gewächshäuser, die eine Bodenfläche von über 180 ha bedecken. Neuerdings nehmen aber auch Holland, Frankreich und Deutschland diese Art des Weinbaues immer mehr auf.

3. Amerikanerreben.

Für den neuzeitigen Weinbau hat, wie früher bereits kurz erwähnt worden ist, noch eine dritte Gruppe von Reben Bedeutung gewonnen, die nicht wegen ihrer Früchte, sondern lediglich wegen ihres Holzes gezogen werden, nämlich die verschiedenen amerikanischen Vitisarten, die wegen ihrer Widerstandsfähigkeit gegen die Reblaus [2]) als Unterlagsreben Verwendung finden und mit den europäischen

[1]) R. Goethe, Handb. d. Tafeltraubenkultur. Berlin 1894 — [2]) L. Petri, L'acidité des sucs et la résistance phylloxérique. Rev. Vitic. **35**, 473, 505 u. 544 (1911); Averna-Sacca, L'acidita dei succhi nelle viti americane in rapporto alla loro resistenza alla fillossera. Giornale di viticoltura e enologia 1909, p. 350; F. Schmitthenner, Die Ursachen der Reblausfestigkeit amerikanischer Reben. Weinb. u. Weinh. **30**, 1 (1912).

Sorten veredelt werden[1]). Diese amerikanischen Unterlagsreben gruppiert man je nach ihrer Artreinheit oder ihrem meist durch künstliche Züchtung erzielten Bastardcharakter in: 1. reine Amerikaner, 2. Ameriko-Amerikaner, das sind Kreuzungen von Amerikanern unter sich, und 3. Europäer-Amerikaner, das sind Kreuzungen zwischen amerikanischen und europäischen Sorten. Die weitaus größte Mehrzahl der heute praktisch verwendeten Amerikanerreben gehört in die zweite und dritte Gruppe, hat also Bastardcharakter. Schätzungsweise gibt es zurzeit ungefähr 25000 solcher Kreuzungen. Sie sind gezüchtet worden in dem Bestreben, die einzelnen für die Kultur wertvollen, aber auf verschiedene Sorten verteilten Eigenschaften in einer Sorte zu vereinigen[2]). Unter dieser ungeheuren Menge von Bastarden, deren Zahl sich durch fortgesetzte Züchtungsversuche stets noch vermehrt, sind jedoch nur ganz wenige, die sich in der Praxis bis jetzt als Unterlagsreben wirklich bewährt haben. Die Europäer-Amerikaner sind übrigens ursprünglich in der Absicht gezüchtet worden, die Reblauswiderstandsfähigkeit der Amerikanerreben mit den edlen Eigenschaften der Europäertrauben zu vereinigen, um dadurch Reben zu gewinnen, die ohne Pfropfung in Reblausgebieten zur Weinerzeugung dienen könnten. Man nennt sie deshalb auch Direktträger. In dieser Eigenschaft haben sie sich jedoch nicht bewährt, dagegen sind manche von ihnen geschätzte Unterlagssorten geworden.

Die reinen Amerikaner sind die in Amerika wildwachsenden, nach Feststellung ihrer Reblausfestigkeit vor etwa drei bis vier Jahrzehnten in Europa eingeführten Vitisarten[3]). Die wichtigsten derselben sind: Vitis riparia, Vitis rupestris, Vitis Berlandieri, Vitis Solonis, Vitis cordifolia, Vitis cinerea und Vitis candicans, aus denen durch Zuchtwahl zahlreiche Spielarten von größerem oder geringerem Werte hervorgegangen sind. Am meisten haben bisher die Spielarten der Vitis riparia, vornehmlich die Riparia Gloire de Montpellier, in zweiter Linie, jedoch fast nur in südlichen Weinbaugebieten, die Spielarten von V. rupestris und V. Berlandieri Verwendung gefunden. Im allgemeinen kommt man jedoch neuerdings mehr und mehr von den reinen Amerikanern ab und verwendet an ihrer Stelle mit größerem Vorteile die Ameriko-Amerikaner. Es sind das Sorten, die, wie gesagt, durch künstliche Kreuzung von Amerikanerreben unter sich entstanden sind. In ihnen sind also meist die Eigenschaften von zwei, mitunter auch drei der obengenannten Amerikaner vereinigt. Die Zahl dieser Hybriden (Bastarde) ist außerordentlich groß, da schon die Zahl der an den Kreuzungen beteiligten Amerikaner-Spielarten sehr groß ist und schließlich von den meisten Bastarden auch noch verschiedene Selektionstypen existieren, so daß es an dieser Stelle nicht möglich ist, auch nur einen kleinen Teil zu beschreiben. Ihre Züchtung erfolgte stets in dem Bestreben, Unterlagssorten zu gewinnen, die möglichst große Affinität zu unseren europäischen Kultursorten (Veredlungsfähigkeit) aufweisen und gute Anpassung an die in den jeweiligen Verwendungsgebieten herrschende Beschaffenheit des Klimas und Bodens (Adaptation) zeigen sollen. Diese Eigenschaften besitzen die ursprünglich aus Amerika eingeführten reinen Arten vielfach in ungenügendem Maße, weshalb ihre Verwendung, wie gesagt, sehr zurückgegangen ist. Es traten an ihre Stelle die Hybridengruppen der Riparia × Rupestris, Berlandieri × Riparia, Cordifolia × Riparia, Solonis × Riparia usf., von denen besonders die beiden erstgenannten wertvolle Unterlagssorten aufweisen[1]).

Die Europäer-Amerikaner schließlich, Kreuzungen von Amerikanern mit den europäischen Kultursorten, wurden, wie bereits hervorgehoben worden ist, zuerst in der Absicht gezüchtet, die umständliche und kostspielige Pfropfung zu umgehen. Man hoffte auf dem Wege der Blutmischung Reben zu erhalten, die von ihrem amerikanischen Elter eine praktisch genügende Reblausfestigkeit und von dem europäischen Elter den edlen Charakter seiner Früchte erben würden (Direktträger). Die zunächst erzielten Hybriden entsprachen jedoch diesen Erwartungen nicht im entferntesten; denn in allen überwog doch zu sehr der wilde Amerikaner-Charakter, so daß die Früchte zur Weinbereitung unbrauchbar waren; wohl aber bewährten sie sich als Unterlagsreben vortrefflich, teilweise sogar besser als die Ameriko-Amerikaner. Dies ist wahrscheinlich darauf zurückzuführen, daß sie infolge ihres Gehalts an Europäerblut erstens eine größere Affinität zu den Europäersorten besitzen und zweitens durch ein größeres Adaptationsvermögen ausgezeichnet sind. Die meisten Unterlagsreben dieser Klasse wurden in Frankreich aus französischen Kulturreben durch Kreuzung mit geeigneten Amerikanern gezüchtet [Franko-Amerikaner[2])].

[1]) K. Kroemer, Zweck und Ziele der Rebenveredelung. Jahresber. d. Vereinigung f. angewandte Botanik 1909, S. 1 ff. — [2]) F. Kober, Kurze Anleitung über die Kultur und Veredelung der amerikanischen Reben. Wien 1901; P. Castel, Essai sur l'hybridation de la vigne. Rev. Vitic. **5**, 57 (1896); G. Foëx, Cours complet de viticulture. II. édition. Montpellier-Paris 1888. — [3]) A. Millardet, Étude sur les vignes d'origine américaine. C. r., Séance de 30. nov. 1874; Histoire des principales variétés et espèces de vignes d'origine américaine qui résistent au phylloxéra. Paris 1885; L. Ravaz, Les vignes américaines, porte-greffes et producteurs directs. Paris 1902.

[1]) A. Teleki, Die Rekonstruktion der Weingärten. Wien u. Leipzig 1907; F. Kober, Schlüssel zur Lösung d. Rebenhybridenfrage. Wien 1910; F. Schmitthenner, Die amerikanischen Unterlagsreben des engeren Sortiments für die preußischen Versuchsstationen. L. J. **40** (Erg.-Bd. 2) 1 (1911); L. Ravaz, Les vignes américaines. Paris 1902. — [2]) Desmoulins et Villard, Nouvelles observations sur les hybrides producteurs directs dans les côtes du Rhône. Progrès agricole et viticole **44**, 340 (1905); **45**, 632 (1906); **47**, 679 (1907); **50**, 267 u. 303 (1908); F. Ganzin, Les hybrides à production directe. Rev. Vitic. **1**, 64 (1894); F. Girerd, Les vignes hybrides à production directe. Lyon 1902; J. M. Guillon, Les producteurs directs dans

Die Versuche jedoch, auf diesem Wege auch geeignete Direktträger zu gewinnen, haben, obwohl sie besonders in Frankreich mit Eifer fortgesetzt werden, bis jetzt noch zu keinem völlig zufriedenstellenden Ergebnis geführt. Man kann sogar vermuten, daß dies in dem Sinne des Wortes Direktträger, worunter man ungepfropfte, reblausfeste Reben, die zur Weinbereitung geeignete Trauben hervorbringen, versteht, wahrscheinlich überhaupt kaum zu erreichen sein wird. Das haben die Züchter in den letzten Jahren mehr und mehr erkannt, so daß sie ganz davon abgekommen sind, großen Wert auf die Reblausfestigkeit ihrer Züchtungen zu legen; sie streben vielmehr danach, die den meisten Amerikaner-Reben ebenfalls eigene Widerstandsfähigkeit gegen die Pilzkrankheiten, Peronospora und Oidium, mit den edlen Eigenschaften der Europäertrauben in den Neuzüchtungen zu vereinigen, denen dann durch Pfropfungen leicht ein reblausfestes Wurzelwerk verliehen werden kann. Wenn auch auf diesem Gebiete der Züchtung bis jetzt vollkommen und allgemein befriedigende Ergebnisse noch nicht erzielt worden sind, so ist deswegen der Erfolg noch nicht durchaus in Frage gestellt. Vielmehr steht zu hoffen, daß bei zielbewußter Weiterarbeit unter Berücksichtigung der neuzeitigen Ergebnisse der Züchtungsforschung die Wünsche der Winzer doch noch in Erfüllung gehen werden.

Der größte Erfolg, der dem Weinbau bis jetzt aus den zahlreichen Versuchen zur Erzielung geeigneter, amerikanisch-europäischer Direktträger erwachsen ist, ist zweifellos der, daß durch diese Bestrebungen das Augenmerk der Weinbaufachwelt auf die Züchtung überhaupt gelenkt worden ist. So sind nun in der neuesten Zeit von verschiedenen Seiten aus bemerkenswerte Anregungen zur Emporzüchtung der Vitis vinifera innerhalb ihrer eigenen Formenkreise gemacht worden, die, in die Tat umgesetzt, dem Weinbau gewiß zu großem Vorteil gereichen werden[1]).

IV. Die Organe des Weinstockes.

1. Die Wurzeln.

Da die Rebe in ihren Sämlingen stark variiert, kann sie im praktischen Weinbau nur auf ungeschlechtlichem Wege mittels Stecklingen vermehrt werden; denn nur auf diese Weise wird die vollkommene Erhaltung des Sortencharakters gewährleistet. Unter Steckling (Blindrebe oder Blindholz) versteht man ein 30 bis 50 cm langes Stück eines einjährigen, ausgereiften Rebentriebes. Es wird so in die Erde gesteckt, daß nur sein oberstes Auge sich über dem Erdboden befindet; der aus diesem Auge hervorgehende Trieb liefert den zukünftigen oberirdischen Stock, während der in der Erde befindliche Teil der Blindrebe an den verschiedenen Knoten Wurzeln bildet, die sich in der Regel an den beiden untersten Knoten am stärksten entwickeln (Fußwurzeln), an den mittleren Knoten dagegen weniger stark werden (Seitenwurzeln) und an den obersten Knoten schließlich eine verhältnismäßig schwache Entwickelung zeigen (Tau- oder Tagwurzeln, vgl. Fig. 1, S. 9). Die Blindrebe selbst wird zum Wurzelstamm, indem er die Stelle der bei der Vermehrung mittels Samen entstehenden Pfahlwurzel einnimmt. In der Praxis ist im allgemeinen darauf Wert zu legen, daß sich die Fußwurzeln recht stark entwickeln, während die durch Frost und Hitze sowie durch die Bodenbearbeitungsgeräte gefährdeten Tauwurzeln gewöhnlich unterdrückt werden. Die zahlreichen Wurzelzweige, die sich an der jungen Setzrebe bilden, verschwinden bei zunehmendem Alter des Stockes meist bis auf einige kräftigere Fuß- und Seitenwurzeln[1]), die dann ihrerseits mehr oder weniger zahlreiche Verzweigungen bilden. Wie bei allen Pflanzen, so dient auch bei der Rebe die Hauptmasse des Wurzelwerks lediglich zur Verankerung des Stockes im Boden und zur Leitung der Nährstoffe, während die Nahrungsaufnahme selbst nur von den äußerst feinen, zarten Saugwürzelchen besorgt wird[2]).

2. Die Achse und Achsenorgane.

Die Achse der Kulturrebe baut sich auf aus dem Stamm, den Ästen (Schenkeln) und Zweigen (Ruten), die je nach der üblichen Erziehungsart durch entsprechenden Schnitt eine verschiedene Form erhalten. Näheres hierüber ergibt sich aus dem späteren Kapitel über die Erziehungsformen des Weinstockes. Kurz hervorgehoben sei hier, daß der Stamm und die Äste der jeweils gebräuchlichen Erziehungsart ihre charakteristische Grundform verdanken; sie sind stets älter als drei Jahre. Diejenigen Achsenteile, welche jünger als drei Jahre sind, bezeichnet man als Zweige, die ihrerseits wieder als zweijähriges Holz, einjährige Ruten, Sommertriebe und Geiztriebe unterschieden werden. Diese Zweige sind es, die beim alljährlichen Schnitt der Rebe in Betracht kommen. Bezüglich ihrer Stellung am Ganzen, ihrer Beschaffenheit und Aufgabe unterscheiden sie sich folgendermaßen: Was im Sommer an der Rebe belaubt ist, das sind die krautigen Sommertriebe und die aus ihren Blattachseln hervorbrechenden

---

les Charentes. Rev. Vitic. **23**, 117 (1905); Ch. Oberlin, Direkttragende Hybriden. Colmar 1900; Pee-Laby, Les hybrides producteurs directs et leurs vins en 1907. Progrès agricole et viticole **49**, 687, 707, 752 u. 775 (1908); vgl. außerdem die ausführlichen Literaturangaben in: K. Kroemer, Jahresbericht der Vereinigung für angewandte Botanik 1909, S. 1 ff.; L. Ravaz, Les vignes américaines, porte-greffes et producteurs directs. Paris 1902.

[1]) Fr. Muth, Die Züchtung im Weinbau. Ztschr. f. Pflanzenzüchtung **1**, 347 ff. (1913).

[1]) H. Müller-Thurgau, Verhalten der Wurzel bei zunehmendem Alter der Rebstöcke. Geisenheimer Mitt. üb. Weinb. u. Kellerwirtsch. 1903, S. 33 ff. — [2]) K. Kroemer in Babo u. Mach, Handb. **1**, 10 (1909); Untersuchungen über die Bewurzelung der Rebe. B. Geisenheim 1904, S. 119 ff. und 1906, S. 193 ff.; Untersuchungen üb. d. Wurzelwachstum d. Weinstockes. L. J. **51**, 673 (1918).

Geiztriebe (Fig. 2); erstere tragen außer den Blättern die Blütenstände und Trauben, die Geiztriebe[1]) dagegen sind in der Regel nur beblättert und tragen Blütenstände bzw. Trauben nur ausnahmsweise bei ganz besonders günstigen Bedingungen (Herlinge, grapillons). Die Sommertriebe entwickeln sich aus den Augen eines vorjährigen, nicht mehr krautigen, sondern bereits verholzten Triebes, Tragrebe genannt; sie sind normalerweise nur dann fruchtbar, wenn diese Tragrebe auf zweijährigem Holze steht, nicht dagegen oder nur in ganz besonderen Fällen,

Fig. 1.

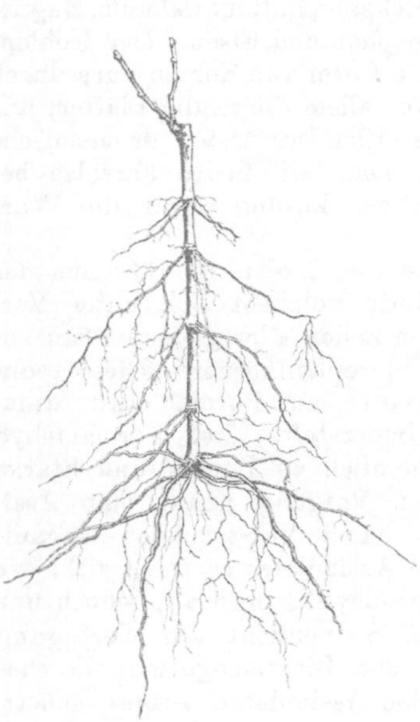

Wurzelstock einer jungen Rebe.

Fig. 2.

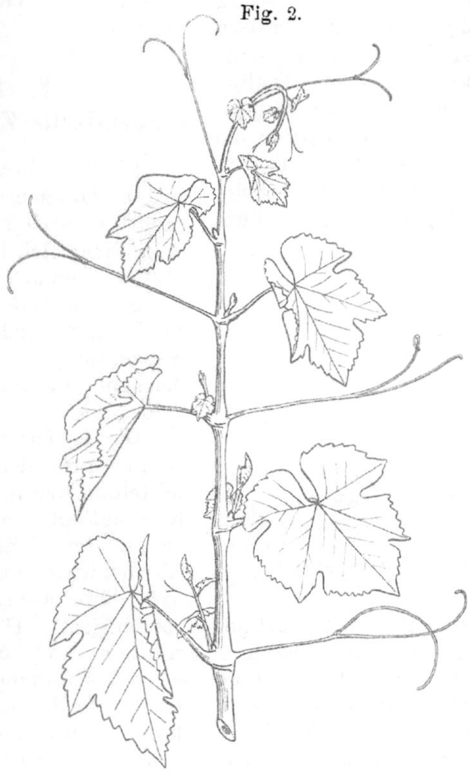

Krautiger Sommertrieb,
die Blatt- und Rankenstellung zeigend, in den Blattachseln die jungen Geiztriebe.

wenn sie aus älteren Stockteilen hervorgehen. Das zweijährige Holz hat am Stocke meist nur ganz geringen Umfang, weil es fast bei allen Erziehungsarten auf kurze Zapfen zurückgeschnitten wird (Fig. 3).

Die Sommertriebe, auch Lotten genannt, sind, wie gesagt, die Träger der Assimilationsorgane (Blätter), der Fruktifikationsorgane (Blüten) und der Klammerorgane (Ranken); außerdem sorgen sie für den alljährlichen Wiederaufbau des Stockes durch die Ausbildung der Winterknospen in den Blattachseln. Hervorgehoben sei an dieser Stelle, daß die Sommertriebe in Internodien gegliedert sind und den ganzen Sommer hindurch an der charakteristisch hakenförmig nach unten gekrümmten[1]) (nutierenden) Spitze weiterwachsen, stets daselbst an den Knoten neue Blätter erzeugend. Letztere stehen mit meist gleich langen Stielen wechselständig am Triebe, sind mehr oder weniger deutlich drei-

Fig. 3.

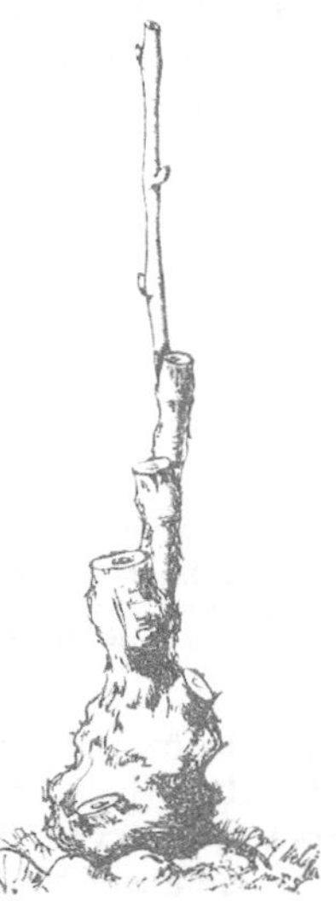

Aufbau der Achsenteile der Rebe:
Kurze, verholzte Tragrebe. Einjähr. Holz mit drei Augen, aufsitzend auf einem kurzen Zapfen von zweijähr. Holz, dieses auf einem Zapfen von dreijähr. Holz usf.

bis fünflappig und am Rande gesägt oder gezähnt. Die Form, Behaarung und Nervatur ausgewachsener Blätter sind für die Sortenerkennung sehr wichtig. (Fig. 4).

Fig. 4.

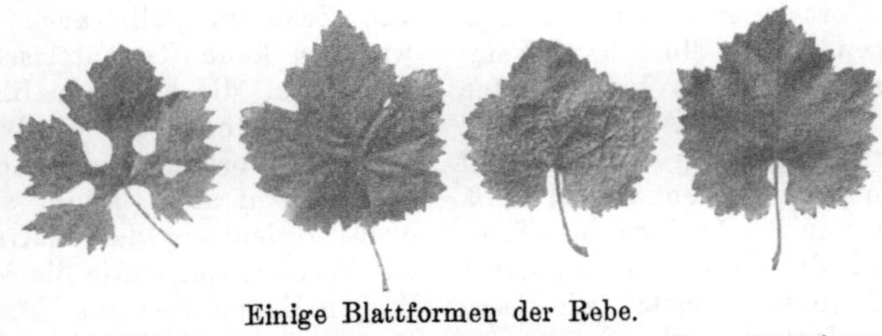

Einige Blattformen der Rebe.
Von links nach rechts: Gelber Ortlieber, Weißer Traminer, Blauer Portugieser, Cabernet-Sauvignon.

Die Ranken sind entwickelungsgeschichtlich als zum Klettern bestimmte, metamorphosierte Lottenzweige zu betrachten; hin und wieder schlagen sie in solche zurück. Diese Erscheinung wird, falls sie sich in größerem Umfange zeigt, als Gabler-

[1]) H. Müller-Thurgau, Die Geizen des Weinstockes und deren Bedeutung. Der Weinbau 9, 9 (1883).

[1]) J. Behrens, Aufbau und Wachstum des Rebensprosses. Weinb. u. Weinh. 15, 437 (1897).

krankheit[1]) bezeichnet. Die Ranken stehen, wie die Blätter, stets an den Knoten, und zwar immer den Blättern gegenüber, jedoch fehlt die Ranke an jedem dritten Knoten, eine Eigentümlichkeit, von der nur die amerikanische Sorte Labrusca eine Ausnahme insofern macht, als sie an allen Knoten Ranken trägt.

Die Blüten der Reben sind klein und unscheinbar, bei den meisten europäischen Sorten zwitterig und zu Blütenständen vereinigt, die man botanisch als Rispen, in der Sprache der Winzer als Gescheine bezeichnet. Jeder Sommertrieb trägt gewöhnlich nur zwei Blütenstände, also auch nur zwei Fruchtstände (Trauben), und zwar meist am dritten bis sechsten Knoten von unten, je nach der Sorte; sie nehmen in diesem Falle die Stelle der Ranken ein, welche hier also fehlen. Die Beschreibung der Blüte findet man auf S. 35.

Fig. 5.

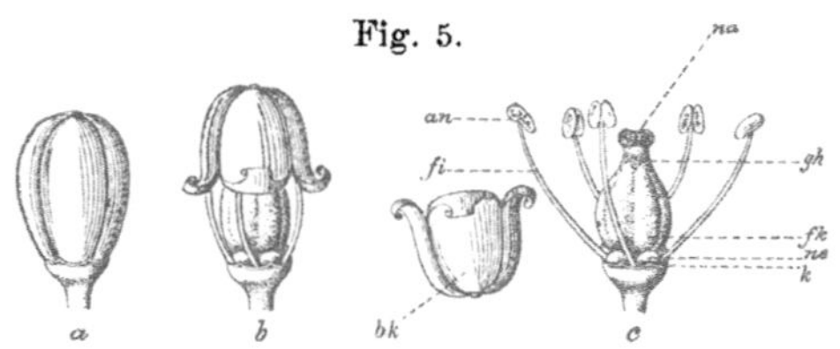

Zwitterblüte in verschiedener Entwickelung.
a Knospenanlage; *b* Öffnung der Knospe; *c* Vollblüte; *k* Kelch; *bk* Blumenkrone; *an* Staubbeutel; *fi* Staubfaden; *fk* Fruchtknoten; *gh* Griffelhals; *na* Narbe; *ne* Nektarien.

Die Früchte der Rebe sind fleischige, saftige, zu Trauben (botanisch richtiger Rispen) vereinigte Beeren. Was von den Trauben nach Entfernung der Beeren übrig bleibt, bezeichnet man in der Weinbausprache als Kämme oder Rappen. Die Form und Größe der Trauben und ebenso die Form, Größe und Farbe der Beeren sind für die Sortenbestimmung wichtige Konstanten. Die Beerenhaut hat meist einen feinen Wachsüberzug (Reif oder Duft genannt), der besonders bei den blauen Trauben stark hervortritt. Das zarte, saftige Fruchtfleisch der Beeren ist fast stets farblos, auch bei den roten und blauen Trauben; es liefert daher bei den letzteren, sofort ausgepreßt, einen weißen Most bzw. Wein; denn der Farbstoff ist nur in den Beerenhäuten enthalten und nur in verdünntem Alkohol löslich, weshalb bei der Rotweingewinnung der Most auf den Hülsen (Beerenhäuten) vergoren werden muß. Eine Ausnahme macht nur die Farbtraube (Teinturier), bei welcher auch das Fruchtfleisch gefärbt ist. Im Fruchtfleisch eingebettet besitzt jede Beere in der Regel vier Kerne (Samen); doch gibt es auch zuweilen, bei den Korinthen und Sultaninen sogar regelmäßig, kernlose Beeren.

[1]) Rathay, Über die in Österreich als Gabler oder Zwiewipfler bekannten Reben. Progr. d. k. k. Lehranstalt Klosterneuburg 1883; F. Krasser, Neuere Untersuchungen über die physiologischen Erkrankungen des Weinstockes. Mitt. d. Vereins z. Schutze d. österr. Weinb. 1907, S. 4200.

Bezüglich der in jeder Blattachsel an den Lotten entstehenden Winterknospe wäre hervorzuheben, daß die bereits im August völlig ausgebildete Knospe der Basis des aus den Blattachseln entspringenden Geiztriebes eng anliegt und ihrer Anlage nach auch die jeweils unterste Knospe des letzteren ist[1]). Sie fällt jedoch im Herbst nicht mit dem Geiztrieb ab, sondern bleibt an der überwinternden Lotte sitzen und liefert im nächsten Jahre wieder einen Sommertrieb[2]).

V. Die Ernährung und chemische Zusammensetzung der Rebe.

Die Rebe braucht zu ihrer Ernährung, wie alle grünen Gewächse, die Elemente Kohlenstoff, Sauerstoff, Wasserstoff, Stickstoff, Kalium, Calcium, Magnesium, Schwefel, Phosphor und Eisen. Den Kohlenstoff entnimmt sie in Form von Kohlensäure durch die grünen Teile, vor allem durch die Blätter, aus der Luft, die anderen Elemente treten als chemische Verbindungen, die man als Bodennährsalze bezeichnet, in wässeriger Lösung durch die Wurzeln ein.

Die Aufnahme des Kohlenstoffs aus der Kohlensäure der Luft vollzieht sich unter Vermittelung der in den Zellen aller grünen Pflanzenteile enthaltenen Chlorophyllkörner. Diese reduzieren die Kohlensäure zu Formaldehyd unter Abscheidung von Sauerstoff. Der Formaldehyd wird dann wahrscheinlich zu Zucker und Stärke kondensiert. Diesen Vorgang nennt man Assimilation und die dabei entstehenden organischen Verbindungen Assimilate; er spielt sich, wie gesagt, in den Chlorophyllkörnern ab, jedoch nur dann, wenn diesen Sonnenlicht zur Verfügung steht[3]). Die verbrauchte Lichtmenge wird als chemische Energie in den Assimilaten aufgespeichert. Die entstehende Stärke schlägt sich zunächst in kleinen Körnchen in den Chlorophyllkörnern nieder (Assimilationsstärke); alsdann wird sie durch ein vom Protoplasten erzeugtes diastatisches Enzym zu Glukosen und Maltosen verflüssigt, so daß sie von Zelle zu Zelle nach den Verbrauchsstellen wandern kann (transitorische Stärke). Da diese Vorgänge, die sich nur in den grünen Blättern abspielen können, für die Bildung aller übrigen in der Rebe vorkommenden Kohlenstoffverbindungen grundlegend sind, ergibt sich ohne weiteres die große Bedeutung der Blätter für die Ernährung des Weinstocks, sowie die Wichtigkeit aller praktischen Maßnahmen zur Erhaltung eines gesunden Blattwerkes (vgl. das Kapitel VI, 4).

Die Assimilate dienen zum Teil als Betriebsstoffe zur Unterhaltung der Atmung, zum anderen

[1]) Müller-Thurgau, Die Rebenknospe. Weinb. u. Weinh. **10**, 63 (1892). — [2]) Vgl. zu diesem Kapitel auch das vollständige Schrifttumsverzeichnis von K. Kroemer in Babo u. Mach, Handbuch **1**, 169 (1909). — [3]) Vgl. hierzu Czapek, Biochemie der Pflanzen **1**, 478 und 506 (1913).

Teil als Baustoffe zum Aufbau des Zellkörpers und der Gewebe. Sie werden für diese Zwecke entweder unverändert verbraucht oder erst in Eiweißstoffe und andere organische Verbindungen übergeführt.

Die Atmung ist für das Leben aller Pflanzen unerläßlich; mit ihrem Erlöschen hören alle übrigen Lebensäußerungen auf. Zur Unterhaltung der Atmung werden die Assimilate (Stärke und Zucker) unverändert verwendet; dabei spielt sich genau der umgekehrte Prozeß wie bei der Assimilation ab: Unter Sauerstoffaufnahme werden die Kohlenhydrate in Kohlensäure und Wasser zurückgeführt ($C_6H_{10}O_5 + 6\,O_2 = 6\,CO_2 + 5\,H_2O$). Die bei der Assimilation aufgenommene Kohlensäure entweicht wieder und die aufgespeicherte Lichtenergie wird frei und als chemische Energie für die Arbeit der Zellen nutzbar gemacht. Während die Assimilation auf die grünen Pflanzenteile beschränkt ist, findet die Atmung in allen Pflanzenteilen, also auch in den Wurzeln statt, woraus sich die Wichtigkeit einer guten Durchlüftung des Bodens ergibt. Die Atmung wird auch nachts fortgesetzt und erlischt bei andauernder Dunkelheit erst, wenn alle Kohlenhydrate veratmet sind. Bezüglich der Atmungsgröße des Weinstocks vergleiche man die Untersuchungen von H. Müller-Thurgau[1]).

Die Assimilate werden jedoch nur zum kleineren Teile zur Unterhaltung der Atmung an ihrem Entstehungsort verwendet; der größere Teil dient während des Wachstums der Reben als Baustoffe für die Bildung von Zellwänden, protoplasmatischer Substanz und Zelleinschlüssen. Sie wandern zu diesem Zwecke entweder in der Form von Glukosen oder Maltosen nach den Verbrauchsstellen, um dort direkt Verwendung zu finden, oder sie werden erst in Eiweißstoffe und andere organische Verbindungen übergeführt. Ihre Ableitung erfolgt stets in den Elementen der Rinde und von dieser aus werden sie in radialer Richtung durch die Markstrahlen dem Holzkörper zugeführt; für die Leitung fertiger Eiweißstoffe sind besondere Rindenelemente, die sog. Siebröhren, vorhanden.

Die Eiweißstoffe entstehen in der Hauptsache in den grünen Blättern aus den Kohlenhydraten unter Hinzutritt von Stickstoff, Phosphor und Schwefel, die in Form von salpeter-, phosphor- und schwefelsauren Salzen des Kaliums, Calciums und Magnesiums mit dem Bodenwasser zugeleitet werden. Welche chemischen Vorgänge im einzelnen sich dabei abspielen, ist bis jetzt nur unzulänglich bekannt. Die bei der Entstehung der Eiweißstoffe sich nebenher bildende giftige Oxalsäure wird stets sofort an Calcium gebunden und als Calciumoxalat kristallinisch in den Zellen niedergeschlagen. Ein Teil der Eiweißstoffe kann, wie bereits erwähnt wurde (wahrscheinlich in kolloidaler Form), in den Siebröhren abgeleitet werden, da es sich bei diesen Elementen um Röhrenleitungen handelt. Bei der weit häufigeren Wanderung von Zelle zu Zelle ist es jedoch den fertigen Eiweißstoffen nicht möglich, Membranen zu durchdringen. In diesem Falle werden sie durch proteolytische Enzyme zunächst in lösliche Spaltungsprodukte, Albumosen und Peptone, zerlegt, und diese unter Umständen noch weiter in Amidosäuren und Hexonbasen, manchmal sogar bis zu Ammoniak gespalten. Erst diese einfacheren, nicht kolloidalen Verbindungen werden osmotisch weitergeleitet.

Die große Bedeutung, welche die Eiweißstoffe für die Pflanzen besitzen, erleuchtet daraus, daß sie die wichtigsten Bestandteile des lebendigen Zelleibes, des Protoplasten, sind; überall, wo Zellen neu entstehen, sind sie daher unentbehrlich zum Aufbau der protoplasmatischen Substanz.

Schließlich wäre noch hervorzuheben, daß gegen Ende des Sommers, wenn das Wachstum der Reben nachläßt, neue Zellen also nicht mehr gebildet werden, stets ein Überschuß an organischen Nährstoffen gebildet wird. Diese überschüssigen Assimilate dienen nun in erster Linie der Reifeentwickelung der Früchte und des Holzes. In ersteren findet eine Anreicherung von Zucker, in letzteren eine solche von Stärke statt. Außerdem werden in allen Teilen, die der Vermehrung der Reben im nächsten Jahre dienen sollen, den Samen und Knospen, große Mengen von Assimilaten als Reservestoffe niedergeschlagen.

Die Aufnahme der anorganischen Nährstoffe geschieht lediglich in der Form des Bodenwassers, das stets eine sehr verdünnte Lösung der erforderlichen, eingangs aufgezählten Mineralstoffe vorstellt. Wasserstoff und Sauerstoff sind die Bestandteile des Wassers selbst, Stickstoff ist in der Form von salpetersauren Salzen und Ammoniumverbindungen stets im Bodenwasser gelöst, desgleichen die übrigen Elemente als schwefel-, phosphor- und salpetersaure Salze des Kaliums, Calciums und Magnesiums. Die feinen Saugwürzelchen der Rebe nehmen diese verdünnte Nährsalzlösung durch Osmose auf, leiten sie von Zelle zu Zelle weiter bis in den Zentralzylinder, wo sie in die Tracheen der Leitbündel eintritt und durch die Leitwurzeln hindurch nach dem Stamm und allen oberirdischen Verbrauchsstellen weiterströmt. Die Kräfte, welche die Aufwärtsbewegung des Wassers bewirken, sind nicht genau bekannt. Man weiß bis jetzt nur, daß einerseits der sogenannte Wurzeldruck, der bei der Rebe nach A. Wieler[1]) eine Stärke von 1,5 Atm. erreichen kann, sowie andererseits die bei der Wasserverdunstung der Blätter (Transpiration) entstehende osmotische Saugkraft dabei eine Rolle spielen.

Außer den genannten, durch die Wurzeln aufgenommenen anorganischen und bei der Assimilation gebildeten organischen Verbindungen findet man in der Asche der Rebenteile fast regelmäßig

[1]) H. Müller-Thurgau, Über den Einfluß der Belaubung auf das Reifen der Trauben. 7. D. W. C. Dürkheim a. d. Haardt 1883, S. 18.

[1]) A. Wieler, Das Bluten der Pflanzen. Cohns Beiträge zur Biologie der Pflanzen 6, 1 (1892).

noch geringe Mengen Natrium, Mangan, Chlor und Silicium, denen jedoch in ernährungsphysiologischer Hinsicht wohl kaum Bedeutung beizumessen ist; wahrscheinlich sind sie lediglich Begleitstoffe. Im übrigen wechselt die prozentuale Zusammensetzung der einzelnen Rebenteile nach ihrem Alter und Reifegrad, der Rebsorte und der Zusammensetzung des Bodens.

Im folgenden soll über die Chemie des Rebholzes und der grünen Sommertriebe sowie der Blätter kurz berichtet werden; bezüglich der Blüten- und Fruchtstände sei auf S. 35 und folgende verwiesen. Das Rebholz, unter welcher Bezeichnung wir mit K. Kroemer[1]) die Wurzeln und alle Achsenorgane mit Ausnahme der grünen Sommertriebe und ihrer Teile zusammenfassen, also die Teile, welche zu überwintern imstande sind, besteht aus 30 bis 55 Proz. Wasser und 45 bis 70 Proz. Trockensubstanz. Einjähriges Holz ist im allgemeinen wasserreicher als älteres; lufttrockenes Holz enthält noch etwa 5 bis 10 Proz. Wasser. H. Kurmann[2]) gibt folgende Zahlen für den Gehalt des Rebholzes an Wasser und Trockensubstanz an:

Gehalt des Rebholzes an Wasser und Trockensubstanz.

Rebteile	100 g lufttrockenes Holz enthalten	
	Trockensubstanz Gramm	Wasser Gramm
Tauwurzeln	45	55
Die eigentlichen Rebenwurzeln	52	48
Der Wurzelstamm	58	42
Das Astholz	71	29
Das Schenkelholz	60	40
Zweijähriges Holz	58	42
Einjähriges Holz	52,5	47,5

F. Schmitthenner[3]) hat an einer größeren Anzahl europäischer und amerikanischer Reben den Wassergehalt und die Trockensubstanz der ausgereiften einjährigen Triebe festgestellt und kam zu folgenden Ergebnissen:

Rebsorte	100 g lufttrockenes Holz enthalten	
	Trockensubstanz Gramm	Wasser Gramm
Riesling	54,5	45,4
Blauer früher Burgunder	53,1	46,9
Weißer Elbling	49,8	50,1
Weißer Gutedel	49,7	50,2
Grüner Sylvaner	48,4	51,5
Blauer Trollinger	47,7	52,2
Riparia 1 Geisenheim	57,8	42,2
Aramon × Riparia 143 M. G.	56,5	43,5
Riparia Gloire de Montp.	56,3	43,7
Mourvèdre × Rupestris 1202 C.	54,4	45,6
Riparia × Rupestris 13 G.	53,8	46,2
Cordifolia × Rupestris 19 G.	53,3	46,7

[1]) K. Kroemer in Babo u. Mach, Handbuch **1**, 91 (1909). — [2]) H. Kurmann, zitiert nach Babo u. Mach, Handbuch **1**, 91 (1909). — [3]) F. Schmitthenner, Untersuchungen über das Reifen des Rebenholzes. L. J. **38**, 655 (1909).

Das die Rebe in allen ihren Teilen durchströmende Wasser, der sogenannte Blutungssaft, der nach dem Frühjahrsschnitt oft in großen Mengen aus den Schnittwunden des Holzes austritt, ist eine verdünnte Lösung von anorganischen und organischen Stoffen, deren Sättigungsgrad während der Blutungsperiode innerhalb ziemlich weiter Grenzen wechselt. Nach R. Meissner[1]) kann ihr Gehalt an festen Stoffen bis zu 0,5 Proz. ansteigen. Der Blutungssaft reagiert entweder neutral oder schwach sauer. In seiner Trockensubstanz überwiegen im allgemeinen die organischen Stoffe beträchtlich über die anorganischen; besonders soll dies nach F. Ghizzoni[2]) bei roten Sorten der Fall sein. C. Neubauer[3]), der 202 Liter der Flüssigkeit untersucht hat, fand im Mittel im Liter 1,58 g organische und 0,74 g anorganische Stoffe, nämlich Kohlensäure, Gips, Kaliumnitrat, Calciumphosphat, Magnesia und Ammoniumsalze, ein organisches Magnesiumsalz von der Formel $C_6H_{14}O_8Mg$, Gummi, Zucker, weinsauren Kalk, Inosit, Bernsteinsäure, Oxalsäure und eine nicht unbedeutende Menge unbekannter Extraktstoffe. Bezüglich der Menge der im Blutungssaft vorkommenden Stoffe vergleiche man die von K. Kroemer[4]) auf Grund der Befunde verschiedener Forscher zusammengestellte Tafel.

Über die Zusammensetzung der Trockensubstanz des Holzes liegen nähere Untersuchungen nicht vor. Ein großer Teil der Trockensubstanz besteht aus den Membranstoffen, nämlich reiner und verholzter Zellulose, ferner nach F. Schellenberg[5]) aus Hemizellulose und schließlich Pentosanen, deren Menge F. Schmitthenner[6]) bei Vitis riparia auf 16 bis 22 Proz. der Trockensubstanz berechnete. Dazu kommen ferner die Bestandteile des Zellinhaltes, nämlich Stärke, Zucker, Fett, Eiweiß, Kalium- und Calciumsalze der Oxalsäure und anderer organischer Säuren.

Über den Aschengehalt des Rebholzes liegen ausführlichere Angaben von C. Neubauer[7]), von Babo[8]), Albert[9]), E. Schulze[10]), Crasso[11]), Boussingault[12]) und E. Rotondi[13]) vor.

[1]) R. Meissner, Über das Tränen der Rebe. Jahresber. d. Vereinig. f. ang. Bot. **3** (1904/05). — [2]) F. Ghizzoni, Staz. ital. **7**, 179 (1878). — [3]) C. Neubauer, Untersuchungen des im Frühjahr aus den frisch geschnittenen Reben ausfließenden Saftes. Ann. Önol. **4**, 499 (1874). — [4]) K. Kroemer in Babo u. Mach, Handbuch **1**, 96 (1909). — [5]) F. Schellenberg, Über Hemizellulose als Reservestoff in unseren Waldbäumen. Ber. d. deutsch. bot. Ges. **23**, 38 (1905). — [6]) F. Schmitthenner, Untersuchungen über das Reifen des Rebholzes. L. J. **38**, 655 (1909). — [7]) C. Neubauer, Der jährliche Bedarf eines Morgens Rieslingweinberg an Mineralstoffen. Ann. Önol. **4**, 471 (1874). — [8]) L. von Babo, Verhandlung deutscher Wein- und Obstbauproduzenten in Freiburg 1846. Ann. Önol. **1**, 140 (1870). — [9]) Albert, Agronom. Zeitg. 1865; Ref. Ann. Önol. **1**, 140 (1870). — [10]) E. Schulze, Über die Aschenzusammensetzung von gelbsüchtigen und gesunden österreichischen Reben. Ann. Önol. **3**, 11 (1873). — [11]) Crasso, Ann. **57**, 69 (1846); Ref. Ann. Önol. **1**, 140 (1870). — [12]) Boussingault, Ann. Chim. et Phys. (3) **30**, 370 (1850); Ref. Ann. Önol. **1** (1870). — [13]) E. Rotondi, Rel. dei lavori eseguiti nel laboratorio chimico della r. stazione enologica sperimentale d'Asti 1878.

K. Kroemer hat dieselben in einer Tafel vereinigt, die nebenstehend wiedergegeben sei.

Man vergleiche hierzu außerdem die Untersuchungen Weigelts[1]), der zu seinen Bestimmungen mehrere Sorten aus verschiedenen Böden verwendet und gefunden hat, daß altes Holz mehr alkalische Erden, vor allem bedeutend mehr Magnesium enthält als einjährige Triebe. H. Kremla[2]) fand im Kern- und Wundholz der Rebe einen größeren Aschengehalt als im Splint.

Die grünen, noch unverholzten Sommertriebe mit den Blättern und Ranken enthalten, da sie in der Hauptsache aus noch in der Entwickelung begriffenem und daher saftreichem turgeszenten Parenchymgewebe bestehen, einen weit höheren Wassergehalt als das Holz, nämlich 70 bis 80 Proz.; nach E. Rotondi[3]) und E. Mach[4]) sind chlorotische Blätter sogar noch wasserreicher. Die dementsprechend geringe Menge Trockensubstanz setzt sich aus Cellulose (Membranen) und den Zellinhaltsstoffen, vor allem Stärke, Zucker, Eiweißstoffen, Pentosanen, Mineralstoffen und organischen Säuren zusammen. Hemicellulose und Cutin fehlen jedenfalls auch nicht, doch sind noch keine näheren Beobachtungen darüber angestellt. A. Etard[5]) beschreibt wachsartige Stoffe der Blätter als Vitol ($C_{17}H_{18}O$) und Vitoglykol ($C_{23}H_{44}O_2$).

Der Zucker der Blätter besteht nach E. Mach[6]) anfangs vorherrschend aus Dextrose, später mehr aus Lävulose, nach L. Roos und E. Thomas[7]) dagegen enthalten die jüngsten Triebe und Blätter anfänglich Saccharose, später Dextrose. Neuere Untersuchungen von Deleano[8]) lassen das Vorkommen von Saccharose fraglich erscheinen. Nach Boettinger[9]) soll auch das Hydrat einer oxydierten Biose (Racefoloxbiose) vorhanden sein. In 1 kg Blätter sind nach A. Petit[10]) 17,49 bis 26,55 g Dextrose und 9,2 bis 15,8 g Saccharose enthalten. Der Gesamtzuckergehalt wechselt jedoch nach H. Maccagno[11]) nach der Stellung und dem Entwickelungsgrade bzw. Alter der Blätter [vergleiche A. Hilger und L. Gross[12])]. Den Stärkegehalt der Blätter will Saposchnikoff[13]) an abgeschnittenen Blättern von V. vinifera in Mengen bis zu 27,5 Proz., bei V. Labrusca bis zu 25 Proz. des Blatt-Trockengewichtes festgestellt haben. Der

Aschenanalyse des Rebholzes.

Traubensorte	Riesling	Riesling	Traminer	Sylvaner gesund	Sylvaner krank	Burgunder	Burgunder	Barbera	Fresia	Grignolino
Bodenart	—	Dolerit	Tonschiefer	Lößboden		Porphyr	Kalkboden	von gleichem Boden		
Standort	Neroberg bei Wiesbaden	Kaiserstuhl	—	—	—	—	—	Asti		
Analytiker	Neubauer 1874	von Babo 1847	Albert 1865	E. Schulze 1872		Crasso 1847	Boussingault 1849	Rotondi 1878		
Reinasche Proz. der Trockensubstanz	1,69	3,12	2,77	3,44	3,39	2,85	1,69	3,06	2,74	2,38
Kali (Proz. der Reinasche)	33,87	33,29	28,20	32,20	16,42	37,50	26,00	34,45	33,76	36,38
Natron	0,71	2,04	11,48	0,49	0,28	2,20	0,29	2,76	3,66	2,01
Kalk	30,41	27,69	32,06	41,77	52,50	46,86	39,45	33,19	38,47	31,96
Magnesia	7,19	11,89	6,45	10,88	13,43	1,06	8,82	8,44	4,31	8,26
Eisenoxyd	7,12	1,52	0,90	0,53	1,24	0,83	5,50	1,87	1,22	1,65
Manganoxyduloxyd	0,09	—	—	0,49	0,38	—	—	—	—	—
Kieselsäure	3,13	2,36	2,43	1,48	4,11	0,73	0,58	4,84	2,82	3,96
Schwefelsäure	3,15	2,78	2,46	4,18	4,46	3,64	2,31	5,59	6,04	5,53
Phosphorsäure	13,17	17,86	12,87	6,32	5,85	9,44	15,03	7,82	8,32	8,90
Chlor	0,70	0,67	3,75	2,14	1,72	0,98	0,14	1,15	1,38	1,37

1) Weigelt, zitiert nach Babo u. Mach, Handbuch 1, 96 (1909). — 2) H. Kremla, Über die Verschiedenheiten im Aschen-, Kalk- und Magnesiumgehalt von Splint-, Kern- und Wundholz der Rebe. B. V. St. Klosterneuburg. Wien 1896. — 3) E. Rotondi, a. a. O., 1878, S. 13; Ref. Önol. J. B. 1879, S. 62. — 4) E. Mach, Über die Gelbsucht bei Reben. Weinlaube 8, 339 (1876). — 5) A. Etard, C. r. 114, 364 (1892). — 6) E. Mach u. Kurmann, Reifestudien bei Trauben und Früchten. Weinlaube 9, 52 (1877). — 7) L. Roos und E. Thomas, C. r. 104, 593 (1887). — 8) N. F. Deleano, Ztschr. physiol. Chem. 80, 79 (1912). — 9) C. Boettinger, Ch.-Z. 25, 6 (1901). — 10) A. Petit, C. r. 77, 944 (1873). — 11) H. Maccagno, C. r. 85, 810 (1877). — 12) A. Hilger und L. Gross, Die Bestandteile einzelner Organe des Weinstockes. L. V. St. 33, 170 (1887). — 13) Saposchnikoff, Berichte der deutschen Bot. Ges. 9, 293 (1891).

Gesamtsäuregehalt der Blätter schwankt nach Mach und Kurmann[1]) zwischen 0,24 und 1,94 Proz. und ist nach P. Lange[2]) bei Nacht bedeutend größer als bei Tag. Dies läßt darauf schließen, daß bei Nacht ein Teil des Zuckers zu Säuren oxydiert wird. Die Hauptmenge der letzteren besteht aus Weinsäure und wohl auch aus Äpfelsäure. Oxalsäure kommt als Calciumoxalat in beträchtlicher Menge vor; außerdem fand Boettinger[3]) geringe Mengen von Protocatechusäure.

Der Stickstoffgehalt der beblätterten Sommertriebe beträgt nach Mach und Kurmann im Sommer 3,2 bis 4,8 Proz. der Trockensubstanz; um welche Stickstoffverbindungen es sich hier handelt, ist aber bis jetzt nicht näher untersucht worden.

C. Neubauer[4]) fand ferner in den Blättern geringe Mengen Inosit, sowie Quercetin und Quercitrin, und schließlich stellten Schunk, Knecht und Marchlewski[5]) in herbstlich gelb gefärbten Blättern eine geringe Menge Vitisglykosid fest.

Die Untersuchungen verschiedener Analytiker über den Aschengehalt und die Aschenbestandteile der Blätter und grünen Triebe hat K. Kroemer in Babo und Machs Handbuch in einer Tafel vereinigt [s. ebenda **1**, 101 (1909)]. Aus dieser Zusammenstellung geht hervor, daß der Aschengehalt der Trockensubstanz nach der Jahreszeit, bzw. dem Entwickelungsgrad und der Gesundheit der Blätter zwischen 2,03 und 9,6 schwankt. Bezüglich der Zusammensetzung der Asche zeigt die Tafel ferner, daß die Rebgipfel erheblich mehr Kalium und Phosphorsäure enthalten als die Blätter.

Die folgende Zusammenstellung, die der genannten Tafel entnommen ist, möge die Zusammensetzung der Asche der Blätter des Sylvaners veranschaulichen.

Aschenbestandteile der Blätter und Triebe des Sylvaners.

	Blätter kranke	Blätter gesunde	Ranken	Rebblätter vom April	Rebblätter vom Juni	Rebblätter vom Oktober
Bodenart und Örtlichkeit	—	—	Diluvialer Lehm in Weisenheim a. S. (Rheinpfalz)			
Analytiker	E. Schulze		A. Hilger und L. Gross			
Zeit der Entnahme der Blätter	Herbst		5. Juni	26. April	10. Juli	20. Oktober
Reinasche in der Trockensubstanz	8,3 Proz.	9,6 Proz.	0,83 Proz.	3,64 Proz.	2,03 Proz.	2,89 Proz.
	In 100 g Asche sind enthalten in Gramm:					
Kali	13,02	5,29	28,84	—	17,82	10,22
Natron	1,07	0,41	2,51	—	1,55	0,46
Kalk	55,2	60,9	19,54	—	31,80	37,69
Magnesia	11,3	13,2	5,35	—	3,80	3,62
Eisenoxyd	1,26	1,60	0,18	—	1,67	2,30
Manganoxyduloxyd	0,86	0,70	—	—	—	—
Chlor	0,87	1,71	0,80	—	0,73	1,31
Kieselsäure	7,5	8,4	0,87	—	1,50	1,62
Schwefelsäure	4,92	4,38	3,33	—	4,51	5,45
Phosphorsäure	3,63	3,89	16,44	—	9,04	4,98

Die vielen Abfälle, welche der Weinstock bei dem Frühjahrsschnitt an einjährigem Holz und bei den sommerlichen Laubarbeiten an Blättern und Triebgipfeln liefert, legen es nahe, sie in Anbetracht ihres Nährstoffgehaltes zu Futterzwecken zu verwenden. Einjähriges Holz in zerkleinertem Zustand wird in Südfrankreich als Futtermittel für Rinder, Esel und Maulesel verwendet; 100 kg sollen nach Babo und Mach (Handbuch **1**, 1347) ungefähr denselben Futterwert besitzen wie 55 bis 60 kg Wiesenheu. O. Kellner[1]) dagegen, und in Übereinstimmung mit ihm A. Menozzi[2]) sowie O. v. Czadek[3]) halten das einjährige Rebholz für minderwertiger als gutes Getreidestroh.

Häufiger als das einjährige Rebholz dienen die bei den sommerlichen Laubarbeiten reichlich abfallenden grünen Triebe und Blätter als Futtermittel. M. Kling[4]) hat über die chemische Zusammensetzung dieser Rebenteile vom Standpunkte der Futtermittelanalyse nähere Angaben gemacht.

Die Rieslingblätter weisen von allen untersuchten Rebenblättern den höchsten Rohfasergehalt (16,68 Proz.) und den niedrigsten Proteingehalt (15,65 Proz.) in der Trockensubstanz auf; den niedrigsten Rohfasergehalt in der Trockensubstanz (12,95 Proz.) zeigten die Traminerblätter und den höchsten Proteingehalt (20,28 Proz.) die Sylvanerblätter.

[1]) Mach und Kurmann, nach Babo und Mach, Handbuch **1**, 99 (1909). — [2]) P. Lange, Beiträge zur Kenntnis der Azidität der Zellsäfte. Diss. Halle 1886. — [3]) C. Boettinger, Ch.-Z. **25**, 6 (1901). — [4]) C. Neubauer, Beiträge zur qualitativen Analyse des Weinlaubes. L. V. St. **16**, 427 (1873). — [5]) Schunk, Knecht und Marchlewski, B. **27**, 487 (1897).

[1]) O. Kellner, Die Ernährung der landwirtschaftlichen Nutztiere. Berlin 1912, S. 606 u. 616. — [2]) E. Pott, Handbuch der tierischen Ernährung und der landwirtschaftlichen Futtermittel. Berlin 1907, S. 227. Zitiert nach M. Kling. — [3]) Z. L. V. Ö. **14**, 1104 (1911). — [4]) M. Kling, Über die Zusammensetzung und den Wert der Rebentriebe als Futtermittel. L. V. St. **79/80**, 737 (1913).

Chemische Zusammensetzung der Rebenblätter nach M. Kling.

	Auf frische Blätter bezogen	Auf Trockensubstanz bezogen
	im Mittel	
Wasser	73,06 Proz.	—
Rohprotein	4,86 „	18,14 Proz.
Rohfett	1,16 „	4,30 „
Stickstofffreie Extraktstoffe	14,47 „	53,60 „
Rohfaser	4,08 „	15,16 „
Asche	2,37 „	8,80 „
Organische Substanz .	24,59 „	91,20 „
Pentosane	2,26 „	8,37 „

Chemische Zusammensetzung der grünen Rebentriebe nach M. Kling.

	Auf frische Triebe bezogen	Auf Trockensubstanz bezogen
	im Mittel	
Wasser	71,43 Proz.	—
Rohprotein	1,33 „	4,70 Proz.
Rohfett	0,25 „	0,85 „
Stickstofffreie Extraktstoffe	16,60 „	58,19 „
Rohfaser	9,04 „	31,51 „
Asche	1,35 „	4,75 „
Organische Substanz .	27,22 „	95,27 „
Pentosane	6,40 „	22,47 „

Nach O. Kellner[1]) besitzt das trockene Rebenlaub bei einer Wertigkeit von 90 einen Stärkewert von 42,5 kg auf 100 kg. Der Gehalt an verdaulichem Eiweiß beträgt 4,1 Proz. Hiernach ist das trockene Rebenlaub ein wertvolles Futtermittel; es besitzt noch höheren Wert als gutes Rotkleeheu.

VI. Die Kultur des Weinstockes.

1. Bedeutung des Klimas, der Lage und der Bodenbeschaffenheit für den Weinbau.

Die Rebe ist eine Pflanze der gemäßigten Zone und kann deshalb mit Erfolg nur in dieser, sowie teilweise noch in subtropischen Gegenden kultiviert werden. Damit ist natürlich nicht gesagt, daß innerhalb der nördlichen und südlichen gemäßigten Zone allerorts mit Erfolg Weinbau getrieben werden kann; denn auch hier wird die Anbaumöglichkeit für die Rebe durch mancherlei Einflüsse, wie z. B. die Höhenlage, Bodenbeschaffenheit, Regenverteilung, Frostgefahr u. dgl. noch besonders bestimmt. Im allgemeinen kann man jedoch sagen, daß auf der nördlichen Halbkugel in den um das Mittelmeer herumliegenden Ländern durchweg ein klimatisches und meteorologisches Optimum für die Weinkultur besteht. Hier ist die Möglichkeit zum rationellen Anbau der Rebe fast überall gegeben; während weiter nordwärts, und zwar je nördlicher je mehr, nur besonders günstige, warme Lagen hierzu geeignet sind, und weiter nach Süden zu höchstens noch die subtropischen Gebiete in Frage kommen. In den arktischen Gegenden gedeiht die Rebe nicht mehr; die nördliche oder polare Weinbaugrenze geht in Europa etwa von der Mündung der Loire (47,5° nördl. Br.) aus, erhebt sich am Rhein bis zum 51., in Nordschlesien sogar bis zum 52. Grad und fällt dann plötzlich durch Schlesien und Galizien hindurch, bis sie in Bessarabien den 46. Grad erreicht; in Ostasien, wo jedoch kein Weinbau mehr getrieben wird (China), fällt sie sogar bis unter den 40. Breitengrad und erhebt sich in den Vereinigten Staaten Amerikas nur noch wenig über diesen (Kalifornien).

Auch auf der südlichen Halbkugel ist der Weinbau auf die gemäßigte und subtropische Zone beschränkt (Kapland, Südamerika, Australien). Nur stellenweise (Chile und Peru) dringt er auch in die tropischen Regionen vor, muß hier aber auf hochgelegene Gebiete beschränkt bleiben. Die südliche Weinbaugrenze verläuft vom Kap der guten Hoffnung ausgehend ungefähr parallel mit dem 34. Breitengrad nach der Insel Tasmania und an der Südspitze von Neuseeland vorbei nach Argentinien.

Da innerhalb der einzelnen Weinbaugebiete das Klima mit zunehmender Höhenlage rauher wird, hat der Weinstock, wie überhaupt die gesamte Pflanzenwelt, auch seine Höhengrenze, welche in den südlich-warmen Ländern natürlich höher liegt als im kühlen Norden. Im Rheingau liegt z. B. die oberste Weinbaugrenze ungefähr bei 300 m über der Nordsee (Rüdesheimer Berg), in den südlichen Alpen bei 600 bis 800 m ü. d. M. und in dem Tropenklima Chiles und Perus, aber auch schon in Algier stellenweise, wird die Rebe noch in einer Höhe von 1200 m ü. d. M. kultiviert.

Aus den bisherigen Ausführungen, sowie ferner auch aus der bekannten Tatsache, daß Jahre mit warmen und lang anhaltenden Sommern stets gute Weinjahre sind, geht schon hervor, daß die Wärme als einer der wichtigsten klimatischen Faktoren ins Gewicht fällt. Das für die Rebe erforderliche Wärmeoptimum liegt etwa bei einer mittleren Tagestemperatur von 20° C in den Sommermonaten. Für amerikanische Reben, deren Heimat sich in einem wärmeren Klima befindet, liegt nach Kövessi das Optimum für die Entwickelung der vegetativen Organe bei 18° C, das für den inneren Ausbau der Organe (das Reifen) bei 22 bis 23° C mittlerer Tagestemperatur. In südlichen Gebieten wird natürlich das Tagesmittel von 20° C in den Sommermonaten leichter und häufiger erreicht als im Norden, wie aus dem Monatsmittel der Lufttemperatur hervorgeht, das im Juni, Juli, August und September für den Rheingau (Geisenheim) 17,3, 18,7, 17,6 und 14,0°, für die Mosel (Trier) 17,3, 18,1, 17,5 und 14,4°, für Montpellier dagegen 20,5, 23,3, 23,1 und 20,1°

[1]) O. Kellner, Die Ernährung der landwirtschaftlichen Nutztiere. Berlin 1912, S. 606 u. 616.

beträgt [siehe Schmitthenner, Untersuchungen über das Reifen des Rebenholzes [1])].

Trockene, nicht zu lang anhaltende Winterkälte verträgt der Weinstock ohne Schaden, doch ist die Vorbedingung hierfür, daß die Sommerwitterung günstig war, damit das Holz vor Eintritt des Frostes ausreifen konnte. Dies ist jedoch in den nördlichen kühlen Gebieten häufig nicht der Fall, besonders dann, wenn die Reben nicht nur unter der Ungunst der Sommerwitterung, sondern gleichzeitig auch unter den gefürchteten Blattkrankheiten zu leiden haben. Schlecht ausgereiftes Rebholz widersteht auch schon ganz geringer und kurzer Kälteeinwirkung nicht, während gut ausgereiftes, allerdings nur zur Zeit völliger Vegetationsruhe, Temperaturen von — 15° vertragen kann. Von dem Augenblick an aber, wo im Frühjahr das neue Leben wieder erwacht ist, trägt die Rebe schon bei geringer Kälte (— 1°) leicht großen Schaden davon. Darauf beruht die große Gefährlichkeit der im Mai und hin und wieder selbst im Juni noch auftretenden Spätfröste, so daß Gegenden und Lagen, in welchen solche häufiger auftreten, für den Weinbau nicht geeignet sind.

Was die Bedeutung der Luft- und Bodenfeuchtigkeit (Regen) anbelangt, so ist kurz hervorzuheben, daß für den Weinbau vor allem eine zweckmäßige Verteilung der jährlichen Regenmengen von großer Wichtigkeit ist, während die absolute Regenmenge weniger in Frage kommt; denn es kann in Gegenden mit 800 bis 900 mm jährlicher Regenhöhe ebenso erfolgreich Weinbau getrieben werden, wie in solchen mit 400 bis 500 mm. In Gebieten mit langen Regenzeiten und anschließenden langen Trockenperioden ist die Weinkultur unmöglich; auch Gegenden mit allzu regenreichen Sommermonaten eignen sich wenig, am wenigsten natürlich, wenn sie gleichzeitig der nördlich-kühlen Region angehören. Erwünscht ist reichliche Feuchtigkeit im Winter und Frühjahr, ein Zurücktreten der Niederschläge während der Sommermonate und schließlich, besonders im Norden, wo die Weinlese später stattfindet als im Süden, ein möglichst sonniger, trockener Herbst. In den Mittelmeergegenden liegen die meteorologischen Verhältnisse so, daß die Monate Juni, Juli und August in der Regel die regenärmsten des Jahres sind und Sommerregen in ihnen oft ganz fehlt, während im Norden die genannten Sommermonate die regenreichsten des Jahres sind [2]). Die Entwickelung der Rebe vollzieht sich also im Norden bei kühlerem und zugleich feuchterem Wetter unter wesentlich ungünstigeren klimatischen und meteorologischen Bedingungen als im Süden; um so mehr ist es daher bemerkenswert, daß die südlichen Weinbaugebiete in der Hauptsache Massenbau treiben und in wesentlich geringerem Maße an der Erzeugung von feinen Weinen beteiligt sind, als die der nördlichen Weinbaugrenze sich nähernden Gebiete, wie z. B. Burgund, der Rheingau, das Moselgebiet, die Rheinpfalz usw. Die Ursache dieser Erscheinung liegt zweifellos zum Teil darin, daß gerade infolge der weniger günstigen Verhältnisse im Norden der Weinbau weit sorgfältiger betrieben wird als im Süden; doch nimmt man auch an, daß die langsamere Entwickelung und allmählichere Reife der Trauben im Norden ihrer Güte sehr vorteilhaft ist. Hierzu kommt ferner der Umstand, daß man im Gegensatz zum Süden in den nördlichen Weinbaugebieten wegen der ungünstigeren klimatischen Verhältnisse genötigt ist, den Weinbau größtenteils, stellenweise sogar ausschließlich auf sonnige, warme Berghänge zu beschränken. Deren trockene, steinige Böden sind im Verein mit der niedrigen Erziehung der Stöcke der Güte des Weines förderlicher als die meist reichen und feuchten Böden der Ebene im Süden sowie die dort vorherrschenden höheren Erziehungsarten, welche den Massenbau begünstigen. Güte und Menge stehen aber, wie bei mancher anderen landwirtschaftlichen Kulturart, im umgekehrten Verhältnisse zueinander.

In den Weinbaugebieten des Nordens sind die günstigsten Lagen in der Regel auf den nach Süden gerichteten Berghängen zu suchen, da die schräg zur Erde gerichteten Sonnenstrahlen nur auf entsprechend geneigte Flächen senkrecht auffallen. Der Neigungswinkel der Hänge kann jedoch aus wirtschaftlichen Gründen meist nicht größer als 25 bis 35° gewählt werden. Wo die Hänge von Natur aus zu steil sind, werden sie häufig in einzelne Terrassen mit geringerer Neigung zerlegt. Da hierzu oft viele teuere Stützmauern und Bodenbewegungen nötig sind, lohnt sich eine solche Lagenverbesserung natürlich nur dann, wenn im übrigen die Voraussetzungen für die Erzielung eines sehr guten Weines gegeben sind. Auch das Umgekehrte wird zuweilen ausgeführt, nämlich die Herstellung eines Hanges, wo die natürliche Beschaffenheit des Geländes einen solchen vermissen läßt.

Unter gewissen Voraussetzungen sind mitunter Südost- oder Südsüdost-, Südwest- oder Südsüdwestlagen geeigneter als direkte Südlagen; so befinden sich z. B. im Rheingau, der zwar durch den Taunus gegen Nordwinde sehr geschützt, für Ostwinde aber offen ist, die besten Lagen fast alle auf den Südwest- oder Südsüdwesthängen. Nordhänge sind nur in südlichen Ländern, wo die Sonnenstrahlen fast senkrecht auffallen, für den Weinbau geeignet, weil sie einen Schutz gegen zu starke Bestrahlung und Austrocknung des Bodens gewähren.

Von hervorragender Bedeutung für den Weinbau ist schließlich noch die Bodenbeschaffenheit. Zwar gibt es kaum eine Bodenart, in welcher der Weinstock nicht gedeihen würde; in Anbetracht des Einflusses aber, den die Bodenzusammensetzung auf die Wahl der Rebsorte, die Lebensdauer der Pflanzung und nicht zum mindesten auch auf die

---

[1]) L. J. **38**, 666 (1909). — [2]) F. Schmitthenner, Untersuchungen über das Reifen des Rebenholzes. L. J. **38**, 666 (1909).

Güte, insbesondere das Bukett des Weines ausübt, ist die rationelle Kultur an bestimmte Böden gebunden. Diese müssen sich vor allem möglichst gut erwärmen lassen. Deshalb kommen steinige, gut durchlüftungsfähige Böden in erster Linie in Betracht, besonders dann, wenn es sich um die Erzeugung von feinen Weinen handelt. Man findet die berühmten Weinlagen in der Hauptsache auf Tonschiefer und Quarzit (Rheingau und Mosel), Trachyt und Basalt (Tokaj-Hegyalja), Kalkstein (Franken und Champagne) usf. Böden, die in der Hauptsache aus den genannten oder ähnlichen Gesteinsarten bestehen mit nur geringen Beimengungen von Lehm und Humus, so daß sie für andere landwirtschaftliche Kulturen kaum verwendbar sind, betrachtet man im weinbaulichen Sinne als erstklassige oder Qualitätsböden. Als Quantitätsböden dagegen bezeichnet man tiefgründige, nicht zu trockene, fruchtbare Bodenarten, wie es z. B. die grobkörnigen, mit Humus durchsetzten Sandböden oder die gut mit Sand durchsetzten Lehmböden sind. Mittelböden sind solche, die in chemischer und physikalischer Hinsicht zwischen den beiden genannten Gruppen die Mitte halten, d. h. bei reichen Erträgen eine mittlere Qualität liefern. Feuchte, kalte, bindige, aus tonigem Kalk oder reinem Lehm bestehende Böden sind für den Weinbau wenig geeignet. Bezüglich der Bodenanalysen bekannterer Weingegenden vgl. Babo u. Mach, Handbuch **1**, 488 ff. (1919).

2. Die Bepflanzung der Weinberge und Vermehrung der Reben.

Da die Rebe eine Pflanze ist, die mehrere Jahrzehnte ausdauert, wird die Neubepflanzung eines alten Weinberges stets erst nach längeren Zeiträumen erforderlich. Es ist daher, bevor die Pflanzarbeiten besprochen werden, nötig, zunächst die Frage kurz zu erörtern, welches Alter ein Weinberg erreichen kann. Die Dauer der Ertragsfähigkeit eines Weinberges hängt von verschiedenen Umständen ab, zunächst von der Bodenbeschaffenheit und der Rebsorte, und dann auch von der Sorgfalt, mit welcher die Rebe gepflegt wird. In Sandböden sind die Reben kurzlebiger als in nährstoffreichen Mineralböden. Schlecht gepflegte Weinberge sind natürlich rascher erschöpft als solche, die dauernd in guter Pflege stehen, doch kommt selbst bei gut gepflegten Weinbergen eine Zeit, wo bei noch so guter Pflege und Düngung selbst junge Reben wegen der sogenannten Rebenmüdigkeit des Bodens nicht mehr fortkommen. Ganz allgemein läßt sich sagen, daß die Erneuerung der Stöcke etwa nach 20 bis 60 Jahren nötig wird. Ihr zunehmendes Altern macht sich durch die Abnahme der Erträge bemerkbar, wobei aber die Güte der Trauben gewöhnlich zunimmt. Daraus ergibt sich die Notwendigkeit, in Quantitätsweinbaugebieten die Weinberge früher zu verjüngen als in Qualitätsgebieten; denn dort wird die Güte nicht in dem Maße bezahlt wie hier, und nur bei hohen Erträgen ist daselbst der Weinbau lohnend genug; in Qualitätsgebieten dagegen ist es wohl möglich, daß durch die steigende Güte des Weines der Ertragsverlust ausgeglichen, eine Rente also noch erzielt wird.

Wenn der alte Weinberg ausgehauen ist, wird er meistens nicht sofort wieder bepflanzt, sondern zur Beseitigung der Rebenmüdigkeit des Bodens einige Jahre als Brach- oder Wustfeld der Weinkultur entzogen. Diese Ruheperiode wird auf 3 bis 6, mitunter auch auf 10 und selbst 15 Jahre bemessen, je nach den Vermögensverhältnissen des Besitzers; dieser Umstand gibt auch vielfach den Ausschlag, ob das Weinbergsgelände während der Wustzeit ganz unbenutzt bleibt, bzw. mit Leguminosen (Erbsen, Wicken, Klee usw.) bepflanzt wird, die dann untergegraben werden (Gründüngung), oder ob es mit abzuerntenden Feldfrüchten bestellt wird. Im ersten Falle erholt sich der Boden natürlich weit besser als im letzten.

Die Ursache der Rebenmüdigkeit des Bodens ist nicht, wie man früher angenommen hat, in einer einseitigen Ausnutzung der Nährstoffe zu suchen, denn die Erscheinung tritt nach J. Behrens[1]) auch dann ein, wenn dem Boden die ihm durch die Rebe entzogenen Stoffe durch geeignete Düngung wieder vollständig zugeführt werden. Heute neigt man der Ansicht zu, daß die Rebenmüdigkeit des Bodens durch gewisse niedere Organismen, wahrscheinlich Bakterien, verursacht werde; hierfür sprechen vor allem die Beobachtungen Kochs[2]), daß in einem gesunden Boden die Entwickelung der Pflanzen herabgesetzt wird, wenn man ihn mit rebenmüdem Boden impft, und ferner, daß eine Sterilisation wohl in rebenmüdem, nicht aber in normalem Boden eine Förderung der Rebenentwickelung herbeiführt. Außerdem brachte Oberlin[3]) die von ihm zuerst festgestellte Erscheinung, daß die Rebenmüdigkeit sich durch Behandlung des Bodens mit Schwefelkohlenstoff teilweise bekämpfen läßt, mit ihrem Charakter als Infektionskrankheit in Zusammenhang. Die bakterizide Wirkung des Schwefelkohlenstoffs in diesem Falle ist jedoch mehrfach angezweifelt worden. Nach Koch besteht seine Wirkung vielmehr in einem unmittelbaren günstigen Anreiz auf die Wurzeln und damit auf das ganze Wachstum der Rebe. Dieser Ansicht haben sich auch Nobbe und Richter[4]) angeschlossen. Hiltner und Störmer[5]) dagegen halten auf Grund ihrer Beobachtungen den günstigen Einfluß des Schwefelkohlenstoffs für eine indirekte Düngerwirkung, die herbeigeführt wird durch erhöhte Stickstoffzufuhr zu den Pflanzen. Auch Krüger und Heinze[6]), sowie Moritz und Scherpe[7]) äußern

[1]) J. Behrens in Lafar, Handbuch **3**, 450 (1906). — [2]) Koch, Rebenmüdigkeit. Arb. D. L. G., Heft 40. Berlin 1899. — [3]) Oberlin, Bodenmüdigkeit und Schwefelkohlenstoff. Mainz 1894. — [4]) F. Nobbe u. L. Richter, L. V. St. **56**, 441 (1902). — [5]) Hiltner u. Störmer, Arb. biolog. Abtlg. Kais. Gesundheitsamtes **3**, 445 (1903). — [6]) Krüger u. Heinze, C. Bakt. II, **16**, 329 (1906). — [7]) Moritz u. Scherpe, Arb. biolog. Abtlg. Kais. Gesundheitsamtes **4**, 123 (1904).

sich in ähnlichem Sinne. Die Düngerwirkung wird nach den genannten Forschern dadurch herbeigeführt, daß durch den Schwefelkohlenstoff die stickstoffverbrauchenden Bakterien des Bodens (Denitrifikationsbakterien) und diejenigen Bakterien, welche aus Ammoniumverbindungen auswaschbare Salpetersalze bilden (Nitrifikationsbakterien), in ihrer Entwickelung gehemmt werden, während die ammoniakbildenden und stickstoffsammelnden Bakterien in Tätigkeit bleiben.

Die Ansichten über die Wirkungsweise des Schwefelkohlenstoffs bei der Bekämpfung der Rebenmüdigkeit gehen also noch sehr auseinander, während der infektiöse Charakter der Rebenmüdigkeit selbst ziemlich allgemein anerkannt ist[1]).

Inwieweit man mit der Schwefelkohlenstoffbehandlung des Bodens die Wustzeit ersetzen oder wenigstens abkürzen kann, darüber liegen bestimmte Erfahrungen noch nicht vor; über einige Versuche, die in dieser Richtung angestellt worden sind, berichtet Fischer[2]), der auch die technische Seite des Verfahrens näher erörtert.

Gegen Ende der Bodenruhezeit, in dem der Neubepflanzung des Weinberges vorangehenden Winter, erfolgt dann noch eine gründliche physikalische Bearbeitung, das Rigolen oder Rotten des Bodens, um ihn gründlich zu lockern und zu durchlüften, seine Feuchtigkeits- und Wärmeverhältnisse zu verbessern und den gut verwitterten, nährstoffreichen Obergrund in die Tiefe, und zwar möglichst in den Bereich der Fußwurzeln zu bringen. Durch Aufbringung des Untergrundes wird dabei der Boden gleichzeitig aufgeschlossen, indem die vorher tiefgelegenen Gesteine der Verwitterung ausgesetzt werden. Die Bearbeitung des Bodens erfolgt gewöhnlich bis zu einer Tiefe von 80 bis 100 cm; durch tieferes Rigolen wird der nährstoffreiche Obergrund (Krume) zu sehr vergraben und für die Wurzeln der jungen Reben unerreichbar gemacht. In Ebenen und schwach geneigten Lagen mit tiefgründigen Böden kann die Arbeit mit Rigolpflügen ausgeführt werden, die sich jedoch bis jetzt nur in südlichen Gegenden in größerem Umfange eingeführt haben; in den im Norden vorherrschenden steinigen Berglagen muß das Rigolen größtenteils mit Handgeräten ausgeführt werden; es ist daher eine der schwersten, härtesten Weinbergsarbeiten.

Wenn der Boden sich genügend gesetzt hat, erfolgt im Frühjahr das Pflanzen der Reben. Ihre Vermehrung erfolgt zu diesem Zwecke nicht durch Samen, weil die Sämlingsvariation bei allen Rebsorten sehr groß ist, so daß die Erhaltung der Sortenmerkmale auf diese Art nicht gewährleistet wird. Man ist vielmehr ganz auf die Stecklingsvermehrung angewiesen, wobei in der Regel gut ausgereifte, einjährige (also verholzte) Triebe, sogenannte Blindreben von 30 bis 50 cm Länge zur Verwendung kommen. Sie müssen im Februar beim Rebschnitte von den gesundesten, ertragreichsten Stöcken geschnitten und bis zur Pflanzung, die bei uns im Mai erfolgt, entweder in einen kühlen Keller, mit dem oberen Ende im feuchten Sande stehend, oder im Freien, in der Erde eingegraben, aufbewahrt werden. Vor der Pflanzung werden die Blindreben etwas vorgetrieben, indem man sie zwei bis drei Wochen lang mit dem unteren Ende in Wasser stellt oder auch sechs bis acht Wochen lang in sogenannte Dunstgruben bringt, die im Freien an einem geschützten Platze in lockerem Boden ausgehoben werden; in diese Gruben kommen die Reben gebündelt und gestürzt (umgekehrt) sowie oben mit Sand oder Moos bedeckt. Die Grube selbst wird mit Brettern und der ausgehobenen Erde bedeckt. Das Setzen der Blindreben erfolgt derart, daß über die Bodenfläche nur ein Auge zu stehen kommt, das überdies mit etwas Sand oder sandiger Erde überhäufelt wird; in steinigen und bindigen Böden gibt man auch etwas Komposterde in das mit dem Setzeisen (Geißfuß) hergestellte Setzloch.

Seltener, weil teurer, erfolgt die Pflanzung von Wurzelreben, die man ein oder zwei Jahre vor der Neubestockung des Weinberges in einer Rebschule oder auch im Hausgarten aus Blindreben heranzieht und dann in den Weinberg aussetzt. Dieses Verfahren gewährleistet einen gleichmäßigeren Stand des Weinberges, weil natürlich nur gut bewurzelte Setzlinge zur Verwendung kommen, die meist alle gut anwachsen; außerdem haben solche Weinberge den Vorzug, daß sie ein Jahr früher in Ertrag kommen als solche, die mit Blindreben angelegt werden. Bei der Pflanzung von unbewurzelten Blindreben hingegen bewurzelt sich stets ein gewisser Prozentsatz nicht oder schlecht, so daß im nächsten und übernächsten Jahre oft größere Nachpflanzungen erfolgen müssen. Das Pflanzen von Wurzelreben ist teurer als das Setzen von Blindreben, weil im ersteren Falle Pflanzlöcher oder Gräben ausgehoben werden müssen, während im letzteren Falle, wie oben gesagt, ein mit dem Setzeisen gestoßenes Loch genügt.

Auch mittels sogenannter Augenstecklinge kann die Rebe vermehrt werden, doch findet dieses Verfahren in der Praxis kaum Anwendung. Unter Augenstecklingen versteht man kleine, mit einem Auge versehene Stückchen der Rebentriebe, die gewöhnlich auf die in der Fig. 6 veranschaulichte Art zugeschnitten und in lockerem, künstlich erwärmtem Boden (Mistbeet oder Heizkasten) zur Bewurzelung gebracht werden. Weinberge, die mit bewurzelten Augenstecklingen angelegt sind, sollen angeblich etwas früher in Ertrag kommen als solche, die mit Blind- oder Wurzelreben bestockt sind.

Eine Vermehrungsart, die hauptsächlich dort üblich ist, wo man die Wustzeit der Weinberge nicht einhält, sondern alljährlich die kümmernden

[1]) Vgl. hierzu ferner: Maassen und Behn, Über die Wirkung einer Schwefelkohlenstoffbehandlung des Bodens auf die Bodenbakterien. B. kais. Biolog. Anstalt in Dahlem (1906). — [2]) J. Fischer, Rebenmüdigkeit und Schwefelkohlenstoff. Mitt. Weinb. u. Kellerwirtsch. **20**, 19 (1908).

Stöcke erneuert und so gewissermaßen eine fortwährende Verjüngung vornimmt, wie z. B. im Kleinbesitze der Mosel, ist das Vergruben (Fig. 7). Ein Wurzelstock, der dem zu verjüngenden Stock benachbart ist, wird bis an die Ansatzstelle der Fußwurzeln freigelegt und umgebogen, und von seinen einjährigen Trieben wird einer an der Pflanzstelle des neu zu errichtenden Stockes, der andere an dem Standorte des Mutterstockes selbst senkrecht emporgerichtet. Nach dem Zuwerfen des Erdloches bewurzeln sich diese Triebe rasch und wachsen, da sie anfänglich noch vom Mutterstock ernährt werden, schon im ersten Jahre zu kräftigen, sogar einige Trauben tragenden Stöcken heran. Dem Vergruben sehr ähnlich ist das Versenken oder Ablegen der Reben, das man hauptsächlich dann anwendet, wenn in Ertragsweinbergen einzelne Fehlstellen neu bestockt werden sollen. Zwischen alten Stöcken kommen erfahrungsgemäß selbständige, junge Pflänzlinge nur schlecht hoch, weil ihnen Licht und Boden von den alten Stöcken strittig gemacht werden. Man legt deshalb einzelne Triebe von benachbarten Mutterstöcken nach den betreffenden Fehlstellen hin ab, wie die Fig. 8 dies veranschaulicht. Zu beachten ist hierbei, daß die in den Erdboden abgelegte Rebe an der Pflanzstelle mit einem scharfen Knick nach oben gerichtet wird, weil dann an der Knickstelle die notwendigen kräftigen Fußwurzeln entstehen, während, wenn die Biegung allmählich erfolgt, an allen Knoten gleichmäßige, aber nur schwache Wurzelbildung stattfindet.

Fig. 6.

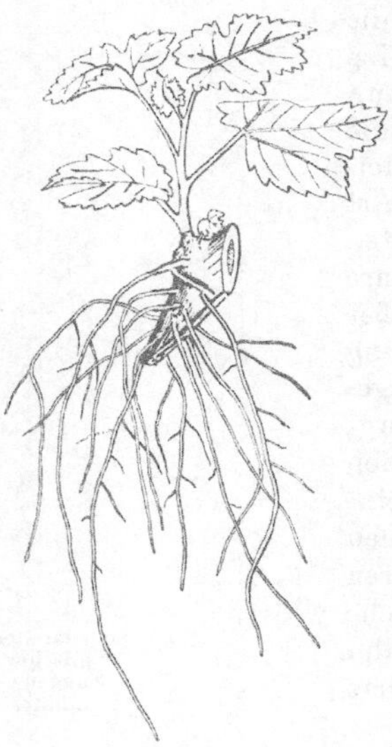

Bewurzelter Augensteckling.

Besonders hervorzuheben ist nun noch, daß die Vermehrung und Pflanzung der Reben in der Neuzeit in stark reblausverseuchten Gebieten eine Veränderung erfahren hat. Hier müssen die europäischen Rebsorten, deren Wurzelwerk durch die Reblaus zerstört wird, vor der Pflanzung erst auf reblausfeste amerikanische Unterlagsreben gepfropft werden. Die amerikanischen Reben selbst eignen sich, wie früher bereits hervorgehoben worden ist, zur Weingewinnung selbst nicht, wohl aber ermöglichen sie mit ihren reblausfesten Wurzeln den europäischen Reben das Gedeihen in reblausverseuchten Böden. Das Pfropfen oder Veredeln der Reben bildet daher die Grundlage des neuzeitigen Weinbaues überall da, wo die Reblaus so sehr überhand genommen hat, daß ihre Bekämpfung aussichtslos ist. Dies ist heute in fast allen Weinbaugebieten Europas mit Ausnahme Deutschlands bereits der Fall.

Über die amerikanischen Reben, ihre Züchtung und Einteilung ist bereits im III. Kapitel das Notwendigste mitgeteilt worden; hier soll nur noch die Rebenveredlungstechnik kurz geschildert werden. Vorausgeschickt sei, daß man zwar auch schon vor dem Auftreten der Reblaus hin und wieder Reben veredelt hat, jedoch immer nur Europäer auf Europäer, wie man es mitunter auch heute noch tut, wenn es sich um die Verjüngung älterer Stöcke oder um die Umpfropfung unfruchtbarer Sorten handelt. Bei der Veredlung der europäischen Rebsorten auf amerikanische Unterlagsreben handelt es sich jedoch nicht mehr um vereinzelte Maßnahmen, sondern um ein in den Reblausgebieten allgemein notwendig gewordenes Kulturverfahren. Die erste Anregung hierzu gab der Weingutsbesitzer Laliman[1]) in Beaune im Jahre 1869, nachdem er festgestellt hatte, daß seine inmitten von Reblausherden

Fig. 7.

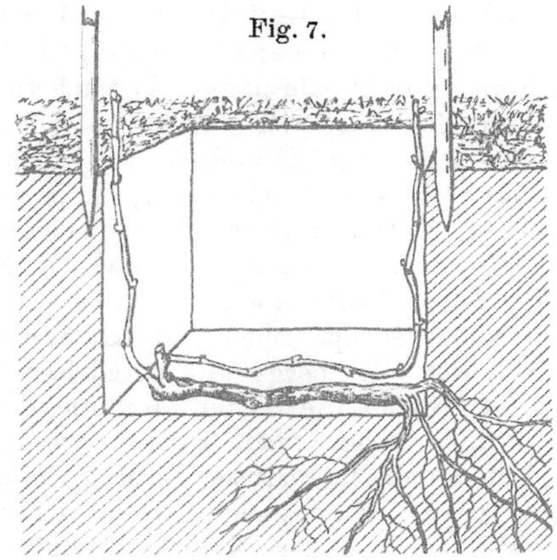

Vergrubte Rebe.

Fig. 8.

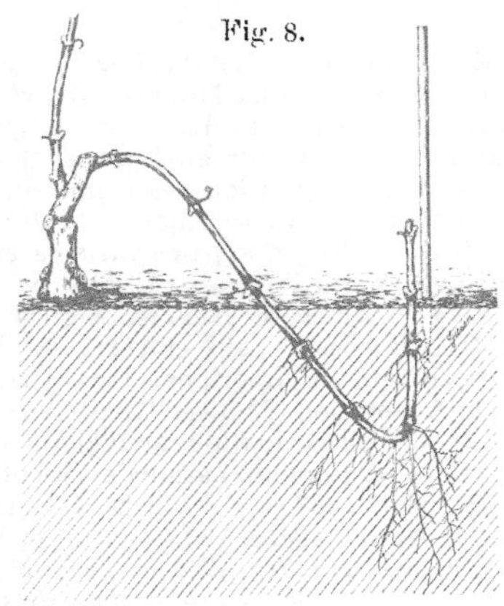

Versenker oder Ableger der Rebe.

[1]) Laliman, Compte rendu des travaux du Congrès viticole de Beaune. (Séance du 9 nov. 1869.) Beaune 1869

stehenden amerikanischen Reben gesund blieben, während alle Europäerreben ringsumher abstarben. Anfänglich hatte das Verfahren mit vielen Mißerfolgen zu kämpfen, weil man sich vor allem nicht darüber im klaren war, daß nur gewisse in Amerika wild wachsende, nicht aber die amerikanischen Kultursorten der Reblaus zu widerstehen vermögen. Auch als die grundlegenden Fragen der Reblauswiderstandsfähigkeit durch J. E. Planchon[1]), A. Millardet[2]) und P. Viala[3]) geklärt waren, machte die Sortenfrage noch andauernd große Schwierigkeiten, weil das Anpassen der amerikanischen Reben an die Kulturböden und das Veredeln die Fachwelt vor ganz neue Fragen stellten, deren Lösung nur in jahrelanger Versuchstätigkeit teilweise möglich war. Hierbei haben sich außer den bereits genannten Forschern vor allem noch G. Couderc[4]), J. M. Guillon[5]), L. Ravaz[6]), P. Castel[7]), P. Gervais[8]), R. Goethe[9]) und andere große Verdienste erworben [siehe K. Kroemer[10])]. Selbst heute noch, zu einer Zeit, wo bereits in vielen europäischen Weinbauländern ein großer Teil der Weinberge mit veredelten Reben bestockt ist, bilden die Sortenwahl und die Veredlungstechnik immer noch Fragen von großer Wichtigkeit, an deren restloser Lösung unablässig gearbeitet wird. Zu diesem Zwecke haben die meisten Staaten besondere Versuchsanstalten und Versuchsanlagen gegründet[11]).

Die Technik der Rebenveredlung[12]) unterscheidet sich nicht unwesentlich von der Veredlung der Obstbäume. Das Verfahren, das sich fast überall eingebürgert hat, ist die Blindholzveredlung mittels des englischen Zungenschnittes, wobei kurze europäische Edelreiser mit einem Auge im Frühjahr auf 30 bis 50 cm lange amerikanische Blindreben, d. h. also auf völlig unbewurzelte einjährige Triebe von amerikanischen Reben gepfropft werden (Fig. 9). Ein Verbinden oder Verschmieren der Veredlungsstelle findet gewöhnlich nicht statt. Die Veredlungen werden schichtenweise in offene Kisten zwischen Moos oder Torfmull mit Holzkohle gepackt (Fig. 10) und in einem feuchtwarmen Gewächshaus (Stratifikationsraum) vorgetrieben (stratifiziert). Hierbei geht die Verwachsung von Reis und Unterlage vor sich, die Edelaugen treiben aus und einige Würzelchen werden gebildet (Fig. 11). Nach 2 bis 4 Wochen werden die Veredlungen zunächst ins Freie (Rebschulen), dann 1 bis 2 Jahre später in die Weinberge verpflanzt. Meistens werden auf diese Art nur 35 bis 45 Proz., selten 50 oder 60 Proz. brauchbare Veredlungen erzielt. Außer dieser Blindholzveredlung kennt man noch die sogenannte Grünveredlung, die im Sommer an den grünen Trieben im Weinberg selbst vorgenommen wird. Mit diesem Verfahren wurden in der Hauptsache nur in Südungarn und Argentinien nennenswerte Erfolge erzielt.

Fig. 9.

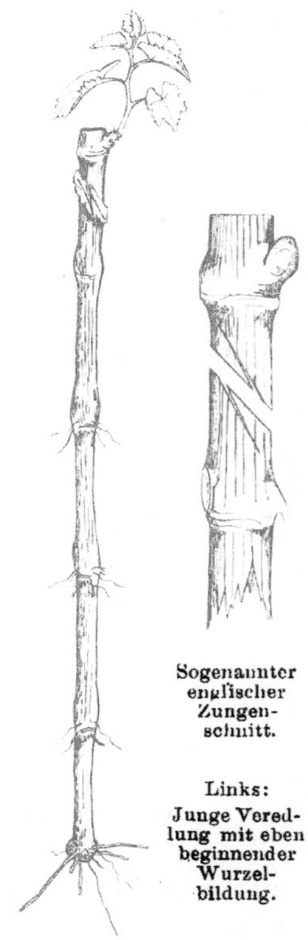

Sogenannter englischer Zungenschnitt.

Links: Junge Veredlung mit eben beginnender Wurzelbildung.

Veredlung der Rebe.

3. Die Erziehungsarten der Rebe.

Die Rebe wird in den verschiedenen Weinbaugebieten in verschiedenen Formen erzogen, wofür die Traubensorte sowie klimatische, wirtschaftliche und örtliche Verhältnisse maßgebend sind. Die Erziehungsart muß auf alle Fälle dergestalt sein, daß der Stock den verschieden gestellten Anforderungen an Güte und Menge des Ertrages nachkommen kann. Dabei darf er in seiner natürlichen Entwickelung nicht allzusehr gehemmt werden, was ja in der Regel bei jedem gewaltsamen Eingriff in die Wuchsgestaltung der Kulturpflanzen mehr oder weniger der Fall ist. Jede Rebenerziehungsart erhält ihre Grundform durch das sogenannte alte Holz (Stamm und Äste), sowie das bei dem all-

---

1) J. E. Planchon, Le Phylloxéra en Europe et en Amérique. Rev. de Deux-Mondes Janvier et Février 1874; Les vignes américaines, leur culture, leur résistance au Phylloxéra et leur avenir en Europe. Paris 1875 — 2) A. Millardet, La question des vignes américaines au point de vue théorique et pratique. Bordeaux, Féret et fils, 1877; Histoire des principales variétés et espèces de vignes d'origine américaine qui resistent au phylloxéra. Paris 1885, Série 1; Notes sur les vignes américaines Série II et III. Bordeaux 1887 et 1888. — 3) P. Viala, Une mission viticole en Amérique. Paris 1889; P. Viala et L. Ravaz, Adaptation. Montpellier 1892. — 4) G. Couderc, Étude sur l'hybridation artificielle de la vigne. Communic. faite au Congrès nationale viticole de Mâcon. Séance du 21. Oct. 1887. — 5) J. M. Guillon, Étude générale de la vigne. Paris 1905. — 6) L. Ravaz, Les vignes américaines, porte-greffes et producteurs directs. Paris 1902; Les effets de la greffe. Progrès agricole et viticole 1903, p. 495. — 7) P. Castel, Essai sur l'hybridation de la vigne. Rev. Vitic. **5**, 57 (1896); De la culture des vignes américaines. De l'adaptation et de l'utilité des champs d'éxpérience. Rev. Vitic. **6**, 602 (1896). — 8) Pr. Gervais, Études pratiques sur la reconstitution du vignoble. Montpellier 1900. — 9) R. Goethe, J. B. Geisenheim, Jahrg. 1881—1901; Anleitung zum Veredeln der Reben auf amerikanischen widerstandsfähigen Unterlagen. Wiesbaden 1885; R. Goethe u. R. Zeissig, Mitt. d. kgl. preuß. Rebenveredlungskomm. **1** (1905) u. **2** (1907). — 10) K. Kroemer, Entwickelung und Ziele der Rebenveredlung. J. B. d. Vereinig. f. angew. Bot. 1909, S. 1 ff. (mit reichem Literaturnachweis). — 11) Derselbe, Das staatliche Rebenveredlungswesen in Preußen, Berlin 1918. — 12) F. Kober, Kurze Anleitung über die Kultur und Veredlung der amerikanischen Reben. Wien 1901; Über das Vortreiben veredelter Schnittreben. Wien 1910; Babo u. Mach, Handbuch des Weinb. u. d. Kellerwirtschaft **1**, 378 (1909); A. Wanner, Die Technik der Rebenveredlung. Straßburg-Colmar 1913.

jährlich stattfindenden Schnitt stehenbleibende Trag- oder Fruchtholz (vgl. Kapitel IV, 2). Letzteres muß im allgemeinen in den kühleren nördlichen Gebieten nahe am Boden gehalten werden, so daß dementsprechend der Stamm mit den Ästen sehr kurz zu gestalten ist, während er in den wärmeren Gegenden weit höher sein kann. Andererseits bestimmen die Traubensorte und die Art des zu gewinnenden Weines in der Hauptsache die Zahl und Länge der Tragreben. So müssen z. B. Sorten, bei denen die fruchtbaren Augen erst am dritten oder vierten Knoten der Tragrebe stehen, länger geschnitten werden als solche, die schon an den untersten Knoten Trauben zu tragen imstande sind. Auch der Massenbau erfordert natürlich längeren Schnitt als der Qualitätsbau. Bei den meisten Erziehungsarten muß außer dem Tragholz gleichzeitig auch noch das nötige Ersatzholz vorhanden sein, aus dem die Tragreben für das nächste Jahr hervorgehen. Es erhält meist die Form eines kurzen Zapfens mit zwei Augen und muß stets tiefer am Stamme stehen als das Tragholz, damit der Stock stets in der für die betreffende Erziehungsart charakteristischen Höhe über dem Boden gehalten werden kann. Die Zahl der Ersatzzapfen muß so groß sein, als die übliche Zahl der Tragreben.

Erziehungsarten der Rebe gibt es außerordentlich viele, doch sind die meisten von ihnen nicht grundsätzlich voneinander verschieden, sondern lassen sich vielmehr auf wenige Grundformen zurückführen, weshalb es hier genügt, auf einige der häufigsten Typen hinzuweisen. Man unterscheidet niedere, mittlere und hohe Erziehungsarten. Bei den niederen Erziehungsarten besitzt der Stamm nur eine Höhe von 10 bis 35 cm und bildet entweder einen einfachen, verzweigten Schenkel oder einen kurzen knorrigen Strunk, Kopf genannt. Das Tragholz wird zum Teil sehr kurz gehalten, als Zapfen von 2 bis 3 Augen Länge, zum Teil auch länger (8 bis 10 Augen lang) und dann in verschiedene Formen gezogen: entweder als schräg aufwärts gerichtete gerade Strecker oder als seitwärts sich erstreckende Halbbögen oder auch als ganze Bögen, welche abwärts nach dem Stocke zu gebogen und dort befestigt werden. Eine der niedrigsten Erziehungsarten ist der in Niederösterreich und Ungarn viel verwendete Kopf- oder Kahlschnitt, der auf einem sehr kurzen knotigen Kopf mehrere, nur 2 bis 3 Augen lange Zapfen erhält (Fig. 12). Die Trauben reifen bei dieser Erziehungsart sehr gut aus, weil sie nahe am Boden hängen, werden aber bei Regen durch aufgeschlagene Erde leicht beschmutzt, weshalb der Kopfschnitt sich nur für Gegenden mit trockenem Herbst eignet. Ebenfalls eine sehr niedere Erziehungsart ist der Bockschnitt, der in Steiermark sehr häufig vorkommt, aber auch in

Fig. 10.

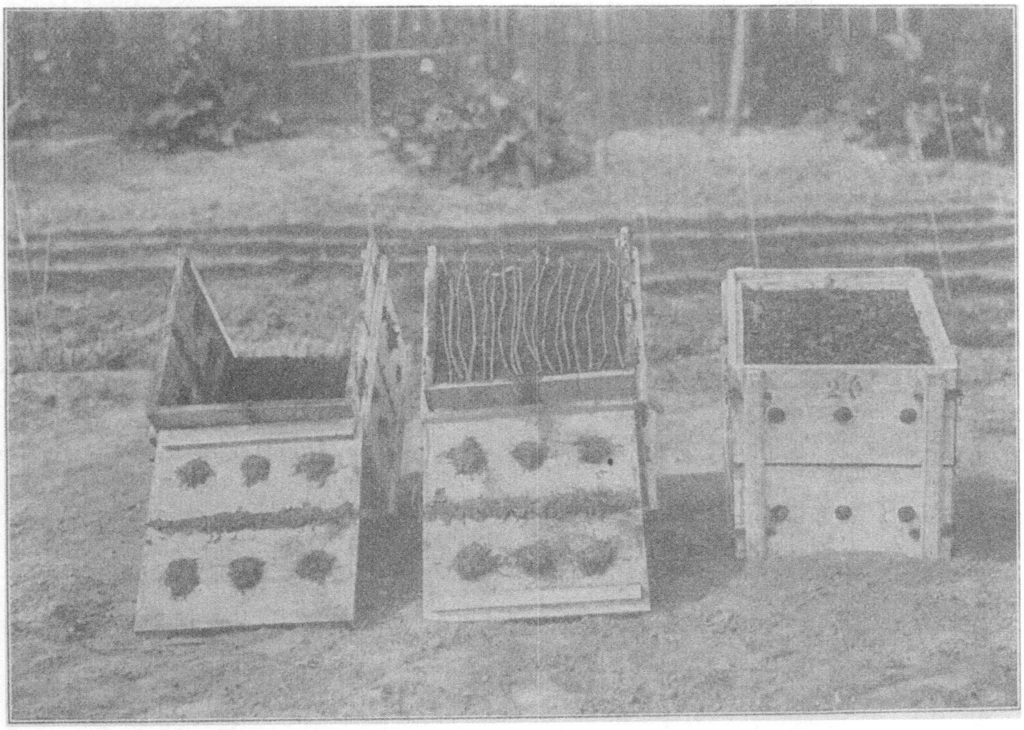

Vortreibkisten für Rebenveredlungen.

Ungarn, an der Nahe, in Lothringen und mit einigen Abänderungen auch in Frankreich üblich ist. Der Stamm ist hierbei ebenfalls sehr kurz, bildet aber oben keinen Kopf, sondern verzweigt sich in 2 bis 4 kurze Schenkel, die je einen Zapfen mit meist zwei Augen tragen (Fig. 13). Von den niederen Erziehungsarten mit längerem Tragholze ist eine der wichtigsten die **Rheingauer Erziehung** (Fig. 14). Diese besitzt einen 25 bis 30 cm hohen Stamm mit zwei 8 bis 10 Augen langen, flach seitwärts gebogenen Tragreben. Werden jedoch zwei Stöcke an einem Ziel gepflanzt, was häufig geschieht, dann erhält jeder Stock nur eine Tragrebe; im ersteren Falle werden an jedem Stock zwei, im letzteren Falle nur ein Ersatzzapfen angeschnitten. Die Vorteile der Rheingauer Erziehung sollen darin bestehen, daß der Knospenaustrieb an der Bogrebe sehr gleichmäßig ist und die Trauben alle gleich hoch über dem Boden hängen, daher auch gleichmäßig ausreifen. Für den Rieslingbau ist diese Erziehungsart hervorragend geeignet. Das Prinzip der Rheingauer Erziehung findet sich in vielen Weinbaugebieten mit größeren oder geringeren Abweichungen wieder. So ist z. B. die Hochheimer Erziehung der Rheingauer sehr ähnlich, nur die Bogreben sind kürzer; in Rheinhessen ist der Stamm in 2 bis 3 kurze Schenkel verzweigt; bei der Pfälzer Drahterziehung ist das Tragholz nicht halbbogenförmig, sondern es sind zwei gerade, 5 bis 6 Augen lange, sogenannte Strecker in einem Winkel von 45° aufwärts gerichtet, und an der Saar und Ruwer ist es in sogenannten ganzen Bögen bis zum Stamm zurückgebogen und dort befestigt.

Fig. 11.

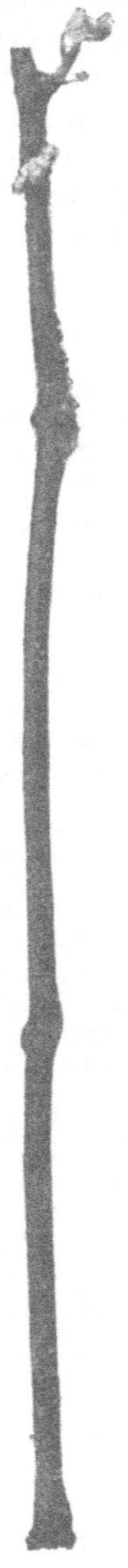

Richtig vorgetriebene Veredlung mit gutem Verwachsungswulst, schwach ausgetriebenem Edelauge, aber ohne Wurzeln.
(Die Wurzelbildung wird absichtlich am Anfang zurückgehalten.)

Bei den mittelhohen Erziehungsarten ist in der Hauptsache der Stamm höher als bei den niederen, sonst aber ändert sich nichts Wesentliches. Das Tragholz ist mehr oder weniger lang, häufig in ganzen Bögen nach unten geschlagen, zuweilen aber auch in flachen Halbbögen seitwärts gezogen. Eine mittelhohe Erziehungsart ist z. B. die **rheinhessische Dreidrahterziehung** (Fig. 15); der Stamm verzweigt sich hierbei schon gleich über dem Boden, und zwar bei einfachem Satze in zwei lange und zwei kurze Schenkel, bei doppeltem Satze in einen langen und einen kurzen Schenkel. Jeder Schenkel

Fig. 12.

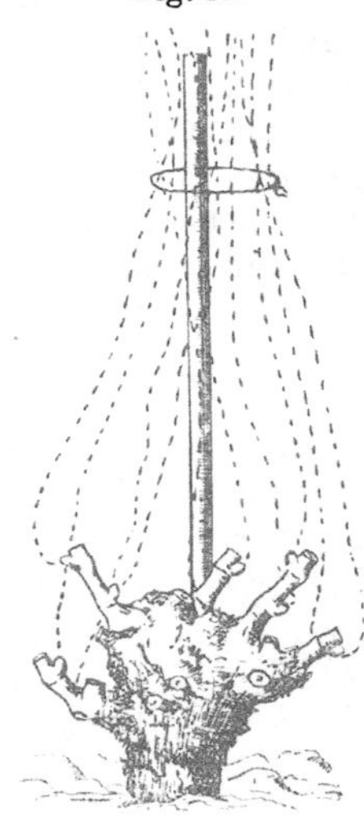

Kopf- oder Kahlschnitt der Rebe.

Fig. 13.

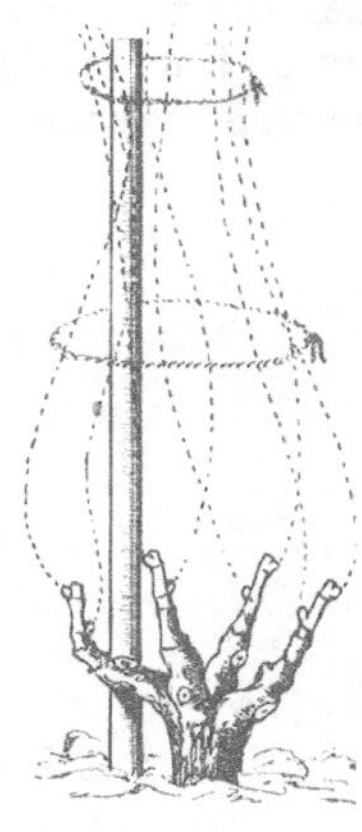

Bockschnitt der Rebe.

trägt eine 8 bis 10 Augen lange, flach nach der Seite gebogene Tragrebe. Es werden drei Drähte übereinander in Abständen von je 30 cm gespannt; am untersten Draht werden die Tragreben der niederen Schenkel, am mittleren die der hohen Schenkel und am oberen die Sommertriebe befestigt.

Fig. 14.

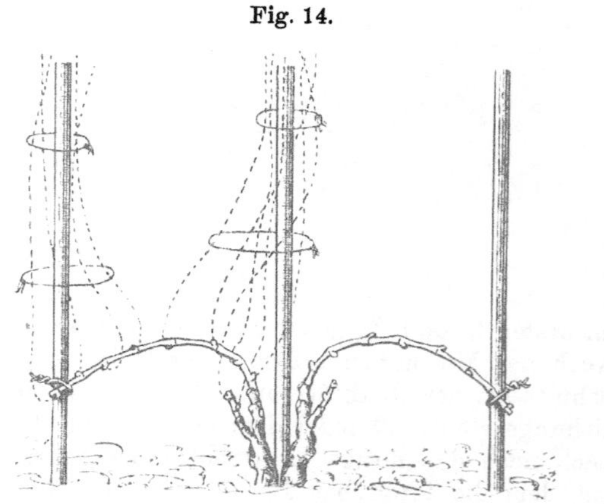

Rheingauer Erziehung.

Auch die in Baden, im Markgräflergebiet und am Kaiserstuhl, gebräuchlichen Erziehungsarten sind mittelhoch. Hier haben wir einen einfachen unverzweigten Stamm von 50 bis 70 cm Höhe, eine abwärts gebogene, am Stamm angeheftete Tragrebe und einen Zapfen von 2 bis 4 Augen. Im Elsaß trifft man häufig eine Erziehungsart, bei welcher der Stamm sich in einer Höhe von 60 bis 80 cm in mehrere kurze Schenkel teilt, von denen jeder eine abwärts gebogene Tragrebe und einen Zapfen trägt. Ähnlich ist die Erziehung an der Mosel, doch

Fig. 15.

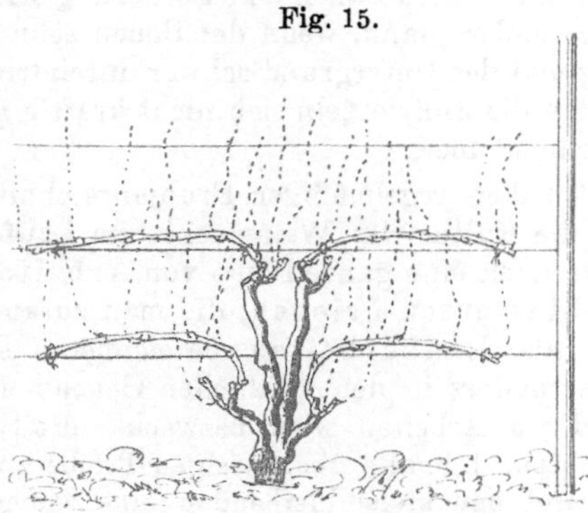

Rheinhessische Dreidrahterziehung.

werden hier meist zwei Stöcke an einem Ziel gepflanzt und im ganzen etwa fünf kurze Schenkel mit je einer abwärts gebogenen Tragrebe in verschiedenen Höhen angeschnitten (Fig. 16).

Ganz hohe Erziehungsarten trifft man im Norden außer bei Spalierreben sehr selten. In Südtirol dagegen ist eine hohe Erziehungsart, die Dachlauben-od. Pergelerziehung, ziemlich verbreitet. In der Gegend von Bozen hat man sogenannte geschlossene Doppelpergel. Sie stellen einfache Dachgerüste aus Balken und Latten vor, an deren Außenseite die Stöcke gepflanzt werden und auf deren Dächern die Sommertriebe und zuweilen auch ein Teil des alten Holzes aufliegen. Die Höhe dieser Doppelpergel beträgt 2,3 bis 2,6 m, die Spannweite 5 bis 6 m. Außerhalb der Pergel wird vielfach Gemüse gebaut, innerhalb Gras; zuweilen dienen die Pergel auch zur Überspannung von Wegen. Bei dieser Erziehung werden meist nur geringwertige Weine gewonnen, weil die Sonne zu wenig in die Doppellauben eindringen kann. Weit besser ist dies der Fall bei den einfachen, offenen Pergeln, die in Südtirol allgemein in Hügellagen angewandt werden.

Fig. 16.

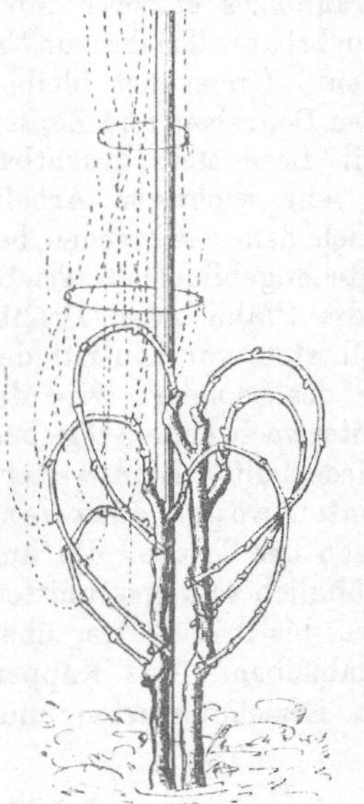

Erziehungsform mit abwärts gebogenen Tragreben. (Mosel, Elsaß.)

In südlichen warmen Ländern, hauptsächlich in Italien, Südfrankreich und Spanien, wo der Weinbau ganz in die Ebene herabrückt und mit Feldwirtschaft verbunden ist, erzieht man die Reben auch an Bäumen. Man läßt sie in deren Kronen emporklimmen und von den Ästen frei herabhängen oder girlandenartig sich von Baum zu Baum winden. Auch kombinierte Baum- und Pfahlerziehungen kommen vor. Als Stützbäume dienen meistens Nuß-, Kirsch- oder Maulbeerbäume, Feldahorn oder Eschen und zuweilen auch Pappeln [bei Neapel[1])].

4. Die alljährlich wiederkehrenden Arbeiten im Ertragsweinberg (Schnitt, Laubarbeiten, Bodenbearbeitung und Düngung).

Der Weinstock bedarf, wie bereits mehrfach erwähnt worden ist, eines alljährlichen Schnittes und einer sachgemäßen Pflege seines Laubwerkes, und schließlich ist auch der Weinbergboden regelmäßig und sorgsam zu bearbeiten. Diese Punkte sollen im folgenden näher erörtert werden, während eine dritte Gruppe von leider ebenfalls regelmäßig notwendigen Arbeiten, die Bekämpfung der Rebenkrankheiten, im nächsten Kapitel behandelt wird.

Durch den alljährlich stattfindenden Rebschnitt wird bezweckt, das Tragholz zu verjüngen und das alte Holz dauernd in einer der jeweiligen Erziehungsart entsprechenden Form zu halten. Diese Arbeit ist insofern eine der schwierigsten Weinbergarbeiten, als sie hohe Anforderungen an die Sachkenntnis des einfachen Arbeiters stellt, der jeden Stock seinen Sorteneigentümlichkeiten und seinem jeweiligen Kräftezustand entsprechend behandeln muß. Von dem richtigen Schnitt wird nicht nur das Erträgnis des laufenden, sondern auch das der folgenden Jahre in hohem Maße beeinflußt, so daß durch einen Ungeübten bedeutender Schaden angerichtet werden kann.

Der Rebschnitt wird in den nördlichen Weinbaugebieten meistens im Februar oder März ausgeführt (Frühjahrsschnitt); nur in Ländern mit ganz milden Wintern erfolgt er oft schon im Herbst oder im Winter. Letzteres hat den Vorteil, daß der Winzer in der sonst für den Landwirt stillen Zeit seinen Arbeitern passende Beschäftigung bieten kann. Die im Herbst oder Winter geschnittenen Reben treiben früher aus als solche, die erst im Frühjahr geschnitten werden, so daß der Winterschnitt in Gegenden, welche mit Spätfrösten im Mai zu rechnen haben, leicht nachteilige Wirkungen haben kann. In den nördlichen Gegenden mit ihren oft langen und harten Wintern ist der Frühjahrsschnitt auch aus dem Grunde vorzuziehen, weil dann die durch die Winterfröste verursachten Schäden durch entsprechenden Schnitt wieder einigermaßen behoben werden können. Auf alle Fälle aber darf der Schnitt nicht zu spät stattfinden; er muß beendet sein, wenn die Knospen zu schwellen anfangen, weil die große Anzahl der beim Schnitt wegfallenden

[1]) Vgl. zu diesem Abschnitt Babo u. Mach, Handbuch 1, 625 ff. (1909).

Knospen nach Müller-Thurgaus [1]) Untersuchungen hierbei unnötigerweise Baustoffe verbrauchen und den Stock schwächen. Ob dies auch durch den beim späten Schnitt eintretenden Saftverlust (Bluten) bewirkt wird, geht aus den Feststellungen Kaserers [2]) und Meissners [3]) nicht mit Bestimmtheit hervor. Im übrigen ist beim Schnitt das zu beachten, was bei der Besprechung der Erziehungsarten schon hervorgehoben worden ist: Von den einjährigen Trieben bleiben nur so viele in bestimmter Länge stehen, als bei der betreffenden Erziehungsart Tragreben üblich sind, und außerdem werden gleichviele Zapfen mit zwei Augen angeschnitten. Alles übrige einjährige Holz, sowie das vorjährige Tragholz und die alten überflüssigen Zapfen werden entfernt. Die Reben werden nicht direkt über den Augen geschnitten, wie dies beim Baumschnitt üblich ist, sondern es verbleibt ein Stummel von etwa 1 cm über dem letzten Auge stehen, damit dieses Auge nicht zu leicht vertrocknet oder erfriert. Es ist aber auch von großer Wichtigkeit für die Schädlingsbekämpfung, daß dieser Stummel nicht unnötig lang ist, weil seine austrocknende Markröhre dem Ungeziefer einen willkommenen Unterschlupf und vor allem den Raupen des gefährlichen Traubenwicklers eine gute Verpuppungsgelegenheit bietet.

Bei der Wahl der neuen Tragreben ist natürlich besondere Umsicht erforderlich, denn aus ihnen gehen ja die traubentragenden Sommertriebe hervor. Es wurde früher schon darauf hingewiesen, daß sie außer bei der Kopferziehung auf zweijährigem Holz stehen müssen, weil sie sonst unfruchtbar sind. Man wählt deshalb hierzu einen der Triebe, die aus dem im Vorjahre angeschnittenen Zapfen hervorgegangen sind (Wechselschnitt). Weniger vorteilhaft ist es, den untersten Trieb der vorjährigen Tragrebe hierzu zu verwenden. Da der Stamm oder die Schenkel der Reben alljährlich durch einen, wenn auch noch so kurzen Zapfen etwas verlängert werden, so würden die Stöcke infolgedessen im Laufe der Jahre eine bestimmte Höhe überschreiten. Es wird deshalb in größeren Zeitabständen erforderlich, das alte Holz zu verjüngen, indem man einen tief am Stocke aus altem Holz hervorbrechenden Trieb (Adventivsproß) durch Zurückschneiden zu einem neuen Stamm oder Schenkel heranzieht und schließlich die alten Schenkel entfernt.

Nach dem Schnitt werden die Tragreben gegertet, d. h. in der durch die Erziehungsart bedingten Art und Weise entweder an Pfählen oder an Drähten befestigt oder nach dem Stamm zurückgebogen und an diesen festgemacht. (Vgl. Fig. 14, 15, 16.)

Wo es nötig ist, wird mit dem Schnitt der oberirdischen Teile des Weinstockes auch der Schnitt der oberflächlich liegenden Wurzeln (Tauwurzeln) verbunden. Es ist bereits erwähnt worden, daß dies in der Praxis fast regelmäßig geschieht. K. Kroemer [1]) hat jedoch neuerdings darauf hingewiesen, daß dieses Vorgehen nicht immer gerechtfertigt ist, vielmehr die Entwickelung der Tauwurzeln in gewissen Fällen eine Förderung erfahren sollte, besonders dann, wenn der Boden sehr flachgründig und der Untergrund schwer durchdringbar ist, so daß die Fußwurzeln sich nicht kräftig genug entwickeln können.

Außer dem regelmäßigen Frühjahrsschnitt erfordert die Kultur des Weinstockes im Laufe des Sommers auch eine ganze Reihe von Arbeiten an den beblätterten Trieben, die man zusammenfassend als Laubarbeiten bezeichnet. Durch diese, besonders in den nördlichen Gegenden sehr notwendigen Arbeiten wird bezweckt, die Stöcke auszulichten, d. h. alle überflüssigen Triebe zu entfernen und den stehenbleibenden eine solche Gestalt und Stellung zu geben, daß sie ihre Funktionen in möglichst vollkommener Weise erfüllen können [2]). Die erste Laubarbeit ist das Ausbrechen oder Auspflücken, welches vorzunehmen ist, sobald an den jungen Sommertrieben die Gescheine deutlich sichtbar sind. Hierbei werden in der Regel alle unfruchtbaren Triebe, deren sich immer eine Anzahl aus schlafenden Augen des alten Holzes bildet, mit der Hand vollständig ausgepflückt; nur in Ausnahmefällen, z. B. wenn die fruchtbaren Augen des Tragholzes erfroren sind, läßt man eine Anzahl unfruchtbarer Triebe zur Ernährung des Stockes stehen. Unberührt bleiben bei dieser Arbeit alle an den Bogreben und Zapfen entstehenden Sprosse, weil diese stets fruchtbar sind. Mit einer zweiten sehr wichtigen Arbeit, dem Heften, wird bald nach dem Ausbrechen begonnen, indem man die stehengebliebenen Triebe mit Stroh oder Bast an die Pfähle oder Drähte aufbindet. Das Heften soll stets vor Eintritt der Blüte geschehen; im Laufe des Sommers wird die Arbeit dann an den weiterwachsenden Trieben noch zwei- bis dreimal wiederholt. Eine weitere Laubarbeit ist das sogenannte Kappen oder Verzwicken, wobei die Spitzen der Triebe, die auf den Tragreben stehen, gewöhnlich so abgeschnitten werden, daß etwa noch zwei bis drei Blätter über der obersten Traube stehenbleiben. Das Kappen ist jedoch nicht bei allen Erziehungsarten und

---

[1]) Müller-Thurgau, Der Einfluß späten Schnittes sowie des Tränens auf das Gedeihen der Weinstöcke. B. Geisenheim 1888/89, S. 69. — [2]) Kaserer, Weinlaube **52** (1902). — [3]) R. Meissner, Über das Tränen der Rebe. J. B. d. Vereinig. f. angew. Bot. **3** (1904/05).

[1]) K. Kroemer, Das Wurzelwachstum der Rebe in seiner Bedeutung für die Düngung und Bodenbearbeitung der Weinberge. Ztschr. f. Weinbau u. Weinbehandlung **1**, 37 (1914); Untersuchungen über das Wurzelwachstum des Weinstocks. L. J. **51**, 673 (1918). — [2]) H. Müller-Thurgau, Vgl. Versuche über die verschiedenen Laubarbeiten in den Weinbergen. B. Geisenheim 1887/88, S. 71; Welches sind die Resultate der wissenschaftlichen Forschungen über den Zusammenhang des Zuckergehaltes des Mostes mit dem Belaubungszustande der Rebe? Ann. Önol. **7**, 250 (1878); Das Kappen der Reben. Weinbau **8**, 95 (1882); Weitere Mitteilungen über die Tätigkeit des Rebenblattes und die Laubarbeiten. 8. D. W. C. Colmar 1886, S. 59.

Sorten üblich. Nach H. Müller-Thurgau[1]) bewirkt es eine nicht unwesentliche Verminderung der Menge und der Güte des Mostes, wenigstens beim rheinischen Riesling. Dies ist dann von anderen Beobachtern auch noch für einzelne andere Sorten bestätigt worden. In südlichen Ländern hat sich nach Casoria und Savastrano[2]) das Kappen um so schädlicher für die Güte der Trauben erwiesen, je starkwüchsiger die betreffende Sorte ist. Das Kappen wird, wenn es stattfindet, teils vor, teils nach der Blüte ausgeführt; zu beachten ist aber, daß hierbei die zu Tragreben für das nächste Jahr bestimmten Triebe nicht gekappt werden dürfen. Erst im August werden auch die letzteren ihrer Gipfel beraubt, eine Arbeit, die man jedoch nicht als Kappen, sondern als Gipfeln bezeichnet. Das Gipfeln ist fast ausschließlich auf die nördlichen Weinbaugebiete beschränkt, denn man bezweckt damit eine Verminderung der Beschattung sowohl des Stockes als auch des Bodens, was in südlichen Gebieten nicht nötig ist. Nach H. Müller-Thurgau[3]) trägt das Gipfeln in nördlichen Gebieten auch zur Kräftigung der unteren Augen der nächstjährigen Tragreben bei.

Auch die Geiztriebe erfordern eine sachgemäße Behandlung, die darin besteht, daß man sie auf ein bis zwei Blätter zurücknimmt. Man nennt diese Arbeit das Ausgeizen. Würden dabei die Geizen dieser Bezeichnung entsprechend ganz ausgebrochen, so würden die an der Basis der Geiztriebe stehenden Winterknospen, welche die nächstjährigen Lotten liefern sollen, schon im Sommer austreiben. Durch dieses Zurücknehmen der Geiztriebe werden einerseits die Lotten (Haupttriebe) gekräftigt, so daß ihr Holz nach J. Fischer[4]) besser ausreift, als das nicht ausgegeizter Triebe; andererseits gewinnen dadurch auch die Winterknospen; denn die Nährstoffe, welche die Geiztriebe zum Weiterwachsen an ihrer Spitze brauchen würden, können nach dem Entspitzen zum Aufbau der Knospen verwendet werden, wie H. Müller-Thurgau[5]) und R. Meissner[6]) gezeigt haben.

Von großer Bedeutung für das Gedeihen der Reben ist ferner eine sachgemäße Bodenpflege, die bei sachgemäßem Betriebe gewöhnlich viermal im Jahre vorgenommen wird, und zwar dreimal im Sommer und einmal im Herbst oder Winter. Es soll damit ein doppelter Zweck erreicht werden, nämlich erstens den Boden zu lockern, und zweitens das Unkraut zu vernichten, das sonst dem Boden Wärme und Nährstoffe entziehen würde. Die Bodenarbeit kann in Berglagen meist nur mit Handgeräten ausgeführt werden; in ebenen Lagen, die im Süden vorherrschen, wird mit Vorteil der Pflug benutzt, doch muß dann die Reihenweite mindestens 1,20 bis 1,30 m betragen. Die erste Bodenbearbeitung, der sogenannte Frühjahrsbau, findet gegen Ende April oder Anfang Mai statt, wenn der Schnitt sowie das Gerten besorgt sind. Der Boden wird dabei ziemlich tief gelockert, so daß die Wurzelstöcke in ihrem oberen Teile etwas frei gelegt werden. Dem Frühjahrsbau folgt ein zweiter im Juni oder Juli, am Rhein „Rühren“ genannt, und ein dritter im August oder September (Lautern) vor dem Weinbergschluß; beide Male wird der Boden jedoch nur oberflächlich gelockert und das Unkraut untergehackt. Die vierte Bodenbearbeitung, der Herbst- oder Winterbau, wird ziemlich tief vorgenommen. Dabei läßt man die Erde in rauher Scholle liegen, damit ihre Verwitterung gefördert wird. In manchen Gegenden werden um diese Zeit auch die Rebstöcke umgelegt und ganz mit Erde bedeckt (Württemberg und Franken) oder auch nur angehäufelt (Pfalz und Rheinhessen), indem man die Erde aus der Mitte der Zeilen nach den Stöcken schafft. Diese Arbeit wird zwar als Bodenbearbeitung betrachtet, doch ist sie als solche vollständig unzureichend. Auf eine besondere Bodenarbeit, die nur in geneigten Lagen notwendig ist, sei zum Schluß noch kurz hingewiesen. Durch das Arbeiten im Weinberg wird die Erde allmählich in ziemlich großen Mengen von oben nach unten geschafft oder, wie der Fachausdruck lautet, heruntergebaut, so daß oben die Stöcke oft bis zu den Wurzeln bloß stehen, während sie unten viel zu tief in der Erde stecken. Diese heruntergebaute Erde muß einmal im Jahre wieder hinaufgetragen werden.

Die Frage der Weinbergsdüngung schließlich ist in verschiedener Hinsicht noch ziemlich ungelöst. Einerseits herrschen in den Fachkreisen noch vielfach Zweifel an der tatsächlichen Wirkung der Düngung; andererseits liegen über die für die verschiedenen Bodenarten jeweils zweckmäßigste Düngungsart nur wenige zuverlässige Versuchsergebnisse vor. Insbesondere begegnet man im Weinbau manchmal aus dem Grunde einer Abneigung gegen die Düngung, weil man durch sie einen nachteiligen Einfluß auf die Güte des Weines befürchtet. Eine solche Wirkung tritt jedoch nachgewiesenermaßen nur bei einseitiger und starker Stickstoffdüngung ein, weil hierdurch das Wachstum der Reben und damit die Menge des Ertrages allzusehr gefördert wird. Nur zu häufig steigt aber die Ertragsmenge auf Kosten der Güte des Weines. Daß durch eine sachgemäße Düngung die Güte der Weine keineswegs stets verringert wird, beweist der Umstand, daß z. B. in den ersten Weingütern des Rheingaues, der Pfalz und des Moselgebietes, eine regelmäßige Stallmistdüngung und teilweise auch eine Verwendung von Kunstdünger üblich ist.

[1]) H. Müller-Thurgau, Das Kappen der Rebe. Weinbau 8, 95 (1882). — [2]) Casoria u. Savastrano, Secondo tributo alla studio della cimatura delle viti. Ann. della R. Scuola Superiore d'agricoltura Portici 3, 5. Napoli 1884. — [3]) H. Müller-Thurgau, Versuche über das Gipfeln. B. Geisenheim 1887/88, S. 77. — [4]) J. Fischer, B. Geisenheim 1907, S. 417. — [5]) H. Müller-Thurgau, Die Geizen des Weinstockes und deren Bedeutung. Weinbau 9, 9 (1883). — [6]) R. Meissner, Untersuchungen über das Ausgeizen der Reben. B. Weinsberg 1904, S. 40.

Der Entzug von Pflanzennährstoffen wechselt in Weinbergsböden außerordentlich, und zwar zunächst je nach dem alljährlichen Traubenertrag, der Rebsorte, der Bodenzusammensetzung, sowie ferner je nachdem die beim Rebschnitt und den Laubarbeiten entstehenden Abfälle dem Boden als Gründünger, sowie die Trester als Kompost wieder zurückgegeben werden oder nicht, und das Unkraut als Viehfutter verwendet oder im Weinberg untergehackt wird. Es lassen sich somit die durch Düngung zu ergänzenden Bodennährstoffe im einzelnen Falle der Menge nach nur unter Berücksichtigung dieser Umstände annähernd feststellen und alle Angaben über den jährlichen Nährstoffbedarf eines Hektars Weinbergsfläche haben nur für ganz bestimmte Verhältnisse Geltung. Würden sämtliche Abfälle der Stöcke, sowie alles Unkraut untergegraben, dem Weinberg also nichts entnommen werden außer den Trauben, so würden nach P. Wagner[1]) dem Boden ungefähr 75 kg Kali, 45 kg Stickstoff und 20 kg Phosphorsäure für ein Hektar in einem Jahre entzogen werden, wobei ein Traubenertrag von 27000 kg zugrunde gelegt ist. Da der Traubenertrag aber in den seltensten Fällen die genannte Höhe erreicht, kann der Bedarf an diesen Stoffen ohne weiteres geringer angenommen werden. Ein großer Teil der Nährstoffe könnte ferner dem Boden in Gestalt der Trester und Hefe zurückgegeben werden, deren Gehalt an Kali und Phosphorsäure C. Neubauer[2]) auf 30,07 bzw. 6,77 kg für ein Hektar mit 9600 Stöcken berechnet hat. Wenn jedoch, was meistens der Fall ist, weder das beim Rebschnitt und bei den Laubarbeiten abfallende Holz und Laub noch die Trester und Hefe dem Boden zugeführt werden, dann beträgt nach Wagner der jährliche Nährstoffbedarf für die auf einem Hektar stehenden Stöcke 150 kg Kali, 120 kg Stickstoff und 45 kg Phosphorsäure, wobei, wie oben, der hohe Ertrag von 27000 kg Trauben, ferner 3200 kg Holz (Trockensubstanz) und 3000 kg Blätter (Trockensubstanz) angenommen sind. Wie schwankend der Verbrauch an Kali und Phosphorsäure, offenbar bedingt durch die Rebsorte und Kulturart, ist, ergibt sich aus Mitteilungen von Muntz[3]); derselbe fand das Nährstoffbedürfnis für ein Hektar Weinberg:

Bei einer Ernte von:

Im Midi . .	103 hl mit	12 kg Phosphorsäure u.	43 kg Kali
Im Medoc . .	28 „ „	14 „ „	„ 60 „ „
In Burgund .	25 „ „	7 „ „	„ 25 „ „
In der Champagne . .	25 „ „	13 „ „	„ 45 „ „

Der Bedarf an Stickstoff wechselt, je nachdem Qualitäts- oder Quantitätsbau getrieben wird; im ersteren Falle ist er geringer als im letzteren. Zuviel Stickstoff schadet erfahrungsgemäß besonders bei Sorten, die zum Vergabeln neigen; des weiteren äußert sich ein einseitig großer Stickstoffgehalt des Bodens im schlechten Ausreifen und in geringer Frostwiderstandsfähigkeit der Triebe, sowie in sehr zeitigem Austrieb, wodurch die Gefährdung durch Frühjahrsfröste größer wird. Außerdem sollen sich Weine von stark mit Stickstoff gedüngten Reben schlecht ausbauen. Umgekehrt nimmt man an, daß mit der Zunahme der Phosphorsäure und des Kalis die Steigerung der Güte Hand in Hand geht. Barth[1]) folgert dies daraus, daß in der Trockensubstanz der Schnittreben geringerer Rebsorten 0,4 bis 0,5 Proz. Kali und 0,18 bis 0,19 Proz. Phosphorsäure, in jenen der edleren Sorten 0,8 bis 0,9 Proz. Kali und 0,2 bis 0,25 Proz. Phosphorsäure enthalten sind. In ähnlichen, aber noch weiteren Verhältnissen übertreffen die Gipfeltriebe edler Sorten jene von geringen Sorten bezüglich des Gehaltes an diesen Stoffen.

Am besten werden Stickstoff, Phosphorsäure und Kali nach der Erfahrung der Praxis in guten Böden mittels Stallmistdüngung ergänzt, weil dadurch der Boden gleichzeitig physikalisch verbessert wird und auch die bakteriologischen Vorgänge im Boden gefördert werden. Eine ausschließliche Düngung mit künstlichen Düngemitteln ist in den meisten Fällen nicht zu empfehlen. Wohl aber lassen sich beide Arten der Düngung mit Vorteil vereinigen, indem man entweder damit abwechselt oder nur zum Teil Stallmist verwendet und den Rest durch künstlichen Dünger ersetzt. Dies wird oft sogar deshalb zu einer Notwendigkeit, weil in vielen Weinbaugebieten infolge mangelnder Viehzucht der Stalldünger schwer in genügender Menge zu beschaffen ist oder nur mit großen Kosten von auswärts herbeigeschafft werden kann. Die Düngung der Weinberge erfolgt meist nur alle drei bis vier Jahre, wobei dann gewöhnlich ziemlich große Mengen Dünger eingebracht werden. Im übrigen ist es jedoch zweckmäßiger, mit geringeren Düngermengen, dafür aber häufiger zu düngen, wenn auch die Arbeitskosten dadurch etwas größer werden.

Außer der Düngung mittels natürlicher oder künstlicher Düngemittel spielt im Weinbau oft auch noch die sogenannte Erd- oder Steindüngung eine wichtige Rolle. Man benutzt hierzu nährstoffreiche, jungfräuliche Bodenarten oder leicht verwitternde Gesteine, wie z. B. kali- oder phosphorsäurereiche Mergel (Württemberg) oder leicht verwitterbare Basalte (Pfalz) oder Tonschiefer und Tonmergel (Rheingau) oder auch Ablagerungen von Flüssen (bei Bozen). Mit solchem Erd- oder Steindünger werden die Weinbergsböden etwa alle sieben bis acht Jahre 5 bis 10 cm hoch überfahren und dadurch in hohem Maße verbessert.

[1]) P. Wagner, Die Ernährung gärtnerischer Kulturpflanzen. Berlin 1903, S. 63. — [2]) C. Neubauer, Der jährliche Bedarf eines Morgens Riesling-Weinbergs an Mineralstoffen. Ann. Önol. **4**, 471 (1874). — [3]) Muntz, zit. nach Babo u. Mach, Handbuch **1**, 824 (1909).

[1]) Barth, zit. nach Babo u. Mach, Handbuch **1**, 822 (1909).

VII. Die wichtigsten Schädlinge und Krankheiten des Weinstockes.

Es gibt wohl kaum einen Zweig der Landwirtschaft, der unter schädlichen Einflüssen verschiedenster Art so sehr zu leiden hat, wie dies beim Weinbau seit einigen Jahrzehnten der Fall ist. Gelegentliche Schädigungen der Reben durch Insekten oder Krankheiten anorganischer Natur hat es ja von jeher gegeben; seitdem jedoch etwa vom Jahre 1850 an erst der echte Meltau (Oidium), dann die Reblaus und schließlich die Blattfallkrankheit oder der falsche Meltau (Peronospora) mit amerikanischen Reben aus der Neuen Welt nach Europa eingeschleppt worden sind, häufen sich hier in den Weinbergen fast alljährlich Epidemien schlimmster Art, zu denen sich seit Beginn dieses Jahrhunderts noch das unheimliche Überhandnehmen des in Europa selbst einheimischen Traubenwicklers zugesellt hat. Diese seuchenartig auftretenden Krankheiten der Rebe lasten in der Neuzeit schwer auf dem Weinbau und gefährden seine Rentabilität infolge starker Ertragsverminderung und der hohen Kosten für die Bekämpfungsmaßnahmen in steigendem Maße. Man teilt die Krankheitserreger der Rebe ein in tierische und pflanzliche (kryptogamische). Von den tierischen Schädlingen ist an erster Stelle zu nennen:

Die Reblaus oder Wurzellaus der Rebe (Phylloxera vastatrix *Planchon*), ein in Amerika einheimisches, mit bloßem Auge noch sichtbares, 1 bis 1,5 mm großes Insekt. Dieselbe wurde wahrscheinlich um das Jahr 1860 herum nach Europa, und zwar zunächst nach Frankreich eingeschleppt, von wo aus sie sich bei ihrer ungeheuren Vermehrungsfähigkeit, und da man, anfänglich die Gefahr nicht erkennend, keine genügenden Vorsichtsmaßregeln ergriffen hatte, in wenigen Jahren über alle Weinbauländer Europas verbreitet hat, überall ungeheure Werte vernichtend. In dem zuerst verseuchten französischen Département Vaucluse, wo J. E. Planchon[1]) das Insekt im Jahre 1869 festgestellt hat, waren nach J. Moritz[2]) sieben Jahre später (1876) von den 30000 Hektar Weingärten 28000 von der Reblaus verwüstet; drei Jahre darauf (1879) waren im Süden Frankreichs schon 794000 Hektar der Seuche anheimgefallen und mehr als die Hälfte hiervon bereits vollkommen vernichtet. In Deutschland fand man den ersten Seuchenherd (bei Bonn) im Jahre 1874, in Österreich 1872, in Ungarn 1875, in der Schweiz 1874, in Italien 1879 und in Spanien, sowie Portugal 1877; kein Weinbaustaat der Erde ist heute mehr reblausfrei[3]). Um die durch die Reblaus verursachten großen wirtschaftlichen Schädigungen nur an einem Beispiel zu zeigen, sei darauf hingewiesen, daß Frankreich, das von der Seuche zuerst und am stärksten heimgesucht wurde, bis 1913 einen Schaden von über 12 Milliarden Franken dadurch hatte; in Deutschland, wo die klimatischen Verhältnisse, sowie die sofortige Durchführung strenger Vorsichtsmaßnahmen einer raschen Verbreitung des Schädlings Einhalt boten, hat die Bekämpfung desselben bis jetzt über 15 Millionen Mark gekostet.

[1]) J. E. Planchon u. J. Lichtenstein, Phylloxéra. Montpellier 1873. — [2]) J. Moritz, Die Rebenschädlinge. Berlin 1891. — [3]) Bezüglich der Verseuchungsstatistik vergleiche man die Denkschriften betr. die Reblauskrankheit, bearbeitet im Kaiserl. Gesundheitsamt, später in der Kaiserl. Biolog. Anstalt zu Dahlem.

In dem Entwickelungsgange der Reblaus lassen sich zwei Hauptformen unterscheiden, nämlich die an den Wurzeln lebende sogenannte Wurzellaus (Phyll. vastatrix radicicola) und die an den Blättern lebende sogenannte Gallenlaus [Phyll. vastatrix gallicola[1])] (Fig. 17). Letztere hat jedoch in Europa nur eine untergeordnete Bedeutung; die größten Schädigungen der Reben werden hier lediglich von der Wurzellaus verursacht. Beide Formen sind äußerlich ein wenig voneinander verschieden, haben jedoch das gemeinsam, daß sie nach dreimaliger Häutung ohne vorherige Befruchtung Eier ablegen,

Fig. 17.

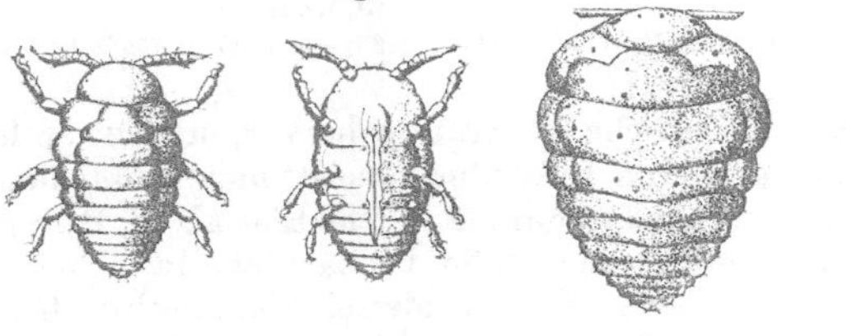

Reblaus.
Links: Wurzellaus, Rückenseite; in der Mitte: Wurzellaus, Bauchseite (50fache Vergrößerung); rechts: Gallenlaus (35fache Vergroßerung).

aus denen während einer gewissen Zeit immer nur ungeschlechtliche, bereits erblich befruchtete weibliche Rebläuse hervorgehen; dieselben bezeichnet man bei der Radicicolaform als Virgines (Ammen), bei der Gallicolaform als Cellares. Je nach den klimatischen Verhältnissen beträgt die Zahl der in einem Sommer ungeschlechtlich erzeugten Generationen bei beiden Formen fünf bis acht, in Deutschland unter günstigsten Bedingungen sechs. Da jede Wurzellaus 20 bis 50 Eier ablegen kann, ergibt sich in sechs Generationen nach Ritter und Rübsaamen[2]) die ungeheure Anzahl von 720 Millionen Abkommen von einer einzigen weiblichen Reblaus, woraus sich die Unmöglichkeit der völligen Ausrottung des Insekts erklären läßt. Noch fruchtbarer ist die Gallenlaus, welche 200 bis 500 Eier abzulegen imstande ist, weshalb die Reblausseuche in südlich-warmen Ländern, wo die Gallicolaform häufig vorkommt, einen viel schwereren Charakter angenommen hat, als in nördlichen Weinbaugebieten.

Aus den ungeschlechtlichen Eiern der Wurzellaus (nicht auch der Gallenlaus) entstehen im

[1]) M. Cornu, Étude sur le phylloxéra. Mém. présentés par divers savants à l'academie des sciences de l'institut de France. Tome XXVI, Nr. 1. — [2]) C. Ritter und Ew. H. Rübsaamen, Die Reblaus und ihre Lebensweise. Berlin 1900.

Sommer, in Deutschland gewöhnlich von Mitte Juli an, allerdings nur in geringerer Anzahl noch etwas anders geartete Tiere, die sogenannten Nymphen, welche an ihren beiden Flügeltaschen erkenntlich sind (Fig. 18). Dieselben begeben sich nach der vierten Häutung (August oder September) an die Erdoberfläche und werden nun zu geflügelten Rebläusen (Sexupara), welche die Form von winzigen gelben Fliegen haben und, leicht vom Winde fortgetragen, die Erreger neuer, vom Mutterherd manchmal sehr weit entfernter Tochterherde werden können. Aus diesen geflügelten Rebläusen geht nun ohne vorhergegangene Befruchtung eine

Fig. 18.

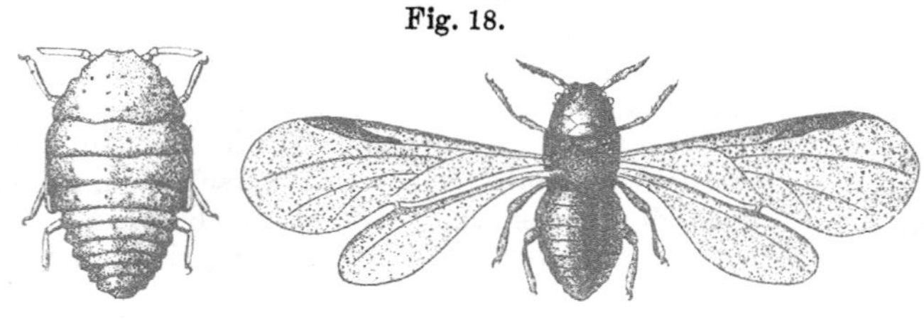

Reblaus.
Links: Nymphe; rechts: Geflügelte Reblaus (35fache Vergrößerung).

geschlechtliche Generation hervor, und zwar legen die größeren Individuen meist nur weibliche, die kleineren meist nur männliche Eier ab; C. Börner[1]) hat jedoch auch Fälle beobachtet, in denen eine Reblausfliege Eier beiderlei Geschlechts hervorbrachte. Ein Tier kann bis zu acht Eier erzeugen, die entweder auf der Blattunterseite zwischen den Rippen oder unter die Borke des Rebstocks abgelegt werden.

Die aus diesen Eiern hervorgehenden Geschlechtstiere (Sexuales) sind von den übrigen Rebläusen schon äußerlich dadurch unterschieden, daß sie keine Saugrüssel und keine Verdauungsorgane besitzen, daher auch keine Nahrung aufnehmen können und nur wenige Tage leben. Die Begattung der Geschlechter findet fast unmittelbar nach dem Ausschlüpfen aus dem Ei statt; nach einiger Zeit legt dann das Weibchen ein einziges, bis 0,3 mm großes, zylindrisch geformtes Ei ab, das sogenannte Winterei, aus dem im Frühjahr die neue Mutterlarve (Fundatrix) der ersten ungeschlechtlichen Generation ausschlüpft, worauf der Turnus von neuem beginnt. Hervorzuheben ist jedoch, daß das Winterei in Deutschland bis jetzt noch nicht gefunden werden konnte, weil, wie Börner annimmt, die Geschlechtstiere in dem kühlen Klima des Nordens vor der Eiablage absterben. Außerdem wäre noch zu erwähnen, daß sich nach eingehenden Untersuchungen C. Börners[2]) die in Lothringen und wahrscheinlich die im Norden überhaupt vorkommende Reblaus in ihrem biologischen Verhalten deutlich von der südfranzösischen Reblaus unterscheidet; die in Lothringen festgestellte Rasse nennt Börner Pervastatrix.

Über die Beschädigung der Reben durch die Reblaus wäre zu bemerken, daß das Insekt zum Zwecke der Nahrungsaufnahme seine Saugborsten in die Wurzeln einsticht; dabei scheidet es wahrscheinlich ein giftiges Ferment aus, durch das die dem Stichkanal angrenzenden Zellen zu lebhafter Vermehrung angeregt werden, so daß charakteristische Wurzelanschwellungen entstehen, die man an jüngeren Wurzeln Nodositäten, an älteren Wurzeln Tuberositäten nennt (Fig. 19). Das Innere dieser Anschwellungen fault bald aus, und die Fäulnis ergreift schließlich die ganzen Wurzeln, so daß die Stöcke an Nahrungsmangel zugrunde gehen. Da die Stöcke in den ersten Jahren oft noch Kraft genug besitzen, die abgestorbenen Wurzeln zu regenerieren, wird die Verseuchung vielfach erst nach einigen Jahren entdeckt und in der Zwischenzeit die Verschleppung der Laus durch Mäuse, Maulwürfe und die in den Weinbergen arbeitenden Menschen ermöglicht.

In gleicher Weise wie die Wurzelanschwellungen kommen die an den Blättern von der Gallicolaform verursachten Gallen zustande.

Ein Mittel, womit die Reblaus völlig vernichtet werden kann, ohne daß damit den Reben selbst Schaden zugefügt wird, gibt es leider noch nicht. Man muß sich daher im Kampfe gegen das gefährliche Insekt, um die Verbreitung der Seuche einigermaßen einzudämmen, meistens dazu entschließen, gleichzeitig mit der Laus auch die verseuchten Reben zu vernichten. Zu diesem Zwecke wird der Boden mit größeren Dosen Petroleum, Schwefelkohlenstoff oder Seifenkresol desinfiziert und sämtliche Stöcke werden mit allen ihren Wurzeln und den Rebpfählen an Ort und Stelle verbrannt. In den meisten europäischen Weinbaustaaten ist jedoch der Umfang der Verseuchung bereits so groß, daß man von diesem Verfahren abstehen muß und zur Anpflanzung von reblausfesten veredelten Reben (siehe Kapitel VI, 2.) genötigt ist. In Deutschland waren hierfür bis 1918 nur das sächsische und lothringische Weinbaugebiet freigegeben, während in allen anderen Weinbaugebieten heute noch das oben erwähnte, durch

Fig. 19.

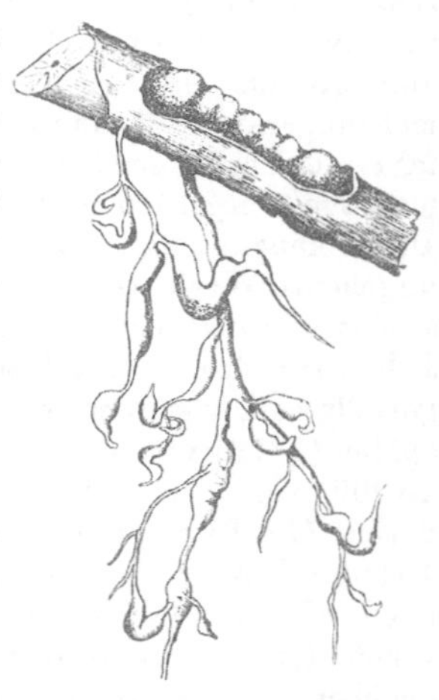

Beschädigungen der Rebenwurzeln durch die Reblaus.
(Nodositäten und Tuberositäten.)

---

[1]) C. Börner, Beobachtungen und Versuche über die Biologie der Reblaus. Ber. über die Tätigkeit der Kaiserl. Biolog. Anstalt zu Dahlem im Jahre 1907. Berlin 1908. — [2]) Derselbe, Über reblausanfällige und -immune Reben. Biologische Eigenheiten der Lothringer Reblaus. Biolog. Zentralbl. **34**, Nr. 1 (1914).

Reichsgesetz[1]) vom 6. Juli 1904 geregelte Vernichtungsverfahren durchgeführt wird. Bezüglich der Verseuchung der einzelnen deutschen Weinbaugebiete vergleiche man die Denkschriften betreffend die Bekämpfung der Reblauskrankheit (bearbeitet in der Kaiserl. Biolog. Anstalt zu Dahlem).

Das Nutzungsrecht der durch das Vernichtungsverfahren brach gelegten Fläche wird dem Besitzer für die Dauer von zwei Jahren ganz entzogen; im dritten und vierten Jahre dürfen nur oberirdisch abzuerntende Gewächse (Klee, Getreide), im fünften und sechsten Jahre auch unterirdisch abzuerntende (Rüben, Kartoffeln) angebaut werden, und erst nach Ablauf von sechs Jahren wird die Parzelle wieder für den Weinbau freigegeben, falls sich bei den Nachsuchungen die völlige Vernichtung des Insekts erwiesen hat.

In vereinzelten Fällen, wo die örtlichen Verhältnisse dies gestatten, werden auch Bekämpfungsmaßnahmen durchgeführt, bei denen die Reben erhalten bleiben; es sind dies die sogenannten Kultural- und Unterwassersetzungsverfahren. Das Kulturalverfahren erfolgt mit Schwefelkohlenstoff, der in Mengen von 20 bis 30 g auf den Quadratmeter in den Erdboden eingespritzt wird, wodurch ein großer Teil der Rebläuse vernichtet wird. In diesen geringen Mengen wirkt der Schwefelkohlenstoff nicht tödlich auf die Stöcke, vielmehr regt er dieselben zu neuer Lebenstätigkeit an, die oft so stark wird, daß gleichzeitig auch größere Düngermengen gegeben werden müssen, um einer Erschöpfung des Bodens vorzubeugen (s. S. 17). Der Erfolg des Verfahrens ist nicht in allen Bodenarten gleich und außerdem nur dann sicher, wenn der Herd noch jung ist[2]). Besondere Bedeutung hat das Verfahren für solche Gebiete, in denen das Vernichtungsverfahren nicht zur Anwendung kommen soll, andererseits aber auch die Anpflanzung von amerikanischen Reben noch nicht zweckmäßig erscheint.

Durch das in manchen Gegenden Südfrankreichs übliche Unterwassersetzungsverfahren, wobei die Weingärten während der Winterszeit vier bis acht Wochen lang unter Wasser gesetzt werden, sollen die Rebläuse größtenteils zugrunde gehen. Die Anwendung des Verfahrens setzt natürlich voraus, daß das Gelände eben ist; außerdem kann es in nördlich-kühlen Gebieten nicht durchgeführt werden, weil die Rebe hier eine solche Bewässerung nicht verträgt.

Zu erwähnen wäre schließlich noch, daß die Reblaus aus bis jetzt noch unbekannten Gründen in reinen Sandböden nicht fortkommt[3]) und diese daher als reblausgefeit oder steril bezeichnet werden. In den Dünensanden der französischen Meeresküste und in den ungarischen Flugsandböden[1]) zwischen Donau und Theiß hat man sich diesen Umstand durch Anlage von sogenannten Sandweingärten nutzbar gemacht.

Der Traubenwickler (Heu- und Sauerwurm). Nächst der Reblaus sind die Raupen zweier kleiner Schmetterlinge, die sogenannten Traubenwickler, die gefährlichsten Schädlinge des Weinstockes. Man kennt davon eine weniger gefährliche Art, den schon lange in Europa verbreiteten einbindigen Traubenwickler, Conchylis ambiguella *Hüb.*, und den sehr gefährlichen bekreuzten oder gesprenkelten Traubenwickler, Eudemis botrana *Schiffm.*; letzterer hat sich erst seit Beginn dieses Jahrhunderts mehr und mehr in Europa verbreitet und stammt wahrscheinlich aus Italien. Mit dem Überhandnehmen dieser Schädlinge ist im letzten Jahrzehnt eine neue schwere Gefahr über den europäischen Weinbau hereingebrochen, die der Reblausseuche kaum nachsteht. Beide Traubenwickler unterscheiden sich in ihrer Form und Lebensweise nur ganz wenig voneinander; bemerkt sei hier, daß der einbindige, dessen 6 bis 8 mm langer Schmetterling auf den gelben Vorderflügeln eine blaubraune Querbinde besitzt, zwei Generationen im Jahr erzeugt, während der bekreuzte, dessen Schmetterling etwas kleiner ist und rotbraune Vorderflügel mit blaugrauer Marmorierung besitzt, jährlich drei Generationen ausbilden kann (Fig. 20). Der Entwickelungsgang beider ist gleich: Schmetterling, Ei, Raupe, Puppe. Ihre Schmetterlinge werden gewöhnlich Motten, und ihre Raupen fälschlich Würmer genannt, und zwar die der ersten Generation Heuwürmer, die der zweiten und dritten Generation Sauerwürmer. Bei beiden Formen entwickeln sich aus den unter der Rebenborke, in den Ritzen der Stöcke oder Pfähle oder in sonstigen Schlupfwinkeln überwinterten Puppen im Mai bis Juni die Motten, die am frühen Morgen und in der Abenddämmerung, bei warmem Wetter auch in der Nacht schwärmen und tagsüber an den Stöcken verborgen sitzen. Die Weibchen legen auf die Blütenstengel 30 bis 50 Eier einzeln ab, aus denen sich die Heuwürmer, kleine, bis 12 mm lange Räupchen entwickeln, welche die

Fig. 20.

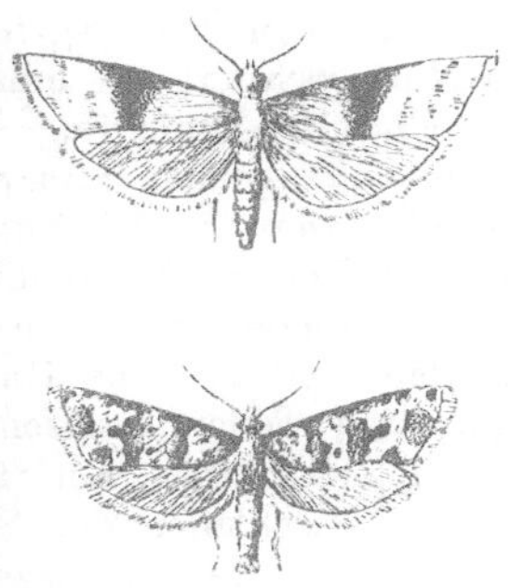

Oben: Motte des einbindigen, unten: Motte des gesprenkelten Traubenwicklers (doppelte naturliche Größe).

[1]) A. Schaller, Reblausgesetze. Berlin 1911. — [2]) F. Kober, Belehrung über die Anwendung des Schwefelkohlenstoffs behufs längerer Erhaltung alter, einheimischer, von der Reblaus befallener Weingärten. Wien 1902; A. Wanner, Das Kulturalverfahren im Kampfe gegen die Reblaus. Weinbau u. Weinhandel **26**, 354, 362 (1908). — [3]) H. Mehring, Die reblausvernichtenden Eigenschaften der Flugsandböden. Naturwiss. Zeitschr. f. Land- u. Forstwirtschaft 1904.

[1]) J. Wortmann, Bericht über die Ergebnisse einer im Sommer 1906 unternommenen Studienreise nach Ungarn. L. J. **36**, 747 (1907).

Blütenknospen ausfressen und zusammenspinnen. Gegen Ende Juni bis Anfang Juli verpuppt sich die Heuwurmgeneration und aus den Puppen schlüpfen nach etwa vier Wochen die Sauerwurmmotten aus, die nun ihre Eier auf die inzwischen bereits herangewachsenen Beeren legen; letztere werden von den alsbald ausschlüpfenden Sauerwürmern ausgefressen und zusammengesponnen. Der durch den Fraß verursachte Schaden wird dadurch noch vergrößert, daß auch die nur wenig angefressenen Beeren leicht ausfaulen.

Wie groß der durch die Traubenwickler verursachte Schaden sein kann, mag daraus ersehen werden, daß die Verluste im Jahre 1897 allein an der Mosel auf 30 bis 40 Millionen Mark geschätzt worden sind. Naßkalte Sommer, wie wir sie z. B. 1912 und 1913 hatten, bringen in der Regel schwere Wurmschäden, während trockene, heiße Sommer, wie 1911, die Entwickelung der Tiere sichtlich hemmen.

Die Maßnahmen zur Bekämpfung der Schädlinge können sich gegen alle ihre Entwickelungsstadien richten; sie müssen aber, wenn sie von durchgreifendem Erfolge begleitet sein sollen, in zusammenhängenden Gemarkungen einheitlich durchgeführt werden. Die Motten können zur Schwärmzeit nachts mit Fanglampen angelockt werden, die in geeigneter Weise in den Weinbergen aufzustellen sind und als Untersatz einen mit Wasser gefüllten Teller besitzen, worin die geblendeten Tiere ertrinken. Am Tage können die Motten durch Anschlagen der Stöcke aufgescheucht und mit hin und her bewegten Klebfächern abgefangen werden; mehr oder weniger bewährt hat sich auch das Fangen derselben in mit Lockflüssigkeiten beschickten Behältern. Der Wurm der ersten Generation wird aus den Gescheinen ausgesucht und der Wurm der zweiten Generation kann teilweise durch Ausbeeren entfernt werden; außerdem wird die Wurmgeneration mit verschiedenen Kontakt- und Magengiften bekämpft, die man teilweise für sich allein anwendet, teilweise mit der zur Peronosporabekämpfung dienenden Kupferkalkbrühe verspritzt. Hervorzuheben sind die Bekämpfungsversuche mit nikotinhaltiger Schmierseifenlösung, teilweise auch in Verbindung mit Petroleum oder Schwefelkohlenstoff, ferner mit Chlorbariumlösungen und Schweinfurtergrün. Auf diese sehr vielseitigen Bekämpfungsversuche, die noch im vollen Gang sind, hier näher einzugehen, verbietet der vorhandene Raum; es sei daher auf die Zusammenstellungen G. Lüstners[1]), sowie auf die Arbeiten von J. Dewitz[2]) und F. Schwangart[3]) verwiesen, wo auch ausführliche Schrifttumsangaben zu finden sind. Besonders empfohlen wird die Winterbekämpfung des Schädlings, weil dann während mehrerer arbeitsstiller Monate, in denen das Absuchen der Schlupfwinkel mit Muße erfolgen kann, nur die Puppenform vorliegt, in der die nächstjährigen Generationen alle vereinigt sind. Indirekt kann die Bekämpfung dieser Form dadurch mit gutem Erfolg ergänzt werden, daß man die Schlupfwinkel, in denen die Verpuppung stattfindet, nach Möglichkeit beseitigt, und zwar durch Verkittung aller Pfahlritzen bzw. Verwendung eiserner Pfähle oder Drahterziehung, ferner durch das Abreiben der alten Stammborke, sauberen Schnitt, Verbrennen aller von den sommerlichen Heftarbeiten her noch vorhandenen Weiden und Strohbänder, weil unter diesen sehr häufig Puppen vorhanden sind usw. Zum Schluß sei noch hervorgehoben, daß auch die Verwendung natürlich vorhandener, für die Traubenwickler schädlicher Faktoren, die sogenannte biologische Bekämpfung, neuerdings an Interesse gewinnt. Hier wäre vor allem der auch bereits mancherorts wirksam ausgeübte Vogelschutz zu erwähnen, der neben anderem in den Weinbergen oder deren Nähe durch Anlage von Schutzgehölzen für Insektenfresser betätigt wird, ferner das teilweise bzw. vollständige Überhäufeln der Reben mit Erde während des Winters, weil hierbei die Puppen leicht durch einen auf und in ihnen wachsenden Pilz, Isaria farinosa, getötet werden. Auch hierüber vergleiche man die Abhandlungen von F. Schwangart.

Der Springwurmwickler oder Laubwurm (Pyralis vitana Audonin). Dieser Schädling tritt in Deutschland nur vereinzelt auf, in manchen Gegenden Frankreichs aber richtet er zuweilen entsetzliche Verwüstungen an[1]). Auch hier handelt es sich um eine kleine Schmetterlingsart, deren Raupenform die Knospen und Blätter der Rebe verzehrt. Sein Entwickelungsgang ist der aller Schmetterlinge; er bildet aber nur eine Generation im Jahre aus und überwintert nicht als Puppe, sondern als kleines, etwa 2 mm langes Räupchen, welches in den Ritzen der Pfähle oder des Stockes oder unter der Stammborke seinen Winterschlaf hält. Im Mai befällt es die Knospen und Blätter, zerfrißt sie und spinnt sie ein; dabei wächst es zu einer 2 bis 3 cm langen Raupe heran. Letztere verpuppt sich gegen Ende Juni und aus der Puppe entsteht im Juli der Schmetterling, welcher seine Eier in Häufchen auf die Oberseite der Blätter legt. Diese Eier, aus denen dann wieder die überwinternden Räupchen ausschlüpfen, müssen nach Möglichkeit vernichtet werden, indem man die Blätter absucht und verbrennt. Außerdem gibt es noch eine Reihe von Bekämpfungsmöglichkeiten, wie Abkratzen und Verbrennen der Borke und darauffolgendes Anstreichen des Holzes mit insektentötenden Mitteln, ferner Abkochen der Pfähle, sowie Abfangen der Schmetterlinge zur Flugzeit mit Lampen und Kleb-

[1]) G. Lüstner in Babo u. Mach, Handbuch **1**, 1213 ff. (1910). — [2]) J. Dewitz, Beobachtungen, die Biologie der Traubenmotte betreffend. Zeitschr. f. wiss. Insektenbiologie; Die Bekämpfung des einbindigen und des bekreuzten Traubenwicklers. L. J. **36**, 959 (1907). — [3]) F. Schwangart, Über die Traubenwickler und ihre Bekämpfung, mit Berücksichtigung natürlicher Bekämpfungsfaktoren. 1. Teil, Jena 1910; 2. Teil 1913.

[1]) Babo u. Mach, Handbuch **1**, 977 (1909).

fächern. Für besonders wirksam hält man in Frankreich das Begießen der Stöcke mit heißem Wasser, wobei jedoch die Knospen nicht getroffen werden dürfen. Außerdem können die überwinternden Räupchen getötet werden, indem man die Stöcke mit Zinkglocken überdeckt und darunter 20 bis 25 g Schwefel verbrennt (Frankreich); das Verfahren muß jedoch möglichst bei trockenem Wetter und selbstverständlich im Winter ausgeführt werden.

Der Rebstecher (Rhynchites betuleti) ist ein Schädling von geringer Gefährlichkeit, weil er nicht in großer Anzahl auftritt und auch leicht bekämpft werden kann. Der kleine, rötlichgrün oder stahlblau gefärbte Rüsselkäfer (Fig. 21) ist schon

Fig. 21.

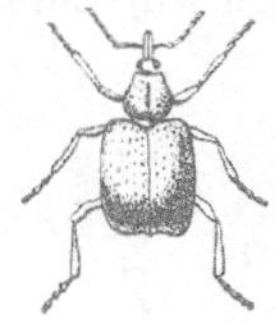

Rebstecher oder Zigarrenmacher (2½fache natürl. Größe).

Fig. 22.

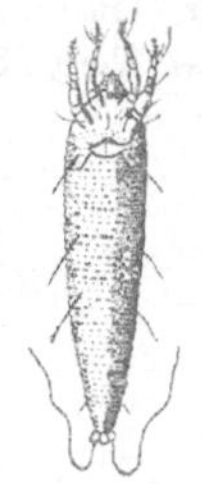

Weinblattgallmilbe (etwa 170 fache natürl. Größe).

sehr lange in den europäischen Weinbauländern bekannt; er ernährt sich im Frühjahr von den jungen Blättern und Knospen der Rebe und schneidet die Triebspitzen und Stiele der Gescheine durch. Wenn die Weibchen ihre Eier ablegen wollen, fressen sie einen Blattstiel an, damit das Blatt welkt, rollen dieses dann zigarrenartig zusammen und legen die Eier zwischen die einzelnen Lagen des Blattwickels, nach dessen Form der Käfer auch Zigarrenmacher genannt wird. Seine Bekämpfung kann mit Erfolg durchgeführt werden, wenn man die Blattwickel mit den Eiern sorgfältig sammelt und verbrennt und auch die leicht zu fangenden Käfer fleißig abliest.

Die Weinblattgallmilbe (Eriophyes [Phytoptus] vitis Nal.) (Fig. 22). Der Schaden, den diese Milbe an den Reben verursacht, ist ebenfalls nicht sehr groß; sie sei hier aber deshalb erwähnt, weil die krankhaften Erscheinungen, die sie auf den Rebenblättern hervorruft, häufig für Peronospora gehalten werden. Die Milben saugen die Blätter auf der Unterseite an, wodurch daselbst kleine, mit einem weißen Haarfilz ausgepolsterte Eindellungen entstehen, denen auf der Blattoberseite blasenartige Auftreibungen (Gallen) entsprechen, weshalb die Krankheit auch Pockenkrankheit (Erinose) genannt wird. Die Peronospora, für welche der weiße Haarfilz oft gehalten wird, ist von dieser Krankheit leicht zu unterscheiden, weil sie keine Gallenbildung verursacht.

Außer den hier genannten Insekten gibt es noch eine ganze Reihe tierischer Schädlinge der Rebe, deren nähere Beschreibung hier unterbleiben kann, da sie fast durchweg nur gelegentliche Schädigungen von geringerem Umfange verursachen. Erwähnt seien nur kurz dem Namen nach: die wollige Rebenschildlaus (Pulvinaria vitis Targ.), die Rebenblütengallmücke (Contarinia viticola Rübs.), der Erreger der Blattkräuselkrankheit oder Court-noué (Phyllocoptes vitis, eine Milbenart), die rote Milbenspinne (Tetranychus telarius L.), der gefurchte Dickmaulrüßler (Otiorrhynchus sulcatus Fabr., ein Käfer) und der Rebenfallkäfer (Adoxus vitis F.). Bezüglich dieser Schädlinge vergleiche man Babo u. Mach, Handbuch **1**, 879 ff. (1910), sowie Rübsaamen[1]).

Von den durch niedere Pilze verursachten Krankheiten der Rebe sind folgende besonders hervorzuheben:

Der falsche Meltau oder die Blattfallkrankheit (Peronospora). Diese Krankheit, nach ihrem Erreger, dem Pilze Plasmopara (Peronospora) viticola, auch einfach Peronospora genannt, wurde von Amerika aus nach Europa verschleppt und im Jahre 1878 von Planchon in Frankreich zum ersten Male festgestellt. Schon ein Jahr später war sie fast in ganz Frankreich, 1880 auch in ganz Italien sowie teilweise auch in verschiedenen anderen Ländern verbreitet, und seither ist sie überall hingedrungen. In Deutschland kennt man die Krankheit seit dem Jahre 1882. Welche Verwüstungen sie verursachen kann, mag daraus ersehen werden, daß z. B. im Jahre 1905 im Mosel-, Saar- und Ruwergebiet ein Schaden von 23 Millionen, im Jahre 1906 in Rheinhessen ein solcher von 8 Millionen Mark durch sie verursacht worden ist[2]). Der Pilz befällt sowohl die Blätter als auch die jungen Triebe, und nicht selten richtet er auch an den Gescheinen und Beeren großen Schaden an; im letzteren Falle vertrocknen die Beeren, werden lederartig und fallen ab (Lederbeerenkrankheit).

Fig. 23.

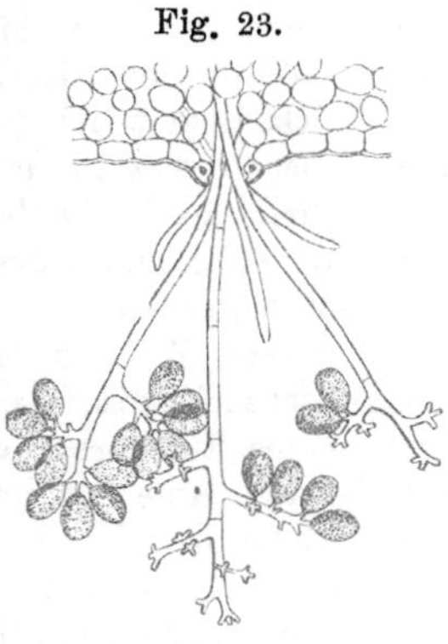

Konidienträger des Pilzes Plasmopara (Peronospora) viticola (etwa 50 fache natürl. Größe).

Am häufigsten tritt der Pilz jedoch auf den Blättern auf; hier wuchert er im Blattinnern, und nur seine Fruchtkörper, die Konidienträger, sind auf der Blattunterseite als weiße dichte Pilzrasen sichtbar (Fig. 23). Letzteren entsprechen auf der Blattoberseite blaßgelbe, später braun werdende,

[1]) Ew. H. Rübsaamen, Die wichtigsten deutschen Rebenschädlinge und Rebennützlinge. Berlin 1908. — [2]) Babo u. Mach, Handbuch **1**, 1067 (1910).

vertrocknende Flecken, die schließlich beim Überhandnehmen ein Abfallen des Blattes verursachen. Die Verbreitung der Krankheit wird durch feuchtwarme Witterung sehr begünstigt, weil die an den Konidienträgern entstehenden, mit bloßem Auge nicht sichtbaren Konidien unter diesen Bedingungen sehr leicht keimen, wobei sie aus ihrem Innern eine Anzahl kleiner, einzelliger, selbstbeweglicher Schwärmsporen entlassen, welche dann neue Infektionsstellen verursachen. Die Infektion erfolgt nach neueren Untersuchungen H. Müller-Thurgaus[1]) von der Blattunterseite aus, nicht, wie man früher annahm[2]), von der Oberseite her. Da zur Keimung der Konidien und Schwärmsporen unbedingt Wasser nötig ist, wenn es auch nur kleine Tautröpfchen sind, so kann sich bei sehr trockenem Wetter die Peronospora nicht ausbreiten.

Die Schwärmsporen sind sehr empfindlich gegen Kupfersalze und darauf beruht die Bekämpfungsweise der Krankheit. Die Bekämpfung muß jedoch einsetzen, ehe die Sporen ihren Keimschlauch in das Blattinnere gesenkt haben, da sonst dem Pilze nicht mehr beizukommen ist. Eine zuerst von A. Millardet empfohlene, aus gleichen Teilen Kupfersulfat und Ätzkalk hergestellte wässerige, 0,5- oder 1- bis 2proz. Brühe, Kupferkalk-, Bordelaiser- oder Bordeauxbrühe genannt, wird mittels geeigneter Spritzen auf das Blattwerk versprüht, wobei darauf geachtet werden muß, daß hauptsächlich die Blattunterseiten getroffen werden[3]). Das Spritzen muß unter Umständen drei- bis achtmal im Sommer ausgeführt werden, je nachdem die Witterung der Entwickelung des Pilzes günstig ist oder nicht. Von den vielen Mitteln, die neben der Bordeauxbrühe gegen die Peronospora angepriesen worden sind, hat sich bis jetzt noch keines als besser erwiesen als diese. Grundbedingung für deren Wirksamkeit ist jedoch, daß sie schwach alkalisch ist und zum Gebrauch stets frisch hergestellt wird; nach Kelhofer[4]) kann sie durch Zusatz von 0,5 Prom. Zucker für einige Zeit haltbar gemacht werden.

Der echte Meltau, auch Äscherich oder Traubenkrankheit, vielfach nach dem früheren Namen seines Erregers auch Oidium genannt, ist ebenfalls aus Amerika nach Europa gekommen. Zuerst trat die Krankheit im Jahre 1848 in Frankreich auf, und schon zwei Jahre später war sie nicht nur dort, sondern auch in den meisten anderen europäischen Weinbauländern sehr verbreitet. In Deutschland wurden die ersten Infektionen im Jahre 1850 entdeckt. Zu jener Zeit, als man noch kein wirksames Mittel gegen die Krankheit kannte, verursachte diese ganz gewaltigen Schaden; in Frankreich sollen die Verheerungen in den Weinbergen so groß gewesen sein, daß der Ertrag in vier Jahren von 45 auf 10,8 Mill. Hektoliter zurückgegangen ist[1]). Heute dagegen ist das Oidium bei weitem nicht mehr so gefürchtet, da durch eine wirksame vorbeugende Bekämpfung mit Schwefel seine Verbreitung sehr eingeschränkt werden kann. Der die Krankheit verursachende Pilz Uncinula necator *Burill* (= Oidium Tuckeri *Berk.*) befällt alle jungen, grünen Teile der Reben, vor allem aber die Beeren; er dringt jedoch nicht, wie die Peronospora, in das Innere derselben ein, sondern breitet sich auf der Oberfläche als weißer, mehlartiger Überzug aus und entsendet nur kurze Saugorgane (Haustorien) in die Oberhautzellen der befallenen Teile (Fig. 24). Hierdurch wird deren Inhalt zersetzt und es bilden sich grauschwarze Flecken. Der Hauptschaden wird an den noch nicht ausgewachsenen Beeren dadurch angerichtet, daß beim Weiterwachsen der Beerenhaut diese gebräunten, trockenen Stellen platzen (Samenbruch) und der Beereninhalt in Fäulnis übergeht oder vertrocknet. Der Pilz verbreitet sich im Sommer auf ähnliche Art wie die Peronospora durch Konidien[2]). Gewöhnlich tritt die Krankheit erst nach der Traubenblüte auf, weshalb es empfehlenswert ist, mit der vorbeugenden Bekämpfung schon vor derselben einzusetzen. Die Bekämpfung besteht in einer gründlichen Bestäubung der Reben mit fein gemahlenem Schwefel, die dann nach der Blüte sowie im August, bei Bedarf auch noch öfter wiederholt wird. Diese Bekämpfungsart hat sich überall als sehr wirksam erwiesen, doch ist bis jetzt noch nicht sicher festgestellt, worauf die Wirkung des Schwefels beruht. Wortmann[3])

Fig. 24.

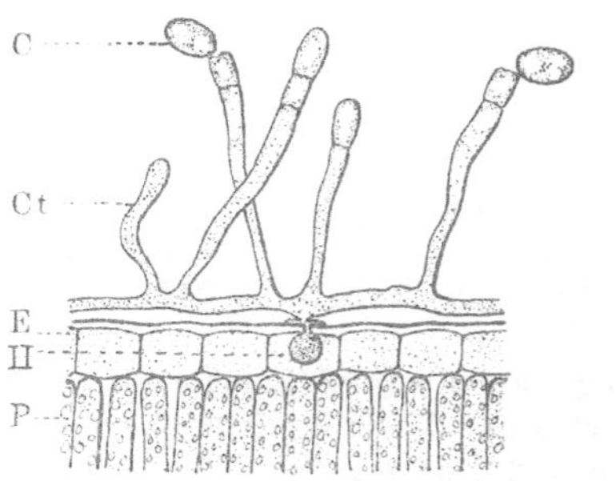

Konidienträger des Pilzes Uncinula necator (Oidium Tuckeri).
Ct Konidienträger, *C* abgeschnürte Konidie, *H* Haustorium, *E* Epidermis- und *P* Palisadenzellen des Blattes.

---

[1]) H. Müller-Thurgau, Infektion der Weinrebe durch Plasmopara viticola. C. Bakt. II. **29**, 683 ff. (1911). — [2]) Ruhland u. Faber, Zur Biologie der Plasmopara viticola. Ber. üb. d. Tätigk. d. Kaiserl. Biolog. Anstalt zu Dahlem i. Jahre 1908. Berlin 1909. — [3]) R. Ewert, Die fungizide und physiologische Wirkung der kupferhaltigen Brühen mit besonderer Berücksichtigung der Bordeauxbrühe. Mitt. d. deutsch. Weinbauvereins **2**, 233 (1907). — [4]) W. Kelhofer, Über einige Gesichtspunkte bei der Herstellung der Bordeauxbrühe. Internationaler phytopatholog. Dienst, 1. Jahrgang, Stück 3. Berlin 1908.

[1]) P. Degrully, Essai historique et économique sur la production et le marché des vins en France. Montpellier 1910. — [2]) Babo u. Mach, Handbuch **1**, 1047 ff. (1909). — [3]) J. Wortmann, Über das Auftreten von Oidium Tuckeri sowie einige Vorschläge zur Bekämpfung dieses Pilzes. B. Geisenheim 1899/1900, S. 80 ff.

hat auf Grund vergleichender Bestäubungsversuche mit indifferenten Pulvern auf eine rein mechanische Wirkung geschlossen (Erstickung des Pilzes bzw. Erschwerung der Sporenkeimung auf den Blättern), während im allgemeinen der unter dem Einfluß der Sonnenbestrahlung aus dem Schwefel entstehenden schwefligen Säure die pilztötende Wirkung zugeschrieben wird. Das Schwefeln erfolgt mittels geeigneter Zerstäubungsapparate und muß, wenn es von Wirkung sein soll, an sonnigen, windstillen, trockenen Tagen vorgenommen werden.

Der schwarze Brenner, auch Anthraknose oder Schwindpockenkrankheit genannt, ist eine in Europa altbekannte Rebenkrankheit. Sie tritt hier jedoch selten stark auf; dagegen verursacht sie in außereuropäischen Ländern zuweilen recht beträchtlichen Schaden. Auf den jungen Trieben, Blättern und Beeren zeigen sich im Frühjahr kleine bläulichgrüne Fleckchen, die sich schnell vergrößern, zuweilen auch zu größeren Flecken verschmelzen. Das Gewebe der befallenen Organe stirbt in der Mitte der Flecken ab und bröckelt aus. Der Pilz Gloeosporium ampelophagum (*Pass.*) *Sacc.* (= Sphaceloma ampelinum De Bary), welcher die Krankheit verursacht, lebt im Innern der befallenen Organe; seine Entwickelung ist noch nicht ganz aufgeklärt. Er verbreitet sich im Sommer wie die Peronospora und das Oidium durch kleine Konidien, die vom Wasser, Regen oder Tau, teilweise auch von Insekten weitergetragen werden. Regenreiche Jahre sind für die Entwickelung des Pilzes besonders günstig, auch tritt die Krankheit in tiefen, feuchten Lagen stärker auf als in trockenen. Ein direktes Bekämpfungsmittel ist bis jetzt noch nicht bekannt; die gegen die Krankheit empfohlenen Maßnahmen sind alle vorbeugender Natur und durch die Eigenart des Pilzes vorgeschrieben: Vermeidung des Arbeitens in brennerkranken Weinbergen bei nassem Wetter, sowie Schneiden des erkrankten Holzes im Herbst und Verbrennen desselben[1]).

Der rote Brenner ist eine Krankheit, die nur auf den Blättern der Rebe auftritt und sich hier dadurch äußert, daß größere Partien derselben unter eigenartiger Rotfärbung (bei blaubeerigen Sorten) und Gelbfärbung (bei weißbeerigen Sorten) absterben. Stark befallene Blätter lösen sich frühzeitig vom Stock. Rotweinsorten, vor allem Burgunder, sind besonders empfänglich für diese Krankheit, die nach H. Müller-Thurgau[2]) durch den Pilz Pseudopeziza tracheiphila verursacht wird; derselbe breitet sich den Sommer hindurch in den Gefäßen der Blätter aus und tritt nur gegen den Herbst hin zur Sporenbildung in die abgestorbenen Gewebepartien ein. Die Krankheit ist ziemlich verbreitet, tritt aber selten stark auf. Die Bekämpfung ist auch hier nur eine vorbeugende. Das Spritzen mit Kupferkalkbrühe wie bei der

[1]) Babo u. Mach, Handbuch **1**, 1058 (1909). — [2]) H. Müller-Thurgau, Der rote Brenner des Weinstockes, 1. Teil. C. Bakt. II. **10**, 8, 48, 81, 113 (1903); 2. Teil, ebenda **38**, 586 (1913).

Peronospora ist von Erfolg begleitet, wenn die Sporen des Pilzes noch nicht in die Blätter eingedrungen sind. Außerdem ist sorgfältiges Sammeln und Verbrennen der erkrankten Blätter geboten; in trockenen Lagen, wo die Krankheit erfahrungsgemäß häufiger auftritt, soll sich auch reichliche Stallmistdüngung und Lockerung des Bodens bewährt haben.

Die Graufäule, auch Sauerfäule oder Edelfäule genannt, wird verursacht durch den grauen Traubenschimmel, d. h. durch den Pilz Botrytis cinerea *Pers.* (= Sclerotinia Fuckeliana De Bary). Auf völlig reifen Weißweintrauben wird dieser mausgraue Pilz zuweilen als Edelfäule gerne gesehen, weil er nach H. Müller-Thurgau[1]) den Beeren ziemlich bedeutende Mengen Säure und Wasser (neben geringeren Mengen Zucker) entzieht und dadurch die Güte der Weine sehr verfeinert (siehe S. 42). Auf unreifen Trauben dagegen wirkt der Pilz sehr schädlich, da er hier wie der falsche Meltau zur Lederbeerenbildung führt oder, wenn die Beeren schon weich sind, die oft sehr gefährliche Sauerfäule verursacht. Bei ungünstigem Wetter tritt der Pilz auch auf die Blätter und jungen Triebe über. Auf blauen Trauben zerstört er den roten Farbstoff. Die Winterform des Pilzes findet sich in Gestalt von schwarzbraunen Sklerotien auf abgestorbenen Blättern und Trieben. Über seine weitere Entwickelung vergleiche man die Untersuchungen von G. de Istvánffi[2]). Aus der Sklerotienform gehen dann wieder die mausgrauen Schimmelrasen hervor, die aus charakteristischen Konidienträgern bestehen (Fig. 25). Bei der Rebenveredlung kann die Botrytis in den Vortreibkisten mitunter starken Schaden anrichten, weil sie die Knospen und jungen Triebe zerstört und die Verwachsung von Reis und Unterlage verhindert; mit Sklerotien besetztes Holz ist daher von der Veredlung auszuschließen.

Fig. 25.

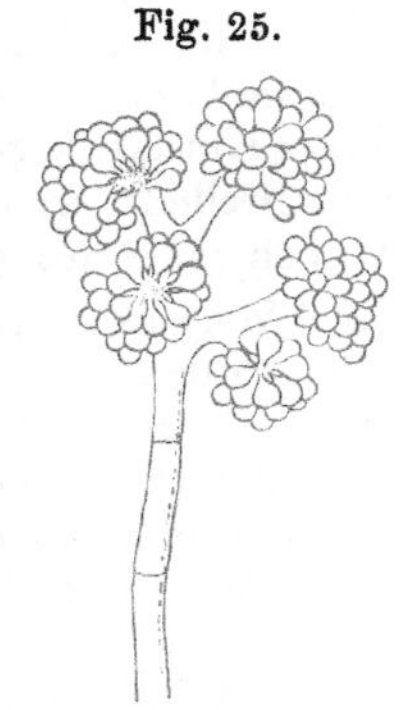

Konidienträger des Pilzes Botrytis cinerea.

Der Blackrot (Schwarzfäule) ist eine in Nordamerika einheimische, dort sehr verbreitete, gefährliche Rebenkrankheit, die durch den im Innern der Pflanzen wachsenden Pilz Guignardia (Laestadia) Bidwellii, *Viala et Ravaz* verursacht wird. Derselbe befällt alle grünen, nicht aber die verholzten Teile der Rebe. Die befallenen Blätter weisen braune Flecken auf, die mit schwarzen Pustelchen (Pykniden = Fruchtkörper des Pilzes) übersät sind, und die befallenen Beeren werden

[1]) H. Müller-Thurgau, Die Edelfäule der Trauben. L. J. **17**, 83 (1888). — [2]) G. de Istvánffi, Études microbiologiques et mycologiques sur le rot gris de la vigne (Botrytis cinerea — Sclerotinia Fuckeliana). Rev. Vitic. **3**, Livr. 4 (1905).

unter denselben Erscheinungen innerhalb 3 bis 4 Tagen vollständig schwarz und trocken. Wo der Pilz auf den Beeren auftritt, ist meist der größte Teil der Ernte verloren. In Deutschland und Österreich kommt die Krankheit nicht vor, da sie zu ihrer Entwickelung ein warmes und feuchtes Klima braucht; dagegen ist sie in Südfrankreich ziemlich verbreitet. Da eine einmal vorhandene Infektion nicht mehr beeinflußt werden kann, kommt nur eine vorbeugende Bekämpfung der Krankheit in Frage. Letztere besteht in einer Bespritzung der Reben mit Bordeauxbrühe (siehe Peronospora) und dem Verbrennen aller befallenen Teile.

Eine Krankheit, die bis jetzt nur auf amerikanischen Reben beobachtet wurde, ist die Melanose, verursacht durch den Pilz Septoria ampelina *Berk. et Curt.*[1]). Der Pilz erzeugt auf den Blättern (nicht auf anderen Rebteilen) braune oder braunschwarze Flecken, die beim Überhandnehmen die Blätter zum Absterben bringen. Auch diese Krankheit wurde von Amerika nach Südfrankreich verschleppt, wo sie in größerem Umfange auftreten soll. Ob die in Deutschland in den Amerikaner-Versuchsanlagen beobachtete und als Melanose bezeichnete Krankheit gleichen Ursprungs ist, erscheint sehr zweifelhaft, da der genannte Erreger hier bis jetzt noch nicht festgestellt werden konnte[2]).

Der Wurzelschimmel (Wurzelfäule), Rosellinia necatrix *Hartig*, ist ein Pilz, welcher besonders in feuchten, undurchlässigen Böden auf den Rebenwurzeln häufig auftritt und das Gewebe derselben durchwuchert, so daß der Stock infolge Faulens der Wurzeln zugrunde geht. Das Vorhandensein des Pilzes ist charakterisiert durch das Auftreten feiner weißer Flocken oder Fäden auf der Wurzelborke. Der Schaden, den der Pilz verursacht, ist mitunter sehr bedeutend; die Stöcke sterben unter ähnlichen Erscheinungen ab, wie bei der Reblausverseuchung. Eine direkte Bekämpfung mit chemischen Mitteln muß sehr vorsichtig geschehen, weil die Rebenwurzeln meist empfindlicher sind, als der Pilz selbst; Düngung mit Eisenvitriollösung oder kleine Gaben Schwefelkohlenstoff haben sich als wirksam erwiesen, und außerdem ist eine gute Entwässerung des Bodens unumgänglich nötig[3]). Bei Überhandnahme des Übels muß wie bei der Vernichtung eines Reblausherdes vorgegangen werden.

Die Gelb- oder Bleichsucht der Rebe (Chlorose) ist eine Krankheit, die weder durch tierische noch durch pflanzliche Parasiten hervorgerufen wird, sondern vielmehr die Folge allgemeinen Nährstoffmangels ist. Sie kommt dadurch zum Ausdruck, daß die Blätter sich gelblichgrün bis gelb verfärben, vom Rande her allmählich absterben und schließlich ganz vertrocknen. Bei starkem Befall der Stöcke werden die Triebe sehr engknotig oder es entstehen sehr viele, ganz kleine gelbe Triebe; die Blüten und Beeren fallen dann leicht ab, und was hängen bleibt, reift ebenso wie das Holz schlecht aus. Die Krankheit kann zeitweilig und vorübergehend oder dauernd auftreten; meist sind ungünstige Bodenverhältnisse als Ursache anzusehen, wobei die Wurzeln Not leiden und infolgedessen die oberirdischen Organe nicht ernähren können. Der Eisenmangel des Bodens, welcher in der Praxis vielfach als Ursache angegeben wird, kommt als solche nicht in Frage, vielmehr sind nach den neuesten Untersuchungen von E. Molz[1]) in den meisten Fällen stauende Nässe, Sauerstoffmangel und Anhäufung von Stoffwechselprodukten, wie sie besonders in sehr schweren Böden infolge schlechter Wasser- und Luftzirkulation vorkommen, als die Ursachen zu betrachten. Bei der sogenannten Kalkchlorose, die als Folge hohen Kalkgehaltes des Bodens angesprochen wird, liegen die Ursachen genau so, wie oben angedeutet wurde, nur kommt hier noch dazu, daß die infolge des Faulens der Wurzeln entstehende Kohlensäure viel Kalk als Calciumbicarbonat auflöst, wodurch die sauren Pflanzensäfte, welche die Wurzeln zur Nahrungsaufnahme nötig haben, neutralisiert werden.

Als Mittel gegen diese Krankheit können nur gute Drainage und Bodenlockerung sowie der Anbau chlorosewiderstandsfähiger Sorten in Frage kommen; von letzteren besitzen wir sowohl unter den europäischen als auch den amerikanischen Reben eine größere Auswahl.

Auch infolge großer Trockenheit kann die Chlorose auftreten, desgleichen bei Wärmemangel im Boden und in der Luft; letzterer Fall tritt zuweilen vorübergehend im Frühjahr bei einem länger anhaltenden Kälterückfall ein, weil bei niederer Temperatur nicht genügend grüne Farbstoffträger (Chlorophyllkörner) in den Blättern gebildet werden, doch kehrt in solchen Fällen bei zunehmender Wärme die normale Grünfärbung meist wieder zurück. Schließlich kommt die Chlorose auch noch in Verbindung bzw. als Folge anderer Wurzelerkrankungen vor, so z. B. wenn die Wurzeln von der Reblaus oder dem Wurzelschimmel befallen sind. An veredelten Reben stellt sie sich meistens ein, wenn die Verwachsung von Reis und Unterlage eine mangelhafte ist. Außerdem ist noch hervorzuheben, daß die Chlorose unter gewissen Umständen auch erblich ist und daher durch das Setzholz verbreitet werden kann.

[1]) P. Viala et L. Ravaz, Mémoire sur la Mélanose. Ann. de l'école nat. d'agricult. de Montpellier **3**, 5 ff. (1887). — [2]) F. Schmitthenner, Untersuchungen über die Melanose. B. Geisenheim 1908, S. 203 ff. — [3]) Babo u. Mach, Handbuch **1**, 1113 (1909).

[1]) E. Molz, Untersuchungen über die Chlorose der Reben. C. Bakt. II. **19**, 461, 563, 715, 788 (1907).

B. Weinbereitung.

C. von der Heide in Geisenheim.

I. Chemisch-physiologische Vorgänge beim Wachsen und Reifen der Trauben.

1. Der Bau der Weintraube[1]).

In ganz jugendlichem Zustande wird das Träubchen, deren erstes dem zweiten oder dritten, manchmal auch erst dem vierten oder fünften Blatte des grünen Fruchtschosses „der Lodde“ oder „der Rute“ gegenübersteht, von zarten, wolligen Hüllblättchen umschlossen, und zwar vorn von einem größeren, seitlich dagegen von zwei kleineren, lanzettförmigen Blättchen. Hieraus entwickelt sich der Blütenstand mit zahlreichen Blüten. Die Blütenstände werden nach der Art ihrer Verzweigung als Rispen bezeichnet. Der Winzer nennt sie Gescheine. Das Achsensystem des Gescheines, der Kamm, trägt an seiner Mittelspindel traubenförmig verzweigte Seitenäste, die wieder Rispen bilden. Nicht selten zweigt von der Mittelspindel, kurz oberhalb ihres Ansatzes an der Lodde, eine Ranke ab, die sich zuweilen verästelt und einige Blüten hervorbringt, manchmal aber auch zu einer kleinen Nebentraube sich entwickelt. Die Ansatzstelle dieser sogenannten Nebentraube wird als fruchtbarer Knoten des Traubenstieles bezeichnet. Die Rebe blüht bei uns in Deutschland gewöhnlich im Monat Mai oder spätestens anfangs Juni; in südlichen Ländern je nach der Gunst der Witterung ein bis zwei Monate früher.

Die Gescheine der meisten europäischen Reben tragen Zwitterblüten; doch kommen auch Sorten vor, die reduziert weibliche und reduziert männliche Blüten ausbilden. Die Zwitterblüten stehen auf kurzen, oben verdickten Stielchen. In der Knospenanlage steht innerhalb des Kelchrandes die fünfblätterige Blütenkrone, deren Blätter sich berühren und oben durch einen weißen Filz zu einer flachen Kappe, dem Mützchen, verbunden sind. Bei der Vollblüte lösen sich die Blättchen des Mützchens vom Blütenboden, rollen sich etwas nach außen auf und werden, ohne sich weiter zu trennen, von der Blüte abgeworfen. Die offene Blüte trägt auf der Innenseite der Blattnarben der abgeworfenen Blumenkrone fünf Staubblätter, die sich in Staubfäden und Staubbeutel gliedern. Jeder Staubbeutel ist durch eine Längsrinne in zwei Hälften geteilt, von denen jeder zwei Pollensäcke enthält. Durch einen gemeinschaftlichen Spalt streuen sie nach der Mitte der Blüte den Pollen aus.

[1]) Nach K. Kroemer, Babo u. Mach, Handbuch **11**, 22ff. (1909).

Mit den fünf Staubblättern abwechselnd, aber etwas weiter nach innen gerückt, finden sich am Blütengrund fünf kleine, gelblichbraune Kölbchen, die Nektardrüsen. Sie umringen den in der Mitte stehenden, flaschenförmigen Stempel, der sich aus dem bauchig erweiterten Fruchtknoten und dem auf einem kurzen Griffelhals sitzenden Narbenkopf zusammensetzt. Der Fruchtknoten ist durch eine Scheidewand in zwei Fächer geteilt, von denen jedes zwei Samenanlagen enthält. Siehe Fig. 5, S. 10.

Bei der Vollblüte werden die Narben durch Pollenkörner bestäubt und die Samenanlagen durch Keimschläuche der Pollenkörner befruchtet. Hierauf beginnt die Entwickelung der Blüte zur Frucht, indem sich die Fruchtknoten in Früchte, die Samenanlagen in Samen und die Blütenstände in Fruchtstände verwandeln.

Die Früchte besitzen fleischige, saftige Fruchtwände und hartschalige Samen, sie werden infolgedessen als Beeren bezeichnet. Die Fruchtstände heißen Trauben. Die verzweigten Achsensysteme der Trauben werden Kämme oder Rappen genannt; der untere unverzweigte Teil der Hauptachse heißt Traubenstiel. Die Gestalt der Beeren wechselt je nach der Rebsorte zwischen kugelförmig, eiförmig, ellipsoidisch, eichelförmig und sichelförmig. Nach der Größe der Beeren unterscheidet man klein- und großbeerige Sorten.

Die Farbe der Beere ist je nach Sorte und Reifegrad der Traube in verschiedenen Abstufungen grün, gelb, grau, rot oder blau, wobei der Winzer die grünen und gelben als weiße, die grauen, roten und blauen als rote Trauben bezeichnet. Der Farbenton wird durch einen feinen weißlichen oder bläulichen Reif, den sogenannten Duft, der auf einer Wachsausscheidung beruht, gewöhnlich etwas gedämpft.

Die einzelne Beere besteht aus der Schale, auch Balg oder Hülse genannt, dem äußeren, zarten und saftreichen Beerenfleisch, dem mittleren, festen Zellgewebe, Butzen genannt, und den Samen. Hülse, Fruchtfleisch und Butzen wechseln in Größe und Form mit den einzelnen Sorten und dem Reifegrad der Trauben. Bei den roten und blauen Trauben enthält die Hülse allein den roten Farbstoff, während das Beerenfleisch farblos bleibt. Eine Ausnahme machen allein die Farb- oder Färbertrauben (Teinturiers) und einige amerikanische Sorten, deren Beereninneres gefärbten Zellsaft führt. Die Samen stehen an den Samensträngen, die aus dem Blütenboden entspringen und Leitungswege für die aus den Blättern nach der Beere strömenden Stoffe bilden. Da der Fruchtknoten vier Samenanlagen enthält, müßte eigentlich jede Beere bei voller Befruchtung vier Kerne enthalten. Tatsächlich findet man aber vier- und dreikernige Beeren selten; in der Regel enthalten die Beeren nur zwei Kerne, häufig auch nur einen, während die übrigen verkümmern. Nicht selten sind auch kernlose Früchte, die bei einzelnen Sorten, wie z. B. bei den Korinthen und Sultaninen, sogar regelmäßig auftreten.

2. Normale Entwickelung der Trauben.

Sobald die Befruchtung vollzogen ist, beginnen alle Teile des Fruchtknotens lebhaft zu wachsen; die Eizellen werden zu Keimlingen, die Samenanlagen zu Samen und die Fruchtknotenwandungen zu Beerenfleischgeweben. Man unterscheidet zwei ziemlich deutlich gegliederte Abschnitte in der Entwickelung der Beere. Der erste Abschnitt reicht von der Blüte bis zu dem Zeitpunkt, wo die Beere ihre volle Größe erlangt hat; er umfaßt also die Zeit des Beerenwachstums. Der zweite Abschnitt umfaßt die Zeit vom Abschluß des Wachstums bis zur vollendeten Ausbildung der Beere; sie ist als die eigentliche Reifezeit anzusehen. Als reif kann man nach H. Müller-Thurgau die Trauben bezeichnen, wenn die Beeren ihren höchsten absoluten Zuckergehalt besitzen. Unter günstigen Umständen kann über die natürliche Vollreife hinaus noch eine weitere Veredelung des Beerensaftes eintreten. Das Wachstum der Beeren beginnt mit der Entwickelung der Samen, wobei jedoch nur die befruchteten Samenanlagen wachsen. Für uns ist jedoch ein viel wichtigerer Vorgang die Entwickelung des Fruchtfleisches. Dies entsteht ohne Neubildung von Geweben ausschließlich durch Vergrößerung der in den Fruchtknotenwandungen vorhandenen Zellen. Hierbei verhalten sich die äußeren Gewebe anders als die inneren. Die außerhalb des Leitbündelnetzes liegenden Zellen dehnen sich in der Richtung der Beerenoberfläche aus und nehmen unter mäßiger Verdickung ihrer Zellwände abgeplattete Form an; sie bilden sich zur Hülse der Beere aus. Innerhalb des Leitbündelnetzes strecken sich die Zellen nach allen Richtungen, in der Regel besonders stark von innen nach außen; das hierdurch entstehende zartwandige Gewebe ist das eigentliche Fruchtfleisch der Beere.

Zu dieser Zeit besitzen die Zellen der Hülse und des Fruchtfleisches die Eigenschaften gewöhnlicher Parenchymzellen. Ihre Protoplasten enthalten Chlorophyllkörner und umschließen in ihren Vakuolen farblose Zellsäfte von hoher Turgorkraft. Die Beeren sind deshalb zur Zeit des Wachstums stets grün und wegen der starken Turgeszenz noch hart. In der Reifezeit ändert sich der Umfang und damit das Volumen der Beeren kaum mehr (s. die untenstehende Tafel); die Zellen im Fruchtfleisch und in der Hülse hören allmählich auf zu wachsen und nur in den Samen scheint noch ein Wachstum stattzufinden. Auch das Gewicht, das bisher außerordentlich rasch gestiegen ist, nimmt jetzt nur noch in mäßiger Weise zu, wie folgende Untersuchungen E. Machs[1]) über die Negraratrauben zeigen:

Reifestudien an Negraratrauben.

Datum der Untersuchung	Gewicht von 100 Beeren	Durchschnittlicher Durchmesser einer Beere	Polarisation	Zucker		Differenz zwischen den nach Fehling und der Polarisation erhaltenen Zucker-Proz.	Säure	Tannin	Bemerkungen
				nach Fehling	durch Polarisation				
	g	mm		g in 100 ccm			g in 100 ccm		
									Blüte am 16. Juni.
30. Juni	2,86	2,5—3	unsicher	0,035	—	—	0,034	0,034	Die Beerenstielchen sind mit Stärke erfüllt.
7. Juli	6,14	4—5	+ 0,78	0,869	D.[4]) 0,28	—	2,28	0,676	
13. „	48,6	6,0	+ 1,44	0,925	D. 0,517	—	2,56	0,130	
24. „	99,1	8,0	+ 1,56	0,892	D. 0,560	—	3,12	0,050	
31. „	125,0	10—12	+ 1,32	0,757	D. 0,484	—	3,26	0,040	
7. August	156,0	14,0	+ 1,20	0,787	D. 0,431	—	3,32	0,036	
16. „	151,7	15,0	+ 1,56	1,31	D. 0,560	—	3,66	0,032	Die Beeren beginnen weich zu werden und sich zu färben.
21. „	123,3	15,0	— 0,5	4,16	J.[5]) 0,410	— 3,7	3,12	0,008	
28. „	132,0	15,0	— 3,8	7,29	J. 3,032	— 4,2	2,5	—	
9. September	194,0	15,0	— 9,6	9,84	J. 7,58	— 2,3	2,1	—	
18. „	182,0	15,0	—11,3	11,46	J. 8,90	— 2,5	1,89	—	
25. „	205,0	15,0	—16,2	14,97	J.12,79	— 2,2	1,39	—	
2. Oktober	112,0[2])	15,0	—18,0	17,24	J.14,21	— 3,0	1,25	—	In den Beerenstielchen auffallend viel Stärke.
9. „	197,0	16,0	—22,0[3])	19,68	J.17,36[3])	— 2,32	1,20	—	
14. „	—	—	—22,0[3])	19,20	J.17,36[3])	— 1,84	0,91	—	
24. „	189,0	17,0	—27,6	22,31	J.21,8	— 0,5	0,88	—	In den Beerenstielchen fast keine Stärke.
3. November	—	—	—32,2	23,80	J.26,2	+ 2,4	0,99	—	

[1]) Weinlaube **9**, 48 (1877). — [2]) Druckfehler (statt 212?). — [3]) Im Original stehen hier überall die halben Werte, was wohl auf Rechenfehler zurückzuführen ist. — [4]) D. = Dextrose. — [5]) J. = Invertzucker.

Untersuchung des Mostes von Negraratrauben in den verschiedenen Reifestadien[1]).

Datum der Untersuchung	Gewicht. von 100 Beeren	Mittlerer Durchmesser der Beeren	Kämme	Preßrückstand	Dichte des Mostes	Zucker nach Fehling	In Alkohol unlösliche Substanzen	Freie Säure	Gesamtweinsäure	Äpfelsäure direkt bestimmt	Äpfelsäure berechnet	Gerbsäure
	g	mm	Proz.	Proz.		Proz.	Prom.	Prom.	Prom.	Prom.	Prom.	Prom.
6. Juli . . .	50,3	6,0	—	30,2	1,01	0,85	—	26,3	15,7	11,3	11,5	1,05
16. „ . . .	79,8	7,0	9,8	28,4	1,022	0,80	3,0	30,7	15,1	15,5	15,6	0,94
12. August . .	119,0	10,5	5,1	27,1	1,029	1,96	1,24	33,6	12,8	20,1	20,4	0,12
23. „ . .	196,0	14,5	4,7	25,7	1,061	11,9	1,83	15,3	7,6	7,2	8,7	0,009
31. „ . .	206,0	14,5	3,2	21,5	1,070	13,4	4,15	10,6	5,4	6,4	6,4	—
9. September	215,0	14,5	3,2	17,8	1,083	17,1	4,15	8,5	4,7	5,0	5,1	—
28. „ .	217,0	14,5	3,6	16,5	1,085	18,4	3,92	7,5	4,6	4,4	4,4	—
12. Oktober .	237,0	14,5	3,6	19,0	1,093	21,2	—	6,5	4,2	3,8	3,8	—
21. „ .	228,0	—	—	—	—	—	—	—	—	—	—	—

Doch vergleiche man dazu die Arbeit von M. Barth[2]), nach dem das Beerengewicht während des Reifens ebenfalls eine erhebliche Steigerung erfährt (s. dazu die obenstehende Tafel). Eine anschauliche Schilderung über die chemischen Vorgänge beim Reifen gibt uns auch C. Neubauer[3]). Er verfolgte besonders die chemischen Veränderungen beim Wachsen und Reifen von Rieslingtrauben des Steinbergs und von Sylvanertrauben in Wiesbaden während des Jahres 1869. Seine Ergebnisse über die Sylvanertrauben seien im folgenden mitgeteilt (s. Tafel S. 38).

Ähnliche Untersuchungen liegen von W. Kelhofer[4]) und dann besonders ausführlich und eingehend von W. J. Baragiola und Ch. Godet[5]) vor, auf die hier wenigstens hingewiesen sei. Insbesondere die letzteren haben mit allen Hilfsmitteln der neuzeitlichen Weinanalyse dies Fortschreiten der Entwickelung der Trauben verfolgt. Sie geben ein anschauliches Bild über die Veränderungen des Gehaltes an Zucker, titrierbarer Säure, Extrakt, flüchtiger Säure, Gesamtstickstoff, Ammon- und Eiweißstickstoff, Mineralbestandteilen, organischen Säuren usw.

Dagegen spielen sich jetzt in der Beere chemische Veränderungen ab, die sich äußerlich dadurch bemerkbar machen, daß die Beere weich wird und die grüne Farbe verliert, falls sie gelben, blauen oder roten Trauben angehört, sowie daß die Hülse durchscheinend wird.

In der Zeit des Wachstums reichern sich die Zellsäfte der Beere an Säuren ständig an, bleiben aber zuckerarm und unterscheiden sich in ihrer Zusammensetzung kaum von den Zellsäften der Kämme und grünen Triebe. Mit Beginn des Reifens, eines Zeitpunktes, der unter unseren klimatischen Verhältnissen meist in den Tagen von Mitte Juli bis Mitte August eintritt, sinkt der Säuregehalt sprungartig; gleichzeitig steigt der Zuckergehalt rasch an, um einem absoluten Höchstgehalt zuzustreben, der selbst von der Traubensorte, dem Klima, dem Wetter usf. abhängt. Hiermit ist dann der Zustand der Vollreife erreicht. In normalen Jahren werden in Deutschland die Trauben in der Zeit zwischen Mitte September und Mitte November reif, so daß also der Oktober als der eigentliche Reifemonat bezeichnet werden kann. Um diese Zeit vertrocknen die Stiele der Trauben und der Beeren, so daß eine Zuwanderung von Nahrungssäften zu den Beeren nicht mehr stattfinden kann.

Der höchste absolute Zuckergehalt fällt jedoch nicht zusammen mit der für die Weinbereitung besten Beschaffenheit der Traubenbeere.

Während des eigentlichen Reifevorganges spielen sich in der Beere zwei entgegengesetzte Vorgänge ab: die Einwanderung des Zuckers und seine Aufspeicherung einerseits, ein Verbrauch an Zucker durch die Atmung der Beere andererseits. Zuerst überwiegt weitaus der erste Vorgang, je mehr sich die Beeren aber dem Zustande der Reife nähern, um so geringer wird die Zuckerzufuhr; der Verbrauch an Zucker durch Atmung dauert jedoch fort und wird schließlich überwiegen, so daß dann eine allmähliche, geringe Abnahme des absoluten Zuckergehaltes stattfindet. Bei ungünstiger Witterung bedeutet dies allerdings eine Verschlechterung des Mostes, bei günstiger, warmer Witterung hingegen findet infolge der starken Verdunstung des Wassers aus der Beere eine Konzentration der Zellsäfte statt, so daß zwar weniger, aber oft sogar etwas zuckerreicherer Saft gewonnen wird. Außerdem vermindert sich auch der Säuregehalt der Beeren infolge der Veratmung dieser Stoffe, und zwar rascher als der Zucker, so daß durch die Überreife also auch in dieser Beziehung eine Veredelung des Mostes ermöglicht ist.

Wenn auch das eigentliche Reifwerden der Traube direkt von dem Vorhandensein und der Tätigkeit der Blätter abhängt, so können die Vorgänge bei der Edelreife auch nach deren Verlust noch in gewissem Grade stattfinden.

Bei andauernd trockener und warmer Witterung verlieren die edelreifen Traubenbeeren noch weiter Wasser, wobei sie einschrumpfen und schließ-

[1]) E. Mach, Weinlaube **11**, 220 (1879). — [2]) F. B. **1**, 205 (1894). — [3]) L. V. St. **11**, 416 (1869). — [4]) Schweiz. Zeitschr. f. Obst- und Weinbau **17**, 65 (1908). — [5]) L. J. **47**, 249 (1914).

Änderungen in der Zusammensetzung der Traube beim Reifen.

1868er Sylvaner Trauben von Wiesbaden[1]).

	17. Juli	30. Juli	3. August	13. August Beginnende Erweichung	20. August Erweichung	27. August	3. September	10. September	21. September	1. Oktober	13. Oktober Beeren faul, jedoch noch voll u. wenig geschimmelt
	I. Allgemeines.										
Gewicht der ganzen Traube . . . . g	88,7	121,7	127,4	123,6	144,3	172,2	157,5	189,0	154,1	119,7	62,5
Gewicht von 1000 Beeren . . . . . „	1094	1300	1686	1694	1700	2571	2306	2477	2508	2008	1588
Volumen von 1000 Beeren . . . . ccm	1074	1269	1647	1645	1628	2419	2165	2282	2280	1837	1434
Spez. Gewicht der Beeren	1,019	1,024	1,024	1,029	1,045	1,063	1,065	1,085	1,100	1,093	1,108
	II. Prozentische Zusammensetzung.										
Kämme in Proz. der ganzen Traube .	3,05	2,44	3,04	3,09	2,74	1,94	1,96	1,47	1,97	1,79	1,75
Beeren in Proz. der ganzen Traube . .	96,95	97,56	96,96	96,91	97,26	98,06	98,06	98,53	98,03	98,21	98,25
Phosphorsäure in Proz. der ganzen Beere	0,05	0,07	0,06	0,06	0,03	0,06	0,06	0,06	0,07	0,08	0,09
Kali in Proz. der ganzen Beere	0,17	0,19	0,23	0,27	0,24	0,29	0,27	0,28	0,31	0,36	0,39
Fruchtfleisch und Schalen in Proz. der ganzen Beere	92,79	93,48	94,20	95,24	95,39	96,43	95,56	97,07	97,60	97,41	96,26
Feuchte Kerne in Proz. der ganzen Beere	7,21	6,52	5,80	4,76	4,61	3,57	3,44	2,93	2,40	2,59	3,74
Saftmenge der Beeren in Proz. der Beere	96,01	95,36	95,71	95,68	95,96	96,55	96,61	96,67	97,03	96,90	95,34
Unlösl. Bestandteile in Proz. der Beere (einschl. der Kerne)	3,99	4,64	4,29	4,32	4,04	3,45	3,39	3,33	2,97	3,10	4,66
a) Lösliche Bestandteile der Beere:											
Zucker . . . . Proz.	0,56	0,71	0,71	3,42	5,21	9,65	11,16	14,57	18,13	16,71	18,70
Freie Säuren . . . . „	2,43	2,61	2,60	2,61	2,18	1,23	1,27	0,89	0,77	0,71	0,85
Eiweißstoffe . . . . „	0,45	0,38	0,43	0,32	0,31	0,46	0,49	0,44	0,56	0,69	0,62
Extraktstoffe . . . . „	0,13	—	0,22	0,25	0,16	0,76	0,52	0,64	0,52	1,16	2,41
Asche . . . . „	0,39	0,38	0,39	0,38	0,30	0,38	0,38	0,41	0,48	0,50	0,52
Summe, Proz.	3,96	—	4,36	7,00	8,16	12,48	13,82	16,95	20,46	19,77	23,10
b) Unlösliche Bestandteile der Beere:											
Kerne . . . . Proz.	1,73	2,83	2,66	2,63	2,46	2,20	2,15	2,25	1,71	1,79	2,58
Asche der Kerne . . . . . . „	(0,08)	(0,07)	(0,07)	(0,07)	(0,07)	(0,06)	(0,06)	(0,06)	(0,05)	(0,05)	(0,07)
Schalen und Zellulose . . . . „	1,52	1,21	1,11	1,23	1,00	0,87	0,93	0,72	0,80	0,64	1,15
Asche der Schalen . . . . . „	0,01	0,02	0,02	0,02	0,02	0,02	0,01	0,01	0,02	0,02	0,03
In 5 proz. SO_4H_2 löslicher Teil der Schalen . . . . „	0,45	0,37	0,32	0,24	0,37	0,18	0,14	0,21	0,21	0,36	0,36
Eiweißstoffe . . . . „	0,29	0,20	0,18	0,21	0,18	0,19	0,16	0,15	0,24	0,28	0,54
Summe, Proz.	4,00	4,63	4,29	4,33	4,03	3,46	3,39	3,34	2,98	3,09	4,66
c) Wasser (aus der Differenz ber.) Proz.	92,04	—	91,35	88,67	87,81	84,06	82,79	79,71	76,56	77,14	72,24
	III. 1000 Beeren enthalten folgende Mengen der einzelnen Bestandteile.										
a) Lösliche Bestandteile der Beeren:											
Zucker . . . . g	6,1	9,2	12,0	57,9	88,6	248,0	257,2	360,8	454,5	335,5	297,1
Freie Säuren . . . . „	26,6	34,0	43,8	44,2	37,0	31,7	29,4	22,1	19,3	14,2	13,5
Eiweißstoffe . . . . „	4,9	4,9	7,3	5,4	5,2	11,9	11,2	10,9	14,1	13,9	9,8
Extraktstoffe . . . . „	1,4	—	3,8	4,4	2,7	19,6	12,0	15,9	13,1	23,3	38,4
Asche . . . . „	4,3	5,0	6,5	6,4	5,2	9,9	8,7	10,2	12,1	10,0	8,2
Summe, g	43,3	—	73,4	118,3	138,7	321,1	318,5	419,9	513,1	396,9	367,0
b) Unlösliche Bestandteile der Beeren:											
Kerne . . . . g	18,9	36,8	44,8	44,5	41,9	56,5	49,5	55,6	42,8	36,0	41,0
Asche der Kerne . . . . „	(0,9)	(0,9)	(1,2)	(1,3)	(1,1)	(1,6)	(1,4)	(1,5)	(1,2)	(1,1)	(1,2)
Schalen und Zellulose . . . . . . „	16,6	15,8	18,8	20,8	17,0	22,3	21,3	17,9	20,1	12,9	18,3
Asche der Schalen . . . . „	0,1	0,2	0,3	0,4	0,4	0,4	0,3	0,3	0,4	0,5	0,5
In 5 proz. SO_4H_2 löslicher Teil der Schalen . . . . „	4,9	4,8	5,5	4,2	6,3	4,6	3,3	5,2	5,3	7,3	5,7
Eiweißstoffe . . . . „	3,1	2,6	3,1	3,5	3,1	4,9	3,7	3,6	5,9	5,6	8.6
Summe, g	43,6	60,2	72,5	73,4	68,7	88,7	78,1	82,6	74,5	62,3	74,1
c) Wasser (aus der Differenz ber.) . g	1007	—	1540	1 02	1493	2161	1909	1974	1920	1549	1147
Phosphorsäure . . . . „	0,55	0,90	1,05	1,02	—	1,47	1,38	1,51	1,63	1,67	1,49
Kali . . . . „	1,81	2,52	3,90	4,54	4,08	7,33	6,16	7,01	7,65	7,17	6,13

[1]) C. Neubauer, L. V. St. **11**, 426 u. 430 (1869).

lich zu Trockenbeeren oder Rosinen werden. In Deutschland ist infolge der Ungunst der Herbstwitterung die Bildung solcher Trockenbeeren ein höchst seltener Fall; in begünstigteren Weinbaugebieten hingegen, in denen die Trauben bereits im heißen Sommer reifen, erhält man häufig Trockenbeeren, aus denen die vorzüglichsten Weine, z. B. die Tokaieressenzen und der echte Malvasier erzeugt werden. Mit Rücksicht auf die Beschaffenheit des Fleisches kann man also die nicht faulen Beeren unterscheiden in unreife, vollreife, edelreife und Rosinen, wobei natürlich scharfe Grenzen zwischen diesen Zuständen nicht bestehen können.

3. Fäulnis der Trauben.

Auf das normale Vorkommen von Hefen und Bakterien auf den Trauben soll an dieser Stelle noch nicht eingegangen werden. Hier sollen vielmehr nur die Pilze geschildert werden, die unter Umständen ein mehr oder weniger vollständiges Verderben der Traubenernte hervorrufen können.

Zunächst wird der Einfluß der Peronospora und des Oidiums auf die Traube geschildert werden; daran möge sich die Beschreibung der verschiedenen Fäulnisvorgänge schließen, die durch Schimmelpilze hervorgerufen werden, wie Grün- und Rohfäule. Im Anschluß an die Rohfäule wird noch die Edelfäule, weil von demselben Pilz verursacht, besprochen: die einzige Fäulnis, die mitunter einen dem Winzer erwünschten Vorgang darstellen kann. Am Schluß werden noch einige seltene Fäulniserreger kurz erwähnt.

Während in den meisten Jahren die Peronospora (Plasmopara viticola) nur die Blätter befällt und dadurch die gefürchtete Blattfallkrankheit hervorruft, greift sie in neuerer Zeit nicht selten auch die Trauben selbst an. Befällt sie dabei die Blüten und Blütenstiele, so entwickeln sich wohl anfangs die Blüten oder jungen Beeren weiter, bis der Pilz durch die Ansatzstelle in die Beere selbst hineinwächst und diese zum Absterben bringt. Auf unbekanntem Wege dringt der Pilz auch direkt in das Fruchtfleisch der Beeren ein. Junge Beeren bedecken sich dabei mit einem weißen Rasen von Fruchtträgern des Pilzes, so daß sie alsbald absterben und abfallen. Auf älteren Beeren vermögen sich die Fruchtträger nicht mehr zu bilden, der Pilz wuchert vielmehr ausschließlich im Innern. Der Befall und der Tod des Fruchtfleisches zeigt sich daran, daß die Beeren bleifarbig-blaugrau, dann aber braun werden und infolge der Wasserverdunstung einschrumpfen [1]). Weil sich dabei die Haut so in Längsfalten legt, daß die Beere einem zusammengeschnürten Tabaksbeutel gleicht, so bezeichnet der Winzer solche Beeren als Lederbeeren. Nach H. Müller-Thurgau ist der Inhalt der Lederbeeren fade und saftarm. Wenn auch meist die Lederbeeren bald abfallen, so daß eine unmittelbare Beeinträchtigung der Güte des Weines nicht zu befürchten ist, so bleiben sie doch in dichten Trauben vielfach stecken; sie werden dann von allen möglichen Organismen, besonders von Schimmelpilzen befallen und geben Anlaß zu einer allgemeinen Fäulnis. Ob der von den Winzern als Peronosporageschmack bezeichnete Fehler der Weine wirklich durch die Peronospora hervorgerufen wird, oder ob dieser Geschmack nicht die Folge der allgemeinen Traubenfäulnis ist, kann zurzeit noch nicht sicher entschieden werden. Wie die Blattfallkrankheit (Peronospora an den Blättern) selbst die Zusammensetzung des Traubensaftes beeinflußt, hängt nach P. Kulisch [1]) vom Zeitpunkt des Auftretens ab. Erscheint sie sehr früh, so bleiben die Trauben in der Entwickelung sehr zurück; infolgedessen ist der Most säurereich und zuckerarm. Tritt die Peronospora in der eigentlichen Reifezeit auf, so daß erst die bereits weichen Beeren anfangen abzusterben, dann ist mitunter infolge starker Wasserverdunstung der Most von kranken Reben zuckerreicher, als der von gesunden, allerdings auch säurereicher. Die Weine von kranken Reben sind aber auf jeden Fall geringwertig.

Die Äscherigkrankheit erzeugt das Oidium (echter Meltau, Äscherig, Traubenpilz), Uncinula necator; dieser Pilz wächst auf der Oberfläche aller grünen Teile der Rebe, also auch auf den Stielen und Beeren der Traube. Allein die Saugorgane dringen nur in die Epidermiszellen ein und töten diese ab. Daher bleiben vom Äscherig befallene Beeren im Wachstum zurück und springen schließlich auf, da die erkrankte oder tote Epidermis der Ausdehnung des Parenchymgewebes nicht folgen kann. Man bezeichnet diese Erscheinung als Samenbruch. Die geplatzten Beeren trocknen aus oder fallen der Fäulnis anheim. Werden die Trauben erst in der Reifezeit von Oidium befallen, so ist der Schaden nicht so groß, weil hier wegen des eingestellten Größenwachstums ein Samenbruch nicht mehr erfolgt. Nach P. Kulisch [2]) bieten Moste mit starker Äscherigvegetation der Vergärung außerordentliche Schwierigkeiten dar.

Die Grünfäule [3]) wird vom grünen Pinselschimmel (Penicillium glaucum) hervorgerufen. Der Schimmel vermag nicht nur in verletzte, sondern auch in äußerlich ganz gesunde Beeren einzudringen. Dabei durchwächst der Pilz sehr rasch die ganze Beere und zersetzt das Fruchtfleisch so vollständig, daß es einen unansehnlichen, unangenehm riechenden Brei darstellt. Gleichzeitig nehmen die Beeren eine schmutzig hellgrün bis hellgelbe Färbung an. Wegen dieser eigentümlichen Mißfärbung bezeichnet der Winzer solche Beeren auch als speckigfaul.

In manchen Jahren ist der durch die Grünfäule verursachte Schaden recht bedeutend und auch an

---

[1]) Nach J. Behrens, Lafar, Handbuch **5**, 376 (1905 bis 1914).

[1]) Arb. Ges. Amt. **27**, 5 (1907). — [2]) Ebenda, S. 163. — [3]) Nach H. Müller-Thurgau, L. J. **17**, 127 (1888) und J. Behrens, Lafar, Handbuch **5**, 377 (1905—1914).

sonst ganz gesunden Trauben sieht man dann häufig eine Gruppe dieser mißfarbenen Beeren. Besonders stark sind die am Boden liegenden Trauben der Gefahr, grünfaul zu werden, ausgesetzt. Häufig tritt die Grünfäule aber auch erst im Gefolge anderer Schädigungen der Traube auf. So setzt nach J. M. Guillon[1]) das Penicillium neben anderen Pilzen (Aspergillus, Mucor usf.) besonders die Zerstörung fort, die die Rohfäule erst eingeleitet hat (siehe weiter unten und S. 33).

Das Verhalten des Penicilliums gegen Zucker und Säuren hat H. Müller-Thurgau[2]) geprüft; er fand, daß der Pilz den Zucker in ganz erheblicherem Maße angreift als die Säuren. Außerdem entzieht er dem Moste in reichlichem Maßstabe lösliche Stickstoffverbindungen, indem er sie in unlösliche Verbindungen überführt.

Stoffwechsel des Penicilliums im Moste.

Temperatur etwa 25°	Gehalt des Mostes an		
	Zucker Proz.	Säure Prom.	Stickstoff Prom.
Ursprünglich . . .	12,55	13,0	1,21
16 Tage nach Aussaat d. Penicilliums . .	7,77	11,7	0,38
17 „ . .	7,30	11,6	0,36
19 „ . .	5,52	10,9	0,32
21 „ . .	3,33	7,5	0,13
23 „ . .	1,70	5,1	—
28 „ . .	0,84	3,5	0,10
Abnahme i. 19 Tagen	7,03	2,1	0,89
Abnahme i. 28 „	11,71	9,5	1,11

Es ergibt sich also daraus, daß der Schimmel zunächst den Zucker so lange verzehrt, als er ihm reichlich zur Verfügung steht. Erst dann bequemt er sich, auch die Säuren zu verarbeiten. Diese Beobachtungen hat J. Behrens[3]) bestätigt. Auch der Gerbstoff wird nach H. Coudon und P. Pacottet[4]) vom Penicillium außerordentlich stark angegriffen. Der Rotweinstoff wird völlig zerstört. Nach J. Wortmann[5]) werden die bitteren, vom Penicillium erzeugten Stoffe, die zuerst H. Müller-Thurgau[6]) beobachtete, aus Gerbstoff gebildet. Da der Schimmel auch sonst noch äußerst unangenehm schmeckende und riechende Stoffe erzeugt, so muß bei der Lese auf eine sorgfältige Entfernung der grünfaulen Beeren gedrungen werden, weil schimmelig schmeckender Wein fast unverwertbar ist. Ja, nach G. Gouirand[7]) läßt selbst der daraus bereitete Cognac den Schimmelgeschmack noch spüren.

Nach H. Müller[8]) und J. Behrens[9]) erzeugt das Penicillium gärungswidrige Stoffe, während E. Kayser und L. Regnier[10]) die schwierige Vergärung von Mosten aus grünfaulen Trauben auf die Verarmung an Stickstoffverbindungen zurückführen.

Der für die Traube charakteristische Fäulnispilz ist der Traubenschimmel [Botrytis cinerea[1])], der sich auf allen Teilen der Rebe vorfindet. Der Pilz erscheint sowohl auf ganz jungen als auch auf reifen Beeren. Beeren, die im unreifen Zustande von dem Traubenschimmel befallen werden, heißen roh- oder graufaul, wohl auch sauerfaul, naßfaul oder mostfaul[2]); sie liefern stets minderwertige Weine, während die im reifen Zustand befallenen Beeren in vereinzelten Weinbaugebieten als edelfaul bezeichnet werden, weil aus ihnen die vornehmsten Weine gewonnen werden.

Gesunde, unreife Trauben sind im allgemeinen durch ihre starke Haut vor dem Eindringen der weit verbreiteten Botrytissporen geschützt. Nur die verletzte Haut eröffnet dem Pilz die Möglichkeit, die Beere anzugreifen. So sind die Bohr- und Fraßstellen der tierischen Beerenfeinde, insbesondere die der sogenannten Sauerwürmer Eingangspforten für den Pilz. Aber auch das vom Oidium herbeigeführte Platzen der Beeren oder mechanische Verletzungen, z. B. durch Hagelschlag, führen leicht zum Botrytisbefall. In den Wunden keimen die Sporen und schließlich durchwuchert der Pilz das ganze Fruchtfleisch. Das kräftige Pilzmyzel vermag dann bei feuchter Witterung auf benachbarte gesunde Beeren überzugehen und auch in deren Epidermis einzudringen. Manchmal befällt der Pilz auch von den Beeren aus den Traubenstiel, der faul und morsch wird und schließlich reißt, eine Erscheinung, die der Winzer mit „Wolf" bezeichnet.

Die Schädigungen der Rohfäule bestehen zunächst in einer großen Verringerung der Mosternte, weil der Wassergehalt der Beeren infolge Absterbens der Epidermis durch Verdunstung stark abnehmen kann. J. Wortmann[3]) berechnet 1901 in seinen Versuchen den durch die Rohfäule entstandenen Mostverlust auf 28 Proz., bezogen auf gleiche Gewichte gesunder und fauler Trauben. Auf gleiche Beerenzahl bezogen, würde er noch weit größer sein.

A. Muntz[4]) erntete 1900 im Département des Pyrénées Orientales bei sehr starkem Auftreten der Rohfäule von (roten) Carignantrauben folgende Mengen:

1) C. r. **142**, 1346 (1906). — 2) L. J. **17**, 127 (1888). — 3) C. Bakt. II. **4**, 514 (1898). — 4) Rev. Vitic. **15**, 145 (1901). — 5) B. Geisenheim 1901, S. 116. — 6) L. J. **17**, 128 (1888). — 7) Rev. Vitic. **28**, 621 (1907). — 8) A. a. O. — 9) A. a. O. — 10) Rev. Vitic. **16**, 196 (1901).

1) Nach J. Behrens, Lafar, Handbuch **5**, 365 (1905—1914). — 2) Mit Fr. Muth (Kap. Wein in chem. Technologie von O. Dammer 1911, III, S. 246) halte ich für zweckmäßig, den Begriff „Grünfäule" auf die Penicilliumfäule zu beschränken; während z. B. J. Behrens auch die Botrytisfäule als Grünfäule bezeichnet. In der Praxis ist aus zwei Gründen die Unterscheidung nicht ganz einfach, weil beide Schimmel in der Jugend weiße Rasen auf den Trauben bilden, und weil häufig beide Schimmelarten zu gleicher Zeit auftreten. — 3) Mitt. über Weinbau u. Kellerwirtsch. **18**, 191 (1901). — 4) Ann. agron. **28**, 177 (1902); C. Agric. **32**, 270 (1903).

Vergleichende Ernten von 1 Hektar bei der Rohfäule.

Zeitpunkt der Lese	Trauben kg	Wein hl	1 ha liefert in den Wein: Alkohol hl	Zucker kg	Weinsäure kg	100 kg Trauben liefern: Wein l	Trestern kg
Beginn der Fäulnis .	14 900	106,4	13,36	2,2	78,7	71,4	20,7
Starke Fäulnis	11 800	79,1	10,00	1,6	57,3	67,0	25,5
Vollständige Fäulnis .	9 800	62,0	7,98	1,3	45,5	63,3	30,3

Es ergibt sich schon hieraus, daß nicht nur Wasser verdunstet, sondern daß auch ein großer Verlust an Zucker und Säure eingetreten ist, wie auch durch die direkte Untersuchung der Weine bestätigt wird, bei denen der Säure- und Alkoholgehalt langsam abgenommen hat.

Zusammensetzung der Weine aus gesunden und faulen Trauben.

	Beginnende Fäulnis	Starke Fäulnis	Vollständige Fäulnis
Alkohol . . Maßproz.	11,1	10,8	10,1
Säure . . . . Prom.	6,5	6,3	5,9

Auch der Verlust an Farb- und Gerbstoff war sehr beträchtlich, so daß die Weine nur schwach gefärbt waren und außerordentlich dazu neigten, braun zu werden, so daß sie mit Gerbstoff versetzt werden mußten. Obwohl der Most von faulen Trauben ein höheres spezifisches Gewicht zeigte als der von gesunden, war dennoch der Zuckergehalt niedriger, ein Zeichen, daß die neutralen Extraktstoffe und die Mineralstoffe durch die Fäule wesentlich zugenommen hatten.

Auch K. Windisch[1]) hat die Wirkung der Rohfäule auf die Mostzusammensetzung geprüft und dabei die Befunde von A. Muntz bestätigt. Nach demselben wird der Stickstoffgehalt der Moste bei der Fäule sehr vermindert, dagegen soll der Säuregehalt meist recht erheblich erhöht werden. Dabei nimmt die Gesamtweinsäure stets ab. Die neugebildete Säure ist weder Essigsäure noch Milchsäure. In normalen Mosten war 0,02 bis 0,16 g, in den kranken Mosten 0,04 bis 0,61 g Essigsäure vorhanden. Die Milchsäure blieb bei gesunden Mosten unter 0,5 g, bei kranken unter 1 g. Bemerkenswert ist schließlich noch die meist sehr starke Erhöhung des Aschengehaltes durch die Fäulnis.

Veränderung der Moste durch die Rohfäule im Jahre 1903[2]).

Gemarkung und Lage	Traubensorte	Zustand der Trauben	Mostgewicht Grade Öchsle	Zucker g	Extrakt abzügl. Zucker g	Titrierbare Säure g	Weinsäure g	Milchsäure g	Flüchtige Säure g	Stickstoff g	Asche g	Aschenalkalität in ccm-n
Geisenheim [Fuchsberg]	Frühburgunder	gesund	81	182	28,5	9,2	5,0	0,4	0,1	1,41	4,04	35
	"	faul	87	181	46,3	16,4	4,7	0,8	0,2	0,99	6,58	68
	"	gesund	81	179	30,7	10,1	6,2	0,5	0,1	1,36	3,97	33
	"	faul	88	178	50,3	14,7	4,8	0,9	0,4	1,06	5,56	60
	Spätburgunder	gesund	76	160	37,4	12,3	6,3	0,3	0,0	1,33	3,48	29
	"	faul	93	142	52,6	17,9	3,5	0,9	0,4	1,03	5,44	52
	Portugieser	gesund	67	152	22,6	11,0	6,1	0,4	0,0	1,48	3,64	29
	"	faul	83	162	54,0	13,4	4,9	0,6	0,2	1,18	6,92	63
	Müllerrebe	gesund	69	150	29,2	11,7	6,8	0,4	0,0	1,46	3,00	31
	"	faul	73	94	48,8	16,7	4,5	0,6	2,2	1,20	5,89	64
	Sämling	gesund	74	162	25,8	13,6	5,9	0,2	0,1	1,15	3,57	27
	"	faul	75	149	43,2	15,6	4,8	0,6	0,2	0,88	3,78	35
	Elbling	gesund	49	96	31,9	13,4	6,9	0,3	0,0	1,05	2,85	28
	"	faul	41	54	47,6	16,2	5,3	0,6	0,2	0,87	4,61	47
Geisenheim [Steinacker]	Sylvaner	gesund	69	142	35,9	11,1	5,4	0,4	0,1	1,39	3,53	21
	"	faul	70	135	47,6	14,0	4,6	0,8	0,1	1,10	4,36	28
Geisenheim [Schorchen]	"	gesund	72	152	34,2	10,3	4,2	0,4	0,2	1,40	3,02	22
	"	faul	80	145	61,7	14,1	3,9	0,7	0,6	0,77	4,33	32
Assmannshausen [Hölle]	Spätburgunder	gesund	81	181	30,3	10,8	4,8	0,3	0,0	1,46	2,64	15
	"	faul	83	177	39,0	12,7	4,1	0,6	0,1	1,34	2,92	20
Assmannshausen [Platte]	"	gesund	82	179	32,7	9,9	3,7	0,5	0,0	1,29	3,75	25
	"	faul	87	184	41,3	12,1	2,9	0,8	0,2	1,12	4,33	31
Bacharach [Wolfshöhle]	Sylvaner	gesund	62	116	35,3	10,6	4,5	0,3	0,0	1,26	2,90	16
	"	faul	74	149	41,9	11,2	3,2	0,4	0,0	1,01	3,38	22

Nach J. Behrens[3]) hingegen sind die Veränderungen, die Mostgewicht und Säure erleiden, durch-

[1]) B. Geisenheim 1903, S. 142. — [2]) K. Windisch, ebenda, S. 143 und Werden des Weines 1906 S. 14. — [3]) Arb. Ges. Amt. **23**, 134 (1905).

aus unregelmäßig. Bald erfahren sie, und zwar unabhängig voneinander, eine Steigerung, bald eine Verminderung. Je nach der Höhe der Wasserverdunstung, je nach dem Zucker- und Säureverbrauch des Pilzes und je nach dem Zeitpunkt der Lese wird das Ergebnis der Fäulnis verschieden sein können und müssen. Besonders verhängnisvoll ist die Rohfäule bei roten Trauben, da der Gerbstoff und der Rotweinfarbstoff fast vollständig zerstört werden. A. Muntz[1]) fand bei seinen Versuchen, daß von 168 g Tannin, die in 100 kg gesunder Trauben vorhanden waren, 144 g = 86 Proz. durch die Rohfäule zerstört wurden. Wurde der Farbstoffgehalt gesunder Beeren mit 10 bezeichnet, so war unter vergleichbaren Umständen der von Beeren mit vorgeschrittener Fäulnis gleich 7 und der von vollständig faulen Beeren gleich 4 zu setzen. Dabei war der Farbton von Rötlichbraun über Braun in Gelblich umgeschlagen. Nach H. Coudon und P. Pacottet[2]) gaben die Häute rohfauler Beeren von Black Alicante an eine verdünnte Weinsäurelösung überhaupt keinen Gerb- und Farbstoff mehr ab. J. Laborde[3]) schließlich stellte fest, daß Reinkulturen von Botrytis auf sterilisierten roten Trauben den roten Farbstoff so veränderten, daß er sich bei der späteren Vergärung der Traubenmaischen nicht mehr löste.

Alle diese Tatsachen bestätigen die alte Erfahrung, daß rohfaule, rote Trauben für die Rotweinbereitung untauglich sind, während bei weißen Trauben die Folgen naturgemäß nicht so verhängnisvoll werden.

Mit der beobachteten Extrakterhöhung dürften auch die Befunde von J. Laborde[4]) und P. Pacottet[5]) übereinstimmen, nach denen der Traubenpilz im Most sich schleimig lösende Stoffe erzeugt, die den Wein zähe machen können. Daneben sei noch erwähnt, daß rohfaule, weiße Trauben meist Weine liefern, die zum Rahn- oder Braunwerden neigen. Aber nicht nur die chemische Zusammensetzung des Mostes wird durch die Rohfäule überaus ungünstig beeinflußt, sondern auch die Traubenflora erleidet eine vollständige Veränderung zum Schlechten. Es gelangen eine unendlich große Zahl von Schimmelpilzsporen jeglicher Art, von Hefen und Bakterien in den Most, die fast alle Weinschädiger sind. Die Gefahr unreiner und krankhafter Gärungen liegt deshalb bei rohfaulen Mosten ganz besonders vor, ganz abgesehen davon, daß nach H. Müller-Thurgau der Traubenschimmel auch gärungswidrige Stoffe erzeugt.

Die Sauerfäule der Beeren wird dadurch hervorgerufen, daß die Raupen der zweiten (und dritten) Generation der beiden Traubenwickler (Cochylis ambiguella und Eudemis botrana), welche Raupen vom Winzer mit dem gemeinschaftlichen Namen Sauerwürmer belegt werden, die Traubenbeeren anfressen. Gewöhnlich siedeln sich in den dadurch hervorgerufenen Fraßstellen die verschiedensten Organismen an. Meist sind es Schimmelpilze, insbesondere Botrytis und Penicillium, die die allgemeine Fäulnis der vom Wurm befallenen Beeren einleiten und auch weiterführen, so daß man die Sauerfäule entweder dem Penicillium- oder dem Botrytisbefall beiordnen muß. Da aber auch häufig noch andere Pilze oder auch Hefen oder Bakterien, insbesondere Essigbakterien sich hier ansiedeln, so ist eine scharfe Charakterisierung der Sauerfäule naturgemäß nicht möglich. Manchmal heilt die Beere die Fraßstelle des Wurmes auch aus; immer aber bleibt der Inhalt sauer (daher der Name Sauerfäule) und zuckerarm. Nicht selten trocknen die Beeren auch ganz aus, so daß im Herbste die leeren Hülsen am Stocke hängen. Der Sauerwurm hat besonders im letzten Jahrzehnt manchen Weinbaugebieten Deutschlands, so besonders der Rheinpfalz, aber auch Rheinhessen, dem Rheingau usf. unermeßlich geschadet.

Schließlich mag noch erwähnt werden, daß bereits der Saft der hängenden Beeren essigstichig sein kann. Eine solche Fäulnis beschreibt H. Müller-Thurgau[1]) an Rotweintrauben. Die Beeren waren rötlich verfärbt und beutelartig geschrumpft, wiesen aber keine sichtbare Verletzung auf. Der Inhalt war eine stark nach Essigsäure riechende Flüssigkeit, die reich an Stäbchenbakterien und Hefezellen war. Daß die Essigbakterien auch als Begleiter und Helfer der Botrytis- und Penicilliumfäule auftreten, so daß die faulen Trauben stets einen größeren Gehalt an flüchtiger Säure aufweisen als gesunde, mag noch hervorgehoben werden.

Bezüglich der übrigen bei uns selten oder gar nicht auftretenden Fäulnisvorgänge, wie Weißfäule, Bitterfäule, Reiffäule, Schwarzfäule, des schwarzen Brenners usf. muß auf die einschlägigen Handbücher[2]) verwiesen werden.

4. Veredelung des Saftes durch Konzentration [Edelfäule[3]), Frost].

Unter Edelfäule versteht man die Botrytisfäule an weißen, edelreifen oder doch wenigstens reifen Traubenbeeren mit der Maßgabe, daß dabei der prozentische Zuckergehalt des Traubensaftes erhöht werden muß.

Während der Traubenschimmel die dicke feste Haut gesunder unreifer Beeren für gewöhnlich nicht anzugreifen vermag, ändert sich die Sachlage, je reifer die Trauben werden, da hier die Hülsen immer dünner und zarter werden, ja sogar zu schrumpfen

[1]) Ann. agron. **28**, 177 (1902); C. Agric. **32**, 270 (1903). — [2]) Rev. Vitic. **15**, 145 (1901). — [3]) C. r. **122**, 1074 (1896). — [4]) Ebenda, S. 1074. — [5]) Rev. Vitic. **20**, 158 (1903).

[1]) Schweiz. Z. Obst- u. Weinbau **10**, 289 (1901). — [2]) P. Viala, Les maladies de la vigne, 3me édition, Montpellier 1893; L. Sémichon, Traité des maladies des vins, Paris 1905; Babo u. Mach, Handbuch **1** (2), 1047—1135 (1910); Ew. H. Rübsaamen, Die wichtigsten deutschen Rebschädlinge und Nützlinge 1909; J. Behrens, Lafar, Handbuch **5**, 378 (1905—1914). — [3]) H. Müller-Thurgau, L. J. **17**, 83 (1888); J. Behrens, Lafar, Handbuch **5**, 371 (1905—1914).

Einfluß der Edelfäule auf die Zusammensetzung der Beeren[1]).

Traubensorte und Herkunft	Zustand der Beeren	Zeit der Lese	Gewicht von 1000 Beeren g	Volumen von 1000 Beeren ccm	1000 Beeren enthalten Gramme: Zucker	Säure	Eiweiß	Asche	Unbekannte Extraktstoffe	Summe d. löslichen Stoffe	Wasser
Riesling Neroberg b. Wiesbaden	noch grün u. gesund . .	17. Sept.	1444	1318	266	13,7	3,6	6,8	12,1	302	1067
	„ „ „ „ . .	28. „	1709	1565	299	13,8	4,0	9,1	25,0	351	1275
	„ „ „ „ . .	5. Okt.	1635	1484	276	13,3	3,8	9,4	22,5	325	1225
	edelfaul u. geschimmelt .	5. „	1174	—	185	10,6	—	—	—	—	—
	noch ganz gefüllt u. grün	12. „	1636	1478	292	13,4	—	—	—	—	—
	„ „ „, a. edelfaul	12. „	1259	1135	235	11,9	3,1	7,5	25,2	282	906
	edelfaul u. geschimmelt	22. „	1045	—	187	6,2	2,7	5,6	24,3	226	756
	teilweise stark geschrumpft, edelfaul und geschimmelt . .	23. „	1022	—	153	2,5	—	—	—	186	—
Österreicher Wiesbaden	grün u. gesund	1. „	2008	1837	336	14,2	13,9(?)	10,0	23,3	397	1549
	angefault u. geschimmelt	2. „	2217	—	340	18,2	—	—	—	—	—
	edelfaul, noch gefüllt, wenig Schimmel .	13. „	1588	1434	297	13,5	9,8	8,2	38,4	367	1147
	ganz edelfaul, m. Schimmel stark überzogen	20. „	—	—	—	—	—	—	—	—	—
Riesling Steinberg	geplatzt, geschrumpft und geschimmelt .	1. Nov.	719	—	146	2,1	—	—	—	—	—
	ebenso Auslese Nr. 1 . .	5. „	625	—	167	2,9	—	—	—	—	—
Ruländer Neroberg b. Wiesbaden	gesund	28. Sept.	1808	1631	372	10,9	—	—	—	—	—
	„	5. Okt.	1654	—	319	10,1	—	—	—	—	—
	edelfaul u. geschimmelt .	5. „	1600	—	306	10,2	—	—	—	—	—
	sehr stark edelfaul . . .	22. „	1064	—	206	7,5	—	—	—	—	—

Einfluß der Edelfäule auf die Zusammensetzung der Beeren[2]).

Traube Herkunft	Zeit der Lese 1886	Zustand der Beere	Gewicht von 1000 Beeren g	1000 Beeren enthalten Gramme: Samen	Unlösliche Stoffe (außer Samen)	Zucker	Säure	Stickstoff, löslich	Stickstoff, unlöslich	1000 Beeren liefern ccm Most	Zucker in 100 ccm Most g	Säure in 100 ccm Most g	Von dem Gesamtzucker der Beeren enthält der Most Proz.	Von der Gesamtsäure der Beeren enthält der Most Proz.
Riesling Lehranstalt Geisenheim	15. Okt.	gesund	1143	53	39	199	11,0	0,98	0,95	—	—	—	—	—
	15. „	faul	1000	50	31	175	9,1	0,71	1,17	—	—	—	—	—
	30. „	gesund	1161	52	44	210	11,9	1,05	1,07	—	—	—	—	—
	30. „	faul	899	46	30	169	9,2	0,76	1,25	—	—	—	—	—
Riesling Rüdesheimer Berg		gesund	1395	57	30	237	13,9	1,47	1,26	1000	18,2	0,89	77	64
		edelfaul z.T. Rosinen	816	42	19	247	6,3	0,74	0,92	520	30,3	0,79	64	65
Riesling Lehranstalt Geisenheim	1. Nov.	gesund	1179	61	46	202	12,1	1,14	0,94	—	—	—	—	—
	1. „	edelfaul	821	40	31	156	8,4	0,96	0,97	—	—	—	—	—
	10. Dez.	„	1072	59	34	179	9,7	0,58	1,17	746	20,1	0,87	84	67
	10. „	edelfaule Rosinen	539	42	34	122	4,8	0,27	1,18	252	30,9	0,80	64	42
	1. Nov. im Zimmer aufbewahrt bis 1. Dez.	gesund	1008	49	29	175	9,0	0,86	0,64	663	21,5	1,08	81	79
		edelfaul	1091	60	32	166	7,4	0,54	1,11	611	21,5	0,80	79	65
		Rosinen	448	49	36	142	4,3	0,27	1,15	158	49,0	0,98	54	38
Orleans Rüdesheimer Berg	12. Nov.	gesund	3255	103	62	494	18,8	1,97	1,26	2375	182	6,90	88	87
	12. „	faul	2473	82	58	428	14,6	1,75	1,50	1750	206	7,09	84	85
	12. „	edelfaule Rosinen	1199	70	50	319	10,4	1,11	1,41	640	335	1,05	67	64
	12. „ im Zimmer aufbewahrt bis 1. Dez.	gesund	1832	60	41	223	6,8	1,49	0,95	899	18,7	0,61	76	81
		edelfaul	1677	83	48	337	13,2	0,94	1,62	1167	23,5	0,90	82	79
		edelfaule Rosinen	803	76	52	266	9,2	0,67	1,82	372	55,6	1,40	78	56

[1]) C. Neubauer, L. V. St. **11**, 438 (1869). — [2]) H. Müller-Thurgau, L. J. **17**, 99ff. (1888).

anfangen. Auch die Ansatzstelle der Beere an dem Beerenstiel lockert sich und gibt dem Pilze Gelegenheit zum Eindringen. Bei reifen Trauben wächst der Pilz vorzüglich in den äußeren Teilen der Beere; er meidet also zum Unterschiede von der Rohfäule das innere Fruchtfleisch, woran nach Müller-Thurgaus Vermutung der höhere Zuckergehalt der reiferen Beeren schuld ist. Durch die getöteten und nun braun gefärbten Hülsen der edelfaulen Beeren verdunstet bei warmer Witterung das Wasser außerordentlich leicht und so gehen die edelfaulen Beeren allmählich in edelfaule Rosinen über, die die kostbarsten Weine liefern.

Nach H. Müller-Thurgau[1]) teilt man demnach die von Botrytis befallenen Beeren ein, je nach der Zeit, zu der sie befallen wurden oder zu der die Lese stattfand, in roh- (sauer-, naß-, most-) faule, in faule, in edelfaule Beeren und schließlich in edelfaule Rosinen.

Die ersten Untersuchungen über die chemischen Veränderungen des Mostes durch die Edelfäule machte wohl C. Neubauer[2]). Daß jedoch der Traubenschimmel die Edelfäule einleitet, scheint er noch nicht sicher erkannt zu haben. Dies hat erst H. Müller-Thurgau[3]) streng bewiesen. Zunächst mögen die chemischen Ergebnisse der Untersuchungen von Neubauer und Müller-Thurgau folgen (s. die beiden Tafeln auf S. 43).

Aus den Untersuchungen ergibt sich übereinstimmend, daß die Verluste an Traubensaft durch die Edelfäule ganz außerordentlich groß werden können. Zunächst verzehrt der Pilz von den organischen Stoffen des Mostes besonders die Säuren. Dabei dürfte, wie schon H. Müller-Thurgau vermutete und später J. Behrens[4]) bewies, besonders die Weinsäure angegriffen werden[5]). In geringerem, prozentischem Maße geht Zucker verloren. Dabei greift der Pilz vorwiegend die Glukose[6]) an, so daß in den edelfaulen Mosten die Fruktose überwiegt.

Auch die Stickstoffsubstanzen der Traube erleiden eine Umwandlung der Art, daß ein großer Teil der zuerst im Moste löslichen Verbindungen in unlösliche übergeführt wird. Da der Pilz allmählich das Hülsengewebe abtötet, so setzt eine starke Verdunstung des Wassers ein, die verhältnismäßig weit größer ist, als der Verlust an organischen Stoffen durch den Pilz selbst. Die Folge aller dieser Vorgänge ist, daß die edelfaulen Moste eine sehr viel höhere Zuckerkonzentration, aber nur mäßig erhöhten oder sogar geringeren Säuregehalt aufweisen, als die Moste aus reifen, gesunden Trauben. Die wichtigste Veränderung bei der Edelfäule erleiden jedoch die arteigenen Traubenbukette. Sie werden durch den Pilz oder die gesteigerte Luftzufuhr mehr oder weniger vollständig zerstört und an ihre Stelle tritt ein eigenartiger Duft und eine liebliche Süße, die von H. Müller-Thurgau mit dem „Sherrybukett" verglichen werden.

Alle Umstände, die die Reife begünstigen, ermöglichen einen früheren Eintritt der Edelfäule. Als ein solcher Zustand hat sich nach Müller-Thurgau z. B. die geringere Zahl der Beeren erwiesen. Eintritt und Verlauf der Fäule wird auch wesentlich bedingt durch die Rebsorte, den Bau der Traube, das Alter der Reben und deren Pflege (Schnitt), sowie durch die Bodenbeschaffenheit und die Düngung. Die Edelfäule kann nicht bei allen Traubensorten abgewartet werden. Zunächst sind alle roten Traubenbeeren von den Vorteilen der Edelfäule ausgeschlossen, weil der rote Farbstoff der Hülsen vollständig zerstört würde. Aber auch von den weißen Trauben ertragen nur die hart- oder dickhäutigen die Edelfäule, während die zarte Haut der weichen Sorten durch die Fäulnis so gelockert wird, daß der Saft gar zu leicht auslaufen würde. Im Rheingau liefert neben dem heute fast ganz verschwundenen Orleans nur der Riesling, an der Haardt auch der Sylvaner edelfaule Beeren.

Die Beobachtung Müller-Thurgaus, daß an der Mosel der Elbling zu edelfaulen Auslesen verwandt wird, gehört wohl der Vergangenheit an; denn im allgemeinen wünscht man an der Mosel die Edelfäule überhaupt nicht, da sie das Moselrieslingsbukett zerstört. Nach C. Sauvageau[1]) wird die Edelfäule in Sauternes an den Trauben der Rebsorten Sauvignon, Sémillon und Muscadelle, im Anjou an der Traube der Reben Chenin blanc und Pinot blanc als erwünscht bezeichnet. Daß die dichte, klumpige Traube leichter fault als die locker gebaute, ist leicht ersichtlich. Die Erfahrung zeigt ferner, daß die Trauben junger Stöcke vielleicht infolge üppigen Wachstums zwar nicht so edel werden wie an älteren, daß sie aber leichter in Fäulnis übergehen. Auch durch niedrige Zuchtverfahren und richtige Laubbehandlung kann die Edelfäule gefördert werden. Auf schweren Böden faulen die Trauben früher als auf leichten; ebenso begünstigt starke Düngung die Edelfäule. Der gute Erfolg, den man durch die Edelfäule zu erzielen hofft, hängt ausschließlich von dem Verlauf der Witterung im Oktober und November ab. Von der Vollreife an müssen die Regenniederschläge ausbleiben, die Tage müssen warm, die Nächte aber feucht und nebelig sein, wenn der Pilz gedeihen und eine starke Verdunstung aus der Beere erfolgen soll. Wenige Regentage schon können leicht die ganze Hoffnung des Jahres zerstören. Die morschen Hülsen der edelfaulen Beeren saugen sich nämlich dann voll Wasser und platzen, so daß das weiche Fruchtfleisch ausgewaschen wird und die leeren Hülsen zurückbleiben.

[1]) L. J. **17**, 90 (1888). — [2]) L. V. St. **11**, 416 (1869). — [3]) L. J. **17**, 82 (1888). — [4]) C. Bakt. II. **4**, 514 (1898). — [5]) K. Windisch gibt an, daß bei der Edelfäule hauptsächlich Äpfelsäure verschwindet; seine Versuche beweisen, daß bei der Rohfäule die Weinsäure abnimmt. (Werden d. Weines 1906, S. 11 u. 13, sowie Tafeln auf S. 14 u. 15.) — [6]) L. J. **17**, 139 (1888).

[1]) Rev. Vitic. **2**, 131 (1894).

Schließlich weist Müller-Thurgau darauf hin, daß die Edelfäule überhaupt nur dort eine Verbesserung des Mostes herbeiführen kann, wo sie vollreife Beeren befällt. Das ist aber bei uns stets nur in den besten Lagen der Fall. In Weinbaugebieten, wo nur gering bezahlte Weine gezogen werden, und in schlechten Lagen selbst berühmter Gemarkungen ist die Edelfäule, weil sie hier nie wirklich vollreife Beeren befällt, stets von wirtschaftlichem Nachteil; denn die Veredelung des Mostes ist hier nicht derart, daß der große Verlust an Most durch die Preissteigerung der geernteten Menge ausgeglichen werden könnte.

Die Vorteile der Edelfäule abzuwarten, ist wegen der großen Einbußen an Mostmenge und wegen der Unsicherheit des Gelingens ein Sport, den nur wenige Besitzer pflegen können. Dazu kommt, daß durch die Auslese der edelfaulen und der Rosinen-Beeren die große Hauptmenge des ganzen Wachstums in der Güte stark geschädigt wird. Meiner persönlichen Ansicht nach wird die Bedeutung der Edelfäule für den Ruf eines Weinbaugebietes stark überschätzt; wie sich ja vielleicht dadurch beweisen läßt, daß des Rheingaus Weine schon seit Jahrhunderten ihren wohlgegründeten Ruf besitzen, daß aber Auslesen von edelfaulen Beeren erst seit Ende des 18. Jahrhunderts, ja sogar vielleicht erst seit 1820 gemacht werden. Ähnlicher Meinung scheint schon C. Neubauer[1]) zu sein. H. Müller-Thurgau[2]) spricht zwar auch von den enormen Opfern, die die Herstellung von Rosinenauslesen fordert, scheint aber doch der Gewinnung der Ausleseweine aus edelfaulen Beeren seine Anerkennung nicht zu versagen, während nach J. Behrens[3]) die Bedeutung solch hoher Auslesen für den Ruf des Weinbaugebietes nicht leicht überschätzt werden kann.

Was die Gunst der Sonne versagte, sucht man wohl auch dadurch zu erreichen, daß man die gelesenen Trauben zunächst eintrocknen ließ. Man lagerte sie zu diesem Zwecke auf Hürden oder Stroh und schritt erst nach mehreren Wochen, ja manchmal erst gegen Weihnachten zur Kelterung. Von dieser Herstellungsart hießen die Weine Strohweine.

Wirtschaftliche Bedeutung hat das Verfahren wohl kaum je besessen. Früher soll es im Elsaß im Schwange gewesen sein. Heutzutage dürfte es jedoch kaum mehr irgendwo in Deutschland ausgeübt werden.

Einer besonderen Erwähnung bedarf noch die Schilderung des Frostes auf die Trauben. Ähnlich wie bei der Botrytisfäule sind hier zwei Fälle zu unterscheiden, je nachdem unreife oder reife Trauben vom Froste befallen werden.

Bei unreifen Trauben können die Folgen eines Frühfrostes verhängnisvoll werden; die Blätter des Stockes fallen ab, so daß Zucker nicht mehr in die Beeren einwandern kann. Die Zellhäute der Beere selbst werden abgetötet, so daß bei darauffolgender günstiger Witterung eine starke Verdunstung des Wassers einsetzt, ohne daß damit eine wesentliche Veredelung des Mostes verknüpft wäre. Ein großer Teil der Beeren fällt von den Stielen ab und geht verloren. Bei Regenwetter hingegen saugen sich die Beeren mit Wasser voll, platzen und laufen vollständig aus. Hier kann durch längeres Hängenlassen die Güte des Mostes nicht verbessert werden. Um wenigstens an Menge zu retten, was möglich ist, muß man unverzüglich zur Lese schreiten. Der Wein bleibt jedoch minderwertig, da er mit einem abscheulichen Geschmack, dem Frostgeschmack behaftet ist, der zwar durch manche Maßregel gemildert, aber kaum ganz beseitigt werden kann. Ein verhängnisvoller Frost dieser Art traf anfangs Oktober 1912 fast ganz Deutschland, wobei insbesondere das Moselgebiet wegen der mangelhaften Traubenreife furchtbar getroffen wurde. Ganz anders verläuft die Sache, wenn der Frost reife Trauben trifft, weil hier von einem widerlichen Frostgeschmack im Weine nichts zu bemerken ist. Man läßt die Beeren auftauen und verarbeitet sie in gewöhnlicher Weise. Im Rheingau hat man in manchen Jahren sogar verstanden, aus den gefrorenen Trauben Edelgewächse, die sogenannten Eisweine zu gewinnen. Die stark gefrorenen Trauben preßt man entweder unverzüglich ab, oder fängt den beim langsamen Auftauen von selbst abfließenden Most gesondert auf. Naturgemäß zeigt der so gewonnene Most, weil ja ein Teil des Wassers als Eis zurückbleibt, ein mehr oder weniger hohes Mostgewicht. Ein anschauliches Bild über ein solches Eisweinjahr (1875) gibt C. Neubauer[1]), wobei er auch einige Analysen von Eisweinen mitteilt. Es berechnet sich daraus, daß die Eismoste einen Zuckergehalt von 19 bis 24 Proz. besaßen.

Über Eismoste aus dem Jahre 1890 berichtet P. Kulisch[2]), der ebenfalls die Analysen von sieben Eisweinen mitteilt. Aus den Angaben berechnet sich, das der Zuckergehalt der Eismoste zwischen 22 und 32 Proz. schwankt, während das Mostgewicht normaler Moste desselben Jahres nur etwa 70 bis 90° Ö. (entsprechend 14 bis 19 Proz. Zucker) betrug[3]).

Schließlich berichtet noch K. Windisch[4]) über die Eismoste des Jahres 1902.

Er fand folgende Werte:

Eismost		Normaler Most	
° Öchsle	Prom. Säure	° Öchsle	Prom. Säure
90	14,8	70	15
116	15,3	94	12
104	14,9	72	13

[1]) L. V. St. **11**, 441 (1869). — [2]) L. J. **17**, 159 (1888). — [3]) Lafar, Handbuch **5**, 375 (1905—1914).

[1]) L. V. St. **20**, 105 (1877); Ann. Önol. **6**, 606 (1877). — [2]) Weinb. u. Weinh. **10**, 348 (1892). — [3]) Ebenda **8**, 451 (1890). — [4]) B. Geisenheim 1902, S. 148.

Alle Beobachter weisen darauf hin, daß die Eisweine zu den edelsten Rheingauer Gewächsen gehören; insbesondere, daß sie durchaus reintönig und ohne jeden Frostgeschmack sind. Es fehlt ihnen zwar das Sherrybukett der Ausleseweine, dagegen weisen sie das eigentliche Rieslingsbukett in seiner ganzen Fülle auf. Kulisch weist noch darauf hin, daß ihr Alkoholgehalt weit höher ist, als der aus edelfaulen Trauben gewonnenen Weine. Daß der nach vollständigem Auftauen abfließende Most durchaus minderwertig ist, bedarf kaum der Erwähnung.

5. Schrifttum.

Studien über das Reifen der Trauben.

Anonym: Über das Nachreifen der Trauben. C. Agric. **8**, 232 (1879).

Amthor, C.: Reifestudien an Trauben. Z. physiol. Chem. **6**, 227 (1882). — Reifestudien an Weinkernen; Über das Nuclein der Weinkerne. Ebenda **9**, 138 (1885).

Babo, A. W. von: Die Auslese. Weinlaube **8**, 59 (1876).

Baragiola, W. J. u. Godet, Ch.: Chemisch-analytische Untersuchungen über das Reifen von Trauben und über die Entwickelung des daraus gewonnenen Weines. L. J. **47**, 249 (1914).

Barth, M.: Reifestudien an Traubensäften des Jahrgangs 1892 und 1893. F. B. **1**, 205 (1894). — Über einige Beziehungen zwischen der Qualität des Traubensaftes und der chemischen Zusammensetzung vegetativer Reborgane. Weinb. u. Weinh. **9**, 131 (1891).

Becchi, E.: Das Reifen der Trauben. Saggi di esperienze agr. **4**, 219 (1876); **5**, 112 (1877); J. B. Agric. **20**, 603 u. 604 (1877).

Blankenhorn, A.: Über den Gehalt der im Jahre 1867 eingesandten Trauben an Trockensubstanz, Asche und Stickstoff. Ann. Önol. **3**, 256 (1873).

Boettinger, C.: Studien über Weinbildung. Ch. Z. **22**, 138, 845 (1898); **23**, 40 (1899); **25**, 6, 17, 24 (1901).

Brunner, H. u. Chuard, E.: Über das Vorkommen von Glyoxylsäure in den Pflanzen. B. **19**, 595 (1886).

Callegari, R.: Reifestudien. Ann. vitic. ed enolog. **8**, 241 (1877); J. B. Agric. **20**, 604 (1877).

Canu, L. R. Le: Étude sur les raisins, leur produits et la vinification. Paris, Eduard Blot, 1868.

Cerletti, G. B.: Reifestudien. Ann. vitic. ed enolog. **6**, 277 (1875); J. B. Agric. **20**, 604 (1877).

Cossa, A., Pecile u. Porro, B.: Über die Zusammensetzung des Mostes in den verschiedenen Perioden der Reife der Trauben. Ann. vitic. ed enolog. **6**, 294 (1875); C. Agric. **7**, 341 (1875); Weinlaube **7**, 335 (1875).

Draggendorf: Chemische Beiträge zur Pomologie mit Berücksichtigung der livländischen Obstkultur. Arch. Naturkunde Liv-, Est- u. Kurlands **8**, 139 (1878); Justs botan. J. B. **6**, I, 597 (1878).

Dupré, A.: Über den normalen Zuckergehalt des Weines und über das angebliche Verschwinden der in der Weintraube enthaltenen Säuren während des Reifens. Chem. Soc. J. (2) **5**, 378 (1867); Dinglers polytechn. J. **196**, 541 (1871); Weinlaube **2**, 274 (1870).

Famintzin, A.: Untersuchungen über das Reifen der Weintraube. B. üb. d. Verh. d. naturforsch. Gesellsch. Freiburg **2**, 177 (1860); Ann. Önol. **2**, 242 (1872).

Fitz, A.: Kritische Besprechung der über das Reifen der Weintrauben vorliegenden Literatur. Ann. Önol. **2**, 235 (1872).

Galimberti, A.: Über das Ringeln der Rebe. Relaz. Asti 1878, **18** (1879). Der Schnitt der Rebe. Ebenda.

Garino-Carina, E.: Reifestudien. Ann. d. R. Acad. d'Agric. di Torino **57**, 1 (1915).

Girard, A. u. Lindet, L.: Untersuchungen über die fortschreitende Entwickelung der Weintraube. C. r. **126**, 1310 (1898); Z. U. N. **2**, 244 (1899).

Haas, B.: Studien über d. Reifen d. Trauben. Mitt. V. St. Klosterneuburg **3**, 1 (1878). — Mostuntersuchungen. Z. Nahrgsm.-Unters., Hyg. u. Warenkunde **7**, 17 (1893).

Hamböck, C.: Der rheinische Auslesewein. Weinlaube **11**, 171 (1879).

Hilger, A.: Beiträge zum Reifungsprozeß der Weintraube. L. V. St. **17**, 245 (1874); Ann. Önol. **4**, 117 (1874).

Hilger, A. u. Gross, L.: Die Bestandteile einzelner Organe des Weinstockes. L. V. St. **33**, 171 (1887).

Horwath, A.: Zucker- und Säuregehalt der Trauben während des Reifens in Syrmien, Savengrad. Weinlaube **4**, 340 (1872); **5**, 364 (1873).

Kelhofer, W.: Untersuchung von Räuschlingstrauben in verschiedenen Reifestadien. Schweiz. Ztschr. f. Obst- u. Weinb. **17**, 65 (1908).

Klosterneuburg (Anonym): Reifestudien. Weinlaube **1**, 312 (1869); **2**, 349 (1870); **3**, 329, 344 (1871); **4**, 288, 306, 322, 337 (1872); **5**, 295, 311, 329, 345 (1873); **6**, 288, 302, 320, 342, 360 (1874); **7**, 312, 332, 352, 373, 392 (1875).

Kulisch, P.: Die deutschen Ausleseweine. 14. D. W. C. Neustadt a. Haardt 1895, S. 99.

Kurmann, F.: Reifestudien in St. Michele. Weinlaube **8**, 345, 380, 439 (1876).

Macagno, J.: Über das Reifen der Trauben. Relaz. Asti 1874, p. 97.

Mach, E.: Studien über den Zucker der Trauben. Ann. Önol. **5**, 415 (1876); Weinlaube **8**, 81, 103 (1876). — Lesestudien. Weinlaube **8**, 462 (1876). — Reifestudien bei Trauben und Früchten. Ann. Önol. **6**, 409 (1877); **8**, 46 (1880); Weinlaube **9**, 48, 69 (1877); **10**, 333, 355, 367, 388, 409 (1878). — Reifestudien bei Trauben. Weinlaube **11**, 207, 219, 233, 245, 257, 267, 291, 303 (1879). — Über die Traubenkerne und deren chemische Veränderungen beim Reifen. Ebenda **12**, 577 (1880). — Das Maischen der Trauben. Ebenda, S. 50 (1880). — Über die Zusammensetzung des Zellinhaltes der einzelnen Teile der Traubenbeere mit Rücksicht auf die Gewinnung des Mostes. Ebenda **13**, 62, 91, 99, 112 (1881); Wiener Obst- u. Gartenb.-Ztg. **2**, 303 (1877).

Müller-Thurgau, H.: Über das Reifen der Trauben usf. 2. D. W. C. Kreuznach 1876; Ann. Önol. **6**, 615 (1877). — Zusammenhang des Zuckergehaltes des Mostes mit dem Belaubungszustand der Rebe. 3. D. W. C. Freiburg 1877; Ann. Önol. **7**, 250 (1878). — Über die Zuckerbildung in der Weinbeere. 5. D. W. C. Koblenz 1879, S. 39; Ann. Önol. **8**, 242 (1880). — Bedeutung und Tätigkeit des Rebenblattes. 6. D. W. C. Heilbronn 1881, S. 8. — Das Reifen der Trauben und die Laubarbeiten. Ebenda, S. 51. — Bau und Leben des Rebblattes. Ampelograph. B. **3**, Heft 2 u. 3 (1882). — Das Kappen der Reben. Weinbau **8**, 95 u. 99 (1882). — Über den Einfluß der Belaubung des Weinstockes auf das Reifen der Trauben. 7. D. W. C. Dürkheim 1882, S. 19. — Über das Verhältnis von Zucker und Säure in den Traubenbeeren. Weinbau **9**, 201 (1883). — Welche Umstände beeinflussen die Entstehung und das Wachstum der Traubenbeeren? B. Gen. Vers. D. W. C. Geisenheim 1884, S. 6. — Über die Tätigkeit des Rebenblattes und die Laubarbeiten. 8. D. W. C. Colmar i. E. 1885, S. 59. — Die Edelfäule der Trauben. L. J. **17**, 83 (1888). — Vergleichende Versuche über die verschiedenen Laubarbeiten in Weinbergen. Weinb. u. Weinh. **7**, 219 (1889).

Muntz, A.: Das Entblättern des Weinstockes u. das Reifen der Trauben. C. r. **114**, 434 (1892); C. **63**, I, 679 (1892).

Neubauer, C.: Chemische Untersuchungen über das Reifen der Weintrauben. L. V. St. **11**, 416 (1869); Ann. Önol. **5**, 343 (1876); Weinlaube **3**, 268 (1871). — Die Reife der Trauben usf. Weinlaube **6**, 325 (1874). — Der Gehalt an Zucker, Säure, Kali und Phosphorsäure in 1000 Stück Weinbeeren zu verschiedenen Perioden der Reife. Ann. Önol. **4**, 490 (1874).

Pasteur, L.: Études sur le vin. 2. edit., 1875. Le cépage appelé Enfariné. Singularité de sa maturation, p. 284; Le cépage appelé Ploussars, p. 290.

Petit, A.: Über das Verschwinden der Säuren der Traube und ihre wahrscheinliche Umwandlung in Zucker. C. r. **69**, 760 (1869); Dinglers polyt. J. **195**, 353 (1870); Ann. Önol. **1**, 441 (1870).

Pfeifer, O.: Chemische Untersuchungen über die Reife des Kernobstes. Ann. Önol. **5**, 271 (1876).

Pierre, C. St. u. Magnien, L.: Experimentelle Untersuchungen über die Reife der Trauben. C. r. **86**, 491 (1878); Ann. agr. **4**, 160 (1878); C. Agric. **8**, 611 (1879).

Pollacci, E.: Über das Reifen der Trauben nach ihrer Trennung von der Pflanze. Riv. d. vitic. et enol. **1**, 597 (1877); Ann. agr. **3**, 629 (1877); J. B. Agric. **20**, 603 (1877); C. Agric. **7**, 772 (1878).

Porro, L.: Reifestudien an Trauben. Staz. ital. **6**, 59 (1877); J. B. Agric. **20**, 604 (1877).

Portele, K.: Reifestudien in St. Michele. Weinlaube **9**, 331, 352 (1877); **10**, 341, 358 (1878).

Ravizza, D. F.: Zusammensetzung des Mostes während des Reifens. La vigna e la cantina **1**, 94 (1880). — Einfluß des Schneidens auf die Zusammensetzung des Mostes. Staz. ital. **30**, 197 (1897). Reifestudien, Rel. Asti 1876/77.

Rotondi, E.: Reifestudien. Relaz. Asti 1878, p. 36, 40 u. 92; C. Agric. **8**, 877 (1879).

Rotondi, E. u. Galimberti, A.: Das Reifen der Trauben nach der Trennung vom Stock. Relaz. Asti 1878, p. 14.

Sansone, A.: Einfluß des Schneidens der Reben auf die Menge der Produkte und auf die Zusammensetzung des Mostes. Staz. ital. **26**, 389 (1894).

Sestini, F.: Reifestudien. Staz. ital. **6**, 59 (1877); J. B. Agric. **20**, 604 (1877).

Schuler, J.: Studien über den Bau und die Zusammensetzung der Traubenbeere. Weinlaube **12**, 397, 411, 422, 434 (1880).

Schultz, A.: Über den Reifungsprozeß der Weintrauben. Weinlaube **9**, 126, 150 (1877).

Sommer, E.: Über das Reifen der Weintrauben. Weinlaube **3**, 243 (1871).

Torre, G. Del: Reifestudien. Staz. ital. **6**, 65 (1877); J. B. Agric. **20**, 604 (1877).

W.: Die rheinischen Ausleseweine vor dem Richterstuhle der Chemie. Weinlaube **8**, 261, 285 (1876).

II.

Chemische Zusammensetzung der Traube und ihrer Teile.

Im folgenden Abschnitt wird die Zusammensetzung der einzelnen Teile der Traube, sowie der Traube selbst geschildert werden. Wir beginnen zunächst mit den Kämmen, Hülsen, Kernen, Trestern und der ganzen Traube; hieran schließt sich als wichtigster Teil die Zusammensetzung des Traubensaftes.

1. Die Kämme.

Das Gewichtsverhältnis zwischen Kämmen und Beeren wechselt je nach der Größe und dem engeren oder weiteren Stand der Beeren, sowie nach dem Gesundheits- und Reifezustand der Trauben ganz außerordentlich. B. Haas[1]) fand, daß bei 10 verschiedenen Sorten der Anteil der Kämme am Traubengewichte am 28. September zwischen 1,6 Proz. (blauer Liverdun) und 6,4 Proz. (Vöros-Dinka) schwankte. Dabei hatte das prozentische Kammgewicht folgendermaßen während der Reife sich verändert:

Prozentischer Anteil des Kammgewichtes am Traubengewicht:

	24. Aug.	31. Aug.	7. Sept.	14. Sept.	22. Sept.	28. Sept.
Liverdun	2,7	3,1	2,3	2,4	1,8	1,6
Vöros-Dinka . . .	8,4	8,9	4,1	6,1	3,7	6,4

In St. Michele betrug nach E. Mach[1]) das Gewicht der Kämme von 16 Sorten bei der Lese des Jahres 1878 (einmaliger Hagel) 2,4 bis 5,7 Proz., ersteres bei Rossara, letzteres bei blauem Burgunder. Bei unreifen, zurückgebliebenen Negraratrauben betrug zu St. Michele am 26. Juli 1879 der Gehalt an Kämmen 16,3 Proz., während er bei reifen Trauben am 12. Oktober nur 3,6 Proz. betrug. E. Foussat[2]) gibt an, daß der Rappengehalt des Carignan, der wichtigsten (roten) Rebe Algiers, im Durchschnitt 3,5 Proz. des Traubengewichtes betrage. Im allgemeinen wird man mit einem Rappengewicht von 3 bis 4 Proz. rechnen dürfen.

Der Wassergehalt der Kämme ist je nach dem Reifegrad sehr verschieden. B. Haas[3]) fand in 10 Sorten einen Gehalt von 70 bis 85 Proz. Bei 24 Sorten, die in St. Michele im Oktober 1879 gelesen worden waren, schwankte der Wassergehalt zwischen 34 und 78 Proz. und betrug im Mittel 64 Proz.[4]). Nach Ai. Girard und L. Lindet[5]) ging der Wassergehalt der Aramonkämme in der Zeit vom 13. Juli bis 9. September von 90 auf 75 Proz. zurück. Zucker scheint sich in den Rappen nur in ganz unbedeutender Menge zu finden, dagegen ist in ihnen Stärke[6]) wiederholt festgestellt worden.

Während in den grünen Kämmen Weinsäure vorhanden ist (und wahrscheinlich auch Äpfelsäure), treten diese Verbindungen in den verholzten Kämmen wieder zurück. Nicht unbeträchtlich sind die Gerbstoffmengen, die zwischen 12,7 und 31,7 Prom. betragen sollen. Im Durchschnitt sollen die Kämme von 1 kg Trauben rund 1 g Gerbstoff enthalten.

Nach Ai. Girard und B. Lindet[7]) wird das Tannin von einem Phlobaphen begleitet, dessen Natur aber sehr zweifelhaft ist. Eine Zusammenstellung dieser Angaben zeigt die folgende Tafel.

Angaben über Gerbstoffgehalt von Rappen, Schalen und Kernen siehe auch C. Neubauer, Studien über Rotweine[8]).

---

[1]) Mitt. V. St. Klosterneuburg **3**, 9 (1878).

[1]) Weinlaube **11**, 268 (1879). — [2]) La préparation du vin en Algérie. Alger. 1909. — [3]) Mitt. V. St. Klosterneuburg **3**, 14 (1878). — [4]) Babo u. Mach, Handbuch **1**, 51 (1881). — [5]) C. r. **126**, 1310 (1898); Ref. Z. U. N. **2**, 244 (1899). — [6]) A. Famintzin, Ann. Önol. **2**, 254 (1872). — [7]) Über das Phlobaphen der Weintraube. Bull. Soc. Chim. (3) **19**, 583 (1898); Ref. Z. U. N. **2**, 245 (1899). — [8]) Ann. Önol. **2**, 23 (1872).

Zusammensetzung der Kämme.

	100 g Trauben enthalten Kämme g	100 g Kämme enthalten Trockensubstanz g	In 100 g Kämmen sind enthalten: Gesamtsäure als Weinsäure berechnet g	Weinstein g	Äpfelsäure g	Gerbstoff g	Analytiker
Durchschnitt von 10 Sorten, Klosterneuburg, 28. Sept. 1874	2,8	25,2	0,62	—	—	1,68	B. Haas
Negrara, 12. August	—	—	1,62	1,32	0,85	2,05	K. Portele
Durchschnitt von 15 Sorten, Herbst 1878	4,2	—	0,54	0,36	0,13	1,40	K. Portele
Labrusca, sehr unreif, Herbst 1878	2,6	—	1,12	1,56	0,27	1,27	K. Portele
Durchschnitt von 24 Sorten, Herbst 1879	3,6	36,0	—	—	—	3,17	K. Portele

E. Mach und K. Portele[1]) berichten über den Stickstoffgehalt der Kämme:

Bei einem durchschnittlichen Trockensubstanzgehalt von 29,4 Proz. (schwankend von 23,6 bis 44,4) betrug der Stickstoffgehalt im Durchschnitt in den frischen Kämmen 0,95 Proz. (schwankend von 0,72 bis 2,18) bei 14 Sorten.

Über die Zusammensetzung der Asche wird von verschiedenen Analytikern berichtet; ihre Ergebnisse sind in der folgenden Tafel aufgezeichnet. Es ergibt sich daraus, daß der Gesamtaschengehalt etwa 6 bis 10 Proz. in der Trockensubstanz der Kämme beträgt, und daß der Hauptanteil der Asche aus Kali besteht. Zu bemerken ist, daß die Analysen von E. Becchi und A. Galimberti sich auf Reinasche, die beiden anderen offenbar auf Rohasche beziehen. Über denselben Gegenstand gibt schließlich noch L. Degrully[2]) eine Analyse; nach dem Referat sind aber die Zahlen unverständlich, so daß ich nur darauf verweise.

2. Die Hülsen.

Der Anteil der Hülse am Beerengewicht ist nach der Traubensorte und dem Reifegrade verschieden. Während das Gewicht von 100 reifen Beeren nach E. Mach[3]) im Jahre 1881 bei mehr als 30 verschiedenen Sorten zwischen 115 und 278 g betrug, schwankte das von 100 feuchten Hülsen zwischen 9,7 und 28,2 g. In den Jahren 1878 und 1879 ergab sich zu St. Michele das Gewicht von 100 Hülsen im Durchschnitt von 24 Sorten zu 20,8 g[4]).

Vom Gewicht der Beeren betrugen dabei die feuchten Hülsen im Jahre 1878 9,3 Proz. von 20 Sorten, im Jahre 1879 9,7 Proz. von 24 Sorten.

Zusammensetzung der Asche von Kämmen.

Analytiker . . .	T. Péneau[5])	L. Roesler[6])	E. Becchi[7])	A. Galimberti[8])		
Örtlichkeit . . .	Fenestrelay	Klosterneuburg	Florenz	Mongardino bei Asti		
Traubensorte . .	—	Portugieser	—	Barbera	Fresia	Grignolino
Trockensubstanz der Kämme . . . Proz.	36,73	23,47	86,21	—	—	—
Asche in Prozenten der frischen Kämme .	2,45	2,35	—	—	—	—
Rohasche " " Trockensubstanz	6,67	9,11	—	6,88	5,24	5,61
Reinasche " " "	—	—	6,30	5,57	4,25	4,54
K_2O (in Prozenten der Roh- oder Reinasche)	31,54	47,35	62,10	53,93	54,05	59,52
Na_2O	—	—	7,44	2,70	0,75	2,22
CaO	11,44	10,88	10,31	16,80	21,22	12,24
MgO	4,09	1,83	2,80	8,43	5,15	5,45
Fe_2O_3 (und Al_2O_3)	10,38[9])	0,24	Spur	1,13	1,77	1,80
P_2O_5	5,63	7,02	9,75	7,49	6,68	6,35
SO_3	6,98	1,40	6,30	4,67	6,10	3,90
SiO_2	5,37	0,98	0,58	4,15	3,74	7,26
Cl	1,60	0,45	0,86	0,73	0,75	0,92
Summe Proz.	77,03	70,15	100,14	100,03	100,21	99,66

[1]) L. V. St. **36**, 377 (1889). — [2]) Ann. agron. **3**, 21 (1877); Ref. C. Agric. **7**, 208 (1878). — [3]) Technologie des Weines 1884, S. 138. — [4]) Babo u. Mach, Handbuch **1**, 53 (1881). — [5]) Ann. agron. **3**, 131 (1877); Ref. C. Agric. **7**, 364 (1878). — [6]) B. V. St. Klosterneuburg 1900, S. 7; Z. L. V. Ö. **4**, 195 (1901); Ref. J. B. Agric. **43**, 583 (1900). — [7]) Saggi di esper. agr. **4**, 219; Ref. J. B. Agric. **20**, 587 (1877). — [8]) Relaz. Asti 1879, p. 23; Ref. J. B. Agric. **22**, 638 (1879). — [9]) und Manganoxyduloxyd.

Nach folgender Zusammenstellung sind die Unterschiede, die die einzelnen Sorten zeigen, nicht unbeträchtlich.

Anteil der Hülsen am Beerengewicht[1]).

Traubensorte	100 g Beeren enthielten Hülsen g
Gelber Muskateller	24,1
Roter Veltliner	17,8
Weißgelber Muskateller	12,6—13,3
Riesling	10,5—13,6
Traminer	9,0—14,9
Teroldega	8,4—13,0
Gutedel	6,2— 7,5
Blauer Burgunder	4,9— 6,0
St. Laurent	4,5— 5,1
Welschriesling	2,1

Frische Hülsen enthalten 20 bis 62 Proz. Trockensubstanz. In St. Michele betrug der mittlere Trockensubstanzgehalt gut gereinigter und zwischen Fließpapier getrockneter Hülsen im Jahre 1878 32,2 Proz., im Jahre 1879 34,9 Proz. und im Jahre 1881 26,1 Proz. In den Jahren 1878 und 1879 zeigt übereinstimmend den höchsten Trockensubstanzgehalt Welschriesling mit 62 Proz., Burgunder und St. Laurent mit 49 bis 50 Proz., den niedrigsten Muskateller, Riesling, Veltliner, Gutedel mit 22 bis 26 Proz.[2]); im Jahre 1881 schwankte der Trockensubstanzgehalt hingegen bei 30 Sorten nur zwischen 20,2 und 36,1 Proz.[3]).

Aus diesen Zahlen berechnen sich durchschnittlich 3 g Trockensubstanz aus den Hülsen von 100 g Beeren. Wie hoch sich dieser Anteil bei den einzelnen Sorten stellt, zeigt folgende Aufstellung:

Anteil der Hülsen-Trockensubstanz am Beerengewicht[4]).

Traubensorte	100 g Beeren enthielten in den Hülsen Trockensubstanz g
Riesling	4,9
Roter Veltliner	4,5
Teroldega	4,3
Blauer Burgunder	2,5
Gutedel	2,1
St. Laurent	2,0
Rossara	1,9

Die Trockensubstanz setzt sich zusammen aus den im Zellstoff gelösten oder verteilten Stoffen und den Wandstoffen der Zellen. Der Inhalt der Zellen besteht aus stickstoffhaltigen Bestandteilen des Protoplasten, Zucker, organischen Säuren, Gerb- und Farbstoff, oxalsaurem Kalk, Mineralstoffen, sowie Verbindungen unbekannter Natur.

Die Membranstoffe bestehen hauptsächlich aus Zellulose, daneben finden sich noch fettartige Verbindungen, die den Wachsüberzug (den Duft) der Beeren bilden.

Über den Stickstoffgehalt der Hülsen haben E. Mach und K. Portele[5]) berichtet. Die Ergebnisse ihrer Untersuchungen, die im Jahre 1888 mit 14 Sorten ausgeführt wurden, zeigt die folgende Zusammenstellung:

Der Stickstoffgehalt der Traubenhülsen.

Tag der Entnahme	Traubensorte	Gew. von 100 Beeren g	Gewicht von 100 frischen Hülsen g	100 g Hülsen enthalten Trockensubstanz g	Gesamtstickstoff berechnet auf frische Hülsen Proz.	Gesamtstickstoff berechnet auf Trockensubstanz Proz.	Stickstoff durch sechsstündiges Digerieren bei 40° C auslaugbar, berechnet auf die Trockensubstanz: im ganzen, Trockensubstanz Proz.	bei 100° C gerinnbar, Trockensubstanz Proz.	gerinnt nicht bei 100° C, Trockensubstanz Proz.
27. Sept.	Riesling (gesunde Beeren)	161	23,75	22,93	0,289	1,26	0,071	—	—
27. „	„ (edelfaule „)	—	21,12	22,02	0,299	1,36	0,231	—	—
12. Okt.	Traminer	174	17,51	24,73	0,471	1,91	0,750	—	—
25. Sept.	Weißvernatsch	255	25,41	20,76	0,211	1,02	—	—	—
16. Okt.	Gutedel	263	23,06	23,30	0,291	1,25	0,280	0,0170	0,263
20. Sept.	Färber	245	15,14	30,36	0,409	1,35	—	—	0,34
6. Okt.	Lagrein	208	17,73	29,70	0,330	1,12	0,211	—	—
10. „	Cabernet franc.	191	24,53	25,92	0,307	1,29	0,393	—	—
13. „	Teroldega	153	12,27	27,86	0,439	1,58	0,275	—	—
17. „	Negrara	270	19,58	27,53	0,349	1,27	0,336	0,0165	0,320
19. Sept.	Großvernatsch	400	18,61	31,63	0,360	1,14	—	—	—
19. „	Rossara	289	16,79	24,23	0,196	0,81	—	—	—
19. „	Kadarka	232	11,98	30,80	0,267	0,87	—	—	—
18. Okt.	Isabella (Labrusca) . . .	334	27,73	23,19	0,245	0,16	0,241	0,0539	0,1876

[1]) Babo u. Mach, Handbuch **1**, 53 (1881). — [2]) Ebenda, S. 54. — [3]) E. Mach, Technologie 1884, S. 138. — [4]) Babo u. Mach, Handbuch **1**, 54 (1881). — [5]) L. V. St. **36**, 375 (1889).

Ob es zulässig ist, wie E. Mach und K. Portele dies getan haben, aus dem Stickstoffgehalt durch Multiplikation mit 6,25 den Gehalt an stickstoffhaltiger Substanz zu berechnen, erscheint zum mindesten zweifelhaft. In der Trockensubstanz der Hülsen schwankte die Stickstoffmenge von 0,81 bis 1,91 Proz. Im Mittel fanden sich in frischen Hülsen 0,32 Proz., in der Trockensubstanz 1,23 Proz. Stickstoff. Von den gesamten stickstoffhaltigen Stoffen waren im Durchschnitt (nur von neun Sorten bestimmt) 23,3 Proz. im Wasser bei 40° löslich. Die meiste, lösliche Stickstoffsubstanz wies der Traminer mit 39,3 Proz., die wenigste der Riesling mit 5,6 Proz. auf. Von den wasserlöslichen Stickstoffverbindungen wurden 1 bis 5 Proz. beim Kochen koaguliert.

Der Zuckergehalt ist in den Hülsen reifer Beeren nach E. Mach[1]) niedriger als im Fruchtfleisch; in den äußersten Zellschichten soll bei der Reife fast gar kein Zucker vorhanden sein. Auch der Gehalt an Säure soll in der Hülse sehr gering sein; dagegen soll verhältnismäßig viel Calciumoxalat in der Hülse ausgeschieden sein (vgl. S. 69).

Von größerer Bedeutung ist der Gerbstoffgehalt der Hülsen. Er schwankte nach Untersuchungen von E. Mach und K. Portele[2]) in dem Jahre 1878 und 1879 zu St. Michele zwischen 0,4 und 4 Proz. und betrug im Mittel 1,23 Proz. (1878) von 20 Sorten, und 1,34 Proz. (1879) von 24 Sorten, bezogen auf frische, feuchte Hülsen, und 3,7 bzw. 3,8 Proz., bezogen auf die Trockensubstanz der Hülsen.

Im Jahre 1881 schwankte zu St. Michele der Gerbstoffgehalt weißer Trauben von 0,68 Proz. (Riesling) bis 1,33 Proz. (italienischer Muskateller) und betrug im Mittel 1,07 Proz. Bei blauen Trauben wechselte er zwischen 1,04 Proz. (Kadarka) und 3,43 Proz. (Teroldega) und betrug 2,03 Proz. im Durchschnitt. (Da die Gerbstoffbestimmungen nach Neubauer-Löwenthal ausgeführt wurden, so schließt bei blauen Trauben der für Gerbstoff angegebene Wert den Farbstoff mit ein.)

Auf 1 kg Beeren entfallen nach B. Haas 1,85 g, nach E. Mach und K. Portele 1 bis 1,5 g Gerbstoff. Offenbar wird der Gerbstoffgehalt der Hülsen vom Reifegrad der Trauben in hohem Maße beeinflußt. Mit zunehmender Reife nimmt der Gerbstoff, vielleicht infolge von Oxydationsvorgängen, in beträchtlichem Maße ab. Durch Schimmelpilze werden die Gerbstoffe der Trauben leicht zerstört. Daher enthalten die Hülsen edelfauler Trauben stets wenig Gerbstoff. Angaben über den Gerbstoffgehalt in den Hülsen bestimmter Traubensorten bringen Tafel I und II (s. unten), die nach den Untersuchungen von E. Mach und K. Portele[3]) zusammengestellt sind.

Unter den Farbstoffen der Hülsen soll stets in mehr oder minder großen Mengen Chlorophyll vertreten sein. Außerdem kommen namentlich in goldgelben und edelfaulen Trauben gelblichgrüne bis dunkelbernsteingelbe, ja sogar braune Verbindungen vor, die vielleicht durch Zersetzung des Chlorophylls entstanden sind, oder auch die gelben Begleitfarbstoffe des Chlorophylls darstellen mögen. In den Hülsen blauer, grauer und roter Trauben findet sich überdies ein blauer Farbstoff, das Önocyanin (Önin). Die Menge des Farbstoffes ist abhängig von der Rebsorte und dem Reifegrad. Da es ein

Tafel I. Gehalt der Hülsen an Gerbstoff[3]).

Datum der Untersuchung	Name der Traubensorte	Gewicht von 100 Beeren	Hülsen					
			Gewicht von 100 Hülsen	100 g Hülsen enthalten Trockensubstanz	100 g Hülsen enthalten Wasserunlösliches	100 g frische Hülsen enthalten Gerbstoff	100 g Trockensubstanz der Hülsen	Gerbsäure in 100 Hülsen
		g	g	g	g	g	g	g
21. Sept.	Blauer Burgunder. .	147	8,8	41,2	22,2	1,94	4,70	0,17
24. „	Ruländer	164	13,3	34,0	15,3	1,24	3,65	0,16
20. „	Traminer.	162	24,2	27,9	9,5	0,80	2,88	0,19
5. Okt.	Teroldega	168	21,9	33,6	11,0	1,39	4,13	0,30
10 „	Riesling, edelfaul . .	144	19,7	29,7	10,1	0,16	0,55	0,03
4. „	„ , grün . . .	183	32,8	27,6	7,0	0,49	1,80	0,16
10. „	Carmenet franc . . .	167	19,4	31,8	11,3	1,35	4,23	0,26
27. Sept.	Kleinvernatsch . . .	236	19,9	32,9	18,8	1,03	3,15	0,20
12. Okt.	Negrara	235	20,6	32,8	15,5	1,32	4,03	0,27
17. Sept.	Marzemino	167	23,7	36,4	13,3	2,06	5,66	0,21
26. „	Welschriesling . . .	—	12,2	30,9	13,9	0,95	3,05	0,12
22. „	St. Laurent.	187	8,6	42,3	31,5	2,30	4,55	0,20
27. „	Rossara	296	14,8	37,4	15,2	0,99	2,63	0,15
20. „	Nosiola	180	23,3	27,0	17,6	0,82	3,05	0,19
28. „	Kleinweiß	186	21,6	32,0	12,4	0,76	2,38	0,16
27. „	Lasca	216	14,6	31,6	9,2	1,26	3,98	0,18
27. „	Kadarka	254	14,3	34,1	13,1	1,51	4,41	0,22
28. „	Labrusca	288	21,9	29,8	11,5	2,22	7,58	0,44
23. „	Gutedel	270	20,5	27,9	23,4	1,27	4,57	0,26
22. „	Muskateller.	204	25,8	22,8	16,2	0,82	3,58	0,21

[1]) Technologie 1884, S. 138. — [2]) Weinlaube **11**, 292 (1879). — [3]) Ebenda.

Tafel II. Gehalt der Beeren an Hülsengerbstoff[1]).

Traubensorte	Auf 1000 g Beeren entfällt Gerbstoff aus den Hülsen in Gramm i. J. 1878	i. J. 1879	Traubensorte	Auf 1000 g Beeren entfällt Gerbstoff aus den Hülsen in Gramm i. J. 1878	i. J. 1879
Riesling, edelfaul . .	0,21	—	Cabernet	1,55	1,45
„ , grün	0,82	0,83	Negrara	1,16	1,99
Rossara	0,51	—	Teroldega	1,81	3,30
Kleinweiß	0,87	0,72	Labrusca	1,80	1,53
Ruländer	0,97	0,73			

Tafel III. Farbstoffgehalt der Trauben[2]).

Datum der Lese	Traubensorten	Auf 100 g gehen Stck. Beeren	Farbintensität des Auszuges	Datum der Lese	Traubensorten	Auf 100 g gehen Stck. Beeren	Farbintensität des Auszuges
	Normallösung	—	1,00	22. Okt.	Malbec	62	3,40
19. Sept.	Negrara, wenig reif .	42	1,02	22. „	Verdot	65	3,38
25. Okt.	„ , reif . . .	35	2,70	15. „	Portugieser	70	3,53
25. „	Neretto, überreif. . .	51	1,20	25. „	Spanna	70	3,85
30. Sept.	Lasca	52	1,57	25. „	Barbera	57	4,25
30. „	Großvernatsch	22	1,86	22. „	Carmenet franc. . . .	62	4,40
6. Okt.	Burgunder, blau . . .	80	1,91	17. „	Marzemino	53	4,80
6. „	Müllerrebe	86	1,98	25. „	„	59	6,04
6. „	Rossara	—	1,61	22. „	Carmenet Sauvignon .	89	5,46
14. „	Kadarka	55	2,11	19. „	Lagrein St. Michele .	63	5,60
7. „	Gamay Liverdun . .	56	2,36	28. „	„ Bozen . . .	55	7,06
15. „	Moscato, rosa	61	2,30	17. „	Teroldega, Ebene . .	54	5,00
14. „	Labrusca, Erdbeertr. .	39	2,46	25. „	„ , Hügellage .	69	9,04
14. „	Affenthaler	81	2,77	19. „	„ , s. gute Lage	63	11,34
17. „	Blaufränkisch	62	2,76	14. „	Raboso	69	5,78
22. „	Merlot, überreif . . .	81	2,62	22. „	Oberfelder, überreif .	79	6,16
15. „	St. Laurent	52	3,00	30. „	Färbertraube, rotsaftig	70	15,40

Tafel IV. Aschenbestandteile der Traubenhülsen.

Analytiker . . .	Crasso[3])		E. Becchi[4])	L. Degrully[5])	A. Galimberti[6])			T. Péneau[7])
Örtlichkeit . . .	—	—	Florenz	Départ. Herault	Asti	Asti	Asti	Fenestrelay
Bodenart	Porphyr	Porphyr	—	—	—	—	—	—
Traubensorte . .	Blauer Burgunder	Grüner Sylvaner	—	—	Barbera	Fresia	Grignolino	—
Trockensubst. d. Hülsen Proz.	—	—	27,45	—	—	—	—	19,12
Stickstoff (in der Trockensubstanz, Proz.)	—	—	2,58	—	—	—	—	3,17
Reinasche (in der Trockensubstanz, Proz.)	3,74	4,32	3,69	—	2,65	3,46	3,37	5,03
Rohasche (in der Trockensubstanz, Proz.)	—	—	—	12,11	3,12	4,07	3,96	6,54
Kali . . . . (Proz. der Asche)	41,65	46,89	55,20	11,05	50,16	51,00	60,04	31,50
Natron	2,13	1,62	6,02	0,44	2,69	0,54	1,11	—
Kalk	20,35	21,73	5,31	12,04	16,94	16,14	9,18	12,40
Magnesia	6,02	5,45	0,15	1,59	7,02	4,98	4,04	7,60
Eisenoxyd	2,11	1,97	0,44	—	1,16	1,10	1,49	17,60[8])
Manganoxyduloxyd . . .	0,76	0,51	—	—	—	—	—	—
Kieselsäure	3,46	2,57	0,62	—	2,75	6,28	5,82	12,40
Schwefelsäure	3,48	3,88	10,01	—	9,50	11,00	10,95	12,43
Phosphorsäure	19,58	15,67	23,70	8,00	9,25	8,56	6,96	4,62
Chlor	0,51	0,73	0,48	—	0,83	0,42	0,75	0,67
	100,07	101,02	101,93	33,12	100,30	100,02	100,34	99,22

[1]) Babo u. Mach, Handbuch **1**, 56 (1881). — [2]) Tiroler Landw. Blätter **1**, 36 (1882); Önol. J. B. **5**, 76 (1882). — [3]) Ann. **57**, 69 (1846); Ref. Ann. Önol. **1**, 139ff. (1870). — [4]) Saggi d. esperim. agr. **4**, 219 (1877); Ref. J. B. Agric. **20**, 587 (1877). — [5]) Ann. agron. **3**, 21 (1877); Ref. J. B. Agric. **7**, 208 (1878). — [6]) Relaz. Asti 1878, S. 23; Ref. J. B. Agric. **22**, 638 (1879). — [7]) Ann. agron. **3**, 131 (1887); Ref. C. Agric. **7**, 364 (1878). — [8]) Eisenoxyd + Tonerde + Manganoxyduloxyd.

Analysen des

Herkunft des Öles	Spezifisches Gewicht	Erstarrungspunkt °C	Säurezahl	Verseifungszahl	Jodzahl	Hehnerzahl	Reichert-Meisslzahl
—	0,9561	—	—	178,4	94,0	92,13	0,46
—	0,935	− 10 bis − 13	—	188,7	96,0	—	—
—	0,9215	—	—	190,0	142,8	—	—
—	0,962	—	7,9	189,8	129,8	92,6	0,4
—	0,926	—	3,3	289,5	130,5	—	—
—	—	—	4,3	193,3	139,3	—	0,25
—	—	—	4.2	193,4	140,4	—	—
—	0,9258	—	3,9	192,9	137,9	93,7	—
—	0,9502	—	16,8	179,8	96,9	—	—
Rieslingtrauben 1911 (Mosel) . . .	0,9246	− 17	87,82	199,30	131,19	95,62	0,251
Rieslingtrauben 1912 („) . . .	0,9250	bei − 10 noch ölig	3,76	189,7	136,2	91,4	0,495
Rieslingtrauben 1912 („) . . .	0,9209	„	17,7	178,3	124,4	95,3	0,32
Rieslingtrauben 1912 (Rheingau) . .	0,9215	„	1,90	190,4	136,2	93,49	0,38
Rieslingtrauben 1912 („) . .	0,9179	„	1,90	185,3	139,2	91,01	0,31
—	0,9202	− 15 bis − 17	—	—	—	—	—
—	0,926	− 11	—	—	—	—	—

Verfahren, die Menge dieses Farbstoffes zu bestimmen, nicht gibt, verglichen E. Mach und Portele[1]) den Farbstoffgehalt der Hülsen mit einer Fuchsinlösung (0,1 g kristallisiertes, schwefelsaures Rosanilin in 1 Liter Wasser gelöst). Zu diesem Zwecke wurden 100 g ausgesuchte Beeren mit Wasser ausgekocht, zerrieben und mit einer Mischung von 50 ccm 95 proz. Alkohol und 18 ccm einer 10 proz. Weinsäurelösung ausgezogen. Dann wurde filtriert und der Rückstand mit alkoholhaltigem Wasser ausgewaschen. Die vorsichtig eingedampften Auszüge wurden mit 20 ccm Alkohol versetzt, auf 100 ccm mit Wasser aufgefüllt und filtriert. Das Filtrat, das allen Farbstoff der Hülsen enthielt, diente zum kolorimetrischen Vergleich mit der Fuchsinlösung. Weigert hat an Stelle des nicht einheitlichen Fuchsins (?) Lösungen von Kaliumpermanganat, die mit Kaliumbichromat und Kupfersulfat abgetönt werden sollen, empfohlen.

Im Jahre 1881 wurden in St. Michele die in Tafel III (S. 51) angeführten Ergebnisse erzielt, die mit den im Jahre 1882[2]) gefundenen Werten gut übereinstimmen.

Von den Membranstoffen der Hülsen ist nur der Wachsüberzug der Beerenepidermis, der Duft oder Reif der Früchte, einigermaßen untersucht. Er bewirkt, daß das Wasser rasch von den Beeren abläuft. Auch setzt er dem Eindringen niederer Organismen in die Beerenhaut einen gewissen Widerstand entgegen. Über seine chemische Zusammensetzung siehe S. 75 und 76.

Über die Aschenbestandteile der Hülsen gibt die vorstehende Tafel IV (S. 51) Aufschluß; die Analyse von Péneau scheint wenig Vertrauen zu verdienen, da die Hülsen offenbar mit Sand stark verunreinigt waren. Crasso gibt leider die Trockensubstanz der untersuchten Hülsen nicht an.

[1]) Tiroler Landw. Blätter **1**, 36 (1882); Önol. J. B. **5**, 76 (1882). — [2]) E. Mach, Technologie 1884, S. 141.

3. Die Kerne.

Im Jahre 1874 fand B. Haas[1]) in 1000 g Beeren bei 10 Sorten folgende Gewichtsmengen Kerne:

	24. Aug.	31. Aug.	14. Sept	28. Sept.
Mindestwert . . .	25,80	21,07	11,81	16,71 g
Höchstwert	56,70	58,70	39,60	38,03 g
Durchschnitt von 10 Sorten . . .	45,51	39,46	27,04	28,74 g

E. Mach und K. Portele[2]) stellten Verhältnisse fest, wie sie die nachfolgende Tafel zeigt.

Der Gehalt an Trockensubstanz betrug in frischen Kernen 70,8 bis 72,4 Proz. Die Samen enthalten große Mengen von Reservestoffen, die als Bau- und Betriebsmaterial für die erste Lebenszeit des Keimlings bestimmt sind.

Im Jahre	1878	1879	1881 Im Durchschnitt von 15 weißen Sorten	1881 Im Durchschnitt von 17 blauen Sorten	1888[3])
100 Beeren enthalten Kerne . .	192	224	161	161	108—255
Gewicht von 100 Kernen . . g	3,35	3,69	3,20	3,20	2,65—6,31
Trockensubstanz der Kerne, Proz.	72,4	70,8	69,2	69,2	54,6 — 68,6

Neben der pflanzlichen Zellfaser, die aus den Zellhäuten der Samengewebe stammt, finden sich Eiweiß, Kohlenhydrate und Fett in reichlicher Menge vor. Außerdem sind Gerbstoffe, Mineralstoffe und Verbindungen unbekannter Natur vorhanden. Große Mengen von Calciumoxalat in Form von deutlichen Kristallen in der inneren Schicht, in Form von Raphiden in der mittleren Schicht der Eihülle hat A. Famintzin[4]) nachgewiesen. Die Menge des

[1]) Mitt. V. St. Klosterneuburg **3**, 13 (1878). — [2]) Technologie 1884, S. 142. — [3]) L. V. St. **36**, 376 (1889). — [4]) Ann. Önol. **2**, 258 (1872).

Traubenkernöls.

Acetylzahl	Brechungsindex	Temperaturerhöhung bei der Maumenéprobe	Verseifungszahl	Jodzahl der Säuren	Acetylzahl	Brechungsindex-Säuren	Analytiker
—	—	—	187,4	98,65	144,5	—	Horn[1])
—	—	52 bis 54°	—	99,0 *	—	—	G. De Negri u. G. Fabris[2])
—	1,4713 (25°)	81 „ 83°	—	—	43,7	—	Ulzer u. Zumpfe[3])
24,9	1,4769 (15°)	81,5°	—	—	—	—	Seifensiedereischule Mailand[4])
24,4	1,4778 (17°)	—	—	—	—	—	
23,4	1,4759 (17°)	—	—	—	—	—	
23,7	1,4760 (17°)	—	—	—	—	—	
—	—	—	—	—	—	—	
143,1	—	—	—	—	—	—	G. Paris[5])
13,68	1,4659	—	—	141,06	—	1,4593 **	E. Schwenk u. C. von der Heide[6])
30,6	1,4758	—	—	154,5	—	1,4671	Schönfeld und C. von der Heide[7])
34,6	1,4720	—	—	115,02	—	1,4640	
38,9	1,4746	—	—	144,9	—	1,4658	
34,07	1,4733	—	—	151,4	—	1,4660	
—	—	—	—	—	—	—	Hollandt[8])
—	—	—	—	—	—	—	J. v. Jobst[9])

* Erstarrungspunkt der Fettsäuren 18 bis 20°; Schmelzpunkt 23 bis 25°. — ** Es enthielt das Öl 1,57 Proz. Unverseifbares, Phytostearin positiv. Dies Öl stammte von stark verschimmelten Trestern.

Stickstoffs bestimmten A. Mach und K. Portele[10]) in den frischen Kernen von 13 Sorten zu 0,96 Proz., in der Trockensubstanz zu 1,52 Proz. im Durchschnitt. Dabei schwankte der Stickstoffgehalt der frischen Kerne von 0,78 und 0,79 (bei Negrara und Rossara) bis zu 1,10 und 1,19 (bei Teroldega und Traminer). Der Wert $N \times 6{,}25$ schwankte zwischen 4,89 und 7,45 Proz. und betrug im Mittel 6,01 Proz. in den frischen Kernen.

Das Nuclein der Kerne hat C. Amthor[11]) untersucht. Ob aus seinen Untersuchungen mit Sicherheit hervorgeht, daß die Kerne Lecithin enthalten, bleibt unsicher. Ebenso sind die Angaben von J. Weirich und G. Ortlieb[12]) über das Vorkommen von Lecithin nicht genügend bestätigt. Vgl. dazu S. 70.

Ölgehalt der Negraratraube.

	Gewicht von 100 Kernen g	Trockensubstanz Proz.	Fettgehalt Proz.	Gerbsäure Proz.	Asche Proz.
11. Juli	1,6	13,8	0,40	4,35	0,93
22. „	2,2	20,2	0,64	3,21	1,01
29. „	3,8	27,2	0,63	2,31	1,17
5. August . .	4,7	29,5	1,76	2,93	0,98
18. „ . . .	4,8	45,7	6,16	4,21	1,58
27. „ . . . (Beginn d. Färbung)	4,8	50,0	7,31	5,00	1,85
17. September .	4,7	57,4	6,66	4,15[13])	1,90
30. „ .	4,2	59,3	9,83	5,73	2,01
10. Oktober . .	4,1	60,1	12,20	5,60	1,93
22. „ (Lese)	4,0	65,3	12,93	5,80	2,10

Das Öl des Rebsamens hat ebenfalls die Bedeutung eines Reservestoffes. Seine Menge schwankt in reifen Kernen zwischen 10 und 20 Proz. E. Mach[14]) wies in Kernen von Teroldega 14,6 Proz. Öl nach. Wie in den Kernen von Negrara der Ölgehalt zunahm, geht aus voriger Zusammenstellung hervor.

B. Haas[15]) fand folgende Werte für den Ölgehalt der Kerne nachstehender Sorten:

Ölgehalt der Traubenkerne.

Traubensorte	Trockensubstanz Proz.	Öl in den lufttrockenen Kernen Proz.	Öl in den bei 100° getrockneten Kernen Proz.
Blauer Wildbacher . .	91,35	16,19	17,73
Weißer Burgunder . .	91,08	15,30	16,51
Ortlieber	89,70	13,71	15,30
Roter Traminer . . .	89,60	11,72	13,08
Roter Elbing	90,65	12,33	13,61
Roter Steinschiller . .	89,95	10,05	11,18
Blauer Burgunder . .	90,60	12,56	14,07
Blaufränkisch	91,12	15,80	17,34
Aëtonychi, blau . . .	90,19	15,50	17,18
Roditis	90,12	19,05	21,14
Terrano	90,76	15,09	16,61
Labrusca	91,40	15,75	17,23

Im Mittel betrug demnach der Ölgehalt lufttrockener Samen 15,9 Proz.; den höchsten Gehalt wies die griechische Traube Roditis auf.

Nach Untersuchungen von C. von der Heide betrug in den Kernen von Rieslingtrauben, die im Rheingau und im Moselgebiet gewachsen waren, der Ölgehalt in den Jahren 1911 und 1912 durchschnittlich 10 bis 11 Proz.

Der Gerbstoff der Kerne ist nicht unbeträchtlich. B. Haas[16]) fand während des Reifens folgende

[1]) Mitt. technol. Gewerbe-Mus. 1891, S. 185. — [2]) Fr. **33**, 566 (1894). — [3]) Österr. Chem.-Ztg. **8**, 121 (1905). — [4]) Fr. Marre, Rev. gén. de Chim. pure et appliquée **14**, 186 (1911). — [5]) Staz. ital. **44**, 669 (1911). — [6]) u. [7]) Nach unveröffentlichten Versuchen von C. von der Heide. — [8]) Nach Benedikt-Ulzer, Chem. d. Fette **5** (1908). — [9]) Weinlaube **19**, 103 (1887). — [10]) L. V. St. **36**, 376 (1889). — [11]) Z. physiol. Chem. **9**, 138 (1885); Ref. C. **56**, 363 (1885). — [12]) Ch. Z. **28**, 153 (1904). — [13]) Druckfehler im Original? — [14]) Weinlaube **12**, 578 (1880). — [15]) Ebenda **15**, 74 (1883). — [16]) Mitt. V. St. Klosterneuburg **3**, 13 (1878).

Tafel I. Die Aschenbestandteile der Rebsamen.

Analytiker	Crasso[1])		E. Becchi[2])	L. Degrully[3])
Örtlichkeit	—	—	Florenz	Département Herault
Bodenart	Porphyr	Porphyr	—	—
Traubensorte . .	Blauer Burgunder	Grüner Sylvaner	—	—
Reinasche in Proz. der Trockensubstanz	2,78	2,84	2,03	—
Rohasche in Proz. der Trockensubstanz	—	—	—	3,37
Kali . . . . in Proz. der Reinasche	27,87	29,45	34,44	33,00
Natron . . . . „ „ „ „	—	—	6,36	1,01
Kalk . . . . „ „ „ „	32,18	35,57	6,43	2,49
Magnesia . . . . „ „ „ „	8,53	8,59	1,81	1,95
Eisenoxyd . . . . „ „ „ „	0,46	0,65	Spuren	3,17 *)
Manganoxyduloxyd . . . . „ „ „ „	0,35	0,45	—	—
Kieselsäure . . . . „ „ „ „	0,95	1,27	0,90	—
Schwefelsäure . . . . . . „ „ „ „	2,40	2,61	5,44	—
Phosphorsäure . . . . . . „ „ „ „	27,01	21,05	44,42	16,71
Chlor . . . . „ „ „ „	0,27	0,35	0,18	—
				*) einschl. Tonerde
	100,02	99,99	99,98	58,33

Analytiker	A. Galimberti[4])			T. Péneau[5])	G. Paris[6])
Örtlichkeit	Asti	Asti	Asti	Fenestrelay	Avellino
Bodenart	—	—	—	—	—
Traubensorte	Barbera	Fresia	Grignolino	—	Aglianico
Reinasche in Proz. der Trockensubstanz	2,50	2,90	2,39	5,13	2,80
Rohasche in Proz. der Trockensubstanz	2,91	3,38	2,78	6,66	3,10
Kali . . . . in Proz. der Reinasche	26,01	22,83	33,88	40,98	23,83
Natron . . . . „ „ „ „	0,94	1,05	0,84	—	5,13
Kalk . . . . „ „ „ „	32,89	42,27	23,77	14,86	31,74
Magnesia . . . . „ „ „ „	10,42	7,60	9,05	5,31	6,74
Eisenoxyd . . . . „ „ „ „	1,44	0,46	1,46	13,47	—
Manganoxyduloxyd . . . . „ „ „ „	—	—	—	—	—
Kieselsäure . . . . „ „ „ „	1,80	2,01	0,97	6,98	0,77
Schwefelsäure . . . . . . „ „ „ „	6,25	4,55	12,04	9,80	5,59
Phosphorsäure . . . . . . „ „ „ „	19,71	18,72	17,02	7,30	25,39
Chlor . . . . „ „ „ „	0,68	0,45	0,44	2,08	—
	100,14	99,94	99,47	100,78	99,19

Tafel II. Aschengehalt der Rebsamen bei verschiedenen Reifezuständen.

	10. Aug. Proz.	22. Aug. Proz.	4. Sept. Proz.
Wasser	57,27	50,75	46,26
Trockensubstanz . . .	42,73	49,25	53,74
Asche frischer Kerne .	1,34	1,50	1,77
Asche getrockn. Kerne .	3,04	3,14	3,29

	10. Aug. Proz.	22. Aug. Proz.	4. Sept. Proz.
Phosphorsäure in frischen Kernen . . .	0,38	0,44	0,50
Phosphorsäure in getrockneten Kernen .	0,89	0,91	0,93
Verhältnis d. Phosphorsäure zur Kernasche	1:3,40	1:3,44	1:3,54

1) Ann. **57**, 69 (1846); Ref. Ann. Önol. **1**, 139 ff. (1870). — 2) Saggi d. esperim. agr. **4**, 219 (1877); Ref. J. B. Agric. **20**, 587 (1877). — 3) Ann. agron. **3**, 21 (1877); Ref. J. B. Agric. **7**, 208 (1878). — 4) Relaz. Asti 1878, p. 23; Ref. J. B. Agric. **22**, 638 (1879). — 5) Ann. agr. **3**, 131 (1877); C. Agric. **7**, 366 (1878). — 6) Staz. ital. **44**, 697 (1911).

Mengen Gerbstoff in 100 g Kernen von zehn verschiedenen Sorten:

Gerbstoffgehalt in 100 g Kernen.

	24. Aug.	31. Aug.	7. Sept.	14. Sept.	22. Sept.	28. Sept.
Mindestwert . . g	—	5,19	3,36	2,78	2,51	2,33
Höchstwert . . „	—	10,5	7,07	6,83	8,75	8,33
Durchschnitt . . g	—	6,12	5,80	4,63	6,20	4,79

Die Untersuchungen von E. Mach und K. Portele ergaben folgendes:

Gerbstoffgehalt der Kerne.
Prozent Gerbstoff in frischen Kernen.

Im Jahre	1878	1879	1881 weiße Sorten	1881 blaue Sorten
Mindestwert	2,4	1,8	3,49	3,73
Höchstwert	6,4	5,9	5,09	8,54
Durchschnitt	3,93	4,87	4,47	5,29

Die Kerne der blauen Sorten zeigen im großen und ganzen mehr Gerbstoff als die der weißen [1]). Im Jahre 1881 schwankte der Gerbstoffgehalt frischer Kerne weißer Sorten zwischen 3,49 (gelber Muskateller) und 5,09 Proz. (Traminer), bei blauen Sorten zwischen 3,73 (Cabernet Sauvignon) und 8,54 Proz. (Gamay-Liverdun). Diese Sorte enthielt in 100 Beeren nur 113 Kerne. Im Jahre 1878 und 1879 enthielten übereinstimmend die frischen Kerne von Labrusca am wenigsten Gerbstoff (2,4 und 1,8 Proz.), die vom blauen Burgunder am meisten (6,4 und 5,9 Proz.).

Nach E. Mach und K. Portele [2]) wird der Gerbstoff der Kerne bei der Gärung der Maische fast vollkommen ausgezogen. So war der Gerbstoffgehalt der Kerne von Kadarka, nachdem sie 14 Tage in gärender Maische gelegen, von 4,4 Proz. auf 0,4 Proz. gesunken.

Außerdem sollen die Kerne noch Stoffe enthalten, die den Gerbstoffen nahestehen. Nach L. Sostegni [3]) soll in den Kernen eine dem Önocyanin A. Gautiers [4]) nahestehende Verbindung vorkommen, die an der Luft in ein Phlobaphen übergeht. E. Mach und K. Portele [5]) glauben in den Kernen auch Vanillin nachgewiesen zu haben.

Wie die Asche der Traubenkerne zusammengesetzt ist, ergibt sich aus der Zusammenstellung auf S. 54 (Tafel I bzw. II).

An dieser Stelle möge auch die Besprechung des Traubenkernöles Platz finden. Analysen: S. 52 f., vgl. S. 76. Über die Zusammensetzung des Traubenkernöles berichtet zuerst K. Fitz [6]). Nach ihm besteht es aus den Glyceriden der Palmitin-, Stearin-, Erukasäure und einer (oder mehreren) unbekannten Säuren, wobei Palmitin- und Stearinsäure in sehr geringer Menge vorhanden sein, Erukasäure dagegen über die Hälfte des Säuregemisches ausmachen soll.

[1]) E. Mach, Technologie 1884, S. 143. — [2]) Weinlaube **12**, 580 (1880). — [3]) Gazz. chim. ital. **29**, I, 143 (1899); Ref. Z. U. N. **3**, 187 (1900). — [4]) C. r. **86**, 1507 (1878); **114**, 623 (1892); Ref J. B. Agric. **21**, 703 (1878) und Z. U. N. **3**, 187 (1900). — [5]) E. Mach, Gärung u. Technologie d. Weines 1884, S. 143. — [6]) B. **4**, 442, 910 (1871).

Später haben F. M. Horn [1]), G. De Negri und G. Fabris [2]), F. Ulzer u. K. Zumpfe [3]) das Öl näher untersucht. Die beiden letzteren kommen zu dem Schlusse, daß die Angaben von Fitz bezüglich der Erukasäure irrig sind, und daß eine so große Menge von Oxyfettsäuren, wie sie sich aus der hohen von Horn angegebenen Acetylzahl berechnet, mit der großen Löslichkeit des Öles in Petroläther nicht in Einklang zu bringen ist.

Ulzer und Zumpfe fanden schließlich, daß das Traubenkernöl neben etwa 10 Proz. Tripalmitin und Tristearin (beide zu etwa gleichen Teilen) hauptsächlich aus Glyceriden der Linolsäure besteht; daneben sind noch die Glyceride der Ölsäure, der Rizinolsäure und wahrscheinlich in geringer Menge die der Linolensäure vorhanden.

Später hat G. Paris [4]) das Öl untersucht. Er behauptet die Anwesenheit von Eruka-, Linol-, Öl-, Stearin- und Palmitinsäure.

4. Die Trester.

Man unterscheidet: 1. Frische süße Trester (Mosttrester), die bei der Kelterung nicht vergorener Trauben oder Maischen gewonnen werden. Sie enthalten noch Zucker, aber keinen Alkohol. Nach einigem Stehen geraten sie selbst in Gärung, falls diese nicht durch starkes Einsalzen unterdrückt wird. 2. Vergorene Trester. Man gewinnt sie bei der Kelterung von vergorenen Rotweinmaischen und vergorener Tresterweinmaischen; sie enthalten keinen Zucker, sondern Alkohol und reichliche Hefemengen. Daneben sind in ihnen nicht selten größere Weinsteinmengen niedergeschlagen. 3. Gebrannte Trester. Sie bleiben zurück, wenn aus den vergorenen Trestern der Alkohol abgetrieben worden ist, um Tresterbranntwein zu gewinnen. Infolgedessen enthalten sie weder Zucker noch Alkohol. Da man den Trestern, um sie überhaupt brennen zu können, Wasser zusetzen muß, gehen außer Weinstein auch noch viele andere Stoffe dabei in Lösung.

Feuchte Trester bestehen aus 20—30 Proz. Kämmen, etwa 50 Proz. Hülsen und 20—30 Proz. Kernen [5]).

Die chemische Zusammensetzung schwankt je nach der Beschaffenheit des Traubengutes und nach der Art der Verarbeitung innerhalb weiter Grenzen. Der Weinsteingehalt ist großen Schwankungen unterworfen. Während er in süßen Trestern gering und in gebrannten Trestern sehr gering ist, kann er in vergorenen Trestern 2 bis 9 Proz. betragen. J. König gibt für Rotweintrester 3 bis 5 Proz., für Weißweintrester 2 Proz. Weinstein an. F. Sestini hat in (roten?) Trestern 8,2 bis 8,4 Proz. festgestellt (s. weiter unten).

[1]) Mitt. technol. Gewerbemus. 1891, S. 185. — [2]) Fr. **33**, 566 (1894). — [3]) Österr. Chem.-Ztg. **8**, 122 (1905). — [4]) Staz. ital. **44**, 669 (1911). — [5]) König, Nahr. Mitt. **2**, 1258 (1904). L. Degrully fand im Mittel in „wasserfreien“ Trestern 28,2 Proz. Kämme, 47,6 Proz. Schalen und 24,2 Proz. Kerne.

Bei der Untersuchung süß gepreßter Trester ergab sich nach J. König[1]) folgendes als Mittel von mehreren Analysen:

Bestandteile der Trester.

Bezeichnung	Die frischen Trester enthielten in Prozenten						Die Trockensubstanz enthielt in Prozenten			
	Wasser	Stickstoff-substanz	Fett	Stickstoff-freie Extraktstoffe	Roh-faser	Asche	Stickstoff-substanz	Fett	Stickstoff-freie Extraktstoffe	Asche
Kämme	70,5	2,1	21,4		4,7	1,3	7,1	73,4		16,2
Hülsen	73,9	1,9	0,2	19,6	3,5	0,9	7,4	0,6	75,2	13,7
Kerne	38,5	6,0	8,5	18,5	27,6	0,9	9,8	13,8	30,1	44,9
Gesamttrester . .	68,5	4,1	2,8	16,3	6,9	1,6	12,9	8,8	51,6	21,8

Über die Zusammensetzung der vergorenen und der abgetriebenen Trester liegen folgende Untersuchungen vor:

Analytiker	Zustand der Trester	Wasser	In der Trockensubstanz in Prozenten					
			Wasser	Protein	Fett	Stickstofffreie Extraktstoffe	Roh-faser	Asche
C. Weigelt[2]) 4 Proben	vergoren und abgetrieben	Mindestwert	64,4	12,9	11,1	37,6	27,0	3,1
		Höchstwert	71,9	16,1	13,1	43,3	30,2	6,0
		Durchschnitt	66,7	13,7	11,8	41,2	28,0	4,8
L. Degrully[3]) 8 Proben	vergoren und abgetrieben	Mindestwert	61,4	9,2	6,3	51,9	11,0	9,1
		Höchstwert	73,1	12,4	10,2	65,7	15,9	10,8
		Durchschnitt	70,0	11,2	7,9	58,2	13,5	9,8
P. J. Murzel und C. Karmrodt[4])	vergoren	—	47,2	10,4	8,1	32,1	—	3,0
	vergoren und abgetrieben	—	38,9	12,8	7,4	27,5	—	5,1

F. Sestini und G. Del Torre[5]) fanden in Trestern, die 30 Tage mit dem gärenden Moste in Berührung gewesen waren, nach wiederholtem Auspressen:

	Trester	
	von Rotwein	von Weißwein
Alkohol	5,9 Proz.	3,9 Proz.
Wasser	33,2 „	34,7 „
Trockensubstanz	60,9 „	61,3 „
Traubenkerne	17,3 „	23,6 „
Weinstein	8,4 „	8,2 „
Stickstoff	0,1 „	0,1 „
Asche	7,1 „	6,0 „

Der Alkoholgehalt vergorener Trester hängt natürlich besonders vom Grade der mehr oder weniger starken Pressung beim Keltern ab und schwankt etwa von 2 bis 5 g in 100 g Trestern.

Aschenanalysen von Trestern geben: Boussingault u. Houzeau[6]), H. Albert[7]) und E. Neubauer[8]).

Aschengehalt der Trester.

Analytiker	Boussingault u. Houzeau Proz.	Albert Proz.	Neubauer Proz.
Rohasche	6,65	—	3,22
Reinasche . . .	4,81	3,04	2,52
Kali	49,66	37,00	44,10
Natron	0,54	2,26	0,48
Kalk	14,40	26,93	7,18
Magnesia	2,96	5,48	5,38
Manganoxydul .	—	—	0,22
Eisenoxyd . . .	4,58	0,95	8,57
Phosphorsäure .	14,40	21,05	10,60
Schwefelsäure .	7,27	3,14	2,34
Kieselsäure . . .	—	0,87	20,84
Chlor	0,54	1,24	0,38
Summe . .	94,35	98,92	100,09

Über Tresteruntersuchungen, besonders mit Rücksicht auf ihren Futterwert, siehe auch: P. J. Murzel[9]), L. Degrully[10]), E. Pott[11]),

[1]) König, Nahr. Mitt. **2**, 1258 (1904). — [2]) J. B. Agric. **20**, 646 (1877); C. Agric. **7**, 209 (1878). — [3]) C. Agric. **7**, 208 (1878). — [4]) Forsch. auf d. Gebiete d. Landw. **11**, 446 (1877); Weinbau **2**, 251, 267, 285 (1876). — [5]) Forsch. auf d. Gebiete d. Landw. **7**, 214 (1875). — [6]) J. pr. Ch. **52**, 38 (1851). — [7]) Peters Jahresb. 1865, S. 119. — [8]) Ann. Önol. **4**, 115 (1874); J. B. Agric. **20**, 586 (1877) schreibt die Analysen fälschlicherweise S. Meneghini zu. — [9]) Weinbau **2**, 251, 267, 285 (1876). — [10]) Ann. agr. **3**, 21 (1877); Ref. C. Agric. **7**, 208 (1878). — [11]) Österr. landw. Wochenbl. **8**, 395 (1882); Ref. Önol. J. B. **5**, 172 (1882).

J. Macagno[1]), P. Pourquier[2]), F. Ravizza[3]), Dietrich u. König[4]).

Tafel I. Zusammensetzung der Trester.

	Probe I	Probe II
Wasser	9,78 Proz.	10,00 Proz.
Asche	7,61 „	9,60 „
Rohprotein	11,49 „	11,45 „
Reinprotein	8,17 „	9,22 „
Rohfett	8,59 „	6,62 „
Rohfaser	27,00 „	29,19 „
Stickstofffreie Stoffe	35,67 „	33,08 „
Roher Energiegehalt in 100 g	445,4 Cal.	444,3 Cal.

Tafel II.
Proz.-Gehalt an verdaulichen Nährstoffen in 10 Proz. Wasser enthaltenden Weintrestern.

	Versuch bei			Durchschnitt
	Pferden	Ochsen	Schafen	
Extrakt	21,80	29,19	23,69	24,89
Organische Stoffe	21,62	26,71	24,16	24,16
Rohprotein	1,32	1,74	1,54	1,53
Rohfett	1,86	2,90	6,14	3,62
Rohfaser	5,72	9,09	6,53	7,11
Stickstofffreie Stoffe	12,71	12,98	9,95	11,90
Verwertete Energie i. Cal. von 100 g Trestern	102,2	155,5	128,2	128,7

Über den eigentlichen Futterwert, d. h. über den Gehalt an verdaulichen Nährstoffen geben alle diese Untersuchungen nichts an. Nach St. Weiser[5]) ist die Menge dieser Stoffe in den vergorenen, dann mit Salzsäure behandelten (um den Weinstein zu gewinnen) und schließlich getrockneten Trestern ziemlich gering, weil dabei alle leicht löslichen Stoffe in Lösung gehen oder sogar unlöslich gemacht werden. Zwei Proben derartiger Trester hatten nebenstehende Zusammensetzung (Tafel I).

Die Trester wurden mit Melasse gemischt (60 Proz. Trester, 40 Proz. Melasse) und verfüttert. Tafel II zeigt die festgestellte Verwertung.

Die Trester stellen nach Weiser ein sehr schwaches Futter dar, das schlechter ist als geringes Wiesenheu; insbesondere wird das Rohprotein sehr schlecht ausgenutzt.

5. Die ganzen Trauben.

Um das Nährstoffbedürfnis des Rebstockes kennen zu lernen, stellten A. Blankenhorn und L. Rössler[6]) die Zusammensetzung ganzer Trauben fest; ebenso veranlaßten sie Untersuchungen über die Zusammensetzung der Traubenaschen[7]), die in Tafel III u. IV wiedergegeben werden mögen (gleichzeitig mit zwei Aschenanalysen von A. Hilger[8]).

Tafel III. Zusammensetzung ganzer Trauben.

	100 g frische Trauben enthalten		
	Trockensubstanz	Rohasche	Stickstoff
Muskateller	11,5 g	0,49 g	0,14 g
Sylvaner, grüner	12,3 „	0,53 „	0,16 „
Gutedel	12,9 „	0,88 „	0,14 „
Burgunder	15,7 „	0,63 „	0,20 „
Riesling	15,9 „	0,49 „	0,19 „
Ruländer	16,0 „	0,63 „	0,25 „
Traminer	16,0 „	0,60 „	0,22 „
Sylvaner, blauer	17,4 „	0,49 „	0,20 „
Im Durchschnitt	14,7 g	0,52 g	0,19 g

Tafel IV. Bestandteile der Traubenasche.

Analytiker	Burkhardt[9])	Buri[9])	Fraatz[9])	J. Steffenhagen[9])	A. Hilger[8])	A. Hilger[8])	J. Moritz[10])
Traubensorte	Grüner Sylvaner				Riesling	Riesling	Sylvaner
	sehr stark von Oidium befallen		wenig von Oidium befallen	gesund			
Herkunft	Müllheim (Baden)			Blankenhornsberg bei Ihringen	Stein bei Würzburg	Leisten bei Würzburg	Sorgenloch Mainz
Die frische Substanz enthielt Trockensubstanz . . . Proz.	12,86	12,86	12,19	11,67	13,98	15,85	—
Trockensubstanz enthielt Asche Proz.	6,59	6,59	6,64	—	10,87	7,19	—
Proz. Kali . . . . in der Asche	49,13	50,05 (Kali + Natron)	42,52	48,46	33,04	34,67	50,49
„ Natron . . . „ „	0,57		2,74	0,31	1,84	1,21	0,34
„ Kalk . . . . „ „	7,70	6,96	8,74	6,95	8,55	11,00	7,84
„ Magnesia . . „ „	3,50	4,00	3,50	3,86	2,61	1,42	3,71
„ Tonerde . . „ „	0,47	0,46	0,53	0,02	—	—	0,16
„ Eisenoxyd . „ „	0,08	0,13	0,19	0,05	1,04	0,45	—
„ Kohlensäure . „ „	22,86	24,78	23,46	23,34	22,51	23,78	24,38
„ Phosphorsäure „ „	8,01	7,05	11,68	8,00	21,08	19,72	4,42
„ Schwefelsäure „ „	5,29	4,54	2,97	4,31	4,54	4,19	4,58
„ Salzsäure . . „ „	1,11	0,89	0,33	0,78	2,29	2,03	0,77
„ Kieselsäure . „ „	1,28	1,63	2,23	3,92	1,00	0,45	3,26
	100,00	100,49	98,89	100,00	98,50	98,92	99,95

[1]) Giorn. vinic. ital. **6**, 224 (1880); Ref. Önol. J. B. **3**, 139 (1880). — [2]) Giorn. vinic. ital. **6**, 383 (1880); Ref. Önol. J. B. **3**, 139 (1880). — [3]) Giorn. vinic. ital. **8**, 595 (1882); Ref. Önol. J. B. **5**, 172 (1882). — [4]) Zusammensetzung und Verdaulichkeit der Futtermittel 1891, I, S. 657. — [5]) Weinlaube **36**, 453 (1904). — [6]) Ann. Önol. **3**, 256 (1873). — [7]) Ebenda **1**, 113 (1870); **2**, 41 (1872). — [8]) L. V. St. **23**, 455 (1879). — [9]) Ann. Önol. **2**, 58 (1872). (Die Analysen von Burkhardt und Buri betreffen dieselbe Asche!) — [10]) Ann. Önol. **4**, 155 (1879).

Zusammensetzung ganzer Weinbeeren.

	Bezeichnung der Traubensorte	Zeit der Untersuchung	Wasser	In Wasser löslich					In Wasser unlöslich			In der Trockensubstanz		Analytiker
				Zucker	freie Säure	Stickstoffsubstanz	Pektinstoffe	Asche	Asche	Pektose	Schalen und Kerne	Zucker	Stickstoff wasserlöslich	
			Proz.	Proz.	Proz.	Proz.	Proz.	Proz.	Proz.	Proz.	Proz.	Proz.	Proz.	
1.	Ganz reife weiße Österreicher . . .	1854	78,99	13,78	1,02	0,79	0,49	0,36	0,12	0,94	2,59	65,59	0,60	R. Fresenius[1])
2.	Ganz reife Kleinberger	1855	84,87	10,59	0,82	0,59	0,22	0,38	0,08	0,75	1,77	69,98	0,62	R. Fresenius[1])
3.	Riesling, Neroberg (Wiesbaden) 12. Oktober, Beeren gefüllt, aber edelfaul.	1875	71,93	18,63	0,94	0,25	stickstofffreie Extraktstoffe 2,00	0,60	0,11	stickstofffreie Extraktstoffe 0,51	4,62*	66,73	0,22	C. Neubauer[2])
4.	Österreicher aus Wiesbaden, 1. Oktober, grün und gesund	1875	77,13	16,71	0,71	0,69	1,16	0,50	0,08	0,28	2,43*	74,39	0,49	C. Neubauer[2])
5.	Desgleichen, 13. Oktober, edelfaul und geschimmelt	1875	72,24	18,70	0,85	0,62	2,41	0,52	0,11	0,54	3,73*	67,36	0,35	C. Neubauer[2])
	Amerikanische Trauben:			In Prozenten des Saftes		Gesamtstickstoffsubstanz							Gesamtstickstoff	
6.	Thompson Seedless.	1893	81,71	24,12	0,31	1,09	—	0,51		—	—	—	0,95	F. T. Bioletti[3])
7.	Gros Colman	1893	80,77	15,11	0,33	1,44	—	0,45		—	—	—	1,20	F. T. Bioletti[3])
8.	Muscat of Alexandria	1893	77,88	24,43	0,48	1,24	—	0,66		—	—	—	0,90	F. T. Bioletti[3])
	Italienische Traube:			In Prozenten der Beeren										
9.	Nerello Mascalese	1895	77,65	15,45	0,52	—	—	—	—	—	—	71,45	—	E. de Cillis u C. Odifredi[4])
	Französische Traube:													
10.	Chasselas Trauben; ganze Beeren .	1900	80,00	—	—	0,49	Fett 0,38	0,20		—	Rohfaser 1,24	—	0,39	Balland[5]).

*) Davon waren Kerne: Nr. 3: 3,42 Proz., Nr. 4: 1,79 Proz., Nr. 5: 2,58 Proz.

Bestandteile der Beerenasche nach Bioletti[6]).

	Traubensorte	In 100 g Beerenasche sind enthalten Gramm									
		Eisenoxyd	Manganoxyduloxyd	Kalk	Magnesia	Kali	Natron	Phosphorsäure	Schwefelsäure	Kieselsäure	Chlor
1.	Thompson Seedless	2,73	0,16	6,33	2,36	53,87	8,66	15,64	2,92	4,63	3,38
2.	Gros Colman	2,08	0,26	6,03	2,80	43,11	2,26	27,18	7,01	7,45	2,40
3.	Muscat of Alexandria[7])	1,15	0,28	3,64	2,73	52,45	8,34	26,57	2,37	2,23	0,30

[1]) Ann. **101**, 219 (1857). — [2]) Ann. Önol. **5**, 343 (1876). — [3]) Agric. Experim. Stat. California Rep. 1893/94, p. 322 (1894). — [4]) Staz. ital. **29**, 685 (1896). — [5]) Rev. intern. falsif. **13**, 92 (1900). — [6]) Agric. Experim. Stat. California Rep. 1893/94, p. 322 (1894). — [7]) Die Aschen 1., 2., 3. gehören zu den Trauben 6., 7. und 8. der vorhergehenden Tafel.

Über die Zusammensetzung ganzer Weinbeeren mögen die Tafeln[1]) auf S. 58 Aufschluß geben.

6. Der Traubensaft.

Der von der Kelter abfließende Most besteht hauptsächlich aus den Zellsäften des Beerenfleischgewebes, in dem als unwesentliche Bestandteile das Beerenmark, die Zellwände der Beerenfleischzellen und andere unlösliche Stoffe (unlösliche Stickstoffverbindungen?, Calciumoxalat?) verteilt sind.

Die Zellwände selbst bestehen hauptsächlich aus Zellulose, die bei der analytischen Untersuchung als Rohfaser bestimmt wird.

Der reine, geklärte Traubensaft enthält eine Reihe der verschiedensten Stoffe gelöst, über die zunächst folgende Übersicht gegeben werden soll:

a) Wasser.

b) Kohlenhydrate.

Glukose — Fruktose — (Rohrzucker?) — (Stärke?) — Pektinstoffe — Pentosane — Inosit.

c) Säuren.

Weinsäure — (Traubensäure: nicht vorhanden) — Äpfelsäure — (Glykobernsteinsäure, Bernsteinsäure, Glykolsäure, Glyoxylsäure und Ameisensäure: nicht sicher erwiesen) — Essigsäure — Oxalsäure — Salicylsäure? (siehe S. 195) — Zitronensäure? (siehe S. 195).

d) Stickstoffhaltige Verbindungen.

Gesamt-Stickstoff — Eiweiß — Albumosen und Peptone (?) — Amidosäuren — Ammonium — Organische Stickstoffbasen — Nitrate — (Lecithin: nicht erwiesen).

e) Enzyme: Invertase, Oxydase.

f) Gerbstoff — Phlobaphene.

g) Rotweinfarbstoff oder Önin.

h) Grüne und gelbe Farbstoffe.

Chlorophyll a und b — Karotin — Xanthophyll — Quercetin — Quercitrin.

i) Fette und Wachse.

k) Mineralstoffe.

Kalium — Natrium — Calcium — Magnesium — Mangan — Eisen — Aluminium — (Kupfer, Arsen usf.) — Phosphate — Sulfate — Silikate — Chloride — Borate.

Über Bukettstoffe siehe S. 209, über unbekannte Extraktstoffe siehe S. 188.

a) Das Wasser.

Der Hauptbestandteil der Traubensäfte ist Wasser, und zwar derart, daß reife Moste mit einem Zuckergehalt von ungefähr 20 Proz. etwa 75 Proz. Wasser enthalten. Da im Moste neben dem Zucker, dessen Menge 5 bis 47 Proz. betragen kann, noch 2 bis 6 Proz. andere Stoffe vorkommen, so kann der Wassergehalt ungefähr zwischen 55 bis 92 Proz. schwanken, wird jedoch im großen Durchschnitt etwa 70 bis 88 Proz. betragen.

Wie der Wassergehalt der Beeren während des Reifens abnimmt, darüber gibt z. B. A. Hilger[2]) folgende Zahlen:

	Wassergehalt in Proz.		Zuckergehalt in Proz.	
	beim Österreicher	beim Riesling	beim Österreicher	beim Riesling
27. Juni . .	84,40	91,66	1,37	1,01
16. August .	87,77	84,65	1,33	1,23
22. „ .	85,84	84,76	2,18	1,81
28. „ .	84,88	86,83	4,25	2,39
1. Sept. . .	76,32 *	76,21 *	2,53	2,58
12. „ . .	80,46	85,24	4,49	2,89
17. „ . .	83,79	83,02	5,33	3,87
23. „ . .	84,99	82,94	7,71	7,70
10. Okt. . .	82,61	82,74	9,90	8,64
10. Nov. . .	81,10	81,68	9,90	8,21

* Druckfehler?

Die Trauben müssen, ihrem Zuckergehalt nach zu urteilen, allerdings sehr unreif gewesen sein.

b) Die Kohlenhydrate.

Die Assimilation. Die Kohlensäure der Luft tritt durch die Spaltöffnungen in das Schwammparenchym der Blätter, durchstreicht die großen Zellücken und gelangt dann in die schmalen Luftgänge des Pallisadenparenchyms. Dort bestreicht sie die Längsseiten der Zellen, kommt mit einem großen Teil der Zellwände in Berührung und dringt durch Diffusion leicht in die Innenräume der Zellen ein. Hier nun wird sie von den Chlorophyllkörnern aufgenommen und in sogenannte „organische" Stoffe übergeführt. Diesen Vorgang, der sich nur unter der Wirkung der Sonnenstrahlen vollzieht, nennt man Assimilation; die dabei entstehenden organischen Stoffe heißen Assimilate.

Zu ihrem Aufbau ist außer Kohlensäure noch Wasser nötig, das den Zellen durch die Blattnerven in reichlichster Menge zugeführt wird und in letzter Linie durch die Saugwurzeln dem Erdboden entnommen worden ist. Über die chemischen Vorgänge bei der Assimilation sind wir im einzelnen noch nicht genau unterrichtet. Doch ist die alte Bayersche[1]) Hypothese, daß dabei die Kohlensäure zunächst zu Formaldehyd reduziert werde, gemäß der Gleichung $CO_2 + OH_2 = C{=O \atop =H_2} + O_2$, neuerdings von R. Willstätter und A. Stoll[2]) experimentell als richtig erwiesen worden. Aus Formaldehyd sollen sich dann durch Kondensation Zucker und Stärke bilden, etwa gemäß der empirischen Gleichung: $6\,CH_2O = C_6H_{12}O_6$ (Hexose). Jedenfalls ist auch bei der Rebe das erste sichtbare Assimilat Stärke, die sich in kleinen Körnchen im Innern der Chlorophyllkörner niederschlägt. Diese Stärkeeinschlüsse werden unter der Einwirkung eines vom Protoplasten erzeugten diastatischen Enzyms wieder in löslichen Zucker verwandelt, der dann in den Saftraum übertritt. Von hier aus findet er seinen Weg durch das Mark, die Markstrahlen, die Rinde der Sprossen, der Traubenstiele und Beerenstielchen in die Beeren. Die bei der

[1]) König, Nahr. Mitt. 1, 841 (1903). — [2]) Ann. Önol. 4, 118, (1874).

[1]) B. 3, 63 (1870). — [2]) Untersuchungen über die Assimilation der Kohlensäure. Berlin 1818.

Assimilation gebildeten Kohlenhydrate sind die Grundstoffe, aus denen sich alle anderen organischen Stoffe der Pflanze aufbauen.

Sie dienen als Betriebsstoffe zur Unterhaltung der Atmung, werden in Eiweißstoffe und andere organische Verbindungen übergeführt und werden teils unverändert, teils umgewandelt zum Aufbau der Zellen verbraucht. Das Eiweiß, als wichtigster Bestandteil des Protoplasten, muß fortwährend aus der Stärke neu gebildet werden. Es enthält außer Kohlenstoff, Sauerstoff und Wasserstoff auch die Elemente Stickstoff, Schwefel und Phosphor, die den Zellen als Nitrate, Sulfate und Phosphate des Kaliums, Calciums und Magnesiums durch die Wurzeln zugeführt werden. Ob bei der Eiweißbildung die organischen Säuren, die sich in den Beeren vorfinden, als Neben- oder Abfallprodukte gebildet werden, ist nicht sicher bewiesen[1]); es scheint dies nicht einmal für Oxalsäure[2]) zu gelten, obwohl sie sich überall nachweisen läßt, wo Eiweiß entsteht.

Die Versuche H. Müller-Thurgaus[3]) haben bewiesen, daß die Trauben sämtlichen Zucker, der sich zur Zeit der Reife in ihnen vorfindet, von den Blättern erhalten. Das Chlorophyll der Beeren erzeugt zwar selbst geringe Mengen von Zucker, doch reichen diese nicht einmal hin, die Atmungsverluste der Traube zu decken, wie folgende Versuchsreihe zeigt:

Assimilation und Atmung der Trauben.

Traubensorte	Zeit	100 kg Trauben bilden in 10 Tagen Gramm Zucker	100 kg Trauben veratmen in 10 Tagen Gramm Zucker
Riesling, unreif . .	Mitte August	600	3000
" " . .	" Sept.	380	1970
Sylvaner, ziemlich reif	" Okt.	80	1060
Spätburgunder, ziemlich unreif .	" "	23	870
		13	910

Daß der Zucker der Beere ganz und gar aus den Blättern einwandert, wird auch dadurch bewiesen, daß künstlich verdunkelte Trauben sich ebenso gut entwickeln wie belichtete[4]); ja in warmen Nächten kann das Wachstum der Beeren unter Umständen stärker sein als am Tage.

Wie in vielen sauren Früchten kommen auch in der Traube Glukose und Fruktose vor. Zur Zeit des Wachstums enthält die Beere nur sehr geringe Zuckermengen. Dagegen nimmt der Zuckergehalt nach dem Weichwerden rasch bis zu dem Zeitpunkte zu, wo die Kämme verholzen und vertrocknen und die Blätter abfallen und vergilben. Bleiben nach Vertrocknung der Kämme die Trauben noch weiter am Stocke hängen, so steigt allerdings infolge der Verdunstung des Wassers der prozentische Zuckergehalt des Mostes. Allein eine Vermehrung der absoluten Zuckermenge kann nicht erfolgen, weil der Saftstrom durch die vertrockneten Kämme Zucker nicht mehr aus den Blättern in die Beeren leiten kann. Im Gegenteil, je nach dem Grade der Atmung der Beere wird der Zuckergehalt vermindert, wenn auch zugegeben werden muß, daß zu diesem Zeitpunkt die Atmung nur noch gering ist.

Auch in den Trauben, die vom Edelfäulepilz befallen sind, findet ein ähnlicher Vorgang statt. Allein zu der Wasserverdunstung durch die morschen Hülsen tritt hier noch eine deutliche Verminderung des absoluten Zuckergehaltes und eine starke Verminderung des Säuregehaltes (vgl. dazu S. 42 ff.).

Im übrigen wird die Zusammensetzung der Traubensäfte von einer Reihe der verschiedensten Bedingungen in so hohem Grade beeinflußt, daß sich Mittelwerte kaum angeben lassen. So schwankte z. B. das Mostgewicht und der Säuregehalt von Rheingau- und Moselmosten[1]) in den Jahren 1891 bis 1912 in folgender Weise:

Mostgewichte und Säuregehalte der Rheingau- und Moselmoste von 1891 bis 1912.

	Rheingau		Mosel	
	Grade Ochsle	Prom. Säure	Grade Öchsle	Prom. Säure
1891 . .	64— 97	7,7—12,2	53— 82	8,7—12,5
1892 . .	69—105	4,6—12,9	58—103	6,0—14,1
1893 . .	65—189	4,8—13,3	55— 95	5,5—11,3
1894 . .	49—106	8,8—15,2	39— 86	9,8—16,3
1895 . .	74—100	4,1— 7,9	—	—
1896 . .	50—102	8,6—16,4	46— 85	7,4—16,2
1897 . .	68—211	7,5—20,0	50—119	8,7—18,8
1898 . .	59— 99	6,4—15,2	33— 87	8,2—21,0
1899 . .	51—105	7,2—20,2	—	—
1900 . .	72—138	3,9—13,5	55—100	9,6—14,5
1901 . .	47—127	9,2—18,3	57— 80	8,7—15,0
1902 . .	64—115	10,3—19,0	49— 70	12,5—18,7
1903 . .	41—106	9,2—16,2	45— 85	11,4—19,0
1904 . .	75—145	5,9—11,2	64—100	5,6—12,2
1905 . .	67—113	8,0—17,2	59— 87	9,9—16,7
1906 . .	65—102	7,5—18,2	56— 85	8,2—16,4
1907 . .	63— 94	9,6—17,6	52— 99	11,5—18,6
1908 . .	56—173	7,4—21,5	46— 95	8,4—15,2
1909 . .	55—110	8,5—17,5	48— 85	9,4—20,5
1910 . .	62— 92	9,0—14,8	43— 87	9,2—17,4
1911 . .	74—209	5,2—13,8	58—100	7,6—14,0
1912 . .	42—106	9,4—22,0	32— 86	10,6—25,0

Einige Mittelzahlen, die wenigstens das gegenseitige Verhältnis der einzelnen Mostbestandteile zeigen, gibt die folgende Übersicht, die von J. König[2]) nach Untersuchungen der deutschen Weinstatistik zusammengestellt ist.

[1]) W. Palladin, B. bot. Gesellsch. **5**, 325 (1887). — [2]) Schimper, Bot. Ztg. 1888, S. 65; Flora 1890, S. 27; Holzner, Flora 1867, S. 497. — [3]) 7. D. W. C. Dürkheim 1882, S. 19. — [4]) H. Müller-Thurgau, Über die Zuckerbildung der Weinbeere. 5. D. W. C. Coblenz 1879, S. 37; Portele, Studien über die Entwickelung der Traubenbeere. Mitt. a. d. Labor. d. landw. Landesanstalt in St. Michele, 1882.

[1]) Die Zahlen von 1891 bis 1900 sind entnommen dem Werke J. König, Nahr. Mitt. **1**, 1166 (1903); die Zahlen von 1901 bis 1912 sind zusammengestellt nach den Untersuchungen der weinchem. Versuchsstation Geisenheim (veröffentlicht in den Arb. Ges. Amt.). — [2]) Nahr. Mitt. **2**, 1252 (1904) und **1**, 1160 (1903).

Moste aus den Jahren 1892 bis 1898.

Herkunft der Moste	Mostgewicht Grade Öchsle	Extrakt	Glukose	Fruktose	Gesamtsäure (Weinsäure)	Mineralstoffe	CaO	MgO	K_2O	P_2O_5	SO_3	Polarisation im 200-mm-Rohr Grade W.
Pfalz . . .	79,7	208,1	88,7	92,6	9,1	3,70	0,26	0,20	—	0,35	—	5,42
Bergstraße .	73,7	194,8	83,4	82,1	9,5	3,45	0,18	0,14	1,36	0,44	0,14	7,09
Oberhessen .	60,5	160,5	58,9	57,4	11,7	3,17	0,18	0,14	1,61	0,45	0,10	5,42
Odenwald .	61,1	161,3	62,5	65,6	10,6	3,27	0,18	0,15	1,39	0,43	0,14	6,15

Wie sehr auf einem kleinen Gebiete die Zusammensetzung der Moste verschieden sein kann, mögen folgende Zusammenstellungen zeigen. Die mitgeteilten Zahlen sind im Laboratorium der Weinbauschule Oppenheim [1]) festgestellt worden. Es handelt sich dabei um jährlich 400 bis 500 Moste aus der nächsten Umgebung Oppenheims.

Der durchschnittliche Säuregehalt und das durchschnittliche Mostgewicht betrug:

	Grade Öchsle	Prom. Säure
1904	90,7	7,5
1905	78,8	8,8
1906	79,6	10,0
1907	76,6	9,5
1908	75,4	11,0
1909	66,6	10,4

Für die wichtigsten Traubensorten waren die ermittelten Zahlen:

Im Jahre	Beim Österreicher		Beim Riesling		Beim Ruländer und Burgunder	
	Öchslegrade	Säure in 1 Liter g	Öchslegrade	Säure in 1 Liter g	Öchslegrade	Säure in 1 Liter g
1904	88,7	7,6	92,0	8,1	86,6	9,1
1905	78,1	8,1	82,3	9,7	78,9	10,9
1906	79,4	9,8	82,7	11,4	78,2	10,7
1907	78,4	9,0	80,4	11,6	71,6	11,4
1908	73,3	10,8	78,4	11,8	76,0	11,6
1909	65,3	10,2	69,4	11,2	72,1	12,1

Höchst- und Mindestwerte in den einzelnen Jahrgängen waren:

Jahrgang	Öchslegrade		Säuregehalt in Prom.	
	Höchstwert	Mindestwert	Höchstwert	Mindestwert
1904	129	65	13,5	4,7
1905	94	58	15,0	6,1
1906	115	52	16,4	6,9
1907	97	54	16,7	5,7
1908	96	56	15,5	7,4
1909	84	8	17,5	3,7

[1]) Fr. Muth, B. d. Laboratoriums d. Wein- u. Obstbauschule Oppenheim 1903 bis 1910, S. 109—113 (1910).

Die Schwankungen der einzelnen Lagen Oppenheims im Jahre 1904 zeigt folgende Tafel:

Lage	Öchslegrade	Säure Prom.
a) Höhenlagen [1]).		
Hinter dem Schloß . . .	78,3	9,4
Kehrweg	81,0	9,8
Rüsterbaum	79,0	9,7
Muhl	76,0	11,1
Grasweg	75,5	10,2
Hahlen	83,2	8,9
Höhlchen	79,0	9,0
Im Mittel	78,9	9,7
b) Berglagen.		
Schloßberg	89,3	8,8
Geyerscheid	103,3	6,4
Tafelstein	100,3	6,4
Mittelweg	92,0	6,9
Sohlbrunnen	95,4	6,7
Silzbrunnen	88,3	8,0
Moder	77,5	9,0
Lehmkant	91,3	5,7
Kandelweg	97,7	6,3
Gumben	95,8	5,9
Bank	95,8	6,4
Falkenberg	89,0	7,2
Eselspfad	90,5	7,2
Langweg	95,7	7,4
Neuweg	95,2	7,5
Ebenbreit	98,8	6,3
Guldenmorgen	97,1	6,7
Krötenbrunnen	95,7	6,4
Taubhans	91,0	6,7
Raisekahr	98,0	6,0
Kreuz	96,7	6,7
Goldberg	100,0	7,0
Kugel	105,0	6,9
Sackträger	96,9	6,6
Stadtgraben	86,5	7,5
Steig	91,6	5,8
Herrenberg	101,8	6,9
Zuckerberg	97,9	7,4
Im Mittel . .	94,8	6,9

[1]) Unter Höhenlagen versteht man die Weinberge, die auf der Ebene liegen, die sich anschließt an die längs des Rheines sich hinziehenden Hügel, unter Berglagen die Weinberge an den Abhängen dieser Hügel, und unter Gartenlagen Weinberge in der Rheinniederung mit besonderer, hoher Erziehungsart.

Lage	1904	
	Öchslegrade	Säure Prom.
c) Gartenlagen.		
Rohrgasse	83,0	9,8
Kette	88,0	8,4
Viehweg	89,3	9,1
Krämereck	85,0	8,5
Hohe Brücke	79,5	10,3
Herrenweiher	88,0	8,8
Grohfuß	90,0	8,7
Saar	87,0	8,6
Beune	85,3	8,9
Pflänzer	88,0	9,2
Im Mittel	86,3	9,0

Was nun die einzelnen Zuckerarten betrifft, so ist darüber folgendes zu bemerken:

Das erste erkennbare Assimilat der Blätter ist die Stärke; sie wird in Zucker übergeführt, der seinerseits durch das Mark, die Markstrahlen, die Rinde der Sprossen des Trauben- und Beerenstiels in die Beere einwandert. Auf diesem ganzen Wege kann der Zucker wieder in Stärke zurückverwandelt werden.

Ist der Zucker aber einmal in der Beere angelangt, so ist eine derartige Rückbildung aus unbekannten Gründen nicht mehr möglich; jedenfalls kann in den Beeren Stärke nur ganz im Anfang nachgewiesen werden.

Dies ist der Grund, weshalb Trauben keine Nachreife erleiden können — im Gegensatz zum Kernobst, das auf dem Lager nachreift.

Chemisch betrachtet stellt das Nachreifen[1]) einen Vorgang vor, bei dem die geschmacklose, unlösliche Stärke der unreifen Früchte in löslichen, süß schmeckenden Zucker, sowie Rohrzucker in den süßeren Invertzucker übergeführt wird. Bei dieser Verwandlung der Stärke in Zucker klafft für den Chemiker vorläufig noch ein unerklärlicher Widerspruch insofern, als bisher beim chemischen Abbau der Stärke stets Stoffe der rechtsdrehenden Glukosereihe, aber niemals solche der linksdrehenden Fruktosereihe beobachtet worden sind, während in den Traubenbeeren sowohl Glukose als auch Fruktose vorkommt. Man wird darauf vielleicht nicht mit Unrecht schließen dürfen, daß als erstes Assimilat der Blätter nicht nur Stärke in Betracht kommt, sondern auch noch ein anderes Polysaccharid, das bei der Hydrolyse Fruktose zu liefern vermag.

Nach E. Mach[2]) findet sich in den Blättern allerdings anfangs hauptsächlich Glukose, später auch in großer Menge Fruktose, doch weisen einige Beobachtungen auf das Vorkommen von Saccharose hin.

Dagegen hat tatsächlich R. Kayser[3]) in den Blättern der Rebe neben Invertzucker nicht unbeträchtliche Mengen Rohrzucker nachgewiesen, während in den gleichzeitig untersuchten Beeren Rohrzucker nicht aufzufinden war. Er fand z. B.:

	Invertzucker Proz.	Rohrzucker Proz.
Am 21. Juli 1883 in den Blättern	1,02	0,90
„ „ Beeren	0,81	nicht
„ 23. Juli 1883 „ „ Blättern	0,33	0,61
„ „ Beeren	0,52	nicht
„ 27. Aug. 1883 „ „ Blättern	0,46	1,03
„ „ Beeren	9,61	nicht

bezogen auf den ausgepreßten Saft der Blätter bzw. der Beeren.

Außerdem hat Kayser den Rohrzucker als solchen aus den Blättern isoliert und durch das spezifische Drehungsvermögen identifiziert, so daß über sein Vorkommen in den Rebblättern Zweifel kaum bestehen können. Nicht ganz ausgeschlossen erscheint schließlich die Vermutung, daß die Rebe tatsächlich Glukose in Fruktose[1]) umzuwandeln vermag. Während anfangs der in der Beere vorhandene Zucker fast ausschließlich aus Glukose besteht, stellt sich allmählich auch Fruktose ein, bis bei der Reife beide Zuckerarten in annähernd gleicher Menge in der Traube vorkommen; ja zuletzt bei der Vollreife scheint im allgemeinen die Fruktose die Glukose zu überwiegen. Sehr schön wird dies durch die Untersuchungen M. Barths[2]) bewiesen, denen die Zahlen der folgenden Tafel (siehe S. 63 oben) entnommen sind.

Diese Versuche zeigen gleichzeitig, wie die anfängliche, allerdings geringe Rechtsdrehung des Mostes sich allmählich verringert, um langsam zu einer beträchtlichen Linksdrehung anzuschwellen (vgl. dazu auch die Tafel auf S. 36).

Ein reichhaltiges zahlenmäßiges Untersuchungsmaterial über das Verhältnis zwischen Glukose und Fruktose findet sich auch in der deutschen Weinstatistik[3]) aufgeführt. Auch die allgemeine Angabe K. Windischs[4]), er habe bei 13 von 60 Mosten des Jahres 1903 etwa gleich viel von beiden Zuckerarten, in 13 mehr Glukose als Fruktose und in 34 mehr Fruktose als Glukose gefunden, stimmt mit den sonstigen Angaben überein.

Nach J. König[5]) sollen die größten bisher beobachteten Unterschiede im Gehalte bei den Zuckerarten folgende sein:

	Glukose Proz.	Fruktose Proz.	Mehr Proz.
1898er Zwingenberger	9,82	9,19	0,63 Glukose
1897er Forster	13,53	15,14	1,61 Fruktose

[1]) Vgl. dazu König, Nahr. Mitt. **2**, 952 (1904). — [2]) Weinlaube **9**, 51, 71 (1877). — [3]) L. V. St. **29**, 461 (1885).

[1]) König, Nahr. Mitt. **2**, 952 (1904); F. Czapek, Biochemie **1**, 266 (1913). — [2]) F. B. **1**, 205 (1894). — [3]) Fr. **27** (1880) bis **43** (1904). — [4]) Werden des Weines 1906, S. 9. — [5]) Nahr. Mitt. **2**, 1252 (1904).

Reifestudien an Trauben von M. Barth.

Ausgeführte Bestimmungen	1892er Traubensäfte						1893er Traubensäfte						
	Elbling			Gutedel			Elbling		Gutedel		Blauer Trollinger (späte Traubensorte)		
	Unreif Ende Juli entnommen	Halbreif Ende August entnommen	Reif Ende Sept. entnommen	Unreif Ende Juli entnommen	Halbreif Ende August entnommen	Reif Ende Sept. entnommen	Unreif Ende Juli entnommen	Reif Ende August entnommen	Unreif Ende Juli entnommen	Reif Ende August entnommen	Unreif Ende Sept. grüne Beeren	Halbreif Anfang Sept. blaue Beeren	Reif, Ende Sept. dunkelblau beduftet
Gewicht von 100 Beeren g	61,5	128,6	256,4	—	—	—	—	—	—	—	—	—	—
Spezifisches Gewicht . .	1,022	1,055	1,070	1,023	1,053	1,077	1,0325	1,0765	1,0295	1,0705	1,043	1,065	1,068
Polarisation im 200-mm-Rohr (bei 15°) . . °W.	+ 1,02	− 0,55	− 6,2	+ 0,75	− 0,5	− 7,5	+ 0,4	− 6,1	+ 0,4	− 8,7	− 0,82	− 5,2	− 6,05
Gesamtzucker . . . . g	8,2	86,5	143,8	7,4	91,6	153,7	26,2	161,4	15,7	151,2	70	140,6	155,4
Lävulose . . . . . . g	0	32,5	72,0	0	34,2	80	7,9	78	4,2	83	27,6	67,4	75,5
Prozente des Gesamtzuckers	0	37,5	50	0	37,4	52	30	48,5	27	54,9	39,4	48	48,6
Dextrose . . . . . . g	8,2	54,0	71,8	7,4	57,4	73,7	18,3	83	11,5	68	42,4	73,2	79,9
Prozente des Gesamtzuckers	100	62,5	50	100	62,6	48	70	51,5	73	45,1	60,6	52	51,4
Freie Säure . . . . . g	32,2	15,6	9,9	30	12,5	6,7	33,8	8,8	35,7	8,0	25,0	9,9	7,9
Gesamtweinsäure . . . g	10,78	6,98	4,70	12,34	6,10	4,82	9,97	4,80	13,75	6,10	9,35	5,70	5,83
Mineralstoffe . . . . . g	3,72	6,80	5,02	3,24	4,00	5,74	4,12	4,80	4,42	4,38	2,28	2,12	3,04
Kali . . . . g	1,52	1,85	2,05	1,20	1,30	1,87	1,50	1,80	1,26	1,82	0,83	0,91	1,05
Kalk . . . . . . g	—	—	—	—	—	—	0,40	0,26	0,72	0,36	0,35	0,20	0,28
Magnesia . . . . . . g	—	—	—	—	—	—	0,18	0,14	0,23	0,14	0,17	0,12	0,11
Phosphorsäure . . . g	0,33	0,44	0,27	0,37	0,45	0,42	0,18	0,42	0,25	0,47	0,17	0,19	0,29
Gesamtalkalität der Asche (als K_2O berechnet) . . . . . g	—	—	—	—	—	—	2,27	2,29	2,32	1,95	1,52	1,20	1,41
Wasserlösliche Alkalität der Asche (als K_2O berechnet) . . . . g	1,06	1,45	1,73	0,89	1,14	1,34	1,40	1,65	0,80	1,42	0,63	0,75	0,68

Alle Forscher waren sich bisher dahin einig, daß Rohrzucker in den Trauben nicht vorkommt, ja daß im Gegenteil der sicher geführte Nachweis von Rohrzucker im Most oder Wein auf das bestimmteste einen erfolgten Rohrzuckerzusatz beweise. In diesem Sinne sprachen sich auch J. L. W. Thudichum[1]), A. Babo und E. Mach[2]), E. Borgmann-Th. W. Fresenius[3]), K. Windisch[4]), L. Sémichon[5]), J. Laborde[6]) u. a. aus. Viele Forscher erwähnen den Rohrzucker überhaupt nicht bei den Bestandteilen der Beere, offenbar weil sie von seiner Abwesenheit überzeugt sind.

Später will Ai. Girard und L. Lindet[7]) in unreifen Trauben kleine Mengen eines invertierbaren Zuckers gefunden haben. Das Vorkommen von Rohrzucker stellte dann H. C. Gore[8]) fest in einer Varietät von Vitis rotundifolia, die Mish genannt und zu den Scuppernong-Arten gezählt wird. Er fand Mengen von 0,07 und 1,9 Proz.

Als darauf W. A. Alwood[9]) im Jahre 1909 und 1910 verschiedene amerikanische Trauben auf Rohrzucker prüfte, fand er in den Sorten Montefivre, Norton und Catawba geringe Rohrzuckermengen (0,04 bis 0,4 Proz.); dagegen große Mengen (bis zu 10 Proz.) in einigen anderen Sorten, über die folgende Tafel Aufschluß gibt:

Traubensorte	Invertzucker Proz.	Rohrzucker Proz.	Anzahl der Proben
Sämling ohne Namen aus Sandusky, Ohio	7,49—13,81	3,44—10,67	20
Hayes	9,70 u. 11,56	4,27 u. 5,24	2
Illinois City	13,48	2,91	1
Nectar	12,59	3,30	1
Pocklington	8,25—12,02	1,23—4,73	7
Worden	6,56—12,54	1,77—9,34	15

Stärke scheint in der Beere nur im allerfrühesten Zustande vorzukommen. Es erklärt sich dies wohl dadurch, daß die junge, noch grüne Beere anfangs selbst Stärke in den Chlorophyllkörnern erzeugt, während der später während des Reifens einwandernde Zucker nur als solcher, nicht aber als Stärke in der Beere aufgespeichert werden kann. Da während des Reifens der Chlorophyllfarbstoff aus der Beere verschwindet, also auch Stärke nicht mehr neu gebildet werden kann, so versteht man, daß sich jetzt Stärke in der Beere nicht mehr nachweisen läßt.

[1]) Treatise of Wines, London 1896, p. 95. — [2]) Handbuch **2**, 2 (1896). — [3]) Anleitung z. chem. Analyse d. Weines 1898, S. 174. — [4]) Die chem. Unters. u. Beurt. d. Weines 1896, S. 2, 277. — [5]) Traité des maladies des vins, Montpellier 1905, p. 2. — [6]) Cours d'oenologie, Paris 1907, p. 9—10. — [7]) C. r. **126**, 1310 (1898); Z. U. N. **2**, 244 (1899). — [8]) J. Ind. Eng. Chem. **1**, 436 (1909). — [9]) Enological Studies 2 a. 3, U. St. Depart. of Agric. Bur. of chem. Bull. 140, p. 8—15; J. Ind. Eng. Chem. **2**, 481 (1910).

A. Famintzin[1]) konnte nirgends als in den der Basis des Gefäßbündelzylinders anliegenden Zellen Stärkekörner nachweisen und auch da nur in ganz geringer Menge und in sehr kleinen Körnern. Dagegen waren die Trauben- und Beerenstiele mit großen Stärkemehlkörnern erfüllt.

Pektinstoffe[2]). Das Pektin oder die Pflanzengallerte wurde 1833 von Braconnot[3]) in Fruchtsäften aufgefunden. Die wichtigsten älteren Untersuchungen hat Fremy[4]) ausgeführt. Er erkannte, daß in unreifen Früchten das Pektin nicht als solches, sondern in unlöslicher Form als Pektose [heutige Bezeichnung nach A. Tschirch[5]): Protopektin] vorliege. Beim Reifen geht es allmählich in Pektin über, das in überreifen und faulen Früchten durch ein Enzym, Pektase, vollständig in Pektinsäure übergeführt wird. Auch durch Kochen mit Wasser, Alkohol oder verdünnten Säuren wird die Umwandlung des Protopektins in Pektin beschleunigt. Protopektin bildet die Auskleidung der Interzellularräume und der Mittellamelle der Früchte. Es läßt sich mit basischen Farbstoffen anfärben. Wie sich das Pektin vom Protopektin ableitet, ist noch nicht sicher bekannt. Th. von Fellenberg[6]) wies nach, daß das Protopektin keine salzartige Verbindung und auch kein Glukosid des Pektins ist. Er vermutet vielmehr, daß das Protopektin ein Anhydrid des Pektins sei, so daß die Aufspaltung des Protopektins in Pektin auf einer einfachen Hydrolyse beruhe.

Pektin ist in Wasser kolloidal löslich und durch Alkohol fällbar. Er entsteht bei der Reife in den Früchten von selbst aus dem Protopektin. Das beste bis jetzt bekannte Verfahren, Pektin darzustellen, ist das von E. Bourquelot und H. Hérissey[7]). Es besteht darin, alle alkohollöslichen Bestandteile mit Alkohol zu extrahieren, wobei gleichzeitig Protopektin in reichlicher Menge in Pektin übergeführt wird. Dann wird mit Wasser unter Druck erhitzt und die filtrierte Lösung mit Alkohol gefällt. Die Bausteine des Pektins sind Arabinose, eine Methylpentose, Methylalkohol und Galaktose, letztere Zuckerart allerdings mit der Einschränkung, daß sie offenbar noch niemals aus Pektinhydrolysierungsgemischen isoliert worden ist. Auf ihre Gegenwart wird nur indirekt geschlossen, da Pektin bei der Oxydation mit Salpetersäure Schleimsäure bildet. Der Methylalkohol ist so lose gebunden, daß er bei der Behandlung mit Alkalien selbst in der Kälte innerhalb einiger Minuten quantitativ abgespalten wird, wobei das Pektin in Pektinsäure übergeht. (Durch Säuren tritt die Verseifung sehr viel schwerer ein.) Es ist demnach das Pektin als Methylester der Pektinsäure aufzufassen, wobei die Carboxylgruppe wahrscheinlich sich an dem Galaktosemolekel befinden dürfte.

Daß noch andere Bausteine zum Aufbau des Pektins gehören, ist wenig wahrscheinlich, da die Zusammensetzung eines näher untersuchten Pektins (Orangenpektin) über 100 Proz. ergab, wobei der Fehler bei der Galaktoseberechnung vermutet wird.

41,0	Proz.	Arabinose	36,1	Proz.	Araban
6,7	„	Methylpentose . .	6,0	„	Methylpentosan
54,8	„	Galaktose . . .	49,3	„	Galaktan
11,5	„	Methylalkohol . .	11,5	„	Methylalkohol
			102,9	Proz.	

Die in dem älteren Schrifttum als Para- und Metapektin, als Para- und Metapektinsäure und als Pektosinsäure bezeichneten Stoffe sind zu streichen.

Nach den neuesten Forschungen F. Ehrlichs[1]) ist das Pektin aufzufassen als das Calcium-Magnesiumsalz einer komplexen Anhydroarabinosegalaktosemethoxytetragalakturonsäure. Die Tetragalakturonsäure entsteht aus 4 Mol. d-Galakturonsäure unter Austritt von 3 Mol. Wasser gemäß der Gleichung:

$$4\,C_6H_{10}O_7 - 3\,H_2O = C_{24}H_{34}O_{25}$$

d-Galakturonsäure — Tetragalakturonsäure.

Die Beziehungen zwischen d-Galaktose, d-Galakturon- und Schleimsäure zeigen folgende Formelbilder:

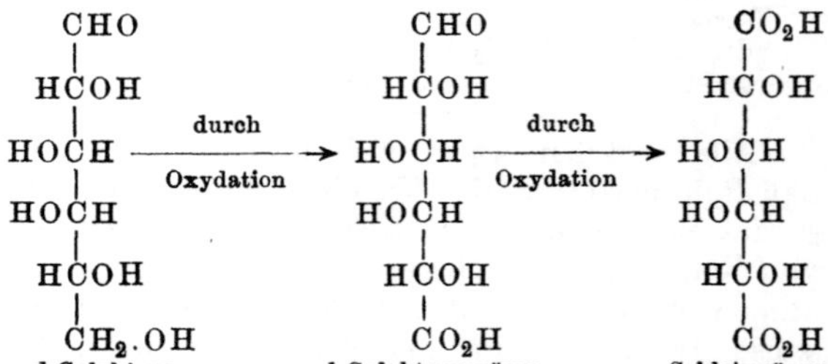

d-Galaktose — d-Galakturonsäure — Schleimsäure

Die Pektinstoffe der Trauben haben A. Muntz und E. Lainé[2]) untersucht. Sie fanden in mehreren weißen und roten Trauben 1,047 bis 3,248 g Pektinstoffe auf 1 kg. Die Trauben waren um so reicher an Pektin, je weniger Saft sie enthielten. Im Parenchymgewebe finden sich die Pektinstoffe als unlösliches (Protopektin), im Saft hingegen in weit geringerer Menge als lösliches Pektin. Mit fortschreitender Reife nimmt sowohl die Menge an Pektin, als auch an Protopektin zu. Bei der Gärung nimmt die Menge der Pektinstoffe ab. Der Wein enthält ausschließlich Pektinstoffe, keine anderen Schleimstoffe. Gummiartige Bestandteile im Wein sind sekundäre Umwandlungsprodukte der Pektinstoffe.

Daß dagegen in der Traube ein Gummi vorgebildet vorkomme, behaupten G. Nivière und A. Hubert[3]). Nach ihnen ist das Weingummi nicht mit arabischem Gummi identisch, es soll durch

1) Ann. Önol. **2**, 254 (1872). — 2) Nach Th. v. Fellenberg, Mitt. Leb. Hyg. **5**, 172—178, 225—256 (1914). — 3) Ann. **5**, 280 (1833); Berzelius, Jahresber. **12**, 205 (1833); **13**, 315 (1834). — 4) J. Pharm. **26**, 368—393 (1840); Ann. chim. phys. [3] **24**, 5 (1848); Ann. **67**, 257 (1848). — 5) Handbuch d. Pharmakognosie, S. 277. — 6) Mitt. Leb. Hyg. **5**, 235 (1914). — 7) J. Pharm. Chem. **8**, 145 (1899).

1) Ch. Z. **41**, 198 (1917). — 2) Monit. scient. [4] **20**, I, 221 (1906); C. **77**, I, 1274 (1906). — 3) Rev. intern. falsific. **9**, 48 (1896); C. **67**, I, 898 (1896).

siedende verdünnte Schwefelsäure in Galaktose übergeführt werden.

Pentosane wiesen E. Comboni[1]) und C. Wittmann[2]) im Moste nach.

Der letztere fand:

in Weintrauben . . 0,48 und 0,41 Proz. Pentosane,
„ Rosinen . . . . 0,51 „ 1,57 „ „

C. Comboni ermittelte folgende Gehalte an Pentosane:

Pentosangehalt in Prozenten der ganzen Traube.

Traubensorte	Im Most	In den Hülsen	In den Kämmen	In den Kernen
Raboso. . .	0,38	0,17	0,15	0,22
Prosecco . .	0,23	0,12	0,05	0,12
Verdiso . .	0,16	0,14	0,04	0,03
In Prozenten der Traubenteile.				
Raboso. . .	0,48	1,57	2,79	3,87
Prosecco . .	0,28	1,08	1,21	3,96
Verdiso . .	0,19	1,34	1,05	4,54

Inosit. Inosit, das Hexahydroxyhexahydrobenzol, von der Formel $C_6H_6(OH)_6$, fand C. Neubauer[3]) im Weinlaub und später A. Hilger[4]) im frischen Moste und besonders in halbreifen Beeren. Es wurde durch seine eigentümliche Kristallform (blumenkohlartig gruppierte Drusen) und durch die Scherersche[5]) Inositprobe identifiziert. Säurereiche Moste sollen auch an Inosit reicher sein, so daß man ihn hier in 1 Liter Most mit Sicherheit nachweisen kann.

Obwohl er die empirische Zusammensetzung eines Kohlenhydrats besitzt, gehört er nach seiner Konstitution doch einer ganz anderen Klasse an. Er ist deshalb auch nicht gärungsfähig und findet sich unverändert im Weine.

c) Die Säuren.

Durch die Beobachtung geleitet, daß beim Reifen der Beeren sich der Zuckergehalt stark vermehrt, während gleichzeitig der Säuregehalt sehr vermindert wird, kam J. Liebig[6]) zu der Anschauung, „daß der Kohlenstoff der organischen Säuren in der unreifen Frucht zu einem Bestandteile des Zuckers in der gereiften wird, daß also durch ein Austreten von Sauerstoff unter Hinzutreten der Bestandteile des Wassers die Säure übergeht in Zucker“. H. Brunner[7]) nahm dann an, daß gemäß dieser Anschauung die Kohlensäure im Chlorophyllapparat zunächst zu Ameisen- oder Oxalsäure reduziert werde, wobei dann später aus der Oxalsäure über die Glyoxylsäure hinweg alle anderen organischen Säuren aufgebaut werden sollten gemäß den folgenden Schematen:

$$CO(OH)_2 + H_2 = CHO.OH + OH_2$$
Kohlensäure Ameisensäure.

$$2\,CO(OH)_2 + H_2 = CO.OH - CO.OH + 2\,OH_2$$
Kohlensäure Oxalsäure.

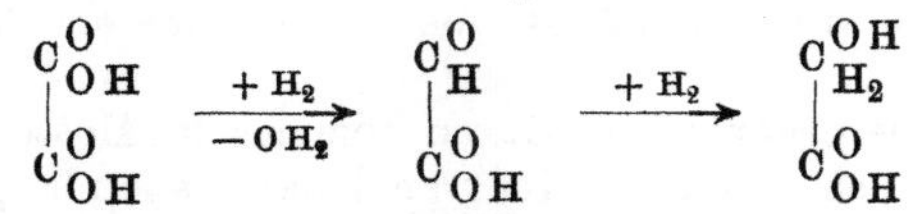

Oxalsäure Glyoxylsäure Glykolsäure.

$$2\,CHO.CO_2H + H_2 = C_4H_6O_6, \text{ Weinsäure}$$
$$2\,CHO.CO_2H + 2\,H_2 - OH_2 = C_4H_6O_5, \text{ Äpfelsäure}$$
$$2\,CHO.CO_2H + 3\,H_2 - 2\,OH_2 = C_4H_6O_4, \text{ Bernsteinsäure}$$
$$3\,CHO.CO_2H + 3\,H_2 - 2\,OH_2 = C_6H_8O_7, \text{ Zitronensäure.}$$

Diese theoretischen Anschauungen erklären das eifrige Suchen der früheren Chemiker nach der Glykol-, Glyoxyl-, Bernstein- und Ameisensäure in der Traubenbeere (s. S. 60).

Andererseits wurde diese Theorie auch bekämpft; so sagte Ad. Mayer[1]): „Wir haben uns die Pflanzensäuren als durch sekundäre Prozesse entstehend zu denken, d. i. durch Oxydationsvorgänge der gebildeten organischen Substanz, der Kohlenhydrate oder deren Umwandlungsprodukte.“ Auch später vertritt Ad. Mayer[2]) denselben Standpunkt, wenn er behauptet, daß die Säuren als Spaltungs- und Oxydationsprodukte bei den verschiedensten Vorgängen entstehen dürften, wobei man wohl den Zuckerarten eine gewisse hervorragende Stellung als Muttersubstanz zuerkennen darf.

Auch C. Neubauer[3]) hält ebenfalls die Anschauung, daß die Säuren Zwischenprodukte der Zuckersynthese seien, aus chemischen Gründen für unrichtig und unwahrscheinlich; er führt vielmehr die bei der Reife eintretende Verminderung der Säure auf Neutralisationsvorgänge durch einwandernde Basen zurück. Demgegenüber haben aber E. Mach[4]) und K. Portele[5]) gezeigt, daß die Säuren wirklich absolut abnehmen, auch wenn sich der Zuckergehalt nicht mehr ändert, oder wenn die Zufuhr von Mineralstoffen nach der Traube ganz abgeschnitten ist. Daraus ergibt sich aber, daß der Zucker der Trauben durch Umbildung von Säuren nicht entstehen kann.

Mit Ad. Mayer[1]), H. Müller-Thurgau[6]) und O. Warburg[7]) sieht man heute die Säuren als Oxydationsprodukte des Zuckers an, die bei der Atmung der Beere als Zwischenprodukte des Stoffwechsels entstehen. Einerseits bilden sich die Säuren fortwährend neu, andererseits werden sie aber auch durch weitere Sauerstoffzufuhr unablässig bis zu den beiden Endprodukten der Atmung, Kohlensäure und Wasser, abgebaut.

[1]) Staz. ital. **29**, 815 (1896); Ref. J. König, Nahr. Mitt. **1**, 1346 (1903). — [2]) Z. L. V. Ö. **4**, 137 (1901). — [3]) Fr. **12**, 46 (1873); Ann. Önol. **4**, 108 (1874). — [4]) Ann. **160**, 334 (1871); Ann. Önol. **3**, 89 (1873); L. V. St. **33**, 178 (1887). — [5]) Ann. **81**, 375 (1852). — [6]) Die Chemie in ihrer Anwendung auf Agrikultur, 9. Aufl., S. 134. — [7]) B. **19**, 613 ff. (1886).

[1]) Lehrbuch der Agrikulturchemie 1871, S. 139. — [2]) L. V. St. **18**, 426 (1875). — [3]) L. V. St. **11**, 416 (1869). — [4]) Ann. Önol. **6**, 409 (1877). — [5]) Weinlaube **11**, 207 ff. (1879). — [6]) 6. D. W. C. Heilbronn 1881, S. 53. — [7]) Untersuchungen des botan. Instituts Tübingen **2**, 53 (1886).

Je lebhafter die Atmung und der ganze Stoffwechsel vor sich gehen, in desto größerer Menge werden sie gebildet. Daher sind sie gerade während der Wachstumszeit in der Beere in großer Menge vorhanden. Sinkt dagegen in der Reifezeit die Atmungstätigkeit der Beerenzellen, so vermindert sich ihre Menge, weil der Zerfall der vorhandenen Säuren die Neubildung von Säure bedeutend übersteigt.

Die organischen Säuren kommen im Moste teils im freien Zustande, teils an Basen gebunden, als Salze vor, wobei naturgemäß einbasische Säuren nur als normale Salze, mehrbasische Säuren dagegen als primäre, sekundäre usf. Salze erscheinen können. Es war bisher üblich, den Anteil der Säuren, der als im freien Zustande vorhanden gedacht wurde, als „freie Säure“ oder gar als „Gesamtsäure“ zu bezeichnen; da aber diese Ausdrücke ungenau sind und an Klarheit zu wünschen übrig lassen, so ist es zweckmäßiger, die fragliche Größe mit dem eindeutigen Ausdruck titrierbare Säure [1]) zu belegen, weil man hierdurch gleichzeitig angibt, wie dieser Anteil der Säuren bestimmt wird, und daß er in einem gewissen Gegensatz steht zu der „nicht titrierbaren Säure“, die ihrerseits aus der „korrigierten“ Aschenalkalität berechnet werden kann. Näheres hierzu siehe S. 206.

Früher versuchte man im Moste und im Wein den Teil der Weinsäure, der an Kalium gebunden als Weinstein vorhanden ist, durch analytische Operationen zu bestimmen, sei es, daß man den Weinstein als solchen abschied und seine Menge ermittelte, oder sei es, daß man mit Hilfe der Alkalität der wasserlöslichen Asche den Weinsteingehalt zu berechnen suchte.

Wir werden später beim Wein zeigen, daß man auf diesem Wege das erstrebte Ziel nicht erreichen kann, daß es vielmehr nur mit Hilfe der neueren chemisch-physikalischen Theorien gelingt, anzugeben, welcher Anteil der Säure im Most oder im Wein an Basen gebunden ist.

Was daher in den bisherigen Arbeiten angegeben wird über das Vorkommen von freier, an Kalium oder an Erdalkalien gebundener Weinsäure, oder an freier oder gebundener Äpfelsäure, ist durchaus falsch. Alle daraus gezogenen Schlüsse sind hinfällig, weil sie eben auf unrichtiger Grundlage und auf falschen theoretischen Anschauungen aufgebaut sind.

Es genügt für unsere Zwecke, hier folgende Größen zu unterscheiden:

1. Gesamte organische Säuren, die teils frei, teils halb-, teils ganz gebunden im Moste vorkommen.

2. Die titrierbaren Säuren, worunter die freien und die Hälfte der halbgebundenen Säuren verstanden wird.

3. Die nicht titrierbaren Säuren, worunter die ganz gebundenen und die Hälfte der halbgebundenen Säuren verstanden wird.

Leider fehlen uns heute noch zuverlässige Untersuchungen über das Zu- und Abnehmen der gesamten organischen Säuren während des Reifens der Traubenbeere fast vollständig. Die meisten älteren Arbeiten beschränken sich darauf, die titrierbare Säure festzustellen, während sie über die nicht titrierbare Säure nichts aussagen. Es ist deshalb nicht möglich, anzugeben, welcher Anteil der Säuren während des Wachsens und Reifens der Beeren veratmet und welcher Anteil durch Basen gebunden wird. Vgl. jedoch W. J. Baragiola u. Ch. Godet, L. J. **14**, 249 (1914). (S. 37.)

Über die titrierbare Säure selbst ist folgendes festzustellen. Der Gehalt an ihr steigt während des Beerenwachstums fortwährend an und erreicht schließlich einen Höchstwert, der nach verschiedenen Arbeiten zwischen 30 und 50 Prom. [1]) zu liegen scheint. Vom Beginn des Reifens an sinkt der Säuregehalt ebenso rasch, als er früher gestiegen ist, um je nach der Traubensorte, den Witterungsverhältnissen usf. einem Werte zuzustreben, der im allgemeinen etwa bei 3 bis 4 Prom. liegen dürfte. Naturgemäß wird dieser Wert in unserem Vaterlande wegen der Ungunst der Witterung selten erreicht, während in südlicheren Ländern sogar noch weniger Säure gefunden wird. Wie sich in einzelnen Fällen der Gehalt an titrierbarer Säure während des Wachsens und Reifens der Beere ändert, mag man aus den Tafeln auf S. 36 ff. ersehen.

Der Gehalt der in der Praxis gekelterten Moste an titrierbarer Säure schwankt demgemäß außerordentlich.

Im allgemeinen beträgt er in Deutschland bei reifen Mosten in guten Jahren 7 bis 10 Prom. In sehr reifen und hervorragenden Jahrgängen findet man jedoch auch Moste von 4 bis 6 Prom. nicht selten; ja vereinzelt sinken die Säuregehalte noch weiter. So wiesen z. B. die pfälzischen Moste des überaus trockenen Jahres 1911 [2]) folgende Säuregehalte auf:

Unter	4	Prom. Säure	2	Proben	. .	0,31 Proz.
zwischen	4—6	„ „	166	„	. .	26,14 „
„	6—8	„ „	286	„	. .	45,03 „
„	8—10	„ „	143	„	. .	22,52 „
„	10—12	„ „	25	„	. .	3,95 „
„	12—14	„ „	13	„	. .	2,05 „
		Insgesamt	635	Proben	. .	100,00 Proz.

Die beiden Proben unter 4 Prom. Säure hatten den abnorm niederen Gehalt von 1,1 und 1,2 Prom. Säure [3]).

In schlechten Jahren hingegen findet man weit höhere Säuregehalte; sie steigen auf 11 bis 16, ja

[1]) C. von der Heide u. W. J. Baragiola, L. J. **39**, 1033 (1910).

[1]) A. Hilger fand 4,65 Proz. Säure im Sylvanermost, 4,95 Proz. im Rieslingmost (16. Aug. 1862 im Weinberg Leisten, Würzburg); Ann. Önol. **4**, 120 (1874). — [2]) H. Halenke u. O. Krug, Arb. Ges. Amt **42**, 425 (1912). — [3]) Ebenda, S. 427 u. 428; Most Nr. 22 u. 43.

nicht selten auf 18 bis 24 Prom. und vereinzelt noch höher. So wiesen die Moste des gesamten Moselgebietes im Jahre 1912 [1]), in dem die Trauben durch einen Frühfrost in den ersten Tagen des Oktobers erfroren waren, folgende Säuregehalte auf:

Von 6—8 Prom. Säure	keine Probe	0,00 Proz.
„ 8—10 „	„ 10 Proben	0,47 „
„ 10—12 „	„ 118 „	5,56 „
„ 12—14 „	„ 486 „	22,89 „
„ 14—16 „	„ 613 „	28,87 „
„ 16—18 „	„ 447 „	21,05 „
„ 18—20 „	„ 228 „	10,74 „
„ 20—22 „	„ 107 „	5,04 „
„ 22—24 „	„ 69 „	3,25 „
„ 24—26 „	„ 26 „	1,22 „
„ 26—30 „	„ 18 „	0,85 „
	Insgesamt 2122 Proben	100,00 Proz.

Unter den Proben mit einem Säuregehalt von 26 bis 30 Prom. ist der Höchstwert 29,4 Prom. [2]).

Die beiden wichtigsten in der Beere vorkommenden Säuren sind die Weinsäure und die Äpfelsäure, die deshalb zuerst besprochen werden mögen.

Die Weinsäure ist wohl die am längsten bekannte Pflanzensäure, dennoch wurde sie in reinem Zustande erst 1769 von Scheele aus Weinstein oder vielmehr aus dem daraus dargestellten Kaliumtartrat abgeschieden. Sie findet sich in verschiedenen Pflanzen, worüber A. Husemann und A. Hilger [3]) ausführlich berichten. In der Rebe kommt sie in allen grünen Teilen vor.

So stellte A. Petit [4]) in 1 kg Blättern 13 bis 16 g Weinsäure fest. Bereits in der wachsenden Beere findet sich Weinsäure, und zwar in der Art, daß sie zuerst langsam zunimmt, um während des Reifens wieder ebenso zu fallen. Doch scheinen die Schwankungen des Weinsäuregehaltes nicht so groß zu sein, wie die des Äpfelsäuregehaltes.

Nach Untersuchungen von E. Mach [5]) hat der Weinsäuregehalt in Negraratrauben bei der Reife folgendermaßen abgenommen:

6. Juli	15,7 Prom.	Weinsäure
12. August	12,8 „	„
31. „	5,4 „	„
28. September . .	4,6 „	„
12. Oktober . . .	4,2 „	„

(Vgl. dazu die ausführliche Tafel auf S. 37, hier sind die im Original gegebenen Werte für freie Weinsäure und Weinstein auf eine Größe, Weinsäure, umgerechnet.)

Ob die Weinsäure dabei wirklich veratmet wird, oder ob die Abnahme darauf zurückzuführen ist, daß unlösliches Calciumtartrat oder schwerlöslicher Weinstein schon in der Beere ausgeschieden werden und also nicht in den Most übergehen, ist nicht sicher bekannt.

Die im Traubensaft vorkommende Säure ist die d-Weinsäure; ihre Entstehung aus Zucker (Glukose) läßt sich nach E. Fischer [1]) in folgender Weise verdeutlichen:

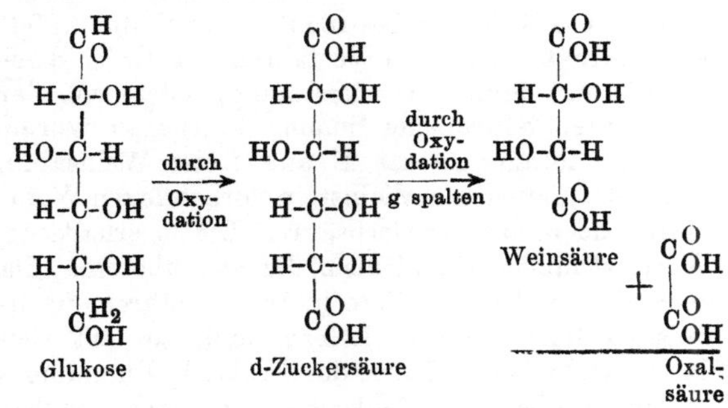

Angeblich soll Traubensäure (d + l-Weinsäure) in verschiedenen, besonders ungarischen Trauben vorkommen; R. Kayser [2]) gibt an, daß sieben von ihm untersuchte apulische Weine nur Traubensäure, keine Weinsäure enthalten hätten; ferner will Phipson [3]) 88 Proz. saures traubensaures Kalium in achteckigen, nicht hemiedrischen Tafeln in einem kristallinischen Absatz aus rotem Bordeauxwein gefunden haben. Auch Maumené [4]) nimmt die Anwesenheit von Traubensäure im Weine an. Diese Angaben über das Vorkommen der Traubensäure in der Beere sind aber aller Wahrscheinlichkeit nach irrtümlich. Im Jahre 1822 wurde zwar die Traubensäure von Ch. Kestner [5]) bei der Herstellung von Weinsäure in deren Mutterlauge entdeckt; allein sie dürfte erst während des Betriebes selbst aus d-Weinsäure entstanden sein, unter dem Einfluß hoher Temperaturen. Nach E. Jungfleisch [6]) entsteht die Traubensäure bei der Gewinnung der d-Weinsäure auch durch die Einwirkung von Tonerde auf die weinsauren Salze.

Die l-Äpfelsäure ist in dem Pflanzenreich weit verbreitet. Es genügt hier hervorzuheben, daß sie sich in Äpfeln, Birnen, Kirschen, Pflaumen, Berberitzen, Vogelbeeren [7]) usf. findet. In der Traube scheint sie zuerst von H. Schwarz [8]) festgestellt worden zu sein. Außer in der Beere findet sich Äpfelsäure auch in den Blättern und den grünen Kämmen.

Unter den Säuren des Mostes dürfte sie wenigstens in nördlich gelegenen Ländern die wichtigste Rolle spielen, weil, wie wir später sehen werden, von ihrer Menge es wesentlich abhängt, inwieweit die Säure des Weines herabzusinken vermag. Während der Entwickelung der Traube scheint der Gehalt an Äpfelsäure bis zum Beginn des Weichwerdens fortwährend zuzunehmen. Es soll der Äpfelsäuregehalt bis zu 16, ja sogar bis 25 g steigen können. Während der Reife vermindert sich der Äpfelsäuregehalt, wobei diese Säure veratmet wird. Einen Versuch, den Gehalt der Beere

[1]) C. von der Heide; O. Petri; A. Wellenstein, Arb. Ges. Amt 46, 212, 258, 348 (1913). — [2]) Ebenda, S. 311; Most Nr. 20. — [3]) A. Husemann u. A. Hilger, Pflanzenstoffe, 2. Aufl., S. 202. — [4]) B. 6, 1313 (1873). — [5]) Weinlaube 11, 220 (1879).

[1]) B. 29, 1377 (1896). — [2]) Rep. anal. Ch. 3, 69 (1883). — [3]) C. r. 62, 230 (1866). — [4]) Traité du travail des vins, Paris, 2. éd. 1874, p. 119. — [5]) C. r. 29, 526 u. 557 (1849); 31, 7 u. 18 (1850). — [6]) Ebenda 85, 805 (1877). — [7]) Ann. 84, 83 (1852). — [8]) Siehe F. Czapek, Biochemie 1905, S. 428.

an Äpfelsäure während des Reifens quantitativ zu verfolgen, hat E. Mach [1]) unternommen. (Siehe Tafel auf S. 37.) Er bestimmte einmal die Äpfelsäure direkt nach dem Verfahren von C. T. Barfoed [2]) und dann durch Rechnung, indem von der titrierbaren Säure eine Summe abgezogen wurde, die sich zusammensetzt 1. aus freier Weinsäure, 2. aus der halben im Weinstein vorhandenen Weinsäure und 3. aus der Gerbsäure. Die so erhaltenen Werte stimmen verhältnismäßig gut überein. Da aber das indirekte Berechnungsverfahren nachweislich falsche Werte liefern muß, so läßt sich daraus schließen, daß auch das direkte Bestimmungsverfahren überhaupt fehlerhaft ist. Aus den Ergebnissen Machs läßt sich, wenn dabei angenommen wird, daß den beiden Verfahren ein einigermaßen konstanter Fehler anhaftet, immerhin wenigstens folgern, daß mit zunehmender Reife der Äpfelsäuregehalt stark abnimmt.

Auch nach vollzogener Trennung der Traube vom Stock dürfte sich dieser Atmungsvorgang noch fortsetzen. Ebenso dürfte bei der Edelfäule vorzugsweise die Äpfelsäure angegriffen werden. Ganz verschwindet aber die Äpfelsäure selbst aus dem Moste ganz reifer Trauben nicht. Über ihr weiteres Schicksal siehe S. 198. Die im Traubensaft vorkommende Äpfelsäure ist die linksdrehende Form.

An sonstigen Säuren sind im Most angeblich noch gefunden worden: Bernsteinsäure, Glykolsäure, Glyoxylsäure, Ameisensäure.

Genügend erwiesen scheint nur noch die Anwesenheit der Bernsteinsäure in unreifen Trauben, aber auch sie wurde bisher nur einmal von H. Brunner und R. Brandenburg [3]) gefunden: bei der Verarbeitung von 25 kg ganz unreifer Trauben (Mitte Juni). Eine Ausbeute geben sie jedoch nicht an, immerhin konnten sie die Säure durch den Schmelzpunkt und die Analyse (Kohlenstoff- und Wasserstoffbestimmung), sowie durch die Kalkbestimmung des Calciumsalzes identifizieren. Man darf aber trotzdem annehmen, daß diese Säure im Moste eine irgendwie bedeutende Rolle nicht spielt, selbst wenn sie wirklich auch in reifen Trauben vorkommen sollte. Zu erwähnen ist vielleicht noch, daß A. Hilger und L. Gross [4]) in halbreifen Beeren Bernsteinsäure nicht auffinden konnten, obwohl sie danach suchten [5]).

Später haben H. Brunner und E. Chuard [6]) in den Früchten und Blättern des Weinstocks die Anwesenheit eines jodbindenden Stoffes festgestellt, in dem sie ein Glykosid erkannten und dem sie den Namen Glykobernsteinsäure zuerteilten, da es aus 2 Mol. Bernsteinsäure und 1 Mol. Glukose bestehe gemäß der Formel $C_6H_{10}O_4(CO_2{-}C_2H_4{-}CO_2H)_2$. Sie weisen darauf hin, daß offenbar schon H. Buignet [1]) sich mit demselben Stoffe beschäftigt habe, denn er habe ebenfalls in unreifen (nicht mehr aber in reifen) Früchten einen jodbindenden Stoff gefunden, der bei der Spaltung rechtsdrehenden, gärungsfähigen Zucker liefere.

Auf noch viel unsichererem Fuße steht die Behauptung, daß Ameisensäure, Glykol- und Glyoxalsäure in den Trauben vorkämen. Das Suchen der älteren Chemiker nach diesen Säuren erklärt sich daraus, daß sie als Anhänger der Liebigschen Theorie (siehe S. 65) die organischen Säuren für Zwischenprodukte bei der Zuckersynthese der Pflanzen hielten.

Zunächst glauben E. Erlenmeyer u. F. Hoster [2]) Ameisensäure in den Mosten gefunden zu haben, weil die Wasserdampfdestillate der Moste saure und gleichzeitig reduzierende Eigenschaften aufwiesen. Aber selbst wenn die Anwesenheit der Ameisensäure im Destillat sicher bewiesen wäre, so wäre immer noch der Einwand zu erheben, daß die Ameisensäure erst während der Wasserdampfdestillation durch Einwirkung der Säuren auf den Zucker des Mostes entsteht. Während E. Erlenmeyer aber in dieser Abhandlung nur die Anwesenheit der Ameisensäure vermutet, drückt er [3]) sich mit Bezug auf diese Arbeit 13 Jahre später viel bestimmter aus mit den Worten: „Zum Schluß will ich erwähnen, daß ich 1864 die Gegenwart von Glykolsäure und Ameisensäure in unreifen Trauben nachgewiesen habe.“ Nach meiner Ansicht ist es bis jetzt durchaus unbewiesen, daß Ameisensäure in der Traube vorkommt.

Bei dieser Gelegenheit möchte ich erwähnen, daß der Nachweis von Essigsäure in gesundem Most bisher ebenfalls nicht geführt ist. Wenn man in üblicher Weise Moste im Wasserdampfstrom destilliert und dabei stets geringe Mengen flüchtiger Säuren findet, so ist damit selbstverständlich die Anwesenheit von Essigsäure nicht erwiesen; denn vor allem fehlt der Beweis, daß diese flüchtige Säure Essigsäure ist, und dann ist stets der Einwand zu erheben, daß die Säuren erst während der Destillation aus Zucker entstanden seien (S. 129).

Anders mag es sich bei Mosten aus faulen Trauben verhalten, wo durch Mikroorganismen vielleicht schon in den noch am Stocke hängenden Beeren flüchtige Säuren erzeugt werden können.

In unreifen Früchten konnte A. Hilger und L. Gross [4]) flüchtige Säuren nicht nachweisen.

Die Glykolsäure wollen E. Erlenmeyer und F. Hoster [5]) in der Traube aufgefunden haben. Sie erhielten bei ihrer Untersuchung ein Kalksalz, das sich seiner ganzen Erscheinung nach als identisch mit glykolsaurem Kalk erwies; in derselben Arbeit sagen die Forscher aber selbst: „Das Salz ist möglicherweise traubensaurer Kalk“. Die Kohlenstoffbestimmung ergibt den theoretischen

[1]) Weinlaube **11**, 210, 220 (1879). — [2]) Fr. **7**, 403 (1868). — [3]) B. **9**, 982 (1876). — [4]) L. V. St. **33**, 186 (1887). — [5]) Sie fanden Bernsteinsäure in den Ranken, nicht in den Blättern und halbreifen Früchten. — [6]) B. **19**, 598 (1886).

[1]) Ann. chim. phys. [3.] **61**, 282 (1861). — [2]) Z. Chem. Pharm. **7**, 212 (1864). — [3]) B. **10**, 634 (1877). — [4]) L. V. St. **33**, 182 (1887). — [5]) Z. Chem. Pharm. **7**, 212 (1864).

Wert, die Bestimmung des Wasserstoffs ergibt statt 3,16 Proz. nur 2,85 Proz. Um den Kalk zu bestimmen, genügte die vorhandene Menge des Salzes nicht.

In einer weiteren Arbeit untersuchte E. Erlenmeyer[1]) 50 kg Trauben in verschiedenen Reifezuständen. Nur in unreifen Trauben konnte er die Glykolsäure sicher auffinden; in reifen Trauben war sie nicht nachweisbar. „Offenbar werde sie, kaum gebildet, gleich wieder verwandelt." Auch nach H. Brunner und R. Brandenburg[2]) ist sie in reifen Trauben nicht mehr nachzuweisen.

Ebenso geben Ai. Girard und L. Lindet[3]) an, im Fruchtfleisch neben Wein- und Äpfelsäure auch andere Säuren, darunter Glykolsäure aufgefunden zu haben. Gleichwohl ist nach meiner Ansicht die Anwesenheit von Glykolsäure in der Traube zum mindesten zweifelhaft.

Schließlich wollen H. Brunner und E. Chuard[4]) zur Zeit der allerersten Entwickelung in der Beere auch Glyoxalsäure festgestellt haben. Bei der Verarbeitung des Saftes von 25 kg ganz junger Beeren erhielten sie schließlich ein Calciumsalz, das sie als Glyoxalat ansprachen. Für eine Analyse reichte die isolierte Substanz nicht aus[5]). Nach diesem tatsächlichen Befund läßt sich sagen, die Anwesenheit von Glyoxalsäure in der Traube ist bis jetzt nicht erwiesen.

Dieser Ansicht ist auch Ch. Ordonneau[6]), der in den Trauben nur Äpfel- und Weinsäure auffand, und der glaubt, daß Brunner ein Doppelsalz, bestehend aus Calciummalat und Calciumtartrat, für Calciumglyoxalat gehalten habe.

Oxalsäure scheint im Moste nicht vorzukommen, dagegen ist ihr Kalksalz in der Beere von A. Famintzin[7]) mit Sicherheit erkannt worden. Er fand dies Salz 1. als deutliche, ziemlich große Kristalle, die Oktaeder zu sein schienen, 2. als Raphiden, 3. als Drusen. Die Kristalle wurden nur in den Zellen der inneren Schicht der Eihülle gefunden; die Drusen waren fast ausschließlich in der die Fruchtknotenhöhle auskleidenden Zellschicht konzentriert. Jede Zelle dieser Schicht enthielt eine große Druse. Die Scheidewand des Fruchtknotens hingegen war ganz frei von Drusen. Dagegen fanden sich Drusen in den Zellen der inneren Schicht des Fruchtknotens und vereinzelt auch in der äußeren Schicht. Die Raphiden schließlich waren nur in der äußeren Schicht des Fruchtknotens und der mittleren Schicht der Eihülle, besonders reich in den beiden Längsfurchen abgelagert. Der Saft der Traube enthält nur kurz nach der Blüte große Mengen Oxalsäure; aber schon nach wenigen Tagen vermindert sich ihre Menge außerordentlich rasch, um bald vollständig zu verschwinden.

d) Die Stickstoffverbindungen.

Nach J. Schuler[8]) finden sich Eiweißverbindungen hauptsächlich in den Hülsenzellen abgelagert, und zwar füllen sie in den drei äußeren Zellreihen fast den ganzen Raum der Zelle aus. In den tiefer einwärts liegenden Zellagen nehmen sie nur einen kleinen Teil des Zellraumes ein, während der Hauptteil des Zellraumes mit Zellsaft erfüllt ist (außerdem findet sich viel Eiweiß in den Kernen aufgespeichert).

Unterstützt scheint dieser Befund zu werden durch die Untersuchung von E. Mach und K. Portele[9]) über den Stickstoffgehalt des Hülsen-, Butzen- und Fruchtfleischmostes, wobei sich der letztere als der stickstoffärmste erwies, während die beiden anderen etwas mehr Stickstoffverbindungen enthielten.

Es enthielt nämlich im Durchschnitt von neun Sorten:

Hülsenmost	0,590 Prom.	N,
Fruchtfleischmost	0,413 „	N,
Butzenmost	0,544 „	N.

Über den Gesamtstickstoffgehalt der Moste verschiedener Gegenden werden folgende Angaben gemacht:

Land	Jahr	Zahl der Proben	Mindest-	Mittel-	Höchst-	Analytiker
			Wert (g N in 1 Liter)			
Niederösterreich	1877	21	0,308	0,520	0,728	In Klosterneuburg[11])
Tirol	1888	17	0,254	0,373	0,545	E. Mach u. K. Portele[12])
„	1888—1891	23 weiße	0,254	0,451	1,101	Dieselben[13])
„	„	23 rote	0,270	0,449	0,644	„
„	„	10 amerik.	0,404	0,722	1,068	„
Elsaß	1877	13	0,567	0,930	1,370[10])	C. Weigelt[14])
Rheingau	1868—1874	28	0,176	0,487	1,222[10])	C. Neubauer und C. Weigelt[15])

[1]) Z. Chem. **2**, 639 (1866). — [2]) B. **9**, 982 (1876). — [3]) C. r. **126**, 1310 (1898); Ref. Z. U. N. **2**, 244 (1899). — [4]) B. **19**, 595 (1886); Bull. soc. chim. [3] **13**, 126 (1895); Ref. C. 1895, I, S. 563. — [5]) Das Calciumsalz der aus Stachelbeeren isolierten Säure enthielt 17,56 Proz. Calcium statt der berechneten Menge von 18,02 Proz. für $(C_2HO_3)_2Ca + 2\,OH_2$. — [6]) Bull. soc. chim. [3] **6**, 261 (1891); B. **24**. Ref. S. 964 (1891); J. B. Agric. **34**, 242 (1891). — [7]) Ann. Önol. **2**, 254, 257 (1872). — [8]) Weinlaube **12**, 434 (1880). — [9]) L. V. St. **36**, 380 (1889); **41**, 268 (1892). — [10]) Gramm in 1 kg (nicht in 1 Liter) Most. — [11]) L. Weigert, Mitt. V. St. Klosterneuburg **5**, 118 (1888). — [12]) L. V. St. **36**, 382 (1889). — [13]) Ebenda **41**, 265 (1892). — [14]) Önol. J. B. **1**, 85 (1878); Ref. nach L. Weigert, Mitt. V. St. Klosterneuburg **5**, 116 (1888). — [15]) Ref. nach L. Weigert, a. a. O., S. 117.

Stickstoffverbindungen des Mostes.

Traubensorte	1 Liter Most enthält Gramm				Analytiker
	Gesamtstickstoff	durch Erhitzen gerinnbaren N	in Alkohol		
			löslichen N	unlöslichen N	
Gemischter Satz	0,611	0,022	—	—	C. Regel[1])
Burgunder	0,634	0,006	—	—	
Dalmatiner	0,212	—	—	—	
Portugieser	0,724	0,067	0,459	0,198	L. Weigert[1])
Lasca	0,334	0,026	0,196	0,112	
Steinschiller	—	0,118	—	0,04	
Silberweiß	—	0,168	—	0,109	

Über die Art der im Moste vorkommenden Stickstoffverbindungen ist recht wenig bekannt. Zunächst finden sich nach L. Weigert[2]) im Most gewöhnlich beim Erhitzen gerinnende Eiweißstoffe, manchmal scheinen diese aber auch vollständig zu fehlen. Auch K. Windisch[3]) konnte aus einzelnen Mosten durch Erhitzen keine Stickstoffverbindungen ausscheiden. Der Stickstoffgehalt dieser gerinnenden Stoffe beträgt nach L. Weigert 0 bis 9 Proz. des Gesamtstickstoffs (s. vorstehende Tafel).

Nach Zahlen von E. Mach und K. Portele[4]) schwankt der Stickstoffgehalt der gerinnenden Stickstoffverbindungen zwischen 1,5 und 12 Proz. Außer diesen beim Erwärmen gerinnenden Eiweißstoffen kommen im Moste auch noch Stickstoffverbindungen vor, die in kochendem Alkohol löslich sind, und zwar gehört der größere Teil der Stickstoffverbindungen dieser Gattung an.

Die in siedendem Alkohol unlöslichen Stickstoffverbindungen gehören derselben Klasse von Stickstoffverbindungen an, die durch Metallsalze gefällt werden, wenn auch eine genaue Übereinstimmung der analytischen Ergebnisse nicht erreicht werden kann.

Überreife und edelfaule Trauben liefern Moste mit geringem Stickstoffgehalt, wie dies schon C. Neubauer[5]) bewiesen hat. Auch K. Windisch[6]) kommt zu demselben Ergebnis. Worauf diese Tatsache zurückgeführt werden muß, ist unbekannt; bei der Verminderung des Stickstoffgehaltes durch die Edelfäule spielt vielfach der Edelfäulepilz eine Rolle in der Weise, daß er lösliche Stickstoffverbindungen in eine unlösliche Form überführt.

Der Versuch K. Windischs[7]), eine Bilanz der Stickstoffverbindungen aufzustellen, ist leider gescheitert; denn bei der Zerlegung des Gesamtstickstoffs in gerinnendes Eiweiß, Albumose, Amide usf. findet er nur 30 bis 50 Proz. des Gesamtstickstoffs wieder.

A. Hilger und L. Gross[8]) wiesen in unreifen Beeren nur Eiweiß nach; dagegen fanden sie keinen der folgenden Stoffe: Pepton, Asparagin, Xanthin, Allantoin, Amidosäuren (Leucin, Tyrosin). Dagegen kommt nach C. Weigelt[9]) im Moste eine Amidosäure (Amidobrenzweinsäure?) vor. L. Weigert[10]) zieht aus seiner Zusammenstellung folgende Schlüsse: Der Stickstoffgehalt steht mit dem Zuckergehalt in keinem erkennbaren Verhältnis; doch haben Moste jener Sorten, die alkoholreichere Weine liefern, unter sonst gleichen Bedingungen häufig einen größeren Stickstoffgehalt als mindere Sorten.

Dasselbe geben auch E. Mach und K. Portele[11]) an. Die Unterschiede im Stickstoffgehalt sind weniger durch die Sorte bedingt, als auch die Herkunft. Reichliche Stickstoffdüngung scheint den Stickstoffgehalt des Mostes zu erhöhen. Dies zeigen auch die Versuche von P. Kulisch[12]), P. Wagner[13]) und K. Windisch[14]).

Der frei ablaufende Most hat keinen größeren Stickstoffgehalt als der bei stärkerem Druck abgepreßte Most. Erst wenn die Trester umgestochen und nachgepreßt werden, so steigt der Stickstoffgehalt des ablaufenden Mostes. Dies kann ebenfalls als Beweis gedeutet werden, daß die Hülsen eiweißreicher sind als das Fruchtfleisch. Durch Erhitzen oder Lüften des Mostes oder Versetzen mit Gerbstoff wird nach C. Weigelt[15]) ein Teil der Stickstoffverbindungen abgeschieden.

Nachgewiesen ist im Moste schließlich Ammonium (oder wenigstens flüchtige Stickstoffbasen). So zuerst von Kalbruner[16]), dann von C. Neubauer[17]) und auch von C. Amthor[18]). Letzterer fand 0,065 bis 0,139 g Ammoniak (im Mittel von neun Proben 0,125 g), wobei er gleichzeitig nachwies, daß sich diese flüchtige Base schon als solche im Moste vorfindet und nicht durch Zersetzung anderer Stoffe beim Destillieren mit Magnesia gebildet wird.

Nach W. Seifert und H. Kaserer[19]), M. Metelka[20]), M. Spica[21]) kommen in Trauben (besonders in den unreifen?) Spuren von Nitraten vor.

Lecithin will G. Maddalozzo[22]) im Most und in den Trestern nachgewiesen haben. Er fand 0,308 bis 0,368 Prom., im Mittel 0,337 Prom. (von fünf Proben) Lecithin im Most und 0,427 bis

[1]) Mitt. V. St. Klosterneuburg **5**, 101 (1888). — [2]) Ebenda **5**, 100 (1888). — [3]) Werden des Weines 1906, S. 108. — [4]) L. V. St. **36**, 382 (1889). — [5]) Mitt. V. St. Klosterneuburg **5**, 120 (1888). — [6]) Werden des Weines 1906, S. 94. — [7]) A. a. O , S. 108, Nr. 15—20. — [8]) L. V. St. **33**, 180 (1887). — [9]) Ann. Önol. **6**, 512 (1877). — [10]) A. a. O. — [11]) L. V. St. **41**, 268 (1892). — [12]) 19. D. W. C. Colmar i. Els. 1900, S. 64. — [13]) Ref. Weinb. u. Weinh. **20**, 52 (1902). — [14]) Werden des Weines 1906, Tabellen Nr. 69—74 u. 112—117. — [15]) Ann. Önol. **6**, 509 (1877). — [16]) Weinlaube **4**, 239 (1872). — [17]) Ann. Önol. **5**, 347 (1876). — [18]) Z. ang. Ch. **3**, 27 (1890). — [19]) Z. L. V. Ö. **6**, 555 (1903). — [20]) Ebenda **7**, 725 (1904). — [21]) Staz. ital. **40**, 177 (1907). — [22]) Popolo Romano 1905, Nr. 4; Weinlaube **38**, 454 (1906); Ref. C. Agric. **36**, 561 (1907).

0,505 Prom., im Mittel 0,464 Prom. in den Trestern. Nach J. Weirich und G. Ortlieb[1]) soll das Lecithin besonders aus den Kernen stammen, was nach A. Rosenstiehl[2]) nicht zutreffen kann. Nach ihm und nach A. Funaro und J. Barboni[3]) enthielt auch das Fruchtfleisch der Beere und der Most Lecithin. Die Angaben sind wegen der angewandten zweifelhaften Bestimmungsverfahren mit Vorsicht aufzunehmen.

e) Die Enzyme[4]).

Nach V. Martinand[5]) ist die reife Beere der Sitz einer Oxydase, die im Moste als Sauerstoffüberträger das Braunwerden und später im Weine das Rahnwerden verursacht, wie zuerst G. Gouirand[6]) annahm.

Auch Ch. Cornu[7]) fand in allen Teilen der Rebe eine Oxydase. L. Pavarino[8]) stellte besonders in den von der Peronospora viticola befallenen Rebteilen eine Oxydase fest, und J. Laborde[9]) schreibt der Botrytis cinerea die Bildung einer Önoxydase zu. Derselben Ansicht sind L. Sémichon[10]) und A. Hamm[11]). P. Cazeneuve[12]), der der Botrytis eine besondere Rolle nicht zuschreibt, untersuchte die Eigenschaften der Önoxydase. Nach ihm handelt es sich um eine Phenolase, die den Rotweinfarbstoff zerstört, den Alkohol und die Bukettstoffe verändert und im Wein Kohlensäure entwickelt.

Dagegen bezweifelt H. Lagatu[13]) das Vorhandensein einer Oxydase, auch V. Martinand[14]) ist von seiner ersten Ansicht zurückgekommen.

Nach V. Peglion[15]) kommt bei fortgeschrittener Reife in den Trauben allerdings eine Oxydase vor, dazu kommt aber noch ein von Pilzen gebildetes Enzym. Dies zu bilden, soll besonders Botrytis cinerea und Monilia fructigena befähigt sein. Nach G. Toloni[16]), der auch das Enzym in reifen Trauben findet, sollen auch verschiedene Hefen Oxydasen erzeugen. Die Oxydasen sollen nach ihm auch zur Bukettbildung beitragen.

Eine kräftig wirkende Invertase hat V. Martinand[17]) in den Trauben nachgewiesen, die am besten bei 54 bis 56° und bei einem Gehalt der Lösung von 0,5 bis 1,3 Proz. Essigsäure wirken soll. Die Traubeninvertase soll sich von der Hefeinvertase unterscheiden. Bei der Gärung wird ein Teil der Traubeninvertase zerstört und bei Krankheiten des Weines, bei denen eine Oxydation stattfindet, verschwindet sie vollständig.

[1]) Ch. Z. **28**, I, 153 (1904). — [2]) Ebenda **28**, II, 663 (1904). — [3]) Staz. ital. **37**, 881 (1904). — [4]) Nach J. Behrens, Lafar, Handb. **1**, 681 ff. (1904/07) u. K. Kroemer, ebenda **5**, 495 ff. (1905/14). — [5]) C. r. **120**, 426 (1895); **121**, 502 (1895); **124**, 512 (1897). — [6]) Ebenda **120**, 887 (1895). — [7]) Journ. Pharm. Chim. [6] **10**, 342 (1899). — [8]) Atti Ist. bot. di Pavia **11**, 16 (1906). — [9]) C. r. **123**, 1074 (1896). — [10]) Traité des maladies des vins, Paris 1905, S. 70. — [11]) Arch. Hyg. **56**, 380 (1906). — [12]) C. r. **124**, 406, 781 (1897). — [13]) Ebenda, S. 1461 (1897). — [14]) Rev. Vitic. **9**, 305 (1898). — [15]) Ref. ebenda **7**, 684 (1897). — [16]) Atti Acad. d. Lincei Roma [5] **5**, 52 (1896); C. 1896, I, S. 777. — [17]) C. r. **131**, 808 (1900); Z. U. N. **4**, 651 (1901).

f) Der Gerbstoff.

Gerbstoff kommt in allen Teilen der Rebe vor. Beträchtliche Mengen enthalten besonders die Kämme, Hülsen und Kerne. Die Fruchtknoten und die Samen enthalten nach A. Famintzin[1]) während der Blüte in allen Zellen Gerbstoff. Schon in 1 bis 2 Wochen wird die Gerbstoff enthaltende Zone kleiner und mit fortschreitender Reife immer mehr nach außen gedrängt, so daß die innere Schicht bald gerbstofffrei ist. Die äußersten Schichten der Beere weisen auch zur Zeit der vollständigen Reife Gerbstoff auf.

So fand z. B. E. Mach[2]) in Negraratrauben am 30. Juni 0,34 Prom. Gerbstoff; am 13. Juli erreichte der Gerbstoffgehalt seinen Höchstgehalt mit 1,3 Prom., um von jetzt stetig abzunehmen. Am 21. August war noch 0,08 Prom., am 28. August aber bereits gar kein Gerbstoff im Moste vorhanden (vgl. dazu die Tafeln auf S. 36 und 37).

Auch im Samen tritt bald eine Sonderung derart ein, daß der Gerbstoff auf die beiden äußeren Hüllen beschränkt wird. Die mittlere Schicht, die zuerst den meisten Gerbstoff aufweist, enthält schließlich im Querschnitt zwei von Gerbstoff freie Stellen, die den beiden Längsfurchen des Samens entsprechen. Der Keimling und seine Umhüllung enthielten zu keiner Zeit Gerbstoff.

Der Gerbstoffgehalt des ausgepreßten Beerensaftes ist anfangs hoch, nimmt dann aber derart ab, daß er bald nur mehr in sehr geringer Menge (oder gar nicht mehr) vorhanden ist (vgl. dazu die Tafeln auf S. 86).

Diese Feststellung ist deshalb wichtig, weil daraus hervorgeht, daß der im technischen Betrieb gewonnene Most reifer Trauben seinen Gerbstoffgehalt den Kernen, Hülsen und Rappen verdankt. Je längere Zeit zwischen dem Mahlen der Trauben und der Kelterung verstreicht, um so mehr Gerbstoff wird der Most aus den Trestern herauszulösen vermögen.

Dieselbe Betrachtung gilt natürlich auch für den Wein. Vergärt der Most mit den Trestern, so wird der Gerbstoffgehalt des Weines bedeutend höher sein als im anderen Falle. So fand z. B. C. Neubauer[3]) in der Trockensubstanz der Rappen, Hülsen und Kerne (eines Gemisches der Traubensorten blauer Liverdun und Färber) vor und nach der Gärung folgende prozentische Mengen an Gerbstoff:

Gerbstoff in Proz. der Trockensubstanz.

	Rappen	Schalen	Kerne
Vor der Gärung . . .	3,17	3,81	5,18
Nach der Gärung . .	2,69	3,27	3,66

Nach E. J. Maumené[4]), A. Gautier[5]), J. Bersch[6]) und anderen unterscheidet sich das

[1]) Ann. Önol. **2**, 255 (1872). — [2]) Weinlaube **9**, 48 (1877); **11**, 220 (1879). — [3]) Ann. Önol. **2**, 23 (1872). — [4]) Le travail des vins 1874, S. 162. — [5]) Bull. soc. chim. **27**, 496 (1877). — [6]) Praxis der Weinbereitung 1889, S. 352.

Önotannin vom Gallustannin durch sein Verhalten gegen Eisensalze, mit denen sie schwarzgrüne Färbungen oder Fällungen geben soll[1]).

F. Jean[2]) gibt an, daß die Auszüge aus Weinkernen oder Kämmen mit Eisensalzen grünlichschwarze Fällungen erzeugen, während das im Wein sich findende Önotannin nur eine grüne Färbung damit geben soll. Der durch Eisenchlorid fällbare Stoff soll während der Gärung durch das Eiweiß entfernt werden.

A. Gautier[3]) gibt ein Verfahren zur Isolierung des Weintannins an. Dieses Tannin schmeckt zusammenziehend, löst sich in Wasser, Alkohol und Äther, wird aber aus der wässerigen Lösung nur schwierig durch Leim gefällt. Alkalien bräunen es, Ferrisalze fällen einen flaschengrünen Niederschlag, ammoniakalische Silbersalze werden reduziert, nicht aber alkalische Kupfersalzlösungen. Hat man jedoch den Gerbstoff vorher lange mit verdünnter Salzsäure gekocht, so erfolgt mit alkalischer Kupfersalzlösung ebenfalls eine starke Reduktion. Der rote Weinfarbstoff soll nichts anderes als eines der Zwischenoxydationsprodukte des Önotannins sein. Die Gerb- und Farbstoffe scheinen in den verschiedenen Weinen nicht die gleichen zu sein.

Nach R. Heise[4]) besteht das Önotannin aus drei verschiedenen Stoffen, deren einer in seinem Verhalten mit der Gallusgerbsäure genau übereinstimmt; zweitens aus Quercetin und drittens einem Stoffe (*a*), der mittels der bis jetzt festgestellten Reaktionen nicht identifiziert werden konnte. Die beiden letzten Stoffe kommen gleich der Gerbsäure in wechselnden Mengen in den Trauben vor und scheinen in dunkel gefärbten, südlichen Weinen am reichlichsten vorhanden zu sein. Während die Gallusgerbsäure mit Eisensalzen schwarzblaue Niederschläge gibt, wird der Stoff (*a*) durch Eisensalze schmutzig olivengrün gefällt.

Dagegen hat W. Petri[5]) gefunden, daß Quercetin kein Bestandteil des Önotannins sei. Er entzog dem Weine den Gerbstoff mit Hilfe von Essigester und unterwarf ihn einer genauen Untersuchung. Der von ihm gewonnene Gerbstoff ist löslich in Wasser, Alkohol, Eisessig und Essigester, unlöslich in Äther und Chloroform. Sein Schmelzpunkt liegt bei 105°. Die Elementaranalyse führt zur Formel $C_{26}H_{36}O_{11}$. Der Gerbstoff liefert eine im Wasser unlösliche Bleiverbindung und in absolutem Alkohol unlösliche Kalium- und Baryumverbindungen. Ferner liefert er bei der Acetylierung eine Verbindung von der Formel $C_{26}H_{32}O_{11}(CH_3.CO)_4$. Beim Behandeln mit Brom entsteht eine Verbindung $C_{26}H_{32}O_{11}Br_4$. Der Gerbstoff des Weines wurde als identisch erkannt mit dem in den Beerenkernen enthaltenen. Schließlich stellte Petri noch fest, daß das Önotannin ein Glykosidgerbstoff ist, der beim Kochen mit verdünnter Schwefelsäure Glukose in einer Menge von 2,4 Proz. abspaltet. Gleichzeitig aber erleidet der eigentliche Gerbstoff eine vollständige Zersetzung, die durch Kohlensäureentwickelung gekennzeichnet ist.

Trotz vielfacher Arbeiten bestand bis in die jüngste Zeit über die chemische Konstitution der Gerbstoffe keine Klarheit. Erst jetzt sind durch die Untersuchungen von E. Fischer[1]) und seiner Mitarbeiter bedeutende und überraschende Fortschritte zu verzeichnen. Schon die älteren Anschauungen stimmen darin überein, daß die Gallussäure (3, 4, 5-Trioxybenzoesäure) eine wichtige Rolle beim Aufbau des Gerbstoffes spiele; ja vielfach wurde bisher das Tannin kurzweg als Digallussäure bezeichnet, das aus der Gallussäure durch Wasserabspaltung entstehen sollte gemäß der Gleichung:

$$\underset{\text{3, 4, 5-Trioxybenzoesäure}}{2\,C_6H_2(OH)_3.CO_2H} - OH_2 = \underset{\text{m-Digallussäure.}}{C_6H_2(OH)_3.CO{-}O{-}C_6H_2(OH)_2.CO_2H}$$

Dabei blieb unbeachtet, daß viele Forscher [zuerst A. Strecker[2])] im Tannin Glukose nachgewiesen hatten. Neuerdings hat E. Fischer festgestellt, daß im Tannin auf 1 Mol. Glukose etwa 10 Mol. Gallussäure kommen. Da er außerdem aus seinen Beobachtungen schloß, daß das Tannin freie Carboxylgruppen nicht enthält, so konnte er die Anschauung entwickeln, daß das Tannin eine esterartige Verbindung von 1 Mol. Glukose mit 5 Mol. Digallussäure nach Art der Pentacetylglukose darstelle, der demgemäß der Name Pentagalloylglukose zukomme. Wenn diese Annahme auch noch nicht streng bewiesen ist, so sprechen doch sehr viele Gründe zu ihren Gunsten.

Demnach käme dem Tannin die Formel zu:

$$CH_2.OR{-}CH.OR{-}CH.OR{-}CH.OR{-}CH.OR{-}CHO,$$

wobei

$$R = \underset{\text{m-Digalloyl.}}{C_6H_2(OH)_3{-}CO_2{-}C_6H_2(OH)_2{-}CO.O{-}}.$$

Ob das Önotannin mit dem von E. Fischer untersuchten Tannin aus chinesischen Zackengallen identisch ist, bedarf noch der Untersuchung.

Unter Phlobaphenen versteht man rotbraun und dunkelbraun gefärbte Stoffe, die beim Abdampfen wässeriger Gerbstofflösungen (besonders nach Zusatz von etwas Säure) aus den Gerbstoffen entstehen, und die auch in den Pflanzen selbst reichlich in Borken, reifenden Früchten usf. gebildet werden.

Ein solches Phlobaphen findet sich nach Ai. Girard und L. Lindet[3]) in den Kämmen und Kernen. Es ist ein braunes Pulver, das in kaltem Wasser sehr schwer, in heißem leichter löslich ist und auch von Äther, Alkohol und Alkalien aufgenommen wird.

Albumin und Eiweiß werden aus ihren Lösungen gefällt. Bromwasser, Kochsalz und Chlorammon schlagen es aus seinen Lösungen nieder. Beim

[1]) Siehe auch E. Grassi, Relaz. Asti 1874, p. 125. — [2]) C. r. **93**, 969 (1881). — [3]) Bull. soc. chim. **27**, 496 (1877); Ref. Fr. **17**, 223 (1878); B. **10**, 1179 (1877). — [4]) Arb. Ges. Amt **5**, 632 (1889). — [5]) Inaug.-Dissert., München 1903.

[1]) B. **46**, 3272—3289 (1913). — [2]) Ann. **81**, 248 (1852); **90**, 328 (1854). — [3]) Bull. soc. chim. [3] **19**, 583 (1898); Z. U. N. **2**, 245 (1899).

Schmelzen mit Kali wird Protocatechusäure gebildet. Die Analyse ergab die Zusammensetzung $C_{34}H_{30}O_7$ (?). Zwischen Tannin und Phlobaphen bestehen Beziehungen derart, daß der Gehalt an Phlobaphen zunimmt, wenn der Gerbstoffgehalt abnimmt.

Auch L. Sostegni[1]) berichtet über ein aus Kernen gewonnenes Phlobaphen, das fast genau der von A. Gautier[2]) für Önocyanin angegebenen Formel $C_{21}H_{20}O_{10}$ entsprechen soll.

g) Der Rotweinfarbstoff[3]).

Der Rotweinfarbstoff oder das Önocyanin wird zu den Anthocyanen gerechnet. Schon Wigand[4]) hat aus dem chemischen Verhalten der Anthocyane sowie aus ihrem sehr häufig gemeinsamen Vorkommen mit gerbstoffartigen Verbindungen auf einen gemischten Zusammenhang dieser Farbstoffe mit Gerbstoffen geschlossen. Die Farbenumschläge der Anthocyane mit Säuren und Basen machen diese Stoffe zu empfindlichen Anzeigern für Säuren und Alkalien.

Nach Overton[5]) weist die rote Farbe saurer Anthocyanlösungen darauf hin, daß das als sehr schwache Säure nicht dissoziierte Molekel des Farbstoffes rot ist, während der in den Alkalisalzen dissoziierte Farbstoffrest blau ist.

L. Weigert[6]) unterscheidet zwei Gruppen Anthocyane, deren Typen das Weinrot und das Rübenrot darstellen. Die Gruppe des Weinrotes liefert blaugraue oder blaugrüne Niederschläge mit basischem Bleiacetat, wird durch Salzsäure in der Kälte hellrot gefärbt und gefällt und gibt mit Alkali einen scharfen Umschlag beim Überschreiten des neutralen Punktes in Blau. (Die Gruppe des Rübenrotes gibt mit basischem Bleiacetat rote Fällungen, wird durch Salzsäure in der Kälte dunkelviolett gefärbt und wird in schwach alkalischer Lösung nicht verändert, durch starkes Alkali hingegen gelb gefärbt.)

Die Anthocyane sind Glukoside, deren einer Paarling Glukose zu sein scheint.

Mit dem Weinfarbstoff haben sich eine ganze Anzahl von Forschern beschäftigt.

Die älteren Untersuchungen haben lediglich historisches Interesse, so z. B. die Arbeiten von Guibourt und Robinet[7]), Faurés[8]), Batilliat[9]), G. J. Mulder[10]), A. Glénard[11]), E. J. Maumené[12]), C. Neubauer[13]), E. Duclaux[14]), J. Nessler[15]), A. Gautier[1]), E. Varenne[2]), A. Andrée[3]), C. Gänge[4]), J. Erdmann[5]), E. Comboni[6]), A. Dupré[7]), Eu. Barenne[8]).

Von neueren Forschern sind zu erwähnen: R. Heise[9]), Laurent[10]), A. Terreil[11]), Marquis[12]), F. Carpentieri[13]), L. Hugounenq[14]), P. Carles[15]) und besonders L. Sostegni[16]).

Manche Forscher nehmen an, daß der Rotweinfarbstoff aus zwei verschiedenen Stoffen bestehe, so Heise und Weigert. Sie glauben, daß einer der Farbstoffe ein Glukosid sei.

Mulder und Glénard suchten das Weinrot durch Bleifällungen zu isolieren; allein Heise zeigte, daß ihr Önocyanin eine Farbstoffbleiverbindung war. Gautier erhielt Verbindungen von wechselnder Zusammensetzung, ebenso Maumené. Gautier glaubt, daß der Rotweinfarbstoff ein Aldehyd oder ein catechinartiger Stoff sei. Weitere Aufschlüsse hat noch L. Sostegni[17]) gebracht, als er zeigte, daß in der Kalischmelze hauptsächlich Protocatechusäure entsteht, daneben Brenzcatechin und vielleicht auch Oxyhydrochinon (Phloroglucin).

Außerdem stellte er einen Pentaacetylabkömmling dar, von der Formel $C_{19}H_9O_8(CH_3CO)_5$. Er hielt den Farbstoff für ein Tanninderivat der Protocatechusäure etwa von der Formel

$$(HO)_2C_6H_3 . CO . O(OH) . C_6H_3 . O . C_6H_3(OH)_2.$$

Aber erst R. Willstätter[18]) und seinen Mitarbeitern gelang es endgültig, die Natur des Rotweinfarbstoffes aufzuklären. Auch nach ihm gehört der Farbstoff zu der großen Klasse der Anthocyane. Es sind dies Pflanzenbasen, deren basische Eigenschaften durch vierwertigen Sauerstoff in chinoider Bindung: $= O <^{Cl}$ verursacht werden. Außerdem sind sie Glukoside; das Farbstoffmolekel ist an ein oder zwei Molekel einer Hexose gebunden.

Das Anthocyan der Weintraube, von Willstätter Önin genannt, ist ein Monoglukosid des Önidins von der Formel $C_{17}H_{14}O_7$ oder als Chlorhydrat geschrieben $C_{17}H_{15}O_7Cl$ von der Konstitutionsformel:

---

1) Gazz. chim. ital. **29**, I, 143 (1899); Z. U. N. **3**, 187 (1900). — 2) C. r. **114**, 623 (1892). — 3) Nach F. Czapek, Biochemie **1**, 587 (1913). — 4) Bot. Ztg. 1862, S. 121; Bot. Hefte **2**, Marburg 1887. — 5) Jahrb. wiss. Bot. **33**, 171 (1899). — 6) Jahrb. Klosterneuburg 1894/1895, S. 1—31. — 7) Journ. d. Pharm. (1) **13**, 293 (1827). — 8) Analyse comparée des vins du département de la Gironde 1844. — 9) Traité sur les vins de France 1846, p. 75. — 10) Chem. d. Weines 1856, S. 44 u. 228. — 11) Ann. chim. phys. (3) **54**, 366 (1858); C. r. **47**, 268 (1858). — 12) Le travail des vins, Paris 1858, 2. éd. 1874; C. r. **86**, 1560 (1878); Bull. soc. chim. **30**, 100 (1877). — 13) Ann. Önol. **2**, 10 (1872). — 14) Ann. chim. phys. (5) **3**, 108 (1874). — 15) Ann. Önol. **5**, 430 (1876).

1) C. r. **86**, 1507 (1878); **87**, 64 (1878); **114**, 623 (1892); Bull. soc. chim. **27**, 496 (1877); später C. r. **153**, 531 (1911); Fr. **17**, 222 (1878); B. **12**, 291 (1878). — 2) Bull. soc. chim. **29**, 109 (1878). — 3) Arch. Pharm. (3) **13**, 90 (1880); B. **13**, 582 (1880); C. r. **87**, 64 (1878); J. B. Agric. **23**, 603 (1880). — 4) Arch. Pharm. (3) **14**, 161 (1880); B. **13**, 2005 (1880). — 5) B. **11**, 1870 (1878). — 6) Riv. viticolt. enol. ital. **5**, 620 (1880). — 7) Chem. societ. 1880, I, p. 572; B. **13**, 2004 (1880). — 8) Bull. soc. chim. **29**, 109 (1878); B. **12**, 292 (1878). — 9) Arb. Ges.-Amt. **5**, 618 (1889); **9**, 478 (1894). — 10) Journ. Roy. Micr. Soc. 1890, p. 476. — 11) Bull. soc. chim. **44**, 2 (1885); J. B. Agric. **28**, 320 (1885). — 12) Pharm. Zeitschr. Rußl. 1884, S. 186. — 13) Staz. ital. **41**, 637 (1909); C. 1909, I, S. 1022. — 14) Bull. soc. chim. (3) **6**, 89 (1891); B. **24**, Ref. 806 (1891). — 15) Rep. Pharm. (3) **10**, 455 (1898); Ch. Z. **22**, Rep. 289 (1898). — 16) Siehe weiter unten. — 17) Staz. ital. **27**, 400 (1894); C. 1895, I, S. 456; Gazz. chim. ital. **27**, II, 475 (1897); Ch. Z. **22**; Rep. **4** (1898); C. 1898, I, S. 61; Gazz. chim. ital. **32**, II, 17 (1901); C. 1902, II, S. 905. — 18) Sitzungsber. d. preuß. Akad. d. Wiss., Berlin 1914, S. 402; Ann. **401**, 189—232 (1913); **408**, 1—162 (1915); B. **47**, 2831 (1914).

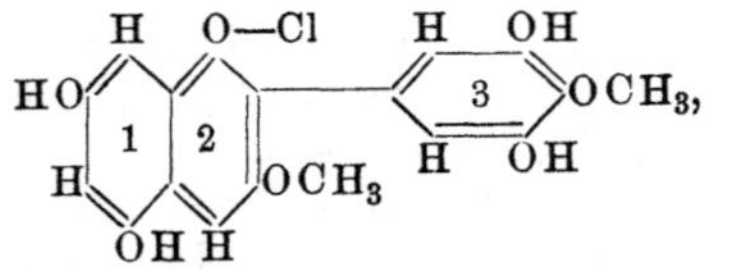

wobei bedeutet: 1 = Phloroglucinkern, 2 = Pyryliumkern, 3 = Pyrogallolkern.

Bei der Kalischmelze liefert Önidin eine methylierte Gallussäure, beim Erhitzen mit konzentrierter Lauge auf 110° Phloroglucin.

Als Muttersubstanz des Önidins ist das Delphinidin, das Anthocyanidin des Rittersporns, anzusprechen, das folgende Konstitution besitzt:

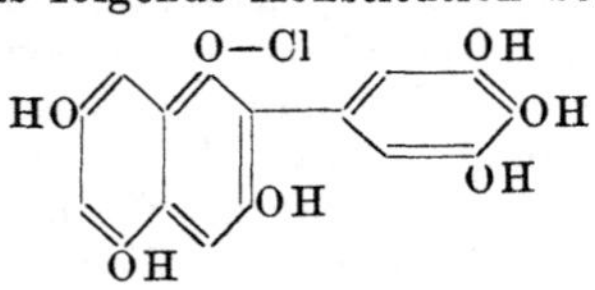

Das Myrtillidin (das Anthocyanidin der Heidelbeere), das Önidin und das diesem isomere Malvidin (das Anthocyanidin der wilden Malve), leiten sich vom Delphinidin durch Methylierung ab. Myrtillidin ist ein Monomethylester; Önidin und Malvidin sind Dimethylester. Da Malvidin und Önidin mit Eisenchlorid und Alaun keine Farbreaktion geben, so wird daraus geschlossen, daß das mittlere Hydroxyl des 3. (Pyrogallol)kernes methyliert ist. Die 2. Methylgruppe sitzt beim Önidin im 2. (Pyrilium), beim Malvidin im 1. (Phloroglucin)kern; das Myrtillidin ist im 1. Kern methyliert.

Damit ist auch der alte Streit, ob der Rotweinfarbstoff und der Heidelbeerfarbstoff identisch sind oder nicht, endgültig zugunsten der Verschiedenheit dieser beiden Stoffe entschieden.

Die Anthocyane und ihre durch Abspaltung des Zuckers entstehende Farbstoffkomponenten können durch folgende Reaktion unterschieden und nebeneinander bestimmt werden. Sie beruht auf der entgegengesetzten Verteilung der Anthocyane und Anthocyanidine zwischen Wasser (verdünnter Säure) und Amylalkohol. Das Anthocyan bleibt bei geeigneten Versuchsbedingungen vollständig in der wässerigen Schicht, das Anthocyanidin geht vollständig in den Amylalkohol über. Mit Hilfe dieser Reaktion, die zuerst von J. Erdmann[1]) entdeckt, aber falsch gedeutet wurde, findet man, daß der Wein sowohl Önin wie Önidin enthält. Willstätter nimmt an, daß bei der Gärung ein kleiner Teil des Önins in Önidin gespalten werde. Im Rotwein ist der Farbstoff nur noch teilweise oder gar nicht mehr in unversehrtem Zustande. Die Veränderung betrifft sowohl den Farbstoffpaarling, der mehr oder weniger zersetzt ist, wie die Bindung mit dem Zucker.

Önin und Malvin geben mit Eisenchlorid keine Reaktion, wohl aber färbt sich Myrtillin tief violett. Auf diese Unterscheidung hat H. W. Vogel[2]) bereits früher zur spektroskopischen Untersuchung der Farbstoffe aufmerksam gemacht.

[1]) B. **11**, 1870 (1878). — [2]) Ebenda **8**, 1246 (1875); **9**, 1906 (1876); **21**, 1746 (1888).

Das Önin wurde den Hülsen roter Trauben mit Eisessig entzogen und dann mit Äther gefällt. Dieses Rohprodukt liefert ein schwer lösliches Pikrat, das sich leicht in das gut kristallisierende, chlorwasserstoffsaure Salz überführen läßt. Das Öninchlorid bildet schöne, käfergrün-glänzende Kristalle, die aus einzelnen oder zu Drusen vereinigten, derben Prismen von dunkelroter oder braunroter Farbe bestehen. Die Farbe des feinen Pulvers ist violettrot. Mit Soda wird die saure Lösung des Önins blauviolett bis violettblau.

Durch kurzes Kochen mit Salzsäure wird Önin hydrolysiert, wobei sich das Önidin in graubraunen Flocken abscheidet. Önidinchlorid kristallisiert in dunkelbraunen Prismen und Nadeln mit mattem, dunkelm Bronzeglanz. Das Pulver ist braunschwarz. Schon mit wenig Wasser löst es sich mit braunroter Farbe. In der Wärme isomerisiert sich der Farbstoff sehr rasch zur farblosen Pseudobase. Beim Erhitzen mit Salzsäure kehrt die Farbe zurück. In Alkohol löst sich das Farbsalz sehr leicht, die Farbe ist prächtig violettrot. Mit Soda wird die Önidinlösung violett, mit Natronlauge schön blau, aber rasch verderbend.

h) Grüne und gelbe Farbstoffe.

1. Das Chlorophyll. Chlorophyll bildet sich nach der Blüte in allen Zellen des Fruchtknotens, später nur mehr in den Zellen der Hülse und der Fruchtknotenscheidewand der Beere. Später nimmt es allmählich ab, um in ganz reifen Trauben vollständig zu verschwinden. Das Chlorophyll ist in den Chloroplasten, der plasmatischen Grundsubstanz des Farbstoffträgers, eingebettet in Form grün gefärbter Grana oder Tröpfchen.

Die Konstitution des Chlorophylls hat R. Willstätter[1]) mit seinen Schülern aufgeklärt. Er fand, daß das Pflanzenchlorophyll aus zwei Komponenten besteht, nämlich aus Chlorophyll a, das blau ist, und aus Chlorophyll b, das gelbgrün ist, wobei auf fast 3 Molekel des Chlorophylls a nur 1 Molekel des Chlorophylls b trifft. Diesen Stoffen kommen folgende Formeln zu:

Chlorophyll a: $C_{55}H_{72}O_5N_4Mg$, das ist:

$$(C_{32}H_{30}ON_4Mg)(CO_2CH_3)(CO_2C_{20}H_{39}).$$

Chlorophyll b: $C_{55}H_{70}O_6N_4Mg$, das ist:

$$(C_{32}H_{28}O_2N_4Mg)(CO_2CH_3)(CO_2C_{20}H_{39}).$$

Bei der Behandlung mit Alkali wird das Chlorophyll hydrolytisch gespalten unter Bildung von chlorophyllgrünen Carbonsäuren, die Chlorophylline genannt werden. Es sind Magnesiumverbindungen, in denen dies Metall komplex an Stickstoff gebunden ist. Die Chlorophylline lassen sich unter Abspaltung von Carboxylgruppen weiter abbauen zu den sogenannten Phyllinen, die häufig schön rot oder blau gefärbt sind. Man kennt etwa ein

[1]) Kurze Zusammenfassung: B. **47**, 2831 (1914); ausführliche Darstellung: R. Willstätter u. A. Stoll, Untersuchungen über Chlorophyll, Berlin 1913.

Dutzend solcher Abbaustoffe, wie z. B. das Glauko- oder das Rhodophyllin. Schließlich erhält man bei vollständiger Entfernung der Carboxylgruppen die Stammsubstanz, das Ätiophyllin, von der Formel $C_{31}H_{34}N_4Mg$, für das Willstätter folgende Konstitution vorschlägt:

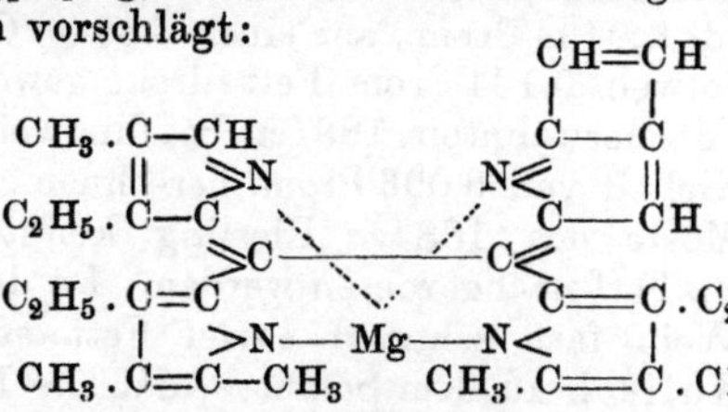

Behandelt man die Phylline mit Säuren, so verlieren sie das Magnesium und gehen in Aminosäuren über, die als Porphyrine bezeichnet werden. Aus dem Ätiophyllin entsteht so das einfachste Porphyrin, das Ätioporphyrin von der Formel $C_{31}H_{36}N_4$.

Behandelt man das Chlorophyll mit Säuren, so erhält man das magnesiumfreie Phäophytin. Es ist ein wachsartiger Stoff ohne saure, dagegen mit schwach basischen Eigenschaften. Es erweist sich als ein Ester, der bei der Verseifung hochmolekulare stickstoffhaltige Säuren mit 34 C-Atomen und einen stickstofffreien Alkohol mit 20 C-Atomen liefert. Dies ist ein primärer, ungesättigter Alkohol von der Formel $C_{20}H_{39}OH$, der den Namen Phytol erhielt und vermutlich folgende Konstitution aufweist:

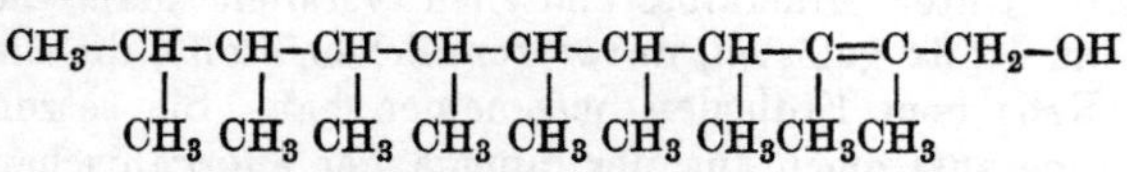

Die stickstoffhaltigen Carbonsäuren sind nicht einheitlicher Natur. Sie zerfallen in zwei Gruppen, die Phytochlorine und die Phytorhodine. Die wichtigsten sind:

das Phytochlorin e: $C_{34}H_{34}O_5N_4$ und
das Phytorhodin g: $C_{34}H_{32}O_6N_4$.

Das Phytochlorin e ist eine Tricarbonsäure mit zwei freien Carboxylgruppen und einer als Laktam gebundenen. Das Phytorhodin g ist eine Tetracarbonsäure, von deren Carboxylgruppen nur zwei oder drei in freiem Zustand sind.

2. Das Karotin und das Xanthophyll. Neben den grünen Chlorophyllfarbstoffen kommen in jedem Blatte zwei schön kristallisierende, stickstofffreie, gelbe Farbstoffe vor: Das Karotin und das Xanthophyll. Das Karotin von der Formel $C_{40}H_{56}$ ist ein ungesättigter Kohlenwasserstoff, das Xanthophyll von der Formel $C_{40}H_{56}O_2$ ist als ein Oxyd des Karotins aufzufassen. Ihre nähere Konstitution ist noch ungeklärt. Das molekulare Verhältnis der grünen zu den gelben Farbstoffen ist annähernd konstant, nämlich 3 : 1 und das Verhältnis des Karotins zum Xanthophyll beträgt mit unbedeutenden Schwankungen 0,6 : 1.

Die mehr oder weniger dunkelbernsteingelben Farbstoffe in den äußeren Zellschichten vollreifer, weißer Trauben dürften mit dem Chlorophyll selbst nichts zu tun haben, vielleicht sind sie jedoch mit dem Karotin und Xanthophyll verwandt oder identisch. Ob das Hochfarbig- und Rahnwerden der Weine auf dieselben Farbstoffe oder auf Gerbstoffe oder schließlich auf ganz andere Extraktstoffe zurückgeführt werden muß, bleibt vorläufig noch unsicher.

3. Quercitrin und Quercetin. Quercetin ist ein Pentaoxyflavon von der Konstitution:

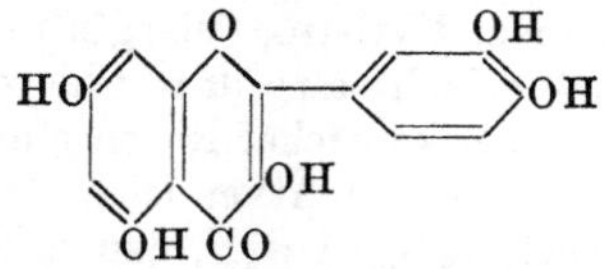

Es besitzt also eine nahe Verwandtschaft zu den Anthocyanen Willstätters, speziell zu dem Cyanidin [dem Anthocyan der Kornblume [1])], in das es durch Reduktion übergehen müßte.

Das Quercitrin ist sein Methylpentosid; beim Kochen mit verdünnter Schwefelsäure zerfällt es in Quercetin und Isodulzit $CH_3.[CH.OH]_4.CHO$.

C. Neubauer [2]) hat beide Stoffe in jungen Trieben und Blättern des Rebstockes nachgewiesen. A. Hilger und L. Gross fanden Quercitrin [3]) in halbreifen Früchten, geben aber an, daß auch Quercetin [4]) darin vorkomme. Später fand R. Heise [5]) im Rotwein einen gelben Farbstoff, den er als Quercetin ansprach.

Nach Th. v. Fellenberg [6]) läßt sich ein gelber Farbstoff dem Weine leicht mit Äther entziehen. Er kann in ätherischer Lösung gebeizte Wolle ausfärben und dadurch quantitativ bestimmt werden. Nach Fellenberg dürfte es sich um Quercitrin handeln, während Quercetin sich nur spurenweise findet. Weißweine, die nicht auf den Trestern vergoren haben, enthalten selten über 1 mg Quercitrin. Dagegen weisen Weißweine, die mit den Trestern vergoren wurden, ferner Tresterweine und stark gefärbte Rotweine recht beträchtliche Mengen Quercitrin (bis 30 bis 50 mg) auf. Schon Weine mit 4 bis 8 mg Quercitrin sollen mit den Trestern vergoren worden sein. Moste enthalten den Farbstoff nicht. Im Weine findet er sich, weil während der Gärung durch ein Enzym die Muttersubstanz des Farbstoffs gespalten werden soll. Diese Muttersubstanz findet sich nur spurenweise im Most, dagegen in größerer Menge in den Hülsen, den Kämmen und Kernen. Den gelben Beizenfarbstoffen (Quercitrin und Spuren von Quercetin) sind außerdem im Weine noch Zerfallsprodukte eines Chlorophyllbegleiters beigesellt.

i) Fette und Wachse.

Näher untersucht ist der Wachsüberzug der Beerenepidermis, der Duft oder Reif der Früchte. Er findet sich in kleinen Körnchen oder säulenartigen Stäbchen an der Außenseite der Kutikula der Beeren. Dieser Überzug verhütet eine übermäßige Transpiration der Beere und läßt auffallendes

[1]) Ann. **408**, 24 (1915). — [2]) Ann. Önol. **4**, 499 (1874); Fr. **12**, 39 (1873). — [3]) L. V. St. **33**, 179 (1887). — [4]) Ebenda S. 177. — [5]) Arb. Ges.-Amt. **5**, 632 (1889). — [6]) Mitt. Leb. Hyg. **4**, 1 (1913).

Regenwasser rasch ablaufen. Nach L. Weigert[1]) beträgt seine Menge beim blauen Burgunder 1,55 Proz. vom Gewicht der feuchten Hülsen. E. K. Blümmel[2]) erhielt den Reif als grünlichweiße, wachsartige Masse vom Schmelzp. 70 bis 73°, dessen Menge 1,5 bis 1,6 Proz. des Gewichtes der feuchten Hülsen betrug. Er hält es für ein Gemenge aus Stearin, Palmitin, Laurin, Myristin, Pelargin und Önanthin. W. Seifert[3]) erhielt aus dem Chloroformauszug von Trauben amerikanischer Reben einen in kaltem Alkohol sehr leicht, in Äther leicht löslichen Stoff von der Formel $C_{19}H_{31}.CO_2H$, den er Vitin nannte. Das Vitin kristallisiert in seidenglänzenden, konzentrisch gruppierten Nadeln, schmilzt bei 250 bis 255° und zeigt in alkoholischer Lösung die Drehung $[\alpha]_D = +59{,}87^0$. Es enthält eine Hydroxylgruppe, liefert mit Basen Salze und scheint der Abietin- und anderen Harzsäuren nahezustehen. Vitin, oder wenigstens ein ihm nahestehender Stoff scheint auch in europäischen Trauben vorzukommen. Außerdem fand Seifert im Chloroformauszug noch zwei andere Stoffgruppen, aus denen er durch Verseifung Myricylalkohol, Cerotin- oder Melissinsäure, einen bei 79° schmelzenden Wachsalkohol und eine Reihe von Säuren mit dem Schmelzp. 60 bis 79° isolierte. Es handelt sich demnach wahrscheinlich um Wachsarten. A. Etard[4]) wies im Schwefelkohlenstoffauszug ganzer Traubenbeeren freie Palmitinsäure nach, zum Teil gebunden an einem dreiwertigen Alkohol, $C_{26}H_{39}(OH)_3$, den er Önokarpol nannte. Der Alkohol bildet lange Nadeln, schmilzt bei 304° und zeigt in ätherischer Lösung eine Drehung $[\alpha]_D = +60{,}8^0$. Aus Blättern hat er außerdem noch zwei Stoffe isoliert, die er Vitol und Vitoglykol nennt.

W. Seifert[5]) glaubt, daß das Önokarpol mit seinem Vitin identisch oder doch wenigstens nahe verwandt sei; dagegen sei sehr zu bezweifeln, daß diese Stoffe, wie Etard angibt, ein Bestandteil des Chlorophylls darstellen; sie seien vielmehr Begleiter des Pflanzenwachses.

Das Vorkommen von Fetten im Wein ist schon G. J. Mulder[6]) bekannt, der allerdings angibt, daß freie Fettsäuren vorhanden seien. Oudemans ermittelte dabei, daß der Wein 0,06 Prom. Fett enthalte.

Batilliat[7]) will aus Mosten ein fettes Öl erhalten haben, das aus den Kernen stammen soll.

P. Kulisch[8]) gewann aus Weißwein (1884er Geisenheimer Riesling) ein Rohfett mit dem Schmelzpunkt von 38°. Daraus wurden farblose, glänzende Blättchen abgetrennt, die von ihm wegen des hohen Schmelzpunktes von 70 bis 72° für ein Wachs angesprochen wurden.

[1]) Weinlaube **19**, 328 (1887). — [2]) Z. Nahrungsm. Hyg. Warenk. **12**, 139 (1898); C. 1898, I, S. 1178. — [3]) Z. ang. Ch. **5**, 417 (1892); Monatshefte Chem. **4**, 719 (1893); Sitzungsber. d. Akad. d. Wiss. Wien, Math.-naturw. Kl., **102**, II (1893); L. V. St. **45**, 173, (1895). — [4]) C. r. **114**, 231 u. 364 (1892). — [5]) L. V. St. **45**, 31 (1895). — [6]) D. Chem. d. Weins, Leipzig 1856, S. 253. — [7]) Traité sur les vins de France 1846, p. 82. — [8]) L. J. **15**, 421 (1886).

Die Hauptmenge des Fettes erwies sich als ein Gemisch von Glyceriden, aus denen sich durch Verseifung Ölsäure und Myristinsäure isolieren ließen. Ob noch andere Säuren darin waren, konnte nicht entschieden werden. Aus einem leichten Moselwein wurde 0,0494 Prom., aus einem 1884er Geisenheimer Rotwein 0,104 Prom. Fett direkt gewonnen; für den obenerwähnten 1884er Rieslingwein ließ sich ein Gehalt von 0,096 Prom. berechnen.

Im Moste des 1884er Riesling konnte nur 0,01 Prom. Fett nachgewiesen werden. Da der vergorene Wein fast zehnmal soviel Fett enthielt, kommt Kulisch zu dem Schlusse, daß die Hauptmenge des Fettes erst bei der Gärung entsteht, was auch durch direkte Versuche bewiesen wurde. Während manche Forscher, wie G. J. Mulder[1]), J. Bersch[2]) und andere geglaubt haben, eine Beteiligung des Fettes im Moste an der Bildung der Bukettstoffe im Wein annehmen zu sollen, indem sie sich darauf stützen, daß der stark riechende Önanthäther ein Ester von Fettsäuren ist, hält Kulisch[3]) die Fette und auch die Äthylester der in diesen Fetten enthaltenen Fettsäuren für vollständig bedeutungslos für das Bukett der Weine, weil jene Stoffe eines charakteristischen Geruches durchaus entbehren.

k) Die Mineralbestandteile und die Asche.

Unter Mineralbestandteilen versteht man die im Moste gelösten, unverbrennlichen Stoffe, die die Rebe dem Erdboden entnommen hat. Sie setzen sich zusammen aus der Summe der anorganischen Anionen und der Summe der anorganischen Kationen. Verascht man den Most, so hinterbleibt die Asche, auch wohl Rohasche genannt, dabei gehen zwischen den anorganischen Anionen und Kationen und auch dem Moste ursprünglich fremden Stoffen (z. B. der Kohlensäure) mannigfaltige Umsetzungen vor sich. Da im Moste die Molsumme der Kationen die Molsumme der anorganischen Anionen stets überwiegt, so müßten die überschüssigen Kationen eigentlich als Oxyde zurückbleiben, wenn nicht ein Teil dieser Oxyde sich sofort mit der bei der Veraschung entstehenden Kohlensäure zu Carbonaten verbinden würde.

Die Rohasche abzüglich dieser nachträglich aufgenommenen Kohlensäure bezeichnete man bisher als Reinasche, da man hier nach der alten dualistischen Theorie die Neutralsalze aus Metalloxyd und Säureanhydrid zusammengesetzt dachte. Zwischen Mineralbestandteilen und Reinasche besteht also theoretisch ein Unterschied, denn die Mineralbestandteile stellen die Rohasche abzüglich CO_3''-rest und Oxydsauerstoff dar, während die Reinasche gleich ist der Rohasche abzüglich der CO_2-Menge.

In diesem Sinne sollen im folgenden die drei Ausdrücke immer streng auseinandergehalten werden.

[1]) D. Chem. d. Weins 1856, S. 254. — [2]) Die Entstehung des Weines, S. 87. — [3]) Der fränkische Weinbau 1885, Nr. 11.

Zusammensetzung der Mostaschen.

Ort	Jahr	Traubensorte	1 Liter Most enthält Gramm										Analytiker
			Rohasche	K_2O	Na_2O	CaO	MgO	Fe_2O_3	P_2O_5	SO_3	SiO_2	Cl	
Galleria bei Asti	1878	Barbera	4,94	2,39	0,07	0,29	0,21	0,14	0,43	0,18	0,22	0,02	E. Rotondi[1])
	„	Grignolino	3,66	1,81	0,07	0,18	0,18	0,10	0,37	0,18	0,14	0,01	„
	„	Pinot	4,33	2,25	0,04	0,22	0,18	0,20	0,44	0,18	0,17	0,03	„
Costiglione bei Asti	„	Barbera	3,81	2,05	0,07	0,21	0,01	0,03	0,27	0,27	0,06	0,03	„
	„	Grignolino	3,79	2,21	0,07	0,09	Spur	0,02	0,24	0,31	0,06	0,02	„
	„	Fresia	3,75	2,02	0,05	0,17	0,01	0,03	0,23	0,28	0,08	0,01	„
Klosterneuburg	1885	Portugieser	4,4	2,02	0,08	0,25	0,23	0,01	0,50	—	0,03	—	B. Haas[2])
	„	Lasca	3,9	1,52	0,08	0,33	0,15	0,01	0,45	0,14	0,03	0,02	„
	„	Gutedel	3,9	1,62	0,12	0,13	0,12	0,01	0,43	0,16	0,01	0,03	„
Pettau	„	York Madeira	4,6	1,84	0,09	0,22	0,14	0,01	0,45	0,10	0,03	0,03	„

Ort	Jahrgang	Traubensorte	1 Liter Most enthält Reinasche g	100 g Reinasche enthalten Gramm										Summe	Analytiker
				K_2O	Na_2O	CaO	MgO	Fe_2O_3	Mn_3O_4	P_2O_5	SO_3	SiO_2	Cl		
Rheingau	1865	Riesling	2,0	62,74	2,66	5,11	3,95	0,40	—	17,04	4,89	2,18	0,70	99,67	H. Albert[3])
	1845, 15. Sept.	Kleinburgunder, unreif	2,59	66,33	0,33	5,20	3,27	0,73	0,82	15,38	—	1,99	5,82	99,87	Crasso[4])
	„ 22. Okt.	„ reif	3,40	65,04	0,42	3,37	4,74	0,43	0,75	16,59	5,54	2,10	1,03	100,01	„
	„ „ „	„ „	4,09	71,85	1,20	3,39	3,97	0,09	0,10	14,07	3,65	1,19	0,47	99,98	„
	„ „ „	Grüner Sylvaner	2,90	62,74	2,66	5,11	3,95	0,40	0,30	17,04	4,89	2,18	0,70	99,97	„
Kreuznach	1868	Österreicher	2,78	64,25	0,43	6,61	4,74	0,32	—	16,67	3,67	2,73	0,39	99,81	A. Classen[5])
	„	Weißer Gutedel	3,10	66,37	1,16	4,65	2,84	0,48	—	16,16	5,75	1,45	0,74	99,60	„
	„	Roter Gutedel	4,01	71,45	1,44	3,05	2,62	0,40	—	14,05	4,19	1,65	0,59	99,44	„
Fenestrelay (Kanton Aix)	1875	?	3,14*	51,36	—	12,69	10,40	3,34**	—	8,69	4,25	7,13	2,17	100,03	T. Péneau[6])
Galeria bei Asti	1876	Barbera	3,98	60,15	1,87	7,21	5,33	3,58	—	10,82	4,63	5,56	0,41	99,56	E. Rotondi[7])
	„	Grignolino	3,07	59,24	2,30	6,02	5,92	3,33	—	12,18	5,81	4,47	0,33	99,60	„
	„	Pinot	3,71	60,76	1,21	5,91	4,87	5,51	—	11,95	4,76	4,70	0,82	100,49	„
Costiglione bei Asti	„	Barbera	2,99	68,68	2,25	7,03	0,38	1,02†	Spur	8,90	9,10	1,96	1,10	100,42	„
	„	Grignolino	3,03	72,85	2,44	2,90	Spur	0,72†	Spur	7,99	10,29	1,87	0,65	99,71	„
	„	Fresia	2,88	70,10	1,77	5,97	0,28	1,00†	Spur	8,00	9,71	2,87	0,46	100,06	„
Mongardino bei Asti, (gleich. Boden)	1878	Barbera	3,25	58,03	4,64	7,32	4,03	2,50	—	6,72	5,27	11,05	0,57	100,13	A. Galimberti[8])
	„	Grignolino	3,07	63,17	4,15	5,00	3,80	2,55	—	5,92	3,48	10,85	0,65	99,57	„
	„	Fresia	2,31	63,02	0,59	6,62	4,88	1,83	—	8,35	7,16	7,33	0,33	100,11	„
Garten der Station Asti	1877	Barbera	3,18	62,54	2,61	6,86	3,46	2,33	—	8,51	9,12	3,65	0,49	99,57	F. Ravizza[9])
	„	Grignolino	3,16	61,53	2,29	5,36	3,24	1,32	—	9,35	11,38	3,58	0,60	98,65	„
	„	Fresia	3,10	60,26	2,50	4,86	2,75	2,31	—	9,04	12,50	4,12	0,54	98,88	„

* Rohasche in 1 kg Most. — ** Einschließlich Al_2O_3. — † Außerdem Spuren von Al_2O_3.

[1]) Rel. Asti, p. 111 (1878); E. Wolff, Aschenanalysen II, S. 64 (1880); C. Agric. **8**, 531 (1879) (hier die falsche Angabe, daß sich der Aschengehalt auf Trockensubstanz beziehe, während er für 1 Liter Most angegeben ist). Auch in J. König, Nahr. Mitt. I, S. 1171 (1903), stehen falsche Werte. — [2]) Z. Nahr. Mittel-Unters., Hyg. Warenkunde **7**, 17 (1893). — [3]) Agron. Ztg. 1865, S. 359; E. Wolff, Aschenanalysen I, S. 114 (1871); J. B. Agric. **8**, 119 (1865). — [4]) Ann. **57**, 62 (1847): E. Wolff, Aschenanalysen I, S. 114 (1871); Ann. Önol. **1**, 142 (1870). — [5]) Jour. pr. Chem **106**, 9 (1869); E. Wolff, Aschenanalysen II, S. 61 (1880). — [6]) Ann. agron. **3**, 131 (1877); C. Agric. **7**, 366 (1878). — [7]) Rel. Asti 1878, p. 111; E. Wolff, Aschenanalysen II, S. 64 (1880). — [8]) Rel. Asti 1879, p. 24. — [9]) Rel. Asti 1879, p. 29.

Zusammensetzung der Mostasche.
Analytiker: C. von der Heide.

	1911er Riesling[1]), Aveler Tal (Mosel)			1912er Riesling[2]), Aveler Tal (Mosel)		
	Gramm	Vale	Proz. der Asche	Gramm	Vale	Proz. der Asche
Asche bestimmt .	0,2208			0,2868		
$K^{\cdot}$	0,0815	2,08	36,91	0,0908	2,32	31,63
$Na^{\cdot}$	0,0029	0,13	1,31	0,0060	0,26	2,09
$Ca^{\cdot\cdot}$	0,0084	0,42	3,81	0,0179	0,89	6,24
$Mg^{\cdot\cdot}$	0,0119	0,98	5,39	0,0244	2,01	8,50
$Mn^{\cdot\cdot}$	0,0005	0,02	0,23	0,0007	0,03	0,24
$Fe^{\cdot\cdot\cdot}$	0,0002	0,01	0,09	0,0005	0,03	0,17
$Al^{\cdot\cdot\cdot}$	0,0001	0,01	0,05	0,0003	0,03	0,10
$Cu^{\cdot\cdot}$	0,0008	0,03	0,36	0,0024	0,07	0,83
Kationensumme:	0,1063	3,68	48,15	0,1430	5,64	49,80
SO_4''	0,0226	0,45	10,23	0,0304	0,63	10,59
PO_4'''	0,0312	0,98	14,13	0,0496	1,57	17,42
Cl'	0,0014	0,04	0,63	0,0091	0,26	3,17
SiO_3''	0,0016	0,04	0,72	0,0028	0,07	0,97
CO_3''	0,0545	1,82	24,68	0,0271	1,08	9,44
O'' (berechnet) .	0,0028	0,35	1,27	0,0163	2,03	5,61
Anionensumme:	0,1141	3,68	51,66	0,2353	5,64	47,00
Asche (berechnet):	0,2204		99,81	0,2783		96,80

Der Aschengehalt beträgt in deutschen Mosten meist 3 bis 4 g, sinkt jedoch in Ausnahmefällen bis auf 2, ja sogar auf 1,6 g und darunter und steigt andererseits auf 5 bis 6, ja ausnahmsweise sogar auf 10,2 g[3]). In südlichen Ländern dürfte der Aschengehalt der Moste im großen Durchschnitt etwas höher liegen als in Deutschland, weil dort der Weinstein in so großen Mengen aus dem Most während der Gärung ausfällt, daß sich die technische Verarbeitung des Hefegelägers auf Weinsäure lohnt, während dies bei deutschen Hefen nicht der Fall ist.

Vollständige Aschenanalysen der Moste liegen in dem Schrifttum wenig vor; wir bringen auf S. 77 bzw. 78 zunächst drei Zusammenstellungen. In der ersten Tafel ist angegeben, wieviel Gramm der Einzelbestandteile in der Asche von 1 Liter Most sich vorfinden, in der zweiten werden die einzelnen Aschenbestandteile berechnet in Prozenten der Reinasche. In der dritten Zusammenstellung schließlich sind die Aschenbestandteile angegeben in Ionenmengen, d. h. die Asche von 1 Liter Most wieder in 1 Liter Flüssigkeit gelöst gedacht, würde bei vollständiger Dissoziation die entsprechende Ionenmenge enthalten. Dabei sind die Ionenmengen in Grammen und in Valen angegeben. — Weit zahlreicher sind die Analysen, bei denen wenigstens die wichtigeren Aschenbestandteile der Moste, wie Kali, Kalk, Phosphorsäure und Schwefelsäure bestimmt wurden; auf sie kann hier nur verwiesen werden[4]).

1) B. Geisenheim 1911, S. 199. — 2) Noch nicht veröffentlicht. — 3) Siehe Deutsche Moststatistik: Fr. **38**, 589, Nr. 106 (1899). — 4) z. B. Mitt. V. St. Klosterneuburg **4**, Tabellen (1885): **5**, Tabellen (1888); Deutsche Weinstatistik Fr. **27** (1888) bis **43** (1904); dann Arb. Ges. Amt.

An Anionen und Kationen wurde bisher im Moste festgestellt:

Kationen:	Anionen:
K,	PO_4,
Na,	SO_4,
Ca,	SiO_3,
Mg,	Cl,
Mn,	BO_3.
Fe,	In der Asche außerdem:
Al.	CO_3 und O.

Der Hauptbestandteil der Asche ist das Kali (K_2O), dessen Menge in der Reinasche 50 bis 70 Proz., in der Rohasche 40 bis 60 Proz. beträgt.

Schon bedeutend geringer ist der zweitgrößte Anteil, die Phosphorsäure (P_2O_5), deren Gehalt in der Asche etwa 8 bis 20 Proz. beträgt. Hieran schließen sich mit je 3 bis 8 Proz. CaO, MgO und SO_3 an. Na_2O und SiO_2 machen gewöhnlich nur 1 bis 2 Proz. der Asche aus, Chlor kaum 1 Proz.; an Eisenoxyd, Tonerde und Manganoxyduloxyd mit Bruchteilen eines Prozentes reihen sich dann an Kupfer, Arsen und Borsäure, die häufig, aber meist nur in Spuren vorhanden sind.

Eine genauere Betrachtung der Mineralstoffe soll erst beim Weine stattfinden, wo auch auf die Schwermetalle eingegangen werden wird, die sich manchmal im Moste und im Weine vorfinden, aber nicht aus der Rebe stammen.

Wie stark in verschiedenen Parzellen einer Lage die Aschenzusammensetzung des Mostes schwanken kann, zeigt die Untersuchung von K. John[1]), der die auf Kalkboden gewachsenen Moste aus 1872er weißen Burgundertrauben untersuchte, wobei er die Lage in neun Parzellen aufteilte.

Er erhielt dabei folgende Werte:

Aschenzusammensetzung
des Mostes aus weißen Burgundertrauben
von neun Parzellen einer Lage.

Parzelle	1	2	3	4	5	6	7	8	9
Asche . .	2,70	3,30	2,40	2,60	2,60	3,00	3,10	3,60	2,50
CaO . .	0,18	0,24	0,16	0,19	0,09	0,18	0,24	0,15	0,10
MgO . .	0,14	0,23	0,12	0,12	0,12	0,16	0,20	0,13	0,11
K_2O . . .	1,52	1,69	1,28	1,43	1,56	1,68	1,66	2,16	1,66
P_2O_5 . .	0,44	0,51	0,44	0,47	0,54	0,45	0,49	0,78	0,50
SO_3 . . .	0,11	0,18	0,07	0,09	0,08	0,11	0,17	0,07	0,04

III. Die Mostgewinnung.

1. Die Lese.

An erster Stelle unserer Betrachtungen mag der Satz stehen: Die Beschaffenheit der Trauben bei der Lese bestimmt in ausschlaggebender Weise die Güte des Weines, und zwar derart, daß bei Vernachlässigung bestimmter Maßregeln häufig auch aus guten Trauben minderwertiger Wein entsteht; daß aber nie aus schlechten Trauben selbst bei größter Sorgfalt ein vorzüglicher Wein gewonnen werden kann.

1) Mitt. V. St. Klosterneuburg **4**, Tafel 30 (1885).

Hieraus ergibt sich der vor allem entscheidende Einfluß der Jahreswitterung; denn ohne genügende Gunst des Wetters kann die Rebe reife oder gar edelreife Trauben nicht erzeugen. Aber auch die große Wichtigkeit aller jener Maßregeln, die zur Erzielung eines guten Weines vom Augenblick der Lese der Trauben bis zum Genuß des Weines durchgeführt werden müssen, und die unter dem Begriff Kellerwirtschaft zusammengefaßt werden, ist in jenem, an die Spitze gestellten Satze genügend beleuchtet. Nur die Gunst der Natur und die Kunst des Kellermeisters zusammen erzeugen hervorragende Weine. Und wenn durch die Kellerwirtschaft auch aus schlechten Trauben kein hervorragender Wein entstehen kann, so vermag man doch durch zweckentsprechende Maßregeln auch aus ganz minderwertigen Trauben ein immerhin genießbares Getränk zu erzeugen. So ist bereits die Lese eine der wichtigsten Arbeiten; die Folgen von Fehlern, die hier gemacht werden, ziehen sich durch das ganze Dasein des Weines hin und sind meist nur schwer, häufig aber auch gar nicht mehr zu beheben. Der Zeitpunkt, zu dem gelesen werden soll, und die Sorgfalt, mit der gelesen werden muß, richtet sich vor allem nach der Beschaffenheit der Trauben, dann danach, was für Wein erzeugt werden soll, und schließlich auch nach der Witterung während der Lese selbst.

Die Möglichkeit, die Trauben zur Weingewinnung zu verwenden, beginnt allerdings schon mit dem Weichwerden der Beeren. Doch verstreichen von diesem Zeitpunkt bis zur vollen Reife, je nach der Sonnenscheindauer, der Wärmemenge, der Traubensorte, der Bodenfeuchtigkeit, der Lage des Weinbergs usf., noch ein bis drei Monate.

Je reifer die Trauben sind, um so tauglicher werden sie für die Weinbereitung. Ein sicheres Merkmal, den Zeitpunkt der Reife objektiv festzustellen fehlt; der erfahrene Winzer richtet sich nach verschiedenen äußeren Kennzeichen, wie Verholzung der Kämme, Verfärbung der Beeren, Durchscheinen der Kerne durch die Hülse usf.

Vor der Vollreife sollte die Lese nicht stattfinden; aus mancherlei Gründen ist es aber häufig nicht möglich, diesen Zeitpunkt abzuwarten. So zwingt z. B. die Ungunst der Witterung (Hagel, Frost, anhaltendes Regenwetter) oder fortschreitende Traubenkrankheiten (Fäule, Peronospora, Oidium) oder Befall durch tierische Schädlinge (Insekten, Vögel, Säugetiere) zu einer früheren Lese. Im allgemeinen kann jedoch im Süden die vollständige Reife fast stets abgewartet werden, während im Norden sehr häufig unreife Trauben gelesen werden müssen, soll nicht der ganze Ertrag gefährdet werden. Je nach der Gunst der Witterung findet die Lese statt zwischen Mitte August und Anfang Dezember. In Deutschland selbst wird frühestens Mitte September (Pfalz), meist jedoch in der zweiten Hälfte des Oktobers und spätestens Ende November bis Anfang Dezember (im Rheingau) gelesen. Auch die Witterung am Lesetage ist von nicht geringer Bedeutung. So kann regnerisches Lesewetter eine ganz erhebliche Verdünnung der Moste herbeiführen. E. Mach[1]) gibt an, daß beim Bespritzen mit Wasser an großbeerigen Trauben 2 bis 3 Proz., an kleinbeerigen und lockeren bis 5 Proz. Wasser äußerlich haften bleiben. Bei vollständigem Eintauchen der Trauben in Wasser halten großbeerige 4 bis 5 Proz., kleinbeerige bis 6 Proz. Wasser fest. Anhaltender Regen läßt die Beeren anschwellen, so daß sie schließlich platzen und auslaufen können. Nach H. Müller-Thurgau[2]) saugen sich besonders edelfaule Trauben bei Regen mit Wasser unter Umständen so voll, daß sie vollständig entwertet werden. Deshalb liest man im allgemeinen nicht bei Regen, starkem Nebel oder solange der Tau noch liegt; man beginnt mit der Lese erst, wenn die Trauben abgetrocknet sind und hört mit ihr auf, wenn sich neue Niederschläge bilden. Daraus erklärt sich, warum bei uns gewöhnlich die Lese nur von 9 Uhr vormittags bis 4 oder 5 Uhr nachmittags dauert. Ganz anders geht man natürlich vor, wenn anhaltendes Regenwetter oder gar Schnee die ganze Ernte zu vernichten droht. Dann heißt es mit Einsetzung aller Arbeitskräfte so rasch zu lesen, als nur irgend möglich ist. Auch die Temperatur während der Lese äußert ihren Einfluß. Bei heißem Wetter werden die Trauben und Maischen leicht stichig; die Gärung beginnt sehr rasch und heftig; setzt dann aber leicht plötzlich ganz aus, so daß die Weine süß bleiben. Temperaturen über 25° können den Trauben und Maischen bereits gefährlich werden. Durch Einschwefeln der Trauben und der Maischen, durch künstliches Abkühlen der Moste während der Gärung hat man jedoch diese Schwierigkeiten heutzutage überwunden. Umgekehrt geraten zu kalt gelesene Moste schwer in Gärung; so daß sich leicht Schimmelpilze auf ihnen entwickeln. Hier hebt man die ungünstigen Folgen der zu niederen Temperatur durch Heizung der Gärkeller und durch Zusatz von Reinhefe auf.

In Gegenden, wo nur Massenbau getrieben wird, sammelt man meist zur selben Zeit alle Trauben, ohne eine Sonderung von guten und schlechten Trauben, geschweige denn von guten und schlechten Beeren durchzuführen. Die Weine in solchen Gebieten sind meist so gleichartig, daß die Preisspannung zwischen verschiedenen Weinen, besonders wenn sie nur nach dem Alkoholgehalt bezahlt werden, äußerst gering ist. Die Arbeit, eine Trennung der Trauben nach ihrer Güte vorzunehmen, würde sich demnach nicht bezahlt machen. Immerhin sollte man doch auch hier darauf dringen, daß die unreifen Trauben, wie die Geiztrauben oder Herlinge, sowie die kranken und faulen Trauben von der Lese ausgeschlossen werden.

Ganz anders verhält es sich in Qualitätsweinbaugebieten; hier ist der Preisunterschied zwischen gewöhnlichen Weinen und hochedlen Gewächsen

---

[1]) Die Gärung und Technologie des Weines 1884, S. 156. — [2]) L. J. **17**, 156 (1888).

so groß, daß eine Trennung der Trauben, ja sogar der einzelnen Beeren sich lohnt und Gewinn verspricht. Die Auslese wird in verschiedener Weise vollzogen. Häufig besteht sie in einer oder mehreren Vorlesen, denen später die Hauptlese folgt. Dabei geht man so vor, daß man bei der ersten Vorlese alle faulen, kranken, erfrorenen und sonst zurückgebliebenen Beeren oder Trauben entfernt. Bei der zweiten Vorlese werden nur die vollreifen Trauben oder Beeren ausgesucht, um der Hauptmenge, den noch nicht ganz reifen Trauben, Zeit zum vollständigen Ausreifen zu geben. Im Rheingau liest man gewöhnlich in der Weise, daß alle Trauben zum gleichen Zeitpunkt vom Stocke entfernt werden, dabei nimmt aber der Leser sofort eine Trennung der guten und schlechten Trauben und Beeren vor, die in verschiedene Lesegefäße gesammelt werden. In sehr guten Jahren macht man wohl auch Tisch- oder Beerenauslesen; dabei werden die gelesenen Trauben auf einen Tisch geschüttet und nun Beere für Beere sorgfältig geprüft. Die edelfaulen Rosinen, sowie die edelfaulen Beeren werden besonders gesammelt, ebenso die reifen Beeren, während unreife, kranke und faule Beeren ganz verworfen werden.

In ähnlicher Weise sucht man die Trockenbeeren in Tokaj und anderen südlich gelegenen Gegenden aus. Die geschrumpften Beeren werden gesammelt; die anderen läßt man noch länger hängen, bis sie ebenfalls eingetrocknet sind.

Das Trennen der Trauben vom Stock durch Abbrechen des Traubenstieles mit der Hand oder durch einen Messerschnitt zu bewirken, ist unzweckmäßig, weil durch die dabei unvermeidliche Erschütterung gerade die reifsten, insbesondere die edelfaulen Beeren abfallen. Man verwendet deshalb heutzutage fast ausschließlich kleine, spitze Traubenscheren, die einen stoßfreien Schnitt durchzuführen ermöglichen. Gleichzeitig gestatten diese Scheren auch, die Traube von den schlechten und kranken Beeren zu säubern. Bei der Lese sehr edler Trauben sucht man wohl auch die zu Boden gefallenen Beeren auf, indem man sie mit einer in einen Holzgriff steckenden Nadel aufspießt. Mitunter benutzt man beim Lesen auch heute noch kleine Schaufeln, sogenannte Traubenlöffel, die man unter die abzuschneidende Traube hält, um abfallende Beeren aufzufangen. Die abgeschnittenen und nötigenfalls in gute und schlechte Anteile zerlegten Trauben wandern nun in das Lesegefäß des Lesers.

Als Lesegefäße benutzt man von Alters her Körbe; sie können natürlich nur dort verwendet werden, wo es sich um ganz gesunde, harthäutige Trauben handelt, die bei der Lese keinen Saft verlieren. Um Saftverluste zu vermeiden, werden diese Körbe wohl auch ausgepicht, wie dies schon die Römer getan haben, und wie es heute noch vereinzelt an der Mosel geschieht. An Stelle der Körbe sind aber heute meist kleine Holz- oder Metallbottiche getreten. Holzgefäße überzieht man innen zweckmäßig mit sogenannter Brauerglasur, außen mit Ölfarbe; Metallgefäße müssen vor den Angriffen der Mostsäure durch einen Anstrich mit sogenanntem säurebeständigen Kelterlack geschützt werden. Emaillierte oder verzinnte Eisengefäße sind nicht zu empfehlen. Verzinkte Eisengefäße sind ganz zu verwerfen, weil Zink sehr leicht von den Säuren des Mostes gelöst wird. Dagegen scheinen die neuerdings empfohlenen Aluminiumeimer (ohne Lacküberzug) sowie Papierstoffkübel, die mit wasserdichter Glasur versehen sind, recht beachtenswert.

Falls bereits der Leser die Trauben in schlechte und gute zu trennen hat, verwendet man Lesegefäße, die durch eine Scheidewand in zwei Teile geteilt sind. Die Wand ist entweder unlöslich befestigt oder herausnehmbar. Zweckmäßiger ist es jedoch, an das große Hauptgefäß ein kleines Eimerchen anzuhängen, wie dies z. B. im Rheingau üblich ist.

Die vollen Leseeimer werden in Traubenbütten entleert, die so groß sind, daß sie von einem Manne gerade noch bequem getragen werden können. Der Träger bringt die Trauben entweder gleich in das Kelterhaus oder, was häufiger der Fall ist, zum Ladefaß. Bevor jedoch die Trauben ins Ladefaß kommen, werden sie in der Regel gemaischt, weil die Maische sich leichter und bequemer befördern läßt als die Trauben.

2. Das Maischen und Entrappen.

Unter Maischen versteht man das Zerdrücken der Beeren, wobei hauptsächlich die Zellen des Fruchtfleisches, aber auch teilweise die der Hülsen zerrissen werden, so daß der Traubensaft austreten kann. Dagegen sollen die Kämme und die Kerne beim Maischen nicht zerrissen oder zerquetscht werden, weil sie leicht unangenehme Geschmacksstoffe an den Most abgeben. Diese Gefahr liegt besonders vor, wenn die Rappen und Kerne noch unreif und grün sind; deshalb wird mit dem Maischen häufig auch das Entrappen verbunden, worunter man die Trennung der Beeren von den Trauben- und Beerenstielen versteht. Nur in wenigen Fällen preßt man die Trauben, ohne sie vorher zu maischen, so z. B. bei der Gewinnung der für die Schaumweinbereitung bestimmten Klarettweine aus roten Trauben, weil man hier vermeiden will, daß der Zellsaft der Hülsen, der den roten Farbstoff gelöst enthält, sowie das Zellgewebe des Fruchtfleisches (das Mark) in den Most gerät.

Nach Fr. Muth [1]) sollen auch bei der Gewinnung ganz feiner, bukettreicher Ausleseweine im Moselgebiet die Trauben ungemaischt gekeltert werden; doch ist dies durchaus unrichtig, wie ich auf das Bestimmteste versichern kann. In südlichen Ländern (Südfrankreich, Italien, Spanien) ist es zum Teil immer noch üblich, die Trauben durch

[1]) O. Dammer, Chem. Technologie d. Neuzeit III, 247 (1911).

Arbeiter austreten zu lassen. Die Arbeiter quetschen die Trauben meist mit nackten Füßen; manchmal werden aber auch die Füße mit langen Leder- oder Kautschukstiefeln bekleidet. In deutschen Gegenden wurde früher wohl auch die Traube in großen Bütten mit kegelförmigen Stösseln zerstampft oder zwischen zwei rauhen Flächen zerrieben. Später kamen dann die Eßlinger Raspel, die Heilbronner Walzenraspel, die Hollochsche Maischenmühle und andere Vorrichtungen [1]) auf, die aber keine praktische Bedeutung mehr haben. Heute benutzt man ausschließlich Traubenmühlen. Ihr wichtigster Teil ist ein Walzwerk aus zwei verstellbaren, sich gegeneinander bewegenden Walzen bestehend, zwischen denen die Trauben zerdrückt werden.

Die Walzen sind entweder zylinder- oder kegelförmig. Auf jeden Fall sind sie geriffelt, um das Erfassen der Trauben durch das Walzwerk zu ermöglichen. Zuerst wurden sie aus Holz und Stein hergestellt. Diese Stoffe bewährten sich aber nicht. Man stellt deshalb jetzt die Walzen aus Gußstahl her und schützt sie vor dem Angriff der Mostsäure durch einen Anstrich mit säurebeständigem Lack. Neuerdings verwendet man auch Aluminiumwalzen, die leider den Nachteil zeigen, leicht zu zerbrechen. Eine gute Beschreibung moderner Traubenmühlen hat K. Krömer [2]) geliefert.

Als Entrappungsvorrichtungen sind zu erwähnen: das Rebbelgitter, das Rebbelsieb, die Rebbelmaschine von Pini, die Traubenabbeermaschine „Reform“ von Mayfarth usf.

Neuerdings benutzt man fast nur noch Apparate, die gleichzeitig die Trauben mahlen und entrappen. Man kann zweierlei Arten solcher Maschinen unterscheiden; die einen bestehen aus einer Schleudervorrichtung, die anderen stellen eine Vereinigung von Traubenmühle mit einer Entrappungswalze dar. Am bekanntesten ist die Zentrifugal-Traubenabbeer- und -Quetschmaschine von Brüggemann in Heilbronn. Eine eingehende Schilderung von neuheitlichen Entrappungsmaschinen hat K. Krömer [3]) geliefert.

3. Das Keltern.

Bei Gewinnung von Weißweinen folgt auf das Maischen der Trauben entweder sofort noch vor beginnender Gärung oder 12 bis 36 Stdn. später bei beginnender Gärung die Trennung des Mostes von den Trestern. Rotweine hingegen werden hergestellt, indem man den Most in Gegenwart der Hülsen vergären läßt und den Jungwein erst nach Ablauf der Hauptgärung, d. h. 3 bis 28 Tage nach der Maischung von den Trestern trennt. Fehlerhafterweise werden in manchen Gegenden sogar heute noch Weißweine durch Maischegärung hergestellt, wie dies früher allgemein üblich war. Weine, die aus roten Trauben nach Art der Weißweine durch Mostgärung gewonnen werden, heißen Schiller- oder Roséweine, auch Weißherbste. Allerdings muß erwähnt werden, daß man nicht alle Schiller- oder Roséweine auf diese Weise herstellt.

Zur Trennung der Trester vom Most oder Wein benutzt man heutzutage wohl ausschließlich Keltern. Das Austreten der Maische mit den Füßen ist nur noch ganz vereinzelt gebräuchlich, weil hier die Ausbeute wesentlich geringer ist als beim Pressen.

Die Pressen müssen vor allem die Forderung erfüllen, daß sie in möglichst kurzer Zeit die größtmögliche Ausbeute liefern. Außerdem sollen sie einfach und dauerhaft gebaut sein, wenig Raum einnehmen, wenig Kraftaufwand erfordern und sich leicht reinigen lassen.

An der Presse unterscheidet man den Preßboden, den Preßkorb und die eigentliche Preßvorrichtung, durch die der Druck ausgeübt wird.

Der Preßboden (Biet, Preßplatte, Trottbrett) bestand früher häufig aus Stein oder Holz, heute fast ausschließlich aus Eisen (Gußeisen, Schmiedeeisen oder Stahl). Neuerdings stellt man für feststehende Keltern die Preßböden auch aus Beton her.

Die Form der Preßböden, die natürlich stets mit der Form der Preßkörbe übereinstimmen muß, ist entweder rechteckig (meist wohl quadratisch) oder kreisrund; die runden Körbe gestatten einen gleichmäßigeren Druck auszuüben als die rechteckigen. Außerdem sind die Wege, die der Most beim Pressen von der Mitte aus bis zum Abfließen zurückzulegen hat, bei runden Körben stets gleich lang, während dies bei eckigen Bieten nicht zutrifft. Die runden Körbe lassen sich endlich leichter und besser reinigen, während die Winkel und Ecken der rechteckigen Biete leicht verschmutzen. Man zieht deshalb bei kleinen und mittelgroßen Querschnitten der Preßkörbe die runde Form vor. Rechteckige Biete werden wegen der leichteren Herstellbarkeit heute nur mehr bei ganz großen Pressen verwendet. Der Preßkorb dient zur Aufnahme und zum Zusammenhalten der zu kelternden Maische; er muß dabei dem Moste günstige und reichliche Gelegenheit zum Abfließen vor und während des Kelterns darbieten. Wegen des großen Druckes bei der Kelterung muß er sehr widerstandsfähig und so weit geschlossen sein, daß feste Bestandteile der Maische nicht durchtreten können. Um all diesen Anforderungen zu genügen, werden die Preßkörbe aus senkrecht stehenden, starken, aber schmalen Latten aus Eichenholz angefertigt, die 1 bis 1,5 cm weit voneinander gestellt und durch zwei bis vier starke Eisenreifen zusammengehalten werden. Die Reifen sind entweder aus einem Stück gearbeitet oder durch Scharniere und Bügel zum Öffnen und Schließen eingerichtet. Soll der Saft beim Pressen rasch abfließen, so dürfen die Preßkörbe keine allzu

[1]) Abbildung und Beschreibung solcher Vorrichtungen siehe H. W. Dahlen, Weinbereitung 1878, S. 252; Babo u Mach, Handbuch 1, 588—601 (1881). — [2]) Dieselben, Handbuch 1, 1250—1254 (1910). — [3]) Dieselben, ebenda, S. 1254—1266 (1910).

beträchtliche Höhe (nicht über 80 bis 90 cm) und keinen allzu großen Durchmesser (nicht über 150 cm) haben, da im anderen Falle die Wege, die der Saft von der Mitte des Korbes aus zurückzulegen hat, zu lang werden. Dazu kommt noch, daß der Druck, der durch die Preßvorrichtung ausgeübt wird, sich in der Maische zwar anfangs gleichmäßig, wie in einer Flüssigkeit fortpflanzt, daß aber bald, sowie nämlich die Flüssigkeit einigermaßen abgelaufen ist, der Druck hauptsächlich auf die am Rande des Preßkuchens liegenden Tresterteile wirkt. Dadurch wird naturgemäß der Abfluß des innen befindlichen Saftes mit steigendem Drucke mehr und mehr erschwert.

4. Das Druckwerk.

Die Nutzleistung eines Druckwerkes ist gegeben durch den Druck, der auf 1 qcm des Preßkuchenquerschnittes ausgeübt wird. Gewöhnlich fordert man einen Druck von 8 bis 12 kg, doch kommen auch Leistungen bis zu 18 kg vor.

Die Größe des Preßkorbquerschnittes bestimmt mithin den Arbeitsdruck, den das Druckwerk leisten können muß, in entscheidender Weise. So braucht man z. B. für einen Preßkorb von 50 cm Durchmesser, entsprechend 1962 qcm Querschnitt, 11 800 bis 14 700 kg Gesamtdruck (entsprechend 6 bis 9 kg auf 1 qcm); während ein Preßkorb von 130 cm Durchmesser (= 13 267 qcm Querschnitt) bereits 79 600 bis 119 400 kg Gesamtdruck (entsprechend 6 bis 9 kg auf 1 qcm) erfordert (wobei von den Reibungsverlusten ganz abgesehen ist). Große Pressen bedürfen daher verhältnismäßig sehr viel kräftigerer Druckwerke als kleine. Nach der Art des Druckwerkes teilt man die Keltern ein: in Hebelpressen, in Schrauben- oder Spindelpressen, in hydraulische Pressen und in kontinuierliche Pressen.

Das Hebel- oder Baumdruckwerk stellt einen einarmigen Hebel dar. Der Hebelarm wird durch einen (oder mehrere fest zusammengefügte) Eichenholzbalken gebildet. Der Unterstützungspunkt des Hebels liegt an der einen Seite der Kelter. Das freie Ende des Hebels wird durch einen schweren Stein herabgezogen, der seinerseits bei Beginn der Arbeit gewöhnlich durch eine Spindel oder Hilfswinde in die Höhe gebracht wird. Solange der Stein frei schwebt, wird auf die Maische ein anhaltender, gleichmäßiger Druck ausgeübt. Die Reibungsverluste sind bei den Baumkeltern sehr gering; betragen sie doch nur wenige (rund 2) Prozent. Diesen Vorteilen stehen aber sehr große Nachteile gegenüber, die durch die riesigen Abmessungen des Preßbaumes hervorgerufen werden. Um nämlich eine genügende Kraft entfalten zu können, muß der Hebel sehr lang sein und sehr beschwert werden; gewöhnlich arbeitet man mit dem Hebelarmverhältnis 1 : 8. Wenn man für einen Preßkorb von 113 cm Durchmesser oder 10 000 qcm Querschnitt einen Druck von 60 000 kg nötig hat, so muß am Ende des Hebels ein Gewicht von etwa 7000 kg hängen, wozu noch das Gewicht des Hebels selbst mit 1000 kg hinzukommen muß. Mit so langen Hebeln und so schweren Gewichten zu arbeiten, ist äußerst umständlich und zeitraubend, so daß neue Pressen nach diesem System kaum mehr hergestellt werden. Im 17. und 18. und auch noch im Anfang des 19. Jahrhunderts hingegen waren diese Keltern, die schon bei den Römern gebräuchlich waren, weit verbreitet, so daß man sie heute noch in Süddeutschland und Österreich vereinzelt im Gebrauch findet [1]).

Bei den Spindeldruckpressen wird der Druck durch Drehen einer Schraube erzielt, indem entweder eine Schraubenspindel oder eine Schraubenmutter auf das Preßgut herabgeführt wird.

Für Keltern der ersten Art hat sich der Name Hochdruckpressen, für die der zweiten Art der Name Niederdruckpressen eingebürgert. Diese Namen sind sehr unzweckmäßig gewählt, weil sie den irreführenden Anschein erwecken, als ob es sich um größere oder geringere Druckleistungen handle; aber auch die vorgeschlagenen Namen Ober- und Unterdruckkeltern sind nicht unterscheidend, weil tatsächlich der Druck stets von oben auf die Maische ausgeübt wird. (Vgl. dazu die hydraulischen Keltern.) Charakteristisch ist für die beiden Arten folgender Unterschied: Bei den Niederdruckkeltern ist die Schraubenspindel in den Preßboden verankert, der dementsprechend sehr kräftig gebaut sein muß. Über die Hochdruckkeltern wird ein sehr kräftig gebautes Joch errichtet, dessen Querbalken der Schraubenmutter als Widerlager dient. Man könnte die Hochdruckpressen deshalb als Jochpressen bezeichnen.

Man teilt die Druckwerke der Spindelpressen ein in

1. einfache Schraubendruckwerke,
2. Doppeldruckwerke,
3. Differentialhebeldruckwerke,
4. Räderdruckwerke,
5. Kniehebeldruckwerke.

Beim einfachen Schraubendruckwerk wird an einer Schraubenspindel mittels eines einarmigen Arbeitshebels eine Schraubenmutter bewegt, die den Preßdruck ausübt. Gewöhnlich sind nur kleine und mittlere Pressen derart einfach eingerichtet.

Das Doppeldruckwerk dreht die Schraubenmutter sowohl bei der Vorwärts- als auch bei der Rückwärtsbewegung des Arbeitshebels. Die Arbeitshebel selbst sind gewöhnlich zweiarmig. Durch Verlängerung des Kraftarmes und gleichzeitige Verkürzung des Lastarmes, Veränderungen, die durch Umstellung eines Zapfens in einfachster Weise erreicht werden, kann die Druckleistung so wesentlich erhöht werden, daß menschliche Arbeitskraft auch große Keltern dieser Art bedienen kann.

[1]) F. Bassermann-Jordan, Geschichte des Weinbaues usw. 1, 248 (1907).

Der Kraftverlust an solchen Hebeln beträgt 10 bis 30 Proz.

Das Differentialhebeldruckwerk beruht in der auf Grund einer Differentialrechnung erfolgten Einteilung der die Drehung der Preßschraube bewirkenden Fallkeile. Es besitzt ebenfalls gewöhnlich zwei umstellbare Hebelübersetzungen, so daß der Druck am Schluß sehr gesteigert werden kann.

Das Räderdruckwerk bewegt die Schraubenmutter an der Spindel mit Hilfe einer Zahnradübersetzung; durch mehrfache Übersetzungen kann der Druck beliebig erhöht werden. Da durch die Zahnräder sehr viel Kraft durch Reibung verloren geht, und da das Druckwerk durchaus nicht einfach ist, so eignen sich Räderdruckwerke nicht für kleine und mittlere Pressen; man findet sie vielmehr nur für Kraftbetrieb bei ganz großen Pressen.

Bei den bisher beschriebenen Spindeldruckwerken ist der Kraftverlust sehr groß, er beträgt 50 bis 75 Proz. Rechnet man dazu noch den Verlust, der durch die Hebelübertragung verursacht wird, so ergibt sich für die Spindelpressen ein Gesamtverlust an Kraft von 50 bis 80 Proz.

Das Kniehebeldruckwerk besteht aus zwei Kniehebeln, die anfangs einen spitzen Winkel mit der Schraubenspindel bilden. Zuerst werden die Kniehebel durch Drehen eines Schwungrades gestreckt, später durch ein Hebeldruckwerk. Durch die Kniehebel läßt sich ein sehr starker Druck erzielen, der beim Fortschreiten der Pressung durch Streckung der Hebelarme immer größer wird. Die Druckverluste durch Reibung betragen nur 10 bis 15 Proz.; sie arbeiten also mit sehr viel besserer Nutzleistung als die übrigen Spindelpressen. Aber trotz der guten Leistung haben sie sich nicht einführen können, da sie wegen der notwendigen, sorgfältigen und starken Bauart ebenso teuer sind wie hydraulische Pressen.

Die hydraulischen Druckwerke beruhen auf der Tatsache, daß sich der Druck im Wasser nach jeder Richtung gleichmäßig fortpflanzt. Sie bestehen im wesentlichen aus zwei, durch ein Rohr miteinander verbundenen und mit Wasser gefüllten Zylindern. Der eine Zylinder hat einen kleinen Durchmesser; er ist mit einer Pumpe verbunden, durch die der Druck ausgeübt wird. Der andere Zylinder, der einen großen Durchmesser besitzt, trägt den Preßstempel, der gegen die Maische gedrückt wird. Man unterscheidet Ober- und Unterdruckpressen, je nachdem der Preßstempel von oben oder von unten gegen die Maische preßt. Bei der Oberdruckpresse steht der Preßkorb dicht über dem Fußboden, so daß er leicht und bequem gefüllt werden kann. Das Biet ist gewöhnlich ausfahrbar, der Preßdeckel wird nach dem Pressen selbsttätig durch ein Gegengewicht zurückbefördert. Dies Gegengewicht sowie das Widerlager für die oben angebrachte Preßvorrichtung erfordern die Errichtung eines starken Joches über der Kelter. Die Unterdruckpresse besitzt eine einfachere Bauart, auch ihr Raumbedarf ist geringer; dagegen steht der Preßkorb hoch, so daß er nicht so leicht bedient werden kann. Er ist gewöhnlich nicht ausfahrbar, sondern ausschwenkbar.

Je nach dem Druck, der mit der Pumpe ausgeübt und am Manometer angezeigt wird, unterscheidet man Pressen mit niedrigem Arbeitsdruck (bis zu 250 Atm.) und solche mit hohem Arbeitsdruck (von 250 bis 600 Atm.). Je höher der Arbeitsdruck, um so sorgfältiger müssen alle Verbindungen gedichtet sein, insbesondere die des Preßkolbens und der Pumpe. Die Keltern müssen auch um so stärker und sorgfältiger gebaut werden, je höher der Arbeitsdruck ist. Deshalb ist es vorteilhafter, mit nicht allzu hohem Druck zu arbeiten. Für die Leistung der Presse ist der (in Atmosphären am Manometer abzulesende) Arbeitsdruck ($= A$) durchaus nicht maßgebend, wie der Laie trotzdem häufig glaubt. Der Gesamtdruck der Presse ist dann gleich $A r^2 \pi$, wobei r den Halbmesser des Preßzylinders bedeutet. Hat der Preßkorb ferner einen Halbmesser r_1, so wird auf 1 qcm des Preßkorbquerschnittes der Druck ausgeübt

$$P = \frac{r^2}{r_1^2} A.$$

Von guten hydraulischen Keltern erfordert man Leistungen von mindestens 9 bis 12 kg auf 1 qcm des Preßkorbquerschnittes. Die Druckverluste sind bei diesen Keltern gering; sie betragen 10 bis 30 Proz., im Mittel nur 15 Proz. Die hydraulischen Keltern können außerdem noch so an einen Kraftbetrieb oder eine Hochdruckwasserleitung angeschlossen werden, daß die Bedienung der Kelter selbsttätig erfolgt. Die Pumpe wird dabei selbsttätig ausgeschaltet, wenn der zulässige Höchstdruck überschritten wird, und wieder eingeschaltet, wenn der Druck sinkt, so daß sie tatsächlich wie die Baumkeltern einen fortwährenden gleichmäßigen Druck ausüben.

Zweifellos sind die hydraulischen Keltern heute nicht nur die vollkommensten, sondern auch noch die billigsten. Ihre Hauptvorteile sind der geringe Kraftverbrauch, der geringe Raumbedarf, die leichte Handhabung, der stets gleichmäßige Druck und die rasche Preßarbeit.

Die leichte Handhabung wird durch die Möglichkeit gewährleistet, die Preßkörbe ausfahren oder ausschwenken zu können, so daß das Entfernen der ausgepreßten Trester sich fast ohne Zeitverlust vollzieht. Bei den ausschwenkbaren Körben kann dann sofort wieder mit dem Aufschütten der Maische begonnen werden, ja bei den ausfahrbaren Körben kann sofort wieder gepreßt werden, falls inzwischen ein Reservekorb mit frischer Maische gefüllt worden ist. Auch das Entleeren der ausgefahrenen oder ausgeschwenkten Körbe vollzieht sich leicht und bequem. Daß die hydraulischen Keltern sehr beträchtlich schneller arbeiten als Spindelkeltern, hat J. Schindler[1]) bewiesen.

[1]) Z. L. V. Ö. 9, 660 (1906).

Er ermittelte folgende Werte bei seinen Versuchen:

Vergleich der Gesamtpreßdauer von Spindel- und hydraulischen Keltern.

(Druck der hydraulischen Kelter 7,5 kg auf 1 qcm; Druck der Spindelkelter nicht angegeben.)

Art der Kelter	Traubensorte	Gesamtpreßdauer für 100 kg Maische Minuten	Zeitersparnis durch Verwendung der hydraulischen Kelter Proz.
Hydraul. Kelter . .	Nosiola	9,5	57
Spindel- „ . .	„	22,0	
Hydraul. „ . .	Traminer	15,5	54
Spindel- „ . .	„	34,0	
Hydraul. „ . .	Riesling	7,5	40
Spindel- „ . .	„	12,5	

Hieraus ergibt sich, daß bei Trauben, die sich überhaupt schwer abpressen lassen, wie die fleischige Traminertraube, der Zeitgewinn größer ist, als bei leichtpreßbaren Trauben, wie z. B. beim Riesling. Damit stimmt auch die weitere Erfahrung J. Schindlers überein, daß der Zeitgewinn um so größer wird, je mehr Saft schon aus der Maische abgepreßt ist, wie dies die folgende Zusammenstellung zeigt:

Vergleich der mittleren Preßdauer bei hydraulischen und Spindelkeltern.

Bezeichnung der einzelnen Preßvorgänge	Mittlere Preßdauer in Minuten für 100 kg Maische bei der		Unterschied zugunsten der hydraulischen Kelter	
	Spindelkelter	hydraul. Kelter	Minuten	Proz.
1. Abpressen	6,7	4,6	2,1	32
2. „	6,5	3,0	3,5	54
3. „	5,7	2,3	3,4	60
Gesamtpressung	18,9	9,9	9,0	48

Dagegen erzielt man, wie oft angenommen wird, mit den hydraulischen Keltern keine größere Saftausbeute; so erhielt z. B. J. Schindler bei seinen Versuchen sowohl mit der Spindel- als auch mit der hydraulischen Presse Mostausbeuten von 79,4 bis 85,7, im Mittel 82,7 Proz. von der Maische.

Die sogenannten kontinuierlichen Pressen eignen sich nur für ganz große Betriebe. Ihr Druckwerk besteht aus einer Schraube ohne Ende, Schnecke genannt, die sich in einer Trommel dreht. Das Preßgut wird an die Seitenwandungen, hauptsächlich aber an die Hinterwand der Trommel gedrückt und ausgepreßt. Beim Umdrehen zermalmt die Schnecke alle Traubenteile sehr stark und preßt sie dann ebenfalls sehr gut aus. Infolgedessen setzen die Jungweine nach der Hauptgärung unverhältnismäßig viel Trub ab, was nicht vorteilhaft ist. Ein weit schwererer Nachteil jedoch ist, daß die Weine wegen der starken Auspressung der Rappen, Kerne und Hülsen leicht hochfarbig werden und einen herben, unangenehmen Geschmack annehmen. Für feine Weine kann die kontinuierliche Kelter daher nicht empfohlen werden; sie vermag sich nur in Gegenden einzubürgern, wo von Großbetrieben Massenbau getrieben wird. Neuerdings hat man auch kontinuierliche Keltern gebaut, die keine Archimedesschnecke besitzen; sie zerlegen vielmehr den Arbeitsvorgang der älteren Spindel- oder hydraulischen Pressen in kleinere Teile. So hat sich die Rauschenbachsche Kelter in Italien und der Schweiz gut eingeführt.

Eine eingehende Beschreibung von Keltern der verschiedensten Systeme (mit vielen Abbildungen) hat K. Krömer [1]) gegeben.

Eine kurze elementar-mathematische Berechnung der durch die Presse zu leistenden Arbeit findet sich bei J. Löschnig [2]).

Eine historische Würdigung älterer Keltersysteme gibt F. Bassermann-Jordan [3]). Eine Sammlung älterer Keltern befindet sich in dem Weinmuseum zu Speyer in der Pfalz.

5. Das Arbeiten an der Kelter.

Wie die Weinbereitung überhaupt, so erfordert auch die Kelterarbeit peinlichste Reinlichkeit. Einmal am Tage, am besten natürlich nach Beendigung des Tageswerkes, müssen sämtliche Teile der Kelter, die mit der Maische oder dem Most in Berührung gekommen sind, mit heißem Wasser und mit Bürsten gereinigt werden, um der Entwickelung schädlicher Organismen, insbesondere der Essigbakterien Einhalt zu tun. Eiserne Teile der Kelter müssen durch Überziehen mit einem säurebeständigen Kelterlack vor der direkten Berührung mit der Maische geschützt sein. Besonders in größeren Preßkörben muß die Maische recht gleichmäßig verteilt werden, damit keine Entmischung eintritt, weil sonst infolge des ungleichen Widerstandes des Preßkuchens die Ausbeute vermindert wird.

Bei hohen Körben ist endlich die Benutzung von Zwischenböden vorteilhaft, weil dadurch der Saftabfluß aus dem Innern des Preßkuchens sehr begünstigt wird. Die Zwischenböden werden entweder aus geschälten Weidenruten geflochten oder aus zwei rechtwinklig übereinander genagelten Lattengittern gebildet.

Nach Versuchen von J. Schindler [4]) ergab sich bei Verwendung von Preßböden das in folgender Tafel gegebene Bild.

Man erhält also durch Verwendung von Zwischenböden nicht nur mehr Most, sondern gewinnt auch sehr an Zeit.

[1]) Babo u. Mach, Handbuch 1, 1267—1384 (1910). — [2]) Die Obstweinbereitung, Wien-Leipzig 1911, S. 28—65. — [3]) Geschichte usw. 1, 245 (1907). — [4]) Z. L. V. Ö. 9, 664 (1906).

Vergleich der Preßergebnisse beim Keltern mit und ohne Zwischenböden.

Zahl der Zwischenböden	Aufgeschüttete Maische in 100 kg	Mostart	Preßdauer insgesamt in Minuten	Preßdauer für 100 kg in Minuten	Mostmenge in Gewichtsproz. der Maische	Insgesamt
0	11,4	Seihmost	—	—	40,1	76,7
		Preßmost	45	3,9	29,7	
		Scheitermost	30	2,6	6,9	
1	18,1	Seihmost	—	—	44,0	78,9
		Preßmost	50	2,8	28,6	
		Scheitermost	25	1,4	6,3	
2	17,6	Seihmost	—	—	47,0	79,6
		Preßmost	40	2,3	27,3	
		Scheitermost	25	1,4	5,3	

Wieviel Zwischenböden man mit Vorteil verwendet, hängt nach J. Schindler von der Höhe des Preßkorbes und der Beschaffenheit der Maische ab. Im allgemeinen reicht für 100 kg Maische 0,5 qm Korboberfläche aus, bei fleischigen Trauben oder entrappter Maische muß man die Korboberfläche bis auf 0,75 qm steigern.

Früher wurde die Maische häufig in Preßtücher eingeschlagen. Sie sind jedoch schwer in sauberem Zustand zu halten, ihr Gebrauch ist umständlich, ferner sind sie wenig haltbar und teuer. Sie sind deshalb völlig außer Gebrauch gekommen, besonders auch weil die neuzeitliche Bauart der Preßkörbe ihre Verwendung unnötig macht. Nachdem die Maische in den Preßkorb gebracht (aufgeschüttet) worden ist, läßt man zunächst den Saft vollständig freiwillig ablaufen. Der so gewonnene Most heißt Vorlauf oder Seihmost. Man beginnt dann ganz langsam und schwach zu pressen, so daß der Most hinreichend Zeit findet, abzulaufen (Preßmost). Preßt man gleich anfangs zu stark und zu rasch, so werden die Trester gewaltsam in die Öffnungen des Preßkorbes gedrückt und hindern den Mostabfluß ganz außerordentlich. Dies Verstopfen der Abflußwege findet natürlich bis zu einem gewissen Grade auch bei richtiger Arbeitsweise statt. Es ist deshalb unmöglich, selbst bei Anwendung des stärksten Druckes in einem Preßgang allen gewinnbaren Most auszupressen. Man muß vielmehr, sobald der Most abzufließen aufhört, die Pressung unterbrechen und zunächst den Preßkuchen auflockern (umscheitern). Hierdurch soll der Zusammenhang des Preßkuchens, und zwar hauptsächlich der am Rande des Kuchens besonders stark zusammengepreßten Anteile wieder aufgehoben werden. Dieses Lockern erfolgt in verschiedener Weise. Nach dem sogenannten österreichischen Verfahren, das sich mehr und mehr einbürgert, wird der ganze Preßkuchen entweder mit der Hand oder mit einer Trester- oder Balgmühle zerkrümelt.

Nach dem alten rheinischen Verfahren wird von dem Preßkuchen ein ein bis zwei Hände breiter Streifen mit dem Trestermesser abgeschnitten (abgestochen) und zerkleinert; die zerkleinerten Trester werden dann aber auf den stehengebliebenen Kuchen gelegt, der manchmal auch noch mit radialen Einschnitten versehen wird. Wie das Keltern überhaupt keine Verzögerung erleiden soll, so muß insbesondere das Scheitern rasch durchgeführt werden; denn viel mehr als die Maische sind die Trester dem Verderben ausgesetzt; einmal, weil sich jetzt bei reichlichem Luftzutritt die Kahm- und Schimmelpilze und auch besonders die Essigbakterien reichlich vermehren, und weil zweitens der Luftsauerstoff selbst auf gewisse Tresterbestandteile, vielleicht durch Vermittelung einer Oxydase, in der Weise einwirkt, daß der später abgepreßte Most hochfarbig oder sogar rahn wird. Die daraus gewonnenen Weine sind nicht nur unwillkommen gefärbt (gelb- bis dunkelbraun), sondern weisen auch einen unangenehmen Geschmack (Rahngeschmack) auf. Die Wirkung des Scheiterns ist nicht unbeträchtlich. Bei abermaligem Keltern werden jetzt immerhin noch fast 10 Proz. Most gewonnen. Oft wird noch ein zweites, ja sogar ein drittes Mal gescheitert. Im allgemeinen ist dies aber nicht empfehlenswert, weil die Moste jetzt immer rauher im Geschmack und immer hochfarbiger werden. Wie sich die Ausbeuten an Most auf die verschiedenen Pressungen verteilen, hat z. B. J. Schindler[1]) gezeigt. Er erzielte Mostausbeuten von 79,4 bis 85,7, im Mittel 82,7 Proz. vom Gewicht der Maische.

Von der gewonnenen Mostmenge entfielen in 11 Versuchen auf den

Seihmost	51,6 bis	62,3 Proz.,	im Mittel	58,0 Proz.
Preßmost	23,4 „	33,1 „	„ „	27,4 „
1. Scheitermost .	6,2 „	15,2 „	„ „	10,1 „
2. „ .	2,9 „	6,2 „	„ „	4,2 „

Ähnliche Zahlen geben auch P. Kulisch[2]), sowie R. Reich und J. Trummer[3]) an.

Die Mostausbeute hängt im übrigen stark ab von der Beschaffenheit der Trauben. Dicke, saftreiche Beeren liefern mehr Most als kleine, saftarme. Je größer der Anteil der Kämme an den Trauben ist, um so geringer wird die Mostausbeute. Unreife, harte Trauben mit dicken Häuten und starken Kämmen geben weniger als reife mit dünnen Häuten und verholzten Kämmen. Sehr zuckerreiche Trauben lassen sich schwerer auspressen als zuckerarme. Kranke Trauben liefern weniger Most als gesunde. Volle Maischen lassen sich leichter pressen als entrappte; frisch gemahlene schwerer als angegorene oder gar vergorene.

Man rechnet auf 100 kg Trauben etwa 20 bis 30, im Mittel 25 kg Trester, so daß man also rund 75 Proz. des Maischegewichts als Most erhält. In St. Michele erhielt man aus Traminertrauben 65 bis 70, aus Nosiolatrauben 85 bis 90 Proz. Most. Daß J. Schindler in 11 Versuchen Mostausbeuten von 79,4 bis 85,7, im Mittel 82,7 Gewichtsprozente der Maische erzielte, ist schon weiter oben erwähnt worden. R. Reich und J. Trummer[3]) erhielten

[1]) Z. L. V. Ö. 9, 680 (1906). — [2]) Weinb. u. Weinh. 11, 116 (1893). — [3]) Neue Deutsche Weinzeitung 1, 26 (1906).

in 6 Versuchen 66 bis 73 Liter Most von 100 Liter Maische. Für die Praxis sind noch folgende Zahlen von Wert: 2 hl oder 106 bis 112 kg Trauben liefern 1 hl Maische und 115 bis 150 kg Trauben liefern 1 hl Most.

So waren z. B. nach persönlicher Mitteilung von R. Meissner in Weinsberg zur Gewinnung von 1 hl Most nötig:

Im Jahre 1904	142 kg	Trauben,
„ „ 1905	141 „	„
„ „ 1906	147 „	„
„ „ 1907	141 „	„
„ „ 1908	139 „	„
„ „ 1909	136 „	„
„ „ 1910	127 „	„
„ „ 1911	137 „	„
„ „ 1912	133 „	„
„ „ 1913	146 „	„

(Die Werte sind im praktischen Betriebe gewonnen.)

6. Zusammensetzung der einzelnen Mostanteile.

E. Mach und K. Portele[1]) haben mit Hilfe des Messers die Beeren in Hülsen, Fruchtfleisch und Butzen zerlegt und jeden der drei Teile für sich gepreßt. Dabei ergab sich, daß der Zuckergehalt am größten ist im Fruchtfleischsaft, geringer im Hülsen- und Butzensaft. Der Säuregehalt ist weitaus am geringsten im Hülsenmost, am höchsten im Butzenmost. Eine Ausnahme machte nur die Erdbeertraube[2]) (Labrusca), bei der der Hülsensaft 6,1 Prom., der Butzensaft 16,9 Prom. und der Fruchtfleischsaft 2,9 Prom. freie Säure aufwies. Andere amerikanische Sorten zeigten das Verhältnis europäischer Trauben. Bezüglich des Stickstoffgehaltes ergab sich, daß der Fruchtfleischmost am ärmsten, der Hülsenmost am reichsten an Stickstoffverbindungen ist. Einzelheiten mögen der unten stehenden Tafel entnommen werden.

Wie stark und deutlich beim Keltern die Unterschiede hervortreten, hängt von verschiedenen Umständen ab. Preßt man ungemaischte Trauben, so erhält man zunächst fast reinen Fruchtfleischmost. Aber schon durch das Maischen tritt eine Veränderung derart ein, daß sich dem Fruchtfleischmost auch Butzenmost zugesellt. Beim Pressen endlich findet eine ziemlich starke Mischung sämtlicher Anteile statt. Schon dem Seihmost, der hauptsächlich aus dem Saft des Fruchtfleisches besteht, mischt sich etwas Hülsen- und Butzenmost bei. Der Preßmost ist ebenfalls ein Gemisch der Säfte aus allen Teilen, besteht aber doch vorwiegend aus Fruchtfleisch- und Butzenmost. Der Scheitermost schließlich besteht zu einem großen Anteile aus Hülsenmost, enthält aber auch noch Butzen- und Fruchtfleischsaft.

Am meisten wird der Unterschied jedoch verwischt, wenn man die Maische nicht sofort keltert, sondern erst noch einige Zeit stehen oder gar angären läßt.

Praktische Versuche über die Zusammensetzung der einzelnen Mostanteile haben schon E. Mach und K. Portele[3]) ausgeführt, indem sie ganze Trauben, frische Maische und schließlich auch vergorene Maische preßten (vgl. Tafel I bis III, S. 87).

Ferner haben P. Kulisch[4]), J. Schindler[5]), sowie R. Reisch und J. Trummer[6]) über ähnliche Versuche berichtet. Die Ergebnisse der einzelnen Versuche stimmen nicht ganz überein; im allgemeinen kann aber nach Reisch und Trummer folgende Regel gelten: Zucker und Säuregehalt nehmen vom Seihmost über den Preßmost zum Scheitermost ab; häufig ist jedoch nach J. Schindler der Preßmost am zuckerreichsten, sowie Preß- und Scheitermost säurereicher als Seihmost. Die größten beobachteten Unterschiede betragen für Zucker 12 g, für Säure 1 g. Dagegen nehmen vom Seih- über den Preßmost zum Scheitermost das zuckerfreie Extrakt und damit auch die Stoffe zu, die

Zusammensetzung des Hülsen-, des Fruchtfleisch- und des Butzenmostes der Negraratraube[7]).

Zeit	Bezeichnung des Mostes	Grade Öchsle	Glukose	Fruktose	Gesamtzucker	Gesamtsäure	Stickstoff	Gerbstoff
			Gramm in 1 Liter					
25. August	Hülsen	58	57	37	95	8,2	1,91	—
	Butzen	54	57	46	103	21,0	2,14	—
	Fruchtfleisch	57	61	43	104	20,0	2,00	—
30. September	Hülsen	81	93	83	176	2,3	1,40	—
	Butzen	81	91	71	162	12,6	1,40	—
	Fruchtfleisch	84	98	86	184	6,2	1,82	—
15. Oktober	Hülsen	93	96	96	192	3,3	1,57	0,48
	Butzen	93	92	76[8])	180	12,2	1,40	0,08
	Fruchtfleisch	95	96	96	195	8,3	1,24	0,03

[1]) Weinlaube **13**, 61, 91, 99, 112 (1881). — [2]) L. V. St. **36**, 379 (1889); **41**, 269 (1892). — [3]) Weinlaube **13**, 100 (1881). — [4]) Weinb. u. Weinh. **11**, 115 (1893). — [5]) Z. L.V. Ö. **9**, 680 (1906) (siehe Tafel IV, S. 1027). — [6]) Weinlaube **38**, 401, 413 (1906). — [7]) Vgl. dazu auch E. Mach u. K. Portele, L. V. St. **36**, 378 (1889); **41**, 269 (1892). — [8]) Diese Zahl steht im Original, wohl ein Druckfehler.

Tafel I. Preßversuche mit ganzen Trauben[1]).

Art der Pressung	11. Oktober (mittelreife Negraratraube)					14. Oktober (hochreife Teroldegatraube)			
	Grade Öchsle	Zucker	Nichtzucker	Gesamtsäure	Gerbsäure	Grade Öchsle	Zucker	Nichtzucker	Gesamtsäure
		Gramm in 1 Liter					Gramm in 1 Liter		
				A. Ganze Trauben gepreßt:					
Ganz schwach. .	84	165	38	6,0	0,14	108	227	26	6,7
Etwas stärker . . .	86	173	35	6,7	—	107	224	28	7,4
Mittelstark	—	—	—	—	—	107	205	47	8,1
Sehr stark	86	181	27	7,0	—	108	202	51	8,0
				B. Preßrückstand von A gemaischt und nochmals gepreßt:					
Ohne Pressung . .	86	177	31	6,0	0,39	—	—	—	—
Schwach gepreßt .	87	186	24	6,0	—	105	211	37	5,7
Stärker gepreßt .	90	191	24	6,0	—	—	—	—	—
Sehr stark gepreßt.	90	188	28	5,9	0,58	108	203	52	5,7
				C. Preßrückstand von B umgestochen und nochmals gepreßt:					
Schwach gepreßt .	89	184	30	5,6	0,67	109	205	51	5,5
Stark gepreßt . .	90	182	34	5,6	—	—	—	—	—
Letzter Ablauf . .	90	181	34	5,4	0,71	109	201	55	5,4

Tafel II. Preßversuche mit frischer Maische[2]).

Art der Pressung	Gemaischte Nosiolatrauben				
	Grade Öchsle	Zucker	Nichtzucker	Gesamtsäure	Gerbsäure
		Gramm in 1 Liter			
Ohne Pressung	84	166	38	6,1	0,23
Schwache „	85	166	39	6,1	—
Stärkere „	88	169	43	6,1	0,35
Sehr starke „	87	176	34	6,1	—
		Nach dem Umstechen:			
1. Nachpressung	88	170	42	5,4	—
2. „	86	157	51	5,1	0,32

Tafel III.

Preßversuche mit vergorener roter Maische[3]).

	Rote, vergorene Maische der Bodenseetraube (sehr gerbstoffreich)	Gesamtsäure	Gerbsäure
		Gramm in 1 Liter	
1.	Abgezogen vom Ständer . . .	7,2	1,9
2.	Nach dem Aufschütten frei abgelaufen	7,1	4,6
3.	Schwach gepreßt.	6,6	5,7
4.	Stärker gepreßt	6,6	6,3
5.	Noch stärker gepreßt	6,4	7,2
6.	Sehr stark gepreßt	6,4	7,2
7.	Letzter Ablauf	6,7	5,8

Tafel IV. Ausbeute an Seih-, Preß- und Scheitermost und deren Zusammensetzung[4]).

Trauben	Mostart	100 Liter Maische lieferten Liter Most	Extrakt	Zucker	Nichtzucker	Gesamtsäure	Stickstoff	Asche
			Gramm in 1 Liter					
Gutedel	Seihmost	53	196	175	21	6,7	0,63	2,64
	Preßmost	13	196	174	22	6,4	0,61	2,82
	Scheitermost. . .	7	196	172	24	5,9	0,70	3,94
	Durchschnitt. . .	73	196	174	21	6,4	0,62	2,70
Roter Veltliner	Seihmost	34	251	226	25	8,7	0,73	4,40
	Preßmost	29	250	223	27	8,0	0,71	4,20
	Scheitermost. . .	6	249	221	27	7,8	0,76	4,70
	Durchschnitt. . .	69	250	224	26	8,3	0,72	4,48
Sylvaner	Seihmost	47	249	219	30	6,5	0,62	2,80
	Preßmost	20	246	220	27	7,2	0,69	3,00
	Scheitermost. . .	4	249	221	28	7,3	0,80	4,50
	Durchschnitt. . .	71	248	220	28	6,6	0,72	3,38
Rotgipfler	Seihmost	45	258	232	27	9,4	0,88	3,30
	Preßmost	18	266	240	26	8,8	1,01	4,12
	Scheitermost. . .	7	267	228[5])	39[5])	8,8	1,13	5,16
	Durchschnitt. . .	70	261	235	26	8,9	0,95	3,76
Riesling	Seihmost	43	207	183	24	7,5	0,59	2,44
	Preßmost	22	210	186	24	7,4	0,58	2,56
	Scheitermost. . .	6	209	182	27	7,4	0,69	3,08
	Durchschnitt. . .	71	209	184	24	7,4	0,60	2,81
Traminer	Seihmost	41	231	214	17	5,9	0,69	2,76
	Preßmost	19	236	210	25	5,3	0,80	3,38
	Scheitermost. . .	6	233	208	26	5,2	0,94	4,14
	Durchschnitt. . .	66	231	209	22	5,5	0,72	2,90

[1]) Weinlaube **13**, 100 (1881). — [2]) Ebenda **13**, 112 (1881). — [3]) Ebenda. — [4]) Ebenda **38**, 402 (1906). — [5]) Diese beiden Zahlen scheinen nach der zugehörigen Weinanalyse falsch zu sein.

das zuckerfreie Extrakt hauptsächlich zusammensetzen, wie Stickstoff, Asche und Phosphorsäure. Insbesondere nimmt der Gerbstoff verhältnismäßig stark zu, da er sich ja im reifen Fruchtfleisch nur in Spuren findet, während er in den Hülsen, Kernen und Rappen, die hauptsächlich den Scheitermost liefern, in großen Mengen vorkommt.

Die Untersuchungsergebnisse widersprechen also vor allem der Annahme der Praktiker, daß der Scheitermost am säurereichsten sei. Offenbar entstand dieser Glaube durch den großen Gehalt des Scheitermostes an kratzend rauher Gerbsäure.

Eine Entscheidung der Frage, ob eine Trennung von Seih- und Preßmost empfehlenswert ist, läßt sich nach P. Kulisch[1]) aus der chemischen Untersuchung allein nicht treffen. Denn wenn auch im Zucker- und Säuregehalt wesentliche Unterschiede nicht auftreten, so könnten doch z. B. Bukettstoffe in sehr verschiedener Menge vorhanden sein.

Die Praktiker halten zwar dementsprechend häufig den Seihmost für besser als den Preßmost. Allein es ist wiederholt festgestellt worden, daß der Preßmost einen harmonischeren und wertvolleren Wein liefert.

Im allgemeinen ist es bedeutungslos und auch nicht wünschenswert, Seih- und Preßmost zu trennen. Anders liegen die Verhältnisse bei den Scheitermosten wegen ihres rauhen, kratzenden Geschmackes. Bei der Gewinnung sehr feiner Weine kann es mitunter zweckmäßig sein, den Scheitermost nicht der Hauptmostmenge beizumischen. Beim Massenbau läßt sich die Beimischung des Scheitermostes kaum umgehen und bei weichen, gerbstoffarmen Traubensorten kann die Absonderung des Scheitermostes sogar einen technischen Fehler bedeuten.

Im allgemeinen kann man den ersten Nachdruck unbedenklich der Hauptmenge beimischen, weil ja auch seine Menge verhältnismäßig gering ist. Einen zweiten oder gar dritten Nachdruck hingegen wird man wohl stets gesondert halten.

Frühere Anschauungen über den Wert der einzelnen Mostanteile finden sich bei Babo und Mach[2]), J. Goldschmidt[3]), M. Barth — R. Meissner[4]), J. Nessler-K. Windisch[5]) usf.

IV. Die Gärungsorganismen.

1. Die Pilzflora der Trauben.

Die auf den Trauben vorkommenden Organismen teilen wir für unsere Zwecke zunächst ein in Endophyten und Epiphyten. Die Endophyten vermögen aus eigener Kraft die Oberhaut der Beere zu durchdringen und bis ins Fruchtfleisch zu gelangen. Sie sind, soweit es für unsere Zwecke nötig ist, bereits bei den Traubenkrankheiten (S. 31) und bei der Traubenfäulnis (S. 39) abgehandelt worden. Den Epiphyten hingegen, die auf der Beerenoberfläche liegen, fehlt die Fähigkeit, selbst die Beerenhaut zu durchbohren, und nur durch anderweitig hervorgerufene Wunden können sie bis ans Fruchtfleisch gelangen. Wie die Epiphyten auf der Beerenhaut leben, ist nicht sicher bekannt, wenn man auch gewöhnlich annimmt, daß sie sich dort wegen Nahrungsmangel im Ruhezustand befinden und sich nur vermehren, wenn ihnen zufällig Nährstoffe geboten werden.

Die Epiphyten der Traubenbeere gehören den verschiedensten Organismenklassen an, die im einzelnen und namentlich hier nicht aufgeführt werden können. Es genügt hier anzugeben, daß sich auf den Beeren vorfinden:

1. Schimmelpilze, und zwar hauptsächlich ihre Sporen (Penicillium, Dematium, Botrytis, Mucor).
2. Echte Hefensproßpilze, die Endosporen bilden (Saccharomyces ellipsoideus, S. pastorianus, S. marxianus, Saccharomycodes).
3. Hefenähnliche Sproßpilze, die keine Endosporen bilden (Mycoderma, Torula, Pseudosaccharomyces, welch letztere gewöhnlich als Apiculatushefen bezeichnet werden).
4. Bakterien der verschiedensten Art, wie Essigsäure-, Milchsäure-, Mannitbakterien usf., sowie auch säureverzehrende Arten (z. B. Bact. gracile, Micrococcus malolacticus) und viele andere.

Daß auf der Oberhaut der Beeren alle möglichen Keime sich vorfinden, ist bei deren allgemeinen und leichten Verbreitung leicht erklärlich. Im Innern unverletzter Beeren hingegen kommen im allgemeinen Gärungserreger nicht vor, wie zuerst L. Pasteur[1]) nachgewiesen hat. (Ausnahme: Essigbakterien siehe S. 42.)

Über den Kreislauf[2]) der echten Weinhefen und der Apiculatushefen ist durch die Arbeiten von E. Ch. Hansen[3]), H. Müller-Thurgau[4]), J. Wortmann[5]) u. a. Aufklärung geschaffen worden. Nach diesen Untersuchungen ist der Erdboden das ganze Jahr hindurch der Hauptaufenthaltsort sowohl für die echten Weinhefen, als auch für die Apiculatushefen. Das gleiche dürfte wohl auch für alle anderen Sproßpilze und für die Bakterien gelten.

Vom Boden aus werden diese Organismen durch die Hilfe von Atmosphärilien (Regen, Wind) oder von Tieren (hauptsächlich von Insekten, und insbesondere von Wespen) auf die reifenden Beeren (primäre Brutstätten) gebracht. Von hier aus gelangen sie durch dieselben Hilfsmittel (insbesondere aber auch durch Vögel) an neue, oft weit entfernte, primäre Brutstätten, wo reichliche Vermehrung stattfindet, oder sie gelangen wieder auf den Erd-

[1]) Weinb. u. Weinh. **11**, 117 (1893). — [2]) Handbuch **1**, 929 (1893). — [3]) Der Wein von der Rebe bis zum Konsum 1906, S. 131. — [4]) Kellerbehandlung der Traubenweine 1903, S. 15. — [5]) Die Bereitung usw. des Weines 1908, S. 65—68.

[1]) Études sur la bière (1876). — [2]) A. Klöcker, Lafar, Handbuch **4**, 148 (1905—1907). — [3]) C. r. Carlsberg **1**, 159 (1881); **1**, 203 (1882); C. Bakt. II, **10**, 1 (1903); **14**, 545 (1905). — [4]) Weinb. u. Weinh. **7**, 427, 438 (1889); B. Wädenswil 1893/94, S. 65. — [5]) B. Geisenheim 1897/98, S. 75.

boden (sekundäre Brutstätten), wo sie lange Zeit ein bescheidenes Dasein zu fristen haben, um schließlich von neuem an die Beeren verschleppt zu werden oder aber auch häufiger zugrunde zu gehen. Über das Vorkommen und die Verbreitung von Torulaarten vergleiche H. Will[1]), über die Verbreitung von Apiculatushefen H. Müller-Thurgau[2]).

Die auf den Beeren sich vorfindende Organismenflora verändert sich mit deren zunehmender Reife. Schon L. Pasteur[3]) fand echte Hefen nur auf reifen Trauben; dasselbe bestätigte H. Müller-Thurgau[4]), der in zwei aneinandergrenzenden Lagen am 23. August an reifen Frühburgunderbeeren echte Hefen fand, während sie am noch unreifen Spätburgunder fehlten. Ähnliches stellte er auch für Apiculatushefen fest. Nach H. Müller-Thurgau und J. Wortmann[5]) erklärt sich dies dadurch, daß die auf unreife Trauben verschleppten Keime infolge Nahrungsmangel bald eingehen, während sie auf reifen Trauben reichliche Gelegenheit zur Vermehrung finden. Dazu kommt noch, daß die reifen Trauben von den Insekten in weit höherem Grade besucht werden als unreife.

Nach J. A. Cordier[6]) findet man auf den Beeren zunächst ausschließlich Dematium, bei beginnendem Weichwerden treten Torula- und wilde Hefen auf und erst kurz vor der Reife stellen sich auch echte Hefen ein, die dann an Zahl stark zunehmen, während Dematium zurückgeht. Auch nach A. Descoffre[7]) findet man im Juli hauptsächlich Torulaarten, im August Apiculatushefen und erst später echte Hefen.

V. Martinand und M. Rietsch[8]) fanden in einer Traube aus Algier auf je 1 g Gewicht 4,32 Millionen Keime, fast ausschließlich aus Apiculatushefen bestehend. Nach ihnen sind Apiculatus- und Kahmhefen neben Schimmelpilzen weit vorherrschend, echte Weinhefen treten dagegen sehr zurück. Auch H. Müller-Thurgau[9]) fand auf Beeren ausschließlich oder doch weit überwiegend Apiculatushefen. Später ermittelte er[10]) z. B. folgende Zahlen:

Keimzahl auf den Beeren.

	Auf 100 Beeren finden sich Keime (in Millionen)			
	Hefe- und hefeähnliche Pilze	Dematium pullulans	Roter Sproßpilz (Torula ?)	Schimmel und andere Fadenpilze
Gesunde Beeren . .	22,12	1,23	0,10	2,18
Aufgesprung. Beeren	807,5	60,0	7,50	65,0
Kämme der gesamten Trauben.	34,98	2,36	0,36	2,04

Daß sich auf den Kämmen mehr Keime finden als auf gesunden Beeren, dürfte zurückzuführen sein auf die glatte Haut gesunder Beeren, auf der die Keime mechanisch schlecht haften im Gegensatz zu der rauhen Oberfläche der Kämme.

Nach diesen Zahlen ließ demnach eine Verwundung der Beeren die Zahl der schädlichen Keime sehr viel stärker zunehmen als die der Hefe- und hefeähnlichen Pilze, und aus anderen Beobachtungen ergab sich, daß die hefeähnlichen Pilze selbst wieder sich sehr viel stärker vermehrten als die echten Hefen.

Nach H. Müller-Thurgau[1]) nimmt die Zahl der Keime um so mehr zu, je näher am Boden die Trauben hängen, erstens, weil tiefhängende Trauben stets reifer sind als hochhängende, und zweitens, weil sie der Beschmutzung durch Erde sehr stark ausgesetzt sind. Es zeigen dies folgende Zahlen:

Keimzahl an hoch- und tiefhängenden Trauben.

	Auf 100 Beeren finden sich Keime (in Millionen)			
	Hefe- und hefeähnliche Pilze	Dematium pullulans	Roter Sproßpilz (Torula ?)	Schimmel und andere Fadenpilze
Hochhäng. Beeren .	29,55	5,52	1,64	5,29
Tiefhäng. Beeren .	143,2	10,67	4,00	30,40

Da das Licht Keime abzutöten vermag, so soll nach V. Martinand[2]) die größere Lichtmenge, die hochhängenden Trauben zufällt, ebenfalls dazu beitragen, die Keimzahl zu verringern.

Fr. Muth[3]) zeigte, daß vom Boden aufgelesene Trauben sehr viel mehr Keime besitzen als am Stock hängende. Aus all diesen Gründen weisen kranke, faule, überreife oder abgefallene Beeren eine weit reichere Flora auf als gesunde.

Die Verzögerung des Gärungseintrittes in manchen Jahren wird nicht selten auf das Fehlen von Gärungserregern infolge ungünstiger Witterung zurückgeführt, so z. B. von J. Wortmann[4]), A. Osterwalder[5]), J. Laborde[6]). Nach J. Behrens[7]) muß auch die Laubbehandlung, die Bodenbearbeitung, die Düngung usw. sowohl auf die Zahl als auch auf die Arten der auf den Beeren sich vorfindenden Keime von Einfluß sein.

Schließlich sei noch ein Vorschlag H. Müller-Thurgaus[8]) erwähnt, der bezweckt, die Pilzflora hefearmer Weinbergsböden zu verbessern. Er empfiehlt dazu Trester einer Maische, die mit einer erprobten Heferasse angegoren wurde, sofort nach dem Abpressen im Weinberg unterzugraben, um so den Boden mit guter Hefe anzureichern, die dann dem nächsten Jahrgang bei der Gärung zugute kommen soll. In der Praxis hat H. Müller-

[1]) Lafar, Handbuch 4, 285 (1905—1907). — [2]) Derselbe, ebenda 1905—1907, S. 328. — [3]) Études sur la bière (1876). — [4]) 11. D. W. C. Trier 1889, S. 83. — [5]) B. Geisenheim 1897/98, S. 75. — [6]) Recherches sur les levures du vignoble de Champagne, Paris (o. J.) — [7]) Rev. Vitic. 23, 51 (1905). — [8]) C. r. 112, 736 (1891). — [9]) B. Wädenswil 1894/95, S. 76. — [10]) Ebenda 1892/93, S. 73.

[1]) B. Wädenswil 1892/93, S. 73. — [2]) C. r. 113, 782 (1891). — [3]) J. B. Oppenheim 1903—1910, S. 128. — [4]) Mitt Weinb. u. Kellerw. 7, 169 (1895). — [5]) Schweiz. Zeitschr. f. Obst- u. Weinb. 18, 258 (1909). — [6]) Rev. Vitic. 22, 488 (1904). — [7]) Lafar, Handbuch 5, 351 (1913). — [8]) Weinb. u. Weinh. 12, 429 (1894).

Thurgau in einem Falle gute Erfolge mit seinem Verfahren erzielt. Auch W. J. Baragiola[1]) vermag von der Mosel einen gleichen Erfolg zu melden, wo die Weine einer bestimmten Lage stets einen eigentümlichen, von Apiculatushefen herrührenden Gärton aufwiesen, der nach einer reichlichen Düngung des Bodens mit Hefe (Trub des ersten Abstiches eines aus guter Lage stammenden Weines) im nächsten Jahre verschwand.

Wenn es demnach schon in vereinzelten Lagen alter Weinbaugebiete an guten Hefen mangelt, so dürfen wir uns nicht wundern, daß in manchen neuzeitlichen Weinbaugebieten Asiens, Australiens und Amerikas aus denselben Gründen die Weine nicht gut durchgären oder einen unreinen Gärton aufweisen, wie z. B. J. Wortmann[2]) gezeigt hat.

2. Der Wettbewerb der Organismen.

Durch das Maischen oder Keltern der Trauben gelangen die auf der Beerenhaut und den Kämmen befindlichen Keime in den süßen, mehr oder weniger säurereichen Most, in dem sie teils einen günstigen, teils einen ungünstigen Nährboden vorfinden. So führt der Säuregehalt des Mostes gleich am Anfang eine Auslese der Keime herbei, und zwar derart, daß vorzugsweise die Bakterien, die meist sauere Nährlösungen nicht vertragen, bald zugrunde gehen oder sich wenigstens nicht vermehren. Am Leben bleiben nur wenige Bakterienarten, wie die Essig- und Milchsäurebakterien, die Mannitbakterien und die säureverzehrenden Bakterien.

Gerade diese Bakterien vermögen unter Umständen den Most oder Wein empfindlich zu schädigen, ja sogar vollständig zu verderben; sie sind deshalb äußerst unerwünschte Gäste (mit Ausnahme der säureverzehrenden Bakterien, wenigstens in bestimmten Fällen) und das ganze Streben in der Kellerwirtschaft geht dahin, sie möglichst vollständig zu unterdrücken. Der Schutz, den die Säuren dem Most gewähren, kann gar nicht hoch genug veranschlagt werden. Nur dank des Säuregehaltes ist es überhaupt möglich, in der althergebrachten Weise in vielen tausenden Kleinbetrieben gesunde Weine herzustellen. Auch die vielfachen Krankheiten, denen säurearme Moste vor, während und nach der Gärung ausgesetzt sind, erweisen die Bedeutung und die Wichtigkeit der Säuren; es ist also von diesem Gesichtspunkte aus eine sehr zweckmäßige Maßregel, säurearme Moste oder Maischen noch vor dem Eintritt der Gärung mit Säure zu versetzen.

Andere Organismen, denen die Säure nichts anzuhaben vermag, entwickeln sich jedoch zunächst in der Maische. So keimen zunächst die Sporen der Fadenpilze, z. B. vermag Dematium nach J. Wortmann[3]) den Most fadenziehend zu machen.

[1]) Nach mündlicher Mitteilung. — [2]) B. Geisenheim 1897/98, S. 75. — [3]) Ebenda 1891/92, S. 52.

Auch Penicillium entwickelt sich nach H. Müller-Thurgau[1]) rasch weiter, so daß es als gefährlicher Mostschädiger auftreten kann.

Besonders rasch und leicht vermehren sich dann insbesondere in der Maische und dem Moste alle die Sproßpilze, die keine Sporen zu bilden vermögen, wie die Kahmhefen, die Torulaceen, die Schleimhefen und schließlich die Apiculatushefen, die sich alle als Schädlinge erweisen. Die Apiculatushefen besonders sind keine harmlosen Gäste im Moste. Daß sie auf der frischen Traube an Zahl die echten Hefen weit übertreffen, ist schon gesagt worden, aber auch im Anfange der Gärung überwiegen sie weit, wie V. Martinand und M. Rietsch[2]), V. Martinand[3]) und H. Müller-Thurgau[4]) gezeigt haben.

Nach Martinand war in einem Moste mit 12,9 Proz. Zucker das Verhältnis der Zellenanzahl der echten Hefen zu der der Apiculatushefen:

ursprünglich	1 : 100,0,
nach 24 Stunden	1 : 47,0,
nach 120 Stunden	1 : 1,3,
am Schluß der Gärung .	1 : 0,5.

Über die Schädigungen der Apiculatushefen soll weiter unten noch ausführlich gesprochen werden.

Uns interessiert hier zunächst die Frage: Welche Umstände verhelfen der echten Weinhefe schließlich zum Siege über ihre Mitbewerber?

Einmal ist dies die Fähigkeit der Hefe, des Sauerstoffs fast ganz entbehren zu können, während ihn Essigbakterien, Schimmelpilze und Kahmpilze in großen Mengen nötig haben und ihn auch die Apiculatushefen zu lieben scheinen. Sowie also der Most durch die beginnende Gärung sauerstofffrei geworden ist, werden jene Keime von selbst unterdrückt. Zweitens kommt der Hefe zu statten, daß sie nach R. Aderhold[5]) von der sich bildenden Kohlensäure weit weniger geschädigt wird als z. B. die Apiculatushefen [vgl. dazu auch A. Röhling[6]) und Cl. Seiss[7])]. Nach R. Aderhold sterben ferner Schimmelpilze im kohlensäurehaltigen Most ab, während Kahmhefen, Essigbakterien und Torulaarten nur an der Vermehrung verhindert werden. Drittens kommt noch dazu die Fähigkeit der Weinhefen, große Alkoholmengen erzeugen und auch vertragen zu können, während die Apiculatushefen schon bei einem Gehalt von 3 Proz. Alkohol die Vermehrung einstellen.

Den Wettkampf der Weinorganismen unter sich haben besonders H. Müller-Thurgau[8]) und J. Wortmann[9]) geschildert.

[1]) 11. D. W. C. Trier 1889, S. 87. — [2]) C. r. **112**, 736 (1891). — [3]) Rev. Vitic. **29**, 397 (1908); **32**, 174 (1909). — [4]) 11. D. W. C. Trier 1889, S. 83. — [5]) Mitt. Weinb. u. Kellerw. **4**, 118 u. 132 (1892). — [6]) Morph. u. physiol. Unters. über Apiculatushefen. Dissertation, Erlangen 1905. — [7]) B. Geisenheim 1907, S. 381. — [8]) 11. D. W. C. Trier 1889, S. 85. — [9]) Anwendung und Wirkung reiner Hefen in der Weinbereitung, Berlin 1895; Wissenschaftl. Grundlagen usw., Berlin 1905, S. 111—122.

3. Reingezüchtete Weinhefen.

Die ersten Arbeiten über reingezüchtete Weinhefen, die der praktischen Kellerwirtschaft Nutzen gebracht haben, stammen von H. Müller-Thurgau[1]) und J. Wortmann[2]), die hier als Schüler von E. Chr. Hansen[3]) zu betrachten sind. Doch haben sich vorher und nachher eine namhafte Reihe von Forschern ebenfalls mit Weinhefen beschäftigt (siehe S. 88 ff.).

Die Züchtung von Weinhefen erfolgt entweder aus dem Weinbergsboden oder aus dem Hefegeläger vergorener Moste, oder auch aus ausgebauten, reifen Flaschenweinen. Wie dabei im einzelnen vorzugehen ist, haben R. Aderhold[4]), H. Müller-Thurgau[5]), R. Meissner[6]) u. a. angegeben.

Es ist nach dem heutigen Stande der Technik durchaus nicht schwer, sich eine große Reihe verschiedener Arten oder Rassen von Weinhefen zu verschaffen. Mit deren Reinzüchtung ist aber nur der kleinste Teil der Arbeit des Gärungsphysiologen getan; denn sehr viel wichtiger und schwieriger ist die Prüfung der Hefen auf ihre Eignung für den praktischen Betrieb.

Nach J. Wortmann[7]) kommen selbst in guten Weinbergslagen gute und schlechte Heferassen nebeneinander vor, so daß die Herkunft der Reinzucht allein keine Gewähr für praktische Brauchbarkeit bietet. Je nach dem gewünschten Zweck stellt man an die Hefen die verschiedensten Anforderungen, so daß der Gärungsphysiologe dementsprechend aus der großen Zahl von Arten die passendste auszusuchen hat.

Zunächst wird nach H. Müller-Thurgau[8]) das Verhalten der Hefen während des ganzen Gärverlaufs geprüft; insbesondere muß die Geschwindigkeit der Vermehrung und der davon abhängige Zeitpunkt des Eintritts der stürmischen Gärung ermittelt werden; denn je rascher sich die Hefe vermehrt, um so schneller tritt die stürmische Gärung ein, um so mehr wird der Sieg der Hefe über ihre Mitbewerber im Most gesichert. Ferner wird der Grad der stärksten Gärung, die Dauer der Gärung und der Vergärungsgrad, d. h. die gebildete Alkoholmenge festgestellt.

H. Müller-Thurgau[9]) z. B. fand, daß von 25 verschiedenen Hefen in 12 Stunden zur Zeit der heftigsten Gärung 4,5 bis 10,7 g Kohlendioxyd aus 1 Liter Most abgegeben wurde, daß die Gärdauer 19 bis 46 Tage betrug, und daß 57 bis 101 g Alkohol gebildet wurden.

[1]) 11. D. W. C. Trier 1889, S. 80; 12. D. W. C. Worms 1890, S. 139. — [2]) L. J. **21**, 901 (1892); **23**, 535 (1894). — [3]) Untersuchungen aus d. Praxis d. Gärungsindustrie, I. u. II. (1888 u. 1892). — [4]) L. J. **23**, 587 (1894). — [5]) B. Wädenswil 1894, S. 73; 1895, S. 64 u. 74; 1896, S. 72, 83 u. 91; 1898, S. 54; 1900, S. 109. — [6]) Anleitung z. mikroskopischen Unters. u. Reinzüchtung der im Most u. Wein vorkommenden Pilze. Stuttgart 1901. — [7]) L. J. **21**, 901 (1892). — [8]) B. Wädenswil 1892/93, S. 77. — [9]) Ebenda, S. 73.

Ferner verdient Beachtung das Schäumen und die Trübung bei der Garung, das Hellwerden des Weines und das Absetzen der Hefe, sowie die Menge der gebildeten Hefe.

Die Schaumbildung, die leicht Verlust an Wein verursachen kann, wird gefördert durch die Fähigkeit mancher Hefen, an die Oberfläche zu steigen, dort zu bleiben und eine feine zusammenhängende Schicht zu bilden. Mit der Gärungsenergie steht das Schäumen in keinem Zusammenhange.

Die Trübung des Gärgutes durch die Gärung ist sehr verschieden. Einige Hefen geben schon bei schwacher Gärung eine starke, dickmilchige Trübung; andere Rassen, vorzüglich solche, die langsam wachsen und größere Sproßverbände bilden, trüben selbst bei stärkster Gärung den Most nur wenig, sie sitzen vielmehr am Boden und führen hier die Gärung durch (Glanzgärung).

Manche Hefen haben die sehr unangenehme Eigenschaft, den Wein stets trüb zu lassen, so daß sie für den praktischen Betrieb unbrauchbar sind, während andere den Wein rasch und leicht klar machen. Beim Absetzen der Hefe zeigen sich ebenfalls beträchtliche Unterschiede. Zwischen dem Absetzen in Form einer feinkörnigen, fast staubartigen, lockeren Bodenschicht oder der Bildung größerer, zusammenhängender Flocken, oder eines fast klebrig zusammenhängenden, beim Schütteln sich in Fetzen loslösenden Satzes zeigen sich die verschiedensten Übergänge. Je rascher und vollständiger sich die Hefe zu Boden setzt, um so leichter klärt sich der Jungwein. Ein rasches Klären der Weine ist stets erwünscht; durchaus notwendig ist dies bei der Schaumweinbereitung, so daß Schaumweinhefen besonders auf ihre Eigenschaft, ein festes, zusammenhängendes Depot zu bilden, geprüft werden müssen.

Auch andere Zwecke machen häufig eine Prüfung einzelner Verhältnisse notwendig. So fordern Hefen, die rote Maischen vergären sollen, eine besondere Anpassung an Gerbstoff, den Weißweinhefen nach H. Müller-Thurgau[1]) nicht gut vertragen. Bei Hefen für südliche Weinbaugebiete ist die Widerstandsfähigkeit gegen höhere Temperaturen zu ermitteln. Bei Umgärungen von Wein kommt die Widerstandsfähigkeit gegen Alkohol und die Vermehrungsfähigkeit bei mäßig hohen Alkoholgaben in Betracht. Zur Vergärung von geschwefeltem Gärgut muß die Empfindlichkeit gegen schweflige Säure geprüft und durch oft wiederholte Züchtung in allmählich immer mehr schweflige Säure enthaltenen Mosten vermindert werden.

Die auf Grund dieser Vorversuche ausgewählten Reinhefen müssen nach J. Wortmann[2]) und H. Müller-Thurgau[3]) nunmehr erst noch in dem Keller geprüft werden, bevor man sie an die Praxis abgeben kann. Dabei ist besonders auf die Art

[1]) B. Wädenswil 1894/95, S. 72 u. 89. — [2]) Mitt. Weinbau u. Kellerwirtsch. **4**, 97 u. 161 (1892). — [3]) B. Wädenswil 1893/94, S. 74.

und die Menge der erzeugten Geruchs- und Geschmacksstoffe zu achten. Diese sogenannten Gärungsbukette sind allerdings sehr flüchtiger Natur und verlieren sich allmählich mit dem Ausbau und Reifen des Weines, so daß Weine, die aus demselben Moste mit verschiedenen Hefen hergestellt wurden, zwar im unreifen, jugendlichen Zustande sich durch ihr Bukett unterscheiden, später aber immer ähnlicher werden.

Die zuerst von A. Rommier[1]) geäußerte Ansicht, daß die Weinhefen das Bukett des Weines erzeugen, und daß durch Weinhefen aus besten Lagen das edle Bukett der Hochgewächse auf geringwertige Moste übertragen werden können, ist durch H. Müller-Thurgau[2]), J. Wortmann[3]) und L. Sémichon[4]) schon längst widerlegt. Auch durch vielfache Erfahrungen im praktischen Betriebe ist das Irrige jener Ansicht mit Sicherheit erwiesen.

Die morphologischen Verschiedenheiten der Hefen scheinen für die Praxis nicht von großer Bedeutung zu sein. Die näher untersuchten Rassen gehören in den Formenkreis der untergärigen Saccharomyces ellipsoideus und S. pastorianus. Nach R. Aderhold[5]) gehören die deutschen Hefen hauptsächlich zu den ellipsoiden, während sich in französischen, italienischen und anderen südländischen Weinen vorzugsweise pastoriane Hefen finden. Zellform und Zellgröße, sowie Ring- und Hautbildung, Stich- und Strichkultur auf festen Nährböden, Form der Riesenkolonien, Bodensatzformen und schließlich Sporenbildung dienen zur Unterscheidung der einzelnen Rassen. Nähere Schrifttumsangaben hierüber hat K. Kroemer[6]) gemacht.

Das Gesamtergebnis aller dieser Untersuchungen ist, daß die morphologischen Unterschiede zwar zur Isolierung und Kennzeichnung der einzelnen Arten Wert haben, daß sie aber für deren Verwendbarkeit in der Kellerwirtschaft ohne jede Bedeutung sind.

4. Die Apiculatushefen.

Daß die zugespitzte Hefe (Saccharomyces apiculatus) regelmäßig und reichlich auf reifen Trauben gefunden wird, ist schon auf S. 88 ff. gezeigt worden.

Über ihre Morphologie finden sich nähere Angaben bei H. Müller-Thurgau[7]).

In Mosten und Maischen zeigt die zugespitzte Hefe zunächst eine sehr viel größere Vermehrungsgeschwindigkeit als die echten Weinhefen, und erst dadurch, daß die Vermehrung der zugespitzten Hefe schon durch einen sehr geringen Alkoholgehalt äußerst verlangsamt wird, vermag die Weinhefe den Sieg im Gärgut davonzutragen. Hierzu kommt allerdings noch, daß nach A. Röhling[8]) die zugespitzte Hefe bei einem Alkoholgehalt von etwa 4 g auch die Gärtätigkeit endgültig einstellen muß. Nach demselben Forscher ist die zugespitzte Hefe überhaupt gegen schädliche Einflüsse ziemlich empfindlich, so gegen Essigsäure, schweflige Säure und Gerbstoff. Auch H. Müller-Thurgau[1]) fand, daß die Apiculatushefen bereits durch 0,065 Prom. schweflige Säure an der Gärung verhindert und durch kleinere Gaben schweflige Säure abgetötet werden als die echten Weinhefen. Sehr begünstigt wird die Vermehrung und die Gärtätigkeit der zugespitzten Hefen durch Lüften des Gärgutes. Nach A. Röhling[2]) vermehrten sich z. B. fünf Rassen in den gelüfteten Proben 3,3- bis 9,3 mal stärker als in nicht gelüfteten, und gleichmäßig stieg der Alkoholgehalt von 2,27 bis 3,03 Proz. in den nicht gelüfteten Proben auf 5,01 bis 5,76 Proz. in den gelüfteten. Mit der Vorliebe dieser Hefen für Sauerstoff scheint auch zusammenzuhängen, daß sich in dem an die Luft emporsteigenden Tresterhut gärender Rotweinmaischen verhältnismäßig sehr viel mehr Apiculatushefen finden als in tieferen sauerstofffreien Schichten.

Von den Apiculatushefen wird nur Glukose und Fruktose vergoren; dagegen vermögen sie Disaccharide nicht aufzuspalten; es scheinen ihnen also ganz allgemein invertierende Enzyme zu fehlen.

Obwohl sich die Hefen anfänglich sehr rasch vermehren, so verläuft die Gärung dennoch sehr langsam und träge. So zeigten nach H. Müller-Thurgau[3]) Weinhefe und Apiculatushefe, sowie Gemische dieser Hefen folgendes Gärbild:

Kohlensäureabgabe in Grammen aus 1 Liter 1895er weißem Räuschlingsmost durch die Hefe:

Bis zum	Wädenswil 4		Karthaus		Piesport		S. apiculatus
	allein	mit Apicul.	allein	mit Apicul.	allein	mit Apicul.	allein
4. Tage	13,4	5,0	4,8	3,4	8,8	3,8	3,4
10. „	37,8	12,7	22,3	7,1	31,0	10,1	6,8
20. „	61,2	31,2	39,6	10,8	55,4	22,6	9,4
40. „	77,0	67,2	62,4	21,6	75,4	46,4	12,0
60. „	81,2	79,2	75,4	47,0	79,4	68,2	13,6
80. „	82,0	80,4	79,2	64,4	81,2	76,8	14,6
100. „	82,0	80,4	80,2	71,4	81,2	78,8	15,0
130. „	82,0	80,4	80,8	76,0	81,2	80,0	16,8
205. „	82,0	80,4	80,8	76,8	81,2	80,0	18,0

Nach 200 Tagen hatte also die Apiculatushefe etwa so viel Zucker zersetzt, als die echten Hefen in einer Woche: Dabei waren von den Weinhefen allein, sowie von den Mischkulturen 8,57 bis 8,83 Proz., von den Apiculatushefen allein jedoch nur 2,83 Proz. Alkohol gebildet worden. Ganz allgemein sind die Apiculatushefenrassen sehr gärschwach. Unter gewöhnlichen Bedingungen erzeugen sie 2,5 bis

[1]) C. r. **98**, 1594 (1883); **99**, 879 (1884). — [2]) B. Wädenswil 1892/93, S. 81; ebenda 1893/94, S. 64 u. 75; Weinb. u. Weinh. **7**, 477 (1889). — [3]) L. J. **21**, 901 (1892). — [4]) Rev. Vitic. **12**, 324 (1899). — [5]) L. J. **23**, 587 (1894). — [6]) Lafar, Handbuch **5**, 397 (1905—1914). — [7]) Derselbe, ebenda **4**, 315 ff. (1905—1907). — [8]) Morphol. u. physiol. Untersuchungen über Sacch. apiculatus. Dissert., Erlangen 1905.

[1]) B. Wädenswil 1896/97, S. 56; ebenda 1898/99, S. 74. — [2]) Morphol. u. physiol. Untersuchungen über Sacch. apiculatus. Dissert., Erlangen 1905. — [3]) B. Wädenswil 1894/95, S. 81; ebenda 1896/97, S. 50.

4,5 Proz. Alkohol, jedoch hat H. Müller-Thurgau[1]) von zwei Rassen bis 6 Proz. Alkohol erhalten.

Nach H. Müller-Thurgau[2]) sollen die Apiculatushefen imstande sein, Äpfel- und Milchsäure anzugreifen; nach meiner Ansicht sind diese Angaben aber nicht einwandfrei.

Ebenso geben die Untersuchungen R. Meissners[3]) über das Verhalten dieser Hefen gegen Milchsäure zu Bedenken Anlaß. Dagegen darf als sicher gelten, daß Apiculatushefen beträchtliche Mengne flüchtiger Säure erzeugen.

Dies fand zunächst C. Amthor[4]), dann bestätigte es auch H. Müller-Thurgau[5]). Der erste ermittelte z. B., daß von zwei Rassen im Traubenmost folgende Mengen an Alkohol, Glycerin und flüchtiger Säure gebildet wurden:

Gärprodukte der Apiculatushefe.

Sacch. apiculatus	Gramm in 1 Liter		
	Alkohol	flüchtige Säure	Glycerin
aus Heilbronner rotem Most.	36,5	1,03	3,65
aus rheinhess. weißem Most.	25,8	1,27	3,11

Müller-Thurgau[6]) fand jedoch, daß die mit Apiculatushefen vergorenen Moste trotz des hohen Gehaltes an flüchtiger Säure nicht stichig schmecken, so daß er in Übereinstimmung mit Versuchen von C. Amthor[7]) annimmt, daß die flüchtige Säure nur zum kleinsten Teile aus Essigsäure besteht. Daneben soll nach C. Amthor[8]) auch Ameisensäure und eine unbekannte Säure gebildet werden.

Schließlich scheinen die zugespitzten Hefen flüchtige Ester in größerer Menge zu erzeugen als die echten Weinhefen.

W. Seifert[9]) will dies beim Vergleich mit sechs echten Weinhefen festgestellt haben; dabei darf allerdings nicht unerwähnt bleiben, daß die bisherigen Verfahren zur Bestimmung der Ester auf theoretisch unhaltbaren Grundlagen beruhen. Neben wohlriechenden Estern erzeugen Apiculatushefen auch unangenehme Geruchs- und Geschmacksstoffe. Hiernach teilt H. Will[10]) sogar diese Hefen in zwei Gruppen. Die einen erzeugen einen schimmligen, muffigen Geruch, die anderen einen eigentümlichen Obstgeruch, der an Amylester erinnert.

Den Einfluß der Apiculatushefen auf die Mostvergärung hat H. Müller-Thurgau[11]) untersucht, indem er in gleiche Mengen eines weißen Mostes eine annähernd gleiche Zahl verschiedener echter Weinhefen teils für sich, teils im Gemisch mit gleichen Mengen einer Apiculatushefe einimpfte. Der Verlauf der Gärung, ermittelt durch den Kohlensäureverlust, findet sich auf S. 92 mitgeteilt. Es ergibt sich daraus, daß das Gärvermögen der echten Hefe anfänglich durch die Apiculatushefe ganz außerordentlich gehemmt wird, und zwar um so mehr, je schwächer das Gärvermögen der echten Hefe an und für sich ist. Erst wenn sich eine gewisse Menge Alkohol (1 oder noch besser 2 Proz.) gebildet hat, steigt die Gärung rasch, indem jetzt die Weinhefe über die durch den Alkohol geschwächte Apiculatushefe den endgültigen Sieg davonträgt.

[1]) Lafar, Handbuch **4**, 324 (1905 bis 1907). — [2]) B. Wädenswil 1896/97, S. 50. — [3]) B. Weinsberg 1904, S. 53 u. 69. — [4]) Z. physiol. Chem. **12**, 558 (1888). — [5]) B. Wädenswil 1896/97, S. 50. — [6]) Ebenda, S. 54. — [7]) Z. physiol. Chem. **12**, 558 (1888). — [8]) Ch. Z. **15**, 671 (1891). — [9]) Z. Nahr. Mitt., Hyg., Warenk. **7**, 148 (1893). — [10]) Z. Brauwesen **19**, 453 (1896). — [11]) B. Wädenswil 1894/95, S. 76.

Daher ist es von Vorteil, gleich von Anbeginn der Gärung dafür zu sorgen, daß gärkräftige, echte Weinhefen in stark überwiegender Menge vorhanden sind, weil dann, wie A. Röhling[1]) gezeigt hat, die Gärung durch gleichzeitig ebenfalls vorhandene Apiculatushefen fast gar nicht gehemmt wird. Außerdem finden solche Weine auch bei der Kostprobe mehr Anklang, wenn gleich ein geringes Ansteigen des Gehaltes an flüchtiger Säure nicht vermieden werden kann.

Dazu kommt noch, daß nach H. Müller-Thurgau[2]) Weine, die nur mit echten Weinhefen vergoren worden sind, einen geringeren Zuckerrest enthalten, als wenn bei der Vergärung die Apiculatus- und die echten Hefen zusammen mitgewirkt haben. Solche unvergorene Zuckerreste geben in gewöhnlichen Tischweinen zu mancherlei Krankheiten Veranlassung, so z. B. besonders zum Zähewerden und zum Milchsäurestich.

Aus all diesen Gründen ist vom theoretischen Standpunkt aus die Mitwirkung der Apiculatushefen bei der Vergärung in jedem Fall von Nachteil; am leichtesten scheint man sie durch Zusatz von Reinhefe, Einschwefeln der Moste und Vergärung unter Luftabschluß unterdrücken zu können.

Vielleicht erklärt sich hieraus wenigstens zum Teil, warum gerade in südlichen Ländern das Einschwefeln des Gärgutes (besonders der stark mit Luft in Berührung kommenden roten Maischen) und die Verwendung von Reinhefen von großem Nutzen sind, während man in nördlichen Weinbaugebieten, wo die weißen Moste gewöhnlich unter Luftabschluß vergären, auch ohne Einschwefeln und ohne Reinhefe reintönige Weine zu erzeugen vermag.

Immerhin erscheint mir der hier vorhandene Widerspruch zwischen den Forderungen der Theorie, zur Unterdrückung der Apiculatushefe reingezüchtete Weinhefen zu verwenden, und dem heute allgemein üblichen Verzicht der Kellerwirtschaft auf dieses Verfahren noch nicht genügend geklärt zu sein.

[1]) Morphol. u. physiol. Unters. über Saccharomyces apiculatus. Dissertation, Erlangen 1905. — [2]) B. Wädenswil 1896/97, S. 53.

5. Praktische Verfahren zur Sicherung einer reinen Gärung.

Schon früh versuchte man — allerdings zunächst wohl unbewußt — die Organismenflora der Trauben zugunsten der echten Weinhefen zu beeinflussen. Hierzu gehörte vor allem das Entfernen der faulen Trauben, durch die sonst eine große Zahl von Krankheitskeimen in den Most gelangten.

Eine weitere Maßregel ist das Vormaischen und Vergärenlassen einiger Kilogramm ausgesuchter, reifer Trauben (etwa 8 Tage vor der Lese). Dieser Gäransatz wird dann bei der Hauptlese dem Most zugesetzt. Hier sind auch noch zu erwähnen das seit alters her in südlichen Ländern übliche Gipsen der Maische, wodurch der Säuregehalt etwas erhöht wird, sowie der viel wirksamere, unmittelbare Zusatz von Säuren (s. S. 148).

Auch die Zuckerung geringwertiger Moste kann unter diesem Gesichtspunkt betrachtet werden, da nach Bildung von 3 bis 4 Proz. Alkohol der Sieg der echten Weinhefen über die Apiculatushefen gesichert ist.

Diese allerdings höchst einfachen Maßnahmen, die etwa im Sinne M. Delbrücks[1]) eine natürliche Hefereinzucht herbeiführen, haben trotzdem heute noch eine große Bedeutung in der praktischen Kellerwirtschaft.

Verfahren auszuarbeiten, um die im Moste vorhandenen Keime entweder abzutöten oder ihre Individuenzahl durch mechanische Mittel merklich zu vermindern, war erst dann angebracht, als es durch die Reinhefen ermöglicht wurde, hinterher die Gärung leicht und rasch einzuleiten. Solche Verfahren sind das Schönen, das Filtrieren und das Zentrifugieren der Moste, sowie das Pasteurisieren und Einschwefeln der Maischen und der Moste.

Praktische Bedeutung hat bisher nur das Einschwefeln des Gärgutes gewonnen, während die anderen Verfahren nichts mehr als gelegentliche, wenn auch erfolgreiche Versuche darstellen.

Das älteste Verfahren ist das sogenannte Entschleimen der Moste [vgl. dazu C. Weigelts Angaben[2])]. Man läßt die Moste bei niedriger Temperatur so lange ruhig stehen, bis sich alle Trubstoffe abgesetzt haben, dann hebert man die klare Flüssigkeit ab und läßt sie vergären, heute am besten unter Zusatz von Reinhefe.

Diesem äußerst einfachen Vorgehen stellt sich jedoch häufig die mitunter sehr rasch eintretende Gärung entgegen, wodurch nicht nur das vollständige Absetzen verhindert, sondern auch der abgesetzte Trub wieder aufgewirbelt wird. Man versuchte daher, das Absetzen des Trubes zu beschleunigen und den Gäreintritt zu verzögern. So wurde vorgeschlagen, das Absetzen durch eine Schönung zu begünstigen. Man schönt mit Tannin und Gelatine und verbindet damit wohl auch noch einen Zusatz von spanischer Erde, die infolge ihres verhältnismäßig hohen, spezifischen Gewichtes sich sehr rasch zu Boden setzt und sämtliche Trubstoffe mit niederreißt. Außerdem versuchte man durch Zentrifugieren oder Filtrieren zu dem gewünschten Ziel zu gelangen, häufig wohl auch in Verbindung mit einer Schönung und Schwefelung. Zum Filtrieren benutzt man dann große Asbestfilter der Seitz-Werke in Kreuznach. Nach K. Kroemer[1]) wird durch das Filtrieren der Keimgehalt zwar außerordentlich herabgedrückt, doch kann andererseits dadurch die Zusammensetzung der Mostflora insofern ungünstig beeinflußt werden, als hauptsächlich die verhältnismäßig großen Hefezellen entfernt werden, während die wesentlich kleineren Bakterien durch die Filterschicht hindurchgehen.

Die weiteste Verbreitung hat das Einschwefeln des Gärgutes gefunden; erstens, weil es ein sehr einfaches Verfahren ist, und zweitens, weil es von allen im Moste vorkommenden Keimen die echten Weinhefen am wenigsten schädigt. Dies letztere hat insbesondere H. Müller-Thurgau[2]) nachgewiesen. So fand er z. B., daß Hefen bei einem Gehalt von 123 mg schweflige Säure in 1 Liter Most noch am Leben blieben, während Apiculatushefen durch 65 mg bereits völlig unterdrückt wurden. Auch Schimmelpilze, Essig- und Milchsäurebakterien sind gegen schweflige Säure wenig widerstandsfähig. Dies bestätigte auch W. Seifert[3]), der nur die Kahmhefen noch als ziemlich widerstandsfähig gegen schweflige Säure fand.

Von verschiedenen Forschern ist dann wiederholt festgestellt worden, daß im allgemeinen die gärkräftigsten Heferassen auch die größten Mengen schweflige Säure vertragen, so daß bereits ein schwaches Einbrennen den Sieg der echten Weinhefen befördert.

Nachdem A. Schnell[4]) schon im Jahre 1894 auf die Möglichkeit hingewiesen hatte, Hefen an schweflige Säure zu gewöhnen, zeigte zuerst H. Müller-Thurgau[5]), später auch X. Rocques[6]) und K. Kroemer[7]), daß durch langsame Steigerung des Gehaltes der Anzuchtflüssigkeiten an schwefliger Säure manche Hefen schließlich in Gegenwart von 200 bis 300 mg schweflige Säure (in 1 Liter Most) lebhaft gären.

Indem man das Gärgut stark einbrennt und dann mit solchen an schweflige Säure gewöhnten Hefen (Sulfithefen) versetzt, erzielt man auf höchst einfache Weise eine reine Vergärung — wenigstens im praktischen Sinne —, d. h. unter diesen Umständen werden die eigenen Organismen des Gärgutes durch die Reinhefe genügend stark unterdrückt.

---

[1]) System d. natürl. Hefereinzucht (1903). — [2]) Der Weinbau **6**, 132 (1880).

[1]) B. Geisenheim 1909, S. 107. — [2]) B. Wädenswil 1894/95, S. 98; ebenda 1896/97, S. 56; ebenda 1898/99, S. 73; C. Bakt. [2] **4**, 849 (1898); C. Bakt. [2] **17**, 11 (1907); Weinb. und Weinh. **21**, 426 (1903). — [3]) Z. L. V. Ö. **9**, 1019 (1906). — [4]) Z. ang. Ch. **7**, 417 (1894). — [5]) B. Wädenswil 1898/99, S. 73. — [6]) Rev. Vitic. **8**, 601 (1897); **10**, 159 (1898). — [7]) B. Geisenheim 1909, S. 109.

Tatsächlich hat das Verfahren, die stark eingebrannten Moste mit Sulfithefen zu vergären, in südlichen Ländern (Frankreich, Italien, Algier usf.) wegen seiner mannigfachen Vorzüge rasch weite Verbreitung gefunden.

In nördlichen Weinbaugebieten (Deutschland, Österreich, Schweiz) steht der allgemeinen Einführung des Verfahrens folgender Umstand entgegen: Im Gegensatz zu südländischen Trauben sind die Trauben dieser Gebiete meist zu säurereich, so daß die Kellerwirtschaft danach streben muß, die Säure im Wein möglichst zu vermindern. Man bedarf dazu im wesentlichen der Mitwirkung säureverzehrender Bakterien (s. S. 196 ff.). Leider wird deren Tätigkeit gerade durch das Einschwefeln der Moste mit ziemlicher Sicherheit vollständig lahmgelegt.

Die Erhaltung der Säure, die im Süden ein Vorteil ist, wird also im Norden ein so schwerwiegender Nachteil, daß man nur in Ausnahmefällen, z. B. wenn es sich um sehr faule oder kranke oder erfrorene Trauben handelt, sich dieses Verfahrens bedienen kann. Hier kann es eben vorteilhaft werden, auf Reintönigkeit des Weines hinzuarbeiten und einen hohen Säuregehalt zunächst mit in den Kauf zu nehmen, um ihn später durch andere Maßregeln zu vermindern.

Wie sogenannte Sulfithefen herangezüchtet werden, hat zuerst H. Müller-Thurgau[1]) gezeigt. In Frankreich kommen solche Hefen zwar auch in den Handel, doch verfährt man im praktischen Betriebe nach E. Pacottet[2]) — entsprechend dem Vorschlag Müller-Thurgaus — meist derart, daß die gewöhnliche Reinhefe während der Anzucht in sterilem Most durch anteilweisen Zusatz von sehr stark geschwefeltem Most langsam an immer größere Mengen schweflige Säure gewöhnt wird.

Es bedarf jetzt noch die Frage einer Erörterung, warum die praktische Kellerwirtschaft nicht dazu übergegangen ist, das Gärgut vor der Vergärung durch Erhitzen (Pasteurisieren oder Sterilisieren) keimfrei zu machen, wie dies in allen anderen neuzeitigen Gärungsgewerben mit großem Erfolge durchgeführt wird. Obwohl solche Verfahren von verschiedenen Seiten auch für die Weinbereitung empfohlen worden sind, stehen ihrer Einführung doch gewichtige Gründe entgegen. Zunächst ist die Umständlichkeit der ganzen Arbeit hervorzuheben. Während der kurzen Lesezeit, wo sich alle Hände regen müssen, um die Arbeit zu bewältigen, entschließt sich der kleine Winzer ohne zwingende Gründe nicht leicht, neue Arbeiten einzuführen. Dazu kommt ferner die Kostspieligkeit der zum raschen Pasteurisieren nötigen Apparate. Nur ganz große Betriebe können sich ohne wesentliche Schmälerung ihrer Rente solche Apparate anschaffen und die nötige Bedienungsmannschaft unterhalten. Würde sich das Pasteurisieren bewährt haben, so wäre ein Zusammenschluß der kleinsten, kleinen und mittleren Besitzer die notwendige Folge gewesen. Überlegt man noch, daß das Pasteurisieren selbst ganz nutzlos ist, wenn nicht hinterher mit großer Sorgfalt eine Neuinfektion verhindert wird, so ergibt sich ohne weiteres, daß dieses Verfahren mit dem viel einfacheren Einschwefeln des Gärgutes und der darauf folgenden Vergärung mit Sulfithefen, weder was Billigkeit, Einfachheit und Bequemlichkeit noch was die Sicherheit der Gärführung betrifft, in Wettbewerb treten kann.

Weiter hat sich nach P. Kulisch[1]) die Befürchtung bewahrheitet, daß durch das Pasteurisieren der Ausbau des Weines wesentlich, und zwar zu dessen Ungunsten verschoben wird.

Offenbar ist die Ursache hiervon in dem Umstande zu finden, daß beim Ausbau und Reifen des Weines vorzugsweise Bakterien beteiligt sind und nicht, wie bei der Bierbereitung, die Hefen selbst. Da nun beim Pasteurisieren fast alle Bakterien abgetötet werden, so ist die selbstverständliche Folge, daß der spätere Ausbau von Weinen aus pasteurisierten Mosten in ganz anderer Weise vor sich gehen muß. In südlichen Ländern, wo man die große Menge der gewöhnlichen Tischweine ja viel früher in den Verkehr bringt als bei uns, wo außerdem die Erhaltung der Säure eine wichtige Kellermaßregel bildet, würde das Pasteurisieren des Gärgutes vielleicht gewisse Vorzüge mit sich bringen. Hier liegt aber eine andere Schwierigkeit darin, daß man im Süden meist Rotweine erzeugt, und daß man also nicht Most, sondern Maische pasteurisieren müßte, was technisch neue Schwierigkeiten ergibt.

In nördlichen Ländern schließlich, die wegen des großen Säuregehaltes der Trauben auf den biologischen Säureabbau durch Bakterien nicht verzichten können, ist die allgemeine Durchführung des Pasteurisierens so lange überhaupt nicht möglich, als man die säureverzehrenden Bakterien nicht ebenfalls wie Hefe beliebig züchten und an die Winzer abgeben kann.

Was die praktische Durchführung des Pasteurisierens anbelangt, so hat sich bald herausgestellt, daß die Moste beim Erhitzen in offenen und auch in geschlossenen Gefäßen einen eigentümlichen Geschmack, den sogenannten Kochgeschmack, annehmen, der auch im fertigen Wein sich unter Umständen unangenehm bemerkbar macht. Man darf vermuten, daß er durch Einwirkung des Luftsauerstoffs auf irgendwelche Mostbestandteile entsteht. Man hat deshalb versucht, die Erhitzung im luftverdünnten Raume vorzunehmen. Zweckmäßiger erscheint das Vorgehen A. Rosenstiehls[2]) zur Vermeidung des Kochgeschmackes, die Moste vor dem Erhitzen mit Kohlensäure zu sättigen. W. Kühn[3]) erhitzt aus

[1]) B. Wädenswil 1898/99, S. 73. — [2]) Vinification etc. 1908, p. 65.

[1]) Weinb. u. Weinh. **25**, 31 (1907). — [2]) Rev. Vitic. **7**, 390 (1897); **9**, 11 (1898). — [3]) C. r. **124**, 470 (1897); vgl. auch J. Wortmann, L. J. **33**, 141 (1904).

demselben Grunde bei völligem Luftabschluß unter hohem Druck, vermutlich bedient er sich außerdem noch der schwefligen Säure, die nach V. Martinand[1]) das Auftreten des Kochgeschmacks ebenfalls verhindert.

Je nach der Dauer der Erwärmung werden die Moste beim Pasteurisieren auf 50 bis 80° erhitzt. Daß man mit so verhältnismäßig niedrigen Temperaturen auskommen kann, hat H. Müller-Thurgau[2]) gezeigt. Er fand, daß durch 1/4- bis 1/2stündiges Erhitzen des Mostes auf 60 bis 65° alle Keime abgetötet werden.

6. Anwendung der Reinhefen in der Praxis.

Die Stammzuchten der Weinhefen werden nach E. Chr. Hansens[3]) Angaben in 10proz. Rohrzuckerlösung aufbewahrt. Hierin halten sie sich zum mindesten mehrere Jahre unverändert. Unter Wein kann man die Hefen nach H. Müller-Thurgau[4]) nur etwa 10 Monate ohne merkliche Schädigung lassen. Deshalb müssen die in sterilen Most herangewachsenen Reagenzglaszuchten, deren man sich in der Laboratoriumspraxis mit Vorliebe bedient, alle vier bis acht Wochen übergeimpft werden.

Nach H. Müller-Thurgau[4]) kann man die Hefen auch als Strich- oder Stichkulturen auf Mostgelatine oder Mostagar über ein Jahr lang lebensfähig erhalten.

Die Vermehrung der Reinhefen für die Abgabe an die Winzer erfolgt nach J. Wortmann[5]) und H. Müller-Thurgau[6]) in Gärgefäßen von 0,75 bis 10 Liter Inhalt.

Eigentliche Reinhefezuchtapparate finden für die Zwecke der Weinbereitung keine Verwendung, da der Bedarf an Hefen viel zu gering ist.

Als Anzuchtflüssigkeit dient meist pasteurisierter Most. Bequem ist nach H. Müller-Thurgau[6]) auch die Verwendung von konzentriertem sizilianischen Traubensaft (in Deutschland verboten). Dagegen ist nach H. Müller-Thurgau[7]) die Züchtung in Rosinenauszügen oder in künstlichen Nährlösungen unzweckmäßig, weil dadurch die Güte und Menge der Hefe vermindert wird.

Da die Moste bei der Sterilisation, die dem Heranzüchten der Hefen stets vorausgehen muß, vollständig entlüftet werden, so ist es nach H. Müller-Thurgau[8]) zweckmäßig, die Flüssigkeit zunächst gründlich zu durchlüften, weil hierdurch die Hefeausbeute vergrößert wird. Anhaltendes Lüften dagegen versetzt nach J. Wortmann[9]) die Hefen in einen schlechten Ernährungszustand, was für ihre Gärkraft von Nachteil ist, so daß er vom Lüften des Mostes vollständig absieht. Bei einer Temperatur von 20° dauert die Anzucht vier bis acht Tage.

[1]) Rev. Vitic. 18, 207 (1902). — [2]) B. Wädenswil 1894/95, S. 67. — [3]) Unters. a. d. Praxis d. Gärungsindustrie, 1. Heft, 3. Aufl. 1895. — [4]) 12. D. W. C. Worms 1890, S. 143. — [5]) Wissenschaftl. Grundlagen usf. 1905, S. 167. — [6]) B. Wädenswil 1895/96, S. 58, 59. — [7]) Ebenda 1892/93, S. 83. — [8]) Ebenda, S. 84. — [9]) Mitt. Weinb. u. Kellerwirtsch. 7, 107 (1895).

Bei der Abgabe von Reinhefen an die Praxis verfährt man verschieden. Am einfachsten ist es, wenn der Winzer die ganze Anzuchtflüssigkeit erhält, während sie sich in stürmischer Gärung befindet. Dies ist natürlich nur möglich, wenn der Versand in die nächste Umgebung durch Boten erfolgen kann. In allen anderen Fällen muß man warten, bis sich die Hefe abgesetzt hat und durch Abhebern von der Anzuchtflüssigkeit getrennt werden kann. Die Bodensatzhefe wird dann gesammelt und in geeigneten Gefäßen (Flaschen verschiedener Form und Größe, die gut verschlossen werden) an die Abnehmer versandt. Mitunter wird die Hefe auch auf Watte geträufelt verschickt. Einzelheiten hierüber gibt K. Kroemer[1]).

Da der Winzer die in der Maische oder dem Moste von Natur aus vorhandenen Keime nicht durch Erhitzen abtötet, so kann die Reinhefe über diese Keime nur dann den Sieg erringen, wenn man sie dem Gärgut zusetzt, bevor noch die Eigenhefen Zeit und Gelegenheit zur starken Vermehrung gefunden haben. Mitunter ist es nach J. Wortmann[2]) und H. Müller-Thurgau[3]) nötig, die Reinhefe gleich nach dem Mahlen der Trauben zuzugeben, besonders z. B. wenn in warmen Herbsten sich die Eigenhefen auf den vollreifen, geplatzten Beeren kräftig vermehrt haben. Meistens genügt es jedoch, erst nach der Kelterung den Mosten die Reinhefe beizugeben. Zu spät kommt man auf jeden Fall, wenn die Eigengärung des Gärgutes sich schon durch Aufsteigen von Kohlensäurebläschen bemerkbar macht.

Um die Überlegenheit der Reinhefe zu sichern, gibt man sie außerdem gleich von vornherein in großer Menge und im Zustand reichlichster Sprossung zu, so daß fast unmittelbar nach dem Zusatz der Most oder die Maische in Gärung gerät. Die hierzu nötigen großen Hefemengen werden jedoch von den Reinzuchtstationen gewöhnlich nicht abgegeben. Der Winzer muß vielmehr die ihm gelieferte Hefe zunächst vermehren, wobei sie gleichzeitig auch wieder aus dem ruhenden Zustand herausgerissen und zu neuer Sproßtätigkeit angereizt wird.

Der Winzer verfährt dazu folgendermaßen: 10 bis 20 Liter frischen Mostes, der 15 bis 20 Proz. Zucker enthalten soll, werden durch Aufkochen keimfrei gemacht und nach erfolgter Abkühlung mit einer frisch bezogenen Hefereinzucht versetzt.

Ist die stürmische Gärung eingetreten, so gibt man den ganzen Reinhefeansatz zu etwa 100 Liter ganz frisch gekelterten Most, der nicht vorher durch Erhitzen keimfrei gemacht zu werden braucht. Ist auch hier die Gärung eingetreten, so

[1]) Lafar, Handbuch 5, 400 (1905—1914). — [2]) 13. D. W. C. Mainz 1894, S. 62. — [3]) 14. D. W. C. Neustadt a. d. H. 1895, S. 43.

werden in gleicher Weise damit 600 bis 1200 Liter frischer Most in Gärung gebracht. Von dieser Mostmenge kann man, nachdem die stürmische Gärung eingetreten ist, die ganze Lese hindurch täglich 100 bis 400 Liter entnehmen, um damit die Hauptmenge des geernteten Mostes in rasche Gärung zu versetzen, wenn man nur jeden Tag die entnommene Mostmenge durch ganz frisch gekelterten Most ersetzt.

Dieses Verfahren, das in seinen Grundzügen von J. Wortmann [1]) herrührt, hat sich allgemein eingebürgert und wird heutzutage mit unwesentlichen Abänderungen von allen europäischen Hefereinzuchtstationen angewendet.

H. Müller-Thurgau [2]) hat empfohlen, den Hefezusatz so zu bemessen, daß auf 1 Liter Gärgut etwa 100 Millionen Hefezellen kommen. Unter diesen Umständen tritt nach ein bis zwei Tagen lebhafte Gärung ein. Da nach demselben die von ihm abgegebene Hefemenge, die aus 1,5 Liter Most gewonnen wird, etwa 50 Milliarden gärkräftige Zellen enthält, so könnte man damit ohne weiteres 500 Liter Most in Gärung bringen. Durch praktische Versuche ist J. Wortmann [3]) zur Ansicht gelangt, daß zuckerarme Moste am besten mit 0,5 bis 1 Proz., zuckerreiche mit 1 bis 2 Proz. eines stark gärenden Hefeansatzes zu versetzen seien. Doch kann bei niedriger Gärtemperatur oder bei stark faulen und kranken Trauben zuweilen auch ein größerer Hefezusatz nötig werden. Andererseits birgt aber ein allzu großer Hefezusatz auch gewisse Gefahren in sich. Es kann dann z. B. die Gärung, die zunächst sehr heftig einsetzt, infolge der Temperatursteigerung des Gärgutes auf 35, ja sogar 40° plötzlich unterbrochen werden, ohne daß der Zucker vollständig vergoren wäre (das sogenannte Versieden des Weines). Aber auch eine mäßige Temperatursteigerung kann von Übel sein. Abgesehen, daß die Alkoholverluste durch Verdunstung außerordentlich steigen, liegt besonders die Gefahr einer Schädigung des Bukettes des Weines vor, sei es, daß dies von der entweichenden Kohlensäure mit fortgeführt oder daß es bei der hohen Temperatur chemisch verändert wird.

Die Vorteile, welche die Vergärung des Mostes oder der Maische mit Reinhefe gewährt, sind von J. Wortmann [4]), H. Müller-Thurgau [5]) u. a. eingehend geschildert worden. Das mit Reinhefe versetzte Gärgut vergärt rasch und vollständig, so daß schädliche Organismen sicher unterdrückt und die Bildung unangenehmer Gärprodukte verhindert wird. Die Jungweine sind infolgedessen reintönig und weinig im Geruch und Geschmack und klären sich leicht und gut.

Die Hefen der einzelnen Weinbaugebiete zeigen unter sich bestimmte gemeinsame Eigenschaften, durch die sie sich von Hefen anderer Herkunft unterscheiden. Die Erfahrung hat gelehrt, daß es im allgemeinen zweckmäßig ist, die Gärung mit ausgesuchten, heimischen Hefen durchzuführen, also z. B. Moselmoste mit Moselhefen zu vergären. Nur dann, wenn eine Änderung des ganzen Gärtons gewünscht wird, kann es zweckmäßig werden, Versuche mit durchaus fremden Hefen anzustellen.

Im großen und ganzen bewähren sich jedoch die reingezüchteten Hefen mehr bei minderwertigen Mosten als bei Hochgewächsen, weil sie ja meist aus den letzteren selbst herausgezüchtet worden sind und vielleicht auch, weil gute Moste meistens doch einer sorgfältigeren Kellerbehandlung unterworfen werden als geringe Moste. Hieraus erklärt sich wohl auch, daß sich die Verwendung von Reinhefen zur Herbstvergärung gerade in den vornehmsten Weinbaugebieten Deutschlands (Rheingau, Mosel, Haardt i. d. Pfalz) nicht eingebürgert hat. Nach meiner Erfahrung wird nur in seltenen Ausnahmefällen, z. B. zur Vergärung fauler Trauben, von der Reinhefe Gebrauch gemacht.

Eine weit wichtigere Rolle spielt die Reinhefe bei der Umgärung von Weinen, bei der Schaumweinbereitung und bei der Obst- und Beerenweinbereitung, worauf noch später einzugehen sein wird (s. S. 157, 179, 185 u. 186).

7. Die Praxis der Gärführung.

a) Die Gärung der weißen Moste.

Der von der Kelter abfließende Most durchläuft zunächst ein nicht zu engmaschiges Sieb, durch das etwa mitgerissene feste Bestandteile (Hülsen, Kerne) entfernt werden, und gelangt dann in eine vor der Kelter stehende Bütte. Von hier aus wird er alsbald am besten durch eine Schlauchleitung unter Ausnutzung des natürlichen Gefälles oder mit Hilfe einer Pumpe in den Gärkeller befördert und dort in vorher sorgfältig gereinigte Gärfässer gefüllt. Ob diese Fässer vorher eingebrannt werden sollen oder nicht, läßt sich nur von Fall zu Fall entscheiden. Bei säurearmen Mosten ist ein Einbrennen der Gärfässer zweckmäßig, weil sich gezeigt hat, daß das Einbrennen der Moste mit Sicherheit das Aufkommen der säureverzehrenden Bakterien unterbindet. Auch wenn man die Moste vor der Gärung entschleimen oder filtrieren will (siehe S. 94), ist es zweckmäßig, sie in stark eingebrannte Fässer zu füllen. Bei säurereichen Mosten, bei denen man einen starken Säureabbau wünscht, wird man im allgemeinen das Schwefeln unterlassen. In der großen Praxis muß man gewöhnlich mit einem schwachen Schwefeleinschlag rechnen, weil die leeren Fässer, die schon zwei bis drei Wochen vor der vermutlichen Lese frisch gereinigt werden müssen, nur durch Einbrennen vor dem Anlaufen, wie der Praktiker das Schimmligwerden nennt, geschützt werden können.

[1]) 13. D. W. C. Mainz 1894, S. 62. — [2]) 14. D. W. C. Neustadt a. d. H. 1895, S. 43. — [3]) Mitt. Weinb. u. Kellerw. 7, 65 (1895); Wissenschaftl. Grundlagen usf. 1905, S. 171; B. Geisenheim 1896/97, S. 172—176. — [4]) Wissenschaftl. Grundlagen usf. 1905, S. 171 ff. — [5]) B. Wädenswil 1892/93, S. 87; 1894/95, S. 83.

Die Gärfässer für gute Weine sind im allgemeinen kleiner als für geringwertige Tischweine. In deutschen Qualitätsgegenden verwendet man gewöhnlich Fässer von 6 bis 10, höchstens 12 hl Inhalt; in Gebieten mit Massenbau finden sich Gärfässer von 15 bis 50 hl Inhalt.

In Frankreich wechselt die Größe der Gärfässer ganz außerordentlich; so werden in der Gegend von Chablis Fässer von nur 136 Liter Inhalt benutzt. In der Burgund, im Anjou und in der Champagne usf. schwankt der Faßinhalt zwischen 136 und 220 Liter. Im Bordelais benutzt man Gebinde von etwa 1000 Liter und im Midi sogar Holzfässer von 150 hl Inhalt, ja man vergärt dort sogar in ganz großen Betonbehältern[1]).

Da die Gärung stets von einem mehr oder weniger starken Schäumen begleitet ist, so dürfen die Fässer, um Verluste zu vermeiden, nicht ganz vollständig gefüllt werden. Je nach der Größe des Fasses und der Heftigkeit der Gärung muß $^1/_{20}$ bis $^1/_{10}$ des Faßinhaltes frei bleiben. Das früher übliche Verfahren, die Fässer mit Most spundvoll zu füllen und die durch die Gärung emporgehobenen festen Teilchen des Fruchtfleisches (das Mark) herausspülen zu lassen, hat man durchweg verlassen, weil, abgesehen von der dadurch entstehenden Unsauberkeit, der an der äußeren Faßwand herabfließende Most die günstigsten Bedingungen zur Ansiedelung von Essigbakterien und anderen schädlichen Keimen darbietet. Das Angären des Mostes in der offenen Bütte, das früher üblich war, hatte den Vorteil, daß man den aufsteigenden Schaum (die Decke), der zweifellos Verunreinigungen mancherlei Art (Beerenhülsen, Mark, schädliche Keime usf.) in großer Menge enthält, abschöpfen konnte. Diesem kleinen Vorteil, durch den man vielleicht einen etwas reintönigeren Wein erhält, steht aber andererseits die große Gefahr gegenüber, daß der gärende Most hochfarbig oder gar essigstichig werden könnte. Gerade um diese Gefahren vollständig zu vermeiden, ist man heute ganz allgemein dazu übergegangen, während der Gärung die Luft vollständig vom Moste abzuhalten, ja man betrachtet heute einen Verstoß gegen diese Regel als schweren technischen Fehler und sieht darin das Kennzeichen einer schlechten und unordentlichen Kellerwirtschaft. Im übrigen erreicht man den Luftabschluß in höchst einfacher Weise dadurch, daß man das Spundloch des gärvollen Fasses mit einer Vorrichtung versieht, die wohl Gase aus dem Faßinnern austreten, aber Luft nur dann in das Faß zurücktreten läßt, wenn nach Beendigung der Gärung durch Abkühlung des Jungweines ein Unterdruck im Fasse entstehen würde. Während der stürmischen Gärung sind allerdings zunächst solche Vorrichtungen nicht notwendig; denn sobald die Gärung einsetzt, wird die Entwickelung von Kohlensäure so lebhaft, daß nicht nur die ursprünglich im Moste gelöste und die den Gärraum erfüllende Luft rasch aus dem Fasse entfernt wird, sondern daß auch ein Zurückströmen der Kellerluft ins Faß ausgeschlossen ist. Sowie aber die Kohlensäureentwickelung nachläßt und stetig langsamer wird, tritt Luft, besonders auch durch Diffusion ins Faß und gibt solchen Keimen, die bisher durch Sauerstoffmangel an der Entwickelung gehemmt waren (besonders Essigpilzen und Kahmhefen), Gelegenheit, sich rasch und freudig zu vermehren. Dennoch setzt man schon gleich nach Einfüllung des Mostes in die Gärfässer Gärspunde auf, weil man mit ihrer Hilfe gleichzeitig den regelmäßigen Verlauf der Gärung in einem für den Praktiker völlig genügenden Maße kontrollieren kann. Falls ein Gärspund diese Überwachung nicht zuläßt, ist er minderwertig.

Die bewährtesten Formen von Gärspunden sind:

1. Der Gärtrichter aus Steingut. Er besteht aus zwei Teilen. Der eine Teil, der Trichter, ist ein topfförmiges Gefäß, durch dessen Mitte nach oben und nach unten eine beiderseits offene Röhre hindurchgeführt wird. Das untere Ende der Röhre wird mit Hilfe einer Gummimanschette in das Spundloch des Fasses luftdicht eingesetzt. Über das obere Ende der Röhre wird der andere Teil des Gärspundes, ein kleiner Einsatztopf, gestülpt. Der luftdichte Abschluß zwischen dem Trichter und dem Einsatz wird durch eine Sperrflüssigkeit herbeigeführt, als welche man Wasser, Alkohol, Glycerin oder Mischungen von Wasser mit Alkohol oder Glycerin benutzt. Wasser allein hat den Nachteil, allen möglichen Keimen Gelegenheit zur Entwickelung zu geben, besonders wenn durch die entweichende Kohlensäure kleine Tröpfchen des Mostes dem Wasser zugeführt werden. Alkohol verdunstet zu rasch. Glycerin oder Glycerin-Wassermischungen (1:1) bewähren sich am besten, weil hier diese beiden Nachteile wegfallen.

Die Gärtrichter eignen sich besonders für große Fässer und für die Hauptgärung, weil sie mit Leichtigkeit große Mengen Kohlensäure entweichen lassen. Das eigentümliche Glucksen, das die Kohlensäure beim Durchgang durch die Sperrflüssigkeit verursacht, dient dem Praktiker zur Kontrolle des Gärverlaufes, indem er durch die Höhe und die Aufeinanderfolge der einzelnen Töne auf den Eintritt, den Verlauf und das Ende der Gärung, sowie auf etwaige Gärstörungen jedes einzelnen Gebindes sofort aufmerksam gemacht wird.

2. Die Gärröhre aus Glas (nach J. Nessler). Sie besteht aus einer zweimal um einen Winkel von 145° gebogenen, 2 bis 3 cm starken Glasröhre, die beiderseits offen ist. Das eine, längere Ende wird luftdicht in einen Holzspund eingekittet, der seinerseits luftdicht auf das Spundloch des Fasses gesetzt wird. In das andere offene Ende gießt man die Sperrflüssigkeit, bis sie in beiden Schenkeln der Röhre etwa handbreit hoch steht.

Die Gärröhre ist zerbrechlicher als der Gärtrichter, hat aber den Vorzug, durchsichtig zu sein, so daß durch den verschieden hohen Stand der

[1]) L. Pacottet, Vinification etc. 1908, p. 222.

Flüssigkeitsoberflächen in den beiden Schenkeln der Röhre auch ein kleiner Druckunterschied im Fasse ohne weiteres sichtbar gemacht wird. Wegen ihrer geringen Abmessungen verwendet man die Gärröhre nicht für die stürmische Hauptgärung großer Fässer; dagegen eignet sie sich sehr für kleine Gärgefäße und für Nachgärungen auch bei großen Fässern, weil hier nicht nur das Ohr, sondern auch das Auge den Verlauf der Gärung beobachten kann.

Andere Vorrichtungen, die den Luftabschluß herbeiführen sollen, haben teils keine Vorzüge vor den beschriebenen, teils leiden sie sogar an wesentlichen Mängeln; so ist z. B. der primitive Sandsack (ein 20 cm langes, 10 cm breites, mit staubfreiem Sand gefülltes Leinwandsäckchen, das ohne weiteres auf das Spundloch gelegt wird) veraltet, weil er keine Beobachtung des Gärverlaufs gestattet; ferner weil er zu leicht eine Brutstätte für Essigbakterien wird, und weil er schließlich nicht einmal die Luft völlig vom Faßinhalt absperrt.

Andere dem Gärtrichter ähnliche Vorrichtungen, jedoch ohne besondere Vorzüge, beschreibt K. Windisch[1]). Manche Erfinder legen Wert darauf, daß durch den Gärspund nur sorgfältig über Watte filtrierte und dadurch keimfrei gemachte Luft in das Faß zurücktreten kann; sie gehen dabei von der irrigen Anschauung aus, als ob die schädlichen Keime (Kahmpilz, Essigbakterien usf.) aus der Luft in den Wein gelangen, während tatsächlich diese Keime schon im Most vorhanden sind und im Wein nur durch entsprechende Maßregeln an der Entwickelung verhindert werden.

Nachdem der Most in das Gärgefäß gefüllt ist, soll die Gärung alsbald einsetzen, wenn auch der Zeitpunkt ihres Eintrittes naturgemäß von verschiedenen Umständen abhängt. Hat man die Maische nach dem Keltern aus irgendwelchen Gründen aufnehmen oder gar angären lassen, so muß die Gärung im Fasse fast sofort sinnlich wahrnehmbar werden. Ist dagegen sogleich nach dem Maischen gekeltert worden, so beginnt unter Umständen die Gärung erst nach mehreren Tagen. Ferner hängt der Gärbeginn in ausschlaggebender Weise von der herrschenden Temperatur ab; in heißen Ländern beginnen unter Umständen die Trauben schon auf dem Wege vom Weingarten zur Kelter zu gären. Bei uns dauert es in vereinzelten Fällen, wenn bei Eis und Schnee gelesen werden muß, mitunter acht Tage, bis die Gärung sichtbar wird. Im allgemeinen rechnet man damit, daß in heißen Ländern spätestens am zweiten Tage, in kälteren Gegenden am dritten oder vierten Tage die Gärung einsetzt. Daß für den normalen Verlauf der Gärung die Temperaturregelung von größter Bedeutung ist, wird auf S. 108 auseinandergesetzt werden.

Ferner hängt der Eintritt der Gärung von der Menge der ursprünglich vorhandenen Hefezellen ab. Daß deren Zahl im Vergleich zu anderen Keimen äußerst gering ist, geht aus den Ausführungen auf S. 89 ff. hervor. Damit daher die Gärung sichtbar werde, muß erst eine starke Hefenvermehrung stattfinden.

Hieraus ergibt sich für die Anwendung der Reinhefe der Satz, daß sie um so mehr Aussicht hat, selbst die Gärung durchzuführen, je früher man sie zusetzt, weil sie dann um so mehr unbestritten Gelegenheit hat, sich zu vermehren und die Eigenhefen der Traube zu unterdrücken. Man kann ohne Bedenken den Reinhefezusatz auf die Trauben selbst schütten, damit die Hefezellen schon während der Maischung und Kelterung zu sprossen beginnen. Spätestens muß man die Reinhefe nach der Kelterung zusetzen. Wenn aber die Eigengärung im Fasse bereits anfängt, wahrnehmbar zu werden, ist ein Reinhefezusatz nutzlos, weil sie gegenüber der in kräftigster Vermehrung begriffenen Eigenhefe nicht aufkommen kann.

Mit Beginn der Gärung wird der vorher fast klare Most durch die sprossende Hefe trüb, die Trübung nimmt zu, kleine Gasbläschen entsteigen dem Moste, er gerät ins Brausen, auf der Oberfläche bildet sich ein mehr oder wenig starker Schaum, indem die festen Teile, die sich vor der Gärung häufig schon zu Boden gesetzt hatten, wieder aufgewirbelt werden. Nunmehr befindet sich der Most in stürmischer Gärung. Die Kohlensäure entweicht in Strömen; die Temperatur steigt, der Most schäumt heftig und ist durch die überaus große Zahl von Hefezellen lehmartig gefärbt und getrübt. In diesem Zustande heißt der Most Sauser oder Brauser oder Federweißer, als welcher er in manchen Gegenden mit Vorliebe getrunken wird.

Nach einiger Zeit nimmt das Schäumen und die Gasentwickelung wieder ab und hört schließlich ganz auf. Nunmehr können die festen Teile im Jungwein, die teils aus der Traube stammen, wie das Mark, teils erst durch die Gärung unlöslich gemacht werden, wie Eiweiß, Weinstein usf., teils aus den Hefezellen und anderen Organismen bestehen, langsam zu Boden sinken und sich dort absetzen. In dem Maße, als dies geschieht, wird der Jungwein klarer und heller. Die festen Teile am Boden des Fasses bezeichnet der Praktiker als Trub, Drusen, Geläger oder wohl auch Hefe. Schließlich merkt man äußerlich von einer Gärung überhaupt nichts mehr, sie dauert aber doch langsam fort, wobei die letzten Zuckerreste noch größtenteils vergoren werden. Der Jungwein macht jetzt die Nachgärung durch. Die Möglichkeit, zu prüfen, ob die Gärung ihren normalen Verlauf nimmt, ist dem Kellerwirt dadurch gegeben, daß er das Glucksen der aus dem Gärtrichter entweichenden Kohlensäure sorgfältig beobachtet (siehe S. 98). Für die meisten Fälle genügt diese einfache Überwachung des Gärverlaufes, besonders wenn man damit am Ende der Gärung eine Kostprobe verbindet, durch die es gelingt, noch Zuckermengen von 0,3 bis 0,5 Proz. mit einiger Sicherheit

[1]) J. Nessler, Bereitung usf. 1908, S. 139.

festzustellen. Ebenso einfach ist es, die bei der Gärung eintretende Abnahme des spezifischen Gewichtes mit Hilfe der Mostwage zu kontrollieren. Während Moste je nach dem Reifegrad Mostgewichte von 60 bis 110° Öchsle aufweisen, ist das spezifische Gewicht vollständig vergorener Weine gewöhnlich etwas kleiner als 1, d. h. sie zeigen ein Mostgewicht von 0° Öchsle an. Infolgedessen nimmt zunächst beim Eintritt der Gärung das Mostgewicht nur langsam, dann aber während der stürmischen Gärung sehr stark ab, um sich später wieder nur langsam zu vermindern. Am Ende der Hauptgärung soll es nur einige wenige Grade nach Öchsle betragen und während der stillen Nachgärung bis zum ersten Abstich bis auf 0° sinken. Im anderen Falle ist die Gärung nicht genügend weit fortgeschritten, so daß Maßregeln zu ihrer Förderung ergriffen werden müssen.

Eine Ausnahme bilden nach den auf S. 111 u. 116 gegebenen Ausführungen sehr zuckerreiche Moste (z. B. die Auslesemoste), bei denen auf diese einfache Weise nicht festgestellt werden kann, ob ein genügender Vergärungsgrad erreicht worden ist.

Geschmacklich wäre es ja häufig erwünscht, dem Stillweine wenigstens einen kleinen Zuckerrest zu erhalten; allein für die Haltbarkeit der Weine ist die vollständige Vergärung von so außerordentlicher Bedeutung, daß man mit allen Mitteln danach streben muß, den Zucker bis zum zweiten, wenn nicht schon bis zum ersten Abstich vollständig zu vergären.

Stets ist ein zuckerhaltiger, nicht sehr alkoholreicher Wein der Gefahr ausgesetzt, plötzlich wieder in Gärung zu geraten und sich dabei zu trüben oder gar krank zu werden, weil Zucker ein sehr leicht assimilierbarer Nährstoff nicht nur für Hefen, sondern auch für viele Bakterien ist, und weil ja manche Bakterien, wie z. B. Milchsäure- oder Mannitbakterien, nur bei Zuckergegenwart den Wein milchsäurestichig oder mannithaltig zu machen vermögen.

Nicht selten treten leider Gärstockungen ein; es ist dann eine wichtige Aufgabe, die Ursache des Steckenbleibens zu ergründen und diese dann zu beseitigen, damit die Gärung zu Ende geführt werden kann.

Am häufigsten wird das Steckenbleiben durch zu hohe oder zu niedrige Temperatur hervorgerufen. Welche Maßnahmen dann zu ergreifen sind, ist auf S. 108 ausgeführt.

Mitunter liegen auch die Ernährungsverhältnisse für die Hefe ungünstig; so soll es ihr manchmal an leicht aufnehmbaren Stickstoffverbindungen fehlen, wozu man die Ausführungen auf S. 113 ff. vergleiche.

Nicht selten ist der Grund der Gärstockung darin zu suchen, daß das Gärgut essigstichig ist. Besonders schwer hält es, die Gärung einzuleiten und durchzuführen, wenn schon die Trauben oder der Most stichig sind. Da offenbar weniger die Essigsäure als die übrigen Stoffwechselprodukte der Essigbakterien die Gärung hindern (s. S. 111), so bleibt in einem solchen Falle nichts übrig, als durch Pasteurisieren zunächst die Essigbakterien abzutöten und dann mit Reinhefe die Gärung von neuem einzuleiten.

Auch zu starkes Einschwefeln der Trauben, Maischen oder Moste veranlaßt mitunter Gärstörungen, die man durch Lüften zu beseitigen sucht.

Wie man das Lüften im Kellerbetrieb zweckmäßig ausführt, wird auf S. 108 geschildert. Auch das Aufrühren der Hefe ist ein sehr häufig angewandtes Mittel, um die Gärung wieder anzuregen. Das Aufrühren wird in der Weise ausgeführt, daß entweder mit einem Stocke oder einem Stoßeisen oder einer Rührkette die Hefe vom Boden aufgewirbelt und mit dem Wein von neuem gemischt wird. Die Rührkette ist meist dreiteilig und an einer Achse mit Kurbel befestigt. Die Achse wird durch einen durchbohrten Faßspund gesteckt und bekommt dadurch eine Führung, so daß durch Drehen der Kurbel die drei Ketten den Wein mit der Hefe mischen. Daß man die Hefe nicht nur aufrührt, um steckengebliebene Weine wieder in Gärung zu bringen oder um die Nachgärung zu beschleunigen, sondern auch, um den biologischen Säureabbau durch bestimmte Bakterien einzuleiten und zu fördern, wird auf S. 201 gezeigt werden.

Die Gründe, warum durch das Aufrühren der Hefe die Gärung angeregt und beschleunigt wird, sollen auf S. 117 angegeben werden. Ist es aus irgend einem Grunde nicht möglich, die Gärung mit der Eigenhefe des Weines wieder in Gang zu bringen, so bleibt nichts anderes übrig, als möglichst bald den Wein von der Hefe abzuziehen, wobei auf ein möglichst vollständiges Entfernen der Trubhefe kein Wert gelegt zu werden braucht, und ihn dann mit einem recht reichlichen Ansatz einer gegen Alkohol sehr widerstandsfähigen Reinhefe in Gärung zu bringen. Dabei sind selbstverständlich die übrigen Gärbedingungen so günstig als möglich zu gestalten.

b) Die Nachgärung.

Nach Beendigung der stürmischen Hauptgärung ist gewöhnlich der Zucker noch nicht völlig vergoren, da der mehr oder weniger hohe Alkoholgehalt des Weines nunmehr die Gärtätigkeit der Hefe hemmt. Indem sich die Hefe allmählich den (in ihrem Sinne ungünstig) veränderten Verhältnissen anpaßt, setzt eine langsame Nachgärung ein, bei der für gewöhnlich der Zucker bis auf ganz kleine Reste vergoren wird.

Ob die Hauptgärung sich deutlich von der Nachgärung abhebt, oder ob beide langsam ineinander übergehen, hängt von den verschiedensten Umständen ab; ganz allgemein kann man sagen, je stürmischer die Hauptgärung verläuft, um so deutlicher tritt naturgemäß der Unterschied zwischen ihr und der Nachgärung zutage. Vergärt z. B. die Hauptmenge des Zuckers bei sehr hoher Temperatur (25 bis 30°), oder tritt nach der Hauptgärung eine sehr starke Temperaturerniedrigung des Gärgutes ein, so stellt sich die Nachgärung mitunter erst einige Wochen nach der Hauptgärung ein, weil es so lange dauern kann, bis wieder gärkräftige Hefe nachgewachsen ist. Bei niedriger Temperatur verläuft dagegen die Hauptgärung sehr viel langsamer, ruhiger und stetiger und geht unmittelbar in die Nachgärung über.

In deutschen Weißweinen, die meist bei Kellertemperaturen von höchstens 15° vergoren werden, wird gewöhnlich in 4 bis 8 Tagen nach Beginn der Hauptgärung die Kohlensäureentwickelung schwächer, um ganz allmählich im Verlaufe von 6 bis 8 Wochen aufzuhören. Hingegen dauert in Ausleseweinen, in denen die Gärung teils durch die hohe Zuckerkonzentration, teils durch das Botrytisgift sehr behindert wird, die Nachgärung monate-, ja sogar jahrelang. Hierbei setzt dann die Gärung zeitweise völlig aus, wird aber durch günstige Umstände, wie durch Luftzufuhr (z. B. bei Abstichen) oder durch Temperaturerhöhung (z. B. im Sommer) immer wieder von neuem angeregt. Man bekämpft diese Neigung der Ausleseweine zum Nachgären nach J. Wortmann[1]) am besten dadurch, daß man gleich von vornherein durch Zusatz von geeigneten Reinhefen für eine kräftig einsetzende Vergärung sorgt.

Alsbald nach Beendigung der Hauptgärung werden die Gärfässer, denen zunächst wegen des starken Schäumens während der Hauptgärung ein freier Gär- oder Steigraum belassen worden ist, aufgefüllt, nachdem man die Hefereste usf., die sich etwa an den Faßwänden des Steigraumes angesetzt haben, durch Bürsten entfernt hat. Das Auffüllen der Fässer hat den Zweck, den Luftzutritt zum Jungwein auf das äußerste zu beschränken. Erstens hört nämlich jetzt die Kohlensäureentwickelung im Fasse fast ganz auf, so daß Luft in den Steigraum gelangen könnte und sich infolgedessen alle luftliebenden Organismen, wie Kahmhefen und Essigbakterien, zum Schaden des Weines entwickeln würden.

Zweitens hat gerade der noch nicht geschulte oder geschwefelte Jungwein eine ausgesprochene Neigung, Sauerstoff zu absorbieren und zu binden, indem er dabei einen eigentümlichen Geschmack und eine bräunliche Farbe annimmt (d. h. rahn wird) (siehe S. 228).

Durch Auffüllen der Fässer arbeitet man diesen beiden Übelständen entgegen. In dem Maße, als die Gärung aufhört, klärt sich der Wein, indem sich die Hefe und andere trübenden Bestandteile zu Boden setzen. In den meisten Fällen stört man das Absetzen der Hefe nicht; in vereinzelten Fällen, so z. B. um eine steckengebliebene Gärung wieder in Gang zu bringen, oder um den biologischen Säurerückgang anzuregen, oder um den rahn gewordenen Wein zu entfärben, rührt man die Hefe wiederholt auf.

[1]) Wissenschaftl. Grundlagen usw. 1905, S. 107, 126.

Schließlich muß aber auf alle Fälle der Wein von dem Hefetrub getrennt werden, weil die Hefe allmählich abstirbt und in Fäulnis übergeht.

c) Die Gärführung der roten Maischen.

Daß der Farbstoff der roten Trauben nur in den Hülsen, der Gerbstoff in den Hülsen und Kernen sitzt, ist auf S. 50 u. 52 bereits mitgeteilt worden. Will man daher rote Weine erzielen, so muß der Most mit den Hülsen und Kernen vergären; erst während der Gärung sterben die Hülsenzellen ab und lassen dann leicht den Farbstoff austreten, dessen Lösung durch die Säuren des Mostes und den bei der Gärung entstehenden Alkohol begünstigt und durch die erhöhte Gärtemperatur beschleunigt wird. Ähnliches dürfte auch für den Gerbstoff gelten. Charakteristisch für die Rotweinbereitung ist also die Maischegärung. Falls die grünen Kämme mit vergären, erteilen sie dem Wein einen rauhen, unreinen, bitteren Geschmack, den der Praktiker als Rappen- oder Kammgeschmack bezeichnet. Während der Gärung werden aus den Kämmen offenbar nicht nur Gerbstoffe, sondern auch andere, zwar nicht näher bekannte, aber jedenfalls sehr unangenehm schmeckende Stoffe herausgezogen. Dieser Nachteil wird um so größer, je unreifer und grüner die Rappen sind, je größer ihr prozentischer Anteil an dem Maischegewicht ist und je später die vergorene Maische gekeltert wird. Völlig gesunde und trockene Kämme schaden weit weniger als grüne. Dagegen müssen vermoderte oder gar verschimmelte Kämme ebenfalls vollständig entfernt werden. Für nördlich gelegene Weinbaugebiete muß deshalb die Forderung erhoben werden, stets zu entrappen und nur in den günstigsten Ausnahmefällen davon abzusehen.

Über die Vorteile des Entrappens für deutsche Verhältnisse hat sich besonders J. Fischer[1]) ausgesprochen. Daß auch in Frankreich, das die edelsten Rotweine erzeugt, das Entrappen allgemein üblich ist, geht aus den Lehrbüchern von P. Pacottet[2]) und J. Dugast[3]) hervor. Nach ersterem vergärt allerdings die nicht entrappte Maische besser, weil wegen der sperrigen Rappen die Hülsen nicht so fest zusammengedrückt werden, so daß die gärende Flüssigkeit den roten Farbstoff der Hülsen besser auszuziehen vermag. Dazu kommt noch der Vorteil, daß die vergorene Maische sich sehr gut und schnell abpressen läßt, wenn die Kämme mit dabei sind, während sich sonst diese Arbeit bedeutend langsamer und mühevoller vollzieht. Aus diesen Gründen, die teils für, teils gegen das Entrappen sprechen, verfährt man in Frankreich meist so, daß nur ganz unreife Trauben mit grünen Kämmen vollständig entrappt werden; sonst hingegen entrappt man je nach den Umständen die

[1]) Babo u. Mach, Handbuch **2**, 381 (1910). — [2]) Vinification etc. 1908, p. 125. — [3]) Vinification etc. 1910, p. 92.

Hälfte bis Dreiviertel der gesamten Traubenmenge und mischt den Rest der Maische unentrappt dazu.

Über Vorrichtungen zum Entrappen s. S. 81.

Meist wird, abgesehen von der Entfernung der Rappen, das Mengenverhältnis zwischen den festen Teilen der Maische und des Traubensaftes vor der Gärung nicht geändert. Man kann die Gerb- und Farbstoffmenge — allerdings nur in bestimmten Grenzen — durch kürzeres oder längeres Stehenlassen des Gärgutes auf der Maische regeln. Manchmal hingegen wird in südlichen Ländern ein Teil der Maische noch vor der Gärung gekeltert und der so gewonnene Most einem anderen Teil der Maische zugesetzt, wenn aus sehr farb- und gerbstoffreichen Trauben ausnahmsweise einmal ein lichterer Wein gewonnen werden soll.

Die Maischegärung kann ferner nur bei gesunden Trauben durchgeführt werden. Faule Trauben geben dem Wein einen sehr unreinen Geschmack, machen ihn bitter und braun. Deshalb muß schon bei der Lese auf eine sorgfältige Entfernung aller faulen, insbesondere auch der botrytisfaulen Beeren geachtet werden. Diese faulen Beeren, oder wenn die Fäulnis zu weit fortgeschritten ist, die ganze Ernte, müssen sofort gekeltert werden, um entweder einen Schillerwein oder einen Weißwein zu erhalten.

Im letzteren Falle unterstützt man die Entfärbung noch durch Entschleimen und Einschwefeln des Mostes und vergärt dann mit Reinhefe. Da in der Maische zweifellos sich sehr viel mehr Keime finden als im Moste, so ist der Reinhefe bei der Rotweinbereitung eine große Bedeutung beizumessen. Tatsächlich hat sich in Frankreich und Algier, wo die Rotweine vorherrschen, die Verwendung der Reinhefen weit mehr eingebürgert als in Deutschland. Für die Rotweinbereitung eignen sich nur Hefen, die an einen hohen Gerbstoffgehalt angepaßt sind. Man muß die Reinhefe möglichst frühzeitig zusetzen, unter keinen Umständen aber später als nach dem Mahlen der Trauben.

Die gegebenenfalls entrappte Maische wird nunmehr in Kufen, Bütten oder stehenden Fässern, deren Vorderboden aus der Gargel genommen worden ist, eingebracht und vergoren. Die Größe der Gärgefäße ist sehr verschieden, sie schwankt von einigen bis 300 und noch mehr Hektolitern Fassungsraum. Man unterscheidet offene und geschlossene Gärung, und zwar mit oder ohne Senkböden.

Offene Gärung ohne Senkboden. Das älteste Verfahren, dessen man sich auch heute noch am häufigsten bedient, ist die offene Vergärung ohne Senkböden. Für ganz große Gärgefäße eignet sich ein anderes Verfahren überhaupt nicht.

Die bei der Gärung sich bildende Kohlensäure hebt die Trester in die Höhe; es bildet sich der sogenannte Hut, der aus der Flüssigkeit herausragt und allmählich austrocknet. In dem Hute finden infolge des reichlichen Luftzutrittes und der hohen Temperatur eine Reihe von schädlichen Weinorganismen, wie insbesondere Essigbakterien und Schimmelpilze, günstige Entwickelungsbedingungen. Außerdem kann die Auflösung des Farbstoffs nicht in genügendem Maße vor sich gehen, da ja die Trester mit der Gärflüssigkeit kaum in Berührung sind. Aus diesen Gründen wird der Hut täglich mindestens fünf- bis sechsmal, besser noch alle zwei Stunden in die Flüssigkeit hinabgedrückt (gestoßen). Diese Arbeit muß so lange fortgesetzt werden, als der Hut überhaupt in die Höhe steigt.

Soll nun noch nicht gleich gekeltert werden, so muß der Steigraum, der durch das Zusammenfallen des Hutes frei wird, sorgfältig von anhängenden Trubteilen gereinigt und mit Sprit abgerieben werden. Auch ein schwaches Einbrennen ist empfehlenswert. Schließlich deckt man das Gärgefäß mit einem Tuche zu und führt den Abschluß durch einen Holz- oder Strohdeckel herbei. Vorteile dieses Verfahrens sind:

1. Infolge des beständigen Mischens des Mostes mit den Trestern und infolge des Lüftens des Gärgutes beim Stoßen des Hutes verläuft die Gärung rasch und gleichmäßig. 2. Aus denselben Gründen wird auch der Farbstoff sehr rasch und vollständig in Lösung gebracht. 3. Die Jungweine entwickeln sich leicht und gleichmäßig, was bei der geschlossenen Gärung weit weniger der Fall ist. Als Nachteil des Verfahrens ist zu bezeichnen, daß das Stoßen des Hutes mit großer Regelmäßigkeit und Sorgfalt durchgeführt werden muß, falls der Wein nicht unrein im Geschmack und insbesondere nicht stichig werden soll.

Immer wird dieses Verfahren angewandt in südlichen Gegenden, wenn in großen Bottichen vergoren wird, oder wenn schon nach zwei- bis viertägiger Gärung die Trester vom Gärgut abgetrennt werden können.

Offene Gärung mit Senkboden. Um die Arbeit des Hutstoßens zu umgehen, verhindert man durch einen Senkboden die Trester am Auftauchen; der Senkboden besteht meist aus einem Lattengitter, durch dessen Spalten wohl die Kohlensäure und der Most, nicht aber die Trester hindurchtreten können.

Man füllt zunächst das Gärgefäß mit Maische an, drückt dann den Senkboden von oben so weit in das Gärgut, daß die Flüssigkeit je nach der Höhe des Fasses 10 bis 40 cm darübersteht.

Dann wird der Senkboden durch Stützen oder Gewichte oder Querriegel in seiner Lage festgehalten. Die Trester können nun nicht mehr über die Flüssigkeit emporsteigen, sondern werden zu einem festen Kuchen unter dem Senkboden zusammengepreßt.

Infolgedessen wird eine wirksame Durchmischung des Mostes mit den Trestern verhindert, die Vergärung erfolgt ungleichmäßig und der Farb- und Gerbstoff wird nur mangelhaft aus den Hülsen ausgezogen. Um diesen Mängeln des Verfahrens abzuhelfen, hat man entweder mehrere Senkböden in einem Fasse angebracht oder den Senkboden leicht herausnehmbar angeordnet, um von Zeit zu Zeit den Tresterkuchen auflockern zu können. Allein für den Großbetrieb werden alle diese Anordnungen viel zu umständlich, so daß sie sich nur vereinzelt in kleinen Kellereien eingeführt haben.

Geschlossene Gärung ohne Senkboden. Nachdem die Maische in das stehende Gärfaß eingefüllt worden ist, wird der obere Faßboden wieder eingesetzt oder die Faßtür geschlossen. In das Zapfloch setzt man einen Gärtrichter. Die Gärung verläuft hier allerdings bei völligem Luftabschluß; allein da der Hut auch hier in die Höhe steigt und nicht gestoßen werden kann, so treten alle die Nachteile ein, die wir beim vorigen Verfahren besprochen haben.

Geschlossene Gärung mit Senkboden. Bei diesem Verfahren arbeitet man mit Senkböden bei vollständig geschlossenem Gärgefäß unter Luftabschluß. Da man auch hier ein Mischen des Gärgutes nicht durchführen kann, so hilft man sich dadurch, daß man dicht über dem unteren Faßboden einen Hahn anbringt, durch den man von Zeit zu Zeit den gärenden Most abzieht, um ihn oben nach Entfernung des Gärtrichters auf die Trester zu gießen.

Auf das Rollfaß (besser Drehfaß genannt) für die Vergärung von Maischen nach A. Fuchs-Dattenberg[1]) sei hier nur hingewiesen. Wegen der Kostspieligkeit der dabei nötigen Apparatur wird es sich in der Praxis nicht einführen.

d) Löslichkeit des Rotweinfarbstoffs.

Der Rotweinfarbstoff wird nicht nur durch den Alkohol, der während der Gärung entsteht, aus den Hülsen herausgelöst, sondern auch durch die Säuren, die schon im Moste enthalten sind oder während der Gärung entstehen.

So behandelte J. Nessler[2]) die sorgfältig vom Beereninhalt befreiten Hülsen von Burgundertrauben mit 6 prom. Lösungen verschiedener Säuren und mit 10 proz. Sprit mit oder ohne Weinsäurezusatz. Als nach vier Tagen die Lösungen abgefiltert wurden, waren sie verschieden stark gefärbt, und zwar folgten sie, nach abnehmender Farbstärke geordnet, so aufeinander: 1. Weinsäure und Sprit, 2. Weinsäure, 3. Sprit, 4. Äpfelsäure, 5. Bernsteinsäure, 6. Essigsäure.

Es darf daraus wohl geschlossen werden, daß eine Säure um so leichter den roten Farbstoff in Lösung bringt, je größer ihre Dissoziationskonstante ist. Auch der Gerbstoffgehalt der Maische hat einen erheblichen Einfluß auf das Löslichwerden des Farbstoffs. J. Nessler bewies dies dadurch, daß er Maischen teils mit, teils ohne Kerne und Rappen, sowie teils mit, teils ohne Tanninzusatz vergären ließ. In allen Fällen ergab sich, daß durch erhöhten Gerbstoffgehalt auch der Farbstoffgehalt vermehrt wird. Über den Einfluß der schwefligen Säure auf das Löslichwerden des roten Farbstoffs siehe C. Mensio[1]) (vgl. S. 143).

Ferner prüfte J. Nessler den Einfluß der Temperatur auf die Löslichkeit des Farbstoffs. Gut gewaschene Hülsen wurden mit einer 4 prom. Weinsäurelösung übergossen und je eine Probe bei 2, 15 und 22^0 stehen gelassen; die vierte Probe wurde nach je einem Tage auf 44^0 erwärmt, sonst aber bei 22^0 erhalten. Als nach drei Tagen filtriert wurde, zeigte sich, daß mit steigender Temperatur auch die Farbstärke zugenommen hatte. Auch hieraus ergibt sich die Notwendigkeit, die Gärung bei nicht zu niedriger Temperatur durchzuführen. Man beginnt ganz allgemein die Gärung in Deutschland bei 15 bis 17^0, so daß sie auf etwa 27 bis 30^0 von selbst zu steigen vermag.

In südlichen Ländern beginnt die Gärung gewöhnlich mit sehr viel höheren Temperaturen, so daß dort die Maischen häufig künstlich gekühlt werden müssen (s. S. 109).

Der Rotweinfarbstoff kann dem Weine verhältnismäßig leicht wieder entzogen werden. So wird er z. B. von allen möglichen festen Stoffen durch Flächenanziehung niedergerissen. Bei der Gärung kommen als solche Stoffe zunächst in Betracht die Rappen, die Hülsen, die Kerne, die Hefezellen, der Weinstein und die Faßwandung. Daß tatsächlich bei längerem Stehenlassen der Maische der Farbstoffgehalt wieder abnimmt, hat J. Nessler[2]) gezeigt. Bei einem Versuche mit entrappter Trollingermaische, die in Glasgefäßen bei 14 bis 16^0 vergoren wurde, ergab sich, daß die Färbung am stärksten war, wenn nach acht Tagen gekeltert wurde. Setzt man diesen Farbton gleich 100 Einheiten, so betrug die Farbstärke:

Sofort abgepreßt	8	Einheiten,
Nach 2 Tagen abgepreßt	35	„
„ 4 „ „	70	„
„ 8 „ „	100	„
„ 10 „ „	80	„
„ 12 „ „	70	„
„ 14 „ „	65	„
„ 16 „ „	60	„
„ 18 „ „	40	„

Durch zahlreiche Versuche zeigte J. Nessler ferner, daß die Hülsen, die zuerst den Farbstoff abgeben, und ebenso die Hefe den Farbstoff wieder binden können, und zwar um so vollständiger, je inniger und je länger sie mit dem Wein in Berührung sind. Hieraus ergibt sich demnach die praktische Regel, daß man den Rotwein zu einem ganz bestimmten Zeitpunkte von den Trestern ablassen muß, wenn man den höchst möglichen Gehalt an Farbstoff im Weine erzielen will. Zieht man zu früh ab, so ist der Wein noch zu wenig gefärbt; zieht man zu spät ab, so ist bereits Farbstoff

[1]) Nessler-Windisch, Bereit. d. Weines 1908, S. 208; Babo und Mach, Handbuch **2**, 391 (1910). — [2]) Nessler-Windisch, Bereit. d. Weines 1908, S. 266.

[1]) Staz. ital. **50**, 300 (1917). — [2]) Nessler-Windisch, Bereitung des Weines 1908, S. 269.

wieder ausgefällt worden. Im allgemeinen ist es jedoch vorteilhafter, etwas zu früh als zu spät abzuziehen, und zwar aus folgendem Grunde:

Je länger das Gärgut mit den Trestern in Berührung bleibt, um so mehr Extraktstoffe werden aus ihnen löslich gemacht. Besonders gehen solche Stoffe in Lösung, wenn die Trauben angefault waren, oder wenn infolge mangelnder Sorgfalt beim Hutstoßen die Trester vermoderten oder verschimmelten. Diese Stoffe haben auf den Rotweinfarbstoff nach zweierlei Richtungen einen verderblichen Einfluß. Einmal verändern sie seinen Farbton von leuchtendem Rot nach einem eigentümlichen Braun hin und zweitens zeigen diese Stoffe selbst die Neigung, während des Ausbaues der Weine wieder unlöslich zu werden und dabei große Mengen des Farbstoffs mit niederzureißen.

e) Das Keltern der Rotweinmaischen.

Zieht man nach oder fast während der stürmischen Hauptgärung den Jungwein von den Trestern ab, so gewinnt man zunächst den Anteil des Weines, der ohne Pressen frei durch den Zapfhahn abläuft oder mit der Pumpe weggeholt werden kann. Will man den Wein abzapfen, so muß man schon vor der Gärung hinter dem Zapfloch im Fasse eine Vorrichtung (z. B. ein durchlöchertes Zinnblech, nicht Zinkblech!) angebracht haben, die das Eindringen von Tresterteilen in den Hahn verhindert. Beim Abziehen mit der Pumpe wird in das Gärfaß zunächst ein sogenanntes Wirzrohr gestoßen. Dieses Rohr ist etwa 1,5 m lang und hat einen so großen Querschnitt, daß der Saugschlauch der Pumpe bequem hineinpaßt. Das untere Drittel des Wirzrohres ist stark erweitert und endigt in einem stumpfen Kegel. Dieser untere Teil des Rohres ist mit zahlreichen kleinen Löchern durchbohrt, so daß nur die klare Flüssigkeit von der Pumpe angezogen und weiterbefördert werden kann.

Die Trester werden auf die Kelter gebracht und ausgepreßt. Der abgezogene Wein ist reintöniger und weniger herb als der Preßwein. Man tut deshalb gut, den Preßwein nicht der Hauptmenge des Weines beizumischen. Daß sich der freiwillig ablaufende Wein auch chemisch von dem Preßwein unterscheidet, hat K. Windisch[1]) gezeigt; er fand z. B. für 1903er Assmannshäuser Spätburgunder folgende Werte:

Die Farbe[2]) der frei abgelaufenen Weine war schön blaurot, ihr Geschmack genügend herb und harmonisch. Die Preßweine waren fast schwarz, im verdünnten Zustande braunrot; der Geschmack war rauh, unrein, unangenehm, herb und fast bitter.

Je nachdem der Rotwein früher oder später aus dem Gärgefäße abgelassen wird, tritt im Lagerfaß eine stärkere oder schwächere Nachgärung ein. Jedenfalls sorge man jetzt durch passende Erhöhung oder Erniedrigung der Temperatur peinlichst dafür, daß der Zucker möglichst bald vollständig vergäre, weil sich sonst dem weiteren Ausbau erhebliche Schwierigkeiten in den Weg stellen und sehr leicht Bakterienkrankheiten auftreten.

Im Anfang wird man deshalb die Lagerfässer ebenfalls mit einem Gärspund versehen, um den Verlauf der Gärung gut verfolgen zu können. Schließlich füllt man die Fässer spundvoll und ersetzt den Gärtrichter durch einen gewöhnlichen Holzspund.

Die Klärung der Rotweine vollzieht sich leichter und rascher als die der Weißweine, weil offenbar durch den reichlich vorhandenen Gerbstoff alle die Stoffe, die im Weißwein die Klärung mitunter so langwierig gestalten, schon während der Hauptgärung oder doch bis zum ersten Abstich rasch und vollständig unlöslich gemacht werden.

Der erste Abstich der Rotweine erfolgt im allgemeinen in Deutschland zwischen Mitte Dezember und Ende Januar. Nach französischen Angaben muß dies allerdings als sehr spät erscheinen. Ungefähr acht Wochen später gibt man einen zweiten Abstich. Die weitere Schulung und Klärung erfolgt dann erst im nächsten Herbste. Nur für ganz kleine und unsaubere Weine schiebt man noch vorher, etwa im Mai, einen weiteren Abstich ein.

Je nach Art des Weines, insbesondere nach seinem Alkohol- und Gerbstoffgehalt, wird die Schulung früher oder später beendet. Kleine Weine setzt man möglichst frühzeitig ab; sie probieren sich im jugendlichen, görigen Zustande weit lieblicher und angenehmer als nach vollständigem Ausbau.

In südlichen Ländern bekommt man schon wenige Monate nach der Lese gute trinkbare Rotweine. In Argentinien z. B. werden die Jungweine schon drei Monate nach der Lese getrunken. Die algerischen Rotweine werden schon sechs Monate nach der Lese in Frankreich zum Genuß abgesetzt. Andererseits begeht man in Deutschland nicht selten den Fehler, die Rotweine zu lange im Fasse zu lassen.

Art des Weines	Spezifisches Gewicht	Alkohol	Extrakt	Zucker	Zuckerfreies Extrakt	Titrierbare Säure	Flüchtige Säure	Milchsäure	Weinsäure	Gerbstoff	Stickstoff	Asche
		Gramm in 1 Liter										
Wirzwein . . .	0,9979	74,6	27,2	0,1	27,2	6,3	0,7	3,0	1,9	1,7	0,6	3,31
Preßwein . . .	0,9994	72,6	30,9	1,5	30,4	5,3	1,1	2,9	1,4	2,8	0,6	3,84
Wirzwein . . .	0,9978	73,3	27,1	0,1	27,1	5,9	1,0	3,5	1,7	1,7	0,6	3,38
Preßwein . . .	0,9991	72,6	31,5	1,6	30,9	5,3	1,5	3,8	1,4	3,8	0,6	3,99
Wirzwein . . .	0,9982	76,6	28,2	0,2	28,2	6,7	1,3	2,6	1,8	1,8	0,5	3,31
Preßwein . . .	0,9991	74,6	32,1	1,9	31,2	6,0	1,3	2,9	1,3	3,6	0,6	3,62

[1]) Werden des Weines 1905, Tabellen Nr. 118 bis 123. — [2]) Nessler-Windisch, Bereit. d. Weines 1908, S. 284.

Die Lagerung leichter Rotweine erfolgt in großen Gebinden. Feine Rotweine, wie gute Bordeaux und Burgunder, hingegen werden in kleinen Fässern von etwa 2,25 hl Fassungsraum gelagert. Diese Gebinde werden zunächst regelmäßig und sorgfältig nachgefüllt. Ist schließlich eine gewisse Reife des Weines erzielt, so legt man die Fässer schief mit dem Spund auf die Seite, so daß der Spund auch bei starkem Schwunde immer noch in den Wein taucht. Ein Auffüllen der Fässer findet nicht statt. Nur beim jedesmaligen Abziehen werden sie wieder spundvoll gemacht. Die Rotweine werden durchweg wärmer gelagert als die Weißweine; so werden sie z. B. in Frankreich meist in oberirdischen Lagerräumen aufbewahrt. Nur selten trifft man unterirdische Keller. Als normale Lagertemperatur darf 10 bis 14° betrachtet werden. In kälteren Kellern bauen sich Rotweine schlecht aus; ja häufig wird durch die niedrige Temperatur geradezu die Abscheidung des roten Farbstoffs eingeleitet.

Die Klärung der Rotweine vollzieht sich meist sehr leicht und rasch von selbst; nur in seltenen Fällen kann man der künstlichen Schönung nicht entbehren. Man benutzt dann als Schönungsmittel Eiweiß oder Gelatine. Da aber jede Schönung beträchtliche Mengen des Farbstoffs mit niederreißt, so versucht man gewöhnlich durch Filtration zum Ziele zu kommen. In Deutschland benutzt man hierzu gewöhnlich Asbestanschwemmfilter, in Frankreich hingegen meist Zellulosemassefilter.

Daß der Rotwein des Einbrennens nicht weniger bedarf als der Weißwein, sei am Schluß noch ausdrücklich hervorgehoben.

In Deutschland besteht zwar sogar heute noch teilweise eine Voreingenommenheit gegen das Schwefeln, weil man fürchtet, daß die schweflige Säure den roten Farbstoff bleicht. Theoretisch ist dies allerdings richtig; allein P. Kulisch[1]) hat gezeigt, daß geschwefelte Rotweine, wenn sie auch kurz nach dem Einbrennen zunächst etwas lichter werden, später doch feuriger und tiefer rot erscheinen als nicht eingebrannte Vergleichsweine. Das Schwefeln ist besonders notwendig für Weine aus nicht ganz gesunden Trauben. Dem Braunwerden und dem Unlöslichwerden des Farbstoffs vermag man hierdurch am besten vorzubeugen.

V. Die Chemie der Gärung.

1. Begriff der Gärung.

W. Benecke[2]) hält die Begriffsbestimmung der Gärung, nach der diese als ein energieliefernder Vorgang bezeichnet wird, gegenüber manchen anderen für die beste. Während die einen Forscher hierunter auch reine Verbrennungen verstehen, wie die Essigsäuregärung, wollen andere ihn nur auf

[1]) B. d. landw. Versuchsst. Colmar i. E. 1904—1906, S. 66. — [2]) Lafar, Handbuch 1, 329 (1904—1907).

Spaltungsvorgänge angewandt wissen, die mit Gasentwickelung und Schäumen verbunden sind. Auf jeden Fall ist die Zerlegung des Zuckers in Alkohol und Kohlensäure durch die Hefe stets als Typus der Gärungserscheinungen überhaupt bezeichnet worden.

L. Pasteur[1]) hat die Ansicht verfochten, daß durch die alkoholische Gärung es den Hefen ermöglicht werde, Betriebsenergie in Abwesenheit von Sauerstoff zu gewinnen. Hierzu tritt ergänzend die ökologische Gärungstheorie. Nachdem schon C. v. Nägeli[2]) gezeigt hatte, daß die Gärtätigkeit eines Pilzes sein eigenes Wachstum sehr befördere, dagegen die Ernährung und Vermehrung anderer Pilze sehr benachteilige, betrachtete zuerst J. Wortmann[3]) die bei der Gärung gebildeten Stoffe als Kampfstoffe im Wettbewerb mit anderen Pilzen. Gegen diese Anschauung ist von J. Jost[4]) geltend gemacht worden, daß die Pilze häufig selbst von ihren eigenen Kampfmitteln schwer geschädigt werden. Jene Theorie ist aber nur eine ökologische, d. h. sie paßt nur für die in der Natur vorkommenden Verhältnisse. Da es demnach nur unter den Bedingungen der künstlichen Züchtung zu einer schädlichen Anreicherung der als Kampfmittel dienenden Gärprodukte kommt, so läßt sich wohl auch heute noch diese Theorie verteidigen. J. Wortmann[5]) hat dann die Anschauung entwickelt, daß die Hefen ursprünglich durch die Gärung nur Kampfmittel gegen die Mitbewerber hätten erzeugen wollen, und daß sie erst später infolge gelegentlichen Sauerstoffmangels gelernt hätten, einen Teil der bei der Gärung frei werdenden Energie zur Erhaltung des eigenen Lebens zu verwenden.

Auf die Entwickelung der Gärungstheorie kann hier nicht näher eingegangen werden. Es sei hier nur angeführt, daß sich die vitalistische Theorie [Hauptvertreter: L. Pasteur[6])] und die rein chemische Theorie (Hauptvertreter: J. Liebig[7])] einander scharf bekämpften, bis es im Jahre 1896 E. Buchner[8]) gelang, nachzuweisen, daß die Hefe ein Enzym, die Zymase bildet, das auch von der lebenden Zelle losgetrennt Gärung, d. h. die Zerlegung des Zuckers in Alkohol und Kohlensäure, zu unterhalten vermag. Er verschmolz also die beiden früheren, einander feindlichen Ansichten zu einer höheren Einheit.

Schrifttum.

Euler, H. und Lindner, P.: Chemie der Hefe 1915, S. 1—16.
Lafar: Handbuch 1, 1—28 (1904—1907).

[1]) C. r. 52, 1260 (1861). — [2]) Botan. Mitteilungen 3 (1879). — [3]) Weinb. u. Weinh. 20, 521, 533, 549 (1902). — [4]) Vorlesungen über Pflanzenphysiologie 1910, S. 247. — [5]) Weinb. u. Weinh. 20, 521, 533, 549 (1902). — [6]) Ann. chim. phys. [3] 58, 323 (1860); [3] 64, 5 (1862); [4] 25, 145 (1872). — [7]) Ann. 29, 100 (1839); Die organische Chemie in ihrer Anwendung auf Agrikultur u. Physiologie 1840, S. 202—299; Verhandl. d. bayr. Akad. d. Wiss. 2, 323 (1869); Ann. 153, 1, 137 (1870). — [8]) B. 30, 117 (1897).

2. Die Zymase und der Chemismus der Alkoholgärung.

Nach C. Oppenheimer[1]) sind Zymasen eine Gruppe von Enzymen, die die Glukose (und einige wenige andere Hexosen) in bestimmte, aber noch nicht ganz sicher erfaßte Zwischenstoffe überzuführen vermögen. Diese Stoffe haben aber ihrerseits die Fähigkeit, entweder durch einfache chemische Umwandlung oder unter dem Einfluß anderer Enzyme sich in dreifach verschiedener Weise zu verändern.

Der erste Fall ist der Übergang in Milchsäure.

Der zweite Fall ist der Übergang in Kohlensäure und Alkohol.

Der dritte Fall ist der Übergang in Kohlensäure und Wasser, d. h. der normale, anaerobe Stoffwechsel aller Lebewesen, auch der Mikroben.

Allerdings tritt bei den letzteren im allgemeinen und bei den Hefen insbesondere dieser Vorgang stark in den Hintergrund.

Nachdem man lange Zeit diese drei Vorgänge als etwas ganz Verschiedenes betrachtet hatte, brach sich schließlich die Überzeugung Bahn, daß die Bildung der Milchsäure im engsten Zusammenhang mit demselben Enzym stehe, das auch die alkoholische Gärung bewirkt. Wenn auch der zunächst auftauchende Gedanke, daß die Alkoholbildung über die Milchsäure verläuft, sich als unrichtig erwies, so zeigte sich doch, daß die Milchsäurebildung insofern eng mit der Alkoholbildung zusammenhängt, als sie eine andere Form desselben primären Vorganges ist.

Welche Bedingungen es sind, die zur Milchsäure- oder zur Alkohol- und Kohlensäurebildung oder zur vollständigen Oxydation führen, ist ebensowenig in allen Einzelheiten klar, wie die Mittel, die die Zwischenstoffe weiter verändern. Immerhin kann man folgende Arbeitshypothese aufstellen.

Der erste Fall ist der, daß tatsächlich nur das primäre Enzym tätig ist; dann entstehen die überaus labilen Zwischenstoffe, die sich in einfachen chemischen Reaktionen zur stabilen Milchsäure umlagern. Diese Reaktion ist nachzuweisen bei zahlreichen Mikroben, sowie bei Luftabschluß im Stoffwechsel der tierischen Zellen. Der zweite Fall ist verwirklicht im normalen Stoffwechsel der Hefen; er kommt aber nebenbei auch vor im Stoffwechsel zahlreicher Bakterien, im anaeroben Stoffwechsel der Pflanzenzellen an Stelle der Milchsäurebildung, und im tierischen anaeroben Stoffwechsel neben der Milchsäurebildung. Der Prozeß verläuft hier in großen Zügen wahrscheinlich in folgender Art: An den Zwischenstoffen greift zunächst ein Enzym Carboxylase an, das die Abspaltung der Carboxylgruppe katalysiert. Dieses Enzym kann man in Hefen nachweisen; es zerlegt z. B. Brenztraubensäure in Kohlensäure und Acetaldehyd. Der Rest (vielleicht auch hier Acetaldehyd?) geht auf rein chemischem Wege oder vielleicht unter Mitwirkung oxydoreduzierender Enzyme in Alkohol über.

Im dritten Falle ist der Weg anfangs derselbe, die Zwischenstoffe geben Kohlensäure ab, aber an dem Reste gehen komplizierte Umsetzungen mit Hilfe oxydierender und reduzierender Enzyme vor sich, die in ihren Einzelheiten noch ganz hypothetisch sind.

E. Buchner gelang es, durch Zerreiben der Hefezellen mit Quarzsand die Zymase von der lebenden Hefe zu trennen und somit zu zeigen, daß bei der Hefengärung ein Enzym tätig ist, das, wie aus kinetischen Betrachtungen hervorgeht, katalytisch wirkt.

Die Zymase ist ein Endoenzym, d. h. sie geht aus der unverletzten Zelle höchstens in Spuren heraus. Auch durch Plasmolyse gelingt es, nur ganz wenig Zymase aus der Zelle herauszulocken. Man muß schon von dem sehr gewaltsamen Mittel der Autolyse Gebrauch machen, um die Zymase vom Zellprotoplasma zu trennen. Aber auch dies gelingt nur, wenn vorher die Zellwand durch die Endotryptase infolge Einwirkung gewisser Gifte oder vorsichtigen Trocknens aufgelockert und für die Zymase durchgängig gemacht worden ist. Die Zymase ist sehr unbeständig; in Lösung wird sie hauptsächlich durch das Enzym Endotryptase unwirksam gemacht.

Einen eigentümlichen „Aktivator" für die Zymase fanden A. Harden und W. J. Young, sowie E. Buchner, als sich zeigte, daß gekochter Hefenpreßsaft, der an und für sich unwirksam ist, die Wirksamkeit frischen Saftes bis auf das Fünffache steigern kann. Welcher Stoff diese Stimulierung der Zymase hervorruft, ist noch unbekannt; einstweilen wurde er mit dem Namen Co-Enzym belegt.

Es stellte sich ferner heraus, daß Phosphate die Wirkung der Zymase sehr begünstigen, und daß sie nach der Gärung organisch gebunden sind an Zucker, und zwar als Hexosebiphosphat und Triosemonophosphat.

Diese Phosphorsäureester dürften etwa folgende Konstitution haben:

$$\begin{array}{l} CH_2 . O . PO_3H_2 \\ | \\ CO \\ | \\ C_4H_8O_2 . O . PO_3H_2. \end{array}$$

Bezüglich der chemischen Vorgänge bei der Gärung sind drei Fragen zu stellen, nämlich:

1. In was wird der Zucker zuerst umgewandelt?
2. Welche Zwischenstoffe entstehen daraus?
3. Wie entstehen hieraus die Endprodukte?

In bezug auf den ersten Punkt scheint Übereinstimmung dahin gehend zu herrschen, daß zunächst ein Teil des Zuckers an Phosphat gebunden wird, ein anderer weiter zerfällt. Dabei wird angenommen, daß entweder von 2 Molekeln Hexosen eines, das aber sonst ganz unverändert bleibt, an die Phosphorsäure gebunden wird, oder aber, daß — und das scheint das wahrscheinlichere zu sein —

[1]) Die Fermente u. ihre Wirkungen **2**, 661 (1913).

der Zucker primär in Triosen zerfällt, von denen die eine weiter zerlegt wird, während die andere durch das Phosphat zu Hexose regeneriert wird.

Als solche Zwischenstoffe nimmt Lebedew Glycerinaldehyd und Dioxyaceton an. Dioxyaceton wird nicht weiter abgebaut, sondern mit Phosphorsäure gekuppelt, um damit neue gärfähige Hexosen zu regenerieren. Der Glycerinaldehyd dagegen dürfte durch Wasserabspaltung in Methylglyoxal übergehen nach dem Schema:

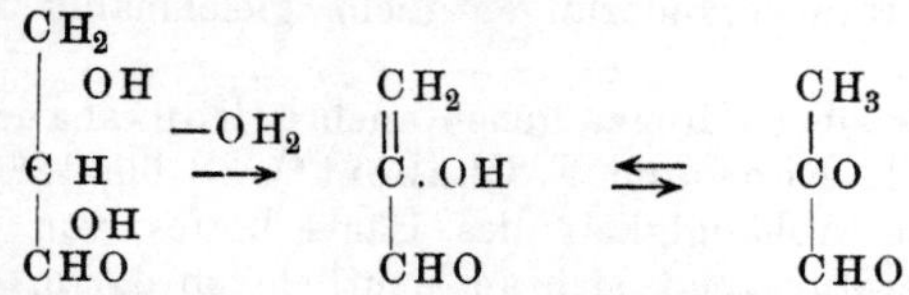

Glycerinaldehyd Methylglyoxal.

Aus dem Methylglyoxal entsteht das eine Endprodukt, die Milchsäure, durch einfache Wasseranlagerung nach der Gleichung:

$$CH_3.CO.CHO. + OH_2 = CH_3.CH(OH).COOH.$$

Die Bildung der beiden anderen Endprodukte, Alkohol und Kohlensäure, aus dem Methylglyoxal, dürfte über die Brenztraubensäure führen, indem in einer Cannizzaroschen Umlagerung das Methylglyoxal in Brenztraubensäure und Brenztraubenalkohol übergeht.

$$\left.\begin{array}{l} CH_3.CO.CH:O \\ CH_3.CO.CH:O \end{array}\right\} + \begin{array}{c} H_2 \\ \| \\ O \end{array} = \begin{array}{l} CH_3.CO.CH_2.OH \\ CH_3.CO.CO_2H. \end{array}$$

Brenztraubensäure wird dann durch die Carboxylase Neubergs zu Kohlensäure und Acetaldehyd abgebaut, und der Acetaldehyd wird schließlich dadurch zu Alkohol reduziert, daß der aus Methylglyoxal entstandene Brenztraubenalkohol Wasserstoff abgibt und dadurch wieder in Methylglyoxal übergeht.

Der ganze Chemismus der Hexosenaufspaltung könnte demnach etwa durch folgendes Schema versinnbildlicht werden, wobei jedoch nicht verhehlt werden darf, daß durch die vorläufige Annahme dieser Hypothese noch nicht jede Schwierigkeit aus der Welt geschafft wird.

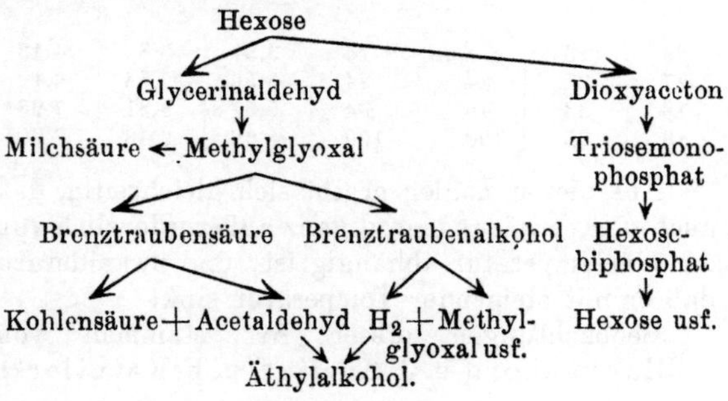

Schrifttum.

Buchner, E. und Hahn, M.: Die Zymasegärung 1903

Mayer, A. - Meisenheimer, J.: Gärungschemie 1906

Neuberg, C.: Der Zuckerumsatz in C. Oppenheimer Handbuch der Biochemie, Erg.-Bd. 1913.

Oppenheimer, C.: Die Fermente und ihre Wirkungen, 1. und 2. Bd. 1912/13.

Rapp, R.: Die Alkoholase in F. Lafar, Handbuch der technischen Mykologie, 4. Bd. 1905/07, S. 346.

3. Das Lüften während der Gärung.

Ältere Forscher, so besonders A. Blankenhorn[1]) und seine Schüler, hielten das Lüften der gärenden Moste und Maischen für sehr vorteilhaft, weil sie dann infolge reichlicher Vermehrung der Hefe sehr rasch durchgären. Ein weiterer Vorteil des Lüftens ist, daß nach Beobachtungen von C. Neubauer[2]), S. Molnàr[3]), E. Mach[4]) und E. Rotondi[5]) infolge des reichlichen Hefewachstums in gelüfteten Mosten der Stickstoffverbrauch größer ist als in ungelüfteten; infolgedessen neigen die während der Gärung gelüfteten Weine weniger zu Trübungen und Krankheiten.

Die Lüftung bringt jedoch die großen Nachteile mit sich, daß sowohl weiße als auch rote Weine unerwünschte Färbungen annehmen. So werden die Weißweine leicht hochfarbig oder sogar rahn, wobei sie gleichzeitig leicht einen unreinen Geschmack annehmen. Bei der heutigen Geschmacksrichtung, die hellgrüne Weine vorzieht, ist das Rahnwerden besonders unerwünscht. Näheres über das Rahnwerden siehe S. 228.

Der rote Farbstoff der Rotweine wird durch die Luft in braune, unlösliche Verbindungen übergeführt, ja schwach rot gefärbte Moste können durch Lüften während der Gärung leicht vollständig entfärbt werden, wie A. Bouffard und L. Sémichon[6]), sowie V. Martinand[7]) angeben. Sehr schädlich kann schließlich das Lüften dadurch werden, daß luftliebende Organismen, die durch die gärende Hefe unterdrückt worden sind, durch die erneute Sauerstoffzufuhr wieder günstige Lebensbedingungen finden.

Durch die Lüftung während der Gärung wird auch eine nicht unbedeutende Verminderung des Alkoholgehaltes herbeigeführt und insbesondere eine Schädigung des Buketts hervorgerufen.

Nachdem sich später durch langjährige Erfahrung herausgestellt hat, wie dies auch H. Müller-Thurgau[8]) bestätigt, daß normalerweise ungelüftete Moste ebenso vollständig vergären wie gelüftete, ist man von dem Verfahren, Luft während der Gärung zuzuführen, vollständig abgekommen; ja man bemüht sich im Gegenteil, dem Sauerstoff den Zutritt während der Gärung so vollständig als möglich zu verwehren. Nur in denjenigen Ausnahmefällen, bei denen es sich um Weine handelt, deren Gärung aus irgend einem Grunde ins Stocken geraten ist, versucht man zunächst durch Lüftung des Gärgutes die Tätigkeit der Hefe wieder anzuregen, weil sowohl nach H. Müller-Thurgau[9]) als auch nach J. Wortmann[10]) die ruhende Hefe durch Zuführung von Sauerstoff mitunter wieder

[1]) Ann. Önol. **1**, 21, 215, 408 (1870); **2**, 157 (1872). — [2]) Ebenda **3**, 138 (1873); **4**, 62, 492 (1874). — [3]) Ebenda **3**, 245 (1873). — [4]) Weinlaube **7**, 269 (1875). — [5]) Staz. ital. **7**, 65 (1878). — [6]) C. r. **126**, 423 (1898); Rev. Vitic. **9**, 377 (1898); **10**, 339 (1898). — [7]) C. r. **126**, 656 (1898); Rev. Vitic. **10**, 237, 259 (1898). — [8]) 8. D. W. C. Colmar i. E. 1885, S. 128. — [9]) Ebenda, S. 129. — [10]) Wissenschaftl. Grundlagen 1905, S. 115 u. 129.

zum Sprossen und damit zu neuer Gärtätigkeit angeregt werden kann.

Selbstverständlich ist aber das Lüften dann von keinem Nutzen mehr, wenn die Hefe größtenteils oder gar gänzlich abgestorben ist, oder wenn neben wenig guten Weinhefen sehr viel schädliche Keime (Apiculatushefen, Kahmpilze, Essigbakterien usf.) vorhanden sind. Bevor man daher zum Lüften schreitet, ist nach J. Wortmann[1]) eine mikroskopische Prüfung des Trubes anzuraten. Je nach Ausfall dieser Untersuchung lüftet man oder zieht man vom Trube ab und vergärt mit frisch vorgezüchteter Weinhefe. Man lüftet demgemäß z. B. Jungweine, die infolge zu hoher oder zu niederer Gärtemperaturen stecken geblieben und dadurch vielleicht auch schleimig geworden sind. Auch sehr zuckerreiche Moste, besonders Auslesemoste, in denen sich die Hefe gern rasch absetzt, bedürfen nicht selten der Lüftung, weil hier ganz allgemein die Lebensbedingungen für die Hefe sehr ungünstig sind. Auch wenn es sich darum handelt, in pasteurisierten oder stark eingeschwefelten Mosten die Gärung einzuleiten, ist das Lüften vorteilhaft, weil solche Moste fast sauerstofffrei sind, sei es, daß der Sauerstoff mechanisch ausgetrieben oder durch chemische Vorgänge gebunden worden ist. Das Lüften des Weines erfolgt durch Abziehen des Weines mittels Brause oder des Reißrohres. Man läßt den Wein aus dem Zapfhahn, an dem eine Brause angeschraubt wird, in eine vorgelegte Bütte springen und bringt ihn dann mit der Stütze oder der Pumpe in dasselbe oder auch in ein anderes (nicht eingebranntes) Faß zurück. Oder man läßt den Wein in eine Bütte ab und bringt ihn mit Hilfe der Stütze oder der Pumpe durch das Reißrohr (ein ziemlich enges, siebartig durchlochtes Rohr, das durch das Spundloch hindurch in das Faß gesteckt wird) in ein zweites Faß. Empfehlenswerter ist das von Fr. Moog eingeführte Ablaufrohr mit selbsttätiger Lüftungsvorrichtung. Die Vorrichtung besteht darin, daß ein in das Ablaufrohr eines gewöhnlichen Zapfhahnes konzentrisch eingebautes, beiderseits offenes Röhrchen Luft ansaugt, während der Wein mit einiger Geschwindigkeit durch den Hahn hindurchgeleitet wird (Prinzip der Bunsenschen Wasserstrahlpumpe). Ein besonderer Vorzug dieses Mischhahns ist der Umstand, daß durch einen auf das Lüftungsröhrchen aufgesetzten Schlauch und durch ein vorgeschaltetes Wattefilter frische und gereinigte Luft dem Wein zugeführt werden kann. Neuerdings lüftet man die Weine auch häufig mit Hilfe der Weinpumpen. Auch hierdurch ist man in einfachster Weise mit denselben Hilfsmitteln in der Lage, frische und gereinigte Luft in den Wein hineinzupressen.

Die früher empfohlene, von L. v. Babo[2]) auf Veranlassung A. Blankenhorns gebaute Mostpeitsche ist veraltet und wird nicht mehr benutzt.

[1]) Wissenschaftl. Grundlagen 1905, S. 115. — [2]) Ann. Önol. **1**, 16 (1870).

4. Die Gärtemperatur.

Nach H. Müller-Thurgau[1]) kann die Mostgärung eintreten bei Temperaturen von 6 bis 40°. Nach französischen Forschern hingegen, z. B. nach E. Rousseaux[2]), liegt die untere Grenze schon bei 12 bis 15°. Vielleicht ist dieser Widerspruch auf Rasseneigentümlichkeiten südlicher und nördlicher Hefen zurückzuführen; wenigstens hat E. Kayser[3]) festgestellt, daß sich die Hefen gegen Temperaturveränderungen nicht gleichmäßig verhalten.

Als obere Grenze geben auch E. Rousseaux[2]), sowie L. Roos und F. Chabert[4]) 38 bis 42° an.

Die Abhängigkeit des Gärverlaufes von der Temperatur zeigt sich am deutlichsten darin, daß die stürmische Gärung um so frühzeitiger eintritt, je höher die Gärtemperatur ist. Bei 36°, aber auch noch bei 27° zeigt sie sich nach H. Müller-Thurgau[5]) schon am zweiten, bei 18° am dritten, bei 9° hingegen frühestens am fünften, spätestens am zehnten Tage. Die Gärintensität am Tage der heftigsten Gärung hängt nach H. Müller-Thurgau[6]) ebenfalls deutlich von der Temperatur ab, und zwar derart, daß der meiste Zucker bei 27 bis 30° vergoren wird. Bei höheren Temperaturen wird gewöhnlich weniger Zucker vergoren, nur bei Mosten mit mehr als 30 Proz. Zucker tritt noch eine kleine Steigerung ein. Je höher die Gärtemperatur ist, um so schneller kommt nach Eintritt der stürmischen Gärung die Hauptgärung zum Abschluß, d. h. die Gärintensität sinkt mit steigender Gärtemperatur rasch auf Null. So machte H. Müller-Thurgau[7]) folgende Beobachtungen:

Gärtemperatur °C	Gärdauer in Tagen			Gebildeter Alkohol in Gewichtsprozenten		
	bei einem Zuckergehalt von					
	12,7 Proz.	21,75 Proz.	30,3 Proz.	12,7 Proz.	21,75 Proz.	30,3 Proz.
36	13	17,5	14	3,37	3,84	4,13
27	21	24	24	5,56	7,54	6,12
18	33	46	34	5,57	8,81	7,28
9	65	100	100	5,62	9,48	7,90

Aus diesen Zahlen ergibt sich gleichzeitig, daß auch der Vergärungsgrad ganz außerordentlich von der Gärtemperatur abhängig ist, und zwar derart, daß er mit steigender Temperatur sinkt.

Beobachtungen dieser Art stammen von A. Blankenhorn u. J. Moritz[8]) u. F. Kerntler[9]),

[1]) 10. G. D. W. Geisenheim 1884, S. 50—59; 9. D. W. C. Rüdesheim 1886, S. 73—76; 7. D. W. C. Dürkheim a. d. H. 1882, S. 117—124; 10. D. W. C. Freiburg i. B. 1887, S. 94—102. — [2]) Rev. Vitic. **10**, 145 (1898). — [3]) Ebenda **36**, 89 (1911). — [4]) Ebenda **8**, 33, 69, 89, 122 (1897). — [5]) 10. G. D. W. Geisenheim 1884, S. 53. — [6]) 7. D. W. C. Dürkheim a. d. H. 1882, S. 118. — [7]) 10. G. D. W. Geisenheim 1884, S. 58. — [8]) Ann. Önol. **3**, 1 (1873). — [9]) Ebenda **7**, 1 (1878).

neuere von A. Muntz[1]), L. Roos u. F. Chabert[2]), sowie von E. Kayser[3]).

H. Müller-Thurgau[4]) führt die Hemmung der Gärung bei hohen Temperaturen darauf zurück, daß die Hefe unter der Einwirkung des stark erwärmten Alkohols in einen Ruhezustand übergeht, der sie gärunfähig macht. In frischen Most gebracht, vermag diese Dauerform der Hefe ebenfalls nicht mehr zu gären, wohl aber zu sprossen; erst die jungen Tochterzellen sind wieder gärfähig. Infolge der vorzeitigen Gärungshemmung enthalten zu warm vergorene Weine bestimmte Zuckermengen, die um so größer sind, je höher die Gärtemperatur gewesen ist. Nach H. Müller-Thurgau[5]) bleiben manche Moste schon bei einer gleich bleibenden Temperatur von nur 25° in der Gärung stecken. Dagegen ist bei Beginn der Gärung eine zeitweilige Erwärmung des Gärgutes auf 25 bis 30° nicht schädlich. Die infolge hoher Temperatur stecken gebliebenen Weine sind es hauptsächlich, die Bakterienkrankheiten zum Opfer fallen. Andererseits darf die Gärtemperatur nicht zu tief sinken. So nimmt nach A. Blankenhorn[6]), H. Müller-Thurgau[7]) und E. Rousseaux[8]) die Gärung unter 15° einen zu langsamen Verlauf, so daß sich häufig Nebengärungen einstellen. Nach J. Nessler[9]) werden unter solchen Umstanden weiße Moste meist schleimig; während rote Maischen leicht zu schimmeln beginnen. In nördlichen Weinbaugebieten, wo meist zwischen Ende Oktober und Anfang Dezember gelesen wird, kommt das Gärgut häufig mit einer Temperatur zwischen 0 und 10° in den Keller, so daß für künstliche Erwärmung der Moste Sorge getragen werden muß.

Am günstigsten sind nach H. Müller-Thurgau[10]) Temperaturen von 12 oder 15° bis 25°; dabei ist es nach ihm sehr zweckmäßig, wenn zur Zeit der stürmischen Gärung die Temperatur auf 25° steigt, dann aber langsam auf 15° fällt. Im allgemeinen ist es vorteilhaft, zuckerreiche sowie säurereiche Moste bei etwas höheren Temperaturen zu vergären, als zuckerarme und säurearme. Ebenso sollen nach J. Wortmann[11]) bei Verwendung von Reinhefen Moste, die mehr als 20 Proz. Zucker enthalten, bei 12 bis 15°, solche mit geringerem Zuckergehalt hingegen bei 10 bis 12° anfangen zu gären.

Französische Forscher hingegen halten Temperaturen von 20 bis 30°, ja sogar bis 32° für die günstigsten, so A. Bouffard[12]), L. Roos[13]), L. Roos und F. Chabert[14]), E. Kayser[15]); offenbar deshalb, weil Südweinhefen überhaupt höhere Temperaturen vertragen. Vielleicht hängt es auch damit zusammen, daß die Maischegärung der Rotweine, um die es sich hauptsächlich handelt, ein rascheres Einsetzen der Gärung erfordert als die Mostgärung.

Neuerdings empfiehlt allerdings auch P. Pacottet[1]) weiße Moste bei 16 bis 18°, rote Maischen bei 18 bis 20° Anfangstemperatur zu vergären.

Bei der Temperaturregelung der Gärkeller darf nicht vernachlässigt werden die Selbsterwärmung des Gärgutes, die ihrerseits abhängt von der Zusammensetzung des Mostes (besonders von dessen Zuckergehalt) und der Temperatur des Gärgutes vor beginnender Gärung. Praktisch ist ferner der Umstand von ausschlaggebender Bedeutung, daß in großen Gärbehältern die Temperatur während der Gärung sehr viel höher steigt als in kleinen, weil die Wärmeabgabe durch Strahlung von der Oberfläche kleiner Gebinde verhältnismäßig auf den Rauminhalt umgerechnet, sehr viel größer ist als bei großen Gebinden. So zeigte z. B. H. Müller-Thurgau[2]), daß bei einer Kellertemperatur von 13° die Temperatur

in 6 hl-Fässern	um 6 bis 9°	
„ 12 „	„ 7 „ 12°	
in einem 48 hl-Faß . . .	„ 17°	
„ „ 72 „ . . .	„ 20°	

stieg.

Es empfiehlt sich daher das Gärgut in möglichst gleichen, nicht zu großen Gebinden vergären zu lassen. Da man in Deutschland gewöhnlich 6 bis 12 hl-Fässer benutzt, so genügt es, um bei der stürmischen Gärung Temperaturen von 20 bis 25° zu erreichen, die Gärkeller auf 10 bis 15° zu erwärmen. Nur wenn die Moste mit Temperaturen unter 10° in den Gärkeller kommen, muß man sie entweder selbst auf 10 bis 15° oder die Gärkeller auf 16 bis 20° erwärmen.

Weil heutzutage gut eingerichtete Betriebe von vornherein heizbare Gärkeller besitzen, zieht man gewöhnlich den letzteren Weg vor. Die Heizung der Keller erfolgt entweder mit gewöhnlichen Öfen oder, was besser ist, durch eine Zentralwarmwasserheizung. Man hat auch Vorrichtungen ersonnen, mit Hilfe deren man den Inhalt der einzelnen Fässer in bequemer Weise um einige Grade zu erwärmen in der Lage ist. Die beste und einfachste Vorrichtung dieser Art scheint die von Friedr. Holl in Cannstatt-Stuttgart zu sein. Eine eingehende Beschreibung dieses und ähnlicher Apparate gibt K. Windisch[3]). Neuerdings verwendet man auch elektrische Heizpatronen, die einfach in das Gärgut versenkt werden[4]).

Nicht so einfach ist es, in warmen Ländern das Gärgut auf ein erträgliches Maß herabzukühlen, wenn infolge hoher Lesetemperatur von 20 bis 35°, die Temperatur während der stürmischen Gärung

[1]) C. r. **124**, 331 (1897). — [2]) Rev. Vitic. 8, 33, 69, 89, 122 (1897). — [3]) Ebenda **36**, 89 (1911). — [4]) 10. G. D. W. Geisenheim 1884, S. 58. — [5]) 10. D. W. C. Freiburg i. B. 1887, S. 96. — [6]) Ann. Önol. **2**, 432 (1872); **7**, 157 (1878). — [7]) 10. D. W. C. Freiburg i. B. 1887, S. 94. — [8]) Rev. Vitic. **10**, 173 (1898). — [9]) Bereit. d. Weines 1908, S. 160 u. 270. — [10]) 10. G. D. W. Geisenheim 1884, S. 60; 10. D. W. C. Freiburg i. B. 1887, S. 96. — [11]) Wissenschaftl. Grundlagen 1906, S. 157. — [12]) Progrès agric. et vitic. **12** (1891). — [13]) Rev. Vitic. **2**, 613 (1894); **3**, 15 (1895). — [14]) Ebenda 8, 33, 69, 89, 122 (1897). — [15]) Ebenda **36**, 89 (1911).

[1]) Vinification, Paris 1908, p. 136, 226. — [2]) 10. D. W. C. Freiburg i. B. 1887, S. 101. — [3]) Nessler-Windisch, Bereit. d. Weines 1908, S. 162—167. — [4]) Schweiz. Ztschr. f. Obst- u. Weinb. **27**, 51 (1918).

selbst auf 30 bis 40°, ja sogar 45° steigt. Früher, als man die Schwierigkeiten der Gärführung bei hohen Temperaturen noch nicht beherrschen gelernt hatte, waren fast alle so gewonnenen Weine mehr oder weniger krank. Vor etwa 20 Jahren begannen jedoch französische Weintechniker die Lösung dieser Aufgabe mit Erfolg in Angriff zu nehmen, und schon seit einer Reihe von Jahren ist es in praktisch durchaus befriedigender Weise möglich, auch in den größten Betrieben jede Gärstörung durch hohe Temperatur und deren üble Folgen hintanzuhalten. Das einfache Mittel hierzu besteht in rechtzeitiger und genügender Abkühlung des sich übermäßig erhitzenden Gärgutes mit Hilfe geeigneter Kühlvorrichtungen.

In den Lehrbüchern von L. Sémichon[1]), P. Pacottet[2]) und J. Dugast[3]) sind solche Kühler beschrieben; so die Apparate von Muntz und Rousseaux, Egrot und Grangé, Guillebaud, A. P. Hayne, Andrieu, Paul. Gewöhnlich bestehen diese Apparate in einem Röhrensystem, durch das der zu kühlende Most hindurchfließt, während außen über die Röhren das Kühlwasser herabrieselt. Einzelne Kühler sind wohl auch aus zwei, konzentrisch ineinander liegenden Röhren zusammengesetzt; in der äußeren Röhre fließt das zu kühlende Gärgut, das zunächst von dem in der inneren Röhre fließenden Wasser abgekühlt wird. Außerdem wird es noch von außen gekühlt, sei es, daß man hier ebenfalls Wasser herabrieseln läßt oder daß man sich einfach der Luftkühlung bedient.

Man gebraucht im allgemeinen etwa Wassermengen, die der zu kühlenden Weinmenge gleich sind, da man in den südlichen Ländern meist mit Wasser, das etwa 20° warm ist, zu arbeiten hat.

Gewöhnlich hat man in den warmen Ländern auch mit Wassermangel zu kämpfen, so daß es notwendig wird, das warm gewordene Kühlwasser selbst wieder durch Abkühlung zu neuem Gebrauch vorzubereiten. Man benutzt dazu Verdunstungskühlwerke, die nach Art der Gradierwerke eingerichtet sind. Indem man einen Teil (etwa 3 bis 5 Proz.) des warmen Wassers durch natürlichen oder künstlichen Luftzug verdunsten läßt, wird die Temperatur der Hauptmenge des Wassers genügend stark herabgesetzt. Nach J. Dugast[4]) muß man einem Liter gärenden Most durch Abkühlung durchschnittlich etwa 20 Kalorien Wärme entziehen; nur unter besonders ungünstigen Umständen, wenn nämlich die Temperatur bei Beginn der Gärung schon außerordentlich hoch liegt, und wenn es sich um sehr zuckerreiche Moste handelt, wird es notwendig, den Wärmeentzug auf 30 Kalorien zu steigern. Nach A. Muntz[5]) darf man die Gärtemperatur nicht über 37°, nach J. Dugast[4]) nicht über 36° steigen lassen. In der Praxis beginnt man dementsprechend zu kühlen, sobald die Temperatur unter dem Tresterhut 33° erreicht hat. Dabei kühlt man auf etwa 22° zurück und wiederholt dies Verfahren, sobald die Temperatur sich wieder auf 33° erhebt.

A. Muntz und E. Rousseaux[1]) kühlen auf 18° herab, so daß sie mit einer Kühlung auskommen. J. Dugast[2]) hingegen hält es für richtiger, nur auf etwa 25°, dafür aber zwei- oder dreimal zu kühlen. Die eingehendste Beschreibung des Abkühlverfahrens liefert J. Dugast in seinem Lehrbuch „La vinification dans les pays chauds" 1910, p. 127—147.

Alle anderen Verfahren, die Temperatur gärender Maischen herabzusetzen, haben sich nicht bewährt. Von einigem Nutzen mag es höchstens noch sein, die Trauben nicht in der heißen Tageszeit, sondern nur in den kühleren Morgen- und Abendstunden zu lesen.

Leider können diese sowie auch einige andere Vorsichtsmaßregeln (Ausbreiten der gelesenen Trauben während der Nacht und Besprengen mit Wasser, Vergären der Maischen in kleinen Gebinden usf.) im Großbetrieb nicht durchgeführt werden. Auch das Kühlen der Maischen in den Gärgefäßen selbst hat sich nicht bewährt, sei es, daß man an der Außenwand der Gärgefäße Wasser herabrieseln ließ, oder daß man in die Gärgefäße mit kaltem Wasser gespeiste Kühlschlangen oder auch mit Eis beschickte Kästen einbaute.

Auch von dem „Remontage" genannten Verfahren, das in einem Umpumpen und sehr starkem Lüften der Maischen besteht, ist man wegen der vielfachen damit verbundenen Nachteile wieder abgekommen. Die Lüftung wurde entweder dadurch bewirkt, daß man den abgezogenen Most, durch eine Brause fein verteilt, oben wieder auf den Tresterhut fallen ließ, oder daß man durch die Maische selbst einen kräftigen Luftstrom leitete. Doch ist einerseits die Kühlung, die man hierbei erreicht, ziemlich unbedeutend, während anderseits das Wachstum sämtlicher in der Maische vorhandenen Keime durch die Sauerstoffzufuhr mächtig angeregt wird. So wird zunächst die Gärenergie der Hefen selbst gesteigert, während man doch durch das Abkühlen eigentlich das Gegenteil erreichen wollte. Besonders schädlich ist es aber, daß durch die Luftzufuhr das Wachstum der Essigbakterien und anderer Weinschädlinge außerordentlich begünstigt wird. Der größte Nachteil der Remontage ist schließlich der große Verlust an Bukettstoffen und an Alkohol, der bei einzelnen Versuchen bis zu 1,5 Proz. betrug, sowie die bei der hohen Temperatur gesteigerte Neigung mancher Mostbestandteile, sich zu oxydieren, so daß z. B. weiße Moste fast stets braun (rahn) werden.

[1]) Maladies des vins 1905, p. 520—529. — [2]) Vinification 1908, p. 136—145. — [3]) Vinification 1910, p. 127—147. — [4]) Ebenda, p. 129—135. — [5]) C. r. **124**, 331 (1897).

[1]) Rev. Vitic. **7**, 435 (1897). — [2]) Vinification 1910, p. 135.

5. Einfluß der Mostbestandteile auf die Hefe.

a) Die Zuckerarten.

Die Zuckerarten dienen den Hefen als bevorzugte Bau-, Betriebs- und Gärungsstoffe. Welche Zuckermengen bei der Mostgärung die Hefe zur Bildung neuer Zellen verbraucht, ist unbekannt, wenn auch J. Wortmann[1]) mit einem Hinweis auf Pasteur behauptet, daß etwa 5 Proz. der gesamten Zuckermenge diesen Zwecken dienen. [F. Lafar[2]) berichtet, daß nach Pasteur die Hefe etwa 1 Proz. des verarbeiteten Rohrzuckers für den Zellenaufbau verwendet.] H. Müller-Thurgau[3]) hat bewiesen, daß die Zuckerkonzentration gewöhnlicher Moste auf die Gärungsenergie der Hefe von geringem Einfluß ist. Er führt vielmehr die im Kellereibetriebe beobachtete Tatsache, daß zuckerarme Moste stürmischer vergären als zuckerreiche, auf die verschiedene Beschaffenheit und die wechselnde Menge der für die Ernährung der Hefe notwendigen Stickstoffverbindungen zurück.

Nach K. Windisch[4]) vergären am raschesten Moste mit einem Zuckergehalt von 10 bis 18 Proz., nach R. Meissner[5]) solche mit 15 bis 18 Proz. Auch bei einem Zuckergehalt von 21 Proz. ist eine Gärungshemmung noch nicht zu beobachten.

Dagegen wird durch noch höhere Zuckerkonzentrationen allmählich die Vermehrung der Hefe erschwert und schließlich gänzlich verhindert. So zeigen schon Moste mit 25 Proz. Zucker derartige Hemmungen. Auch die schwere Vergärbarkeit der Auslesemoste aus edelfaulen Trauben ist wenigstens zum Teil auf deren hohen Zuckergehalt von 25 bis 45 Proz. zurückzuführen. Nach H. Müller-Thurgau[6]) trägt dazu allerdings auch die durch die Botrytis verursachte Stickstoffarmut und nach J. Behrens[7]) die Bildung von gärungswidrigen Giftstoffen durch den Edelfäulepilz bei. H. Müller-Thurgau[8]) hat noch in einem Auslesemost mit 50 Proz. Zucker Gärung beobachtet, während trotz Hefeaussaat in einer rheingauer Rosinenauslese mit 49 Proz. Zucker eine Gärung nicht eintrat. Im allgemeinen scheinen sich nach E. Laurent[9]) auch Weinhefen in 60 proz. Zuckerlösung nicht mehr zu vermehren und auch nicht mehr zu gären. Wenn dennoch E. Dubourg[10]) in 80 proz. Invertzuckerlösung durch Hefen aus süßen Sauterneweinen noch Gärung beobachtet haben will, so erscheint dies so auffallend, daß eine Nachprüfung unbedingt erforderlich ist.

b) Die Säuren.

E. Laurent[9]) hat festgestellt, daß die Weinhefen auch viele organische Säuren oder wenigstens deren Salze zu assimilieren vermögen. Darunter befinden sich alle im Wein vorkommenden Säuren, außer Gerbsäure. J. Schukow[1]) hat diese Befunde später bestätigt; doch läßt sich gegen seine Versuche einwenden, daß die Abnahme der titrierbaren Säure in den Gärflüssigkeiten noch nicht ein Verschwinden von organischer Säure beweisen muß. Im allgemeinen ist jedenfalls die Fähigkeit der Hefen, Säuren verzehren zu können, zu beschränkt, als daß sie für den Kellerwirt von praktischem Nutzen sein könnte.

Wichtiger sind die Reiz- und die Giftwirkungen, die die organischen Säuren, je nach der vorhandenen Menge auszuüben vermögen. Kleine Säuremengen fördern nach F. Lafar[2]) und E. Kayser[3]) offenbar immer das Hefenwachstum und die Gärung, größere Mengen hingegen wirken hemmend[2]). Daß die Wirkung der Säure nach E. Kayser und G. Barba[4]) auch von der übrigen Beschaffenheit des Mostes und von der Gärtemperatur abhängt, scheint durch die Annahme erklärbar zu sein, daß der fragliche Einfluß hauptsächlich durch die freien Wasserstoffionen der Säure ausgeübt wird. So fördern nach F. Lafar[2]) kleine Weinsäuremengen die Gärung in außerordentlichem Maße, erst größere Mengen schädigen sie nach übereinstimmenden Angaben von E. Laurent[5]), E. Kayser[3]), sowie E. Kayser und G. Barba[4]). Ganz ähnlich verhalten sich die Hefen gegen Äpfelsäure; einzelne Rassen vertragen sie nach E. Kayser[3]) und F. Lafar[2]) weniger gut als die Weinsäure, andere bevorzugen sie, z. B. die Obstweinhefe Wädenswil 4 von H. Müller-Thurgau und A. Osterwalder[6]), die andererseits schon durch 1 bis 3 Proz. Weinsäure schwach gehemmt wird. Auch die im Weine vorkommenden geringen Mengen von Bernsteinsäure schaden offenbar den Hefen nicht [vgl. dazu die Zusammenstellung von F. Lafar[7]) und K. Kruis[8])].

Gegen die Essigsäure sind die Weinhefen verschieden empfindlich, wie J. Nessler[9]), F. Lafar[2]), J. Behrens[10]) und H. Galler[11]) gefunden haben. F. Lafar stellte fest, daß geringe Mengen Essigsäure im Most die Gärtätigkeit mancher Hefen überhaupt nicht beeinflussen. So vergor die Hefe Geisenheim R einen Most mit 6 Prom. titrierbarer Säure, der außerdem noch einen Zusatz von 2,7 Prom. Essigsäure erhalten hatte, fast ebenso gut und rasch wie denselben Most ohne Zusatz. Erst bei einem Zusatz von 5 Prom. Essigsäure trat eine merkbare Verzögerung des Gärverlaufes ein, der Vergärungsgrad hingegen wurde erst bei einem Essigsäurezusatz von 7,4 Prom. herabgesetzt. Bei noch

---

[1]) L. J. **23**, 555, 557 (1894). — [2]) Handbuch **4**, 96 (1905—1907). — [3]) 10. G. D. W. Geisenheim 1884, S. 54. — [4]) Nessler-Windisch, Bereitung d. Weines 1908, S. 103. — [5]) Babo u. Mach, Handbuch 1910, II, 122. — [6]) L. J. **17**, 103 (1888). — [7]) C. Bakt. II, **4**, 514 (1898). — [8]) 9. D. W. C. Rüdesheim 1886, S. 69. — [9]) Ann. soc. belge de microscopie **14**, 29 (1890). — [10]) Rev. Vitic. **8**, 467 (1897).

[1]) C. Bakt. II, **2**, 601 (1896). — [2]) L. J. **24**, 445 (1895). — [3]) Ann. Past. **10**, 51 (1896); Rev. Vitic. **16**, 61 (1901). — [4]) Rev. Vitic. **15**, 509 (1901). — [5]) Ann. soc. belge de microscopie **14**, 29 (1890). — [6]) L. J. Schweiz **24**, 259 (1910). — [7]) Lafar, Handbuch **4**, 137 (1905—1907). — [8]) Lafar, ebenda **5**, 291 (1911). — [9]) Nessler, Bereitung d. Weines 1908, S. 107. — [10]) B. Augustenburg 1902, S. 53. — [11]) B. Weinsberg 1905, S. 101.

größeren Essigsäuremengen stellt die Hefe jede Lebenstätigkeit ein. Ähnliches fand J. Nessler. Ferner stellte F. Lafar fest, daß in einem Most, der zunächst mit Calciumcarbonat neutralisiert und dann mit 7,8 Prom. Essigsäure versetzt worden war, alle geprüften 15 Weinhefen die Gärung unterhielten. Bei Zusatz von 8,8 Prom. blieben 14, bei Zusatz von 10 Prom. Essigsäure blieben noch drei Hefen gärfähig.

Nach K. Windisch[1]) stehen diese Ergebnisse von Laboratoriumsversuchen mit der praktischen Erfahrung durchaus nicht im Einklang. Es ist nämlich bekannt, daß Moste schon bei dem verhältnismäßig niedrigen Essigsäuregehalt von 1 bis 2 Prom. deutliche und nicht unbedenkliche Gärungshemmungen zeigen, indem besonders unvergorener Zucker zurückbleibt. Dies spricht für die von J. Behrens[2]) gemachte Annahme, daß in stichigem Gärgut nicht die Essigsäure selbst der gärungshemmende Bestandteil ist. K. Windisch scheint allerdings außerdem noch einen direkten Wettbewerb zwischen Essigbakterien und Hefen anzunehmen.

Auch bei der Umgärung von Weinen schädigen bereits sehr viel geringere Mengen Essigsäure die Gärung. So verzögern nach H. Galler[3]) 2 Prom. Essigsäure bereits merkbar die Gärung und 4 bis 5 Prom. bringen sie völlig zum Stocken. Im praktischen Betriebe ist aber bereits ein Gehalt von 1 bis 2 Prom. Essigsäure in dem umzugärenden Wein äußerst schädlich. Die Gärung vollzieht sich schleppend und setzt mitunter frühzeitig aus, weil wie Nessler meint, die Essigsäure um so schädlicher wirkt, je ungünstiger die übrigen Gärungsbedingungen liegen, die in diesem Falle durch die Anwesenheit von Alkohol verschlechtert worden sind.

c) Der Gerbstoff.

G. Gelm[4]) stellte fest, daß große Gerbstoffmengen die Gärung ungünstig beeinflussen. P. Carles und G. Nivière[5]) wollen bei der Aufklärung der Frage, warum stark farbstoffhaltige Traubensorten bei der Vergärung mannigfache Schwierigkeiten bieten, festgestellt haben, daß die vollständige Vergärung des Zuckers durch den Farbstoff gehemmt werde. Dieser sei mit den Gerbstoffen verwandt und wirke als Antiseptikum. Vermutlich dürfte es sich hier jedoch ebenfalls um eine Wirkung der Gerbstoffe, nicht der Farbstoffe handeln. Nach A. Rosenstiehl[6]) absorbieren die Hefen den Gerbstoff und auch den roten Farbstoff in so beträchtlicher Menge, daß ihre Gärtätigkeit gehemmt, ja sogar gänzlich unterdrückt werden kann. Dagegen soll ihre Vermehrungsfähigkeit dadurch keine Schädigung erleiden. Die Tatsache,

[1]) Nessler-Windisch, Bereit. d. Weines 1908, S. 107. — [2]) B. Augustenburg 1902, S. 53. — [3]) B. Weinsberg 1905, S. 101. — [4]) Staz. ital. **30**, 294 (1897). — [5]) C. r. **125**, 452 (1897). — [6]) Ebenda **130**, 195 (1900); **134**, 119 (1902); Rev. Vitic. **17**, 126 (1902).

daß in der Praxis die Vergärung der roten Maischen, die an Gerb- und Farbstoff sehr reich sind, glatt verläuft, erklärt sich nach A. Rosenstiehl demnach so, daß an Stelle der älteren Zellen, die durch die Anhäufung von Gerb- und Farbstoff gärungsunfähig geworden sind, immer wieder neue gärkräftige Zellen auftreten. Erwägt man jedoch, daß schon bei einem Alkoholgehalt von 2 bis 3 Proz. die Vermehrung der Hefe aufhört, so klafft immer noch ein Widerspruch zwischen den Ergebnissen der Laboratoriumsversuche und denen der praktischen Betriebe. Erwähnt soll hier noch werden, daß die Empfindlichkeit der Hefenrassen gegen Gerb- und Farbstoffe sehr verschieden groß ist, worauf zuerst H. Müller-Thurgau[1]) aufmerksam gemacht hat. Bemerkenswert ist schließlich noch, daß Gerbstoff (Tannin) manchmal vor der Gärung zugesetzt wird, ohne zu einer bedeutenden Verzögerung der Gärung zu führen. So geschieht dies z. B. fast stets bei der Flaschengärung der Schaumweine. Auch Rotweinmaischen werden manchmal nach H. Condon und P. Pacottet[2]) mit Tannin behandelt. Die Vorteile des Tanninzusatzes bestehen darin, daß die Hefe sich sehr gut und fest absetzt und die Weine selbst sich rasch und vollständig klären. Dabei steigt der Gerbstoffgehalt nur unwesentlich und die Rotweine zeigen eine lebhaftere Farbe. Wenn auch A. Rosenstiehl glaubt, daß hierbei der Gerbstoff vorzugsweise von den Hefen mit niedergerissen werde, so hält es K. Kroemer[3]) doch für wahrscheinlicher, daß das Tannin mit Eiweißstoffen unlösliche Verbindungen eingehe, eine Vermutung, die zuerst H. Müller-Thurgau[4]) ausgesprochen hat, um die schwere Vergärbarkeit mancher gerbstoffreichen Birnmoste zu erklären. Ähnliche Beobachtungen, daß ein großer Gerbstoffgehalt die Gärung vollständig zum Stocken bringen kann, hat auch K. Windisch[5]) bei der Vergärung mit Reinhefen gemacht. Dabei schieden die Weine aus gerbstoffreichen Früchten gallertartige Massen aus. Infolgedessen nahm der Gerbstoffgehalt insbesondere während der Gärung, aber auch noch beim Lagern stark ab. Die ganze Verminderung des Gerbstoffgehaltes auf Bindung an Eiweißstoffe zurückzuführen, ist nach ihm bei dem niedrigen Gehalte der Obstmoste an Eiweiß unmöglich. Er hält vielmehr eine Umwandlung des Gerbstoffes (vielleicht in Gallussäure) für wahrscheinlich.

In Weißweinen findet sich höchstens 0,2 bis 0,4 g Gerbstoff; ist rasch gemostet worden, so enthalten die Weine nicht selten so wenig Gerbstoff, daß ihnen vor der Schönung Tannin zugesetzt werden muß. Bei 0,5 bis 0,8 g Gerbstoffgehalt schmecken Weißweine schon zu herb, während Rotweine bei gleichem Gehalt zu wenig herb erscheinen. Milde Rotweine enthalten 1 bis 1,5 g Gerbstoff;

[1]) B. Wädenswil 1894/95, S. 74. — [2]) Rev. Vitic. **15**, 121 (1901). — [3]) Lafar, Handb. **5**, 432 (1905—1914). — [4]) B. Wädenswil 1899—1902, S. 86. — [5]) Werden des Weines 1906, S. 90.

bei vollen, schweren steigt der Gerbstoffgehalt auf 2 bis 2,5 g, ohne daß sie unangenehm schmecken. Rote Verschnittweine sollen bis 6 g Gerbstoff enthalten. In sauren Weinen tritt schon ein verhältnismäßig niedriger Gerbstoffgehalt geschmacklich unangenehm hervor. [Nach J. König[1].]

d) Die Stickstoffverbindungen.

Den Einfluß des Stickstoffgehaltes der Moste auf die Gärung hat zuerst H. Müller-Thurgau[2] geprüft. Er fand, daß die Schnelligkeit und die Stärke der Gärung, sowie die Menge und die Gärkraft der Hefe mit steigendem Stickstoffgehalt der Moste zunimmt. Ferner zeigte er[3], daß sehr stark mit Zuckerwasser versetzte Moste (1 Tl. Most und 5 Tle. Zuckerlösung) zwar immer noch genügende Stickstoffmengen enthalten, um die Durchführung der Gärung zu sichern, daß aber in solchen verdünnten Mosten bedeutend weniger Hefe gebildet wird. Daß die Moste einen großen Überschuß an Stickstoffnahrung für die Hefen haben, versuchte er[4] ferner dadurch zu beweisen, daß der Stickstoffgehalt eines Mostes (Geisenheimer Riesling 1888), dem er nach beendeter Gärung die Trubhefe und den gebildeten Alkohol entzogen und dann wieder Zucker und Hefe zugesetzt hatte, nach Durchführung sechs solcher Gärungen hintereinander von 1,001 g erst auf 0,507 g gesunken war. Ob die Weinhefe das im Most vorhandene Pflanzeneiweiß aufzunehmen vermag, ist leider durchaus unbekannt. Der von E. Pantanelli[5] versuchte Nachweis, daß im Most eine Protease vorkomme, die das Traubeneiweiß für die Hefe verwertbar mache, kann wegen vielfacher analytischer Bedenken nicht als gelungen bezeichnet werden. Da man aber heute zu der Anschauung gelangt ist[6], daß Eiweißstoffe gemäß der Größe ihres Diffusionsvermögens durch tierische Haut sich zur Hefeernährung eignen, so darf man dies vielleicht auch ohne experimentellen Beweis für Mosteiweiß gelten lassen. Daß die Weinhefen Peptone besonders leicht verwerten, hat zuerst G. Gelm[7], dann auch J. Behrens[8] gezeigt, nachdem dasselbe für Bierhefen schon früher von L. Briant[9], M. Delbrück[10], Th. Bokorny[11] und anderen festgestellt worden war. Behrens fand, daß Most mit 1 Proz. Pepton versetzt bedeutend lebhafter gärt, ohne daß jedoch die Alkoholausbeute verändert würde. Dagegen soll durch Peptonzusatz der Extraktgehalt der Weine deutlich verringert werden.

[1] Nahrungsmittel **2**, 1276 (1904). — [2] 10. G. D. W. Geisenheim 1884, S. 55; 8. D. W. C. Colmar 1885, S. 126. — [3] 11. D. W. C. Trier 1889, S. 91. — [4] Ebenda, S. 94. — [5] C. Bakt. II, **31**, 545 (1911). — [6] J. Meisenheimer, Gärungschemie von A. Mayer, 1906, S. 128. — [7] Staz. ital. **30**, 294 u. 302 (1897). — [8] Weinb. u. Weinh. **21**, 353 (1903). — [9] The Brewer's Journal 1887, p. 259; Wochenschr. f. Brauerei **6**, 161 (1889). — [10] Wochenschrift f. Brauerei **10**, 810 (1893). — [11] C. Bakt. II, **9**, 674 (1902).

Von besonderer Wichtigkeit ist der von H. Pringsheim[1] geführte Nachweis geworden, daß die Hefe imstande ist, ihre Leibessubstanz mit Hilfe chemisch sehr verschiedener Stickstoffverbindungen aufzubauen, daß sie aber nur dann Zucker zu vergären vermag, wenn die ihr gebotene Stickstoffverbindung die Gruppe $-NH.\underset{|}{C}H.CO-$ enthält. Diese Gruppen besitzen besonders die α-Amidosäuren von dem Typus $NH_2.CHX.CO_2H$.

So hatte schon weit früher M. Hayduck[2] gefunden, daß das zu dieser Stickstoffgruppe gehörige Asparagin ein gutes Hefenährmittel sei; J. Behrens[3] bestätigte dies auch für Weinhefen. Über die Wichtigkeit anderer Amidosäuren, wie Leucin, Tyrosin, Alanin usf. für die Weingärung, haben die Untersuchungen von F. Ehrlich[4], die noch eingehend besprochen werden (siehe S. 125), ein bedeutsames Licht geworfen.

Eine besondere Besprechung bedarf noch die Frage, ob und inwieweit das Ammonium (an organische oder anorganische Säuren gebunden) der Weinhefe zur Ernährung dienen kann. Über die älteren Ansichten in dieser Frage siehe J. Meisenheimer[5]. Heute darf nach E. Wildiers[6] als festgestellt gelten, daß in gezuckerter Mineralsalznährlösung, die den Stickstoff ausschließlich nur in Form von Ammonsalzen enthält, Zellvermehrung und Gärwirkung nur dann eintreten kann, wenn die Menge der eingeimpften Hefezellen nicht unter eine Mindestzahl hinabgeht, die ihrer absoluten Größe nach noch nicht genau bestimmt ist und wahrscheinlich von den übrigen Versuchsbedingungen abhängt.

H. Pringsheim[7] hat die Bedeutung der Arbeiten Wildiers allerdings stark eingeschränkt, als er zeigen konnte, daß die Hefen sich zwar nicht ohne weiteres von Ammonsalzen ernähren können, daß sie aber durch passende Gewöhnung leicht und rasch die Befähigung dazu erlangen. In den Betrieben der Weinbereitung liegen die Dinge bezüglich der Hefeernährung durch Ammonsalze jedoch insofern ganz anders, als in den Versuchen Wildiers und Pringsheims, weil hier der Hefe außer Ammonsalzen auch Stickstoff in organischer Bindung [als Eiweiß (?), Peptone oder Amide] zur Verfügung steht. Unter solchen Verhältnissen nimmt die Hefe sogar mit Vorliebe Ammoniakstickstoff auf, wie dies wohl zuerst von L. Pasteur[8] behauptet, aber erst von E. Duclaux[9] bewiesen worden ist. G. Leuchs[10], E. Millon[11], A. Muntz und E. Rousseaux[12], Dubrunfaut[13], L. Roos

[1] Bio. Z. **3**, 124 (1907). — [2] Z. Spiritusind. **4**, 173 (1881). — [3] Weinb. u. Weinh. **21**, 353 (1903). — [4] L. J. **38** (Erg.-Bd. 5), 289 (1909). — [5] A. Mayer, Gärungschemie 1906, S. 123. — [6] La Cellule **18**, 313 (1901). — [7] C. Bakt. II, **16**, 101 (1906). Vgl. auch A. Kossowicz, Z. L. V. Ö. **6**, 27 u. 731 (1903); **9**, 688 (1906). — [8] C. r. **47**, 1011 (1858); Ann. chim. phys. [3] **58**, 323 (1860). — [9] Ann. de l'Ecole normale supérieure **2** (1866). — [10] J. pr. Chem. **93**, 399 (1864). — [11] C. r. **59**, 450 (1864). — [12] Rev. Vitic. **8**, 173 u. 365 (1897). — [13] C. r. **73**, 200, 263, 459 (1871).

und F. Chabert[1]), J. Laborde[2]), P. Thomas[3]), A. Gautier und G. Halphen[4]), G. Halphen[5]) und andere haben dies dann später bestätigt, so daß schon früh der Vorschlag auftauchte, die Mostgärung durch Zusatz von Ammonsalzen zu fördern. In Frankreich wird heutzutage ein solcher Zusatz, der nach A. Audoynaud[6]) die Gärung im praktischen Kellerbetrieb außerordentlich unterstützen soll, für die Herbstvergärung nicht nur in Lehrbüchern empfohlen, sondern auch tatsächlich im praktischen Betrieb vielfach und im Großen angewandt.

Dies ist um so auffälliger, als nach H. Müller-Thurgau[7]), J. Nessler[8]), R. Meissner[9]) und P. Kulisch[10]) die Vergärung von deutschen Mosten durch Ammonsalze nicht beschleunigt wird; offenbar, weil die Moste Überfluß an zur Hefeernährung geeignete Stickstoffverbindungen besitzen. Daß dagegen ganz allgemein südliche Moste weniger verwertbare Stickstoffverbindungen enthalten als deutsche, scheint aus den Untersuchungen und Angaben von J. Nessler[11]), R. Meissner[12]), C. Mensio[13]) u. a. hervorzugehen. Ich glaube, falls wirklich Ammonsalze in südlichen Mosten die Gärung fördern, dies auch auf den Umstand zurückführen zu sollen, daß die Schädigungen der Hefe durch die außerordentlich hohen Gärtemperaturen wenigstens teilweise durch einen Ammonsalzzusatz ausgeglichen werden können.

Auch bezüglich des Ammonsalzzusatzes bei Umgärungen von Wein scheinen die Ansichten noch nicht völlig geklärt. Von vornherein ist die Möglichkeit zuzugeben, daß die Mostgärung dem Gärgut so große Stickstoffmengen entzieht, daß in dem von neuem gezuckerten, mit Wasser verdünnten und dazu noch alkoholhaltigen Wein die Gärung nicht nochmals eintritt. Tatsächlich haben auch Müller-Thurgau[14]), J. Wortmann[15]), K. Windisch[16]) u. a. bei der Umgärung von Wein den Ammonsalzzusatz empfohlen, bis P. Kulisch[17]) und später auch R. Meissner[18]) gezeigt haben, daß bei deutschen Weinen, die innerhalb der gesetzlichen Grenze verbessert werden (nicht mehr als 25 Liter Zuckerwasser auf 100 Liter Wein), ein Ammonsalzzusatz nicht nur überflüssig, sondern in einzelnen Fällen sogar schädlich ist. Möglicherweise lassen sich die verschiedenen Versuchsergebnisse auf eine verschieden große Hefeaussaat zurückführen; denn unwillkürlich arbeitet man bei Laboratoriumsversuchen mit größeren Mengen Hefe als in der praktischen Kellerwirtschaft.

Auch für die Vergärung von stark gestreckten und gezuckerten Obst- und Beerensäften scheint im allgemeinen ein Ammonsalzzusatz nicht erforderlich zu sein [vgl. jedoch dagegen J. Nessler[1]) und K. Windisch[2])]. Einig sind sich jedoch alle Beobachter, z. B. P. Kulisch[3]), R. Otto[4]), K. Windisch[2]), daß Ammonsalze unter allen Umständen den Heidelbeermosten (und den Preißelbeermosten) zugesetzt werden müssen.

[1]) Rev. Vitic. **8**, 33, 69, 89, 122 (1897). — [2]) Ann. Pasteur **12**, 517 (1898); C. r. **137**, 334 (1903). — [3]) C. r. **133**, 312 (1901). — [4]) C. r. **136**, 1373 (1903). — [5]) Ann. chim. anal. appl. **8**, 246 (1903). — [6]) Justs Bot. J. B. **17**, I, 327 (1889) (Ref.); Ann. agr. 1888, Nr. 5. — [7]) 11. D. W. C. Trier 1889, S. 92. — [8]) Weinb. u. Weinh. **9**, 3 (1891). — [9]) B. Weinsberg 1907, S. 90. — [10]) Arb. Ges. Amt. **29**, 175 (1908). — [11]) Weinb. u. Weinh. **9**, 3 (1891). — [12]) J. B. angew. Bot. **1**, 96 (1903). — [13]) Staz. ital. **42**, 89 (1909). — [14]) B. Wädenswil 1894 bis 1995, S. 97. — [15]) Wissenschaftl. Grundlagen, S. 104. — [16]) B. Geisenheim 1902, S. 154; Nessler-Windisch, Bereit. d. Weines 1908, S 180; K. Windisch, Werden d. Weines 1906, S. 99. — [17]) Arb. Ges. Amt. **29**, 175 (1908). — [18]) B. Weinsberg 1907, S. 90.

e) Mineralstoffe.

Der Gehalt der Moste an Mineralstoffen reicht zur Ernährung der Hefe vollständig aus. Selbst bei den aschenärmsten Mosten ist bisher nicht beobachtet worden, daß die Gärung aus Mineralstoffmangel nicht hätte eintreten können. Nur bezüglich der Phosphate herrscht zwischen deutschen und französischen Forschern dieselbe Unstimmigkeit wie über die Frage des Ammonsalzzusatzes, die wohl auf die schon dort erwähnten Gründe zurückzuführen ist. In Deutschland hat P. Kulisch[5]) einen günstigen Erfolg durch Phosphatzusatz weder bei der Vergärung von Mosten noch bei der Umgärung von gezuckertem Wein beobachten können. Dagegen wird in Frankreich ein Zusatz von Phosphaten (meist in Form von Mono- oder Diammoniumphosphat) sehr empfohlen und auch vielfach angewandt. So halten V. Martinand und E. Kayser[6]) den Ammonsalzzusatz (0,1 Proz. Monoammonphosphat) bei allen französischen Mosten und Maischen für gärungsfördernd, besonders aber, wenn die Gärung zu langsam zu verlaufen droht. M. Langlade[7]) empfiehlt den Ammonsalzzusatz besonders bei sehr zuckerreichen und bei sehr stark eingeschwefeltem Gärgut, während H. Astruc[8]) ihn bei jedem von kranken Reben oder von faulen Trauben stammenden Gärgut für unentbehrlich hält.

Es erscheint den vielfachen Angaben der französischen Forscher gegenüber doch nicht ohne weiteres angängig, dem Phosphatzusatz jeden Nutzen abzusprechen, wenn auch neuerdings C. Mensio[9]) nicht günstig darüber berichtet.

6. Die Gärprodukte.

a) Der Äthylalkohol.

Daß die echten Weinhefen Glukose, Fruktose und Rohrzucker (letzteren, nachdem sie ihn invertiert haben) vergären können, ist schon erwähnt worden.

[1]) Wochenbl. landw. Ver. im Großh. Baden 1889, Nr. 29; Wochenschr. Brauerei **6**, 784 (1889); Weinb. u. Weinh. **9**, 1 (1891). — [2]) B. Geisenheim 1902, S. 154; Werden d. Weines 1906, S. 99. — [3]) B. Geisenheim 1897—98, S. 95. — [4]) L. J. **27**, 261 (1898). — [5]) Arb Ges. Amt. **29**, 175 (1908). — [6]) Ann. Pasteur **10**, 51 (1896). — [7]) Moniteur vinicole **56**, 238 (1911). — [8]) Rev. Vitic. **36**, 295 (1911). — [9]) Staz. ital. **42**, 89 (1909).

Nach U. Gayon und E. Dubourg[1]) wird anfangs die Glukose stärker angegriffen als die Fruktose. Später kehrt sich allerdings dies Verhältnis um; gleichwohl zeigen aber die Moste während der ganzen Gärung einen Überschuß an Fruktose[2]). Nach A. Cordier[3]) sollen manche Hefen Nordfrankreichs Fruktose während der Hauptgärung kaum angreifen, so daß die Weine zu störenden Nachgärungen neigen; dagegen sollen nach E. Dubourg[4]) gewisse Hefen in der Sauternes vorzugsweise die Fruktose vergären. Da diese Hefen aber gegen Alkohol wenig widerstandsfähig sind, werden sie von den echten Weinhefen bald unterdrückt. Man hat versucht von der selektiven Vergärung des Invertzuckers durch die Hefe bei der Beurteilung von Süßweinen Gebrauch zu machen. Würden nämlich die Moste gleiche Mengen Glukose und Fruktose enthalten, so müßten sie nach teilweiser Vergärung stets einen mehr oder weniger großen Überschuß an Fruktose aufweisen. Da aber häufig auch unvergorene Moste schon einen Überschuß an Fruktose besitzen, so ruht die Schlußfolgerung auf ganz unsicherem Boden[5]). Über den Einfluß der Zuckerkonzentration auf die Gärung und Hefevermehrung wird auf S. 111 u. 116 gesprochen.

Die Theorie würde erfordern, daß bei der Gärung aus 100 Tln. Glukose, Fruktose oder Invertzucker 51,11 Tle. Alkohol und 48,89 Tle. Kohlensäure gebildet werden gemäß der klassischen Gleichung: $C_6H_{12}O_6 = 2\,C_2H_5OH + 2\,CO_2$, sowie daß aus 100 Tln. Saccharose (Rohr- oder Rübenzucker) 53,80 Tle. Alkohol und 46,20 Tle. Kohlensäure gebildet werden gemäß der Gleichung: $C_{12}H_{22}O_{11} + OH_2 = 4\,C_2H_5OH + 4\,CO_2$.

Von diesen theoretischen Ausbeuten wurden aber in den günstigsten Fällen bei wissenschaftlichen Versuchen nur 95,2 Proz. Kohlensäure und 95,2 Proz. Alkohol erhalten[6]), so daß das Verhältnis der beiden Gärprodukte hier wirklich 1 : 1 ist. Was mit den fehlenden 5 Proz. Zucker geschieht, ist nicht ganz sicher. L. Pasteur[7]) zeigte, daß neben Alkohol und Kohlensäure stets auch noch andere Stoffe bei der Gärung gebildet werden, und daß ein Teil des Zuckers zum Aufbau der Hefezellen selbst dient.

Nachdem durch die Forschungen der letzten Jahrzehnte ziemlich sicher festgestellt worden ist, welche Nebenprodukte in letzter Linie dem Zucker entstammen, scheint auch allgemein die Richtigkeit der Anschauung Pasteurs anerkannt zu werden, daß die Hefen einen kleinen Teil des Zuckers assimilieren.

In der Praxis der Weinbereitung werden niemals die hohen Alkoholausbeuten erzielt, die sich bei wissenschaftlichen Versuchen ergeben haben. Nach P. Kulisch[8]) erzielt man bei der Mostvergärung aus 100 Tln. Rohrzucker 43 bis 48 Tle. Alkohol, bei der Umgärung von Weinen 48 bis 51 Tle. Alkohol. Daß man bei der Weinumgärung mehr Alkohol erhält als bei der Mostvergärung, dürfte darauf beruhen, daß im ersten Falle weniger Zucker zur Neubildung von Hefe verwendet werden muß, sowie daß hier aus zwei Gründen meist eine sehr viel reinere Gärung sich vollzieht als im Moste: Einmal, weil man hier gewöhnlich mit Reinhefe arbeitet, und zweitens, weil der bereits vorhandene Alkohol das Aufkommen anderer Organismen sehr erschwert.

Die sonst noch auftretenden Schwankungen in den Alkoholausbeuten dürften sich einerseits aus der verschiedenen Leistungsfähigkeit der einzelnen Heferassen erklären; andererseits sind sie darauf zurückzuführen, daß je nach dem Grad der stürmischen Gärung mehr oder weniger Alkohol durch die entweichende Kohlensäure mit fortgeführt wird oder nachher beim Lagern verdunstet oder schließlich gar chemisch verändert (oxydiert oder verestert) wird.

Schon weiter oben ist gesagt worden, daß der von der Hefe erzeugte Alkohol allmählich die Vermehrung und Gärtätigkeit der Hefe selbst hemmt und schließlich zum Stillstand bringt. Wie bei allen Hefegiften beobachtet man auch beim Alkohol, daß kleine Alkoholmengen zunächst nur die Vermehrung der Hefe verhindern, während die Gärung erst durch größere Mengen gestört und allmählich vollständig gehemmt wird. Verhältnismäßig großer Alkoholgehalte bedarf es schließlich, um die Hefezellen wirklich abzutöten. Welche Alkoholmengen im einzelnen Falle nötig sind, um jede dieser Wirkungen hervorzurufen, hängt außer von der sonstigen Zusammensetzung des Gärgutes, besonders von der herrschenden Temperatur ab.

Die Vermehrung der Hefe scheint schon durch einen Alkoholgehalt von 2 Maßproz. verzögert und durch einen solchen von 6 bis 8 Maßproz. ziemlich vollständig gehemmt zu werden.

Will man dagegen endgültig die Entwickelung der Hefe unterbinden, so müssen mindestens 10 Maßproz. Alkohol vorhanden sein.

Ja, nachdem man erkannt hatte, daß die Hefen gegen Alkohol verschieden stark empfindlich sind, gelang es H. Müller-Thurgau[1]) Hefen zu finden, die sich noch bei 12 bis 12,5 Maßproz. kräftig vermehren. Die Erfahrungen sind später von C. E. Forti[2]) und R. Haid[3]), dessen Hefe sogar bei 13 Maßproz. sich noch vermehrte, bestätigt und erweitert worden.

Um die Gärtätigkeit aufzuheben, braucht man unter sonst gleichen Umständen weit größere Alkoholmengen. So ist bei Versuchen O. Brefelds[4]) ein Alkoholzusatz von 17,3 Maßproz. hierzu erforderlich gewesen.

Diese Verhältnisse haben Bedeutung für die Umgärung von gewöhnlichen Weinen (s. S. 156) und für die Bereitung von Süßweinen und Mistellen.

[1]) C. r. **110**, 865 (1890). — [2]) K. Windisch, Werden des Weines 1906, S. 19. — [3]) Rev. Vitic. **25**, 125 (1906). — [4]) Ebenda **8**, 467 (1897). — [5]) K. Windisch, Werden des Weines 1906, S. 20. — [6]) A. Bau in Lafar, Handb. **4**, 373 (1905—1907). — [7]) Ann. chim. et phys. [3] **58**, 324 (1860). — [8]) Sachgemäße Weinverbesserung 1909, S. 41.

[1]) B. Wädenswil 1892/93, S. 73. — [2]) Boll. di Notizie agrarie **18**, 363 (1896). — [3]) Allg. Wein-Ztg. 1913, Nr. 29, vom 17. Juli. — [4]) L. J. **5**, 281 (1876).

Die Süßweine werden hergestellt, indem man die Moste angären oder auch ganz vergären läßt und dann den Alkoholgehalt durch Spritzusatz auf eine solche Höhe bringt, daß der entweder noch vorhandene oder nachträglich wieder zugesetzte Zucker nicht weiter vergoren werden kann. Mistellen sind sofort nach der Kelterung durch Alkoholzusatz stummgemachte Moste. Gewöhnlich werden die Mistellen auf einen Alkoholgehalt von 15 Maßproz. gebracht, vereinzelt soll jedoch hier noch Gärung eintreten. Man darf hier vermuten, daß es sich um die Tätigkeit von Hefen handelt, die sich vor dem Spritzusatz in genügend starker Weise hatten vermehren können, so daß durch den Spritzusatz zwar ihrer weiteren Vermehrung, nicht aber der Gärtätigkeit Einhalt geboten wurde. Ch. Blarez[1]), G. Halphen[2]), A. Gautier und G. Halphen[3]), L. Sémichon[4]) und J. Dugast[5]) berichten über die Herstellungsweise dieser Weine und über ihre chemischen Merkmale.

Die chemische Zusammensetzung des Gärgutes ist gleichfalls von Einfluß auf die Widerstandskraft der Hefe gegen Alkohol. Bei der Weinbereitung kommt insbesondere der Einfluß der Zuckerkonzentration in Betracht, weniger der der übrigen Mostbestandteile, wie der Säuren, der Mineralstoffe, der Stickstoffverbindungen usf., da der Gehalt an diesen Stoffen nur in geringem Maßstabe schwankt.

So hat H. Müller-Thurgau[6]) gezeigt, daß mit steigendem Zuckergehalt die Schädlichkeit gleicher Alkoholmengen auf das Gärvermögen wächst.

R. von der Heide[7]) hat bei der Vergärung von Mosten verschiedenen Zuckergehaltes beobachtet, daß die Gärung zum Stillstand kam in einem Moste mit:

26,9 Proz. Zucker	nach Entstehung von	14,5 Maßproz. Alkohol
33,2 „ „		13,0 „ „
37,9 „ „		11,7 „ „
45,9 „ „		9,5 „ „

Zwei große Versuchsreihen von C. von der Heide[8]) mit Zuckergehalten von 11 bis 69 Proz., deren eine mit wenig, die andere mit viel Hefe angesetzt wurde, ergaben folgendes Bild:

Zuckergehalt des Gärgutes	Die Gärung hörte auf durch wenig Hefe	durch viel Hefe
	bei einem Alkoholgehalt von	
rund 11 Proz.	59 g in 1 Liter	62 g in 1 Liter
„ 16 „	82 g „ 1 „	84 g „ 1 „
„ 21 „	107 g „ 1 „	112 g „ 1 „
„ 26,5 „	120 g „ 1 „	131 g „ 1 „
„ 30 „	110 g „ 1 „	138 g „ 1 „
„ 40 „	87 g „ 1 „	97 g „ 1 „
„ 49,5 „	34 g „ 1 „	49 g „ 1 „
„ 54 „	12 g „ 1 „	27 g „ 1 „
„ 59 „	3 g „ 1 „	7 g „ 1 „
„ 68,5 „	1 g „ 1 „	?

[1]) C. r. **137**, 64 (1903); Bull. Soc. de Phie. de Bordeaux 1903, p. 193; Vins et spiritueux, Paris 1908; p. 23. — [2]) Ann. chim. appl. **8**, 246 (1903). — [3]) C. r. **136**, 1373 (1903). — [4]) Rev. Vitic. **32**, 711 (1909); Übersetz. i. Weinb. u. Weinh. **39**, 539, 549 (1911). — [5]) Vinification 1910. — [6]) 10. G. D. W. Geisenheim 1884, S. 50. — [7]) B. Geisenheim 1907, S 265. [8]) Ebenda 1911, S. 188.

Hier zeigt sich deutlich, daß anfänglich mit steigendem Zuckergehalt die erzeugte Alkoholmenge einem Höchstwerte zustrebt, bei weiterer Zuckerzunahme sinkt dann der Alkoholgehalt allmählich bis auf Null.

Diese Verhältnisse sind für die Vergärung von Auslesemosten mit Zuckergehalten von 25 bis 50 Proz. von Wichtigkeit. Je höher der Zuckergehalt der Auslesemoste ist, um so geringer wird der Alkoholgehalt der fertigen Weine sein. Zu der schwierigen Vergärung der Auslesemoste tragen außerdem noch die geringe Hefeaussaat und die Giftigkeit der von der Botrytis ausgeschiedenen Stoffwechselprodukte (siehe dazu S. 111) bei.

In bescheidenem Maße vermögen sich nach E. Laurent[1]) die Hefen an den Alkohol zu gewöhnen, so daß sie später die Gärung erst bei höheren Alkoholgehalten einstellen, als sie anfangs getan haben. Hierdurch läßt sich vielleicht erklären, warum Ausleseweine mitunter jahrelang in Gärung bleiben. Unter gegebenen Verhältnissen erzeugt die Hefe in Auslesemost zunächst eine bestimmte Menge Alkohol, so daß zunächst die Gärung aufhören muß; allmählich paßt sich aber dann die Hefe der vorhandenen Alkoholmenge an, so daß sie wieder anfangen kann zu gären, da ihr ja genügend unvergorener Zucker zur Verfügung steht.

Wenn die Hefen allmählich den unter den gegebenen Bedingungen möglichen Höchstwert an Alkohol gebildet haben, so gehen sie nach H. Müller-Thurgau[2]) in einen Ruhezustand über. Diese Dauerzellen besitzen kein Gärvermögen mehr. Werden sie nämlich in alkoholfreies, zuckerhaltiges Gärgut übertragen, so tritt zunächst keine Gärung ein, sondern den Dauerzellen entsprossen nach einiger Zeit Tochterzellen, die nun ihrerseits die Gärung einleiten. Die vorteilhafte Wirkung des sogenannten Aufschlagens der Hefe bei nicht vollständig durchgegorenen Mosten sucht F. Lafar[3]) darauf zurückzuführen, daß die Hefe, die sich in der sehr alkoholreichen Bodenschicht des Weines zur Ruhe gesetzt hat, durch das Umrühren mit alkoholärmeren Anteilen des Weines in Berührung komme, so daß nach eingetretener Sprossung die Gärung weiter schreiten könne. Wahrscheinlich spielen aber beim Aufschlagen auch die übrigen Stoffwechselprodukte der Hefe eine wichtige Rolle. So dürfte besonders die Konzentration der sehr giftigen Fuselöle, die sich ja erfahrungsgemäß im Hefepreßwein in bedeutender Menge vorfinden, beim Umrühren herabgesetzt werden. Auch die schädliche Kohlensäure entweicht dabei in großer Menge aus dem Weine und an ihre Stelle tritt der die Hefensprossung anregende Sauerstoff der Luft.

Der Alkohol spielt im Weine die wichtige Rolle eines natürlichen Schutz- und Erhaltungsmittels.

[1]) Ann. soc. belge de microscopie **14**, 29 (1890). — [2]) 10. G. D. W. Geisenheim 1884, S. 58. — [3]) Handbuch **4**, 132 (1905—1907).

Je höher der Alkoholgehalt ist, um so weniger läuft der Wein Gefahr durch die Lebenstätigkeit von Schimmelpilzen, Kahmhefen und Bakterien verdorben zu werden. Die geringste Alkoholmenge, die den Wein bei sorgfältiger Kellerbehandlung vor Krankheiten gerade noch zu schützen vermag, dürfte mindestens 6 bis 7 Maßproz. betragen. Steigt der Alkoholgehalt auf 15 und mehr Maßprozent, so vermögen selbst die gefährlichsten Weinverderber, die Essigbakterien, nicht mehr aufzukommen.

In südlichen Ländern droht infolge der heißen Witterung den säurearmen Mosten und Maischen die Hauptgefahr, durch feindliche Organismen verdorben zu werden, vor und während der Gärung; dagegen sind die Weine infolge ihres hohen Gehaltes an Alkohol — sei er durch die Gärung entstanden oder künstlich zugesetzt worden — vor Angriffen durch feindliche Organismen ziemlich geschützt.

In kalten Ländern hingegen schützen sich die gärenden Moste und Maischen zunächst durch ihren hohen Säuregehalt selbst; dagegen bleibt der Alkoholgehalt im fertigen Weine so niedrig, daß nur mit Hilfe einer sehr sorgfältigen Kellerbehandlung dem Entstehen von Krankheiten entgegengewirkt werden kann.

Weine mit weniger als 7 Maßproz. Alkohol sind als aus unreifen Trauben erzeugt, minderwertig und längere Zeit nicht haltbar. Sie müssen durch Zuckerzusatz verbessert werden. Leichte gute Tischweine weisen 8 bis 10 Maßproz. Alkohol auf, während man bei 11 bis 13 Maßproz. von kräftigen Weinen spricht. 13 bis 15 Maßproz. Alkohol finden sich in sehr starken und kräftigen Weinen. Dessert- und Süßweine enthalten oft 15 bis 18 Maßproz. Alkohol; hier handelt es sich wohl meistens nicht mehr um reine Naturweine, sondern es ist ihnen entweder vor oder während der Gärung Alkohol zugesetzt worden. Da die Hefe unter keinen Umständen mehr als 18 Maßproz. Alkohol erzeugen kann, so sind Weine mit noch höherem Gehalt an Alkohol bestimmt gespritet.

In deutschen Weinen finden sich entsprechend den Mostgewichten der Moste in guten Jahren meist Alkoholgehalte von 80 bis 90 g. In sehr guten Jahren und Lagen auch 90 bis 120 g Alkohol; in den meisten Jahren und Lagen hingegen bleibt der Alkoholgehalt unter 80 g, oft sogar erheblich darunter.

Aber auch in den einzelnen weinbautreibenden Gegenden treten jährlich charakteristische Unterschiede auf. So zeigen die Rheingauweine fast stets einen um 10 g höheren Alkoholgehalt als die Moselweine und die Rotweine der Ahr wiederum einen um fast 10 g höheren Alkoholgehalt als die Rheingauweine. In der Pfalz hingegen muß man unterscheiden zwischen der Haardt, dessen ausgesprochener Qualitätsbau Weine mit meist etwas höherem Alkoholgehalt erzeugt als die des Rheingaus, und der Ebene mit Massenbau, wo nur Weine mit niedrigem Alkoholgehalt wachsen. Ähnlich liegen die Verhältnisse in Hessen und Franken. Die übrigen deutschen Weinbaubezirke erzeugen meist Weine, die im großen Durchschnitt einen Gehalt von 70 g Alkohol kaum erreichen.

b) Die Kohlensäure.

Über den Einfluß der Kohlensäure auf den Verlauf der Gärung liegen insbesondere bei der Bierbrauerei[1]) zahlreiche Beobachtungen vor. Die Kohlensäure hemmt die Gärung teils als Endprodukt der Gärung, teils mechanisch, indem sie die Oberfläche der Hefezellen umhüllt. Der günstige Einfluß der Lüftung ist zum größten Teil eben der Entfernung der Kohlensäure zuzuschreiben. Daß man heutzutage bei der Weinbereitung bewußt auf die Entfernung der Kohlensäure durch Lüften verzichtet, ist bereits auf S. 107 auseinandergesetzt.

H. Müller-Thurgau[2]) hat die Ergebnisse früherer Forscher bestätigt, nach denen durch Kohlensäure unter Umständen wohl das Wachstum der Hefe, nicht aber das Gärvermögen gehemmt werden kann. Im Moste soll nach ihm allerdings selbst die Hefebildung durch einen Kohlensäureüberdruck von 0,5 bis 1,0 Atm. nicht wesentlich beeinträchtigt werden. Dagegen wird die Neubildung von Hefe in vergorenen und nochmals gezuckerten Weinen durch die Anwesenheit von Kohlensäure ganz außerordentlich gehindert, wie folgendes Beispiel zeigt:

Ein Rheingauer Jungwein wurde sterilisiert, mit Reinhefe beimpft, dann in 3 Tle. geteilt. Die erste Probe blieb unverändert, die zweite und dritte wurde mit steigenden Mengen von Kohlensäure versehen. Nach 12 und 28 Tagen wurden die Hefezellen gezählt; dabei ergab sich folgendes Bild:

	Anfänglicher CO_2-Gehalt g in 1 l	In 1 Liter Wein waren lebende Hefezellen		
		ursprünglich	nach 12 Tagen	nach 28 Tagen
1. Probe	0,04	84000	111600	22200000
2. „	1,21	84000	89400	237000
3. „	2,44	84000	61800	55800

Müller-Thurgau betrachtet daher die Kohlensäure als ein vorzügliches Frischerhaltungsmittel, das die Entwickelung unerwünschter Keime mit Sicherheit hintanzuhalten vermag. Diese Verhältnisse sind besonders für die Schaumweinbereitung von Wichtigkeit, wo die Hefen in der gasdichtverschlossenen, dickwandigen Schaumweinflasche sich allmählich selbst unter einen Kohlensäuredruck von 3 bis 8 Atm. setzen. Durch den vereinigten Einfluß einer hohen Kohlensäurekonzentration und eines hohen Kohlensäuredruckes werden die Hefen bald gezwungen, in den Ruhestand überzugehen, so daß sie später den Zucker, der bei der sogenannten Dosage dem Schaumwein nochmals

[1]) M. Delbrück u. F. Hayduck, Die Gärungsführung. Berlin 1911. — [2]) 11. D. W. C. Trier 1889, S. 96; 12. D. W. C. Worms 1891, S. 144.

zugesetzt wird, nicht mehr zu vergären vermögen. In ähnlicher Weise hat A. Böhi[1]) gefunden, daß Moste, die unter starken Kohlensäuredruck gesetzt werden, nicht von selbst in Gärung geraten, ja daß sogar in einigen Monaten alle Keime absterben. Im übrigen wird es bei der Weinbereitung gewöhnlich nicht als notwendig empfunden, die Kohlensäure während der Gärung künstlich zu entfernen.

Der Jungwein ist gewöhnlich mit Kohlensäure gesättigt. Beim Abstechen verliert der Wein von selbst allmählich die Kohlensäure. Je nachdem man im ausgebauten Wein wenig oder viel Kohlensäure wünscht, verfährt man beim Abstich verschieden. Bringt man ihn beim Abziehen innig mit Luft in Berührung, etwa durch Abziehen mit Hilfe einer Brause, so geht die Kohlensäure rasch verloren. Dafür beladet er sich mit Sauerstoff und baut sich infolgedessen rasch aus. Den Moselweinen hingegen, die stark prickeln sollen, sucht man beim Abziehen von Anfang an ihren Kohlensäuregehalt möglichst zu erhalten. Man drückt sie deshalb mit dem Blasebalg aus einem Fasse in das andere, ja man imprägniert sie mitunter absichtlich noch vor der Flaschenfüllung mit Kohlensäure. Verschwiegen soll nicht werden, daß die Kohlensäure in ausgebauten Moselweinen wohl meist aus einer anderen Quelle, der Äpfelmilchsäuregärung, stammt.

c) Das Glycerin.

Der erste, der aussprach, daß bei der alkoholischen Gärung stets 5 bis 6,5 Proz. Zucker zur Bildung von Nebenprodukten verbraucht würde, war L. Pasteur[2]). Er fand, daß auf 100 Tle. vergorenen Zuckers etwa 2,5 bis 3,6 Tle. Glycerin, 0,67 bis 0,76 Tle. Bernsteinsäure und 1,2 bis 1,3 Tle. andere Stoffe (Fett, Zellulose usf.) erzeugt wurden.

Th. Peneau[3]), J. Boussingault[4]), C. Neubauer und E. Borgmann[5]), J. Nessler und M. Barth[6]), R. Fresenius und E. Borgmann[7]), J. Moritz[8]), V. Thylmann und A. Hilger[9]), M. Barth)[10], A. Straub[11]) und P. Kulisch[12]) zeigten dann später, daß die Menge des gebildeten Glycerins zur Menge des vergorenen Zuckers in keiner bestimmten Beziehung stehe, denn auf 100 Tle. Alkohol wurde in ihren Versuchen 1,638 bis 13,8 Tle. Glycerin erzeugt.

H. Müller-Thurgau[13]) wies nach, daß die Menge des gebildeten Glycerins von der größeren oder geringeren Lebensenergie der Hefe abhängt und sprach die Ansicht aus, daß das Glycerin kein Gärprodukt, sondern ein Stoffwechselprodukt der Hefe sei. Unter günstigen Lebensbedingungen, wie bei reichlicher Ernährung mit Mineralstoffen und Stickstoffverbindungen[1]), bei geeigneter Temperatur, bei Sauerstoffzufuhr wird gewöhnlich mehr Glycerin erzeugt als unter ungünstigen Verhältnissen. Als solche wurden erkannt: Vergärung künstlicher Gemische (dadurch erklärt sich auch das niedrige Alkohol-Glycerinverhältnis in den Versuchen Pasteurs 100 : 5,2 bis 7,5), Vergärung bei sehr hoher oder bei sehr niedriger Temperatur, Vergärung in Anwesenheit sehr großer Zucker- und Säuremengen [besonders schädlich sind schweflige Säure[2]), Salicylsäure[3]) und Essigsäure[4])], wie sich z. B. aus folgendem Versuch ergibt, der gleichzeitig den Einfluß des Lüftens zeigen soll:

In ein und demselben Moste bildeten sich auf 100 Tle. Alkohol x Tle. Glycerin:

Essigsäurezusatz:	keiner	2,5 Prom.	5 Prom.
Ohne Lüftung	8,30	7,57	5,10
Mit Lüftung	11,49	9,18	8,14

Ob die Lüftung wirklich die Glycerinbildung befördert, bleibt trotzdem zweifelhaft, weil offenbar durch das Lüften große Mengen Alkohol aus dem Gärgut entführt werden, worauf vielleicht bei der Versuchsanstellung nicht genügend Rücksicht genommen wurde. Hierauf deutet auch eine Bemerkung von E. Mach und K. Portele[5]) hin. Daß es für die Glycerinbildung gleichgültig ist, ob die Luft während der Gärung zutreten kann oder nicht, geben übrigens V. Thylmann und H. Hilger[6]), sowie A. Rau[7]) an.

Von der Salicylsäure gibt auch L. Weigert[8]) an, daß sie die Glycerinbildung störe; da aber auch die Gärung gehemmt werde, so werde das Alkoholglycerinverhältnis dadurch nicht geändert. Über die Glycerinbildung von Hefen, die an Frischerhaltungsmittel (speziell an Fluoride) gewöhnt sind, berichtet J. Effront[9]). Nach ihm sollen die Hefen, je mehr sie sich den Frischerhaltungsmitteln anpassen, um so mehr Alkohol erzeugen, während die Glycerin- und Bernsteinsäurebildung zurückgeht. Auch die Anwesenheit von Alkohol beeinträchtigt die Glycerinbildung nach P. Kulisch[10]), W. Seifert und

[1]) Ein neues Verfahren zur Herstellung alkoholfreier Obst- und Traubenweine. Frauenfeld 1912. — [2]) C. r. **46**, 857 (1858); **47**, 224 (1858); **48**, 1149 (1859); Ann. chim. phys. [3] **58**, 324 (1860). — [3]) Chem. News **38**, 153 (1878). — [4]) Ann. chim. phys. [5] **22**, 98 (1881). [5]) Fr. **17**, 442 (1878). — [6]) Fr. **21**, 52 (1882). — [7]) Fr. **22**, 55 (1883); **23**, 48 (1884). — [8]) Ch. Z. **10**, 322 (1886). — [9]) Arch. f. Hyg. **8**, 451 (1889). — [10]) Fr. **28**, 580 (1889); **31**, 150 (1892); Weinlaube **17**, 97 (1885). — [11]) F. B **2**, 388 (1895). — [12]) Z. ang. Ch. **5**, 238 (1892); **6**, 572 (1893); **9**, 418 (1896). — [13]) 10. G. D. W. Geisenheim 1884, S. 61; 8. D.W.C. Colmar 1895, S. 129; 11. D.W.C. Trier 1889, S. 94.

[1]) Vgl. auch P. Kulisch, Z. ang. Ch. **9**, 418 (1896); A. Rau, Arch. Hyg. **14**, 225 (1892). — [2]) Vgl. auch V. Thylmann u. A. Hilger, Arch. Hyg. **8**, 451 (1889); J. Laborde, C. r. **129**, 344 (1899); A. Rau, Arch Hyg. **14**, 225 (1892); P. Kulisch, Z. ang. Ch. **9**, 418 (1896). — [3]) 9. D. W. C. Rüdesheim 1886, S. 68; vgl. P. Kulisch, Z. ang. Ch. **9**, 418 (1896). — [4]) 8. D. W. C. Colmar 1885, S. 129; vgl. P. Kulisch, Z. ang Ch. **9**, 418 (1896); M. Barth, Weinlaube **17**, 97 (1885). — [5]) L. V. St. **41**, 278 (1892). — [6]) Arch. Hyg. **8**, 451 (1889). — [7]) Ebenda **14**, 225 (1892). — [8]) Mitt. V. St. Klosterneuburg **5**, 58 (1888). — [9]) C. r. **118**, 1420 (1894); **119**, 169 (1894). — [10]) Z. ang. Ch. **9**, 418 (1896).

R. Reisch[1]). Nach W. Seifert und R. Haid[2]) ist die neugebildete Glycerinmenge bei der Umgärung von Weinen geringer als bei der Vergärung von Mosten; deshalb verschiebt sich das Alkohol-Glycerinverhältnis bei der Umgärung von Weinen nach unten, wenngleich die absolute Glycerinmenge zunimmt. Dagegen nimmt mit steigendem Zuckergehalt auch die Menge des gebildeten Glycerins zu, um dann bei hohen Zuckerkonzentrationen wieder zu fallen. Offenbar liegen hier bei der Glycerinbildung die Verhältnisse ähnlich, wie bei der alkoholischen Gärung. Dabei ist nach W. Seifert und R. Reisch[1]) wichtig, daß das Alkohol-Glycerinverhältnis nicht konstant bleibt, sondern sinkt, wie folgender Versuch an einem mit steigenden Mengen Zucker versetzten Most zeigt:

Alkohol- und Glycerinbildung bei steigendem Zuckergehalt.

Zucker in 1 Liter Most	Glycerin in 1 Liter Wein	Alkohol in 1 Liter Wein	Alkohol-Glycerin-verhältnis
93,6 g	5,28 g	42,9 g	100 : 12,3
114,6 „	5,71 „	nicht bestimmt	
146,1 „	6,25 „		
167,1 „	6,34 „		
198,6 „	6,41 „		
219,6 „	7,02 „	103,2 g	100 : 6,8

Auch P. Kulisch[3]) und J. Laborde[4]) geben an, daß geeignete, nicht zu niedrige Zuckerkonzentrationen die Glycerinbildung begünstigen. Ebenso zeigen die praktischen Versuche, über die K. Windisch[5]) berichtet, daß in gezuckerten Mosten, selbst wenn sie gleichzeitig erheblich gestreckt werden, mehr Glycerin entsteht, als in den zuckerarmen Naturmosten. Merkwürdig ist allerdings, daß K. Windisch selbst diesen Schluß nicht aus seinen Zahlen zieht, indem er wahrscheinlich die absolute Glycerinzunahme mit dem Alkoholglycerinverhältnis verwechselt; dieses Verhältnis nimmt bei seinen Versuchen meist zu, vereinzelt aber auch ab, was mit den obigen Angaben von W. Seifert und R. Reisch im Widerspruch steht.

Bezeichnung	Auf 1 hl Most wurde zugesetzt	1 Liter Wein enthält		Alkohol: Glycerin $=100:x$
		Alkohol g	Glycerin g	
1902 Geisenheimer Fuchsberg Elbling	ohne Zusatz	59,4	5,2	8,8
	3,63 kg Zucker	71,2	7,7	10,8
1903 Geisenheimer Fuchsberg Elbling	ohne Zusatz	50,1	4,7	9,6
	6,5 kg Zucker	73,9	6,8	9,2
	15,75 kg Zucker + 51,5 l Wasser	75,5	6,1	8,1

[1]) C. Bakt. II, **12**, 574 (1904). — [2]) C. Bakt. II, **28**, 37 (1910). — [3]) Z. ang. Ch. **9**, 4118 (1896). — [4]) C. r. **129**, 344 (1899). — [5]) Werden des Weines 1906, S. 27.

E. Borgmann[1]), der ebenfalls Moste zuckerte und teilweise gleichzeitig stark streckte, beobachtete, allerdings in Laboratoriumsversuchen, entweder starke Zunahme (von 6,0 auf 8,8 g) oder höchstens geringe Abnahme (von 6,0 auf 5,3 g) des Glyceringehaltes. Das Alkoholglycerinverhältnis stieg dabei von 8,0 entweder bis zu 10,5 oder sank bis auf 7,81. Bei Versuchen P. Kulischs[2]), der ebenfalls Moste zuckerte und dabei stark streckte und sie dann (nach dem Pasteurisieren) mit Reinhefe vergor, nahm mit steigendem Zuckergehalt der Glyceringehalt entweder ein wenig ab oder beträchtlich zu, während das Alkoholglycerinverhältnis stets abnahm.

Als L. v. Udransky[3]) die Versuchsbedingungen so wählte, daß die Hefe nicht gären, wohl aber einen geringen Stoffwechsel unterhalten konnte, wurde ebenfalls Glycerin gebildet, so daß dadurch die oben erwähnte Ansicht H. Müller-Thurgaus, die Glycerinbildung habe mit der alkoholischen Gärung nichts zu tun, scheinbar als richtig bestätigt wurde.

Auch nach J. Wortmann[4]) stehen Alkohol- und Glycerinbildung in keiner näheren Beziehung. Nach ihm hängt die Menge des erzeugten Glycerins nicht von der Zahl der gärenden Hefezellen ab und auch nicht, wie H. Müller-Thurgau annimmt, von dem Mineralstoff- und Stickstoffgehalt des Mostes. Dagegen ist das Vermögen, Glycerin zu bilden, eine spezifische Eigenschaft der einzelnen Heferassen. Es ist unabhängig von der Gärkraft, so daß gärstarke und gärschwache Hefen gleiche Glycerinmengen bilden können. Dieser Ansicht schlossen sich auch O. Bernheimer[5]) und J. Laborde[6]) an. Letzterer fand noch, daß Stickstoffverbindungen, hohe Gärtemperatur, hohe Zuckerkonzentration, hoher Weinsäuregehalt die Glycerinbildung fördern. Diese Angaben stimmen mit den obigen nicht vollständig überein.

Die Frage, zu welchem Zeitpunkt der Gärung hauptsächlich die Glycerinbildung stattfindet, beantworten ältere Untersuchungen von E. Mach u. K. Portele[7]), sowie von J. Effront[8]) dahin, daß am Ende der Gärung mehr Glycerin gebildet werde als am Anfang; dagegen ist nach neueren Untersuchungen von J. Laborde[9]), W. Seifert und R. Reisch[10]), sowie R. Reisch[11]) die Glycerinbildung zur Zeit der stärksten Gärung und Vermehrung, d. h. in den ersten Zeiten der Gärung, am größten und sinkt gegen Schluß der Gärung nahezu auf Null.

Die einander vielfach widersprechenden Angaben über das Glycerin erklären sich nicht nur, wie K. Windisch[12]) meint, aus analytischen Schwierigkeiten, obwohl diese nicht unterschätzt werden

[1]) Fr. **22**, 58 (1883). — [2]) F. B. **1**, 370 (1894). — [3]) Z. physiol. Chem. **13**, 539 (1889). — [4]) L. J. **21**, 901 (1892); **23**, 535 (1894); **27**, 631 (1898); C. Bakt. II, **1**, 249 (1894). — [5]) Allg. Wein-Ztg. **12**, 251, 262, 283 (1895); C. **66** (2), 650 (1895). — [6]) C. r. **129**, 344 (1899). — [7]) L.V.St. **41**, 270 (1892). — [8]) C. r. **119**, 92 (1894) — [9]) Ebenda **129**, 344 (1899) — [10]) C Bakt. II, **12**, 574 (1904). — [11]) Ebenda II, **18**, 396 (1907). — [12]) Werden des Weines 1906, S. 23.

dürfen [1]), sondern sie sind zurückzuführen, wie P. Kulisch [2]) gezeigt hat, größtenteils auf vorzeitige Schlüsse aus zu wenigen Versuchen (bei den Versuchen H. Müller-Thurgaus über den Einfluß der Stickstoffverbindungen) oder auf falsche Versuchsanstellung, indem neben Hefen noch andere Organismen tätig waren (bei M. Barths u. Weigerts Versuchen über den Einfluß der Essig- und Salicylsäure).

Über das sogenannte Alkohol-Glycerinverhältnis [3]), d. h. wieviel Teile Glycerin auf 100 Tle. Alkohol im Weine sich vorfinden, liegen zahlreiche Angaben vor. Längere Zeit glaubte man, daß auf 100 Tle. Alkohol annähernd 10, d. h. 7 bis 10 Tle. Glycerin gebildet würden. Dann stellte sich aber heraus, daß der Höchstwert auf 14 herauf-, der Mindestwert auf 6 herabgesetzt werden mußte. Später zeigten verschiedene Gärversuche mit Reinhefen in pasteurisierten Mosten, daß mitunter das Alkohol-Glycerinverhältnis noch weiter sinken könne. So fand J. Wortmann [4]) als Mindestwert des Verhältnisses 3,95 für eine Ahrweiler Rotweinhefe.

Auch der Höchstwert von 14 erwies sich als unhaltbar, als H. Müller-Thurgau [5]) in einem 1885er Steinberg das Glycerinverhältnis von 15,1 [oder sogar 17,6 [6])] ermittelte, wie überhaupt Weine aus edelfaulen Trauben nach J. Laborde [7]) und K. Windisch [8]) reich an Glycerin sind. Infolgedessen ist auch das Glycerinverhältnis bei den deutschen Ausleseweinen sehr hoch. So fanden A. Halenke und O. Krug [9]) in 11 Ausleseweinen der Haardt Glycerinverhältnisse von 12 bis 20,5, im Mittel 16,7. Mir selbst ist bekannt, daß ein zweifellos naturreiner 1904er Saarwein das hohe Glycerinverhältnis 18 aufwies. Sehr hohe Alkohol-Glycerinverhältnisse wurden dann festgestellt in sehr alten Weinen, die durch Verdunstung Wasser und Alkohol verlieren und sich gleichzeitig neben anderen Extraktstoffen mit Glycerin anreichern, wie zuerst E. Borgmann [10]) erkannt hat. Von E. Winkelmann [11]) hingegen, der an sehr alten Weinen des Bremer Ratskellers sehr hohe Glyceringehalte festgestellt hatte, war hieraus irrtümlicherweise auf einen Glycerinzusatz geschlossen worden.

Das Alkohol-Glycerinverhältnis, das von J. Moritz [12]), W. Thomas [13]), P. Kulisch [14]), C. Schmitt [15]) in alten Weinen ermittelt worden ist, schwankte zwischen 14 bis 30 und betrug in einem Falle 32,5.

Wenn also durch irgendwelche sekundäre Umstände der Alkoholgehalt des Weines verringert wird (z. B. durch Verdunstung, durch Kahmpilze usf.), so steigt das Alkohol-Glycerinverhältnis außerordentlich hoch; umgekehrt durch Spritzusatz, wie er bei der Südweinbereitung üblich ist, sinkt das Verhältnis, um in gespriteten Mosten, die überhaupt keine Gärung erlitten haben, theoretisch auf Null herabzugehen.

Auch das Glycerinverhältnis der gallisierten Weine hat die Chemiker eine Zeitlang sehr beschäftigt. E. Borgmann [1]) fand bei Laboratoriumsversuchen keinen Einfluß der Streckung auf die Glycerinbildung. Dagegen fanden J. Moritz [2]) und P. Kulisch [3]), daß unter diesen Verhältnissen meist die Glycerinbildung abnehme. In der großen Praxis findet man nach L. Grünhut [4]) bei gallisierten Weinen recht oft Alkohol-Glycerinverhältnisse, die an der unteren Grenze von 100 : 7 liegen, während Naturwein solche von 100 : 10 wesentlich häufiger zeigt. Nach E. Späth und J. Thiel [5]) soll sich hingegen bei Tresterweinen häufiger wieder das Verhältnis 100 : 10 finden. Die Ansicht P. Kulischs, daß man nach Einführung der Reinhefen in die Kellerwirtschaft häufig auf niedrige Glycerinverhältnisse stoßen werde, hat sich nicht bestätigt. Jene Ergebnisse, die an entkeimten, schleppend gärenden Mosten erzielt wurden, lassen sich eben nicht ohne weiteres auf die Praxis übertragen.

A. Günther [6]) gibt eine sehr lehrreiche Zusammenstellung des Alkohol-Glycerinverhältnisses von über 4000 deutschen Weinen der Jahre 1901 bis 1911 (vgl. die Tafel auf S. 121).

In dieser Tafel schwanken mithin die Werte zwischen 2 und 16. Für die Hauptmenge der Weine (= 90 Proz.) jedoch liegt das Glycerinverhältnis zwischen 6 und 11. In den einzelnen Jahren ergaben sich gewisse Verschiebungen, indem bald ein Sinken, bald ein Steigen des Verhältnisses sich bemerkbar macht.

Nachdem die Gärungsphysiologen gezeigt hatten, daß die alkoholische Gärung mit der Glycerinbildung in keinem zahlenmäßigen Zusammenhang stehe, wurde von einigen Forschern, z. B. J. Wortmann [7]), J. Behrens [8]), dem Alkohol-Glycerinverhältnis jeder Wert abgesprochen. Theoretisch ist dieser Standpunkt durchaus berechtigt; praktisch kann jedoch nach K. Windisch [9]), L. Mathieu [10]) u. a. zur Beurteilung eines Weines das Alkohol-Glycerinverhältnis unter weitgehender Berücksichtigung aller übrigen Merkmale wohl herangezogen werden.

[1]) Vgl. hierzu P. Kulisch, F. B. **1**, 280, 311, 361 (1894). — [2]) F. B. **1**, 367 (1894). — [3]) J. Nessler u. M. Barth, Fr. **21**, 53 (1882); R. Fresenius u. E. Borgmann, Fr. **22**, 55 (1883); E. Borgmann, Fr. **22**, 58, 534 (1883); A. Bornträger, L'Orosi **11**, 325 (1888), (Ref. C. 1888, S. 1633); Z. ang. Ch. **7**, 13 (1894); E. Mach u. K. Portele, L. V. St. **41**, 239 ff. (1892); P. Kulisch, B. Geisenheim 1891/92, S. 58; Z. ang. Ch **5**, 241 (1892); **6**, 572 (1893); F. B. **1**, 280, 311, 361 (1894); E. Mach, Weinlaube **25**, 99 (1893). — [4]) L. J. **23**, 566 (1894). — [5]) 11. D. W. C. Trier 1889, S. 94. — [6]) Vgl. dazu die Kritik P. Kulischs, F. B. **1**, 315, 364 (1894). — [7]) Rev. intern. falsif. **11**, 31 (1898). — [8]) Werden d. Weines 1906, S. 25. — [9]) Arb. Ges. Amt. **42**, 130 (1912). — [10]) Weinb. u. Weinh. **3**, 115 (1886). — [11]) Blätter f. Weinkunde (abgedruckt Weinb. u. Weinh. **3**, 97, 115 (1886). — [12]) Ch. Z. **10**, 779, 1370 (1886). — [13]) Pharm. Z. **31**, 307 (1886). — [14]) Weinb. u. Weinh. **4**, 432, 441 (1887). — [15]) Die Weine des Herzogl. Nassauischen Cabinetskellers 1893, S. 31 u. Tabellen.

[1]) Fr. **22**, 58 (1883). — [2]) Ch. Z. **10**, 322 (1886). — [3]) F. B. **1**, 369 (1894). — [4]) Chemie des Weines 1897, S. 120. — [5]) Z. ang. Ch. **9**, 724 (1896). — [6]) K. v. Buchka, Lebensmittelgewerbe **2**, 508 (1916). — [7]) L. J. **23**, 567 (1894). — [8]) Arb. Ges. Amt. **23**, 50 (1905). — [9]) Werden des Weines 1906, S. 24, 25. — [10]) Bull. de l'Assoc. des Chim. de Sucr. et Dist. **23**, 1411 (1906).

Verhältnis der Alkohol- zur Glycerinmenge in deutschen Weinen der Jahrgänge 1901 bis 1911. (In Prozenten der Weine.)

Jahrgang	Zahl der Weine	Prozent der Weine mit einem Alkoholglycerinverhältnis von 100 : x													
		2,0 bis 2,9	3,0 bis 3,9	4,0 bis 4,9	5,0 bis 5,9	6,0 bis 6,9	7,0 bis 7,9	8,0 bis 8,9	9,0 bis 9,9	10,0 bis 10,9	11,0 bis 11,9	12,0 bis 12,9	13,0 bis 13,9	14,0 bis 14,9	15,0 bis 15,9
1901	131	—	—	1,5	—	3,1	**13,0**	**21,4**	**33,6**	**18,3**	3,8	4,6	—	0,8	—
1902	174	—	—	—	1,2	6,9	**25,9**	**35,1**	**20,7**	5,7	2,9	1,7	—	—	—
1903	323	—	—	—	—	6,8	**22,6**	**29,7**	**27,6**	**10,2**	1,5	0,6	0,9	—	—
1904	527	—	—	—	0,8	3,0	**13,3**	**22,3**	**25,0**	**17,6**	**10,2**	5,1	1,1	1,1	0,2
1905	374	—	—	0,3	1,6	9,4	**22,2**	**21,7**	**21,7**	**13,9**	6,4	2,1	0,8	—	—
1906	171	—	—	0,6	2,3	**14,0**	**23,4**	**29,2**	**22,2**	5,8	1,7	2,3	—	—	—
1907	388	—	—	1,5	4,1	**16,5**	**25,8**	**21,6**	**18,0**	8,3	2,1	1,0	0,5	—	0,3
1908	465	—	0,6	1,7	4,1	**15,3**	**24,5**	**21,7**	**20,0**	9,2	2,2	0,4	0,2	—	—
1909	375	—	—	0,5	1,6	6,1	**18,9**	**28,0**	**23,7**	**12,5**	6,1	1,9	0,5	—	—
1910	357	—	—	0,8	1,6	6,7	**25,2**	**33,9**	**22,4**	8,7	2,0	0,6	0,3	0,6	—
1911	1138	0,1	0,9	1,1	3,6	7,5	**22,1**	**30,3**	**23,3**	8,9	2,1	0,3	—	—	—
1901—1911	4423	0,02	0,3	0,8	2,4	**8,6**	**21,2**	**26,6**	**22,8**	**10,8**	3,8	1,5	0,4	0,2	0,04

Aus welchen Stoffen die Hefe das Glycerin bildet, und welche chemischen Vorgänge sich dabei abspielen, ist heute sicher bekannt.

Als Quelle des Glycerins wurde lange Zeit nach dem Vorgange L. Pasteurs[1]) der Zucker betrachtet. E. Buchner und J. Meisenheimer[2]) kamen ebenfalls zu dem Schluß, daß die Hauptmenge des Glycerins nicht dem Fette entstamme, sondern aus Spaltprodukten des Zuckers entstanden sei. Sehr wahrscheinlich hat dies M. Oppenheimer[3]) gemacht, der fand, daß bei der Gärung die Glycerinausbeute bei Zuckerzusatz 3 bis 12 Proz. betrug, während bei Zusatz der hypothetischen Spaltungsprodukte des Zuckers, Glycerinaldehyd und Dioxyaceton, diese zu 9,4 bis 15 Proz. bzw. zu 11,7 bis 19,2 Proz. in Glycerin übergeführt wurden.

Nachdem F. Hoppe-Seyler[4]) in der Hefe Lezithin nachgewiesen hatte, sprach L. v. Udransky[5]) die Ansicht aus, daß das Glycerin aus dem Lezithin entstehe, das unter bestimmten Umständen in seine Bestandteile, Fettsäuren, Cholin, Phosphorsäure und Glycerin gespalten werde.

Als O. Laxa[6]) in der Hefe eine Lipase, ein fettspaltendes Enzym, nachgewiesen hatte, glaubte M. Delbrück[7]), daß das Glycerin durch die Lipase aus Fett abgespalten werde, nachdem schon A. Rommier[8]) ähnliches vermutet hatte.

Da im Moste nur Spuren von Fett vorkommen dürften, so muß, falls diese Ansicht richtig ist, das Fett von den Hefezellen selbst geliefert werden. Tatsächlich enthält nach C. v. Nägeli und O. Löw[9]) die Hefe Fett.

1) Ann. chim. phys. [3] **58**, 324 (1860). — 2) B. **43**, 1782 (1910). — 3) Z. physiol. Chem. **89**, 63—77 (1914). — 4) Arch. Hyg. **12**, 14 (1876); Z. physiol. Chem. **1**, 116 (1876). — 5) Z. physiol. Chem. **13**, 539 (1889). — 6) Arch. Hyg. **41**, 119 (1902). — 7) W. Brau. **19**, 25 (1902); **20**, 66 (1903). — 8) C. r. **110**, 1341 (1890). — 9) Sitz. B. d. Bayer. Akad. d. Wissensch., wissensch. math.-nat. Kl., **8**, 173 (1878).

Nach F. Ehrlich[1]), J. R. Carracido[2]) und H. Pringsheim[3]) schließlich sollte das Glycerin in ähnlicher Weise entstehen, wie es für die Fuselöle und die Bernsteinsäure jetzt mit Sicherheit nachgewiesen ist. Demnach müßten als Quelle des Glycerins Hefeeiweiß, bzw. bestimmte Spaltungsprodukte desselben angesehen werden. Allerdings ist es nicht gelungen, das fragliche Eiweißspaltungsprodukt zu fassen. Im Gegenteil darf diese Ansicht als widerlegt gelten, da das Glycerin ein Spaltungsstück der Nukleoproteide nicht ist. Vgl. dazu J. Bang[4]), O. v. Fürth u. E. Jerusalem[5]) und H. Steudel[6]). So lagen die Verhältnisse, bis die wichtigen Arbeiten C. Neubergs[7]) und seiner Mitarbeiter erschienen.

Es gelang ihm zuerst, zu zeigen, daß die lebende Hefe zunächst nicht Alkohol, sondern Aldehyd erzeugt, der dann erst durch Reduktion in Alkohol übergeführt wird. Bindet man den Aldehyd sofort beim Entstehen an schweflige Säure, so wird der zur Verfügung stehende Wasserstoff anderweitig zu Reduktionen verwandt, und zwar entsteht dabei Glycerin. Es wird unter diesen Umständen auf ein Molekel Aldehyd genau ein Molekel Glycerin gebildet. Es erfährt also die klassische Gärungsgleichung folgende Umformung:

$$C_6H_{12}O_6 = \underset{\text{Acetaldehyd}}{CH_3.CHO} + CO_2 + \underset{\text{Glycerin}}{C_3H_8O_3}.$$

Die dieser Gleichung entsprechende Bildung von Glycerin und Aldehyd konnte C. Neuberg bis zu einer Menge von 70 bis 73 Proz. durch Sulfitzusatz erzwingen. Es wurden z. B. aus 100 g Rohrzucker, der theoretisch 51,11 g Glycerin

1) L. J. **38** (Erg.-Bd. 5), 289 (1909). — 2) Bioch. Centralbl. **3**, 439 (1904). — 3) Bio. Z. **3**, 281 (1907). — 4) Z. physiol. Chem. **31**, 411 (1900/01). — 5) Beitr. z. chem. Physiol. u. Pathol. **10**, 174 (1907). — 6) Z. physiol. Chem. **53**, 538 (1907). — 7) Bio. Z. **78**, 238 (1916); **89**, 365 (1918); **92**, 234 (1918).

liefern konnte, folgende Aldehyd- und Glycerinmengen erhalten:

Zusatz von x g $Na_2S_2O_3$	Aldehyd	Glycerin
33	11,90 g	23,37 g
50	12,52 „	24,86 „
75	13,89 „	27,61 „
150	18,65 „	36,90 „

Fast gleichzeitig wurde von W. Konnstein und K. Lüdecke[1]) das Verfahren technisch ausgebildet, wobei sie im großen Glycerinausbeuten von 20 bis 25 Proz. des angewandten Zuckers erzielten. Sie haben während des Krieges mehr als 1 Million kg Glycerin technisch im Monat hergestellt

d) Das Isobutylenglykol. $(CH_3)_2$–CH.OH–CH_2.OH.

A. Henninger[2]) isolierte aus 50 Litern Bordeauxwein etwa 6 g Isobutylenglykol. Die im Wein wirklich vorhandene Menge schätzt er jedoch auf 0,46 g im Liter. Die Identität der Substanz wurde durch den Siedepunkt (178,5°), durch die Analyse und den Siedepunkt des Essigsäureesters (192 bis 193°) ermittelt. Später gewannen E. Claudon und E. Ch. Morin[3]) bei der Vergärung von 100 kg Zucker mit Weinhefen (keine Reinhefen!) 158 g Isobutylenglykol. Ebenso erhielten A. Henninger und Sanson[4]) bei der Vergärung von 100 kg Zucker mit Bierhefe etwa 300 g desselben Glykols. E. Ch. Morin[5]) fand in einem Weinbranntwein diesen Stoff, und zwar enthielten 100 Liter des Weinbrandes 2,19 g Isobutylenglykol (darin außer anderen Stoffen 50,8 kg Äthylalkohol).

Schließlich sei noch darauf hingewiesen, daß K. Windisch[6]) Isobutylenglykol auch im Kirsch- und Zwetschenbranntwein fand.

Hier mag noch erwähnt werden, daß aus Arginin, das bei der Autolyse des Hefeeiweißes gebildet wird, nach F. Ehrlich[7]) Butylenglykol, CH_2.OH–CH_2–CH_2–CH_2OH, entstehen dürfte; während nach E. Salkowski[8]) das Arginin die Muttersubstanz der Bernsteinsäure sein soll.

e) Die höheren einwertigen Alkohole (Fuselöle).

Im weiteren Sinne versteht man unter Fuselölen die gesamten hochsiedenden Anteile der alkoholischen Destillate vergorener Flüssigkeiten. Sie setzen sich zusammen aus den Fuselölen im engeren Sinne, d. h. den höheren einwertigen Alkoholen und einer Reihe anderer Stoffe, wie Estern, Säuren, Terpenen, Furfurol, Basen usf.

Wir sprechen hier zunächst nur von den eigentlichen Fuselölen, die bei jeder alkoholischen Gärung

1) Z. Zuckerind. **69**, 352 (1919). — 2) C. r. **95**, 94 (1882); Ref. Önol. J. B. **5**, 126 (1882). — 3) C. r. **104**, 1109 (1887); Journ. pharm. chim. [5] **15**, 628 (1887). — 4) C. r. **106**, 208 (1888). — 5) C. r. **105**, 1019 (1888); Journ. pharm. chim. [5] **17**, 20 (1888). — 6) Arb. Ges. Amt. **11**, 325 (1895); **14**, 309 (1898). — 7) Bio. Z. **18**, 414 (1909). — 8) Z. physiol. Chem. **54**, 400 (1908).

— allerdings in wechselnden Mengen — als Nebenprodukte[1]) entstehen und sich deshalb in jeder vergorenen Flüssigkeit vorfinden.

Das Fuselöl besteht hauptsächlich aus 4 Alkoholen: dem normalen Propylalkohol vom Sdp. 97°, $CH_3.CH_2.CH_2OH$, dem Isobutylalkohol vom Sdp. 108°, $(CH_3)_2$:CH.CH_2OH, und den zwei isomeren Gärungsamylalkoholen: dem inaktiven Isoamylalkohol vom Sdp. 131°, $(CH_3)_2$:CH.CH_2.CH_2OH (3-Methylbutanol), und dem optisch-aktiven Amylalkohol vom Sdp. 128°, $CH_3.CH_2.CH(CH_3).CH_2OH$ (2-Methylbutanol).

Außer diesen vier Alkoholen, die nach F. Ehrlich[2]) etwa 99 Proz. der Gesamtmenge des Fuselöles betragen, kommen vielleicht noch vor der normale Hexylalkohol [V. Faget[3]), Ch. Ordonneau[4]), K. Windisch[5]), K. Kruis u. B. Raymann[6])], ein Heptylalkohol [V. Faget[3]), Ch. Ordonneau[4])], zwei Nonylalkohole [A. Hilger[7])] und noch höhere Alkohole [A. Hilger[7])].

Ältere Untersuchungen über die Weinfuselöle im besonderen liegen vor von Krutzsch[8]), A. J. Balard[9]), G. Chancel[10]), R. Fittig[11]), V. Faget[12]), Halenke und Kurtz[13]), auf die hier nicht weiter eingegangen zu werden braucht. Später beschäftigte sich mit der Untersuchung des Weinfuselöles Ch. Ordonneau[14]). Nach ihm war das Fuselöl von 100 Litern einer bestimmten Kognakprobe folgendermaßen zusammengesetzt:

40,0 g	n-Propylalkohol	35,0 g	Essigester
218,6 „	n-Butylalkohol	3,0 „	Propion- und Buttersäureester
83,8 „	Amylalkohol	12,1 „	Önanthäther
0,6 „	Hexylalkohol	4,0 „	Önanthsäure sowie Terpene, Amine und Alkaloide
1,5 „	Heptyl- und höhere Alkohole sowie Öle		
9,0 „	Acetaldehyd		

Da er an Stelle des Isobutylalkohols, der in Fuselölen anderer Herkunft auftritt, n-Butylalkohol fand, führte er die Feinheit des Geruchs und Geschmacks von Kognak darauf zurück, daß die Weinhefe — im Gegensatz zu anderer Hefe — aus Zucker eben den angenehm schmeckenden n-Butylalkohol erzeuge.

Als dann E. Claudon und E. Ch. Morin[15]) dasselbe Weinfuselöl, das ihnen Ordonneau zur Verfügung stellte, untersuchten, ergab sich:

100 Tle. der höheren Alkohole enthalten:	Nach Claudon und Morin	Nach Ordonneau
n-Propylalkohol . . .	11,9 Tle.	11,7 Tle.
n-Butylalkohol . . .	49,3 „	63,8 „
Isobutylalkohol . . .	4,5 „	0 „
Amylalkohol	34,4 „	24,5 „

1) K. Windisch, Arb. Ges. Amt. **8**, 140 (1892); Werden des Weines 1906, S. 31. — 2) Z. Zuckerind. **42**, 545 (1905). — 3) C. r. **37**, 730 (1853); Bull. soc. chim. [2] **4**, 59 (1862). — 4) C. r. **102**, 217 (1886). — 5) Arb. Ges. Amt. **8**, 140 (1892). — 6) Mitt. V. St. Spiritusind. Prag 1894, Heft 2. — 7) F. B. **1**, 132 (1894). — 8) J. pr. Ch. **31**, 1 (1844). — 9) Ann. chim. phys. [3] **12**, 294 (1844). — 10) C. r. **37**, 410 (1853). — 11) Ann. **149**, 318 (1869). — 12) C. r. **37**, 730 (1853); Bull. soc. chim. [2] **4**, 59 (1862). — 13) Ann. **157**, 270 (1871) Anmerkung. — 14) C. r. **102**, 217 (1886); Bull. soc. chim. **45**, 332 (1886). — 15) C. r. **104**, 1187 (1887).

Sie bestätigten also zwar Ordonneaus analytischen Befund, wiesen aber nach, daß der von jenem Forscher verarbeitete Wein eine krankhafte Buttersäuregärung durchgemacht habe, wie schon aus dem hohen Gehalt an höheren Fettsäuren, insbesondere an Buttersäure hervorgehe.

Zum Beweis der Richtigkeit ihrer Behauptung zeigten sie in einem Versuch[1]), der mit „gereinigter" (nicht mit reingezüchteter) Weinhefe durchgeführt wurde, daß Weinhefe bei der Vergärung von 100 kg Saccharose Normalbutylalkohol und Buttersäure in nachweisbarer Menge nicht bilde. Welche Mengen der verschiedenen Gärprodukte dabei im einzelnen erzeugt wurden, geht aus der folgenden Zusammenstellung hervor.

Außerdem untersuchte E. Ch. Morin[2]) ein Weindestillat von genau bekannter Herkunft und fand darin folgende Mengen der einzelnen Gärerzeugnisse:

	100 Liter Weindestillat enthalten Gramm	100 kg Zucker liefern Gramm
Äthylalkohol	50837,00	50615,0
n-Propylalkohol	27,17	2,0
Isobutylalkohol	6,52	1,5
Amylalkohol	190,21	51,0
Isobutylenglykol	2,19	158,6
Glycerin	4,38	2120,0
Önanthäther	7,61	2,0
Essigsäure	Spuren	205,3
Buttersäure	Spuren	0
Bernsteinsäure	—	452,0
Aldehyd	Spuren	0
Furfurol } Basen }	2,19	—

Es ergibt sich also, daß, da in normalen Kognakproben n-Butylalkohol nicht vorhanden ist, das Weinfuselöl qualitativ dieselbe Zusammensetzung aufweist wie Fuselöle anderer Herkunft.

K. Windisch[3]) hat die Fuselölgehalte von 103 reinen, aus den verschiedensten Weinbaugebieten stammenden Weinbränden zusammengestellt. Dabei schwankte der Gehalt von 0 bis 1,08 ccm Fuselöl, bezogen auf 100 ccm wasserfreien Alkohol. Das Mittel aller Proben betrug 0,34 ccm; der Gehalt an Fuselölen schwankte in 10 Tresterbranntweinen[4]) zwischen 0,38 und 2,63 ccm und betrug im Mittel 1,65 ccm; in 6 Hefebranntweinen[4]) schwankte er zwischen 0,74 und 1,08 ccm und betrug im Mittel 0,87 ccm, bezogen auf 100 ccm wasserfreien Alkohol. Vgl. auch E. Mohler[5]), F. Lusson[6]), Ch. Girard und L. Cuniasse[7]), H. Mastbaum[8]) sowie die Zusammenstellung von J. König[9]).

K. Windisch[10]) bestimmte schließlich auch in Weinen selbst die Menge des Fuselöles; dabei ergab sich, daß in 14 Proben der Gehalt an Fuselöl, bezogen auf 100 Raumteile Wein, zwischen 0,013 und 0,055 Raumteilen schwankte und im Mittel 0,028 Raumteile betrug. Auf 100 Raumteile wasserfreien Alkohol berechnet, schwankte der Gehalt zwischen 0,124 und 0,495 Raumteilen und betrug im Mittel 0,286 Raumteile.

[1]) C. r. **104**, 1109 (1887). — [2]) C. r. **105**, 1019 (1888). — [3]) Z. U. N. **8**, 478 (1904). — [4]) Ebenda, S. 485 (1904). — [5]) C. r. **112**, 53 (1891). — [6]) Monit. scientif. **10**, 785 (1896); C. r. **124**, 829 (1897); Ann. chim. analyt. **2**, 308 (1897). — [7]) Manuel pratique de l'analyse des alcools et spiritueux. Paris 1899. — [8]) Z. U. N. **6**, 97 (1903). — [9]) Nahrungsm. **1**, 1413—1421, 1511—1514 (1903). — [10]) Werden des Weines 1906, S. 37.

Sieht[1]) man davon ab, daß nach den ersten Forschern das Fuselöl im Gärgut bereits vorgebildet sei, so sind fast alle an der Gärung beteiligten Stoffe für die Entstehung des Fuselöles haftbar gemacht worden.

Zunächst wurden die Zuckerarten als die Quelle des Fuselöles angesehen, eine Ansicht, die sich lange als die allein annehmbare behauptete; stellte man doch sogar die Umwandlung des Amylalkohols aus Dextrose durch folgende Gleichung[2]) dar: $5\,C_6H_{12}O_6 = 4\,C_5H_{12}O + 6\,H_2O + 10\,CO_2$. Vgl. dazu auch die alten Ansichten von Maumené[3]) und C. Bödeker[4]).

B. Raymann und K. Kruis[5]) glaubten, daß der Amylalkohol nicht aus den Hexosen, sondern aus anderen bei der Hydrolyse von Polysacchariden entstehenden Zuckerarten gebildet werde.

O. Emmerling[6]) nahm die Entstehung des Fuselöles aus Zucker als erwiesen an.

Wieder andere sahen in Fettarten die Quelle des Fuselöles. So empfiehlt H. Bornträger[7]) die Entfettung der Rohstoffe, um fuselölfreie Gärungen zu erzielen. A. Bau[8]) nimmt die Bildung des Fuselöles aus den in den Rohstoffen enthaltenen höheren Fettsäuren durch Enzymspaltung und Reduktion an. B. Raymann und K. Kruis[9]) nahmen in früheren Arbeiten ebenfalls an, daß das Fuselöl aus Valerian- und anderen höheren Fettsäuren gebildet werde, daß aber diese Säuren ihren Ursprung der Zersetzung komplizierter stickstoffhaltiger Verbindungen verdanken. Daß das Fuselöl aus Eiweiß oder dessen Abbauprodukten sich bilden könne, hat zuerst klar A. Müller[10]) ausgesprochen, als er unter den Fäulniserzeugnissen der Hefe Amylamin fand. Später vermutete auch O. Emmerling[11]) in dem Leucin die Muttersubstanz des Amylalkohols. Aber erst F. Ehrlich[12]) gelang es mit Sicherheit zu beweisen, daß drei von den vier im Fuselöl vorkommenden Alkoholen (sowie ein Teil der höheren Fettsäuren) nur aus bestimmten Aminosäuren entstehen können (vgl. S. 125). Auch darüber gingen

[1]) Dieser Abschnitt nach F. Ehrlich [Z. Zuckerind. **42**, 545 (1905)]. — [2]) Märker, Spiritusfabrikation, 4. Aufl., S. 41. — [3]) C. r. **45**, 1021 (1857). — [4]) Ann. **106**, 172 (1858). — [5]) Bull. internat. de l'Académie des Sciences de Bohême **1**, 9 (1903); J. B. Agric. **46**, 538 (1903); nach anderen Referenten (z. B. Ehrlich, Emmerling) soll Raymann behaupten, daß sich Amylalkohol aus Saccharose und Fruktose nicht, wohl aber aus Glukose und Pentosanen bilde. — [6]) B. **37**, 3535 (1904); **38**, 953 (1905). — [7]) Deutsche Chem.-Ztg. **7**, 377 (1892). — [8]) Ztschr. f. Spiritusind. **27**, 317 (1904). — [9]) Mitt. V. St. Spiritusind., Heft 2. Prag 1894. — [10]) J. pr. Ch. **70**, 65 (1857). — [11]) B. **38**, 955 (1905). — [12]) Z. Zuckerind. **55**, 549 (1905); **56**, 1145 (1906); Bio. Z. **2**, 52 (1906); B. **39**, 4072 (1906); **40**, 1027 (1907); L. J. **38** (Erg.-Bd. 5), 289 (1909).

die Meinungen auseinander, ob die Fuselöle Erzeugnisse der normalen Zuckerspaltung sind, oder ob es sich um Nebenerzeugnisse handelt, die gebildet werden entweder beim Absterben der Hefe oder durch Bakterien, die während der Gärung Gelegenheit gefunden haben, sich zu vermehren. Letzteres schien dadurch erwiesen, daß in einer ganzen Reihe von Fällen Bakterien aufgefunden worden waren, die Fuselöle aus mehrwertigen Alkoholen, wie Glycerin, Mannit, Kohlenhydraten (auch Stärke), zu erzeugen vermögen.

Hierüber haben berichtet A. Fitz[1]) (er erhielt in seinen Versuchen n-Propyl-, n-Butylalkohol und Trimethylenglykol, $CH_2OH-CH_2-CH_2OH$), L. Pasteur[2]), A. Freund[3]) (Trimethylenglykol), A. Vigna[4]) (n-Butylalkohol), S. Botkin[5]) (Butylalkohol), W. Beijerinck[6]) (Butylalkohol), E. Duclaux[7]) (Butylalkohol), L. Grimbert[8]) (Butylalkohol), O. Emmerling[9]) (n-Propyl-, n-Butyl-, aber keinen Amylalkohol), E. Ch. Morin[10]) (n-Propyl-, n-Butyl-, n-Amylalkohol), L. Perdrix[11]) (Amylalkohol), S. Winogradsky[12]) (Propylalkohol?, Isobutylalkohol?), G. Péreire und G. Ph. Guignard[13]) (Amylalkohol), H. Pringsheim[14]) (Amylalkoholgeruch?), E. A. Mislin und A. Lewin[15]) (Amylalkohol), M. Gruber[16]) (Butylalkohol).

H. Pringsheim[17]) hat überzeugend nachgewiesen, daß Perdrix, Péreire und Guignard, sowie Mislin und Lewin keine Amylalkohol erzeugenden Bakterien in den Händen gehabt haben.

Bei diesen Bakteriengärungen entsteht also hauptsächlich n-Butylalkohol, daneben auch n-Propylalkohol, aber kein Alkohol der Isoreihe und wahrscheinlich auch kein Amylalkohol.

Für die Ansicht, daß Bakterien das Fuselöl erzeugen, sprachen auch die Versuche L. Lindets[18]). Er fand, daß die Gärtemperatur von geringem Einfluß auf die Fuselölbildung sei. [Dagegen soll nach Chapman[19]) hohe Temperatur die Entstehung des Fuselöles begünstigen.] Zu Beginn der Gärung wurde weniger Fuselöl gebildet als am Ende[20]).

Zuckerlösungen, die mit viel Hefe vergoren, lieferten weniger Fuselöl als solche, die mit wenig Hefe vergoren[21]). Je flotter die Gärung verläuft, um so weniger Fuselöl entsteht. [Dagegen hatte früher H. Schwarz[1]) angegeben, daß um so mehr Fuselöl entstehe, je rascher die Gärung verlaufe.] Deshalb verminderte auch ein Malzzusatz zu gärenden Zuckerlösungen die Fuselölbildung. Auch in säurereichen Mosten entsteht weniger Fuselöl als in säurearmen[2]). Aus all seinen Versuchen schloß Lindet, daß die Fuselöle von Bakterien erzeugt werden.

Hierfür sprachen auch die Versuche von L. Gentil[3]), der bei Vergärung steriler Zuckerlösung mit Reinhefe Amylalkohol nicht erhalten konnte, sowie die Versuche von V. Thylmann und A. Hilger[4]), die mit reiner Bierhefe in Zuckerlösungen nur sehr geringe Mengen Fuselöl erhielten.

Gegen die Bildung des Fuselöles durch Bakterien sprachen allerdings die Versuche von Martinand[5]), dessen reingezüchtete Weinhefen ebenfalls Fuselöle erzeugten, wenn auch weniger als gewöhnliche Brennereihefen. Die früher erwähnten Versuche von E. Claudon und E. Ch. Morin[6]) sind nicht mit Reinhefen ausgeführt und beweisen daher weder die eine noch die andere Ansicht.

Vom chemischen Gesichtspunkte aus sprach gegen die Ansicht, daß Bakterien aus Kohlenhydraten die Fuselöle bilden, die Tatsache, daß die Fuselöle in vergorenen Flüssigkeiten hauptsächlich der Isoreihe angehören, während die Bakterien ausschließlich Alkohole der normalen Reihe zu bilden vermögen.

K. Windisch[7]) führt die Fuselölbildung im Wein auf zwei Umstände zurück. Erstens bilde die Hefe nach F. Ehrlich Fuselöl durch Vergärung der Aminosäuren, und zweitens erzeugten die Weinbakterien Fuselöl aus Kohlenhydraten.

W. Seifert[8]) schließlich kam zu folgenden Schlüssen:

1. Die Hefe allein erzeugt beträchtliche Mengen Fuselöl.
2. Beim Liegenlassen des Weines auf der Hefe nimmt der Fuselölgehalt zu.
3. Durch die Einwirkung von Bakterien während oder auch erst nach der Gärung steigt der Fuselölgehalt beträchtlich. An die Anwesenheit von Zucker ist diese Zunahme nicht gebunden.

Doch hält H. Pringsheim[9]) den Versuchen bei Gegenwart von fremden Organismen den grundsätzlichen Einwand entgegen, daß eben hierdurch die freie Lebenstätigkeit der Hefe gehemmt werde, was in jedem Falle zu erhöhter Bildung von Nebenerzeugnissen führe.

Heute darf nach F. Ehrlich[10]) und auch nach H. Pringsheim[11]) als sicher festgestellt gelten, daß

[1]) B. **9**, 1348 (1876); **10**, 276, 2226 (1877); **11**, 42, 1890 (1878); **12**, 474 (1879); **13**, 36, 1309 (1880); **15**, 867 (1882). — [2]) C. r. **52**, 344 (1861). — [3]) Monatshefte f. Chem. **2**, 636 (1881). — [4]) B. **16**, 1438 (1883). — [5]) Z. Hyg. **11**, 421 (1892). — [6]) Rec. trav. chim. Pays-Bas **12**, 141 (1893); Über die Butylalkoholgärung u. d. Butylferment. Amsterdam 1893. — [7]) Ann. Pasteur **9**, 811 (1896). — [8]) J. Pharm. Chim. [5] **29**, 281 (1894); Ann. Pasteur **7**, 353 (1893). — [9]) B. **29**, 2726 (1896); **30**, 451 (1897); **35**, 694 (1902); **37**, 3535 (1904); **38**, 955 (1905). — [10]) C. r. **105**, 816 (1887). — [11]) Ann. Pasteur **5**, 286 (1891). — [12]) C. Bakt. II, **9**, 53 (1902). — [13]) D. R.-P. Nr. 139387; C. **74** (1), 677 (1903). — [14]) B. **38**, 486 (1905). — [15]) Engl. Pat. 10435 vom 31. Mai 1905. — [16]) C. Bakt. **1**, 370 (1887). — [17]) Ebenda II, **15**, 307 (1906); Bio. Z. **3**, 227 (1907). — [18]) C. r. **107**, 182 (1888). — [19]) Journ. of the federated Inst. of Brewing **3**, 240 (1897). — [20]) C. r. **112**, 102 (1891). — [21]) C. r. **112**, 663 (1891).

[1]) Dingler polyt. J. **149**, 377 (1858). — [2]) C. r. **117**, 122 (1893). — [3]) Monit. scientif. [4] **11**, 568 (1897). — [4]) Arch. Hyg. **8**, 451 (1889). — [5]) J. pharm. chim. [5] **19**, 515 (1889). — [6]) C. r. **104**, 1109 (1887). — [7]) Werden des Weines 1906, S. 41. — [8]) Mitt. D. W. V. **3**, 216 (1908). — [9]) Bio. Z. **3**, 228 (1907). — [10]) Z. Zuckerind. **53**, 809 (1903); **54**, 775 (1904); **55**, 539 (1905); B. **37**, 1809 (1904). — [11]) Bio. Z. **3**, 121—286 (1907).

nicht Bakterien, sondern Hefen das Fuselöl erzeugen. Als Quellen des Fuselöles sind nicht die Zuckerarten, sondern Spaltungsprodukte des Eiweißes anzusehen.

Die chemischen Vorgänge bei der Fuselölbildung. Nach F. Ehrlich[1]) sind die Quellen des Fuselöles in den Spaltungsprodukten des Eiweißes, und zwar in den α-Amidosäuren zu suchen. Diese Säuren entstammen dem Eiweiß des Gärgutes oder dem der Hefe selbst.

Die Eiweißstoffe des Gärgutes dürften in manchen Fällen durch eiweißspaltende Enzyme zu Amidosäuren abgebaut werden (z. B. im Malz). Wie in dieser Hinsicht die Verhältnisse beim Most liegen, ist unbekannt.

Das Hefeeiweiß unterliegt während der Gärung einem steten Auf- und Abbau, indem es einerseits durch ein eiweißlösendes Enzym in Peptone und Amidosäuren abgebaut und andererseits aus diesen durch bestimmte Enzyme wieder aufgebaut wird.

Die Untersuchungen von E. Schulze und E. Fischer haben gezeigt, daß als Spaltungsstück des Eiweißes in besonders großen Mengen das Leucin auftritt. Daß die Hefe hieraus den Amylalkohol bildet, hat zuerst F. Ehrlich[2]), dann H. Pringsheim[3]) überzeugend nachgewiesen.

Wie im besonderen der Abbau des Leucins vor sich geht, ist nicht sicher bekannt. F. Ehrlich hält es jedoch für am wahrscheinlichsten, daß aus dem Leucin zunächst unter Ammoniakabspaltung Leucinsäure gebildet, und daß diese Säure dann sofort in Valeraldehyd und Ameisensäure gespaltet wird. Der Aldehyd soll dann durch Reduktasen in Amylalkohol oder durch Oxydasen in Valeriansäure übergeführt werden, während die Ameisensäure zum größten Teil wohl zu Kohlensäure oxydiert wird. Es ergibt sich also folgendes Formelbild:

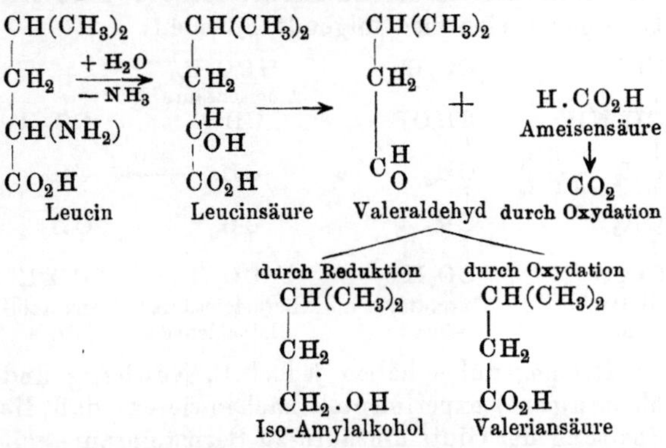

Hierdurch würde nicht nur das Vorkommen des Amylalkohols, sondern auch das Entstehen des Valeraldehyds, der Valerian- und der Ameisensäure erklärt werden, welch letztere bei der Gärung häufig, wenn auch nur in geringen Mengen, beobachtet wurde[4]).

[1]) Z. Zuckerind. **55**, 551 (1905). — [2]) Ebenda, S. 539. — [3]) Bio. Z. **3**, 237 (1907). — [4]) Bio. Z. **18**, 419 (1909).

In ähnlicher Weise entsteht aus dem Isoleucin,

$$CH_3.CH_2.CH(CH_3).CHNH_2.CO_2H,$$

der aktive Amylalkohol: $CH_3.CH_2.CH(CH_3).CH_2OH$ und aus dem Valin (α-Amidoisovaleriansäure),

$$(CH_3)_2:CH.CHNH_2.CO_2H,$$

der Isobutylalkohol: $(CH_3)_2:CH.CH_2OH$.

F. Ehrlich[1]) vermutete zuerst, daß der n-Propylalkohol aus Glutaminsäure entstehe, zeigte aber später selbst[2]) die Unrichtigkeit dieser Annahme. Mit H. Pringsheim[3]) darf man wohl die α-Amidobuttersäure als Quelle dieses Alkohols ansprechen.

In ganz ähnlicher Weise wie das Leucin spaltet die Hefe auch andere Aminosäuren. So entsteht nach F. Ehrlich[4]) aus dem Tyrosin,

$$C_6H_4(OH).CH_2.CHNH_2.CO_2H,$$

das Tyrosol (p-Oxyphenyläthylalkohol):

$$C_6H_4(OH).CH_2.CH_2OH,$$

aus dem Phenylalanin, $C_6H_5.CH_2.CHNH_2.CO_2H$, der Phenyläthylalkohol: $C_6H_5.CH_2.CH_2OH$.

Eine Übersicht darüber, welche Stoffe bei der Vergärung bestimmter Amidoverbindungen entstehen dürften, gibt F. Ehrlich an demselben Ort[4]). Alle diese Vorgänge faßt F. Ehrlich zusammen unter dem Begriffe der alkoholischen Gärung der Aminosäuren oder auch des Eiweißes. Diese Gärungen vollziehen sich ebenso wie die Gärung des Zuckers innerhalb der Hefezelle.

J. Effront[5]) hat geglaubt, hierzu ein besonderes desamidierendes Enzym annehmen zu müssen, weil in seinen Versuchen Aminosäuren in alkalischer Lösung durch Preßhefe unter Ammoniakentwickelung zersetzt worden waren. Da F. Ehrlich zeigte, daß es sich dabei um eine Bakterientätigkeit handelt, ist die Behauptung Effronts hinfällig. F. Ehrlich hält es überhaupt für unnötig, für die Aminosäuregärung ein besonderes Enzym anzunehmen.

Aus den Untersuchungen F. Ehrlichs und H. Pringsheim ergibt sich, daß eine Vermehrung der Aminosäuren im Gärgut, genügende Zuckermengen vorausgesetzt, auch eine Steigerung der Fuselölausbeute bewirkt. Gibt man der Hefe leicht assimilierbare Stickstoffverbindungen, so wird auch bei Anwesenheit großer Mengen Aminosäuren doch nur wenig Fuselöl gebildet. Da die Hefe ihr eigenes Körpereiweiß zu Fuselölen abbaut, so hängt die Fuselölbildung auch von den Ernährungs- und Lebensverhältnissen der Hefe ab.

f) Die Bernsteinsäure[6]).

Daß bei der alkoholischen Gärung stets Bernsteinsäure entsteht, hat C. Schmidt[7]) entdeckt

[1]) Z. Zuckerind. **55**, 566 (1905). — [2]) Bio. Z. **18**, 397 (1909). — [3]) Ebenda **3**, 229 (1907). — [4]) L. Z. **38** (Erg.-Bd. 5), 312 (1909). — [5]) Bull. des l'Assoc. des Chim. de Sucr. et Dist. **23**, 393 (1905). — [6]) Vgl. auch S. 68. — [7]) Ann. **61**, 168 (1847); **126**, 126 (1863).

und später L. Pasteur[1]) bestätigt, der auf 100 Tle. vergorenen Zucker 0,673 bis 0,76 Tle. der Säure erhielt. Von früheren Angaben über Bernsteinsäure vgl. Beissenhirtz[2]) und E. Schunk[3]).

Im allgemeinen kann man sagen, daß wir über die Verhältnisse, unter denen die Bernsteinsäure entsteht, bis in die neueste Zeit recht wenig sicheres wußten. Dazu kam dann noch, daß es für die Bernsteinsäurebestimmung kein brauchbares Verfahren gab, bis es C. von der Heide[4]) mit seinen Mitarbeitern, auf den Angaben von R. Kunz[5]) weiterbauend, gelang, diese Aufgabe zu lösen.

Aus diesem Grunde erübrigt es sich auf Einzelheiten der Arbeiten folgender Forscher einzugehen: Th. Peneau[6]), J. Boussingault[7]), E. Claudon und E. Ch. Morin[8]), V. Thylmann und A. Hilger[9]), J. Effront[10]), E. Kayser[11]), E. Kayser und Dienert[12]).

Aus den gesamten Untersuchungen soll nach F. Ehrlich[13]) „mit großer Wahrscheinlichkeit hervorgehen, daß bei der Bildung der Bernsteinsäure die Rasse der Hefe, die Art des Zuckers, die Menge und Beschaffenheit der Nährstoffe, die Konzentration der Lösungen, Temperatur, Lüftung, Geschwindigkeit und Phase der Gärung usf. eine hervorragende Rolle spielen".

Eingehende Untersuchungen über die Bildung der Bernsteinsäure hat A. Rau[14]) angestellt. Indem er seine Ergebnisse mit denen verglich, die sich für V. Thylmann und A. Hilger[9]) bei der Glycerinbildung ergaben, ließen sich folgende Sätze aufstellen: Während die Glycerinbildung durch niedere Temperatur vermindert wird, gilt das gleiche für die Bernsteinsäure nicht. Ein Einfluß reichlicher Versorgung mit Nährstoffen auf die Bernsteinsäurebildung war nicht zu erkennen, während dies bei der Glycerinbildung der Fall war. Sowohl bei der Bildung von Glycerin wie von Bernsteinsäure ist es gleichgültig, ob die Gärung bei Luftzutritt oder -abschluß erfolgt. Gärstarke Hefen erzeugen mehr Bernsteinsäure als gärschwache. Im allgemeinen zeigt der Gehalt an Bernsteinsäure keine großen Abweichungen. Daß sich die Bernsteinsäurebildung unabhängig von der Glycerinbildung vollzieht, hat bald darauf auch A. Straub[15]) angegeben.

Im Gegensatz zu L. Pasteur haben deshalb J. Wortmann[16]), H. Müller-Thurgau[17]) u. a. angenommen, daß die Bernsteinsäure ebenso, wie das Glycerin, ein Stoffwechselerzeugnis der Hefe sei.

So glaubte J. Grüss[1]), daß die Quelle der Bernsteinsäure im Asparagin zu suchen sei. Durch eine Oxydase würde das Asparagin unter Stickstoffentwickelung zunächst in Asparaginsäure, dann in Äpfelsäure übergeführt gemäß der Gleichung:

$$CO.NH_2-CH_2-CH.NH_2-CO_2H + 3O$$
$$= CO_2H.CH_2.CHOH.CO_2H + 2N + H_2O.$$

Durch eine Reduktase sollte dann die Hefe die Äpfelsäure in Bernsteinsäure verwandeln.

Daß die Hefe jedoch aus Asparagin keine Bernsteinsäure zu bilden vermag, hat bald darauf F. Ehrlich[2]) gezeigt; denn beim Zusatz von Asparagin und auch von Asparaginsäure zu gärenden Flüssigkeiten ging die Menge der gebildeten Bernsteinsäure stark zurück. Gleichzeitig wies F. Ehrlich[3]) nach, daß in Wirklichkeit die Bernsteinsäure aus Glutaminsäure gebildet wird. Die Glutaminsäure dürfte nach M. Schenk[4]) ihrerseits ein Erzeugnis des Eiweißstoffwechsels der Hefe sein, das als solches neben anderen Amidosäuren aus der Hefezelle in das Gärgut übertritt, wenn die Zellen geschwächt werden oder sterben. Die jungen Hefezellen entnehmen dann dem Gärgut neben anderen Stickstoffverbindungen die Glutaminsäure, entreißen ihr den Stickstoff, dessen sie zum Eiweißaufbau bedürfen und geben den kohlenstoffhaltigen, aber stickstofffreien Rest der Glutaminsäure an das Gärgut zurück. Die chemischen Vorgänge, die sich dabei abspielen, sollen nach F. Ehrlich folgende sein: Aus der α-Glutaminsäure wird durch hydrolytische Spaltung α-Oxyglutarsäure gebildet. Diese zerfällt vermutlich in Ameisensäure und den Halbaldehyd der Bernsteinsäure, der unter der Einwirkung von Hefenoxydasen und von Luftsauerstoff sich sofort zu Bernsteinsäure oxydiert. Es ergeben sich also folgende Formeln:

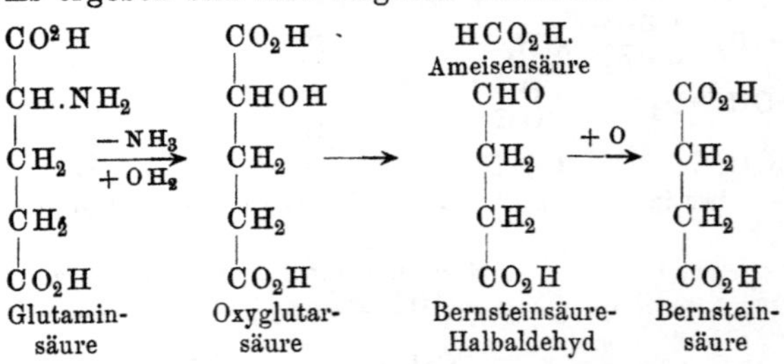

Demgegenüber haben jedoch C. Neuberg und M. Ringer[5]) experimentell nachgewiesen, daß die Spaltung der Glutaminsäure zu Bernsteinsäure mit einem doppelten Oxydationsvorgang verknüpft ist. Zunächst entsteht aus Glutaminsäure unter Ammoniakabspaltung und Sauerstoffaufnahme α-Ketoglutarsäure; diese spaltet Kohlensäure ab und liefert den Halbaldehyd der Bernsteinsäure, der auch bei völligem Luftabschluß zu Bernsteinsäure

[1]) C. r. **46**, 179 (1858); **47**, 224 (1858); **48**, 1149 (1859); Ann. chim. phys. [3] **58**, 323 (1860). — [2]) Berliner Jahresber. 1818, S. 158 nach E. v. Lippmann, Chemie der Zuckerarten, 3. Aufl., S. 378. — [3]) Phil. Mag. [4] **8**, 161 (1854); **18**, 340 (1859). — [4]) Z. U. N. **17**, 291 (1909); Fr. **51**, 628 (1912). — [5]) Z. U. N. **6**, 721 (1903). — [6]) Chem. News. **38**, 153 (1878). — [7]) Ann. chim. phys. 5, **22**, 98 (1881). — [8]) C. r. **104**, 1109 (1887). — [9]) Arch. Hyg. **8**, 451 (1889). — [10]) C. r. **119**, 92, 169 (1894). — [11]) Ann. de l'Institut Pasteur **10**, 51 (1896). — [12]) Bull. de l'Assoc. des Chim. **19**, 353 (1901). — [13]) Bio. Z. **18**, 393 (1909). — [14]) Arch. Hyg. **14**, 225 (1892). — [15]) F. B. **2**, 382 (1895). — [16]) Wissenschaftl. Grundl. 1905, S. 139. — [17]) 10. G. D. W. V. Geisenheim 1884.

[1]) W. Brau. **18**, 336 (1901). — [2]) Bio. Z. **18**, 402 (1909). — [3]) Ebenda, S. 409. — [4]) W. Brau. **22**, 221 (1905). — [5]) Bio. Z. **71**, 226 (1916); **91**, 131 (1918); **92**, 234 (1918).

oxydiert wird. Die Vorgänge werden durch folgende Gleichungen dargestellt:

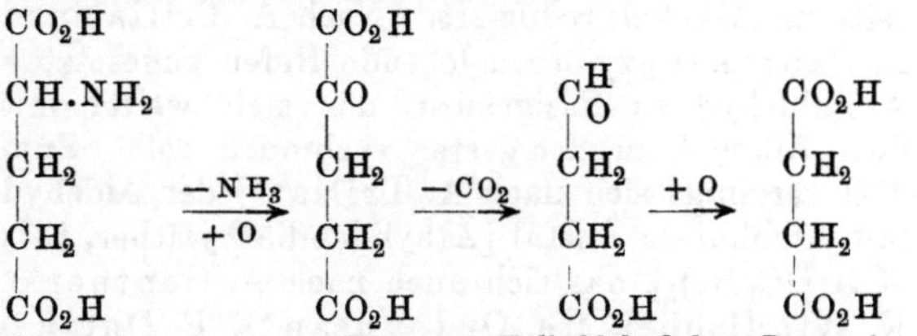

Glutaminsäure — α-Ketoglutarsäure — Halbaldehyd der Bernsteinsäure — Bernsteinsäure

Nach F. Ehrlich ist die Hefe nur in Gegenwart von Zucker befähigt, Glutaminsäure in Bernsteinsäure zu verwandeln. Hieraus darf vielleicht der Schluß gezogen werden, daß die Bernsteinsäure, ebenso wie das Glycerin, hauptsächlich zur Zeit der stürmischen Gärung erzeugt wird. Von Wichtigkeit ist schließlich, daß die Menge der gebildeten Bernsteinsäure von der Art der gebotenen Stickstoffverbindungen abhängt. Stehen der Hefe Ammonsalze oder Asparagin zur Verfügung, so bildet sie sehr viel weniger Bernsteinsäure als wenn sie auf Glutaminsäure allein angewiesen ist.. Da die Stickstoffverbindungen der Moste, sowohl der Art als der Menge nach, große Verschiedenheiten aufweisen, so dürften die Schwankungen im Bernsteinsäuregehalt wenigstens zum Teil auf diesen Umstand zurückzuführen sein.

Über den Bernsteinsäuregehalt der Weine liegen bisher nur wenige zahlenmäßige Angaben vor.

A. Rau[1]) fand 0,24 bis 1,5 g (in 10 Weinen sehr verschiedener Art); R. Kayser[2]) 0,9 bis 1,28 g (in 8 Weinen); R. Kunz[3]) 0,59 bis 1,25 g (in 48 österreichischen Weinen); C. von der Heide hält nach seinen Untersuchungen 1 g für einen Durchschnittswert, der eher etwas zu hoch als zu niedrig ist. Nach R. Kunz werden auf 100 Tle. Alkohol 0,74 bis 1,35 Tle. Bernsteinsäure gebildet.

g) Die Aldehyde.

Aus dem Vorkommen von Aldehyden in dem Verlauf der alkoholischen Destillate ist wiederholt geschlossen worden, daß sich Aldehyde auch im Weine fänden[4]).

Ob im Wein Formaldehyd vorkommt, ist noch zweifelhaft, wenn auch K. Farnsteiner[5]) auf Grund einer Farbreaktion 0,1 bis 0,5 mg Formaldehyd im Wein nachgewiesen haben will. K. Windisch[6]) gibt ferner an, daß auch F. Mallmann[7]) Formaldehyd im Wein vermutet habe. In Wirklichkeit hat jedoch F. Mallmann nur einen starken künstlichen Zusatz von Formaldehyd nachgewiesen.

Was die älteren Angaben über das Vorkommen von Acetaldehyd im Wein betrifft, so beruhen sie meist nur auf Vermutungen, manchmal auch auf qualitativen Reaktionen, nicht aber auf Untersuchungen, bei denen der Aldehyd als solcher oder als wohldefinierte Verbindung abgeschieden wurde.

Man vergleiche damit die Angaben von A. Béchamp[1]), Magne Lahens[2]), Brockhaus[3]), C. Weigelt[4]), R. v. Jaksch[5]), C. Schmitt[6]), Röser[7]), A. Trillat[8]). Auch M. Ripper[9]) hat Acetaldehyd im Wein nicht als solchen identifiziert, sondern nur seine Anwesenheit durch eine Reihe von qualitativen Reaktionen wahrscheinlich gemacht.

Nichtsdestoweniger nehmen infolge seiner Arbeit W. Seifert[10]), E. Mach[11]), M. Barth[12]), E. Chuard und M. Jaccard[13]), E. Schaffer und A. Bertschinger[14]), E. Rieter[15]) das Vorkommen von Aldehyd im Wein als bewiesen an. Dagegen hat P. Kulisch[16]) den Nachweis von Acetaldehyd bzw. acetaldehydschwefliger Säure im Wein nicht als geführt betrachtet.

Auch die Untersuchung Ch. Ordonneaus[17]), der in 100 l Kognak 9 g Acetaldehyd fand, beweist nicht die Anwesenheit dieses Stoffes im Wein, weil er vielleicht erst während der Destillation aus Alkohol entstanden ist.

Den sicheren Nachweis, daß Acetaldehyd im Wein vorkommt, hat erst W. Kerp[18]) geführt, indem er aus zwei deutschen Weinen Acetaldehyd als aldehydschwefligsaures Natrium isolierte, das zur sicheren Erkennung in Phenylazoformacyl übergeführt wurde.

Wie der Aldehyd im Weine entsteht, ist erst in neuester Zeit sicher erkannt worden.

Nach E. Durin[19]) entstehen die Aldehyde bei der Gärung, aber nicht durch Oxydation von Alkoholen, sondern durch Reduktion von Säuren bei Luftabschluß. Durch Luftzufuhr wird die Aldehydbildung aufgehoben. Ähnlicher Ansicht ist P. Woltering[20]). N. Passerini[21]) rechnet mit der Möglichkeit, daß die Aldehyde zum Teil durch Reduktion der Säuren, zum Teil durch Oxydation der Alkohole entstehen.

A. Trillat[22]) betrachtet die Aldehydbildung als einen mit der alkoholischen Gärung nicht zu-

---

1) Arch. Hyg. **14**, 225 (1892). — 2) Rep. anal. Ch. **1**, 209 (1881). — 3) Z. U. N. **4**, 682 (1901); **6**, 721 (1903). — 4) K. Windisch, Arb. Ges. Amt. **8**, 140 (1892); **11**, 285 (1895); **14**, 309 (1898). — 5) F. B. **4**, 8 (1897). — 6) Werden d. Weines 1906, S. 44. — 7) Z. öffentl. Chem. **10**, 165 (1904).

1) C. r. **75**, 1036 (1872). — 2) Journ. de Pharm. [3] **27**, 37 (1862); J. Maumené, Traité théorique et pratique du travail des vins 1890, p. 306, 307. — 3) Rep. anal. Ch. **2**, 363 (1882); Önol. J. B. **5**, 126 (1882); C. 1882, S. 669. — 4) Önol. J. B. **5**, 126 (1882). — 5) B. **19**, Ref. 782 (1886). — 6) Weine d. Herzogl. Nassauischen Kabinettskellers 1892, S. 34, 56, 57, 62, 97. — 7) Ann. Pasteur **7**, 41 (1893). — 8) C. r. **136**, 171 (1903). — 9) Weinb. u. Weinh. **8**, 168 (1890); J. pr. Ch. [2] **46**, 428 (1892); F. B. **2**, 12, 35 (1895); Z. L. V. Ö. **3**, 26 (1900). — 10) Z. Nahr. Hyg. **7**, 125 (1893). — 11) Weinlaube **25**, 98 (1893). — 12) F. B. **1**, 164, Fußnote (1894). — 13) Ch. Z. **18**, 702 (1894). — 14) Schweiz. Wochenschr. Chem. Pharm. **32**, 397, 409 (1894). — 15) Ebenda **32**, 477 (1894); **34**, 237 (1896); **36**, 41 (1898). — 16) 18. D. W. C. Würzburg 1899, S. 66. — 17) C. r. **102**, 217 (1886); siehe auch S. 122. — 18) Arb. Ges. Amt. **21**, 141 (1904). — 19) Journ. distill. franç. **6**, 430 (1890). — 20) Nederl. Tijdschr. Pharm. **4**, 18, 40 (1892). — 21) Staz. ital. **39**, 221 (1906). — 22) C. r. **146**, 645 (1908).

sammenhängenden Vorgang, der sich nur bei Luftzutritt abspielt; denn gemeinsam mit A. Sauton[1]) glaubt er auch durch Platinmohr, Tierkohle und getötete Hefe Aldehydbildung herbeiführen zu können, wenn er auch feststellen muß, daß lebende Hefe mehr Aldehyd erzeugt.

Auch Röser[2]) hält den Aldehyd für ein Oxydationsprodukt des Alkohols, das teils bei der Gärung, teils beim Abziehen des Weines entstehe. E. Kayser und A. Demolon[3]) behaupten dagegen, daß der Aldehyd kaum durch eine rein chemische Oxydation des Alkohols entstehe. Bei ihren Versuchen blieb getötete Hefe ohne Einfluß auf die Aldehydbildung, dagegen erzeugte lebende Hefe Aldehyd, besonders wenn die Jungweine auf der gebildeten Bodensatzhefe bei Luftzutritt längere Zeit liegen blieben. Auch nach K. Kruis und B. Raymann[4]) wird der Aldehyd durch die Hefe aus Alkohol gebildet. Nach denselben vermögen wohl alle echten Hefen Aldehyd zu erzeugen. Besonders reichliche Mengen Aldehyd erzeugen die Kahmhefen.

Nach Röser[5]) hängt die Menge des gebildeten Aldehyds von der Heferasse, der Zusammensetzung des Gärgutes und dem Luftzutritt ab.

Nach N. Passerini[6]) wird durch Schwefeln der Moste die Aldehydbildung begünstigt. Nach G. Linossier und G. Roux[7]) wird auch durch den Sproßpilz Saccharomyces albicans Alkohol zu Aldehyd oxydiert.

C. Neuberg und J. Kerb[8]) fanden, daß Acetaldehyd auch bei der Selbstgärung der Hefen oder der Hefezellsäfte entsteht.

Mit Recht hebt N. Passerini[6]) hervor, daß der Aldehyd seine Anwesenheit im Weine nicht nur den Hefen, sondern auch den Kahmpilzen und den Essigsäurebakterien verdanken kann.

Entsprechend der F. Ehrlichschen[9]) Theorie über die alkoholische Gärung der Aminosäure nehmen O. E. Ashdown und J. Th. Hewitt[10]) an, daß der Aldehyd aus Alanin gebildet wird.

Schließlich sei noch darauf hingewiesen, daß nach den neueren Ansichten Acetaldehyd als intermediäres Spaltungsprodukt bei der alkoholischen Vergärung der Hexosen auftritt.

Diese Ansicht hat sich schließlich von C. Neuberg[11]) und seinen Mitarbeitern experimentell als richtig erweisen lassen. Es ist diesem Forscher gelungen, zu zeigen, daß tatsächlich Acetaldehyd das bei der Gärung zuerst entstehende Spaltungsstück ist, das dann sofort durch Wasserstoff zu Alkohol reduziert wird (vgl. dazu S. 121).

Der Aldehyd bleibt im Wein nicht unverändert, sondern erleidet mannigfache Umänderungen. Soweit er als Zwischenprodukt bei der alkoholischen Gärung intermediär auftritt, wird er sofort größtenteils zu Alkohol reduziert. Nach A. Trillat und A. Sauton[1]) oxydieren lebende Hefen zugesetzten Acetaldehyd zu Essigsäure, der sich weiter mit dem Alkohol zu Essigester verbinden soll. Zum Teil vereinigt sich nach A. Trillat[2]) der Aldehyd mit Alkohol zu Acetal [Äthylidendiäthyläther, $CH_3CH(OC_2H_5)_2$], das sich auch nach A. Genther[3]), K. Windisch[4]), Ch. Ordonneau[5]), C. Durin[6]) in vergorenen Flüssigkeiten und deren Destillaten findet.

Ferner soll nach A. Trillat[2]) sowohl das Acetal, als der Aldehyd mit dem Rotweinfarbstoff eine unlösliche Verbindung eingehen. Zum Teil soll sich der Aldehyd auch polymerisieren und verharzen und dadurch die als Hochfärbung bezeichnete Bräunung der Weißweine verursachen. Mir persönlich erscheint dies wenig wahrscheinlich.

Ob sich der Aldehyd im Wein auch zu Metaldehyd oder Paraldehyd polymerisieren oder zu Krotonaldehyd kondensieren kann, bleibt vorläufig zweifelhaft[7]).

Am wichtigsten ist jedoch die Vereinigung des Aldehyds mit schwefliger Säure zu der sogenannten acetaldehydschwefligen Säure, deren Anwesenheit im Wein zuerst von C. Schmitt[8]) und M. Ripper[9]) vermutet, jedoch erst von W. Kerp[10]) bewiesen worden ist.

Die acetaldehydschweflige Säure steht nach W. Kerp mit freier schwefliger Säure und freiem Aldehyd in einem chemischen Gleichgewicht, wodurch auch der freie Aldehyd vor weiteren Veränderungen geschützt wird.

Über acetaldehydschweflige Säure siehe S. 145.

Höhere Aldehyde der Fettsäurereihe. Daß im Wein möglicherweise auch Metaldehyd, Paraldehyd und Krotonaldehyd auftreten kann, ist schon oben erwähnt.

Auch das Vorkommen von Propionaldehyd, Isobutylaldehyd und Valeraldehyd in gärenden Flüssigkeiten, wie es von C. Ordonneau[11]) festgestellt wurde, ist nach F. Ehrlichs[12]) Theorien über die Entstehung des Fuselöles zu erwarten. In dem Destillat eines fehlerhaften Tresterweines will schließlich J. A. Muller[13]) Isokrotonaldehyd nachgewiesen haben.

---

[1]) C. r. **146**, 996 (1908); **147**, 77 (1908). — [2]) Ann. Pasteur **7**, 41 (1893); Ch. Z. **17**, Rep. 80 (1893). — [3]) C. r. **146**, 783 (1908). — [4]) Z. Spiritusind. **19**, 131 (1896). — [5]) Ann. Pasteur **7**, 41 (1893). — [6]) Staz. ital. **39**, 221 (1906). — [7]) C. r. **110**, 868 (1890). — [8]) Bio. Z. **43**, 494 (1912). — [9]) Bio. Z. **18**, 391 (1909). — [10]) Journ. chem. Soc. **97**, 1636 (1910). — [11]) Bio. Z. **78**, 238 (1916); **89**, 365 (1918); **92**, 234 (1918).

[1]) C. r. **146**, 996 (1908); **147**, 77 (1908); Ann. Pasteur **24**, 310 (1910). — [2]) Bull. soc. chim. [4] **5**, 546 (1909). — [3]) Ann. **126**, 62 (1863). — [4]) Arb. Ges. Amt. **11**, 285 (1895). — [5]) C. r. **102**, 217 (1886). — [6]) Bull. de l'assoc. des Chim. **6**, 239 (1887). — [7]) Vgl. dazu G. Krämer u. A. Pinner, B. **2**, 401 (1869); **3**, 75 (1870); **4**, 787 (1871); A. Kekulé und J. Weinzierl, B. **4**, 718 (1871); J. Bell, Chem. News **20**, 143 (1869). — [8]) Weine d. Herzogl. Nassauischen Kabinettskellers 1892, S. 36, 57. — [9]) Weinb. u. Weinh. **8**, 168 (1890); J. pr. Ch. [2] **46**, 428 (1892); F. B. **2**, 12, 35 (1895); Z. L. V. Ö. **3**, 26 (1900). — [10]) Arb. Ges. Amt. **21**, 141 (1904). — [11]) Org. Rüb. Zucker-Ind. f. Österreich-Ungarn [N. F.] **16**, 820; Ref. C. 1888, I, S. 160; Z. Spiritusind. **11**, 183 (1888). — [12]) Z. Zuckerind. **55**, 566 (1905). — [13]) Bull. soc. chim. [3] **6**, 796 (1891).

h) Das Furfurol.

CH=CH
Furfurol, | >O (α-Furanaldehyd oder
CH=CH.CHO

Aldehyd der Brenzschleimsäure), soll sich nach einer Angabe von K. Förster[1]) in sehr geringen Mengen im Weine vorfinden. Auch K. Kruis und B. Raymann[2]), sowie E. Kayser und A. Demolon[3]) halten das Furfurol für ein Gärprodukt; dagegen haben Erfahrungen bei der Bierbereitung gelehrt, daß Furfurol, das in der Würze vorhanden ist, während der Gärung verschwindet[4]), insbesondere zeigten C. J. Lindner und H. J. Liebig[5]), daß es dabei in Furfurylalkohol übergeführt wird.

In dem Branntwein findet man Furfurol, weil es sich während der Destillation aus den Pentosanen der Maische beim Erhitzen mit Säuren bildet nach der Gleichung:

$$C_5H_{10}O_5 - 3\,OH_2 = C_5H_4O_2.$$

Schließlich haben V. Pasquero und A. Cavagnari[6]), sowie R. Haid[7]) nachgewiesen, daß Weine bei der Destillation kein Furol liefern, wenn man sie vorher neutralisiert hat. Nach J. Weiwers[8]) findet sich in Mosten und Weinen l-Arabinose, nach R. Haid ist diese Ansicht nicht haltbar; die Entstehung des Furols bei der Destillation von Weinen muß vielmehr auf eine andere noch nicht identifizierte Pentose zurückgeführt werden.

i) Die Fettsäuren.

Spuren von flüchtiger Säure enthalten nach A. Béchamp[9]) schon die Moste. K. Windisch[10]) hat dies später bestätigt, indem er in Mosten aus gesunden Trauben höchstens 0,16 g, meist aber nur 0,02 bis 0,06 g flüchtiger Säure fand, während Moste aus faulen Trauben meist 0,2 bis 0,4 g, aber auch bis zu 2 g flüchtiger Säure aufwiesen. Hierzu ist allerdings zu bemerken, daß die Ergebnisse der Destillationsmethode besonders zur Bestimmung von kleinen Mengen flüchtiger Säuren in Mosten nicht einwandfrei sind, weil eine geringe Säurebildung aus dem Zucker nicht mit Sicherheit ausgeschlossen werden kann[11]). Siehe auch S. 68.

[1]) B. **15**, 322 (1822). — [2]) Mitt. V. St. Spiritusind., Prag 1895, Heft 2; Z. Spiritusind. **19**, 131 (1896). — [3]) Rev. Vitic. **32**, 141 (1909). — [4]) Chapmann, Journ. federat. Inst. of Brewing **3**, 240 (1897); W. Windisch, W. Brau. **14**, 993 (1897); **15**, 54, 189 (1898); H. v. Laer, Journ. federat. Inst. of Brewing **4**, 6 (1898); C. Heim, Z. ges. Brauw. **21**, 155, 258 (1898); J. Brand, ebenda, S. 255 (1898); H. Will, ebenda **25**, 33 (1902). — [5]) Z. physiol. Chem. **72**, 449 (1911). — [6]) Atti d. Soc. Lig. di Scienze naturali **20**. Vgl. dazu V. Pasquero u. A. Cappa, Gazz. chim. ital. **41** (2), 349 (1911); C. 1912 I, S. 857. — [7]) Z. Gärungsphysiol. **2**, 107 (1912). — [8]) Über den unvergärbaren Zucker im Wein, Luxemburg 1906 (Dissert.); Ref. Chem. Z. **30**, Rep., 292 (1906). — [9]) C. r. **56**, 969, 1184 (1863); **57**, 496 (1863). — [10]) Werden des Weines 1906, S. 15 u. 60; Windisch gibt auf S. 60 für gesunde Moste einen Gehalt bis etwa 0,02 g in 100 ccm an, was aber mit seinen Zahlen auf S. 15 nicht übereinstimmt. — [11]) Vgl. H. Fincke, Z. U. N. **21**, 1 (1911).

Ähnliche Angaben über flüchtige Säure im Moste geben L. Rösler[1]), E. Mach und K. Portele[2]) (2 bis 3 g flüchtige Säure bei faulen Trauben).

α) Ameisensäure.

Über den angeblichen Nachweis von Ameisensäure im Most durch Erlenmeyer siehe S. 68. Vgl. auch die Angabe E. Bergmanns[3]), daß Ameisen- und Essigsäure ein Stoffwechselerzeugnis grüner Pflanzenteile sei.

Ameisensäure im Wein wurde zuerst von L. Liebermann[4]), dann von S. Kiticsán[5]) nachgewiesen. Khoudabachian[6]), der auch in Trauben Spuren von Ameisensäure gefunden hat, fand in einem aus Rosinen bereiteten Most 0,1 g Ameisensäure und 0,093 g Essigsäure und in dem daraus hergestellten Wein 0,28 g Ameisensäure und 0,94 g Essigsäure. Nach B. Raymann und K. Kruis[7]), sowie nach P. Thomas[8]) scheint Ameisensäure bei jeder alkoholischen Gärung gebildet zu werden. Auch K. Windisch[9]) fand keinen Wein und fast keinen Branntwein frei von Ameisensäure.

Daß andererseits Ameisensäure in Gegenwart von Hefe verschwinden soll, gibt E. Duclaux[10]) an.

Daß nach F. Ehrlichs Theorie der alkoholischen Gärung der Aminosäuren Ameisensäure auftreten müßte, ist schon auf S. 125 erwähnt. Hiermit stimmt eine Beobachtung von B. Raymann und K. Kruis[11]), die Ameisensäure und Valeriansäure als Spaltungsprodukte des Eiweißes betrachten.

β) Essigsäure.

L. Pasteur[12]), dem sich E. Maumené[13]) anschloß, glaubte zuerst, bei der alkoholischen Gärung bilde sich keine Essigsäure; später meinte er[14]), sie werde dabei von Bakterien erzeugt. A. Béchamp[15]) hingegen behauptete, daß Essigsäure auch bei Luftabschluß von der Hefe erzeugt würde. Nach S. de Luca[16]) haben Silvestri und Gianelli[17]) in allen untersuchten (67) Weinen Essigsäure nachgewiesen. E. Duclaux[18]) bestätigt später diese Befunde. Vgl. auch Lemaire[19]) und Blondeau[20]).

Genauere Untersuchungen über die Bildung von Essigsäure (bzw. flüchtiger Säure) bei der Weingärung führten dann aus:

A. Béchamp[21]), V. Thylmann u. A. Hilger[22]), E. Kayser[23]), U. Gayon[24]), W. Seifert[25]),

[1]) Mitt. Klosterneuburg **6**, Tafel 17 (1902). — [2]) Babo u. Mach, Handb. **2**, 598 (1896). — [3]) C. 1883, S. 184. — [4]) B. **15**, 437, 2553 (1882). — [5]) B. **16**, 1179 (1883). — [6]) Ann. Pasteur **6**, 600 (1893). — [7]) Böhm. Akademie d. Kaisers Franz Joseph, Prag 1891, Heft 1; C. 1892, I, S. 211. — [8]) C. r. **136**, 1015 (1903). — [9]) Werden des Weines 1906, S. 56. — [10]) Ann. Pasteur **6**, 593 (1892). — [11]) C. 1892, I, S. 211. — [12]) C. r. **48**, 1149 (1859). — [13]) Ebenda **57**, 398 (1863). — [14]) Ebenda **56**, 989, 1109 (1863). — [15]) Ebenda, S. 969, 1086, 1231 (1863); **57**, 496, 674 (1863). — [16]) Ebenda **57**, 520 (1863). — [17]) Ebenda **49**, 255 (1859). — [18]) Ebenda **78**, 951, 1159 (1874); Ann. chim. phys. [5] **2**, 233, 289 (1874); **3**, 108 (1874). — [19]) C. r. **57**, 625 (1863). — [20]) Ebenda **57**, 953 (1863). — [21]) Ebenda **75**, 1036 (1872). — [22]) Arch. Hyg. **8**, 451 (1888). — [23]) Ann. Pasteur **10**, 51 (1896). — [24]) Rev. Vitic. **7**, 461 (1897). — [25]) C. Bakt. II, **3**, 343 (1897); Z. L. V. Ö. **4**, 227 (1901).

Zunahme des Gehaltes an flüchtiger Säure mit steigender Zuckerkonzentration.

	Vor der Vergärung:											
Zucker . . . . . . g	110	157	205	262	299	346	393	440	488	535	582	676
	Nach der Vergärung:											
Flüchtige Säure . . „	0,35	0,43	0,65	0,95	1,18	2,10	2,31	3,32	3,39	2,82	0,71	0,18
Alkohol . . . . . „	62,1	84,2	111,9	126,5	138,4	111,2	97,0	71,9	48,9	27,2	26,9	?

P. Carles[1]), H. Becker[2]), E. Mach und K. Portele[3]), X. Rocques[4]), R. Reisch[5]), P. Thomas[6]). Vgl. damit auch die Versuche von E. Prior[7]), A. Straub[8]), Ph. Biourge[9]) u. a. über Essigsäurebildung im Bier.

Aus den Untersuchungen von E. Kayser, E. Prior, R. Reisch, A. Osterwalder[10]), R. Meissner[11]) ergibt sich, daß die einzelnen Heferassen verschieden große Mengen flüchtiger Säuren erzeugen. Nach R. Reisch[12]) soll eine gärkräftige Hefe mehr Essigsäure erzeugen als eine gärschwache; nach A. Osterwalder[10]) trifft dies aber nicht für alle Fälle zu. Besonders große Mengen flüchtiger Säure erzeugen nach H. Müller-Thurgau[13]) die Apiculatushefen. Südweinhefen sollen nach E. Kayser[14]) bei höherer Temperatur, Hefen aus nördlichen Weinbaugebieten dagegen bei niederer Temperatur weniger flüchtige Säure erzeugen.

Damit stimmen aber nicht überein die Beobachtungen von W. Seifert[15]), der bei hoher Temperatur durch eine Südweinhefe mehr, dagegen durch eine Moselweinhefe weniger flüchtige Säure erhielt als bei niederer Temperatur. A. Rau[16]) erhielt bei höherer Temperatur mehr flüchtige Säure.

Nach A. Straub[17]) u. A. Osterwalder[18]) darf man annehmen, daß Luftzutritt die Essigsäurebildung begünstigt.

Schon V. Thylmann und A. Hilger[19]), sowie E. Kayser und G. Barba[20]) haben gezeigt, daß mit zunehmender Zuckerkonzentration die Menge der gebildeten flüchtigen Säure wächst. Später hat darüber, auf Veranlassung von K. Kroemer, R. von der Heide[21]) gearbeitet, dessen Versuche C. von der Heide[22]) bestätigt hat (siehe obenstehende Tafel).

Nach E. Kayser[23]) soll ein steigender Säuregehalt des Gärgutes ebenfalls die Bildung der flüchtigen Säure begünstigen, wobei sogar die einzelnen Säuren von Einfluß sein sollen. W. Seifert[1]) dagegen leugnet den Einfluß des Gehaltes an Gesamtsäure auf die Bildung von flüchtiger Säure, ja nach R. Reisch[2]) verhindert ein Essigsäurezusatz nicht nur die Neubildung von flüchtiger Säure bei der Gärung, sondern ruft sogar eine Abnahme der ursprünglich vorhandenen flüchtigen Säure hervor.

Wenn P. Carles[3]) angibt, daß der Essigsäuregehalt im Wein um so größer sei, je geringer er im Most war, so dürfte dies auf Bakterienwirkung zurückzuführen sein. Die Gegenwart von Alkohol im Gärgut hat auf die Entstehung der flüchtigen Säure keinen nennenswerten Einfluß, wenigstens nicht, wenn seine Menge sich in den Grenzen von 1 bis 8 Proz. bewegt. Dies hat für die Mostvergärung R. Reisch[4]) und für die Umgärung von Wein C. von der Heide und E. Schwenk[5]) bewiesen.

Die letzteren haben auch gezeigt, daß bei der Umgärung der Gehalt an flüchtiger Säure steigt mit der Zunahme des Alkoholgehaltes, ohne ihm jedoch proportional zu sein.

Nach R. Reisch[6]) beginnt mit dem Eintritt der stürmischen Gärung der Essigsäuregehalt rasch zu steigen, um seine endgültige Höhe zu erreichen, wenn etwa die Hälfte des Zuckers vergoren ist. A. Osterwalder[7]) hat jedoch nachgewiesen, daß bei Luftzutritt auch die ruhende Bodensatzhefe noch flüchtige Säure zu erzeugen vermag. Unter diesen Verhältnissen beginnt, wie schon J. Behrens[8]) und R. Meissner[9]) beobachtet haben, auf und in dem Bodensatz ein erneutes Hefenwachstum, wobei große Mengen flüchtiger Säure gebildet werden.

Hiermit stimmt auch die ältere Beobachtung von Ph. Biourge[10]) überein, daß die flüchtige Säure zunimmt beim Stehen des vergorenen Gärgutes. Während nach A. Osterwalder die flüchtigen Säuren dabei nicht aus den nichtflüchtigen Säuren gebildet werden, behauptet R. Meissner[11]) gerade das Gegenteil, indem nach ihm die Hefen Wein-, Äpfel-, Zitronen- und Bernsteinsäure in Milch- und Essigsäure überführen. Ferner sollen die Hefen auch die Milchsäure weiter zerlegen können, ebenfalls unter Bildung von Essigsäure. A. Oster-

1) Rev. intern. falsif. **10**, 138 (1897). — 2) C. Bakt. II, **3**, 667, 674 (1897). — 3) Nach B. Haas in Z. L. V. Ö. **7**, 775 (1904). — 4) Rev. gén. chim. pure et appl. **8**, 141 (1905). — 5) C. Bakt. II, **14**, 572 (1905). — 6) C. r. **136**, 1015 (1903). — 7) Bayer. Brauer. Journ. **5**, 49 (1895); C. Bakt. **1**, 375 (1895). — 8) F. B. **2**, 382 (1895). — 9) La Cellule **11**, 95 (1895); Hyg. Rundsch. **6**, 219 (1896). — 10) C. Bakt. II, **32**, 481 (1912). — 11) Z. Gärungsphys. **2**, 129 (1913); L. J. **30**, 563 (1901). — 12) C. Bakt. II, **14**, 572 (1905). — 13) B. Wädenswil 1894/95, S. 80; ebenda 1896/97, S. 51. — 14) Ann. Pasteur **10**, 51 (1896). — 15) Z. L. V. Ö. **4**, 227 (1901). — 16) Arch. Hyg. **14**, 225 (1892). — 17) F. B. **2**, 382 (1895). — 18) C. Bakt. II, **32**, 481 (1912). — 19) Arch. Hyg. **8**, 451 (1888). — 20) Bull. du Ministère de l'agriculture, Paris 1896, S. 43. — 21) B. Geisenheim 1907, S. 254. — 22) Ebenda 1911, S. 188. — 23) Ann. Pasteur **10**, 51 (1896).

1) Z. L. V. Ö. **4**, 228 (1911). — 2) C. Bakt. II, **14**, 578 (1905). — 3) Rev. intern. falsif. **10**, 138 (1897). — 4) C. Bakt. II, **14**, 576 (1905). — 5) Bio. Z. **42**, 281 (1912). — 6) C. Bakt. II, **14**, 574 (1905). — 7) C. Bakt. II, **32**, 481 (1912). — 8) B. Augustenburg 1903, S. 27. — 9) B. Weinsberg 1904, S. 82. — 10) Ann. Pasteur **10**, 51 (1896). — 11) Z. Gärungsphys. **2**, 129 (1913).

walder[1]) hält es für möglich, daß die Hefen vermittelst einer Oxydase den Alkohol zu Essigsäure oxydieren. Ähnlicher Ansicht sind E. Kayser und A. Demolon[2]), A. Trillat und A. Sauton[3]), P. Lindner[4]) und R. Meissner[5]).

Eine einfache Oxydation des Alkohols zu Acetaldehyd und Essigsäure ohne Mitwirkung von Hefen kommt dagegen, wie E. Kayser und A. Demolon[6]) im Gegensatz zu R. Duchemin und J. Dourlen[7]), L. Mathieu[8]) und A. Trillat[9]) angeben, nicht in Betracht. In gesunden normalen Weinen, die keine Nebengärungen, z. B. durch Essigbakterien, erlitten haben, ist der Gehalt an flüchtiger Säure gering. Am geringsten ist er wohl in Moselweinen, wo er meist 0,1 bis 0,4 g nach C. von der Heide und E. Schwenk[10]) beträgt. In anderen deutschen Weinen steigt er bis 0,6 oder 0,8 g. In Rotweinen beträgt er meist durchschnittlich etwas mehr als in Weißweinen, etwa 0,6 bis 1,2 g. In südlichen Weinen ist der Gehalt an flüchtiger Säure meist nicht unbedeutend höher als in Weinen nördlicher Weinbaugebiete, ohne daß die Weine stichig schmecken müßten. Verhältnismäßig groß ist auch der Essigsäuregehalt der Ausleseweine (1 bis 1,5 g) und Dessertweine (1,1 bis 1,7, ja sogar 2,5 g), was einerseits mit der hohen Zuckerkonzentration der Moste und andererseits mit dem langen Liegen der Weine auf der Hefe oder der sonstigen eigentümlichen Bereitungsweise der Weine zusammenhängt.

Findet man in gewöhnlichen Weinen sehr viel flüchtige Säure, so dürfte sie meist von Essigbakterien durch Oxydation des Alkohols bei Luftzutritt erzeugt sein. Doch warnt W. J. Baragiola[11]) davor, lediglich aus einem hohen Gehalt an flüchtiger Säure auf eine bestimmte Krankheit, z. B. einfach auf Essigstich, zu schließen. Nur die mikroskopische Untersuchung und die Sinnenprüfung darf hier ausschlaggebend sein. Vgl. dazu auch die Abhandlung über den Essigsäuregehalt der österreichischen und der italienischen Weiß- und Rotweine, sowie der Süßweine im allgemeinen von Br. Haas[12]). Daß auch schon die Moste stichig sein können, besonders wenn sie von faulen Trauben stammen, ist schon erwähnt worden. Aber auch andere Bakterien, die des Luftzutritts nicht benötigen, können im Wein große Mengen flüchtiger Säure erzeugen. In diesen Fällen wird sie aber nicht aus Alkohol, sondern wohl aus Zucker, Säuren oder anderen Extraktstoffen gebildet. So beschreibt z. B. W. Seifert[13]) ein Bakterium, das aus Zitronensäure Essigsäure bildet.

Beim Lagern der Weine nimmt gewöhnlich der Essigsäuregehalt zu, mitunter soll er aber auch wieder zurückgehen, wie dies P. Kulisch[1]) (an Trauben- oder Äpfelweinen?) beobachtet haben will.

In beiden Fällen dürfte es sich um die Tätigkeit von Mikroorganismen handeln.

Eine reichhaltige Zusammenstellung des Schrifttums über „die Bildung flüchtiger Säure durch die Organismen des Weines" hat K. Kroemer[2]) geliefert.

γ) Die höheren Fettsäuren.

Von den höheren Homologen der Essigsäure ist gelegentlich eine ganze Anzahl, allerdings immer in sehr geringer Menge im Wein oder im Weindestillat nachgewiesen worden.

Daß diese Säuren aus Fetten gebildet werden, wie A. Bau[3]) angenommen hat, ist wenig wahrscheinlich. Sie dürften vielmehr der F. Ehrlichschen Theorie entsprechend der alkoholischen Gärung der Aminosäuren ihr Dasein verdanken, indem der zuerst entstehende Aldehyd, der sonst gewöhnlich zum Alkohol reduziert wird, einer Oxydation unterliegt. In manchen Fällen hingegen, besonders bei kranken Weinen, handelt es sich um Erzeugnisse gewisser Bakterien.

Propionsäure wollen L. F. Winkler[4]) und E. Duclaux[5]) in gesunden Weinen gefunden haben. Nach A. Béchamp[6]), A. J. Balard[7]), J. Nicklès[8]), E. Duclaux[5]) und E. Kramer[9]) findet sie sich in manchen kranken Weinen in größerer Menge. Ch. Ordonneau[10]) hat sie auch im Kognak gefunden.

Buttersäure ist nach E. Duclaux[11]) ein ständiger Bestandteil der Weine, was K. Windisch[12]) bestätigt. E. Mach und K. Portele[13]) wiesen in kranken Weinen große Mengen von Buttersäure nach. Ch. Ordonneau[14]) fand sie im Kognak, K. Windisch[15]) im Kartoffel- und Kornfuselöl sowie im Kirschbranntwein. Häufig soll sie sich in milchsäurestichigen Weinen finden, in denen die Milchsäure aus Zucker gebildet worden ist. Dabei wird durch Bakterien die Milchsäure in Buttersäure übergeführt, daneben entstehen meist noch Propionsäure, Capronsäure und Caprylsäure. [Vgl. dazu J. C. Sticht[16]), G. B. Grillone[17]), A. Béchamp[18]) und S. 239.]

Valeriansäure fanden K. Kruis und B. Raymann[19]) in einer alten pasteurisierten Würze, E. Duclaux[20]) im gesunden Wein; K. Windisch[21]) will sie im Wein vereinzelt durch den Geruch erkannt haben.

---

[1]) C. Bakt. II, **32**, 481 (1912). — [2]) Rev. Vitic. **31**, 61 (1909). — [3]) C. r. **146**, 996 (1908); **147**, 77 (1908). — [4]) W. Brau. **29**, 5 (1912). — [5]) Z. Gärungsphys. **2**, 144 (1913). — [6]) C. r. **146**, 783 (1908). — [7]) C. r. **140**, 1466 (1905); Bull. de l'Assoc. des Chim. de Sucr. et Dist. **22**, 1293 (1905). — [8]) Bull. de l'Assoc. des Chim. de Sucr. et Dist. **22**, 1283 (1905). — [9]) C. r. **146**, 645 (1908). — [10]) Bio. Z. **42**, 281 (1912). — [11]) Mitt. Leb. Hyg. **3**, 262 (1912). — [12]) Z. L. V. Ö. **7**, 775 (1904). — [13]) Z. L. V. Ö. **6**, 738 (1903).

[1]) Weinb. u. Weinh. **17**, 13 (1899). — [2]) Ebenda **30**, 99, 109 (1912). — [3]) Z. Spiritusind. **27**, 317 (1904). — [4]) Jahrb. pr. Pharm. **26**, 209 (1853). — [5]) C. r. **78**, 1160 (1874). — [6]) C. r. **54**, 1148 (1862); **56**, 969, 1184 (1863); Répert. chim. appliq. **5**, 189 (1862). — [7]) C. r. **53**, 1226 (1861). — [8]) C. r. **55**, 1219 (1862). — [9]) L. V. St. **37**, 325 (1890). — [10]) C. r. **102**, 217 (1886). — [11]) C. r. **78** 1160 (1874). — [12]) Werden des Weines 1906, S. 58. 59. — [13]) L. V. St. **37**, 305 (1890). — [14]) C. r. **102**, 217 (1886). — [15]) Arb. Ges. Amt. **8**, 140 (1892); **11**, 285 (1895). — [16]) Vierteljahrsschr. pr. Pharm. **17**, 70 (1862). — [17]) Ann. **165**, 127 (1873). — [18]) Bull. soc. chim. [3] **11**, 531 (1894). — [19]) Z. Spiritusind. **19**, 131 (1896). — [20]) C. r. **78**, 1160 (1874). — [21]) Werden des Weines 1906, S. 58, 59.

Von den höheren Fettsäuren ist aufgefunden worden:

Capronsäure, $C_5H_{11} . CO_2H$, im Önanthäther [Ch. Ordonneau[1])], im Kartoffel- und Kornfuselöl [K. Windisch[2])], im Kirschbranntwein [K. Windisch[3])].

Önanthsäure, $C_6H_{13} . CO_2H$, vielleicht im Weinfuselöl? [F. Grimm[4]) (nach A. Fischer[5]) ein Gemisch), Ch. Ordonneau[1])].

Caprylsäure, $C_7H_{15} . CO_2H$, im schottischen Fuselöl [Rowney[6])], im Weinfuselöl [A. Fischer[5]), F. Grimm[4]), Ch. Ordonneau[1])], im Kornfuselöl [Wetherill[7]), K. Windisch[2])], in der Rübenmelasse [Fehling[8]), Perrot[9])], im Kartoffelfuselöl [K. Kruis und B. Raymann[10]), K. Windisch[2])], im Maisfuselöl [Wetherill[7])], im Kirschbranntwein [K. Windisch[11])].

Pelargonsäure, $C_8H_{17} . CO_2H$, im Runkelrübenfuselöl [Perrot[9])], im Korn- und Kartoffelfuselöl [K. Windisch[2])], im Önanthäther [Ch. Ordonneau[1])].

Caprinsäure, $C_9H_{19} . CO_2H$, im Kornfuselöl [A. Hilger[12]), K. Windisch[2])], im schottischen Fuselöl [Rowney[13])], im Kartoffelfuselöl [K. Kruis und B. Raymann[14]), K. Windisch[2])], im Weinfuselöl [A. Fischer[15]), F. Grimm[4]), Ch. Ordonneau[1])]; im Kirschbranntwein [K. Windisch[3])].

Laurinsäure, $C_{11}H_{23} . CO_2H$, im Kornfuselöl [A. Hilger[16])], im Önanthäther [Ch. Ordonneau[1])].

Myristinsäure, $C_{13}H_{27} . CO_2H$, im Önanthäther [Ch. Ordonneau[1])].

Palmitinsäure, $C_{15}H_{31} . CO_2H$, im Kornfuselöl [A. Hilger[16])], im Rohsprit (H. J. Taverne[17])], im Kirschbranntwein (?) [K. Windisch[11])].

Stearinsäure, $C_{17}H_{35} . CO_2H$, im Kornfuselol [A. Hilger[16])].

In den Fuselölen liegen die höheren Säuren teils frei, teils gebunden als Ester vor. Um wenigstens zu zeigen, in welchen Mengenverhältnissen die einzelnen Bestandteile vorkommen, mögen folgende Zahlen K. Windischs[2]) dienen.

1 kg Kornfuselöl enthielt:

Wasser	101,5 g	Freie Fettsäure . .	1,37 g
Äthylalkohol . . .	40,2 „	Fettsäureester . .	2,62 „
n-Propylalkohol .	31,7 „	Terpen.	0,28 „
Isobutylalkohol. .	135,3 „	Terpenhydrat . . .	0,41 „
Amylalkohol . . .	685.3 „	Furfurol, Basen u. Heptylalkohol	0,18 „
Hexylalkohol . . .	1,14 „		

1 kg von Wasser- und Äthylalkohol befreites Kornfuselöl enthielt 1,60 g freie Fettsäuren und 3,05 g Fettsäureester. 100 g freie Säuren bzw. 100 g Fettsäureester enthielten (in Gramm):

	Essigsäure	Buttersäure	Capronsäure	Caprylsäure	Pelargonsäure	Caprinsäure
Säure . . .	2,7	0,4	13,2	26,7	12,9	44,1
Ester . . .	0,3	0,4	9,6	37,8	14,2	40,7

k) Der Methylalkohol.

V. Marcano[1]) fand im Vorlauf des Rumes (Destillat des vergorenen Zuckerrohrsaftes) fast nur Methylalkohol. Auch K. Windisch[2]) wies in einem Rum Methylalkohol nach. Dagegen bestritt H. C. Prinsen Geerligs[3]) das Vorkommen des Methylalkohols in allen vergorenen Getränken oder deren Destillaten, wie im Wein, Arrak, Rum. In letzteren konnte ihn auch H. Quantin[4]) nicht nachweisen.

A. Trillat[5]) fand zwar Rum und Kognak frei von Methylalkohol, dagegen wies er ihn in mehreren Tresterbranntweinen in Mengen von etwa 0,25 Proz. nach. Auch von A. Wolff[6]) wurde Methylalkohol in den vergorenen Säften von schwarzen Johannisbeeren, Pflaumen, Mirabellen, Zwetschen, Kirschen, Äpfeln und Trauben aufgefunden.

In Weinen, die ohne Trester vergoren sind, entstehen nach ihm nur geringe Methylalkoholmengen (Spuren bis 0,03 Maßprozent des Gesamtalkohols); dagegen bildet sich 0,15 bis 0,4 Proz. Methylalkohol (bezogen auf den Gesamtalkohol), wenn die Kämme bei der Gärung anwesend sind. In den für sich vergorenen Trestern schließlich steigt der Methylalkoholgehalt auf 0,15 bis 0,6 Proz.

Erst Th. von Fellenberg[7]) hat die Entstehung des Methylalkohols in vergorenen Getränken aufgeklärt. Er zeigte, daß das Protopektin die Muttersubstanz des Methylalkohols ist. In den unreifen Früchten findet sich Protopektin vor, das bei der Reife allmählich in das gewöhnliche, kolloidal lösliche Pektin übergeht. Wird bei der Weinbereitung der Most abgepreßt, so gelangt je nach der Reife der Trauben mehr oder weniger Pektin in den Most. Während der Gärung spaltet ein Enzym, die Pektase, das Pektin in Pektinsäure und Methylalkohol. Wird die Pektase durch Erhitzen abgetötet, so bleibt das Pektin unverändert, d. h. der Most ist frei von Methylalkohol. Der so in den Wein gelangende Methylalkohol dürfte wohl stets weniger als 1 Prom. des Gesamtalkohols betragen. Siehe auch S. 64.

1) C. r. **102**, 217 (1886); Bull. soc. chim. **45**, 332 (1886). — 2) Arb. Ges. Amt. **8**, 140 (1892). — 3) Ebenda **11**, 285 (1895). — 4) Ann. **157**, 264 (1871). — 5) Ann. **118**, 315 (1861). — 6) J. B. F. Ch. 1852, S. 499. — 7) Ebenda 1853, S. 441. — 8) Ebenda. — 9) Ann. **105**, 64 (1858). — 10) Z. Spiritusind. **19**, 131 (1896). — 11) Arb. Ges. Amt. **11**, 285 (1895). — 12) F. B. **1**, 132 (1894). — 13) Ann. **79**, 236 (1851). — 14) Mitt. V. St. Spriritusind. Prag 1894, Heft 2; Z. Spiritusind. **19**, 131 (1896). — 15) Ann. **118**, 307 (1861) — 16) F. B. **1**, 132 (1894). — 17) Nederl. Tijdschr. Pharm. **9**, 129 (1897).

1) C. r. **108**, 955 (1889). — 2) Arb. Ges. Amt. **8**, 259 (1892). — 3) Ch. Z. **22**, 70, 77, 99 (1898). — 4) Journ. pharm. chim. [6] **12**, 505 (1900). — 5) C. r. **128**, 438 (1899); Bull. soc. chim. [3] **21**, 439 (1899). — 6) C. r. **131**, 1323 (1901); Z. U. N. **4**, 391 (1901). — 7) Mitt. Leb. Hyg. **4**, 122, 146 (1913); **5**, 172, 225 (1914); **7**, 42 (1916).

Anders verhält es sich mit Tresterweinen. In den Trestern befindet sich fast das gesamte noch unveränderte Protopektin. Bei der Vergärung der Trester tritt allmählich ebenfalls die Aufspaltung in Pektinsäure und Methylalkohol ein. Werden die Trester vor der Gärung nicht gezuckert, so kann der Methylalkoholgehalt bis 4 Proz. des gesamten Alkoholgehaltes betragen. Durch Zuckerung der Trester wird der Methylalkoholgehalt natürlich herabgedrückt.

Rotweine, die auf den Trestern vergaren, nehmen bezüglich ihres Methylalkoholgehaltes eine Zwischenstellung zwischen Weißweinen und reinen Tresterweinen ein.

Fellenberg[1]) fand folgende Mengen von Methylalkohol in verschiedenen Branntweinen:

	Alkohol in Maßproz.	Methylalkohol in Maßprom. des gesamten Alkohols
Obstweindestillat	38,1	< 1
"	31,2	< 1
Obstdrusen-Branntwein .	62,5	< 1
" " . .	53,4	< 1
Weindrusen- " . .	55,5	< 1
" " . .	62,1	< 1
Obsttrester- " . .	51,3	42
" " . .	54,8	20
" " . .	53,4	23
" " . .	48,8	13
Weintrester- " . .	51,9	13
" " . .	46,6	12

Über die Schädlichkeit fortgesetzten Genusses Methylalkohol enthaltenden Obsttresterbranntweines siehe Th. v. Fellenberg[2]).

Schließlich mag noch erwähnt werden, daß in den Mosten sehr geringe Mengen von Salicylsäuremethylester vorzukommen scheinen, durch deren Verseifung ebenfalls Methylalkohol abgespalten werden könnte. Siehe dazu S. 195.

VI. Der Ausbau der Weine.

1. Das Abstechen.

Nachdem die Gärungen beendet sind, der Trub sich zu Boden gesetzt, und der Wein selbst sich geklärt hat, wird es notwendig, den hellen Wein vom Trube zu trennen, um dem Weine die Schulung und Pflege angedeihen lassen zu können, die allein alle seine guten Eigenschaften entwickeln.

Außerdem wird die Entfernung des Gelägers deshalb notwendig, weil in ihm durch die verschiedensten Umsetzungen und Zersetzungen unangenehme Geschmacks-, Geruchs- und Trubstoffe gebildet werden, die nicht wieder in den Wein gelangen zu lassen eine wichtige Aufgabe des Kellerwirtes ist.

[1]) Mitt. Leb. Hyg. **4**, 146 (1913). — [2]) Ebenda **6**, 36 (1915).

Aus diesen Gründen ist das Abziehen, Ablassen oder Abstechen des Weines ein sehr wichtiger Teil der ganzen Kellerbehandlung.

a) Zusammensetzung des Trubes.

Um die Folgen eines unrichtig ausgeführten Abstiches kennen zu lernen, betrachten wir zunächst die Zusammensetzung des Trubes und die darin sich abspielenden Vorgänge.

Der Trub besteht hauptsächlich aus toten und lebenden Hefezellen, enthält aber auch eine Menge anderer, teils toter, teils lebender Keime, wie Sporen der verschiedensten auf den Trauben vorkommenden Schimmelpilze, ferner Kahmhefen, zugespitzte Hefen und Bakterien. Die letzteren nützen nur zum geringen Teile dem Weine, wie z. B. die den Säurerückgang (siehe S. 197) hervorrufenden Mikroben; die meisten hingegen sind als gefährliche Weinschädiger bekannt und gefürchtet.

Außer diesen Keimen finden sich im Trub Zellreste der Trauben (Hülsen und Mark), Weinsäure als Weinstein oder weinsaures Calcium, Eiweiß- und andere unbekannte Ausscheidungen [Angaben über die Zusammensetzung des Trubes hat H. Bötticher[1]) gemacht].

Durch die Lebensvorgänge der lebenden Keime erleidet der Trub fortwährend Veränderungen, die hauptsächlich von der Höhe der Temperatur und der Zusammensetzung des Weines, insbesondere von dessen Alkohol- und Säuregehalt abhängen. Wir betrachten zunächst die Vorgänge, die sich in den Hefezellen selbst abspielen.

Während die Hefe den Zucker des Mostes vergärt, speichert sie in ihren Zellen Glykogen auf. Nach R. Meissner[2]) wurde von Gontscharuck gefunden, daß der Glykogenvorrat der Hefe am reichlichsten ist am Schlusse der Hauptgärung. Später, wenn allmählich eine Verarmung des Gärgutes an Zucker eintritt, beginnt die Selbstgärung[3]) der Hefe einzusetzen, wobei das Glykogen angegriffen wird. Die Geschwindigkeit, mit der das Glykogen dabei verschwindet, scheint unter anderem auch von der Heferasse abhängig zu sein. Steht der Hefe reichlich Luft zur Verfügung, so wird das Glykogen zu Kohlensäure und Wasser veratmet, während es bei Luftabschluß, wie dies im Faß wohl meist der Fall ist, zu Alkohol vergoren wird.

J. Wortmann[4]) glaubte durch die Vergärung des Glykogens eine Zunahme des Alkoholgehaltes um 8,8 g in 1 Liter Wein beobachtet zu haben; dagegen wies H. Bötticher[5]) durch eingehende Versuche nach, daß im günstigsten Falle der aus dieser Quelle stammende Alkohol höchstens 0,18 g für 1 Liter Wein betragen kann.

[1]) B. Geisenheim 1905, S. 254. — [2]) C. Bakt. II, **6**, 546 (1900). — [3]) Vgl. dazu A. Bau in Lafar, Handbuch **4**, 431 (1905/07). — [4]) L. J. **23**, 557 (1894). — [5]) B. Geisenheim 1905, S. 262.

A. Bau[1]) gibt der Meinung Ausdruck, als ob bei der Selbstgärung auch Riechstoffe entstehen könnten; denn H. Will[2]) hat bei Hefen, die in luftdicht verschlossenen Büchsen bei 6° aufbewahrt wurden, nach $1^1/_2$ Monat einen scharfen, aber nicht unangenehmen aromatisch-weinigen Geruch wahrgenommen.

Hand in Hand mit der Selbstgärung der Hefe geht ein anderer Vorgang, die Selbstverdauung[3]) oder die Autolyse, hervorgerufen durch ein Enzym, die Endotryptase. Bei der Selbstverdauung werden sowohl die Nucleine als auch die übrigen Eiweißstoffe der Hefezellen angegriffen und so weitgehend abgebaut, daß sich Albumosen und Peptone nicht mehr vorfinden. Nach A. Kossel[4]) und E. Salkowski[5]) entstehen aus den Nucleinen Phosphorsäure und Purinbasen; aus den übrigen Eiweißstoffen Aminosäuren. Es sind bisher folgende Spaltungsstücke[6]) festgestellt worden:

α) Purinbasen: Guanin, Guanidin, Adenin, Xanthin, Hypoxanthin, Cytosin, Uracil.

β) Aminosäuren: l-Leucin, d-Isoleucin, d-Valin, l-Phenylalanin, l-Asparaginsäure, d-Glutaminsäure, l-Tyrosin, Lysin, Arginin, l-Histidin, l-Tryptophan, Cystin.

γ) Ammoniak, Cholin und andere Basen.

Die Auffindung des Cholins besitzt insofern eine theoretische Bedeutung, als hierdurch die Entstehung des Glycerins aus Lecithin erklärt werden könnte, das bei seiner Aufspaltung in Fettsäuren, Cholin und Glycerinphosphorsäure zerfallen müßte. Daß sich Lecithin im Wein vorfinde, ist von J. Weirich und G. Ortlieb[7]), A. Rosenstiehl[8]), A. Funaro und J. Barboni[9]), F. Muraro[10]) behauptet worden; jedoch hat R. Cohn[11]) die Unrichtigkeit ihrer Beweisführung überzeugend dargetan.

Dagegen will H. Struve[12]) mit Sicherheit Cholin im Weine erkannt haben.

In einem Forster Traminer will R. Kayser[13]) Xanthin und Sarkin (daneben Peptone) aufgefunden haben, doch fehlen nähere Angaben über Nachweis usf.

E. Brücke[14]) hat aus dem Wein eine Base erhalten, die von E. Ludwig[15]) als Trimethylamin erkannt worden ist [vgl. dazu auch J. Nessler und M. Barth[16])].

[1]) Lafar, Handbuch **4**, 432 (1905/07). — [2]) Ebenda **5**, 107 (1905). — [3]) Vgl. dazu M. Hahn in Lafar, Handbuch **4**, 438 (1905/07); E. Buchner u. M. Hahn, Die Zymasegärung 1903, S. 287; C. Oppenheimer, Die Fermente **2**, 611 (1913). — [4]) Z. physiol. Chem. **4**, 290 (1880). — [5]) Ebenda **13**, 506 (1889). — [6]) H. Euler und P. Lindner, Chemie der Hefe, Leipzig 1915, S. 61—69. — [7]) Ch. Z. **28**, 153 (1904). — [8]) Ebenda 663 (1904) — [9]) Staz. ital. **37**, 881 (1904). — [10]) Gazz. chim. ital. **35**, I, 314 (1905). — [11]) Ch. Z. **37**, 985 (1913). — [12]) Fr. **41**, 284, 544 (1902). — [13]) Rep. anal. Ch. **1**, 294 (1881). — [14]) Sitzber. Wiener Akad. 1866. Ref. C. 1867, S. 911. Vgl. Mitt. Klosterneuburg **5**, 103, Fußnote 5 (1888). — [15]) Sitzber. Wiener Akad. II, **56**, 287 (1867). — [16]) Fr. **21**, 48 (1882).

R. Reisch[1]) glaubt im Wein eine dem Diäthylendiamin isomere oder polymere Base festgestellt zu haben.

Ferner fand A. v. Asboth[2]), B. Haitinger[3]) und E. Bamberger und A. Einhorn[4]) im Fuselöl Pyridin.

E. Bamberger und A. Einhorn[4]) wiesen ferner im Fuselöl 2,5-Dimethylpyrazin nach und die von E. Ch. Morin[5]) abgeschiedene Base erkannten P. Brandes und C. Stöhr[6]) als Trimethylpyrazin. G. Krämer und A. Pinner[7]) wollen aus Fuselöl Collidin erhalten haben.

Die von J. Oster[8]) in gärender Rohrzuckerlösung, die von J. C. Lermer[9]) im Bier, die von G. Guérin[10]) in Weißwein, die beiden von H. Schrötter[11]) und die von L. Lindet[12]) im Fuselöl gefundenen Basen dürften ebenfalls der Pyridin- oder Pyrazinreihe angehören, besonders da nach E. Bamberger und A. Einhorn[13]) auch noch Homologe dieser Basen im Fuselöle vorkommen.

Ob die im Wein wohl zuerst von H. Müller-Thurgau[14]), dann auch von E. Donath[15]), sowie von Th. Paul und A. Günther[16]) nachgewiesenen Invertasen[17]) ausschließlich von der Hefe gebildet werden, ist nicht ganz sicher. Für diese Ansicht spricht, daß sie nach H. Müller-Thurgau[18]) wohl in jüngeren Weinen, nicht mehr aber in älteren vorkommen, und daß sie sich nach A. Bau[19]) auch im Biere finden. Dagegen spricht, daß Th. Paul und A. Günther[20]) auch in Mosten Invertasen gefunden haben.

Die bei der Autolyse aus der Zelle austretenden Eiweißabbaustoffe gelangen in den Wein. Dies geht z. B. daraus hervor, daß die Hefepreßweine nach C. Amthor[21]) einen erhöhten Gehalt an Extrakt und Mineralstoffen, insbesondere an Phosphorsäure und Stickstoffverbindungen aufweisen, Befunde, die von H. Bötticher[22]) und L. Weigert[23]) bestätigt worden sind. Gerade diese Abbaustoffe des Hefeeiweißes dienen nach J. Wortmann[24]) und H. Bötticher[22]) den Trubbakterien zur Nahrung. Welche Gattungen von diesen im einzelnen Falle die Übermacht zu gewinnen vermögen, hängt von der Zusammensetzung der Weine, von der Höhe

[1]) Mitt. Klosterneuburg **6**, 19 (1902). — [2]) Ch. Z. **13**, 871 (1889). — [3]) Monatsh. f. Chem. **3**, 688 (1882). — [4]) B. **30**, 224 (1897). — [5]) C. r. **106**, 360 (1888). — [6]) Bull. soc. chim. [3] **15**, 783 (1896). — [7]) B. **3**, 75 (1870). — [8]) Sitzber. Akad. Wien II, **56**, 489 (1867). — [9]) Dingl. polyt. J. **184**, 159 (1867). — [10]) J. pharm. chim. (6) **7**, 323 (1898). — [11]) B. **12**, 1431 (1879). — [12]) C. r. **106**, 280 (1888). — [13]) B. **30**, 224 (1897). — [14]) L. J. **14**, 812 (1885). — [15]) Ch. Z. **16**, 459 (1892). — [16]) Arb. Ges. Amt **23**, 35 (1905). — [17]) C. Oppenheimer, Die Fermente und ihre Wirkungen **1**, 207 (1905); L. Pasteur, Die Alkoholgärung (übers. v. Griessmayer 1878), S. 8. — [18]) L. J. **14**, 815 (1885). — [19]) Ch. Z. **16**, 143 (1892); Wochenschr. f. Brau. **9**, 273 (1892). — [20]) Arb. Ges. Amt. **23**, 40 (1905). — [21]) Z. ang. Ch. **3**, 27 (1890). — [22]) B. Geisenheim 1905, S. 265. — [23]) Mitt. Klosterneuburg **5**, 140 (1888). — [24]) Weinb. u. Weinh. **19**, 462 (1901).

der herrschenden Temperatur und wohl auch noch von anderen Umständen ab.

Nach den Angaben von H. Müller-Thurgau[1]), J. Wortmann[2]) und H. Müller-Thurgau und A. Osterwalder[3]) entwickeln sich in säure- und gerbstoffarmen Weinen, besonders aber in Äpfel- und Birnenweinen, Bakterien, die die Auflösung der Hefe begünstigen. Die Hefe wird dabei völlig zersetzt und zerfällt unter Umständen in unzählige kleine Teilchen. Infolgedessen trübt sich der Wein wieder, wird schleimig und nimmt einen unsauberen Geschmack an.

Dazu können sich die verschiedensten Fehler und Krankheiten gesellen, wie zu starke Säureabnahme, Schwarzwerden, Milchsäure- und Essigstich usf.

Daß nicht alle im Trub gedeihenden Bakterien dem Weine schädlich sind, wird auf S. 197 noch ausführlich gezeigt werden.

Es möge auch noch darauf hingewiesen werden, daß der Trub — sowohl im eigenen Weine als auch einem fremden zugesetzt — als vortreffliches Schönungsmittel dienen kann. Insbesondere schönt man mit Trubhefen zur Beseitigung der rahnen (braunen) Farbe und des Rahngeschmackes.

b) Zeitpunkt des Abstiches.

Eine der wichtigsten Aufgaben der Kellerwirtschaft ist, den richtigen Zeitpunkt des ersten Abstiches zu treffen.

Früher ging man in dieser Hinsicht rein erfahrungsgemäß vor; d. h. in der einen Gegend stach man nach altem Herkommen den Wein zu dieser, in einer anderen zu jener Zeit ab. Es soll nicht bezweifelt werden, daß man in vielen Fällen auf diese Weise gute Erfolge erzielt hat. Allein was in dem einen Jahre richtig ist, kann in dem nächsten Jahre durchaus verkehrt sein. Daher kommt es, daß man eine allgemein gültige Regel für die Zeit der Abstiche nicht geben kann, sondern daß in dieser Hinsicht jeder Wein seinen besonderen Verhältnissen entsprechend behandelt werden muß.

Im allgemeinen kann gesagt werden, daß ein etwas zu frühes Abziehen weit weniger schädlich ist, als ein zu spätes. Damit soll jedoch einem zu frühzeitigen Abstechen keineswegs das Wort geredet werden.

Gesunde Hefe in gesundem Weine dürfte kaum Schaden anrichten. Besonders bei sehr säurereichen Weinen ist das frühe Abstechen nicht angebracht, weil hierdurch leicht eine vollständige Verhinderung oder doch eine starke Verzögerung des biologischen Säurerückganges herbeigeführt werden kann.

Das von J. Wortmann[4]) vorgeschlagene, theoretisch scheinbar einwandfreie Verfahren, die Weine dann abzuziehen, wenn etwa zwei Drittel der Hefezellen glykogenfrei sind, das heißt, sich mit Jod nicht mehr rotbraun färben, hat in der Praxis nicht zu befriedigenden Ergebnissen geführt und sich deshalb auch nicht eingebürgert.

Es müssen eben beim Abstich noch eine Reihe anderer Umstände berücksichtigt werden als gerade der Glykogengehalt der Hefe selbst. So gibt z. B. J. Wortmann selbst an, daß auch die Zusammensetzung des Trubes von Wichtigkeit sei. Ebenso spielt der Säure- und Alkoholgehalt des Weines keine unbedeutende Rolle.

Alkoholreiche Weine können sehr viel länger auf der Hefe liegen bleiben als alkoholarme, weil der Alkohol als Bakteriengift die Zersetzung der Trubhefe verhindert oder wenigstens verzögert; ja alkoholreiche Weine müssen sogar später abgestochen werden, weil in ihnen die letzten Zuckerreste naturgemäß langsamer vergären als in alkoholarmen. Weine aus faulen oder kranken Trauben müssen möglichst bald abgezogen werden, besonders wenn nicht die Moste entschleimt und nicht mit Reinhefe vergoren worden sind, weil der Trub hier besonders viel unangenehme Geruchs- und Geschmacksstoffe, sowie viele schädliche Keime enthält.

c) Ausführung des Abstiches.

Das Abziehen[1]) erfolgt in der Weise, daß der mehr oder weniger klare Wein dem alten Fasse entnommen und in ein gut gereinigtes, anderes Faß gebracht wird. Je nach der Art, wie diese Überführung erfolgt, wird der Wein dabei mehr oder weniger mit Luft in Berührung gebracht und gleichzeitig mehr oder weniger von der gelösten Kohlensäure befreit. In jedem Falle wird mit dem Abstechen auch eine Schwefelung verbunden, die zum weiteren Ausbau des Weines durchaus unentbehrlich ist.

1. Abziehen mittels der Stützen. Dies alte Verfahren, bei denen der Wein in sehr hohem Grade mit der Luft in Berührung kommt, war früher allgemein üblich; nach ihm wird auch heute noch, besonders in kleinen Betrieben gearbeitet.

Man läßt den Wein aus dem Zapfloch durch den Hahn in eine Stütze fließen. Die Stützen oder Schaffel sind aus Holz, aus verzinntem Kupfer oder aus Aluminium hergestellt und fassen etwa 8 bis 12 Liter Wein, so daß man sie bequem handhaben kann. Statt den Wein aus dem Zapfhahn herausfließen zu lassen, zieht man ihn wohl auch mit einem Heber (Gummischlauch oder Metallröhre) aus dem Spundloch heraus und läßt ihn in die Stütze springen. (Früher war dieses Verfahren verbreiteter; heute benutzt man es meist nur, um kleine Gebinde aus einem großen Vorratsgefäß zu füllen.) Aus der Stütze wird der Wein durch einen Trichter, der im Spundloch des neuen Fasses sitzt, in dieses hineingegossen. Mitunter wird, um ein tüchtiges Lüften durchzuführen, in das Spundloch

[1]) 10. G. D. W. Geisenheim 1884, S. 66. — [2]) L. J. **34**, 685 (1905). — [3]) L. J. B. Schweiz **22**, 728 (1908); **24**, 273 (1910); **26**, 360 (1912). — [4]) L. J. **34**, 755 (1905).

[1]) Einzelheiten s. Babo u. Mach, Handbuch **2**, 252 (1910).

zuerst noch ein Reißrohr gesetzt, bevor der Trichter eingeführt wird.

2. Das Abziehen mit der Pumpe. Mit Pumpen[1]) wird heute in größeren Betrieben wohl allgemein gearbeitet. Die modernen Pumpen sind sehr leistungsfähig, sei es, daß sie für Hand- oder Kraftbetrieb eingerichtet sind. Sie zeitigen vor allem den Vorteil, daß man dabei den Wein entweder fast gar nicht oder sehr stark mit Luft in Berührung bringen kann. Will man sehr stark lüften, so verfährt man folgendermaßen:

An den Hahn des Zapfloches wird eine Brause angeschraubt. Der Wein fließt aus der Brause, wobei er naturgemäß infolge der feinen Verteilung sehr stark gelüftet wird, in eine vorgelegte Brenke oder Bütte. In diese Bütte taucht der Saugschlauch der Pumpe, die den Wein mit Hilfe des Druckschlauches, an dessen Ende ein sogenannter „Hundskopf" geschraubt ist, weiter befördert. Der Hundskopf führt in das Spundloch des neuen Fasses, in das außerdem ein Reißrohr eingesetzt ist, so daß der Wein beim Einströmen ins Faß nochmals mit Luft (bzw. mit schwefliger Säure) stark gemischt wird. Will man weniger stark lüften, so läßt man die Brause und das Reißrohr weg und schraubt an den Hundskopf noch ein langes Rohr, das bis auf den Grund des neuen Fasses reicht. Soll der Wein noch mehr geschont werden, so pumpt man den Wein mit der nötigen Vorsicht direkt ohne Zwischeneinschaltung einer Brenke von Faß zu Faß.

3. Abziehen mit Hilfe des Blasebalges oder durch Kohlensäuredruck. Hierbei wird eine Berührung des Weines mit Luft fast vollständig vermieden. Beide Fässer werden im Zapfloch mit Hähnen versehen und durch einen Gummischlauch verbunden. Liegen die Fässer gleich hoch, und sind sie gleich groß, so füllt sich beim Öffnen des Hahnes das neue Faß von selbst bis zur Hälfte. Alsdann kann man mit Hilfe eines entsprechend gebauten Blasebalges, der in dem Spundloch des alten Fasses befestigt wird, einen so großen Druck ausüben, daß der Wein vollständig in das neue Faß hinüberbefördert wird.

Statt mit dem Blasebalg zu arbeiten, kann man sich auch des Kohlensäuredruckes bedienen. Man schließt das alte Faß luftdicht (mit Hilfe eines Gummistopfens) an eine Kohlensäurebombe an, wobei man den Druck auf eine halbe Atmosphäre reduziert. Liegt das neue Faß höher, so kann man den Druck bis auf eine Atmosphäre verstärken, da die Fässer diesen Druck bei einiger Vorsicht wohl aushalten. Will man den Luftzutritt zum Wein beim Abstich völlig ausschließen, so füllt man vorher das neue Faß vollständig mit Kohlensäure aus der Bombe an und sticht dann ebenfalls unter Kohlensäuredruck ab.

Welches Verfahren man beim Abstich wählt, hängt einzig und allein von dem Luftbedürfnis des Weines ab. Je jünger, je unfertiger die Weine sind, je rascher sie ausgebaut werden sollen, um so mehr müssen sie mit Luft in Berührung kommen. Dies gilt besonders auch für den ersten Abstich. Je älter die Weine sind, um so mehr muß man den Luftzutritt verhindern, damit die Weine nicht frühzeitig firn werden. Selbstverständlich spielt bei der Frage, wie stark gelüftet werden soll, auch der Charakter des Weines selbst eine große Rolle. So bedürfen z. B. von allen Weinen die Moselweine am wenigsten der Luftzufuhr.

d) Verarbeitung des Trubes.

Da das Abziehen stets den Zweck hat, den klaren Wein vom Trub zu trennen, so muß bei der praktischen Ausführung in dem Augenblick das Abziehen unterbrochen werden, in dem der Wein trüb zu fließen beginnt.

Der Hefetrub enthält im Durchschnitt noch 50 bis 60 Proz. Wein, die man noch zu gewinnen sucht. Meist sammelt man zu diesem Zwecke den Trub in einem besonderen Fasse und zieht nach 3 bis 4 Wochen den obenstehenden klaren Wein ab. Dieses Verfahren ist wenig empfehlenswert, weil der Trub seiner ganzen Zusammensetzung nach allerlei ungünstigen Veränderungen ausgesetzt ist. Vorteilhafter ist es deshalb, den Trub möglichst bald zu filtrieren. Man benutzt dazu gewöhnlich das holländische Sackfilter. Nach K. Windisch[1]) werden vereinzelt auch Filterpressen mit Rahmenfilter verwendet.

Am zweckmäßigsten hat sich sowohl für Klein- als auch für Großbetriebe herausgestellt, sofort nach dem Abstich den Trub in starke nahtlose Doppelsäcke zu füllen und sie auf der Kelter auszupressen. Dabei darf der Druck nur in äußerst vorsichtiger Weise gesteigert werden, um ein Platzen der Säcke zu vermeiden. Infolgedessen dauert auch hier das Auspressen tagelang, so daß der Trubwein leicht rahn und schal wird.

Der sogenannte Hefepreßwein, der nicht mit dem Hefewein (siehe S. 182) verwechselt werden darf, schmeckt eigentümlich rauh und kratzend infolge der langen Berührung mit der Hefe. Vielleicht enthält er auch gewisse Enzyme. Gewöhnlich wird der Hefepreßwein der Hauptmenge des Weines wieder beigemischt, teils um diesen Weinrest nicht zu verlieren, teils weil man den Preßwein für den Ausbau des Weines für unentbehrlich hält.

Im Hinblick auf die reiche Flora des Trubweines und seinen vermuteten Enzymgehalt kann dies Verfahren vorläufig nicht als falsch bezeichnet werden. Doch muß man wohl mit Recht die Forderung erheben, daß der Preßwein gesund sei, insbesondere nicht faulig, stichig oder kahmig geworden sei. Die abgepreßte Hefe wird häufig noch gebrannt, indem sie mit Wasser angerührt der Destillation unterzogen wird. Man gewinnt auf diese Weise

[1]) Beschreibung verschiedener Pumpensysteme in Babo u. Mach, Handbuch **2**, 257 (1910).

[1]) Nessler-Windisch, Bereitung des Weines, 1908 S. 207.

den sogenannten Hefebranntwein, der sich durch einen eigentümlichen Geruch und Geschmack auszeichnet.

e) Das Auffüllen.

Eine sehr wichtige kellerwirtschaftliche Maßregel ist das Auffüllen der Weinfässer. Man versteht darunter das Vollhalten der Fässer mit Wein bis zum Spundloch. Das Spundloch des lagernden Weinfasses ist immer mit einem langen Holzspund verschlossen. Hierbei muß der Spund in den Wein eintauchen, damit sich sowohl Spund als auch Spundloch stets feucht halten. Das Holz schwindet infolgedessen nicht und der Wein bleibt vor der direkten Berührung mit Luft geschützt. Dadurch, daß man das Faß stets spundvoll hält, beugt man ferner der Entwickelung von Kahmhefen und Essigbakterien am sichersten vor.

Zum ersten Male wird das Faß aufgefüllt nach beendigter Hauptgärung; denn da vor Eintritt der Gärung ein sogenannter Steigraum gelassen werden mußte, fehlt jetzt Wein im Faß. Gerade hier ist es wichtig, sofort aufzufüllen, damit nicht der bei der Gärung an die Faßwand geschleuderte Trub antrocknet und eine Brutstätte für Schimmel- und Kahmpilze und Essigbakterien werde. Hier verschließt man jedoch gewöhnlich das Spundloch zunächst mit einer Gärröhre, damit die noch frei werdende Kohlensäure sicher entweichen kann. Erst wenn keine Kohlensäureentwickelung mehr zu beobachten ist, setzt man den Spund auf.

Auch beim ersten Abstich fehlen infolge des Abganges von Trub für ein 1000-Liter-Faß gewöhnlich 20 bis 40 Liter Wein, die unbedingt ersetzt werden müssen. In großen Kellereien macht die Beschaffung des Füllweines keine Schwierigkeiten. Man braucht von 25 bis 50 Gebinden eines als Füllwein, je nachdem der Preßwein zum Auffüllen benutzt wird oder nicht. Daher teilt man den ganzen Keller in Gruppen von möglichst gleichartigen Weinen und benutzt davon je ein Faß mittlerer Güte zum Auffüllen.

Ganz verkehrt ist es, einen kranken, fehlerhaften oder sonst minderwertigen Wein eben wegen seiner schlechten Beschaffenheit als Füllwein zu benutzen. Wenn hierdurch auch scheinbar ein Faß schlechten Weines verschwindet, so werden dadurch doch nur zu leicht alle mit diesem Wein aufgefüllten Weine ebenfalls verdorben. Zum Auffüllen älterer Weine soll niemals ein Jungwein benutzt werden, weil sonst sehr häufig wieder Trübungen oder Gärungen eintreten. Besonders schwierig gestaltet sich die Beschaffung von Füllweinen für alte hochfeine Weine. Hier bleibt nichts anderes übrig, als mit ebenso alten Flaschenweinen aufzufüllen. Manchmal ist auch dieser Weg nicht gangbar. Dann füllt man den leeren Raum im Fasse durch sorgfältig gereinigte Kieselsteine, Glas- oder Porzellankugeln auf. Auch bei jedem späteren Abstiche (Schönung, Filtration usf.) geht etwas Wein verloren, für dessen Ersatz Sorge getragen werden muß. Liegt der Wein längere Zeit ruhig im Faß, so tritt ein Verlust durch das Schwinden ein, d. h. der Wein verdunstet durch die poröse Faßwand. Die Größe dieses Verlustes hängt von verschiedenen Umständen ab: Größe der Fässer, Art des Holzes, Temperatur und Feuchtigkeit des Kellers sind von entscheidendem Einfluß. Auch hier muß von Zeit zu Zeit nachgefüllt werden, soll der Wein nicht kahmig oder sonst krank werden.

Das Auffüllen wird in der Weise ausgeführt, daß zuerst bei festsitzendem Spund die Umgebung des Spundloches und der Spund selbst sorgfältig gereinigt wird. Dann schlägt man den Spund los, wobei man zu verhindern sucht, daß er fortspringt, beleuchtet den Spiegel des Weines im Fasse zur Kontrolle mit einem Kerzenlicht und gießt, falls keine Kahmbildung wahrnehmbar ist, Füllwein nach, bis der Wein den unteren Rand des Spundloches berührt. Etwaiger Kahm wird durch Überfließenlassen mit Wein herausgespült.

Zum Auffüllen benutzt man gewöhnlich Füllkannen, wie sie in sehr zweckmäßiger Form die Seitzwerke-Kreuznach in den Handel bringen.

Über sogenannte Füllflaschen siehe die Lehrbücher[1]) ein; ihre Verwendung ist nicht kellergerecht: sie werden höchstens von vereinzelten Liebhabern, niemals aber in Großbetrieben benutzt.

f) Die weiteren Abstiche.

Durch den ersten Abstich ist die Hauptmenge der Trubstoffe entfernt, der ziemlich klare Jungwein selbst aber durch die Berührung mit der Luft wieder getrübt worden. Der bei dieser Gelegenheit gewöhnlich zum erstenmal eingebrannte Jungwein hat weder im Geschmack und Geruch, noch in dem Aussehen die Eigenschaften eines fertigen, reifen und ausgebauten Weines erlangt. Hierzu bedarf es vielmehr noch eines längeren Faßlagers, das von Zeit zu Zeit durch weiteres Abziehen, Lüften und Einbrennen unterstützt werden muß. Es folgt deshalb auf den ersten Abstich gewöhnlich 6 bis 8 Wochen später der zweite Abstich. Während dieser Zeit haben sich die meisten Trubstoffe so weit abgesetzt, daß der Wein fast klar abgezogen werden kann. Man sorge im allgemeinen dafür, daß der zweite Abstich gegeben wird, bevor sich die Keller infolge des Eintritts heißer Witterung erwärmen. Im anderen Falle entwickeln möglicherweise die im Trube vorhandenen Keime von neuem Kohlensäure, durch die der Trub wieder aufgewirbelt werden könnte. Nunmehr läßt man den Wein den Sommer hindurch ruhen und gibt ihm den dritten Abstich erst im Herbste. Mit diesem Abstich verbindet man häufig eine Schönung oder wohl auch eine Filtration. In dem zweiten und dritten Jahre gibt man nur mehr zwei Abstiche, einen im Frühjahr und einen im Herbste, und vom vierten Jahre an ist gewöhnlich nur mehr ein Abstich notwendig.

[1]) Z. B. Babo und Mach, Handbuch **2**, 269 (1910).

Geringwertige Weine können infolge ihres Mangels an edlen Eigenschaften bei langem Lagern nichts gewinnen; ihr Bestes ist die jugendliche Gör und Frische, die zu erhalten und auszunutzen die Kunst des Kellerwirtes ist. Der erzwungene rasche Ausbau, oder besser gesagt, die Klärung solch kleiner Gewächse, wird ferner gerechtfertigt durch den geringen Alkoholgehalt, der eine baldige Trennung der Truborganismen vom klaren Wein nötig macht, falls nicht sehr rasch ein vollständiges Verderben des Weines und eine Fäulnis des Trubes einsetzen soll.

Ebenso muß man das Schwefeln zweckentsprechend durchführen; das Spundvollhalten der Fässer darf man nicht versäumen und durch Schönen oder Filtrieren muß man einerseits eine Klärung der Weine, andererseits eine Verminderung der Keimzahl anstreben. Mit diesen Forderungen steht in einem gewissen Widerspruch, daß die kleinen Weine häufig einen sehr großen Säuregehalt haben, und daß deshalb der Säureabbau begünstigt werden sollte. Alle Umstände jedoch, die den Säureabbau beschleunigen, hindern den Ausbau und die Klärung. Deshalb wird man zur raschen Einleitung des Säurerückganges gerade bei so geringwertigen Weinen mit Erfolg von der Entsäuerung Gebrauch machen können und müssen. Siehe S. 150.

Bei guten Gewächsen mit hohem Alkoholgehalt darf und kann der Ausbau nicht im gleichen Maße beschleunigt werden. Man muß diese Weine, um ihnen von ihrer Feinheit nichts zu nehmen, schonend behandeln; ein Abstich, der zu früh gegeben wird, macht hier bald wieder einen weiteren nötig. Damit schädigt man aber nach alter praktischer Erfahrung stets die Güte des Weines. Hier den rechten Zeitpunkt für den Abstich zu treffen, ist die Hauptkunst des erfahrenen Kellermeisters, die nicht durch theoretische Anleitung, sondern nur durch die lebendige Erfahrung vieler Jahre erlernt werden kann.

Einer besonderen Behandlung bedürfen die deutschen Ausleseweine.

Der Hefe stellen sich bei der Vergärung hoch konzentrierter Auslesemoste verschiedene Widerstände entgegen, so daß mit größter Sorgfalt die Gärung durch Regelung der Temperatur, durch Aufrühren der Hefe usf. gefördert werden muß. Deshalb dürfen solche Weine auch erst spät abgestochen und zunächst nur spärlich eingebrannt werden. Früher ließ man solche Weine wohl ein ganzes Jahr auf der Hefe liegen, bevor man zum Abstich schritt; heute wird der erste Abstich gewöhnlich spätestens im April gegeben. Erst später, wenn die Gärung zum endgültigen Stillstand zu bringen ist, muß häufig hintereinander abgestochen und sehr stark eingebrannt werden.

Sehr verschieden gestaltet sich auch die Behandlung der Weine, je nachdem sie von gesunden oder kranken Trauben stammen. Die Abstiche gesunder Weine dürfen ohne Bedenken weit hinausgeschoben werden. Weine aus faulen, verschimmelten, erfrorenen oder sonstwie beschädigten Trauben hingegen können nicht früh genug vom Trub abgelassen werden, um schlechte Geruchs- und Geschmacksstoffe, sowie andere Verunreinigungen möglichst rasch aus dem Weine zu entfernen. Sehr zweckmäßig ist es in solchen Fällen, die Trubstoffe schon vor Beginn der Gärung vom Moste zu trennen. Man schwefelt zu diesem Zwecke die Moste je nach Erfordernis stark bis sehr stark ein, um den Eintritt der Gärung zu verzögern, läßt ein bis mehrere Tage absitzen und trennt dann den klaren Most von den Trubstoffen. Der Most wird alsdann mit Reinhefe vergoren.

Der Säuregehalt der Weine spielt ebenfalls eine wichtige Rolle bei der Beurteilung des richtigen Zeitpunktes der Abstiche. Säurearme Weine aus sehr reifen Trauben oder aus weichen Traubensorten müssen überhaupt frühzeitig unter reichlicher Verwendung von Schwefel abgestochen werden, um ihnen die Säure möglichst zu erhalten, während man bei säurereichen, sonst aber gesunden Weinen die Abstiche nach Möglichkeit hinausschiebt, um den Säurerückgang zu fördern.

Auch die Kellertemperatur übt einen Einfluß auf die Zeit der Abstiche aus.

In Kellern, die das ganze Jahr hindurch die gleiche niedrige Temperatur zeigen, ist man bezüglich der Abstiche von den Schwankungen der Außentemperatur fast unabhängig; in Kellern hingegen, die sich im Sommer stark erwärmen und im Winter wieder abkühlen, muß bei den Abstichen auf diese Verhältnisse geachtet werden, weil durch Temperaturschwankungen der abgesetzte Trub sehr leicht wieder aufgewirbelt werden kann.

In kalten Kellern kann schließlich der Abstich ohne Bedenken etwas später gegeben werden als in warmen, weil dort erstens die Gärungen langsamer verlaufen, und weil zweitens die Hefezersetzung durch Bakterien schwerer eintritt.

Auf die zum Ausbau der Weine sonst noch nötigen Verfahren, wie Einbrennen, Filtrieren, Schönen usf., wird in besonderen Abschnitten eingegangen.

Durch die Schulung verändert sich allmählich der ganze Charakter des Weines. Der Geschmack und Geruch des Jungweins nach Hefe, der durchaus nicht unangenehm zu sein braucht, verschwindet und macht einem zarten und reinen Weingeschmack Platz.

An Stelle der anfänglich weißen Färbung tritt je nach Art des Ausbaues eine schöne grünlich- bis goldgelbe Färbung.

Ist schließlich der Wein fertig geschult und ausgebaut, so soll er vollständig klar sein und sich bei mäßigen Temperaturschwankungen oder bei mäßiger Lufteinwirkung nicht mehr trüben. Die Forderung, daß sich ein ausgebauter Wein überhaupt nicht mehr ändern dürfe, selbst nicht im Laufe vieler Jahre und selbst nicht, wenn man ihn gewaltsam mißhandelt, ist ungerechtfertigt und auch durchaus unerfüllbar.

Hat der Wein schließlich eine gewisse Reife im Fasse erreicht, so muß er auf die Flasche gebracht werden; hierbei erlangt er nach monatelangem Lagern die sogenannte Flaschenreife.

Ein Kenner wird einen in der Flasche gelagerten Wein stets von einem nur im Fasse gelagerten unterscheiden können, ohne daß man jedoch imstande wäre, diesen Unterschied mit Worten scharf zu fassen. Mir persönlich will es scheinen, als würde erst durch das Flaschenlager eine innige und harmonische Durchdringung der einzelnen Geschmacks- und Geruchsstoffe herbeigeführt.

Auf der Höhe der Entwickelung hält sich auch das edelste Gewächs nur bestimmte Zeit. Je minderwertiger der Wein ist, um so früher altert er. Deshalb sollen gewöhnliche Landweine schon im ersten oder zweiten, spätestens aber im dritten Jahre getrunken werden. Mittelweine brauchen zu ihrem Ausbau 2 bis 3 Jahre und halten sich dann etwa 10 Jahre. Die vornehmsten Gewächse reifen in 3 bis 6 Jahren; sie erhalten sich dann aber auch auf der Flasche 20 bis 40 Jahre.

Schließlich kommt aber für jeden Wein ein Zeitpunkt, in dem er allmählich an Güte abnimmt und von seiner Höhe herabsinkt. Er altert, er wird firn und gezehrt. Nur der Laie glaubt an das Märchen von der Vorzüglichkeit der 100 Jahre alten Weine. Ich selbst habe wiederholt Gelegenheit gehabt, Weine zu proben, die älter als 50 Jahre waren. Meist bedauerte ich dabei, daß der Wein nicht zur Zeit seiner vollen Entwickelung getrunken worden war.

Ich will nicht bestreiten, daß Weine, falls sie richtig behandelt werden, auch noch älter als 50 Jahre werden können, ohne gänzlich abzufallen. Wir sind uns nämlich über die Ursachen klar, weshalb solch alte Weine nichts mehr taugen. Dies ist einmal der Umstand, daß die Weine früher viel zu lange, oft 10 bis 20 Jahre im Fasse lagerten und infolgedessen schon firn und überaltert auf die Flasche kamen. Der zweite Umstand ist der, daß auch den lagernden Flaschen meist nicht die nötige Pflege zuteil wurde. Selbst der beste Kork verliert in der Flasche allmählich seine Elastizität oder fängt gar an zu vermodern. Als Regel muß gelten, daß spätestens nach 10 bis 15 Jahren die Flaschen umgestopft werden müssen, falls nicht der Wein mehr oder weniger rasch verderben soll.

Analysen alter Weine:

Baragiola, W. J. und Godet, Ch. (Schweizer Weine von 1753—1840): Schweizer Weinztg. **22**, 25 (1914); **24**, 303, 323, 373 (1916); Ztschr. f. Weinb. u. Weinbch. **2**, 379 (1915); Helv. chim. acta **2**, 173 (1919).

Bassermann, F., von der Heide, C. u. Kroemer, K. (1687er Saalewein): Wein u. Rebe **2**, 3 (1920).

Heide, C. von der (Bordeaux-Weine von 1869—1878): B. Geisenheim 1906, S. 260.

Moritz, J. (Rheingauer Weine von 1748—1862): Chem. Z. **10**, 779, 1370 (1886).

Raumer, E. v. (1719er Frankenwein): F. B. **1**, 342 (1894).

Schmitt, C., Die Weine des Herzogl. Nass. Kabinettskellers (Rheingauer Weine von 1706 bis 1865): Berlin 1893.

Thomas, W. (Rüdesheimer von 1728 und 1811): Pharm. Z. **31**, 307 (1886).

Winkelmann, E. (Rheingauer Weine von 1653 u. 1726): Blätter f. Weinkunde, Weinb. u. Weinh. **3**, 115 (1886).

Zschokke (Frankenweine von 1540, 1631, 1728 u. 1822): Sonderabdruck aus „Der Weinbau in der Rheinpfalz 1918 und 1919)".

2. Das Schwefeln der Weine[1]).

a) Die Schwefelschnitten.

Ein seit alter Zeit in der Kellerwirtschaft gebräuchliches Verfahren ist das Einschwefeln oder Einbrennen der Weine[2]). Es ist trotz aller sonstigen neuzeitlichen Fortschritte auch heute noch nicht gelungen, etwas besseres an seine Stelle zu setzen. Der Praktiker ist so von der günstigen Wirkung des Schwefels durchdrungen, daß er bei jeder anormalen Erscheinung des Weines zunächst zum Schwefelspan greift, ganz abgesehen davon, daß auch jeder normale Wein zu seinem Ausbau Schwefel unbedingt nötig hat. Das Einbrennen erfolgt in der Weise, daß das beim Verbrennen des Schwefels erzeugte, farblose Gas, die schweflige Säure, dem Weine zugeführt wird.

Wie und wo der Schwefel verbrannt wird, und wie er dem Weine einverleibt wird, ist verschieden. Doch kann man sagen, daß das von alters her heute noch übliche Verfahren mit schweren Mängeln behaftet ist, und daß an seiner Stelle ein neuzeitliches Verfahren eingeführt werden sollte. Gewöhnlich verbrennt man den Schwefel im leeren oder teilweise gefüllten Faß und füllt dann das Faß mit Wein voll. Hierzu dienen die sogenannten Schwefelschnitten. Es sind dies etwa 2,5 bis 3 cm breite und 15 bis 22 cm lange Streifen von Papier, Leinwand, Jute usf., die durch Eintauchen in geschmolzenen Schwefel damit überzogen worden sind. Einen Fortschritt stellt es dar, daß an Stelle der früheren Einlagen heute vielfach unverbrennliches Asbestgewebe, das also keine unerwünschten Verbrennungsprodukte an den Wein abgeben kann, verwendet wird.

Man unterscheidet abtropfende und nicht abtropfende Schnitten. In jenen sind die Einlagen mit einer so dicken Schwefelschicht bedeckt, daß beim Verbrennen der größte Teil des Schwefels in flüssiger Form abtropft, während dies bei den nicht abtropfbaren Schnitten nicht oder doch nur in bescheidenem Maße geschieht.

Nicht abtropfende Schnitten wiegen 2,8 bis 3,3 oder 5 bis 6 g[3]); die abtropfenden Schnitten 10 oder 20 bis 25, ja sogar bis 30 g. In der Kellerwirtschaft sollten nur nicht abtropfende Schnitten verwendet werden; der abtropfende Schwefel geht ja seinem Zwecke vollständig verloren.

Auch darauf ist Wert zu legen, daß der Schwefel möglichst rein sei, insbesondere kein Arsen enthalte oder doch nur geringste Spuren davon aufweise. Nach C. von der Heide[4]) bietet die reine gelbe Farbe eine gewisse Gewähr für die Reinheit. Ganz zu verwerfen sind die sogenannten Gewürz-

[1]) Vgl. dazu W. Kerp, Über die schweflige Säure im Wein. Arb. Ges. Amt. **21**, 141—155 (1904) und A. Günther in Buchka, Lebensmittelgewerbe **2**, 614—641 (1916). — [2]) Fr. Bassermann-Jordan, Geschichte des Weinbaues **1**, 335—339 (1907); L. Rössler, Mitt. Klosterneuburg, Heft IV, S. 3 (1885). — [3]) Th. Omeis, Arb. Ges. Amt. **46**, 544 (1913). — [4]) B. Geisenheim 1908, S. 186.

Arsengehalt von Schwefelschnitten[1]).

Nr.	Bezeichnung der Schwefelschnitten im Handel	Einlage	In 200 g sind enthalten Arsen
1.	Gelbe Schnitte	Papier	nicht nachweisbar
2.	Gelbe Schnitte	"	" "
3.	Gelbe Schnitte	"	minimale Spuren
4.	Hellbraune Schnitte, arsenikfreier Schwefelspan	Leinwand	" "
5.	Grünlichgelbe Schnitte	Asbest	" "
6.	Dunkelgraue Schnitte, arsenikfreie Schwefelschnitte mit Gewürzkräutern	Papier	" "
7.	Hellbraune Schnitte, chemisches Fabrikat, arsenikfreier Schwefelspan mit Kräutern	"	0,08 mg
8.	Graue Gewürzschwefelschnitte, vollständig arsenikfrei	Asbest	0,17 "
9.	Hellbraune Schnitte, Gewürzschwefel, vollständig arsenikfrei	Papier	0,3 "
10.	Hellbraune Schnitte	"	0,57 "
11.	Dunkelbraune Schwefelschnitte, arsenikfreie Schwefelschnitte mit Gewürzkräutern	"	0,94 "
12.	Dunkelgraue Schwefelschnitte, chemisch reinster arsenikfreier Schwefelspan (Schwefelwik) mit feinsten Kräutern	Sackleinwand	3,8 "

Nr. 12 enthielt außerdem 5,5 mg Blei, 24,4 mg Kupfer, 657,9 mg Eisen, 34,7 mg Chrom, 73,8 mg Calcium, 20,2 mg Magnesium.

schwefelschnitten, in denen dem Schwefel gewisse Gewürze oder Kräuter beigemengt sind. Zu ihrer Herstellung wird meist minderwertiger Schwefel verwandt, indem auf die noch nicht erstarrte Schwefelschicht Anis, Koriander, Thymian, Nelken usf. aufgebracht werden. Daß das verbrennende Gewürz dem Weine keinen Vorteil bringen kann, ist sicher. Mit Recht ist daher die Verwendung solcher Schnitten in Deutschland und in der Schweiz verboten.

Arsen konnte J. Schuch[2]) in gelben Schnitten nicht nachweisen, wohl aber in den mit „Engelrot" rot gefärbten und in grauen Schnitten. J. Brand[3]) fand in einer durch ihre orange Farbe verdächtigen Schwefelblumenprobe Arsen, dagegen erwiesen sich zwei Proben Stangenschwefel, Schwefelbänder und eine Probe Schwefelblumen arsenfrei. C. von der Heide[4]) fand in Schwefelschnitten des Handels die in obenstehender Tafel angegebenen Mengen Arsen.

Gewöhnlich verfährt man beim Einbrennen so, daß man eine Schwefelschnitte an einen Draht hängt, den Schwefel entzündet und nun die brennende Schnitte mit Hilfe des Drahtes durch das Spundloch in das Faß einführt. Nach beendeter Verbrennung zieht man den Draht aus dem Fasse heraus, entfernt die daran hängende Asche der Einlage und verbrennt dann in gleicher Weise eine neue Schnitte. Um heruntertropfenden Schwefel aufzufangen, befindet sich häufig unterhalb der Schnitte noch ein besonderes Tellerchen am Drahte aufgehängt. Sollen leere Fässer eingebrannt werden, so muß besonders bei abtropfenden Schnitten, falls das Tellerchen unterhalb der Schwefelschnitte fehlt, in das Faß vorher etwas Wasser gegeben werden, um zu verhindern, daß die Schwefeltropfen sich in dem Faßholz festbrennen.

Um teilweise gefüllte Fässer stark einzubrennen, benutzt man sogenannte Aufbrennrohre (Einschwefler oder Schwefellaternen). Es sind dies zweimal rechtwinklig gebogene Blechröhren; in dem einen Knie wird der Schwefel verbrannt, durch das andere Knie, das durch das Spundloch in das Faß eingeführt wird, zieht die schweflige Säure in das Faß, wo sie der Wein aufnimmt. Apparate zum Einschwefeln von Most, wie sie in Frankreich üblich sind, beschreibt L. Sémichon[5]).

Beim Verbrennen von Schwefelschnitten im Faß wird ein Teil des Schwefels in schweflige Säure, ein sehr kleiner Anteil sogar sofort in Schwefelsäure übergeführt. Ein großer Teil des Schwefels hingegen verbrennt nicht, sondern tropft entweder ab oder verdampft und schlägt sich schließlich als sehr feines, weißliches Pulver an der Faßwand ab. P. Pacottet[6]) gibt an, daß der nutzbare, d. h. der in schweflige Säure übergeführte Anteil 15 bis 60 Proz. betrage. L. Weigert[7]) fand, daß bei Schnitten von 9,1 bis 30,2 g 44,95 bis 62,71 Proz. Schwefel verbrennt. Daß die Schwefelsäure und der unveränderte Schwefel dem Weine nicht vorteilhaft sind, ist allgemein anerkannt.

Da 1 hl leerer Faßraum, d. h. 100 Liter Luft (bei 760 mm Druck und 10°), 31,65 g Sauerstoff enthält, sollten sich beim Verbrennen von Schwefel 63 g schweflige Säure bilden können; in Wirklichkeit erlischt der brennende Schwefel spätestens, wenn ein Drittel des gesamten Sauerstoffes zur Bildung von schwefliger Säure verbraucht ist[8]). Wieviel von der gebildeten schwefligen Säure nun in den Wein gelangt, hängt ganz und gar von der Art des Einfüllens des Weines in das Faß ab.

[1]) C. von der Heide, B. Geisenheim 1908, S. 188; Arb. Ges. Amt. **32**, 317 (1909). — [2]) Mitt. Klosterneuburg, Heft VI, 31 (1902). — [3]) Ztschr. f. ges. Brauwesen **31**, 33 (1908). — [4]) B. Geisenheim 1908, S. 186; Arb. Ges. Amt. **32**, 317 (1909). — [5]) Maladies d. vins. Paris 1905, p. 559 s. — [6]) Vinification. Paris 1908, p. 324. — [7]) Mitt. Klosterneuburg, Heft IV, S. 45 (1885). — [8]) W. Seifert, Die freie und acetaldehydschweflige Säure usw.; Z. L. V. Ö. **9**, 1019—1062 (1906). Ähnliche Berechnungen von J. Nessler, Bereitung des Weines 1898, S. 207; L. Weigert Mitt. Klosterneuburg, Heft IV, S. 43 (1885); J. Schuch, ebenda Heft VI, S. 29 (1902).

1911er Erlabrunner Naturwein.

Der Wein enthält 75 g Alkohol, 20 g Extrakt, 8 g Glycerin, 6 g Säure, weniger als 1 g Zucker.

Versuch Nr.	Verwendete Menge Schwefel auf 1 hl Faßraum	Gehalt des Weines an	12. Jan. 1912 unmittelbar vor dem 1. Abstich mg	12. Jan. 1912 unmittelbar nach dem 1. Abstich mg	23. März 1912 unmittelbar vor dem 2. Abstich mg	23. März 1912 unmittelbar nach dem 2. Abstich mg	7. Sept. 1912 unmittelbar vor dem 3. Abstich mg	7. Sept. 1912 unmittelbar nach dem 3. Abstich mg	9. Nov. 1912 unmittelbar vor dem 4. Abstich mg	9. Nov. 1912 unmittelbar nach dem 4. Abstich mg	3. März 1913 unmittelbar vor dem 5. Abstich mg	3. März 1913 unmittelbar nach dem 5. Abstich mg	10. Sept. 1913 unmittelbar vor dem 6. Abstich mg	10. Sept. 1913 unmittelbar nach dem 6. Abstich mg	Am 28. November 1913 mg
I.	1. Abstich: 2,8 g 2. „ : 1,4 „ 3. „ : 1,4 „ 4. „ : 1,4 „ 5. „ : 1,4 „ 6. „ : 1,4 „	Gesamter schwefliger Säure	26,9	75,5	53,7	73,0	51,0	65,0	56,3	77,4	61,4	85,0	71,0	97,9	69,1
		Freier schwefliger Säure	3,8	42,2	17,9	34,0	12,8	28,0	10,9	26,9	17,9	23,6	5,1	21,7	3,8
		Schwefelsäure (SO_3)	—	—	51,0	61,0	89,0	96,0	—	—	—	—	—	—	206
II.	1. Abstich: 4,2 g 2. „ : 2,8 „ 3. „ : 2,8 „ 4. „ : 2,8 „ 5. „ : 1,4 „ 6. „ : 1,4 „	Gesamter schwefliger Säure	19,2	78,1	60,8	94,1	51,0	92,0	80,0	113,3	78,7	100,0	84,0	106,9	70,4
		Freier schwefliger Säure	2,5	57,6	23,0	56,3	20,0	53,0	25,0	58,9	19,2	34,5	17,0	35,2	7,6
		Schwefelsäure (SO_3)	—	—	75,0	96,0	110,0	130,0	—	—	—	—	—	—	322
III.	1. Abstich: 5,6 g 2. „ : 2,8 „ 3. „ : 2,8 „ 4. „ : 2,8 „ 5. „ : 2,8 „ 6. „ : 2,8 „	Gesamter schwefliger Säure	8,9	96,0	75,5	104,3	66,0	104,0	81,9	124,8	113,9	150,0	112,0	161,0	111,3
		Freier schwefliger Säure	3,8	76,9	39,0	67,8	32,0	67,0	38,4	74,5	51,6	88,9	60,1	99,8	49,9
		Schwefelsäure (SO_3)	—	—	75,0	89,0	123,0	144,0	—	—	—	—	—	—	288
IV.	1. Abstich: 4,2 g 2. „ : 4,2 „ 3 „ : 4,2 „ 4. „ : 4,2 „ 5. „ : 1,4 „ 6. „ : 1,4 „	Gesamter schwefliger Säure	23,0	88,3	63,3	120,9	77,0	124,0	106,4	151,6	127,1	157,0	112,0	135,7	103,7
		Freier schwefliger Säure	2,5	44,8	16,6	67,8	20,5	66,0	35,8	79,3	43,5	56,96	33,2	52,5	16,6
		Schwefelsäure (SO_3)	—	—	109,0	137,0	180,0	185,0	—	—	—	—	—	—	319
V.	1. Abstich: 5,6 g 2. „ : 5,6 „ 3. „ : 5,6 „ 4. „ : 5,6 „	Gesamter schwefliger Säure	21,7	113,0	76,8	155,0	126,0	173,0	128,0 (22. Juni 1912)	182,4	—	—	—	—	—
		Freier schwefliger Säure	3,8	83,2	38,4	114,5	—	119,0	59,5	125,4	—	—	—	—	—
		Schwefelsäure (SO_3)	—	—	91,0	123,0	—	206,0 (am 7. Sept. 1912)			—	—	—	—	—

Füllt man das Faß rasch, indem man mit Hilfe einer Pumpe den Wein durch ein Rohr auf den untersten Teil des Fasses leitet, so wird naturgemäß weniger schweflige Säure aufgenommen, als wenn man den Wein mit Hilfe von Stützen zwischen langen Pausen durch ein Reißrohr einbringt. Demgegenüber ist der Alkoholgehalt des Weines von geringem Einfluß auf die Aufnahme von schwefliger Säure, obwohl sie sich in Alkohol viermal leichter löst als in Wasser [1]).

So fand W. Seifert [2]) in 5 Versuchen, daß 1 g Schwefel auf 1 hl Faßraum verbrannt einem Liter Wein 6,2, 6,4, 8,4, 9,8 und 10,2, im Mittel 8,2 mg SO_2 zuführt. Th. Omeis [3]) dagegen fand als Mittel aus 25 Versuchen als entsprechende Werte 8 bis 17, im Mittel 13 mg; während J. Nessler [4]) früher die Zahl 3,4 mg SO_2 angegeben hatte.

Bei so schwankenden Zahlen läßt sich nur ganz allgemein sagen, daß beim Verbrennen von 1 g Schwefel auf 1 hl Faßraum einem Liter Wein 3 bis 17, im Mittel etwa 10 mg SO_2 zugeführt werden können.

Über die Aufnahme der schwefligen Säure und die Art der Veränderung dieser Säure im Weine gibt die Tafel von Th. Omeis [5]), S. 141, ein anschauliches Bild.

Gewöhnlich schwefelt man den Wein zum erstenmal beim ersten Abstich, wobei ein ziemlich kräftiger Einbrand gegeben wird. Bei jedem weiteren Abstich wird der Wein wiederum, wenn auch schwächer als das erstemal eingebrannt.

Was man unter einer schwachen, normalen oder starken Schwefelung versteht, schwankt in den verschiedenen Weinbaubezirken; denn die Weine erfordern je nach ihrer Art und der ihnen zuteil gewordenen Kellerbehandlung mehr oder weniger Schwefel zu ihrem Ausbau. Dicke, schwere Weine bedürfen mehr Schwefels als leichte, flüchtige; Weine aus gesunden Trauben weniger als die aus kranken oder faulen Trauben. Manche kranke Jahrgänge brauchen deshalb ganz allgemein sehr viel Schwefel zum Ausbau, während man in gesunden reifen Jahren mit wenig Schwefel auskommt.

Im allgemeinen kann man sagen, daß eine halbe dünne, nicht abtropfende Schnitte auf 1 hl Faßraum einer schwachen Schwefelung entspricht, eine Schnitte einer normalen, $1^1/_2$ Schnitte einer starken, zwei Schnitte einer sehr starken Schwefelung [6]).

b) Die schweflige Säure.

Die Unmöglichkeit, durch das Einbrennen dem Weine eine bestimmte Menge schweflige Säure zuzuführen, die Schwierigkeiten nach diesem Verfahren dem Weine große Mengen schwefliger Säure auf einmal einzuverleiben, die Schwierigkeit und Umständlichkeit gefüllte Fässer zu schwefeln, der Nachteil, daß beim Einbrennen der Wein zunächst stets einen eigentümlich, rauhen, kratzenden Geschmack annimmt: Diese Umstände alle zusammen zeigen, daß das Einbrennen der Weine mit Schwefelschnitten kein ideales Verfahren ist. Man hat deshalb schon früher viele Versuche unternommen, an Stelle der schwefligen Säure andere Frischerhaltungsmittel zu setzen, allerdings ohne Erfolg. Erst als man dazu überging, nicht die schweflige Säure selbst ersetzen zu wollen, sondern nur die Art, wie sie dem Wein zugeführt werden soll, zu verändern, war der gewünschte Fortschritt erzielt. Man verwendet heute entweder 1. wässerige Lösungen von schwefliger Säure, oder 2. durch Druck in stählernen Bomben verflüssigtes Schwefeldioxyd, oder 3. Salze der schwefligen Säure. Am zweckentsprechendsten scheint das zweite Verfahren, da hierbei keine anderen Stoffe (wie Wasser oder Aschenbestandteile) in den Wein gelangen. Während manche Länder die Verwendung von Sulfiten oder verflüssigter schwefliger Säure gestatten, ist in Deutschland der Zusatz von Sulfiten verboten.

1. Verwendung wässeriger Lösungen von Schwefeldioxyd. Wasser vermag bei 15° bis zu 10 Gewichtsprozent Schwefeldioxyd zu lösen. Im Handel erhält man höchstens etwa 8 proz. Lösungen. Diese Lösungen halten sich in vollständig gefüllten Flaschen, die mit Glasstopfen verschlossen werden können, bei Kellertemperatur lange Zeit unverändert. Dagegen verändern Lösungen in teilweise gefüllten Flaschen im Sonnenlicht aufbewahrt ziemlich rasch ihren Gehalt, teilweise durch Verdunstung, teilweise durch Oxydation des Schwefeldioxyds zu Schwefelsäure. Diese Veränderungen treten um so rascher ein, je verdünnter die Lösung ist [1]). Mit solchen Lösungen dem Wein Schwefeldioxyd zuzuführen, ist in Deutschland verboten, dagegen sind sie ein vorzügliches Mittel, um Fässer, Schläuche, Flaschen usf. zu reinigen. Auch das Einweichen der Flaschenkorken in $^1/_2$- bis 1 proz. Lösungen ist sehr zu empfehlen.

2. Die Verwendung des verflüssigten Schwefeldioxyds kam in Frankreich auf. Als erster hat P. Pacottet [2]) einen brauchbaren Apparat (Sulfitometer) hergestellt, der gestattet, aus einer großen Vorratsbombe flüssiges Schwefeldioxyd in ein kleines Meßgefäß aus Glas überzuführen. In diesem Meßgefäß verdampft beim Öffnen eines Hahnes die schweflige Säure und wird als Gas dem Weine durch einen Verteiler zugeführt. Neuerdings haben auch die Seitz-Werke in Kreuznach einen ähnlichen Dosierungsapparat für flüssige schweflige Säure in den Handel gebracht.

---

[1]) Vgl. J. Nessler, Weinlaube **4**, 149 (1872); L. Weigert, Mitt. Klosterneuburg, Heft IV, S. 44 (1885); J. Schuch, ebenda Heft VI, S. 29 (1902). — [2]) Z. L. V. Ö. **9**, 1027 (1906). — [3]) Arb. Ges. Amt. **46**, 544 (1913); **49**, 495 (1914). — [4]) Weinlaube, **4**, 204 (1872). — [5]) Arb. Ges. Amt. **46**, 544 (1913); **49**, 495 (1914) — [6]) Vgl. dazu Th. Omeis, Arb. Ges. Amt. **46**, 15 (1913); Nessler-Windisch, Bereit. d. Weines 1908, S. 313; R. Meissner, Des Küfers Weinbuch 1909, S. 22.

[1]) Förster, Arb. Ges. Amt. **46**, 12 (1913); **49**, 468 (1914); P. Kulisch, ebenda **46**, 13 (1913); Th. Paul, ebenda. — [2]) P. Pacottet, Vinification, Paris 1908, p. 329—334.

Schon wegen der Vorteile, ein genaues Abmessen und verlustloses Überführen der schwefligen Säure in den Wein zu gestatten, verdient der Apparat in die Kellerwirtschaft eingeführt zu werden. Auch der Vorzug, daß bei diesem Verfahren keine unangenehmen Nebenprodukte, wie Schwefelsäure, abtropfender oder sublimierender Schwefel, Verbrennungsprodukte der Papier- oder Stoffeinlage, in den Wein gelangen, muß rühmend hervorgehoben werden. Mit ihm lassen sich auch Kellerräume bequem desinfizieren und ebenso leicht lassen sich wässerige Lösungen von schwefliger Säure herstellen. Für den Großbetrieb bietet der Apparat so große Vorteile, daß er unbedingt angeschafft zu werden verdient.

3. Auch die Verwendung der Sulfite stammt aus Frankreich[1]); man hat dort zuerst Lösungen von Calciumbisulfit oder Natriumbisulfit benutzt, ist dann aber zu der Verwendung von festem Kaliumbisulfit und schließlich von festem Métabisulfite de potasse übergegangen. Dieses Salz, in dem deutschen Schrifttum gewöhnlich als Kaliummetasulfit bezeichnet, hat die Zusammensetzung $S_2O_5K_2$ und müßte deshalb eigentlich den Namen Kaliumpyrosulfit führen. Theoretisch müßte es einen Gehalt von 57,55 Proz. SO_2 aufweisen, während es praktisch meist einen Gehalt von 50 bis 53 Proz. besitzt.

Die Anwendung des Salzes ist sehr einfach. Die abgewogene Menge des Salzes wird in einen sauberen Leinenlappen eingeschlagen und das Beutelchen an einem Faden durch das Spundloch bis etwa in die Mitte des gefüllten Fasses geführt. Die Lösung des Salzes tritt leicht ein, so daß man am anderen Tage den leeren Stoffbeutel entfernen kann. Die Bequemlichkeit seiner Anwendung, verbunden mit dem Vorteil, die Weine dabei nicht umstechen zu müssen, lassen das Salz in hervorragender Weise zur Heilung kranker und fehlerhafter Weine geeignet erscheinen (ebenso wie die flüssige schweflige Säure). Leider ist seine Verwendung, da dabei auch gewisse Mengen von Kalium in den Wein gelangen, in Deutschland gesetzlich nicht zulässig. Wegen seiner Billigkeit und Bequemlichkeit würde das Verfahren gerade auch dem Kleinwinzer, der sich des teueren Verfahrens der flüssigen schwefligen Säure nicht bedienen kann, gute Dienste leisten. In der Schweiz und in Frankreich wird heutzutage vielfach mit Pyrosulfit gearbeitet.

c) Wirkung der Schwefelung.

In der Kellerwirtschaft macht man von folgenden Eigenschaften der schwefligen Säure Gebrauch:

1. Sie ist ein starkes Reduktionsmittel und vermag in Weißweinen das Rahnwerden, in Rotweinen das Braunwerden zu verhindern und sogar diese Fehler wieder zu beseitigen. In der Praxis werden deshalb alle Jungweine vorsichtshalber eingebrannt, welche Maßregel damit begründet wird, daß der Schwefel zum Ausbau des Weines unentbehrlich sei. Ob die schweflige Säure mit den das Rahnwerden bewirkenden Stoffen zu einer lockeren Verbindung (ähnlich der Fuchsin-schwefligen Säure) zusammentritt, oder ob sie diese Stoffe wirklich reduziert, indem sie selbst zu Schwefelsäure oxydiert wird, oder ob sie vielleicht gewisse Enzyme (Oxydasen) lähmt, ist nicht sicher festgestellt.

Über die Wirkung der schwefligen Säure auf den Rotweinfarbstoff liegen Versuche von R. Wischin[1]) und L. Weigert[2]) vor. H. Astruc[3]) gibt an, daß nach A. Bouffard 50 mg, nach H. Rocques 75 mg SO_2 die Stärke des Farbstoffes um 25 oder 40 Proz. herabsetzen können. Im übrigen weiß H. Astruc, wie viele andere französische Forscher[4]), daß diese Entfärbung durch Oxydation der schwefligen Säure wieder aufgehoben werden kann. W. Kerp[5]) hält es für wahrscheinlich, daß hier Verbindungen der schwefligen Säure mit dem roten Farbstoff vorliegen. A. Bouffard[6]) und J. Laborde[7]) nehmen an, im Wein seien Oxydasen vorhanden, die den Sauerstoff auf den Weinfarbstoff zu übertragen vermögen. Hierdurch färbe sich der Farbstoff braun und werde unlöslich. Die Wirkung der schwefligen Säure soll nicht in einer Lähmung des Enzyms, sondern in einem Schutze des Farbstoffs gegen Oxydation bestehen.

V. Martinand[8]) glaubt, die Braunfärbung des roten Weinfarbstoffes werde dadurch hervorgerufen, daß der Acetaldehyd den roten Farbstoff als eine unlösliche braune Verbindung ausfälle. Binde man also den Aldehyd an schweflige Säure, so sei ein Ausfällen des Farbstoffs unmöglich. Er empfiehlt deshalb starke Schwefelung der roten Maischen, ebenso wie C. Mensio[9]).

Von der Reduktionskraft der schwefligen Säure wird auch Gebrauch gemacht bei der Beseitigung des Böcksers, der auf einer fehlerhaften Bildung von Schwefelwasserstoff beruht. Durch die schweflige Säure soll der Schwefelwasserstoff zersetzt werden gemäß der Gleichung:

$$SO_2 + 2\,SH_2 = 3\,S + 2\,OH_2$$ [10]).

2. Die schweflige Säure ist ein außerordentlich heftiges Gift für alle niederen Organismen, sie dient zur Niederkämpfung von unerwünschten Hefen, Kahm- und Schimmelpilzen, sowie von Bakterien aller Art. Indem man die dem Moste oder Weine zugeführten Mengen an schwefliger

[1]) L. Sémichon, Maladies des vins, Paris 1905, p. 554; vgl. dazu auch L. Weigert, Mitt. Klosterneuburg, Heft IV, S. 45 (1885), wo deutsche Vorgänger angeführt werden.

[1]) Ztschr. Nahrungsm. Unters. Hyg. **9**, 245 (1895). — [2]) Mitt. Klosterneuburg, Heft IV, S. 43 (1885). — [3]) Rev. Vitic. **18** (II), 257—263 (1902). — [4]) z. B. L. Sémichon, Maladies des vins, Paris 1905, p. 557. — [5]) Arb. Ges. Amt. **21**, 154 (1904). — [6]) C. r. **134**, 1380 (1902) — [7]) C. r. **134**, 723 (1902) — [8]) Rev. Vitic. **33**, 287 (1910). — [9]) Staz. ital. **50**, 300 (1917). — [10]) Auch die von L. Grünhut in Z. U. N. **6**, 930 (1903) für richtig gehaltene Gleichung: $5SH_2 + 5SO_2 = S_5O_6H_2 + 5S + 4OH_2$ dürfte den Tatsachen nicht entsprechen.

Säure abstuft, vermag man entweder die vollständige Abtötung aller Organismen zu erreichen oder die Entwickelung bestimmter Pilze, die gewisse Mengen von schwefliger Säure vertragen, zu begünstigen. Sie dient deshalb zum Stummachen von Most, zur Erreichung einer reineren Gärung, und insbesondere zur Abwehr und Heilung von Weinkrankheiten, die durch Bakterien verursacht werden. Auch zur Desinfektion aller Kellereigeräte, die mit Wein in Berührung kommen, wird sie in weitem Maße herangezogen.

d) Anwendung der Schwefelung.

1. Behandlung der Gebinde. Weinfässer können im leeren Zustand nicht längere Zeit aufbewahrt werden, ohne von Schimmelpilzen und Essigbakterien befallen zu werden. Zur Abtötung dieser und anderer Organismen müssen die Fässer von Zeit zu Zeit, gewöhnlich alle vier bis sechs Wochen eingeschwefelt werden. Soll ein solch wiederholt und stark eingebranntes Faß wieder mit Wein gefüllt werden, so muß vorher die Schwefelsäure, die sich allmählich aus der schwefligen Säure gebildet hat und ins Faßholz eingedrungen ist, durch zwei- bis dreiwöchiges Auslaugen mit Wasser, dem mitunter auch 2 Proz. Soda zugesetzt wird, entfernt werden, weil sonst der Wein allmählich sich mit Schwefelsäure anreichern würde [1]). Solchen fehlerhaften, schwefelsäurereichen Weinen begegnet man leider nur zu häufig. Auch Flaschen, die mit sehr empfindlichem Weine gefüllt werden sollen, werden manchmal geschwefelt. Am bequemsten ist hier das Ausspülen der Flaschen mit einer etwa $^1/_2$- bis 2 proz. Lösung dieser Säure in Wasser. Daß überhaupt diese Lösungen sich zum Reinigen aller Kellereigeräte sehr eignen, wie Bütten, Pumpen, Schläuchen, Spunden usw. ist schon erwähnt.

2. Das Einbrennen der Moste und Maischen. In Deutschland spielt das Schwefeln der Moste eine untergeordnete Rolle. Die Furcht allerdings, daß geschwefelte Moste nicht in Gärung geraten könnten, ist unbegründet, besonders seitdem man an große Mengen schwefliger Säure gewöhnte Heferassen züchten gelernt hat [2]). Sehr viel begründeter dagegen ist es, wenn man in einer starken Schwefelung ein Hindernis für die spätere Entwickelung der Äpfel-Milchsäurebakterien erblickt.

Dagegen werden in Südfrankreich und besonders in Algier die Moste gewöhnlich stark eingebrannt. Das Einbrennen verfolgt dort einmal den Zweck, die Hefegärung selbst zu mäßigen, um in Verbindung mit einer künstlichen Abkühlung der Moste, die Gärtemperatur nicht zu hoch steigen zu lassen. Dabei will man aber auch die bei der hohen Gärtemperatur sich stark vermehrenden Essig- oder Milchsäure- und Mannitbakterien so lähmen, daß sie nicht zur Entwickelung kommen. Man macht also bis zu einem gewissen Grade die Moste keimfrei, um den absichtlich zugesetzten Sulfithefen das Feld behaupten zu helfen.

Die Wirkung der schwefligen Säure auf die Weinorganismen ist verschieden. In kleinen Mengen übt sie einen Anreiz zu lebhafterer Tätigkeit aus. Vermehrt man allmählich den Gehalt an schwefliger Säure, so stellt sich nach und nach eine Hemmung der Lebenstätigkeit und schließlich bei hohen Gaben der Tod ein. Während insbesondere Bakterien aller Art gegen schweflige Säure sehr empfindlich sind, vertragen Hefen bedeutend größere Mengen.

L. Sémichon [1]) hat dies sehr hübsch durch eine Kurve (Fig. 26) dargestellt: Es bedeute Oa die Lebensenergie der Weinbakterien. Als Abszissen seien die Gehalte an schwefliger Säure aufgetragen. Steigt der Gehalt an schwefliger Säure, so steigt zunächst die Lebenstätigkeit der Bakterien. Sie

Fig. 26.

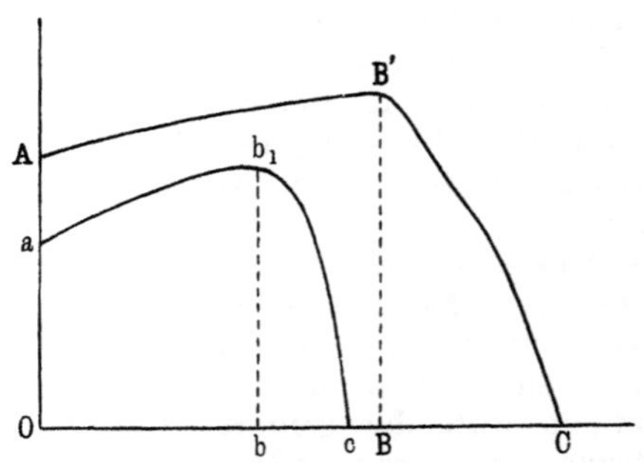

Einfluß der schwefligen Säure auf die Lebensenergie der Weinorganismen.

erreicht ihr Maximum bei b_1 entsprechend einer Säuremenge Ob. Steigert man nun die Säuremenge weiter, so sinkt die Lebenstätigkeit der Bakterien sehr rasch, um bei c (entsprechend einer Säuremenge Oc) vollständig zu erlöschen. Gleiches gilt für die zweite Kurve $AB'C$, die die Lebenstätigkeit der Hefen darstellt. Dabei zeigt sich, daß Gehalte an schwefliger Säure, die die Bakterien bereits abtöten, die Hefe noch nicht einmal schädigen. Schwefelt man also Moste in richtigem Maße ein, so gelingt es, die Bakterien fast vollständig abzutöten, gleichzeitig aber die Hefen zur Entwickelung anzuregen. Erst durch noch stärkere Schwefelgaben kann man die Gärtätigkeit der Hefen hemmen und schließlich ganz aufheben.

So fand W. Seifert [2]), daß bis 20 mg SO_2 die Gärung im Most beschleunigen, 50 mg den Eintritt der Gärung um 3 bis 4 Tage, 80 mg um 6 bis 7 und 100 mg um 10 Tage verzögern. Nach H. Müller-Thurgau [3]) sind die Heferassen verschieden

[1]) W. Fresenius, F. B. **3**, 370 (1896); P. Kulisch, B. Geisenheim 1899/1900, S. 107; W. Seifert, B. Klosterneuburg 1912, S. 125. — [2]) H. Müller-Thurgau, B. Wädenswil 1896, S. 98; ebenda 1899, S. 56; ebenda 1901, S. 73; W. Seifert, B. Klosterneuburg 1911, S. 112 ff.

[1]) Congrès international de viticulture, Angers, 6. bis 9. Juli 1907, Compte rendu, Paris 1907, p. 219. — [2]) Z. L. V. Ö. **9**, 1045 (1906). — [3]) B. Wädenswil 1897, S. 56 ff.

empfindlich gegen SO_2; unter Umständen genügen schon 40 mg um eine schwache Verzögerung hervorzurufen. Auch die Menge der Hefeaussaat ist auf den Eintritt der Gärung in geschwefelten Mosten von großem Einfluß. Aus dem Gesagten geht jedenfalls hervor, daß man durch starkes Schwefeln und Verwendung einer an SO_2 gewöhnten Hefe eine ziemlich reine Gärung durchführen kann.

In Deutschland schwefelt man Moste nur dann ein, wenn man sie vor Eintritt der Gärung entschleimen will. Dieses Verfahren (défécation) ist besonders bei faulen, verschimmelten, wurmigen, erfrorenen [1]) oder sonst beschädigten Trauben zu empfehlen und beruht auf einer Trennung des eigentlichen Traubensaftes von den sogenannten Schmutzstoffen, d. h. den unlöslichen Bestandteilen des Traubenmarkes, der Hülsen und Rappen usf. Da man die Moste wegen ihrer schleimigen Beschaffenheit nicht filtrieren kann, so schwefelt man sie so stark ein, daß die Gärung um 3 bis 4 Tage verzögert wird. Während dieser Zeit setzen sich die Schmutzstoffe zu Boden. Das Absetzen kann durch eine gleichzeitige Schönung mit spanischer Erde beschleunigt werden. Bevor die Gärung einsetzt, zieht man den klaren Most ab und vergärt ihn mit Reinhefe.

Eine örtliche Bedeutung hat das Schwefeln des Mostes in Gegenden, in denen gärender Most (Sauser) getrunken wird. Häufig schwefelt man hier die Moste kräftig ein, um den Eintritt der stürmischen Gärung zu verhindern. Während der sich infolgedessen lang hinschleppenden Gärung wird der Sauser getrunken.

Das früher manchmal geübte Totbrennen der Moste, um sie für den Genuß süß zu erhalten, ist nach dem Weingesetz verboten, weil dazu große Mengen schwefliger Säure (300 bis 500 mg) nötig sind. Im Ausland wird das Verfahren vielfach benutzt zur Herstellung von Erzeugnissen, die fälschlicherweise als Mistellen bezeichnet werden.

3. Schwefelung der Weine während des Ausbaus. Wie schon gesagt, erhalten die Weine in Deutschland gewöhnlich den ersten, verhältnismäßig starken Einbrand bei dem ersten Abstich. Diese Jungweine zeigen sehr häufig die unangenehme Eigenschaft, beim Stehen im Glas sich braun zu färben. Bald tritt dieser Umschlag, das Rahn- oder Rohnwerden, in wenigen Minuten, bald auch erst nach 1 bis 2 Tagen ein. Je rascher sich die Weine bräunen, um so stärker muß die Schwefelgabe sein, um dieser Neigung entgegenzuarbeiten. Ist der Säuregehalt niedrig, so daß man auf die spätere Tätigkeit der Äpfel-Milchsäurebakterien keine Rücksicht zu nehmen braucht oder ist der Säuregehalt sogar so niedrig, daß die Erhaltung der noch vorhandenen Säure unbedingt notwendig ist, so wird man unbedenklich gleich zu sehr großen Schwefelgaben greifen können. Andernfalls, wenn der Säuregehalt zu hoch ist und man einen späteren Säurerückgang noch erzwingen will, muß man sich mit einem mäßigen Einbrand begnügen, der einerseits dem Braunwerden genügend entgegenarbeitet, aber andererseits doch nicht die Säurespaltung unterbindet. Bei den späteren Abstichen wird der Wein gewöhnlich etwas schwächer eingebrannt als beim ersten. Zeigt sich jedoch, daß die Weine immer noch braun werden wollen, so gibt man auch hier noch einen stärkeren Einbrand.

Auch die roten Maischen und Weine werden zweckmäßig geschwefelt. Die in Deutschland noch häufige Ansicht, das Schwefeln schädige die rote Farbe des Weines, ist irrig. Es verblaßt zwar zunächst der rote Farbstoff um einen Ton, allein allmählich erholt sich die Farbe nicht nur wieder, sondern sie wird sogar leuchtender und feuriger. In Frankreich ist übrigens das Schwefeln der roten Maischen und Weine ganz allgemein üblich.

Auch das Schwefeln der in Anbruch, d. h. in teilweise gefüllten Fässern liegenden Weine läßt sich nicht umgehen, wenn die Weine nicht rasch ihre Farbe verlieren und den Kahmpilzen oder Essigbakterien zum Opfer fallen sollen. Immerhin wird der Kellerwirt den Wein nicht unnötig lange in Anbruch halten. Das Verteilen auf kleinere Gebinde oder das Füllen auf Flaschen ist weit kellergerechter. Beim langen Liegen im Anbruch muß immer wieder von neuem geschwefelt werden, so daß allmählich sehr große Mengen von schwefliger Säure und Schwefelsäure in den Wein gelangen. Dies führt zu einer unliebsamen Geschmacksveränderung des Weines, ganz abgesehen, daß nach dem deutschen Weingesetz „nur kleine Mengen schwefliger Säure" in den Wein gelangen dürfen. Eine besonders starke Schwefelung erhalten üblicherweise die deutschen Ausleseweine des Rheingaus und der Pfalz [1]), die süßen Sauternes-Weine Frankreichs und andere. Es sind dies Erzeugnisse, deren Moste einen sehr hohen Zuckergehalt von 30 bis 40 Proz. haben, so daß sie nur sehr träge vergären. Oft dauert die Gärung jahrelang, ohne daß sich mehr als 50 bis 60 g Alkohol bilden. Hier versucht man durch sehr viele Abstiche, Schönungen und besonders durch stärkste Schwefelgaben die Gärung möglichst zu unterdrücken, um ihnen ihre natürliche, hochgeschätzte Süße zu erhalten.

e) Chemische Vorgänge beim Schwefeln [2]).

Es ist schon weiter oben erwähnt worden, daß beim Schwefeln durch Verbrennen von Schwefel außer schwefliger Säure auch noch geringe Mengen

[1]) Vgl. dazu C. von der Heide, Deutsche Weinzeitung **49**, 799 (1912); J. Fischer, ebenda **49**, 790 (1912); dagegen P. Kulisch, ebenda **49**, 799 (1912).

[1]) O. Krug, Arb. Ges. Amt. **42**, 24 (1912). — [2]) W. Kerp, ebenda **21**, 156, 180, 372 (1904); W. Kerp u. E. Baur, ebenda **26**, 231, 269, 297 (1907); G. Sonntag, ebenda **21**, 285 (1904); Fr. Franz, ebenda, S. 304 (1904): E. Rost u. Fr. Franz, ebenda, S. 312 (1904); Fr. Franz und G. Sonntag, ebenda **28**, 225 (1908); E. Rost, ebenda **34**, 305 (1910); E. Rost u. F. Jürss, ebenda, S. 377 (1910); E. Rost u. Fr. Franz, ebenda **43**, 187 (1913); W. Kerp, Ch. Z. **31**, 1059 (1907).

von Schwefelsäure entstehen, die zusammen mit dem sublimierenden und abtropfenden Anteil des verbrennenden Schwefels in den Wein gelangen. Bei Verwendung von wässerigen Lösungen oder Salzen der schwefligen Säure oder von verflüssigtem Schwefeldioxyd fallen natürlich diese Verunreinigungen fort.

Die dem Wein zugeführte schweflige Säure erleidet nun aber selbst Veränderungen. Ein Teil tritt mit den im Wein vorhandenen Aldehyden zu aldehydschwefliger Säure zusammen. Näheres hierüber siehe weiter unten. Ein anderer Teil wird außerordentlich rasch vom Weine zu Schwefelsäure oxydiert. Nach Versuchen von P. Kulisch[1]) ist oft schon nach wenigen Stunden mehr als die Hälfte der schwefligen Säure in Schwefelsäure übergeführt. Derselbe[2]) gibt ferner von einem 1907er Kolmarer Clevner an, daß er im Laufe von 3 Jahren bei den Abstichen auf 1 Liter berechnet 600 mg SO_2 durch Einbrennen und außerdem noch 90 mg SO_2 als solche zugeführt erhalten habe. Trotzdem hatte dieser hervorragend gute Wein schließlich nur 112 bis 130 mg gesamte schweflige Säure. Auch die Versuche von Th. Omeis[3]) mit einem 1911er Erlabrunner über die Wirkung des Einbrennens zeigen, daß unmittelbar nach dem Einbrennen nicht nur der Gehalt an schwefliger Säure, sondern auch an Schwefelsäure beträchtlich zugenommen hat. Bis zum nächsten Abstich nimmt dann der Gehalt an schwefliger Säure ab, während der Sulfatgehalt weiter steigt.

Über das Schicksal des nicht zu Schwefelsäure oxydierten Anteils der schwefligen Säure wurde zunächst von C. Schmitt[4]) und M. Ripper[5]) festgestellt, daß im Weine auf gewichtsanalytischem Wege weit größere Mengen schwefliger Säure gefunden werden als bei der unmittelbaren Titration des Weines mit Jod. Sie nannten den kleinen, unmittelbar mit Jod zu messenden Anteil „freie" schweflige Säure, während der weitaus größere Anteil nach ihrer Annahme an Acetaldehyd gebunden sei und deshalb „gebundene" schweflige Säure genannt wurde. Aber erst W. Kerp[6]) führte den sicheren Nachweis, daß die schweflige Säure tatsächlich im Weine an Acetaldehyd gebunden ist. Man erteilt der gebundenen schwefligen Säure entweder die Konstitution

$$CH_3—CH·OH—SO_3H$$

α-Oxyäthylsulfonsäure

oder

$$CH_3·CH·OH—O—SO_2H$$

α-Oxyäthylschweflige Säure.

Neuerdings wird wegen der leichten Spaltbarkeit dieser Verbindung mit Lauge die zweite Formel bevorzugt. Für die Sulfonsäureformel spricht die Widerstandsfähigkeit der Verbindung gegen Jodlösung und die Tatsache, daß die Säure ihrer Stärke nach mit der Salzsäure verglichen werden muß, während die schweflige Säure eine Dissoziationskonstante $k = 0{,}0174$ bei 25° aufweist.

Inzwischen hatte H. Rocques[1]) auch im Most, der acetaldehydfrei ist, dennoch „gebundene" schweflige Säure gefunden; er nahm an, daß sie hier an den Zucker gebunden sei. Auch hier gelang es erst W. Kerp[2]) mit Sicherheit nachzuweisen, daß sich die schweflige Säure an die Glukose, die ja ebenfalls ein Aldehyd ist, anlagert, während sie sich mit Fruktose als einem Keton sehr viel schwerer verbindet.

W. Kerp wies nach, daß die gebundene schweflige Säure in Lösung eine Spaltung in „freie" schweflige Säure und Aldehyd bis zu einem bestimmten Gleichgewicht erleidet. Bei gleichbleibender Temperatur ist das Gleichgewicht des Komplexzerfalls nur von der Konzentration der Lösung abhängig. Dies möge durch die Gleichung:

$$A — SO_3H_2 \rightleftarrows SO_3H_2 + A \quad (A = \text{Aldehyd})$$

ausgedrückt werden. Je verdünnter die Lösung wird, um so mehr verschiebt sich das Gleichgewicht zugunsten der freien schwefligen Säure. Wird das Gleichgewicht, das sich in der Lösung eines aldehydschwefligen Salzes einstellt, dadurch gestört, daß ihm eine der Komponenten, z. B. das Sulfit durch Oxydation, entzogen wird, so muß sich eine neue Menge des Komplexsalzes zersetzen, bis wiederum ein der nun verdünnteren Lösung entsprechender Gleichgewichtszustand sich herausbildet.

Komplexzerfall der gebundenen schwefligsauren Salze:

Bezeichnung des Salzes	Menge an gespaltenem Salz in Prozenten der anfangs in Lösung befindlichen Menge des Salzes			Komplexzerfallskonstanten
	1/1 molare	1/10 molare	1/30 molare	
Acetaldehydschwefligsaures Natrium . .	0,17	0,45	0,71	$2{,}4 \cdot 10^{-6}$
Glukoseschwefligsaures Natrium.	46,2	81,5	87,2	$7{,}0 \cdot 10^{-1}$

Ein Zusatz von Acetaldehyd setzt den Zerfall des acetaldehydschwefligsauren Natriums auf etwa den 6. bis 8. Teil herab, dagegen ist die Wirkung überschüssiger Glukose auf den Zerfall des glukoseschwefligsauren Natriums so gering, daß sie vernachlässigt werden kann. Bei Körpertemperatur (37,5°) ist der Zerfall der Acetaldehydverbindung etwa dreimal größer als bei 20°, während bei der Glukoseverbindung der Temperatureinfluß sehr gering ist. Der Zerfall der freien Säure ist bei der Acetaldehydverbindung etwa 1,5 mal größer als des Natriumsalzes; bei der Glukoseverbindung ist

[1]) Weinb. u. Weinh. **10**, 266 (1892); 18. D. W. C. Würzburg 1899, S. 57. — [2]) Arb. Ges. Amt. **42**, 24 (1912). — [3]) Arb. Ges. Amt. **46**, 544 (1913); **49**, 495 (1914) (siehe die Tafel auf S. 141). — [4]) Die Weine des Herzogl. Nass. Kabinettskellers, Berlin 1893, S. 34, 57, 62 und 97. — [5]) Weinb. u. Weinh. **8**, 168 (1890); J. pr. Ch. **46**, 428 (1892). — [6]) Arb. Ges. Amt. **21**, 156ff. (1904); hier auch eine sehr eingehende Übersicht über frühere Arbeiten.

[1]) Ann. chim. anal. appl. **24**, 421 (1897); Journ. Pharm. Chim. **7**, 605 (1898). — [2]) Arb. Ges. Amt. **21**, 175 (1904).

der Unterschied zwischen Säure und Salz verschwindend klein. Die freien aldehydschwefligen Säuren sind auf Grund der Leitfähigkeitsbestimmungen als sehr starke Säuren anzusehen, die mit der Salzsäure zu vergleichen sind.

In der wässerigen Lösung der komplexen schwefligen Säure bestehen zwei Gleichgewichte nebeneinander, nämlich der Komplexzerfall des elektrolytisch nicht dissoziierten Anteils der Säure:

$$k_1 = \frac{[A] \times [SO_3H_2]}{[A-SO_3H_2]}$$

und der Komplexzerfall des dissoziierten Anteils, des Anions:

$$k_2 = \frac{[A] \times [SO_3H'] \text{ (Sulfition)}}{[A-SO_3H'] \text{ (Aldehydsulfition)}}.$$

Man erhält deshalb für den Zerfall der aldehydschwefligen Säure folgendes Schema:

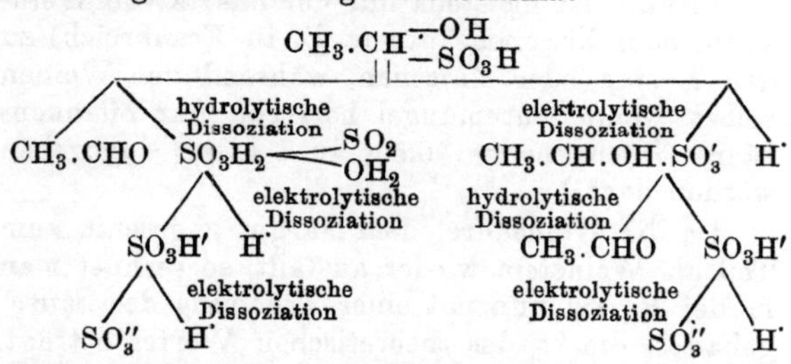

Es hat sich experimentell bestätigen lassen, daß sich verhält die Komplexzerfallskonstante der elektrolytisch nicht dissoziierten Säure $= k$ zu der ihres Anions $= k_a$, wie die elektrolytische Dissoziationskonstante $= K$ der komplexen Säure zu der der schwefligen Säure $= K_s$, also $= K : K_s = k : k_a$.

Auffallend ist, daß die Geschwindigkeit des Zerfalls der gebundenen schwefligen Säure in saurer Lösung ganz außerordentlich verlangsamt wird; besonders ist dies der Fall bei der glukoseschwefligen Säure. Während z. B. in einer Lösung von 0,1 n glukoseschwefligsaurem Natrium + 0,1 n Glukose der endgültige Gleichgewichtszustand nach 48 Stunden erreicht ist, wird er in einer Lösung von 0,1 n glukoseschwefligsaurem Natrium + 0,1 n Salzsäure in 120 Stunden noch nicht erreicht. Diese Tatsache wird durch den antikatalytischen Einfluß des Wasserstoffions der Säure erklärt, obwohl das Wasserstoffion sonst stets beschleunigend wirkt.

Die Sulfite sind Blut- und Magengifte; die komplexen Verbindungen zeigen die ausgesprochene Wirkung der Sulfite selbst, indem sie nach Maßgabe des zur Abspaltung gelangenden Sulfitions wirksam werden.

Im menschlichen Körper werden die schweflige Säure und ihre Verbindungen schnell und leicht verändert, so daß von 4 g (auf einmal eingenommenen) Natriumsulfit im Harn nur 1 Proz. unverändert wieder gefunden werden konnte, während der Hauptanteil zu Sulfaten oxydiert wurde. Selbst sehr große Mengen der schwefligen Säure, wie sie auch bei übermäßigem Genuß von Wein nicht im entferntesten erreicht werden, riefen nicht die Wirkungen einer Allgemeinvergiftung (Kopfschmerz, Blutveränderungen, Betäubung, Krämpfe usf.) hervor, sondern führten höchstens zu örtlichen, schnell vorübergehenden Schädigungen des Magens und Darms. W. Kerp[1]) schließt hieraus, daß vom gesundheitlichen Standpunkte aus die in deutschen Weinen in der Regel vorhandenen mäßigen Mengen unbedenklich sind. Auch in Frankreich stellte eine Studienkommission unter U. Gayon[2]) fest, daß eine Aufnahme von 650 mg SO_2 im Wein keine Störungen des Allgemeinbefindens oder des Stoffwechsels verursacht, so daß eine Menge von 400 mg SO_2 in jeder Beziehung als unbedenklich bezeichnet werden kann[3]).

f) Gehalt der Weine an schwefliger Säure.

Über den Gehalt der Weine an schwefliger Säure sind von der Kommission für Weinstatistik umfangreiche Erhebungen angestellt worden[4]). Das Gesundheitsamt hat folgende Übersicht gegeben, die ausdrückt, wieviel Prozent der untersuchten Proben einen bestimmten Gehalt an gesamter und freier schwefliger Säure haben.

Ursprungsland:		In- und Ausland	Deutschland	Österreich	Ungarn	Schweiz	Frankreich	Spanien	Italien	Griechenland
Zahl der Proben . .		2327	437	43	18	242	390	40	34	12
Von den Proben enthielten:										
Gesamte SO_2	bis 100 mg	68,2 Proz.	75,0 Proz.	97,7 Proz.	94,4 Proz.	97,9 Proz.	15,4 Proz.	62,5 Proz.	94,1 Proz.	58,4 Proz.
	100—200 „	17,7 „	22,0 „	—	—	—	—	—	—	—
	über 200 „	14,1 „	3,0 „	—	—	—	—	—	—	—
Zahl der Proben . .		1663	437	470	69	48	307	28	—	12
Von den Proben enthielten:										
Freie SO_2	bis 30 mg	80,5 Proz.	98,6 Proz.	98,9 Proz.	98,6 Proz.	97,9 Proz.	29,9 Proz.	75,0 Proz.	—	100 Proz.
	31—50 „	6,9 „	—	—	—	—	—	—	—	—
	über 50 „	12,6 „	1,4 Proz.	—	—	—	—	—	—	—

[1]) Arb. Ges. Amt. **42**, 22 (1912). — [2]) Siehe dazu Ann. Falsif. **4**, 197—211 (1911). — [3]) Recherches sur l'action physiologique de l'acide sulfureux contenu dans les vins blancs. Rapport présenté à la commission d'étude par J. Gautrelet. Bordeaux 1910, Arb. Ges. Amt. **42**, 20 (1912). — [4]) Arb. Ges. Amt. **42**, 16 (1912); **46**, 8 (1913); vgl. A. Günther in Buchka, Lebensmittelgewerbe **2**, 617 ff. (1916).

Bezüglich ihres Gehaltes an schwefliger Säure kann man die deutschen Weine in drei Klassen einteilen.

1. Einen teilweise recht hohen Gehalt weisen die süddeutschen, insbesondere elsässischen Ausschankweine auf. Nach Untersuchungen von P. Kulisch[1]) enthielten 60 Proz. solcher elsässisch-lothringischen Weine über 200 mg SO_2. Sie verdanken dies dem wenig kellergerechten Verfahren, große Gebinde in Zapf zu nehmen, so daß die teilweise leeren Fässer von Zeit zu Zeit eingebrannt werden müssen, damit die Weine nicht vollständig verderben.

2. Die große Menge aller übrigen, vollständig vergorenen deutschen Weine enthalten mit wenigen Ausnahmen (2 Proz.) unter 200 mg gesamte und (1,5 Proz.) unter 50 mg freie SO_2[2]).

Man kann geradezu sagen, daß, auf je höherer Stufe die Kellerbehandlung in einem Landstrich steht, um so weniger Schwefel zum Ausbau der Weine gebraucht wird. Durch niedrigen Gehalt an SO_2 zeichnen sich ganz allgemein die Moselweine aus, die meist unter 100 mg SO_2 aufweisen.

3. Die noch unvergorenen Zucker enthaltenden Ausleseweine der Pfalz, des Rheingaus, Hessens, Frankens usf. bedürfen zu ihrem Ausbau oder besser gesagt, um die sich lange hinschleppende Gärung endlich zum Abschluß und Stillstand zu bringen, vieler Abstiche und Schönungen, die sämtlich jedesmal mit einer starken Schwefelung verbunden werden müssen. So enthielten von 29 Edelweinen der Pfalz[3]):

12 Proben	. . . . .	bis 200 mg SO_2
16 Proben	. . . 200	bis 500 „ —
1 Probe	. . . .	546 „ SO_2.

Auch in Rheingauer Auslesen kommen mitunter hohe Gehalte an SO_2 vor [von C. von der Heide[4]) wurden in 41 Edelweinen 5 Proben mit mehr als 200 mg SO_2 ermittelt, und zwar mit 225, 294, 314, 451 und 516 mg SO_2].

Über die gesetzlichen Bestimmungen, die in den verschiedenen Staaten über die Schwefelung getroffen sind, muß auf die Arbeiten A. Günthers[5]) verwiesen werden.

3. Die Verbesserung.

Bei der Verbesserung der Moste oder Weine handelt es sich darum, entweder einem Mangel oder Überschuß an Säure, oder aber einem Mangel an Zucker oder Alkohol abzuhelfen. Andere Bestandteile zuzusetzen, um so die natürliche, fehlerhafte Zusammensetzung des Weines zu korrigieren, ist im allgemeinen wohl in den meisten Ländern gesetzlich verboten. Hier beginnt das weite Gebiet der Weinfälschung, das für uns unbetretbar ist.

a) Säurevermehrung.

α) Zusatz von Säuren. In südlichen Ländern sind die Moste häufig zu säurearm. Es bleibt dann nichts übrig, als den Maischen oder Mosten, womöglich noch vor der Gärung Säuren in passender Menge zuzusetzen; denn ein genügend starker Säuregehalt hilft, den Wein vor den Angriffen der bei hohen Temperaturen rasch in ungeheuren Mengen auftretenden Bakterien schützen, wenn man gleichzeitig für starke Schwefelung und wiederholte Abkühlung des Gärgutes Sorge trägt.

Erlaubt ist meistens nur der Zusatz von Weinsäure oder Zitronensäure (z. B. in Frankreich) zu den Mosten oder Maischen, während den Weinen selbst, wenn Säuremangel herrscht, nur Zitronensäure (Höchstmenge: 0,5 g zu 1 Liter) zugegeben werden darf[1]).

Da die Weinsäure, dem Gärgut zugesetzt, zum Teil als Weinstein wieder ausfällt, so rechnet man in der Praxis nur mit einer Erhöhung des Säuregehaltes, die $^2/_3$ des theoretischen Wertes beträgt. 100 g Weinsäure beispielsweise zu 100 Liter Most hinzugefügt, erhöhen den Säuregehalt nicht um 1 g, sondern nur um rund 0,65 g im Liter. Will man also den Säuregehalt um 1 g erhöhen, so muß man zu 100 Liter Most etwa 150 g Weinsäure hinzusetzen. Meist stellt man die Säure auf 6,7 bis 7,5 g im Liter ein. Zitronensäure soll man nicht mehr als 150 g zu 1 hl geben, während die Höchstgaben für Weinsäure 150 bis 200 g betragen[2]).

Hervorgehoben sei noch, daß in Deutschland, Österreich und der Schweiz der Säurezusatz überhaupt verboten ist.

β) Das Gipsen und Phosphatieren der Rotweinmaischen. Das Gipsen der Weine scheint von alters her gebräuchlich gewesen zu sein. E. Mach[3]) gibt an, daß nach Marty (Le plâtrage des vins) das Verfahren in Südfrankreich erst durch Séraue seit 1849 allgemein eingeführt worden sei.

Sehr verbreitet ist es heute in den Mittelmeerländern. Früher wurde gebrannter oder ungebrannter Gips in ungewogenen Mengen von 1 bis 2, aber auch bis zu mehr als 5 kg auf 1 hl Rotweinmaische gestreut. Da jedoch heute die Gesetzgebung der meisten Länder Weine mit mehr Schwefelsäure, als 2 g Kaliumsulfat entspricht, für verkehrsunfähig erklärt, so ist dem unbeschränkten Gipsen Einhalt geboten. Man streut heutzutage etwa 150 bis 200 g, höchstens 300 g Gips auf 1 hl Maische.

[1]) Arb. Ges. Amt. **42**, 23 (1912); **46**, 10 (1913). — [2]) Ebenda **42**, 9 ff. (1912); **46**, 9 ff. (1913) (von verschiedenen Analytikern). — [3]) A. Halenke, O. Krug u. Ch. Schätzlein, Arb. Ges. Amt. **42**, 24, 130 (1912); **46**, 9, 552 (1913). — [4]) B. Geisenheim 1914, S. 149. — [5]) In Buchka, Lebensmittelgewerbe **2**, 637—641 (1916); A. Günther und R. Marschner, Weingesetz 1910, S. 347 ff.; A. Günther, Gesetzgebung des Auslandes über den Verkehr mit Wein, 1910, S. 19 ff.

[1]) Vgl. J. Dugast, Vinification dans les pays chauds, Paris 1910, p. 68. — [2]) P. Pacottet, Vinification, Paris 1908, p. 33. — [3]) Babo u. Mach, Handbuch **2**, 430 (1896).

Die Wirkung des Verfahrens besteht darin, daß Gips mit dem Tartration sich zu unlöslichem Calciumtartrat umsetzt, während das Sulfation sich anderer Basen bemächtigt und in sekundäres Sulfat übergeht. Da in der Maische der sich später normalerweise abscheidende Weinstein oder, besser gesagt, dessen Ionen noch in reichlichem Maße vorhanden sind, so werden diese von der Umsetzung hauptsächlich betroffen nach der Gleichung:

$$\underset{\text{Weinstein}}{2\,C_4O_6H_5K} + \underset{\text{Gips}}{SO_4Ca} = \underset{\text{Calciumtartrat}}{C_4O_6H_4Ca} + \underset{\text{Weinsäure}}{C_4O_6H_6} + SO_4K_2$$

Der Erfolg ist jedenfalls der, daß statt Weinstein Calciumtartrat ausfällt und Weinsäure in Lösung bleibt, d. h. der als Maische gegipste Wein muß einen höheren Säuregehalt aufweisen als der ungegipste Vergleichswein. Die Erfahrung hat gelehrt, daß man mit 200 g Gips auf 100 Liter Maische den Säuregehalt um etwa 0,5 bis 0,6 g erhöhen kann. Durch die Erhöhung des Säuregehaltes erhalten die Weine auch eine feurige, rote Farbe, der zuliebe wohl hauptsächlich das Gipsen sich so stark eingebürgert hat. Besonders muß darauf geachtet werden, daß der verwendete Gips frei von Carbonaten ist, denn sonst würde natürlich statt der erwarteten Säurezunahme eine starke Abnahme eintreten.

Als Ersatz für das unzulängliche Gipsen hat sich das Phosphatieren nach Hugounenq[1]) eingebürgert, wie auch J. Dugast[2]) angibt. Das hierzu verwendete sekundäre Calciumphosphat soll dieselben chemischen Umsetzungen wie Gips bewirken, ohne den Nachteil zu besitzen, den Sulfatgehalt zu erhöhen (!). Man verwendet 150 bis 250, höchstens 500 g Calciumphosphat auf 100 kg Trauben, indem man das Salz ohne weiteres auf die gemahlene Maische streut. J. Dugast[3]) empfiehlt das Phosphatieren, während er vom Gipsen abrät.

Neuerdings ist man verbotenerweise sogar dazu übergegangen, den Maischen einfach freie Schwefelsäure zuzusetzen; hierbei bildet sich ebenfalls sekundäres Kaliumsulfat, während das Ausfallen von Weinstein verhindert wird.

Die Frage, ob das Gipsen der Weine gesundheitsschädlich sei, ist vielfach geprüft worden, am eingehendsten wohl von M. Nencki[4]), der zu dem Schluß kam, daß „Gesundheitsschädigungen gegipster Weine bis jetzt durch zweifellose Tatsachen nicht erwiesen seien, daß es aber andererseits feststehe, daß beim fortgesetzten Genuß stark gegipsten Weines ein Schaden für die Gesundheit entstehen könne". Seine Arbeit gab die Grundlage für die gesetzliche Bestimmung fast aller Länder, daß Rotweine in einem Liter nicht mehr Sulfate enthalten dürfen, als 2 g SO_4K_2 entspricht.

Die chemischen Veränderungen, die das Gipsen hervorruft, bestehen besonders in einer starken Erhöhung des Gehaltes an Kalium- und an Sulfationen, auch der Kalkgehalt kann zunehmen. Der Aschengehalt ist erhöht; die Alkalität der Asche vermindert.

Daß in gegipsten Weinen die Schwefelsäure als sekundäres Salz vorhanden ist, haben G. Maganini[1]), A. Venturi[2]), sowie C. Montanari und N. Maltese[3]) bewiesen.

Analysen von gegipsten und nicht gegipsten Weinen gaben R. Kayser[4]) (Laboratoriumsversuche von 1881er pfälzischen und 1885er fränkischen weißen Gewächsen), J. Erdélyi[5]) (Versuche mit 60 Liter südtiroler roter Maische), E. Comboni[6]) (Versuche mit roten Trauben), A. Gautier und A. Desmoulins[7]) (Versuche mit 60 Liter 1886er und 1887er Gewächs), L. Tortes[8]) (Versuche mit 4 Liter roter Maische). Die [nach J. König[9])] von J. Bersch[10]) beschriebenen Versuche in St. Michele sind identisch mit den oben erwähnten in Wirklichkeit von J. Erdélyi ausgeführten Versuchen. Comboni, Gautier, Portes berichten in denselben Arbeiten auch über phosphatierte Weine. G. de Astis[11]) berichtet über gegipste und mit Calciumsulfit versetzte Weine.

Einfluß des Gipsens nach Erdélyi[5]).

Großvernatsch, stark angefault		Naturwein	Zu 1 hl Maische 1 kg Gips
Extrakt	g	25,0	27,6
Freie Säure[12])	„	6,0	6,6
Gesamte Weinsäure[13])	„	1,2	1,2
Asche	„	2,74	4,45
CaO	„	0,036	0,302
K_2O	„	1,485	1,920
SO_3	„	0,33	1,52
P_2O_5	„	0,393	0,393

Einfluß des Gipsens und Phosphatieren nach A. Gautier u. A. Desmoulins[7]).

Most aus roten Trauben						
Zusätze:		Naturwein	Zu 1 hl 150 g Gips	Zu 1 hl 525 g Gips	Zu 1 hl 165 g Calciumphosphat	Zu 1 hl 350 g Calciumphosphat
Extrakt	g	17,9	16,3	18,8	17,7	18,2
Freie Säure[12])	„	6,40	7,66	8,25	7,18	7,02
Asche	„	3,02	2,75	4,22	2,75	2,95
SO_3	„	0,303	0,960	2,274	0,303	0,272
P_2O_5	„	0,12	0,10	0,06	0,28	0,26

b) Säureverminderung.

In nördlichen Gegenden leiden die Trauben nicht an Säuremangel; hier herrscht vielmehr häufig ein

[1]) C. 1887, II, S. 1121. — [2]) Vinification dans les pays chauds, Paris 1910, p. 71. — [3]) Ebenda, p. 72. — [4]) J. pr. Ch. [2.] **25**, 284—299 (1882).

[1]) B. 5. Internat. Kongr. angew. Ch., Berlin 1903, **4**, 661. — [2]) Staz. ital. **38**, 878 (1906). — [3]) Ebenda **46**, 283 (1913). Siehe auch W. J. Baragiola und G. Godet, Mitt. Lebensm. u. Hyg. **3**, 53 (1912). — [4]) Rep. anal. Ch. **2**, 1 (1882); **5**, 127 (1885). — [5]) Weinlaube **16**, 432 (1884). — [6]) C. 1888, S. 432. — [7]) Monit. vinicol. 1888, Nr. 64—66; V. Ch. N. **3**, 281 (1888). — [8]) Z. ang. Ch. **1**, 210 (1888). — [9]) König, Nahr. Mittel **1**, 1354 (1903). — [10]) Die Praxis der Weinbereitung 1889, S. 417. — [11]) Staz. ital. **26**, 232 (1894); König, Nahr. Mittel **1**, 1354 (1903). — [12]) Als Weinsäure berechnet. — [13]) Von mir berechnet aus Weinstein + freie Weinsäure.

großer Säureüberschuß, der beseitigt werden muß. Deshalb gestattet die Weingesetzgebung in Deutschland, Österreich, in der Schweiz, ja sogar in Frankreich bestimmte Verfahren, die den Säuregehalt herabzusetzen geeignet sind. Verbunden mit der Aufgabe die Säure zu vermindern, ist meist die Notwendigkeit den Zuckergehalt des Mostes oder den Alkoholgehalt des Weines zu erhöhen. Die Säureverminderung wird bewirkt a) durch Entsäuerung der Moste oder Weine mit basischen Stoffen. Als solche sind hauptsächlich vorgeschlagen worden: CO_3Ca, KOH, CO_3HK, CO_3K_2 und Dikaliumtartrat; b) durch die Förderung und Beschleunigung des biologischen Säureabbaus (Äpfelsäuremilchsäuregärung durch bestimmte Bakterien); c) durch die Verdünnung der Moste oder Weine mit Wasser, wobei gleichzeitig der infolge der Verdünnung herabgesetzte Gehalt an Zucker oder Alkohol ergänzt werden muß.

Wegen der praktischen Wichtigkeit der Verbesserung mit Zuckerwasser betrachten wir dieses Verfahren in einem eigenen Abschnitt.

α) Die Äpfelmilchsäuregärung. Über den biologischen Säureabbau wird auf S. 198 ausführlich gesprochen werden.

Es bleibt mithin an dieser Stelle nur die eigentliche Entsäuerung mit basisch wirkenden Stoffen zu besprechen.

β) Die Entsäuerung. Die Entsäuerung wurde in den letzten Jahrzehnten in Deutschland ganz allgemein fälschlicherweise als Chaptalisieren bezeichnet, bis C. von der Heide und W. J. Baragiola[1]) darauf hinwiesen, daß Chaptals Namen durchaus zu Unrecht mit diesem Verfahren in Verbindung gebracht worden ist.

Während man früher alle möglichen basischen Stoffe zur Entsäuerung verwandte, ist heute in den meisten Ländern nur reiner gefällter kohlensaurer Kalk erlaubt, weshalb wir hier nur dieses Verfahren besprechen und bezüglich aller anderen Stoffe auf die ausführliche Arbeit von C. von der Heide und W. J. Baragiola[1]) verweisen.

Die Wirkung des Calciumcarbonates besteht darin, daß mit seiner Hilfe lösliche Tartrationen in unlösliches Calciumtartrat übergeführt werden gemäß der Gleichung:

$$CO_3Ca + C_4H_4O_6H_2 = C_4H_4O_6Ca + OH_2 + CO_2.$$

Man soll deshalb nur weinsäurereiche Weine entsäuern, wobei man Sorge trage, noch einen kleinen Rest Weinsäure (0,5 bis 1 g) dem Weine zu belassen. Entsäuert man in höherem Maße, so fällt das zugefügte Calcium nicht mehr aus, sondern bleibt in Lösung und erhöht den Aschengehalt ganz außerordentlich. Meist begnügt man sich mit einer Entsäuerung von 2 bis 3 Prom.; doch wirkt bei manchen Weinen schon eine Entsäuerung von 1 bis 2 Prom. ganz außerordentlich vorteilhaft. Nur in Ausnahmefällen wird man dem Weine mehr als 3 Prom. Säure

[1]) Nach einer noch nicht veröffentlichten Arbeit.

entziehen. So beschreibt z. B. C. von der Heide[1]) Entsäuerungen bis zu 7 Prom. bei 1912er Moselweinen aus erfrorenen Trauben. Während man früher die Entsäuerung nur an ausgebauten Weinen vornahm, wird jetzt empfohlen, sie schon an Mosten und Jungweinen in bescheidenem Maße anzuwenden, um den biologischen Säureabbau dadurch einzuleiten und so die Wirkung der Entsäuerung durch den natürlichen Säurerückgang zu ergänzen.

Aus diesem Grunde hat insbesondere C. von der Heide[2]) auch die Mostentsäuerung empfohlen, während P. Kulisch[3]) rät, die Jungweine zu entsäuern etwa vier Wochen nach der Hauptgärung, wenn sich bereits der Weinsteinausfall vollzogen hat, die Weine aber noch auf der Hefe liegen.

Im übrigen kann die Entsäuerung im Weine zu jeder Zeit vorgenommen werden; jedoch ist es zweckmäßig, ihn hierauf noch mindestens zwei Monate im Fasse liegen zu lassen, bevor man ihn auf Flaschen füllt, um Calciumtartratausscheidungen in der Flasche zu umgehen.

Man greift zur Entsäuerung hauptsächlich in zwei Fällen. Entweder man wünscht dem zu sauren Wein seinen Charakter als Naturwein aus irgendwelchen technischen oder wirtschaftlichen Gründen zu erhalten, oder man sieht voraus, daß die gesetzlich zulässige Streckung mit Zuckerwasser allein den Säuregehalt nicht genügend herabsetzen wird.

Die früher dem Verfahren nachgesagten Mängel, dem Weine einen eigentümlichen, salzig-pappigen Geschmack zu verleihen, haben sich nach allen neueren Versuchen nicht bestätigt. Dies dürfte wohl darauf zurückzuführen sein, daß man früher rücksichtslos den Säuregehalt durch den Kalkzusatz bis auf das gewünschte Maß herabsetzte, während man jetzt sorgfältig vermeidet, mehr Kalk zuzugeben, als der vorhandenen Weinsäure entspricht. Im ersten Falle blieb ein großer Teil des Calciums an Äpfel-, Milch- oder andere organische Säuren gebunden im Weine gelöst zurück, während nach dem neuen Verfahren der Kalkgehalt nur ganz unwesentlich zunimmt. Gerade die Kalksalze scheinen den unerwünschten Ab- und Beigeschmack erzeugt zu haben. (Ähnliches berichtet Th. Paul[4]) von Natriumsalzen.)

Je höher der Gehalt des Weines an titrierbarer Säure, an Weinsäure und schließlich auch an Milchsäure ist, um so stärker kann man ihn entsäuern. Man gehe aber, wie schon oben gesagt, nie über den Gehalt an Weinsäure mit der Entsäuerung hinaus, man wird also z. B. einen Wein mit 3,5 g Weinsäure nicht höher als etwa 3 Prom. entsäuern, wenn sein Gehalt an titrierbarer Säure auch eine höhere Entsäuerung forderte. Ist der Milchsäuregehalt niedrig, so vergegenwärtige man sich, daß in solchen Weinen noch nachträglich der biologische Säurerückgang eintreten kann, so daß schließlich

[1]) Nach einer noch nicht veröffentlichten Arbeit. — [2]) Mitt. D. W. V. **8**, 336 (1913). — [3]) Z. U. N. **28**, 503 (1914). — [4]) B. **49**, 2131 (1916).

die Säure auf ein unerwünscht niedriges Maß herabsinkt. Man wird also hier vorsichtiger entsäuern als in Weinen mit hohem Milchsäuregehalt, die mithin den Säurerückgang schon durchgemacht haben, aber trotzdem immer noch zu sauer sind. Moste entsäuere man nie mehr als um 1 bis 2 Prom., weil sonst der Kaliumgehalt der Weine zu sehr steigt.

Tafel I.

Versuchsansteller:	C. v. d. Heide u. W. J. Baragiola[1]) 1910er verbesserter Obermoseler (Laboratoriumsversuche)			
Entsäuerung:	Urspr. Wein g	2 Prom. entsäuert g	4 Prom. entsäuert g	6 Prom. entsäuert g.
Extrakt indirekt . . .	29,2	26,6	25,8	24,5
Asche	2,184	2,270	2,428	2,561
Calcium	0,194	0,240	0,295	0,369
Titrierbare Säure . .	14,2	12,3	10,4	8,7
Weinsäure	3,51	2,38	1,07	0,29
Von der gesamten Weinsäure sind frei	51 %	44 %	33 %	24 %
Säuregrad (mg H-Ion)	1,19	1,00	0,73	0,55
Der Säurerückgang trat von selbst ein . . .	nein	nein	ja	ja

Tafel II.

Versuchsansteller:	C. von der Heide und W. J. Baragiola[1]) 1909er Moselmost (Trarbacher)	
Behandlungsart:	verbessert[2]) g	verbessert[2]) u. entsäuert[3]) g
Extrakt indirekt	23,0	23,2
Asche	1,768	1,928
Kalium	0,525	0,681
Calcium	0,108	0,082
Titrierbare Säure	7,70	7,15
Weinsäure	2,27	1,99
Milchsäure	3,34	3,64
Von der gesamten Weinsäure sind frei . . .	50 %	37 %
Säuregrad (mg H-Ion) . .	0,63	0,48

Durch die Entsäuerung wird die titrierbare Säure genau entsprechend der Berechnung herabgesetzt: 0,67 g CO_3Ca vermindern die Säure um 1 Prom. Durch Weinsteinausfall kann die Säureabnahme manchmal noch etwas größer werden[1]). In sehr viel höherem Maße nimmt jedoch der Säuregrad des Weines ab. Dies rührt davon her, daß bei dem Verfahren gerade die stärkste, d. h. am weitesten dissoziierte Säure, die Weinsäure, entfernt wird. Bei der Mostentsäuerung kommt hinzu, daß das Kalium, das sonst als Weinstein ausfallen würde, dem Wein erhalten bleibt und nun hauptsächlich von der stärksten Säure, der Weinsäure, gebunden wird, so daß der Säuregrad stark herabgesetzt werden muß. Der Aschengehalt wird durch eine richtig ausgeführte Entsäuerung am Weine nur wenig erhöht, insbesondere wird der Kaliumgehalt nur unwesentlich vermehrt. Bei der Mostentsäuerung steigt allerdings der Kaliumgehalt sehr stark, wenn man stärker als um 2 Prom. entsäuert.

Die nebenstehende Tafel I zeigt, wie sich die Zusammensetzung eines Weines durch stufenweise Entsäuerung ändert. Zweckmäßig würde man ihn nicht stärker als um 2,5 Prom. entsäuert haben. Die Entsäuerung um 4 und 6 Prom. ist nicht mehr kellergerecht.

Die Wirkung der Mostentsäuerung zeigt die nebenstehende Zusammenstellung (Tafel II).

Ein sehr wichtiger Punkt bei der Entsäuerung ist die Wahl eines geeigneten kohlensauren Kalkes. Kalksteine, Kreide, Marmor usw. sind meist mit anderen Stoffen verunreinigt oder zum Teil mit einem eigentümlichen dumpfen Geschmack behaftet. Sie können sowohl die Zusammensetzung des Weines ungünstig beeinflussen als auch Geruch und Geschmack des Weines schädigen. Man verwende deshalb stets reinen gefällten kohlensauren Kalk. Er muß rein weiß sein und ein fast unfühlbares Pulver darstellen. Man darf ihn, da er wegen seiner feinen Verteilung leicht Geruch- und Geschmacksstoffe anzieht, nicht lose in Papier oder in offenen Gefäßen, sondern muß ihn in dicht verschließbaren Gläsern aufbewahren.

Nachdem durch eine Weinsäurebestimmung das zulässige Höchstmaß der Entsäuerung festgelegt ist, erprobt man das zweckmäßigste Maß in folgender Weise: Man entsäuert zur Probe je 1 Liter Wein um 1/2, 1, 1 1/2, 2 usw. Prom., indem man zu je 1 Liter Wein, der sich in einer etwa 1 1/4 Liter haltenden Flasche befinden muß, 0,33, 0,67, 1, 1,33 usw. Gramm Calciumcarbonat hinzusetzt. Man schüttelt, ohne den Stopfen aufzusetzen, ordentlich durch, bis das Salz in Lösung gegangen ist und füllt dann mit den entsäuerten Proben ganze Flaschen kellergerecht an, verkorkt sie und bewahrt sie stehend im Keller auf. Nach 8 bis 14 Tagen führt man eine verdeckte Kostprobe aus, nach deren Ausfall man sich für die eine oder andere Entsäuerung entscheidet. Natürlich hat die Probeentsäuerung nur bei ausgebauten Weinen Zweck. Rechnet man nach der Entsäuerung auf den Eintritt der Äpfelmilchsäuregärung, so ist eine Probeentsäuerung für die Kostprobe sinn- und zwecklos. Dies gilt besonders für die Entsäuerung von Mosten und Jungweinen. Man hüte sich hier nur vor zu weitgehenden Entsäuerungen. Wie schon gesagt, entsäuere man Moste nie um mehr als 1 bis 2 Prom. und belasse auch den Jungweinen mindestens 1 Prom. Weinsäure, während man bei ausgebauten Weinen bis auf 1/2 Prom. Weinsäure herabgehen kann.

Die praktische Ausführung der Entsäuerung gestaltet sich sehr einfach. Man berechnet, wieviel kohlensauren Kalk man zur Entsäuerung eines

---

[1]) C. von der Heide und W. J. Baragiola, nach einer noch nicht veröffentlichten Arbeit. — [2]) Verbesserung für beide Moste: 875 Liter Most, 62,5 kg Zucker und 87,5 Liter Wasser. — [3]) Entsäuerung: 1 kg CO_3Ca zu 1000 Liter Gärgut.

Fasses nötig hat. Es sei z. B. in einem Weine mit 12 Prom. titrierbarer Säure und 3 Prom. Weinsäure der Säuregehalt um 2 Prom. herabzusetzen. Dies erfordert $2 . 0{,}67 . 1000\,g = 1{,}34\,kg$ kohlensauren Kalk. Diese Menge rührt man mit etwa 2 Liter Wasser zu einem dünnen Brei an und setzt das Gemisch dem Weine zu. Hierbei kann man in zweierlei Weise verfahren: 1. Man entnimmt dem Fuderfaß etwa 50 Liter Wein, gießt dann in dünnem Strahl den Kalkbrei unter fleißigem Rühren mit der Schlagkette zu, wartet, bis die Hauptentwickelung der Kohlensäure vorbei ist, gibt dann die entnommenen 50 Liter Wein wieder ins Faß zurück und setzt den Spund zunächst lose, nach einigen Tagen wieder fest auf. 2. Man entsäuert zunächst nur einen Teil des Weines, diesen aber fast vollständig und gibt dann den stark entsäuerten Anteil ins Faß zurück. In dem obigen Beispiel würde man folgendermaßen verfahren: Da 1,34 kg Kalk 1000 Liter Wein um 2 Prom. entsäuern, so kann man damit aus x Litern 12 Prom. Säure wegnehmen, wobei sich x ergibt aus

$$2 . 1000 = x . 12 \quad \text{oder} \quad x = 166 \text{ Liter.}$$

Man zieht deshalb aus dem Fuderfaß etwa 200 Liter Wein in ein 250-Liter-Faß ab, setzt zu diesen 200 Liter Wein den in Wasser angeschwemmten Kalk in Anteilen unter fleißigem Rühren hinzu, läßt 12 bis 24 Stunden absitzen und füllt dann den stark entsäuerten Weinanteil in das Fuderfaß zurück, wobei man das ausgeschiedene Calciumtartrat nach Möglichkeit zurückläßt. Auf diese Weise schont man die Hauptmenge des Weines. Man wird deshalb dieses Verfahren bei der Entsäuerung ausgebauter Weine anwenden, während sich das erste für die Entsäuerung von Mosten und Jungweinen empfiehlt, wo eine Erhaltung der durch den Ausbau erzielten Eigenschaften noch nicht in Frage kommen kann.

c) Die Zuckerung.

Der Zusatz von Zucker oder Zuckerlösung verfolgt den Zweck, die natürliche, fehlerhafte Zusammensetzung des Mostes oder Weines — als eine Folge der Unreife der Trauben — so zu verbessern, daß der verbesserte Wein schließlich hinsichtlich seines Alkohol- und Säuregehaltes dem Weine aus reifen Trauben gleich oder doch nahe kommt. Es handelt sich entweder 1. um Zucker-(Alkohol-)mangel, während der Säuregehalt normalen Verhältnissen entspricht, oder 2. umgekehrt um Säureüberschuß, während der Zucker-(Alkohol-)Gehalt genügend groß ist oder schließlich 3. — was am häufigsten der Fall ist — um einen Mangel an Zucker (Alkohol), gleichzeitig verbunden mit einem Säureüberschuß. Im ersten Falle setzt man zur Abhilfe Zucker zu; in den beiden anderen Zuckerlösung. Wenn auch durch Zuckerung die Imponderabilien guter Naturweine (wie Bukett, Aroma, Fülle, Art usw.) nicht neu erzeugt werden können, so werden sie doch im verbesserten Weine nicht mehr durch den Säureüberschuß geschmacklich verdeckt, sondern kommen zur vollen Wirkung, eine Wirkung, die durch den höheren Alkoholgehalt für die Sinne noch unterstützt wird. Auch die übrigen Gärprodukte (Glycerin, Gärungsbukette usw.) mögen zur Veredlung beitragen. Auf jeden Fall wird der verbesserte Wein voller, runder und harmonischer: kurz er bekommt mehr Weinart als der rohe Naturwein. Die Zuckerung ist also wirklich eine Verbesserung der Weine, sie verleiht ihnen nicht nur etwa den Anschein einer besseren Beschaffenheit. Das Vorurteil gegen die verbesserten Weine in weiten Kreisen ist durch nichts gerechtfertigt; ohne die Zuckerung müßte der Weinbau in den meisten Gegenden Deutschlands aufgegeben werden, da die Weinernte der meisten Jahre unverwertbar bliebe.

Andererseits darf man mit der Zuckerung nicht zu weit gehen, wenn der Charakter des Naturweines von gleicher Abstammung erhalten bleiben soll. Man kann darüber streiten, ob eine 20 proz. oder vielleicht eine 33 proz. Vermehrung noch zulässig sein sollte, ob im verbesserten Wein der Alkoholgehalt nicht vielleicht um 10 bis 20 g höher sein könnte als im reifen Naturwein: man wird aber doch vor einer Vermehrung um 50 bis 100 Proz. und einer Erhöhung des Alkoholgehaltes auf mehr als 100 g in Weißweinen zurückschrecken. Solche Erzeugnisse sind nicht mehr „verbesserte" Weine, sondern Nachahmungen anderer Weintypen oder Nachweine.

Das deutsche Weingesetz gestattet Moste (Weine oder volle Rotweinmaischen) zu zuckern, „um einem natürlichen Mangel an Zucker (Alkohol) oder einem Übermaß an Säure insoweit abzuhelfen, als es der Beschaffenheit des aus Trauben gleicher Art und Herkunft in guten Jahrgängen ohne Zusatz gewonnenen Erzeugnisses entspricht". Auf 80 Liter Most (Wein) darf in keinem Falle mehr als 20 Liter Zuckerwasser zugesetzt werden. Über die zum Teil recht subtilen Auslegungen dieses Satzes muß ich an dieser Stelle auf die verschiedenen Gesetzeserklärer [1]) und die gerichtlichen Entscheidungen [2]) verweisen. Zur Verbesserung darf technisch reiner, nicht färbender Rüben-, Rohr-, Invert- und Stärkezucker verwendet werden, wenn nötig, in reinem Wasser gelöst.

Die Verwendung käuflichen weißen Rübenzuckers jeder Art ist demnach erlaubt. Mit Ultramarin gebläuter Zucker ist zweckmäßig zu vermeiden, weil der Farbstoff im Wein zu Schwefelwasserstoffbildung Anlaß geben kann. Brauner Kandis — als färbender Zucker — darf nicht verwendet werden. Eigentlicher Rohrzucker ist für gewöhnlich zu teuer; nur bei der Schaumweinbereitung wird er hier und da zur Likörbereitung benutzt.

Invertzucker, aus reinem Zucker dargestellt, ist als technisch rein anzusehen. Dennoch ist seine

[1]) Vgl. dazu A. Günther u. R. Marschner, Weingesetz, Berlin 1910; A. Günther in Buchka, Lebensmittelgewerbe **2**, 661 (1916); P. Kulisch, Weinverbesserung 1909. — [2]) Beilagen zu „Veröffentl. d. kaiserl. Ges. Amt." oder in Z. U. N.

Verwendung nicht zu empfehlen, weil sein Gehalt an Zucker erst analytisch festgestellt werden muß, und weil er verhältnismäßig zu teuer ist. Sein angeblicher Vorzug vor der Saccharose, daß die Hefe ihn leichter vergäre, kann weder von einer theoretischen Kritik noch von der praktischen Erfahrung bestätigt werden, da die Hefe durch selbst erzeugte Invertase ohne weiteres befähigt ist die Saccharose zu invertieren.

Der im Handel befindliche Stärkezucker ist nicht als technisch rein anzusehen. Reiner Stärkezucker mit mehr als 99 Proz. Zucker, der auch hergestellt werden kann, ist zu teuer.

An das Wasser, das zum Lösen des Zuckers dient, sind die Anforderungen wie an ein Trinkwasser zu stellen. Einerseits braucht unter „reinem" Wasser nicht destilliertes Wasser verstanden zu werden, andererseits darf man Bachwasser oder Wasser aus verunreinigten Brunnen nicht verwenden.

Die Verbesserung kann sowohl bei Mosten (oder roten Maischen) als auch beim Weine angewandt werden. Eine Mittelstellung nehmen gärende Moste oder Maischen ein. Zuckert man vor oder während der Gärung, so spricht man von Herbstverbesserung. Zuckert man Weine nach Ablauf der stürmischen Hauptgärung, so daß eine zweite Gärung eingeleitet werden muß, so heißt das Verfahren Umgärung.

Es unterliegt keinem Zweifel, daß die Mostverbesserung die besseren Erzeugnisse liefert. Herbstverbesserte Weine zeigen ihre typische Art in viel ausgeprägterem Maße als umgegorene. Diese für jede Rebsorte und jede Weingegend charakteristische Art geht bei der Umgärung mehr oder weniger verloren, so daß alle Gärkellerweine einen eigentümlichen Geschmackston annehmen. Die umgegorenen Weine schmecken mehr „gezuckert", milder, charakterloser und häufig etwas bitter, der Kenner wird sie stets leichter als das beurteilen, was sie sind — nämlich gezuckerte Weine — als ihm das bei herbstverbesserten Weinen möglich ist. Bei unreifen Gewächsen von Qualitätstrauben aus Qualitätslagen kommt nur Herbstverbesserung in Frage (z. B. bei Rieslingmosten von der Unter- und Mittelmosel). Die Umgärung wird angewandt bei Massengewächsen, die bei der Umgärung an Bukett nichts zu verlieren haben (z. B. Elblingweine von der Obermosel).

Gründe, die Herbstverbesserung grundsätzlich und hauptsächlich dem Winzer zu empfehlen, sind ferner noch folgende:

Die Beurteilung, wie stark ein Most verbessert werden darf, ist verhältnismäßig einfach: Säure- und Mostgewichtsbestimmung genügen, um ein klares Bild über das Zuckerungsbedürfnis des Mostes zu gewinnen. Anders beim Weine: Zwei Weine, mit gleichem Säuregehalt sind bezüglich ihres Zuckerungsbedürfnisses ganz verschieden zu beurteilen, wenn der eine die Äpfelsäure bereits abgebaut hat, der andere aber noch nicht. Bei der Weinverbesserung ist deshalb der Rat des erfahrenen Weintechnikers nicht zu umgehen.

Dazu kommt noch, daß die Herbstverbesserung ohne weitere technischen Kenntnisse vom kleinsten Winzer ausgeführt werden kann, während die Umgärung Wissen und Können erfordert, das dem einfachen Manne fehlt. Die Herbstverbesserung verursacht keine nennenswerte Mehrarbeit, die Umgärung kostet Zeit und Arbeit in reichlichem Maße.

Und schließlich greifen zwei Gärungen den Wein mehr an als eine. Nach dem bewährten Grundsatze der Kellerwirtschaft: „Überflüssiges schadet!" bediene man sich der Herbstverbesserung und vermeide die Umgärung.

Während so P. Kulisch[1]) und C. von der Heide[2]) die Überlegenheiten der Herbstverbesserung unbedingt anerkennen, ist J. Wortmann[3]) anderer Ansicht. Allein die Gründe, die J. Wortmann zugunsten der Umgärung ins Feld führt, können in keiner Weise als stichhaltig anerkannt werden. Sie sind übrigens auch durch die jahrelangen praktischen Erfahrungen an der Mosel genügend widerlegt.

Die Umgärung ist trotzdem ein wichtiges Mittel in der Kellerwirtschaft, um gerade die kleinsten Weine, die von bestimmten Massengewächsen stammen, in trinkbare Erzeugnisse umzuwandeln. In der Hand des kleinen Winzers führt sie meist zu schlechten Ergebnissen, der Großhändler dagegen vermag im heizbaren Keller mit Hilfe aller neuzeitlichen Einrichtungen und bei richtiger Leitung mittels der Umgärung kleine, hellfarbige, spritzige und gefällige Tischweine herzustellen, die raschen Absatz finden. In der Regel werden Jungweine desselben Jahres umgegoren. Nur wenn wegen der Kürze der Zuckerungsfrist (vom Beginn der Weinlese bis 31. Dezember) dies nicht mehr möglich ist, verschiebt man die Zuckerung auf das nächste Jahr. Sonst werden nur ganz ausnahmsweise ältere Weine umgegoren, die an irgend einem Fehler oder irgend einer Krankheit leiden[4]). Das sogenannte Auffrischen älterer Weine durch die bei der Umgärung entstehende Kohlensäure und Gärungsbukette halte ich für einen gefährlichen Versuch, weil sich die Gärungsbukette nur allzu schnell abbauen und die Kohlensäure viel bequemer auf anderem Wege dem Weine einverleibt werden kann.

α) Die Trockenzuckerung (Chaptalisieren).

Das Verfahren rührt von J. A. Chaptal[5]) her, so daß es nach ihm früher als Chaptalisieren[6])

[1]) Anleitung zur sachgemäßen Weinverbesserung 1909, S. 14 f. u. 116 ff. — [2]) C. von der Heide u. J. Jakob, Praktische Übungen in der Weinchemie und Kellerwirtschaft 1911, S. 61. — [3]) Die wissenschaftlichen Grundlagen der Weinbereitung und Kellerwirtschaft 1905, S. 214 ff. — [4]) Vorausgesetzt, daß sie wegen Säureüberschusses oder Alkoholmangels überhaupt gezuckert werden dürfen. — [5]) L'art de faire, de gouverner et perfectionner les vins. Paris 1801. — [6]) Später hat man irrtümlicherweise in Deutschland unter Chaptalisieren das Entsäuern der Weine verstanden. Es sollte richtigerweise die Trockenzuckerung wieder mit Chaptalisieren bezeichnet werden.

bezeichnet wurde. Man zuckert heutzutage Moste nur dann trocken, wenn ihr Säuregrad ziemlich niedrig ist, so daß die Weine auf keinen Fall zu sauer sein werden. Im allgemeinen kommt bei Mosten unter 10 Prom. Säure, bei säurereichen Sorten wie Riesling sogar unter 11 Prom. nur Trockenzuckerung in Frage. Man darf nach dem deutschen Weingesetz den Zuckergehalt nur so weit erhöhen, als einem Most aus der gleichen Gegend in guten Jahren entspricht. Massengewächse aus den geringsten Ackerlagen mit 70° Ö., gewöhnliche Landweine mit etwa 80° Ö. und Mittelgewächse mit 85° Ö. dürfen deshalb im allgemeinen nicht gezuckert werden.

Zur Berechnung des Zuckerzusatzes muß man kennen das Mostgewicht des zu verbessernden Mostes (es sei gleich a^0 Ö.) oder den Alkoholgehalt des zu verbessernden Weines (hat der Most das Mostgewicht a^0 Ö., so hat der Wein ungefähr ebenfalls a g Alkohol im Liter) und das Mostgewicht oder den Alkoholgehalt von Weinen, gewonnen aus derselben Lage in reifen Jahrgängen. Dies Mostgewicht sei gleich b^0 Ö. oder der Wein enthalte b g Alkohol im Liter. Die zu erzielende Erhöhung des Mostgewichtes oder des Alkoholgehaltes beträgt also $b - a = e$.

Es fragt sich nun, wieviel Liter des ursprünglichen Mostes oder Weines und wieviel Kilogramm Zucker sind zu nehmen, um 100 Liter verbesserten Most oder Wein zu erhalten. Die beiden gesuchten Größen seien mit x und y bezeichnet. Da 1 kg Zucker im gelösten Zustand einen Raum von 0,6 Liter einnimmt, so besteht die Geichung:

$$x + 0{,}6\,y = 100. \qquad (1)$$

Die zweite Gleichung erhalten wir durch die Überlegung:

1 Liter Most liefert 0,001 a kg Alkohol; x Liter liefern also 0,001 ax kg Alkohol; da ferner 1 kg Zucker bei der Vergärung rund 0,45 kg Alkohol liefert, so liefern y kg Zucker 0,45 y kg Alkohol. Wir erhalten also die Gleichung:

$$ax + 450\,y = 100\,(a + e). \qquad (2)$$

Aus den beiden Gleichungen berechnet sich

$$y = \frac{100\,e}{450 - 0{,}6\,a}. \qquad (3)$$

Ist $a = 30^0$ Ö, so wird $y = 0{,}231\,e$.
Ist $a = 70^0$ Ö, so wird $y = 0{,}245\,e$.

Als Mittel nimmt man in der Praxis den Wert 0,24 e, d. h. um bei der Trockenzuckerung den Alkoholgehalt um 1 g zu erhöhen, sind für 100 Liter Gärgut 0,24 kg Zucker nötig. Die nötige Most- oder Weinmenge ergibt sich aus der Gleichung: $x = 100 - 0{,}6\,y$.

β) Die Verbesserung mit wässeriger Zuckerlösung.

Das Verfahren wird nach L. Gall[1]), der es in Frankreich theoretisch und praktisch kennen gelernt und dann von 1825 an in Deutschland verbreitet hat, häufig auch Gallisieren genannt. Obwohl heute nach anderen Grundsätzen[1]) gearbeitet wird, bleibt Galls Verdienst um die Verwertung der sauren deutschen Weine ungeschmälert.

Um den Wasserzusatz richtig zu bemessen, ist vor allem auf den Säuregehalt der Naturmoste und -weine Rücksicht zu nehmen. Als Maß, auf das der Säuregehalt herabgesetzt werden darf, gilt der Säuregehalt entsprechender Erzeugnisse in reifen Jahren. Auf keinen Fall darf aber zu 80 Liter Most oder Wein mehr als 20 Liter Zuckerwasser hinzugesetzt werden. Es läßt sich allgemein der Säuregehalt nicht angeben, auf den der zu verbessernde Most oder Wein herabgesetzt werden darf. Hier sind Traubensorte und Lage des Weinbergs von ausschlaggebender Bedeutung. Als Anhaltspunkt kann gelten, daß Moste mit mehr als 13 bis 14 Prom. Säure stets um 20 Proz. vermehrt werden dürfen. Bei ganz kleinen Weinen, deren Zuckergehalt nicht entsprechend hoch gemacht werden darf, wird man schon von 12 Prom. Säure an mit einer 20 proz. Vermehrung zu rechnen haben.

Alle Moste unter 10 Prom. Säure wird man im allgemeinen trocken zuckern, oder doch höchstens so viel Wasser nehmen, als zur Auflösung des Zuckers eben notwendig ist. An Mosten mit 10, 11 und 12 Prom. Säure wird man im allgemeinen eine 5, 10 oder 15 proz. Verbesserung vornehmen[2]).

Sehr viel schwieriger liegen die Verhältnisse bei der Umgärung. Hier ist außer des Gehaltes an titrierbarer Säure auch noch der Milchsäuregehalt des Weines von großer Bedeutung.

Zwei Weine mit gleichem Säuregehalt sind bezüglich ihrer Verbesserung ganz verschieden zu beurteilen, wenn der eine noch nicht ganz 1 g, der andere vielleicht 4 g Milchsäure enthält. Im ersten Wein ist die Äpfelsäure noch nicht abgebaut, im zweiten ist dies wohl schon vollständig geschehen. Man muß deshalb bei der Streckung des ersten Weines vorsichtig sein, um nicht schließlich auf einen zu niedrigen Säuregehalt zu kommen. Da beim zweiten Wein die Säure nicht mehr von selbst abnehmen kann, darf man den Zuckerwasserzusatz reichlicher bemessen.

Es genügt für die Praxis die Berechnung der nötigen Mengen Zucker für eine 5, 10, 15 und 20 proz. Vermehrung aufzustellen. Dabei ist zu bedenken, daß durch die Verdünnung nicht nur der Säuregehalt, sondern auch das ursprüngliche Mostgewicht herabgesetzt wird. Vermehrt man also 95, 90, 85 oder 80 Liter Most durch Wasserzusatz auf 100 Liter, so sinkt das ursprüngliche Mostgewicht proportional der Verdünnung um $^1/_{20}$, $^1/_{10}$, $^3/_{20}$ oder $^1/_5$. Dies verminderte Mostgewicht,

[1]) Das Gallisieren, zusammengestellt unter Berücksichtigung der im Besitze der Verlagsbuchhandlung befindlichen hinterlassenen Papiere des Dr. Ludwig Gall, Trier 1867, Galls Verlagsbuchhandlung.

[1]) P. Kulisch, Über das Leben und Wirken Ludwig Galls, Weinb. u. Weinh. **14**, 9, 17, 25, 33 (1896).—
[2]) Vgl. dazu P. Kulisch, Weinverbesserung 1909, S. 102; C. von der Heide u. F. Jakob, Praktische Übungen, 1911, S. 63.

das als Zwischenmostgewicht ($= z$) bezeichnet wird, von dem gewünschten Mostgewicht ($= b$) abgezogen, ergibt die gewünschte Erhöhung ($= e$).

Nun liefert 1 kg Zucker 0,45 kg Alkohol oder 1 kg Alkohol wird aus 2,22 kg Zucker gebildet. Um also das Mostgewicht um e^0 Ö. oder den Alkoholgehalt um e g zu erhöhen, sind $y = 0{,}222\, e$ kg Zucker nötig[1]).

Die nötige Wassermenge ($= w$) und die nötige Mostmenge ($= x$) ergibt sich bei der

5 proz. Vermehrung zu $w = 5-0{,}6\,y$ und $x = 95$,
10 „ „ „ $w = 10-0{,}6$ „ „ $x = 90$,
15 „ „ „ $w = 15-0{,}6$ „ „ $x = 85$,
20 „ „ „ $w = 20-0{,}6$ „ „ $x = 80$.

Gehalt an Zucker und Alkohol richten. Da sich während der Gärung auch der Säuregehalt des Mostes ändert (er nimmt entweder durch Säureneubildung ein wenig zu oder durch Weinsteinausfällung stark ab), so muß auch dieser Umstand bei der Berechnung des Wasserzusatzes wohl berücksichtigt werden.

Im allgemeinen dürfte der Winzer nicht in die Verlegenheit kommen, gärende Moste verbessern zu müssen. Viel häufiger ist das beim Händler der Fall, dem die gekauften Moste während des Transportes in Gärung geraten. Hat er nicht selbst beim Kaufe vor der Gärung Mostgewicht und Säuregehalt bestimmt, so wird er jetzt den

Tafel zur Ermittelung der nötigen Zucker- und Wasserzusätze bei der Verbesserung.

Bei Trockenzuckerung soll erhöht werden das ursprüngliche Mostgewicht: bei Zuckerwasserzusatz soll erhöht werden das Zwischenmostgewicht um:	Um 100 Liter gezuckerten Most oder Wein zu erhalten, sind zu nehmen:						
	Bei Trockenzuckerung		Bei Vermehrung um				
			5 Proz.	10 Proz.	15 Proz.	20 Proz.	5, 10, 15 u. 20 Proz.
Grade Öchsle oder Gramme Alkohol im Liter	Naturmost (Wein) Liter	Zucker kg	Wasser Liter	Wasser Liter	Wasser Liter	Wasser Liter	Zucker kg
10	98,5	2,5	3,5	8,5	13,5	18,5	2,5
12	98,0	3,0	3,0	8,0	13,0	18,0	3,0
15	97,5	3,5	3,0	8,0	13,0	18,0	3,5
18	97,5	4,5	2,5	7,5	12,5	17,5	4,0
20	97,0	5,0	2,5	7,5	12,5	17,5	4,5
22	96,5	5,5	2,0	7,0	12,0	17,0	5,0
25	96,5	6,0	1,5	6,5	11,5	16,5	5,5
28	96,0	6,5	1,5	6,5	11,5	16,5	6,0
30	96,0	7,0	1,0	6,0	11,0	16,0	6,5
32	95,5	7,5	1,0	6,0	11,0	16,0	7,0
35	95,0	8,5	—	5,0	10,0	15,0	8,0
38	94,5	9,0	—	5,0	10,0	15,0	8,5
40	94,5	9,5	—	4,5	9,5	14,5	9,0
42	94,0	10,0	—	4,5	9,5	14,5	9,5
45	93,5	11,0	—	4,0	9,0	14,0	10,0
48	—	—	—	3,5	8,5	13,5	10,5
50	—	—	—	3,5	8,5	13,5	11,5

Um dem Praktiker die umständliche Rechnung zu ersparen, genügt die vorstehende Tafel mit abgerundeten Werten. Eine genauere Berechnung ist für praktische Zwecke wertlos, 1. weil in der Praxis Verschiedenheiten in der Alkoholausbeute auftreten; 2. weil die Höhe des voraussichtlichen Säurerückganges (sei es durch Weinsteinausfall oder durch Äpfelsäurespaltung) auch nicht annähernd geschätzt werden kann und 3. weil die genauere Abmessung von Wasser, Most und Zucker in dem Kellerbetrieb zu große Schwierigkeiten macht.

γ) Die Zuckerung gärender Moste.

Das Maß der Zuckerung angegorener Moste muß sich naturgemäß nach ihrem augenblicklichen

sachkundigen Rat des Chemikers für die Verbesserung kaum umgehen dürfen. Das ursprüngliche Mostgewicht ($= u$) schwach gärender Moste, die also höchstens 1 bis 2 g Alkohol enthalten, ist gleich dem augenblicklichen Mostgewicht ($= m^0$ Ö.) vermehrt um den Alkoholgehalt ($= a$ g im Liter),

also $u = m + a$.

Ist schon die stürmische Gärung eingetreten, so gilt diese Beziehung nicht mehr. Es bleibt dann nichts übrig als eine Zuckerbestimmung nach Fehling und gleichzeitig eine Alkoholbestimmung auszuführen, und hieraus den ursprünglichen Zuckergehalt oder den zu erwartenden Alkoholgehalt zu berechnen. Für den Praktiker empfiehlt es sich in solchen Fällen das Abklingen der stürmischen Hauptgärung abzuwarten und dann mit Hilfe des festgestellten Alkoholgehaltes das Zuckerungsbedürfnis zu ermitteln.

[1]) P. Kulisch gibt in seiner Weinverbesserung 1909, S. 125 an, daß bei der Umgärung schon aus 2 kg Zucker 1 kg Alkohol gebildet werde.

δ) Die Zuckerung der Rotweinmaischen.

In Qualitätsbaugegenden wird die Rotweinmaische ganz allgemein nur trocken gezuckert und zwar aus folgenden Gründen: Die roten Trauben weisen infolge frühzeitiger Reife gewöhnlich von Anfang an wenig Säure auf. Auch auf den Säurerückgang darf man mit ziemlicher Bestimmtheit rechnen. Schließlich würde durch eine Streckung mit Zuckerwasser der Farbstoff in unerwünschter Weise verdünnt werden.

Bei Massengewächsen, wie bei Portugiesern, mit hohem Säuregehalt wird auch mit Zuckerwasser verbessert, weil hier die an und für sich ungenügende Farbe später meistens durch Verschnitt mit tief gefärbten ausländischen Weinen gedeckt wird. Im allgemeinen besteht bei roten Weinen weniger die Gefahr, die Weine durch zu starke Zuckerung zu alkoholreich und brandig zu machen. Doch wird man auch in den besten deutschen Rheinweingegenden gut tun, nicht über 95 g Alkohol hinauszugehen. Der Zuckerzusatz erfolgt zur vollen Maische, d. h. sie darf keines Teiles ihres Saftes beraubt sein. Dagegen darf sie entrappt sein. Im allgemeinen rechnet man, daß 100 Liter Maische 75 Liter Wein liefert; nach dieser Ausbeutemenge richtet sich das Maß der Zuckerung. Natürlich ist diese Zahl nur ein Durchschnittswert. Die Ausbeute schwankt im allgemeinen zwischen 70 und 80 Liter, aber auch diese Werte können noch sowohl unter- als überschritten werden. Es hängt dies hauptsächlich von der Art der Trauben, ihrem Reifezustand und ihrer Verarbeitung (ob entrappt oder nicht) ab. Im übrigen ist die Berechnung des Zucker- und Wasserzusatzes wie oben angegeben.

ε) Zuckerungsbeispiele.

Es seien in folgendem einige Zuckerungsbeispiele angeführt:

1. Ein pfälzischer Traminermost mit 55° Ö und 9 Prom. Säure sei zu verbessern. In guten Jahren hat der Most in denselben Lagen ein Mostgewicht von 85 bis 90° und einen Säuregehalt von 8 Prom. Es kommt hier nur Trockenzuckerung in Frage. Um den Wein nicht brandig werden zu lassen, zuckern wir nur auf 85°.

Erhöhung	85 — 55 = 30° Ö,
Zuckermenge . .	y = 0,24 . 30 = 7,2 kg,
Mostmenge . . .	100 — 0,6 . 7,2 = 95,7 Liter.

Nach der Tafel auf S. 155 ergibt sich: 96 Liter Most und 7 kg Zucker. Die Abweichung ist praktisch bedeutungslos.

2. In einem Fuderfaß soll Ahrrotweinmaische (Frühburgunder) von 70° Ö und 9 Prom. Säure verbessert und vergoren werden. Guten Jahren entsprechen Mostgewichte von 90 bis 95° Ö und Säuregehalte von 8 Prom. Da man das Fuderfaß wegen der Maischegärung nur etwa $^2/_3$ vollfüllt, so enthält es bei etwa 670 Liter Maische = 500 Liter Most. Da der Wein unverschnitten in den Handel kommen soll, wird man schon aus technischen Gründen von einer Streckung absehen und nur trocken zuckern. (Eine Streckung wäre auch gesetzlich kaum zulässig.) Wir zuckern hier unbedenklich auf 95° Ö.

Erhöhung	95 — 70 = 25° Ö.,
Zuckermenge . . .	0,24 . 25 = 6 kg,
Mostmenge	100 — 0,6 . 6 = 96,4 Liter.

(Die Tafel auf S. 155 ergibt 96,5 Liter Most und 6 kg Zucker.) Im Fasse sind 500 Liter Most. Hierzu braucht man s kg Zucker, wobei sich s ergibt aus: $96{,}5 : 6 = 500 : s$ oder $s = 31$ kg.

3. Ein Rieslingsmost von 60° Ö und 12 Prom. Säure aus guter Berglage im Rheingau, die in guten Jahren Moste von 90° Ö und 9 Prom. Säure bringt, sei zu verbessern. Hier dürfte eine 10 proz. Verbesserung zulässig sein.

Zwischenmostgewicht	$= 60 - \frac{60}{10} = 54^0$,
Erhöhung	= 90 — 54 = 36°,
Zuckermenge	= 0,222 . 36 = 8 kg,
Wassermenge	= 10 — 8 . 0,6 = 5,2 Liter,
Mostmenge	= 90 Liter.

4. Ein Obermoseler Most von Elblingstrauben hat bei einem Mostgewicht von 50° Ö 18 Prom. Säure. (In guten Jahren Mostgewichte von 75° Ö und 9 Prom. Säure.) Wenn auch eine Vermehrung von 20 Proz. den Säuregehalt nicht genügend herabsetzt, so ist doch eine stärkere Streckung gesetzlich verboten. Zweckmäßig würde man den Most gleichzeitig um etwa 2 Prom. entsäuern.

Zwischenmostgewicht	$= 50 - \frac{50}{5} = 40$,
Erhöhung	= 75 — 40 = 35,
Zuckermenge	= 0,222 . 35 = 7,8 kg,
Wassermenge	= 20 — 0,6 . 7,8 = 15,3 Liter,
Most	= 80 Liter,
Calciumcarbonat . .	= 0,1 kg für 100 Liter Gärgut.

5. Ein 1916er Obermoseler Elblingwein, der als Most 17 Prom. Säure hatte, enthält 42 g Alkohol und 10 Prom. Säure. (In reifen Jahren bringt dieselbe Lage Wein mit 75 g Alkohol und 8 Prom. Säure.) Er soll im Herbst 1918 umgegoren werden. Hier hat sich der natürliche Säurerückgang bereits vollzogen, ein weiterer Säureabbau ist nicht mehr zu erhoffen. Man wird mit einer 20 proz. Verbesserung rechnen und entweder sofort oder später nach Bedarf um 1 bis 2 Prom. entsäuern.

6. Ein pfälzischer Gutedelwein enthält 55 g Alkohol und 10 Prom. Säure. Der Milchsäuregehalt beträgt 0,8 g. Er soll umgegoren werden. In reifen Jahren bringt die Lage Weine mit 75 g Alkohol und 5 Prom. Säure.

Durch die Äpfelsäurespaltung, die hier noch nicht eingetreten ist, kann der Säuregehalt leicht von selbst um 3 bis 4 Prom. zurückgehen. Verbessert man mit 20 Proz. Zuckerlösung, so muß man befürchten, nach der Umgärung zu wenig Säure im Weine zu haben. Man wird deshalb vorsichtigerweise sich mit einer 10 proz. Verbesserung und Einstellung auf 75 g Alkohol begnügen.

ζ) Praktische Durchführung der Zuckerung.

Nachdem man die nötigen Mengen an Most, Zucker und gegebenenfalls an Wasser bestimmt hat, verfährt man folgendermaßen: Bei der Trockenzuckerung bringt man die abgewogene Zuckermenge in einen sauberen Sack oder Korb und hängt diesen so in einen mit Most oder Wein gefüllten Bottich, daß er etwa 20 cm in die Flüssigkeit eintaucht. Die sich bildende, spezifisch schwere Zuckerlösung sinkt zu Boden, so daß neuer Wein oder Most die vollständige Lösung des Zuckers rasch herbeiführt. Fehlerhaft ist es, den Zucker geradezu in das mit dem Gärgut gefüllte Faß zu werfen, weil sich hier der Zucker schwer, mitunter überhaupt nicht löst. Beim Gallisieren löst man den Zucker in ähnlicher Weise in Wasser oder man bringt den Zucker in heißem Wasser durch Rühren in Lösung. Noch zweckmäßiger, besonders bei Umgärungen, ist es, den Zucker in Wasser durch Einleiten von Wasserdampf zu lösen, weil man dann durch Zugabe der siedenden Lösung gleichzeitig die Temperatur des Weines in sehr zweckmäßiger Weise erhöht. Ist der Zucker oder die Zuckerlösung dem Most oder Wein endgültig zugesetzt, so muß für den unverzüglichen Beginn der Gärung Sorge getragen werden. Bei der Most- oder Maischeverbesserung hat dies keine Schwierigkeit. Sie setzt ebenso wie bei Naturmosten von selbst oder nach Zugabe von wenig Reinhefe leicht ein und verläuft in der Regel auch vollständig. Sehr viel schwieriger ist es Wein umzugären; hier läuft man sehr leicht Gefahr, daß die Gärung überhaupt nicht einsetzt oder daß sie stecken bleibt und nicht vollständig zu Ende geht.

Ohne Zusatz von fremder Hefe hier zu arbeiten, dürfte wohl immer zu Mißerfolgen führen. Deshalb wird stets entweder flüssige Weinhefe (Drusen) oder vorgezüchtete Reinhefe zugesetzt. Da die Hefe sich im alkoholhaltigen Wein sehr viel schwerer vermehrt als im Most, so ist der Hauptwert auf eine recht reichliche Hefegabe zu legen [1]. Will man mit Hilfe von flüssiger (d. h. nicht abgepreßter) Weinhefe umgären, so wähle man solche, die gesund und noch möglichst frisch ist, so daß noch eine reichliche Zahl gärfähiger und gärkräftiger Zellen vorhanden ist. Auch darauf ist Wert zu legen, daß die Hefe von möglichst guten und vor allem gesunden Weinen stammt. Im allgemeinen verwendet man die Hefe von 100 Liter Wein auch wieder zum Umgären von 100 Liter Wein.

Arbeitet man mit vorgezüchteter Reinhefe, so ist vor allem auf eine recht reichliche Aussaat von Hefe zu achten. Hier werden in der Praxis recht oft Fehler begangen, die sich hinterher bitter rächen. Es muß nämlich bei zu geringer Aussaat die Vermehrung und Gärkraft der Hefe durch eine erhöhte Temperatur des Gärgutes unterstützt werden. Die erhöhte Gärtemperatur ist aber für den weiteren Ausbau der Weine von Nachteil. Daß nur die allergeringsten Erzeugnisse umgegoren werden, ist schon weiter oben betont worden. Daß diese Weine im umgegorenen Zustand sich durch besonderes Bukett auszeichnen sollen, ist nicht zu erwarten. Wohl aber kann man durch die Umgärung erreichen, daß sie neutrale, hellfarbige, frische und pikante Verbrauchs- und Verschnittweine darstellen. Dazu gehört aber, daß schon bei der Umgärung unnötig hohe Temperaturen vermieden werden, daß die Gärung aber trotzdem möglichst rasch und glatt verläuft. Auch die von verschiedenen Hefereinzuchtstationen empfohlene Menge von 2 Proz. Anstellmost für die Umgärung ist zu gering. Man arbeitet vielmehr zweckmäßig nach dem von W. J. Baragiola [1]) empfohlenen Verfahren der staffelförmigen Vermehrung, bei der man mit Anfangstemperaturen von 15 bis 20° auskommt.

In ein 150-Liter-Faß werden 100 Liter Wein und 15 kg Zucker gebracht und hierauf durch das Spundloch in den Wein Wasserdampf eingeleitet, einerseits um das Gärgut zu entgeisten, andererseits um es zu entkeimen. Ist dies erreicht, so verschließt man das Spundloch mit einem sterilisierten Wattebausch, läßt auf 20 bis 30° erkalten und gibt dann die in 1 bis 2 Liter Most vorgezüchtete Hefereinkultur hinzu. Nötigenfalls muß der so vorbereitete Ansatz täglich mit keimfreier Luft durchlüftet werden, um die Gärung zu befördern. Nach 2 bis 4 Tagen muß die stürmische Gärung eingetreten sein. Nun bringt man den 100-Liter-Ansatz zu 900 Liter verbessertem — nicht mehr sterilisierten — Gärgut, das eine Temperatur von 15 bis 20° haben soll. Nach 3 bis 4 Tagen tritt auch hier die Hauptgärung ein. Nun verteilt man die 1000 Liter auf 6 Fuder, diese nach einigen Tagen auf 18 bis 20 Fuder, sodann auf 50 und schließlich auf 100 Fuder. Die Vermehrungsstaffel muß also allmählich immer kleiner gemacht werden. Verhält sich anfangs der Ansatz zum Gärgut wie 1 : 9, so sinkt das Verhältnis bei den folgenden Staffeln auf 1 : 6, 1 : 3 und 1 : 2,5, um schließlich 1 : 2 zu betragen. Auf diese Weise gelingt es mit Sicherheit, eine energische, flotte Gärung zu erzielen und ein Zurückbleiben von kleinen Zuckerresten im Weine zu verhindern. Nach drei Wochen ist die Gärung zu Ende, die Hefe hat sich abgesetzt, der fast klare Wein kann abgezogen und aus dem warmen Gärkeller in den kalten Lagerkeller übergeführt werden. Die abgesetzte Weinhefe kann nun nochmals zum Umgären eines weiteren Kellers von Naturweinen benutzt werden. Auch eine dritte Führung der Hefe ist mitunter möglich. Dann aber hat die Hefe gewöhnlich schlechte Eigenschaften bezüglich ihres Aussehens und Geruches angenommen, daß von einer weiteren Verwendung zum Umgären Abstand genommen werden muß. Das Steigen und Fallen der Gärtemperaturen bei Vergärung von Mosten und Umgärungen von Weinen zeigt die folgende Zusammenstellung von W. J. Baragiola [1]).

[1]) H. Müller-Thurgau, B. Wädenswil 1896, S. 91; W. Seifert, Mitt. d. Vereins z. Schutze d. österr. Weinb. **17**, 4916 (1908).

[1]) Habilitationsschrift, Zürich 1907.

Temperaturablesungen an Faßthermometern jeweils morgens und abends.

Tag	Umgärungen				Herbstgärungen			
1.	15,0	16,0	17,0	18,0	15,0	16,0	17,0	18,0
	16,0	16,0	18,0	18,5	17,0	17,5	20,0	21,0
2.	16,5	17,0	19,0	19,5	20,0	20,5	23,0	23,0
	17,0	18,0	19,0	20,0	23,5	23,5	27,0	27,0
3.	18,0	18,5	20,0	20,0	27,5	27,5	32,0	31,0
	18,0	19,0	20,0	21,0	29,0	29,0	31,0	31,0
4.	18,5	19,0	21,0	21,5	29,0	30,0	30,0	31,0
	19,0	21,0	20,0	21,5	28,5	30,0	28,0	28,0
5.	19,0	21,0	20,0	22,0	28,5	29,0	26,5	27,5
	19,0	20,0	20,0	21,5	28,5	29,0	25,5	27,0
6.	20,0	20,0	20,0	21,0	27,0	28,0	24,5	26,5
	20,0	20,0	19,5	20,0	27,0	27,5	23,5	26,0
7.	20,0	19,0	19,5	20,0	27,0	26,0	22,0	26,0
	20,0	19,0	18,0	20,0	26,0	24,0	22,0	25,5
8.	19,5	19,0	18,0	19,5	25,0	24,0	21,0	24,0
	19,0	19,0	18,0	19,5	24,0	23,0	20,0	23,0
9.	19,0	18,5	18,0	19,0	23,5	22,0	20,0	23,0
	18,0	18,0	17,0	19,0	22,0	20,5	20,0	22,5
10.	18,0	18,0	17,0	19,0	21,0	19,0	20,0	22,0
	18,0	17,0	17,0	18,5	21,0	18,0	19,5	21,0
11.	17,0	17,0	17,0	18,5	20,0	18,0	19,0	19,0
	17,0	17,0	16,0	18,0	19,0	17,0	19,0	19,0
12.	17,0	17,0	16,0	18,0	18,0	17,0	19,0	19,0
	16,0	16,0	16,0	17,0	16,0	17,0	18,0	18,0
13.	16,0	16,0	16,0	17,0	16,0	17,0	18,0	18,0
	16,0	16,0	16,0	17,0	16,0	16,0	18,0	18,0
14.	16,0	16,0	16,0	16,0	16,0	16,0	17,0	17,0
	16,0	16,0	16,0	16,0	16,0	16,0	17,0	17,0

Man wird nach diesem Verfahren der Umgärung mit reichlicher Hefeaussaat im allgemeinen sehr gute Erfahrungen machen, obwohl auch hier manchmal — allerdings sehr selten — die Gärung nicht recht in Gang kommen will, so daß man mit Erwärmen, Aufrühren der Hefe, Luftdurchpumpen usw. nachhelfen muß.

Allgemein ist anerkannt, daß im Weine die Hefe einen sehr viel weniger geeigneten Nährboden vorfindet als im Moste. Ein gewisser Teil der Nährstoffe, und zwar wie anzunehmen, gerade die am leichtesten assimilierbaren werden bei der ersten Gärung verbraucht. Dies trifft insbesondere die stickstoffhaltigen Bestandteile des Mostes. Dazu kommt noch, daß die Nährstoffe entsprechend der ausgeführten Verbesserung verdünnt worden sind. Auch sind vom Weine die Stoffwechselprodukte der Hefe aufgenommen worden, die ihrem neuen Wachstum hindernd entgegentreten müssen. Als solche sind besonders der Alkohol und die Kohlensäure zu nennen. Der Alkohol, der der Hefenvermehrung und der Gärkraft um so mehr Widerstand entgegensetzt, in je größeren Gaben er vorhanden ist, kann natürlich aus dem Gärgut nicht entfernt werden. Anders verhält es sich mit der Kohlensäure. Sie ließe sich durch anhaltendes Luftdurchleiten wohl gänzlich entfernen, wenn dabei der Geschmack und das Bukett des Weines nicht allzusehr leiden würden. Deshalb lüftet man nur so stark wie nötig ist, um der Hefe den zur Vermehrung unentbehrlichen Sauerstoff in hinreichender Menge zuzuführen. Genauere Vorschriften lassen sich nicht angeben; manche Weine geraten leicht in Gärung, andere erfordern bis zum Eintritt eine täglich wiederholte starke Lüftung.

Über die Notwendigkeit von stickstoffhaltigen Nährsalzen (Ammoniumverbindungen) ist viel gestritten worden. Auf der einen Seite stehen die Anhänger des Zusatzes, die, wenn sie den Zusatz auch nicht allgemein für unentbehrlich, so doch für sehr nützlich halten; auf der anderen Seite stehen die Gegner, die eine Förderung der Gärung durch Ammonsalze leugnen, ja sogar eine Schädigung der Hefe fürchten. Immerhin scheinen doch vereinzelte Weine vorzukommen, denen ein Ammonsalzzusatz nützlich wäre, während er in den weitaus meisten Fällen entbehrlich ist. In Deutschland ist heute ein Ammonsalzzusatz gesetzlich verboten. Früher verwandte man hauptsächlich das Chlorid, wohl auch das Sulfat oder Carbonat des Ammoniums. Am empfehlenswertesten war das Ammonphosphat, dessen anderer Bestandteil — das Phosphation — ebenfalls ein zweckmäßiger Hefenährstoff ist.

Bemerkt sei an dieser Stelle, daß Heidelbeermoste ohne Zusatz von Ammonsalzen überhaupt nicht oder nur sehr schleppend in Gärung geraten[1]). Hier muß stets auf 100 Liter Most 20 bis 40 g Ammonsalz zugegeben werden.

Schließlich sei noch der schwefligen Säure als Hindernis der Hefengärung gedacht. Sie ist ein starkes Gift für die Hefe und vermag sie unter Umständen vollständig zu lähmen. Weine, die umgegoren werden sollen, müssen vor stärkeren Schwefelgaben behütet werden. Unter Umständen hilft auch hier starkes Lüften der Weine, weil hierdurch die schweflige Säure wenigstens teilweise entfernt wird. Die Transport- und Gärfässer werden am besten überhaupt nicht eingebrannt. Doch ist heute auch ein starker Gehalt an schwefliger Säure nicht mehr so gefährlich wie früher, seitdem man gelernt hat, reingezüchtete Hefen durch wiederholte Gärführung in Mosten, die steigende Gaben von schwefliger Säure erhalten, an große Mengen dieses Giftes zu gewöhnen.

Heferassen, die sich für Umgärungen eignen, müssen gegen Alkohol widerstandsfähig sein, insbesondere müssen sie sich auch bei verhältnismäßig hohem Alkoholgehalt des Gärgutes noch stark vermehren. Sie sollen bei verhältnismäßig niederer Temperatur anfangen zu gären und unter gleichen Umständen auch die Gärung vollständig bis zu Ende führen.

Auch die Forderung, daß sie nach beendeter Gärung sich rasch und vollständig absetzen, ist leicht zu erfüllen. Auf Bukettbildung ist kaum Wert zu legen, nachdem sich in der Praxis immer wieder gezeigt hat, daß diese von der Hefe erzeugten Gärungsbukette sich außerordentlich rasch abbauen und bald verschwinden.

[1]) Vgl. R. Otto, L. J. **27**, 261 ff. (1898).

η) Einfluß der Zuckerung auf die Zusammensetzung des Weines.

Durch die Zuckerung wird im allgemeinen eine Erhöhung des Alkoholgehaltes und eine Herabsetzung des Säuregehaltes erstrebt.

Der Alkoholgehalt läßt sich durch den Zuckerzusatz mit einer für die Praxis genügenden Genauigkeit vorausbestimmen. Daß die Verhältnisse bei der Säure nicht so einfach liegen, ist schon angedeutet worden. Im allgemeinen nimmt der Säuregehalt ab. In welchem Maße dies aber geschieht, hängt von der Größe des Weinsteinausfalles und von dem Eintritt der Äpfelsäurespaltung ab. Ja, bei Trockenzuckerung mag es sogar vorkommen, daß die Menge der neugebildeten Säuren die der verschwundenen um ein weniges übertrifft.

Eine große Meinungsverschiedenheit besteht noch darüber, wie sich Extrakt- und Mineralstoffgehalt bei der Verbesserung verhalten. Man wird auch hier zwischen Most- und Weinverbesserung zu unterscheiden haben.

Bei der Mostverbesserung darf man annehmen, daß der Extrakt- und Aschengehalt bei weitem nicht proportional der Verdünnung abnimmt, besonders wenn das verwendete Wasser sehr mineralstoffreich ist, wie folgende Versuche von Th. Omeis[1]) zeigen.

Zuckerung von 1908er Erlabrunner Traubenmost (Franken), analysiert nach dem dritten Abstich am 11. Oktober 1909.

100 Liter Zuckerlösung enthalten 64 g Mineralbestandteile

Art der Zuckerung: x Liter Most	Art der Zuckerung: y Liter Zuckerlösung	Mostgewicht °Ö.	Alkohol g	Extrakt g	Glycerin g	Titrierbare Säure g	Asche g
Naturrein		65	65,0	21,8	5	8,9	1,79
Trockenzuckerung		76	78,0	22,1	7	8,7	1,62
100	10	78	81,4	21,6	7	8,5	1,60
100	25	79	81,4	20,3	7	7,5	1,48
100	50	80	84,0	19,7	7	7,3	1,54
100	100	80	84,9	20,3	7	6,7	1,46

Ähnliche Analysen geben P. Kulisch[2]), sowie A. Halenke und O. Krug[3]).

Für umgegorene Weine gibt W. J. Baragiola[4]) an, daß die zuckerfreien Extrakte genau der Verdünnung entsprechend abnehmen.

Zum Beispiel: a) Naturwein: 22,0 g Extrakt, mit 250 Liter Zuckerlösung verbessert, gibt einen umgegorenen Wein mit 16,5 g Extrakt; b) Naturwein: 21,0 g Extrakt, mit 200 Liter Zuckerlösung verbessert, gibt einen umgegorenen Wein mit 16,8 g Extrakt; c) Naturwein: 20,0 g Extrakt, mit 200 Liter Zuckerlösung verbessert, gibt einen umgegorenen Wein mit 16,0 g Extrakt.

[1]) Arb. Ges. Amt. **35**, 393 (1910). — [2]) Ebenda, S. 11 (1910). — [3]) Ebenda, S. 404 (1910). — [4]) Z. U. N. **12**, 135 (1906).

Nach ihm geht auch in pasteurisierten Weinen die Säure um etwa 0,5 Prom. stärker zurück, als sich aus der Verdünnung berechnen läßt. Der Mineralstoffgehalt entspricht stets der Verdünnung.

Eigene Versuche ergaben folgendes Bild:

Art der Zuckerung	Alkohol g	Extrakt direkt g	Glycerin g	Titrierbare Säure g	Asche g
1910er Obermoseler Elbling[1]).					
Naturrein	39,4	31,0	3,8	15,2	2,449
80 Ltr. Wein + 20 Ltr. Zuckerlösung . . .	76,4	20,4	5,8	7,7	1,726
Naturrein	45,5	29,7	4,3	14,4	2,406
80 Ltr. Wein + 20 Ltr. Zuckerlösung . . .	78,0	21,4	6,0	8,2	1,840
1909er Rheingauer Riesling[1]).					
Naturrein	54,5	29,8	6,1	14,3	1,980
80 Ltr. Wein + 20 Ltr. Zuckerlösung und um 2 Prom. entsäuert	83,5	24,8	6,8	10,2	1,888

4. Das Klären der Weine.

a) Einteilung der Klärmittel.

In der neueren Zeit wird auf die vollständige Klärung der Weine mehr und mehr Wert gelegt. Nur in einzelnen Weinbaugebieten, wo man von alters her die Weine vom Fasse weg zu verzapfen pflegt, ist man auch heute noch gewöhnt, den Wein ohne vorherige künstliche Klärung zu genießen, weil sich ein lange Zeit im Anbruch liegender Wein trotz vorhergegangener Schönung bald wieder trübt.

Im Groß- und Welthandel hingegen verlangt man stets vollständig klare und helle Weine. Ja, der verwöhnte Trinker übertreibt sogar manchmal seine Ansprüche auf Klarheit, indem er selbst hervorragende Hochgewächse mit langem Flaschenlager von den geringsten Trübungen frei wissen will; der wahre Kenner allerdings nimmt hier kaum vermeidbare Ausscheidungen nicht nur bei Rotweinen, sondern auch bei Weißweinen als geringfügige Schönheitsfehler hin.

Schon oben ist gezeigt worden, daß die Abstiche dem Zwecke dienen, den Wein allmählich auf natürlichem Wege von Trubstoffen zu befreien und ihn zu klären. Es unterliegt keinem Zweifel, daß dieses Ziel bei normalen Weinen aus gesunden Trauben mit der Zeit erreicht werden kann.

Allein schon hier dauert dies verhältnismäßig sehr lang, ja der vollkommenste Grad der Klarheit, der sogenannte Glanz, wird häufig auf natürlichem Wege überhaupt nicht erzielt. Alkoholarme, fehlerhafte oder kranke Weine, sowie Weine aus faulen und kranken Trauben andererseits klären sich von selbst nur äußerst mangelhaft. Aus diesen Gründen ist es notwendig, den natürlichen Vorgang

[1]) Nach unveröffentlichten Versuchen.

der Klärung durch künstliche Mittel zu unterstützen und zu beschleunigen.

Glanzhelle Weine erscheinen ferner nicht nur dem Auge des Trinkers lieblicher; sie schmecken auch viel reintöniger und feiner als trübe, wie durch vielfache Vergleichsproben festgestellt worden ist.

Außerdem sind trübe Weine nachteiligen Veränderungen mehr ausgesetzt als klare. Die Trubstoffe — seien es nun chemische Ausscheidungen oder seien es lebende Keime — können die Ursache oder die Folgen von Fehlern oder Krankheiten sein. Auf jeden Fall ist ihre schleunige Entfernung aus dem Weine angezeigt.

Wann man die künstliche Klärung ausführen soll, läßt sich nur von Fall zu Fall entscheiden. Geringwertige Weine, die früh getrunken werden sollen, müssen naturgemäß auch sehr frühzeitig und oft gewaltsam geklärt werden. Dasselbe gilt auch für fehlerhafte und zu Krankheiten neigende Weine.

Gute Weine hingegen klärt man erst später, und zwar gegen Ende des Faßlagers. Im allgemeinen schont man gute Gewächse nach Möglichkeit und macht von der künstlichen Klärung nur vorsichtig und sparsam Gebrauch.

Hier mag noch erwähnt werden, daß die künstliche Klärung stets mit einer starken Verminderung der im Wein vorhandenen Keime verbunden ist. So vermochte K. Kroemer[1]) durch Schönung mit Hausenblase bzw. mit Gelatine die Keimzahl eines Flaschenweines, der ursprünglich 8,7 Millionen gelatinewüchsige Keime im Liter enthielt, auf 1,94 Millionen bzw. auf 0,88 Millionen herabzudrücken. In demselben Weine wurde durch eine Filtration über Seitzschen Weinasbest (Marke Brillant-Theorit) der Keimgehalt auf 2400 herabgesetzt. Es wurde mithin durch Schönung der Keimgehalt um 80 bis 90 Proz., durch die Filtration sogar um 99 Proz. vermindert. Nach Beobachtungen von H. Müller-Thurgau[2]) wird der Ausbau der Weine durch die Verminderung der Keimzahl in der Regel begünstigt und beschleunigt. Dabei lassen sich selbst Veränderungen, die ausschließlich auf der Entwickelung von Bakterien beruhen, wie Säureabbau, Zähewerden, Milchsäurestich, oft gänzlich unterdrücken. Ferner konnte H. Müller-Thurgau folgendes feststellen: Ein Rotwein, der durch hefeartige Zellen getrübt war, wurde zur Hälfte geschönt, zur Hälfte unverändert, je in einem Fasse gelagert. Nach einem Jahre war der geschönte noch hell, der nicht behandelte hatte sich von selbst geklärt; allein von Kennern wurde der geschönte für voller und reiner gehalten und infolgedessen höher geschätzt. Ähnlich zeigte sich bei einem Rheingauer Weißwein, der durch die Tätigkeit von Bakterien zäh geworden war, daß der sofort geklärte Teil sich stets besser probte als der erst nach Jahresfrist behandelte.

[1]) B. Geisenheim 1909, S. 107. — [2]) Schweiz. Z. Obst- und Weinb. **2**, 355 (1893).

C. von der Heide[1]) teilt von theoretischen Gesichtspunkten ausgehend die Klärmittel in zwei Gruppen:

1. Solche, die als feste, unlösliche, aber mechanisch sehr fein verteilte Pulver dem Weine zugeführt werden, so daß sie mit keinem Weinbestandteil eine chemische Umsetzung eingehen. Hierher gehören spanische Erde, Holz- und Tierkohle, Hefegeläger, Asbest, Cellulose u. a.

2. Solche, die in wenig Wasser oder Wein kolloidal gelöst, der Hauptmenge des Weines zugesetzt werden, wobei zwischen ihnen und einem Weinbestandteil eine chemische Umsetzung stattfindet. Die meisten der zu dieser Gruppe gehörigen Klärmittel gehen mit dem Gerbstoff des Weines eine chemische Umsetzung ein, so z. B. Hausenblase, Gelatine, Hühnereiweiß, Milchalbumin. Zur ihrer Ausfällung ist die Anwesenheit von Tannin erforderlich. Der Käsestoff der Milch (Quark) und das im Handel erhältliche Natriumkaseinat hingegen werden durch die Säuren des Weines ausgefällt. Obwohl aber zu ihrer Ausfällung Gerbstoff nicht vorhanden sein muß, vermögen sie ihn dennoch mit niederzureißen. Die Wirkung der Klärmittel beruht darauf, daß sie wegen ihrer feinen Verteilung im Wein durch Oberflächenanziehung nicht nur die ebenfalls sehr fein verteilten trübenden Schwebestoffe an sich zu reißen vermögen, sondern daß sie sogar gelöste Stoffe (Farb-, Gerb-, Geschmacks- und Geruchsstoffe) dem Weine entziehen können.

Die Trennung der Klärmittel einschließlich der Trubstoffe vom Weine erfolgt nun auf zweierlei Weise:

Entweder man läßt den Trub, der in diesem Falle ein höheres spezifisches Gewicht haben muß als der Wein, unter der Einwirkung der Schwerkraft sich allmählich unten im Fasse absetzen und sticht dann den klaren Wein vom Trub ab. Man spricht alsdann von einem Schönen oder Speisen des Weines.

Oder man treibt den Wein samt dem Klärmittel unter Druck durch ein feinmaschiges Sieb (Asbestfilter von Seitz) oder durch ein Gewebe (altes holländisches Sackfilter) oder durch eine Filtermasse (Zellulose-, Kohle-, Asbestfilter). Man spricht dann von einem Filtrieren des Weines.

Gewöhnlich verzichtet man beim Filtrieren sogar darauf, zunächst die ganze Weinmenge mit dem Klärmittel zu mischen und beschränkt sich darauf, den trüben Wein durch das mit dem Klärmittel regelrecht beschickte Filter zu treiben. Es ist selbstverständlich, daß in dem letzten Falle der Wein nur sehr kurze Zeit mit dem eigentlichen Klärmittel in Berührung bleibt. Dies kann sowohl einen Vorzug als auch einen Nachteil bedeuten. Ein Vorzug ist es für Weine, die nur von Trubstoffen befreit werden sollen, ein Nachteil ist es, wenn

[1]) Z. U. N. **24**, 264 (1912).

man außerdem noch Farbstoffe oder bestimmte Geschmacksstoffe zu entfernen wünscht.

Wir folgen hier den Anschauungen der Kellerwirtschaft und unterscheiden im folgenden zwischen Filtration und Schönung.

b) Das Schönen oder Speisen der Weine.

Früher war das Schönen das einzig bekannte Mittel zur Weinklärung. Es behauptet noch heute seinen Platz, weil es keine kostspieligen Apparate erfordert und auch im kleinsten Betriebe mit geringen Mengen Wein durchgeführt werden kann. Ferner scheut sich der Kellerwirt auch heute noch, ganz feine Gewächse zu filtrieren; er bleibt hier lieber bei der Schönung, wenn sich auch nicht verkennen läßt, daß sich neuerdings neben der Schönung eine vorsichtige Filtration, besonders beim Füllen auf die Flasche, mehr und mehr einbürgert.

Soll das Schönen von Erfolg begleitet sein, so muß der Wein vollständig ruhig sein, insbesondere darf er nicht mehr dazu neigen, aus irgendwelcher Ursache (Gärung, Temperaturschwankung usf.) Kohlensäure abzugeben; denn hierdurch würde natürlich der Trub, der sich zu Boden setzen soll, immer wieder emporgewirbelt. Der Wein muß ferner völlig ruhig gelagert werden, damit nicht durch äußere Erschütterungen dem Absetzen des Schönungstrubes entgegen gearbeitet wird.

Nicht jeder Wein läßt sich durch jedes Schönungsmittel klären, und nicht jede Trübung kann durch jedes Schönungsmittel entfernt werden. Es muß auch wohl beachtet werden, daß man häufig durch eine sogenannte Schönung zunächst nicht eine Klärung des Weines zu erreichen beabsichtigt, sondern vielmehr Geruchs-, Geschmacks- oder Farbstoffe entfernen will.

Man darf auch nicht mit beliebig großen Mengen eines Klärmittels schönen; denn nur mit einer ganz bestimmten Gabe gelingt es, die völlige Klarheit des Weines zu erreichen. Ein Zuwenig klärt den Wein ebenso schlecht wie ein Zuviel; ja, nicht selten kommt es vor, daß im letzteren Falle die Schönung stecken bleibt, d. h., daß der Schönungsniederschlag nicht ordnungsgemäß ausfällt, sondern teilweise in Lösung bleibt. Das spezifische Gewicht des Weines muß beim Schönen niedriger sein als das des Schönungsniederschlages, da sich dieser sonst nicht genügend rasch und vollkommen zu Boden setzt. Extrakt- und zuckerreiche Moste und Weine oder alkoholarme Weine lassen sich deshalb schwerer schönen als extraktarme und alkoholreiche Weine. Auch zäher oder schleimiger Wein kann häufig nicht ohne weiteres geschönt werden. Hier wird zuerst durch Lüften oder Durchleiten von Kohlensäure und Einschwefeln der Schleim zerrissen und beseitigt.

Unmittelbar nach dem Abstechen soll man Weine nicht schönen, sondern erst 2 bis 3 Wochen später, da sonst die nach dem Abstechen fast regelmäßig eintretende Trübung möglicherweise sich der Einwirkung des Schönungsmittels entzieht.

Hat die Schönung sich zu Boden gesetzt, so soll man sie unverzüglich vom Weine trennen. Die durch die Schönungsflocken mit niedergerissenen Keime finden mitunter in dem Schönungstrub günstige Bedingungen für ihre Entwickelung. Ja, sie vermögen eiweißhaltigen Schönungstrub sogar zu zersetzen und aufzulösen, so daß der Wein von neuem stärker getrübt und geschmacklich geschädigt werden kann.

Eben geschönten Wein sofort auf die Flasche zu bringen war früher nicht ratsam, weil sich die letzten Reste der Schönungsflocken meist erst nach einiger Zeit zusammenballen. Seitdem man sich aber mehr und mehr daran gewöhnt, die Weine beim Füllen auf die Flasche erst durch ein kleines Asbestfilter laufen zu lassen, scheint dieser Übelstand nicht mehr zu befürchten zu sein.

Schon oben ist gesagt worden, daß man zwei Gruppen von Schönungsmitteln kennt. Die einen werden als feste Stoffe in möglichst fein verteilter Form in den Wein eingebracht; die andern werden kolloidal gelöst dem Wein zugesetzt und erst hier in Form feinster Niederschläge ausgeschieden. Da die Wirkung der Schönung auf einer Oberflächenanziehung beruht, so ist naturgemäß ein Schönungsmittel um so wirksamer, je größer seine Oberfläche ist, d. h. je feiner es verteilt werden kann. Demgemäß sind als eigentliche Klärmittel die Stoffe der zweiten Gruppe denen der ersten weit überlegen. Umgekehrt verhält es sich jedoch, wenn man Farb-, Geruchs- oder Geschmacksstoffe entfernen will. Sehr häufig arbeitet man auch in der Art, daß zwei Schönungsmittel hintereinander oder gar zu gleicher Zeit gegeben werden. So entfernt man z. B. mit Kasein erst gewisse Farb- und Geschmacksstoffe aus dem Weißwein und klärt hinterher mit Hausenblase oder man schönt gleichzeitig mit Gelatine und spanischer Erde, um dem Schönungstrub ein höheres spezifisches Gewicht zu verleihen, z. B. bei Süßweinen oder bei zähen Weinen. Über die Veränderungen in der chemischen Zusammensetzung der Weine, die durch das Schönen hervorgerufen werden können, vergleiche die Arbeiten von K. Windisch[1]) und C. von der Heide[2]).

α) Unlösliche Klärmittel.

Zu den Klärmitteln, die in fester Form dem Weine zugesetzt werden, gehören Asbest, Zellulose (Papier), Klärerde (spanische Erde, Kaolin), Kohle (Holz-, Knochen-, Blutkohle), Hefe (Geläger).

1. Asbest und Zellulose werden meist nicht als eigentliche Schönungsmittel, sondern vielmehr als Filtrationsmittel gebraucht, so daß sie später besprochen werden sollen. Erwähnt mag werden, daß man nach A. v. Babo[3]) früher mit Papierbogen geschönt hat; heute ist das Verfahren jedenfalls verlassen.

---

[1]) Z. U. N. **8**, 279 (1904); **9**, 129 (1905); **24**, 466 (1912). — [2]) Ebenda **24**, 253 (1912); **24**, 624 (1912). — [3]) C. 1876, S. 639.

2. Als Klärerde gebraucht man heute ausschließlich spanische Erde.

Das von B. Hoff[1]) eingeführte und auch von J. Nessler[2]) geprüfte Kaolin hat sich in der Kellerwirtschaft nicht einführen können; offenbar weil es zu wenig wirksam ist; muß man doch 500 bis 1000 g für 1 hl Wein anwenden, während man denselben Zweck schon mit 200 bis 400 g spanischer Erde erreichen kann.

Über die Verwendung der spanischen Erde zum Schönen haben J. Nessler[2]) und L. Weigert[3]) berichtet, wobei sie auch Angaben über deren Lagerstätten und Zusammensetzung machen. Nach Ferreira da Silva[4]) stammt die beste Erde von Lebrija; mit ihr werden die Sherryweine geklärt.

Man wendet die spanische Erde hauptsächlich an, um Süßweine zu klären oder um in zähen Weinen, die andere Schönungen nicht absetzen lassen, den Schleim niederzureißen. Manchmal schönt man zunächst mit Gelatine und Hausenblase und gibt dann noch spanische Erde zu, um durch Erhöhung des spezifischen Gewichtes der Schönungsflocken deren leichtes Absetzen zu erreichen.

Doch hat sich, wenigstens in Deutschland, die spanische Erde nicht allgemein eingebürgert, weil sie den Weinen einen unangenehmen, nicht vermeidbaren Beigeschmack geben soll. Jedenfalls ist sie vor der Verwendung sorgfältig darauf zu prüfen, ob sie mit Wasser oder Wein übergossen nach 12 Stunden an die Flüssigkeit unangenehme Geruchs- oder Geschmacksstoffe abgegeben hat. Sie muß, wie alle Schönungsmittel, in dicht verschlossenen Gefäßen aufbewahrt werden, damit sie keine Gelegenheit findet, fremde Geruchsstoffe anzuziehen. Sie muß ferner frei von kohlensaurem Kalk sein, weil sonst die Säure des Weines in unliebsamer Weise vermindert wird, und weil die alsdann während des Schönens entweichende Kohlensäure das Absetzen des Trubes erschwert.

Immerhin wird nach L. Weigert der Aschengehalt der Weine durch die spanische Erde um 0,18 bis 0,24 g erhöht. Es soll dies auf eine Zersetzung der Silikate durch die Säuren des Weines beruhen, wobei Kieselsäure frei werden muß. Gerade diese Kieselsäure soll dann die Schönung bewirken. Mir erscheint letzteres wenig wahrscheinlich, weil voraussichtlich die so frei gewordene Kieselsäure überhaupt nicht abgeschieden werden, sondern kolloidal gelöst bleiben dürfte.

In den Handel kommen drei Sorten der Erde:

Rohe spanische Erde, die manchmal ganz brauchbar ist, häufig aber sehr viel Steine enthält.

Gereinigte spanische Erde, entweder gemahlen oder in Stücken. Für die Weinschönung ist am besten die letzte geeignet. Man übergießt die Stücke mit dem doppelten Gewichte Wein, wodurch sie nach einigen Stunden aufquellen. Dann zerreibt und peitscht man die Masse unter allmählichem Zusatz von mehr Wein, bis ein gleichmäßiger, dünner Brei entstanden ist, der der Hauptmenge des Weines zugesetzt wird.

3. Kohle. (Holz- und Tierkohle). Außer als Klärmittel wird die Kohle häufig gebraucht zur Entfernung unangenehmer Geruchs- und Geschmacksstoffe und unerwünschter Farbstoffe, sowie als Filterdichtungsmittel.

Von den Holzkohlen verwendet man nur solche von Laubhölzern, insbesondere hat sich Lindenkohle gut bewährt. Sie muß bei der Herstellung gut ausgeglüht worden sein, damit sie dem Wein keinen Teergeschmack mitteilt.

Außerdem muß sie zur Entfernung der Holzaschensalze, insbesondere der Pottasche mit Wasser, besser wohl mit verdünnter Säure, ausgewaschen werden.

Die Holzkohle ist um so wirksamer, je feiner sie gepulvert ist; gleichwohl verwendet man sie auch häufig in erbsengroßen Stücken; offenbar weil die sehr feinen Kohlenpulver sich zu schwer absetzen. Man entfernt mit der Holzkohle schlechte Geruchs- und Geschmacksstoffe, so z. B. Schimmel- und Kreosotgeschmack. Naturgemäß greift man nur im äußersten Notfall zur Holzkohle, weil nicht nur die fehlerhaften Geruchs- und Geschmacksstoffe entfernt, sondern auch das eigentliche Weinbukett und der Weingeschmack stark geschädigt werden.

Im allgemeinen kommt man mit 50 bis 100 g grob gepulverter Kohle für 100 Liter Wein aus; nur selten muß man 100 bis 200 g verwenden. Von der fein gepulverten Kohle braucht man etwas weniger.

Bei der Tierkohle unterscheidet man Knochen- und Blutkohle; sie werden hergestellt durch Verkohlen von Knochen oder von Blut und enthalten deshalb zunächst große Mengen von phosphorsauren und kohlensauren Calcium- und Magnesiumsalzen, die vor dem Gebrauch unbedingt mit verdünnter Salzsäure ausgezogen werden müssen.

Die Tierkohle vermag insbesondere Farbstoffe festzuhalten. Deshalb verwendet man sie besonders, um Klarettweine, die einen leichten rötlichen Schimmer haben, vollständig zu entfärben, oder um Schillerweine etwas lichter zu machen oder gar vollständig zu entfärben.

Für Klarettwein braucht man etwa 10 g Blutkohle oder 10 bis 20 g Knochenkohle (auf 100 Liter). Schillerweine erfordern zur vollständigen Entfärbung 50 bis 100 g, Rotweine bis zu 1 kg Blutkohle für 100 Liter. Die Entfärbung von Schiller- und Rotweinen ist jedenfalls eine unerlaubte Handlung, die aber doch in Frankreich nicht selten ausgeführt wird.

Um die Wirkung der Kohle zu unterstützen, schwefelt man in diesen Fällen gleichzeitig die Weine sehr stark ein.

Ganz allgemein filtriert man aber auch in Frankreich die Rotweine über Kohle, offenbar weil

[1]) Weinlaube **6**, 17 (1874); **8**, 150, 203, 227 (1876). — [2]) Ebenda **8**, 177 (1876); J. B. Agric. **19**, 240 (1876). — [3]) Mitt. Klosterneuburg **2**, 1 (1878). — [4]) Revista de Chimica pura e ápplicada **1**, 80 (1905).

den stark gefärbten Weinen ein geringer Entzug von Farbstoff nichts schadet.

4. Hefe (Geläger). Frische gesunde Weinhefe, wie man sie beim ersten Abstich als sogenannte Kernhefe gewinnt, ist ein ausgezeichnetes Mittel zur Beseitigung gewisser kleiner Unarten oder zur Milderung grober Fehler der Weine. Man verwendet nur die Hefe von guten gesunden Gewächsen oder das bei der Umgärung von kleinen Weinen aus Reinhefe herangewachsene Geläger. Immer sehe man darauf, daß die Hefe frisch und gesund ist und angenehm weinig riecht.

Unter keinen Umständen darf sie von rahnen oder sonst fehlerhaften Weinen stammen. Meist verwendet man die Hefe von 100 Liter Wein auch wieder zur Schönung von 100 Liter Wein. Man kann aber je nach Bedarf diese Menge sowohl vermindern als auch stark vermehren.

Besonders empfehlenswert ist die Hefe zur Beseitigung der Rahnstoffe, sowie von Geruchs- und Geschmacksfehlern. Dagegen sollen bakterienkranke Weine unter keinen Umständen mit Hefe versetzt werden, weil hierdurch die Krankheit zu leicht gefördert werden könnte.

Ein Vorteil der Hefeschönung besteht darin, daß keine fremden Stoffe in den Wein gelangen. Sie hat sich besonders bei der Behandlung von Moselweinen sehr bewährt.

β) Lösliche Klärmittel.

Diese Klärmittel werden in gelöster (kolloidaler) Form dem Wein zugesetzt und dann durch einen Weinbestandteil ausgefällt. Die meisten dieser Klärmittel werden unlöslich, indem sie sich mit dem Gerbstoff verbinden. Hierzu gehören: Fischblase, Gelatine, Hühnereiweiß, Milchalbumin. Der Käsestoff [Milch, Quark und der im Handel käufliche Käsestoff (Natriumkaseinat)] wird durch die Säuren des Weines ausgeschieden, reißt aber auch Gerbstoff mit nieder. Alle diese Mittel gehören zu den Eiweißstoffen.

In den allermeisten Fällen enthalten selbst die Weißweine genügend Gerbstoff für eine ein- bis zweimalige Schönung.

Muß man aber doch ausnahmsweise einem Wein vor der Schönung Gerbstoff zusetzen, so verwendet man gewöhnlich reinstes käufliches Tannin, das aus Galläpfeln gewonnen wird. Man kann jedoch auch einen Traubenkernauszug benutzen, den man durch Behandeln der Kerne mit 50 proz. Alkohol gewinnt. Die Verwendung dieses Auszuges ist aber deswegen etwas umständlich, weil man dann noch eine Gehaltsbestimmung des Gerbstoffes vornehmen muß, falls man nicht vorzieht, ganz empirisch zu arbeiten.

Um theoretisch die Menge Gerbstoff zu bestimmen, die zur Erzielung einer entsprechenden Klärung nötig ist, müßten wir das Verhältnis kennen, in welchem die einzelnen Schönungsmittel sich mit der Gerbsäure im Weine zu unlöslichen Verbindungen vereinigen. Dieses ist jedoch nach A. v. Babo und E. Mach[1]) keineswegs konstant und schwankte bei Versuchen in St. Michele für 1 g Schönungsmittel zwischen 0,2 bis 2,4 g Gerbstoff, ja in einem Falle entnahm jedes Gramm Milchkasein einem außerordentlich gerbstoffreichen Weine (4,8 pro Mille) nicht weniger als 10,5 g Gerbstoff, jedes Gramm Eiweiß bis zu 17 g Tannin.

Im Durchschnitt kann man annehmen, daß bei künstlichem Zusatz von Tannin für jedes Gramm zugesetzte Gelatine etwa 0,7 bis 1,5 g Tannin zu berechnen sind.

Bezüglich der Entnahme von Gerbstoff aus einem Weine durch Schönungsmittel haben A. v. Babo und E. Mach nachstehende Erfahrungen gemacht, die auch für die Frage von Interesse sind, inwieweit man durch die Schönung die Zusammensetzung eines Weines zu verbessern und zu veredeln vermag.

1. Die Schönung ist im allgemeinen um so vollkommener, je gerbstoffreichere Niederschläge entstehen.

2. Von je einer Gewichtseinheit Schönungsmittel wird einem Weine desto mehr Gerbsäure entzogen, einerseits je geringere Mengen Schönungsmittel zur Anwendung kommen und andererseits je gerbstoffreicher der Wein ist. Im ganzen genommen wird dabei aber natürlich eine stärkere Schönung stets mehr Tannin dem Weine entziehen als eine geringere. So entzogen z. B. 2 g Hausenblase einem Hektoliter Rotwein 9 g Tannin, 100 g hingegen 41 g Tannin; auf 1 g Hausenblase entfallen im ersten Falle 4,5, im zweiten Falle aber bloß 0,41 g Tannin.

3. Der ganze Gerbsäuregehalt (nach Neubauer-Löwenthal bestimmt) kann einem Weine selbst durch übergroße Schönungszusätze nicht entzogen werden.

4. Ist die angewendete Menge des Schönungsmittels im Verhältnis zum Tanningehalte des Weines allzu gering, so ist die Schönung ebensowenig vollkommen, als wenn zu große Mengen Schönungsmittel zugesetzt werden. Bei einem gerbstoffarmen Weißweine würde man daher mit jenen Gelatinemengen, die zur Schönung eines herben Rotweins nötig sind, ebensowenig eine Klärung erzielen, als wollte man letzteren mit 1 bis 2 g Hausenblase schönen.

J. Nessler hat beobachtet, daß die braunen Stoffe, die sich in rahnen Weinen finden, mit Eiweiß und Gelatine ähnlich wie Gerbsäure Niederschläge bilden.

1. Fischblase[2]). Man verwendet zur Weinschönung meist nur die Blasen des Hausen und Störs, selten die des Wels. Am feinsten und am empfehlenswertesten sind die russischen Hausenblasen, insbesondere die Astrachan- und Salianskymarken.

Die Hausenblase kommt in Form von Blättern, zu Fasern zerrissen, in gemahlenem und in gelöstem

[1]) Handbuch 2, 296 (1896). — [2]) Dieterich, Zur Pharmakodiakosmie und chemischen Analyse der Hausen- und Fischblasen. Dresden, Päßler, 1909.

Zustand in den Handel. Vom Ankauf der fertigen Schönungsflüssigkeit sollte man absehen, weil man ihren Gehalt an wirksamer Substanz, ihre Herstellungsweise, ihr Alter usf. nicht kennt[1]).

Auch die gemahlene oder zerrissene Blase ist nicht empfehlenswert, weil man hier ihre ursprüngliche Beschaffenheit nicht beurteilen kann. Die blätterförmige Blase, die einzige empfehlenswerte Form, soll durchsichtig oder stark durchscheinend sein und einen perlmutterartigen opalisierenden Glanz aufweisen.

Zur Vorbereitung der Schöne verfährt man folgendermaßen. Die Blase wird mit klarem Wasser übergossen und damit 24 Stunden stehen gelassen. Das Wasser soll dabei geruch- und geschmacklos bleiben. Nötigenfalls wiederholt man das Wässern. Die gequollene Blase wird alsdann mit wenig Wein übergossen und 6 bis 12 Stunden stehen gelassen. Die Masse quillt dabei weiter auf; nunmehr setzt man unter Umrühren so lange Wein zu, als ein Quellen noch erfolgt. Auf 10 g Hausenblase rechnet man 1,5 bis 2 Liter Wein, der möglichst sauer sein soll. Die gelöste Blase wird schließlich durch ein feines Sieb oder ein Tuch gedrückt, um sie von ungelösten Fasern zu trennen.

Die früher vielfach zur Auflösung der Blase verwendete Weinsäure ist heutzutage in Deutschland gesetzlich unzulässig. Für Laboratoriumsversuche stellt man sich jedoch eine 1 proz. Hausenblaseschönung her, indem man 10 g Blase in einer Mischung von 10 g Weinsäure 800 ccm Wasser und 200 ccm 95 proz. Alkohol zur Lösung bringt.

Man unterscheidet warm und kalt bereitete Hausenblaseschönung. Nach J. Nessler sind 1 proz. Lösungen in der Kälte fast gallertartig dickflüssig. Auch bei 24 bis 25° sind sie noch dickflüssig, während sie schon bei 28 bis 30° ganz dünnflüssig werden. Beim Abkühlen werden solche auf 28 bis 30° erwärmte Lösungen nicht wieder dickflüssig, sondern bleiben dünnflüssig.

Die Schöne, die in der Kälte dargestellt wird, scheidet im Weine sehr voluminöse und spezifisch leichte Flocken ab, so daß nur ein kleiner Teil des Weines klar wird, und durch die geringsten Bewegungen die Flocken wieder aufgewirbelt werden.

Ist die Schöne bei 24 bis 25° hergestellt worden, so sind die Flocken ebenfalls sehr voluminös, aber sie setzen sich innerhalb kurzer Zeit sehr gut ab. Dagegen bildet die bei 30° hergestellte Schöne ein feines Pulver, das den Wein schlecht klärt, sich langsam absetzt, aber nach dem Absetzen einen sehr kleinen Raum einnimmt.

Hieraus ergibt sich, daß bei 24° hergestellte Hausenblaseschöne die vorteilhaftesten Eigenschaften aufweist. Nach J. Nessler sind ferner die Schönen um so wirksamer, je säure- und alkoholreicher sie sind.

Ebenso bestätigte J. Nessler die alte Erfahrung, daß alte Schönen besser wirken als frische. Es werden offenbar durch das Lagern bei niederer Temperatur dieselben günstigen Veränderungen hervorgerufen wie durch das Erwärmen auf 24°. Bewahrt man die Schöne bei zu hoher Temperatur auf, so verhält sie sich nachher ebenso, als wäre sie bei 30° hergestellt worden. Auch hieraus ergibt sich, wie wenig zweckmäßig der Einkauf fertiger Schöne ist.

Über die Herstellung von Hausenblaseschönung für Rotweine siehe Babo und Mach[1]).

Die Bereitung der Welsblasenschönung beschreibt K. Seufferheld[2]).

Die Hausenblaseschönung verwendet man für Weine, die sehr wenig Gerbstoff enthalten. Sie eignet sich also besonders für Weißweine, nicht dagegen für Rotweine. Man braucht von ihr meist 1 bis 3 g für 100 Liter Wein. Bei Weinen, die schon einmal mit Hausenblase oder wohl auch mit anderen Mitteln vorgeschönt worden sind, geht man sogar auf 0,2 bis 0,5 g Hausenblase herunter (sogenannte Flugschönung). Eine Gabe von 4 bis 5 g Blase für 100 Liter überschreitet man in keinem Falle.

2. Gelatine. Gelatine ist ein gereinigter Leim. Die unreinen Leimsorten, wie z. B. Tischlerleim eignen sich wegen ihres unreinen Geruches und Geschmackes für die Weinschönung nicht. Reiner sind die braunen Gelatinesorten, so wird z. B. Gelatine Lainé, die in dunkelbraun gefärbten, dicken Platten in den Handel kommt, gern verwendet, weil sie in warmem Wasser sehr leicht löslich ist. Diese Eigenschaft wird bei der Herstellung durch längeres Erhitzen der gelösten Gelatine erreicht, wobei allerdings ein Teil der Eiweißstoffe so umgeändert wird, daß sie auf den Wein nicht mehr schönend wirken.

Am empfehlenswertesten sind die farblosen durchsichtigen Gelatineblätter, die sich wegen ihrer Dünne leicht in Wasser lösen. Rotgefärbte Gelatine für Rotweinschönung zu benutzen, ist eine wertlose Spielerei.

Zur Darstellung der Schöne wässert man die Gelatine einige Zeit in öfters zu erneuerndem Wasser. Dann erwärmt man für je 10 g Gelatine 1 Liter Wein auf 40 bis 45° und setzt diesem die gequollene Gelatine zu, worauf sie sich alsbald langsam auflöst.

Die Verbindung der Gelatine mit Gerbstoff ist feinkörnig, sie nimmt einen geringen Raum ein und läßt sich nicht so leicht wieder aufwirbeln wie der Trub einer Hausenblasenschönung. Sie setzt sich ziemlich rasch zu Boden, so daß man sie bald vom Weine trennen kann.

Mit Gelatine schönt man vor allem die gerbstoffreichen Rotweine. Auch stark gelb oder braun gefärbte Weißweine eignen sich für Gelatineschönung. Bei normalen Weißweinen dagegen ist Gelatine nur mit großer Vorsicht anzuwenden. Bei sehr gerbstoffarmen Weißweinen ist Gelatine ohne gleichzeitigen Tanninzusatz überhaupt nicht anwendbar.

[1]) Vgl. dazu W. J. Baragiola und P. Huber, Die gebräuchlichsten käuflichen Schönelösungen für Trauben- und Obstweine. L. J. Schweiz **24**, 476 (1910).

[1]) Handbuch **2**, 282 (1910). — [2]) B. Geisenheim 1905, S. 32.

Man braucht von Gelatine für 100 Liter Wein mindestens 4 g, im Durchschnitt für Weißweine 4 bis 8 g, für Rotweine 8 bis 18 g, mitunter muß man sogar 20 bis 40 g anwenden, um eine genügende Wirkung zu erzielen. Wenn ein Gerbstoffzusatz notwendig wird, so rechnet man auf 1 g Gelatine 0,7 bis 1,5 g Tannin.

3. Eiweiß von Vogeleiern. Gewöhnlich verwendet man das Weiße von frischen Hühnereiern, selten das getrocknete Eiweiß des Handels, das häufig aus Enteneiern gewonnen wird. Getrocknetes Eiweiß kann nur verwendet werden, wenn es geruch- und geschmacklos ist; aber auch dann ist es nicht empfehlenswert. Das Hühnereiereiweiß ist gequollenes Albumin, das sich im Wein ähnlich wie Gelatine verhält. Man verwendet es wohl ausschließlich zur Schönung von Rotwein. Besonders beliebt ist das Eiweiß in Frankreich.

Das Weiße eines Eies entspricht in seiner Wirkung etwa 3 bis 4 g Gelatine. Man rechnet auf 100 Liter Wein 2 bis 4 Eier, vom getrockneten Eiweiß 8 bis 16 g.

Zur Schönung trennt man das Eiweiß vom Dotter, schlägt es mit einem kleinen Besen zu Schaum, preßt es durch ein Tuch und rührt es in einer Stütze mit wenig Wein sorgfältig an. Diese Mischung gibt man alsdann zur Hauptmenge des Weines.

4. Käsestoff (Milch, Quark, Natriumkaseinat). Die Kuhmilch enthält durchschnittlich 5 Proz. Milchzucker, 4 Proz. Fett, 0,75 Proz. Asche, 3,5 Proz. Käsestoff, 0,5 Proz. Albumin. Schönend wirkt vor allem der Käsestoff, dann aber auch das Albumin. Der Käsestoff wird in alkalischer Lösung kolloidal in Lösung gehalten, durch Säuren dagegen unlöslich abgeschieden. Ohne also Gerbstoff zum Ausfallen nötig zu haben, besitzt der Käsestoff doch in hervorragendem Maße die Eigenschaft, Gerb- und Rahnstoffe niederzuschlagen. Das Albumin hingegen wird nicht durch Säuren, sondern durch Gerbstoff abgeschieden.

Um zunächst bei der Schönung das überflüssige Milchfett auszuschalten, hat man vorgeschlagen, Magermilch zu verwenden. Um nicht den Milchzucker, die Salze und die großen Wassermengen der Milch in den Wein gelangen zu lassen, hat J. Nessler besonders den weißen Käse oder den Quark empfohlen. Den Quark durch natürliche Säuerung der Milch zu gewinnen, ist nicht angezeigt, weil dann sehr viel Milchsäurebakterien in den Wein gelangen. Zweckmäßiger ist es nach J. Nessler[1]), durch Zusatz von etwa 4 g Weinsäure auf 1 Liter süße Magermilch den Käsestoff auszuscheiden. Durch wiederholtes Abpressen und Anrühren mit Wasser wird der Käsestoff schließlich von allen löslichen Bestandteilen befreit.

Später hat H. Kasur[2]) vorgeschlagen, zur Weinklärung lösliche Kaseinate zu verwenden.

[1]) 21. D. W. C. Freiburg i. B. 1897, S. 31. — [2]) Weinb. u. Weinh. **20**, 62 (1902).

K. Windisch[1]) und F. Muth[2]) haben dann insbesondere die Brauchbarkeit des Justschen Kaseins, das ein Natriumkaseinat darstellt, erprobt und es für bestimmte Zwecke sehr empfohlen.

Auch das von der Pariser Firma Alfa Laval in den Handel gebrachte Lactocolle ist nach B. Haas[3]) gut zu gebrauchen. Das käufliche Kasein enthält 76 bis 85 Proz. Reinkasein (aus dem Stickstoffgehalt durch Multiplikation mit 6,25 berechnet).

Milch, Quark und Kasein sind nicht geeignet, dem Weine Klarheit und Glanz zu verleihen, dagegen sind sie vortreffliche Entfärbungsmittel, die stark braune, rahne und auch schwarze Weine wieder herzustellen gestatten. Auch fehlerhafte Geruchs- und Geschmacksstoffe, wie Schimmel-, Faß- und Kreosotgeschmack, lassen sich damit beseitigen oder wenigstens mildern.

Da Milch usf. das Bukett der Weine sehr stark angreift, wird man gute Weine mit diesen Mitteln nur mit der allergrößten Vorsicht schönen.

Man verwendet für 100 Liter Wein 0,5 bis 2 Liter, gewöhnlich 1 bis 1,5 Liter Milch, oder den aus 1 bis 3 Liter Milch gewonnenen Quark oder 10 bis 20 g Kasein. Für sehr rahne und hochfarbige Weine braucht man sogar 30 bis 40, ja sogar 60 und mehr Gramm Kasein.

Die Milch wird mit wenig Wein tüchtig durchgemischt und dann ins Faß gegeben. Der Quark wird mit wenig Wasser recht fein angerieben, durch ein Sieb oder Tuch gedrückt und dem Wein im Fasse beigemischt.

Das Kasein wird in der 5- bis 10fachen Menge Wasser in der Weise aufgelöst, daß man in eine Stütze zunächst kaltes Wasser gibt und dann unter fleißigem Umrühren das Kasein einquirlt. Die weißliche, milchähnliche Flüssigkeit setzt man dann langsam dem zu schönenden Weine zu.

Nach Fr. Muth[4]) empfiehlt es sich, alte hochfarbig gewordene, wertvolle Weine mit festem Kasein zu schönen.

Man mischt das Kasein mit einer Stütze voll Wein unter tüchtigem Schlagen mit dem Besen und gibt die Mischung ins Faß. Man braucht bei diesem Vorgehen drei- bis fünfmal mehr Kasein als nach dem ersten Verfahren.

Da die Wirkung des Kaseins von der Gegenwart des Gerbstoffes unabhängig ist, so kann man mit Milch usf. sowohl gerbstoffarme Weißweine als auch gerbstoffreiche Rotweine behandeln. Den normalen Rotweinfarbstoff greift das Kasein sehr wenig an, so kann man z. B. Klarettweine nicht damit entfärben.

Zur Wiederherstellung braun gewordener Rotweine kann Kasein zwar verwendet werden, doch wirkt hier meist eine Gelatineschönung nachhaltiger. Recht gute Dienste leistet Kasein bei der Behandlung

[1]) Weinb. u. Weinh. **21**, 354 (1903). — [2]) Ebenda **23**, 10, 17 (1905); Mitt. D. W. V. **2**, 1 (1907). — [3]) Weinlaube **36**, 223 (1904). — [4]) Weinb. u. Weinh. **23**, 18 (1905).

bitterer Rotweine. Häufig kann der Bittergeschmack ganz entfernt oder doch sehr gemildert werden.

Die Angabe K. Windischs[1]), daß Kasein nie stecken bleibt, ist dagegen nur bedingt richtig. Mitunter setzt es sich nach W. Kelhofer[2]), K. Seufferheld[3]) und Fr. Muth[4]) nicht ab, so daß es durch Filtration entfernt werden muß. Ebenso soll nochmals erinnert werden, daß die Milch- usf. Schönung den Wein nicht ganz hell macht, so daß ihm hinterher noch eine Hausenblase- oder Gelatineschönung gegeben werden muß.

Neuerdings verwendet man nach Fr. Muth[5]) das Kasein auch als Filterdichtungsmittel, z. B. für das Holländerfilter, indem man etwa 2 bis 3 Hände voll für ein Filter von 6 Stützen mit Wein anrührt.

γ) Schönungsversuche.

Will der Kellerwirt einen Wein schönen, so hat er zunächst die Frage zu beantworten, welches Schönungsmittel und in welchen Mengen es zweckmäßig zu verwenden ist, um den gewünschten Erfolg zu erzielen. Der Kellerwirt weiß zwar durch Erfahrung, daß sich seine Weine, die einer bestimmten Gegend entstammen oder eine bestimmte Kellerbehandlung erfahren haben, in normalen Jahren am besten durch dieses oder jenes Schönungsmittel klären lassen; allein mitunter, besonders wenn es sich um anormale Weine handelt, versagt seine bisherige Erfahrung. Häufig verfällt dann der Praktiker in ein zielloses Herumprobieren, dessen Erfolg gewöhnlich darin besteht, daß die Weine trüber werden als sie zuvor waren. In solchen Fällen hilft nur der Vorversuch im kleinen. Hier schon muß entschieden werden, welches Schönungsmittel für den vorliegenden Wein taugt, und welche Mengen davon angewendet werden müssen.

Die allgemeinen Gesichtspunkte, in welchen Fällen die einzelnen Mittel Erfolg versprechen, sind schon weiter oben angegeben worden. Da man also bestimmte Mittel gleich von vornherein besonders bevorzugen oder auch gänzlich ausschalten kann, so braucht man für einen bestimmten Wein meist nur einige wenige Mittel zu prüfen.

Für die Vorversuche stellt man sich allgemein Probeschönungsflüssigkeiten her, die 0,25 Proz. wirksame Substanz enthalten, und schönt mit wechselnden Mengen dieser Lösungen jedesmal 250 ccm Wein. Es ergibt dann eine einfache Umrechnung, daß 1 ccm einer 0,25 proz. Probeschöne 1 g des festen Schönungsmittels für 100 Liter Wein entspricht.

Man bereitet sich 0,25 proz. Hausenblaseschönung, indem man die 1 proz. Schöne, deren Herstellung mit Hilfe von Weinsäure weiter oben beschrieben worden ist, kurz vor dem Gebrauch auf das Vierfache verdünnt. Ebenso gewinnt man eine 0,25 proz. Gelatineschöne.

[1]) Z. U. N. **8**, 279 (1904). — [2]) L. J. Schweiz. 1909, S. 326. — [3]) B. Geisenheim 1905, S. 34. — [4]) Z. U. N. **24**, 264 (1912). — [5]) Mitt. D. W. V. **2**, 14 (1907).

Die Eiweißschöne stellt man her, indem 30 g frisches Hühnereiweiß, was dem Weißen eines mittelgroßen Eies entspricht, mit Wasser zu 340 ccm auffüllt, die Mischung durch ein Tuch preßt und dann mit 60 g Alkohol versetzt. 1 ccm dieser Lösung für 250 ccm Wein gebraucht, entspricht einem Ei auf 1 hl Wein.

Milch wendet man ohne weitere Verdünnung an. 1 ccm auf 250 ccm Wein entspricht 0,4 Liter auf 100 Liter Wein. Kaseinprobeschönung stellt man in der Weise her, daß man 10 g Kasein zunächst mit wenig kaltem Wasser in der Reibschale unter Zusatz von einigen Tropfen Soda oder Natronlauge zu einem dünnen Brei anreibt, dann allmählich im ganzen 800 ccm Wasser und schließlich 200 ccm Alkohol zufügt. Man verdünnt diese Lösung vor dem Gebrauch aufs Vierfache oder benutzt sie direkt, sofern es sich um Gaben von 20 oder mehr Gramm Kasein für 100 Liter Wein handelt.

Stoffe, die sich nicht lösen lassen, wie Kohle, spanische Erde usf., müssen für jeden Versuch besonders abgewogen werden.

Angenommen, man wolle ermitteln, ob sich ein Weißwein mit Hausenblase oder Gelatine leicht schönen läßt, und welche Mengen dazu nötig sind, so verfahre man hierbei folgendermaßen: Man füllt in sechs etwa 500 ccm fassende Flaschen je 250 ccm Wein. Sodann gibt man zu den Weinproben steigende Mengen der 0,25 proz. Hausenblaselösung, nämlich 0,5, 1, 2, 3, 4 und 5 ccm. (Von der Gelatinelösung nimmt man 5, 7, 9, 10, 12, 15 ccm.) Nach Zusatz der Schönung werden die Flaschen tüchtig durchgeschüttelt. Dann füllt man mit dem Inhalt je einer dieser sechs Flaschen je eine andere etwa 200 ccm fassende Flasche aus farblosem Glas vollkommen auf und verschließt mit einem Kork ohne eine Luftblase in der Flasche zu lassen. Man kennzeichnet die Flaschen und bewahrt sie im Keller aufrechtstehend auf. Wenn die Schönung mit Hausenblase oder Gelatine allein wirkt, so bemerkt man schon nach einigen Stunden flockige Ausscheidungen. In diesem Falle läßt man die Versuche noch ein bis zwei Tage stehen und stellt dann fest, welche Weinprobe am klarsten geworden ist. Sind mehrere Proben gleich klar, so wählt man als Grundlage für die praktische Schönung die Probe, die den geringsten Zusatz erfahren hat.

Tritt hingegen keine Fällung ein, so ist der Wein mit Hausenblase gewöhnlich nicht klar zu bekommen. Höchstens kann man versuchen, mit noch geringeren Hausenblasemengen (etwa 0,2 bis 0,4 g Hausenblase auf 1 hl) die Klärung zu erzwingen.

Wird der Wein auch mit Gelatine allein nicht klar, so führt man dieselben Versuche mit Gelatine nochmals durch, jedoch mit dem Unterschied, daß man vor Zusatz der Gelatinelösungen ebenso große Mengen einer 0,25 proz. Tanninlösung zum Wein zugibt. Wichtig ist dabei, das Tannin zuerst zuzusetzen, weil manche Weine sich nicht schönen lassen, wenn der Tanninzusatz hinterher erfolgt.

Tritt auch jetzt nach Verlauf einiger Tage keine Klärung ein, so kann man die Gelatineschönungen nochmals wiederholen unter Verdoppelung der Tanninmengen, vielleicht auch noch unter Vermehrung der Gelatinemengen (15 bis 30 g auf 1 hl). Tritt auch jetzt noch keine Klärung ein, so kann der Wein mit Gelatine nicht geklärt werden.

Die Versuche mit Hausenblase und Tannin auszuführen ist zwecklos, weil sich sehr gerbstoffhaltige Weine in der Regel mit Hausenblase überhaupt nicht schönen lassen.

Bei den Probeversuchen filtriert man zweckmäßig die geschönten Weine vor der Beurteilung auf Klarheit noch durch ein kleines Asbestprobefilter von Seitz und läßt mindestens einen Tag im offenen Glase stehen.

Bei der praktischen Ausführung gestaltet sich diese anscheinend komplizierte Versuchsanordnung sehr einfach, da man nicht schematisch vorgehen muß, sondern durch Beobachtung bei einigen, nötigenfalls mit größeren Zwischenräumen (z. B. 1, 3 oder 5 ccm Hausenblaselösung) ausgeführten Versuchen Schlüsse auf die weitere Versuchsanordnung ziehen kann.

In ähnlicher Weise verfährt man, wenn man die zur Klärung eines Weines nötigen Mengen eines anderen Schönungsmittels feststellen will.

c) Das Filtrieren der Weine.

Beim Filtrieren wird der Wein durch eine feinporige Schicht feinverteilter, fester Stoffe getrieben. Diese Schicht klärt den Wein zum Teil dadurch, daß die Trubstoffe durch ihre feinen Poren nicht hindurchzugehen vermögen. Zum Teil wirken aber auch die feinen Fasern der Filtermasse dadurch klärend, daß die Trubstoffe durch Oberflächenanziehung an ihnen festgehalten werden. Jedes Filter arbeitet bei Beginn der Filtration nicht so vollkommen als später, denn zunächst vermögen immer noch Trübungen die Filterschicht zu durchdringen. Mehr oder weniger rasch werden dann die Poren durch die feinsten Fasern der Filtermasse selbst oder durch die Trubstoffe verengt, so daß dann das Filter glanzhelle Filtrate liefert. Je nach der Menge des Trubgehaltes tritt dann aber mit der Zeit eine zu starke Verstopfung der Filterporen ein. Das Filter liefert dann zwar immer noch glanzhelle Filtrate, aber in durchaus ungenügender Menge. Es bleibt alsdann nichts anderes übrig, als die Filter zu reinigen und mit neuem Filtermaterial zu beschicken.

Bei manchen Filterapparaten sind die Poren von vornherein so groß, daß sie in jedem Falle erst künstlich verengt werden müssen. Man vermischt dann etwas Wein mit einem Dichtungsmittel und bringt zunächst diese Anschwemmung in das Filter. Erst dann beginnt man die Hauptmenge des Weines zu filtrieren. Als solche Dichtungsmittel dienen besonders Holzkohle, Käsestoff, Hefegeläger, Hausenblase, Asbest und Zellulose; mitunter wohl auch der bei einer vorangegangenen Schönung ausgefallene Schönungstrub.

Je nach den Stoffen, aus denen die eigentliche Filterschicht gebildet wird, teilt man die Filter in Tuch-, Kohle-, Zellulose- und Asbestfilter.

1. Tuchfilter. Die Tuchfilter sind die ältesten Filterformen. So dürften insbesondere die aus Flanell bestehenden gewebten Spitzbeutel schon sehr lange gebraucht werden. Diese Beutel werden an einem kreisrunden Holzrahmen aufgehängt, sie fassen bis zu 50 Liter und werden besonders zur Filtration von dicken Trubweinen benutzt. Will man glanzhelle Filtrate erhalten, so muß man mit einem Dichtungsmittel arbeiten. In der Neuzeit werden sie wohl nur noch ganz vereinzelt in kleinen Betrieben benutzt.

Eine heute noch viel gebrauchte Form des Tuchfilters ist das holländische Filter. Es besteht aus einem auf drei Füßen ruhenden, zylindrischen Gefäß von etwa 1 bis 1,5 m Höhe. Auf diesen Zylinder ist ein kürzeres zylindrisches Gefäß aufgesetzt, in dessen Boden 3 bis 15 sogenannte Trompeten oder Filterglocken eingeschraubt werden können. Die Trompeten sind kurze, nach unten trichterartig erweiterte Rohransätze, über welche die als Filter dienenden Doppelsäcke gezogen und festgebunden werden. Die Filtersäcke hängen dann frei in dem langen Zylinder herab. Während sie von dem oberen Vorratsgefäß mit dem zu filtrierenden Weine gespeist werden, tritt das Filtrat an den Sackoberflächen aus und sammelt sich in dem unteren Gefäß an, von wo es durch einen Hahn abgelassen werden kann.

Die Doppelsäcke werden folgendermaßen hergerichtet: Der eigentliche Filtersack wird in drei Längsfalten zusammengelegt und dann der schmalere Schutzsack darüber gezogen. Dann werden die Sackmündungen über die Trompeten festgebunden und diese in den Boden des oberen Gefäßes eingeschraubt. Nur Hefetrubwein kann man in dem holländischen Filter ohne Dichtungsmittel filtrieren.

Die Reinhaltung der Filtersäcke erfordert peinliche Arbeit. Sie müssen nach dem Gebrauch gründlichst gereinigt und sorgfältig aufbewahrt werden, wenn beim späteren Gebrauch der Wein nicht einen sehr unangenehmen Faul- und Sackgeschmack annehmen soll.

Ein großer Nachteil des holländischen Filters ist der Umstand, daß der zu filtrierende Wein sehr stark mit der Luft in Berührung kommt. Um diesem Übelstande entgegen zu wirken, drückt man den Wein in das Vorratsgefäß, das in diesem Falle auch oben geschlossen wird, durch eine Pumpe hinein. Um die Luft im unteren Zylinder unschädlich zu machen, brennt man ihn wiederholt schwach ein. Dem holländischen Filter ähnlich gebaut ist das Schnellfilter von Cerovaz.

Tuchfilter sind auch die Apparate von J. Ph. Grüning, Mainz-Zahlbach, mit flach liegenden Säcken, die über Siebe ausgespannt sind. Bei diesem Filter müssen stets Dichtungsmittel angewandt werden. Es hat alle Vorzüge des holländischen Filters, ohne dessen Nachteil, den Wein zu stark zu lüften.

Auch die Klärmaschinen von Gasquet-Bordeaux, sowie die Filterpressen von Simoneton-Paris sind Tuchfilter[1]).

2. Zellulosefilter. Bei diesen Filtern dient als Filtermasse sorgfältig gereinigte Zellulose, die zu dicken Tafeln geformt in den Handel kommt. Die Zellulosefilter sind in den Bierbrauereien heutzutage ganz allgemein weit verbreitet, während sie bei der Weinfiltration meist nur für bestimmte Zwecke gebraucht werden.

Ältere Formen dieser Filter sind die Apparate von W. Albach-Höchst und H. Stockheim-Mannheim.

Die Filter sind wagerecht liegende oder senkrecht stehende Trommeln, in denen die Filtermasse zwischen Sieben angebracht ist.

Am bekanntesten sind in der Kellerwirtschaft die Zellulosefilter von L. Lieberich Söhne-Neustadt a. d. H. Auf einem fahrbaren Gestell ist ein zylindrisches Gefäß drehbar befestigt, das oben durch einen Deckel vermittelst Flanschen luftdicht verschlossen werden kann. Innerhalb des Gefäßes befinden sich zwei konzentrisch eingesetzte Zylinder aus verzinntem Kupferdrahtnetz; der ringförmige Raum zwischen den Drahtnetzen nimmt die Zellulosefiltermasse auf. Der trübe Wein wird durch den Deckel eingeführt, tritt dann in den Raum zwischen dem äußeren Mantel und dem größeren Drahtnetz, durchdringt die Filtermasse und sammelt sich dann, glanzhell geworden, in dem von dem kleinen Drahtnetz umschlossenen Raume, um dann unten durch einen Hahn aus dem Apparat auszutreten. Die Zellulosefilter leisten sehr gute Dienste, um weiche, und insbesondere etwas schleimige Weine zu filtrieren. Dagegen scheinen sie den höchsten Glanz dem Weine nicht zu geben. Nicht selten schaltet man daher in solchen Fällen hinter das Zellulosefilter noch ein Asbestfilter.

Da man zur Füllung des Filters große Mengen der teuren Zellulose braucht, verwendet man diese wiederholt, indem man sie nach beendeter Filtration sorgfältig von dem abgefilterten Trube reinigt. Die zu reinigende Filtermasse rührt man in besonderen Waschgefäßen mit Wasser an, wobei sie durch eine mit Schaufeln besetzte Welle zerrissen und vom Trub befreit wird. Man läßt fortwährend kaltes Wasser zu- und ablaufen. Dann wäscht man mit heißem Wasser oder mit Dampf. Bei dieser Reinigung wird die Filtrierfähigkeit der Zellulose allmählich geschwächt, da erstens die feinsten Zellulosefäserchen allmählich fortgeschwemmt werden, und zweitens die Fasern sich verfilzen und Knoten bilden.

Nach dem Waschen wird die Masse ausgepreßt. Die Aufbewahrung der gereinigten Masse muß mit besonderer Vorsicht geschehen. Kleinere Mengen werden häufig in Wein aufbewahrt. Sehr zweckmäßig ist es, die Masse in einer 1proz. Lösung von schwefliger Säure aufzuheben, weil dadurch Fäulnisvorgänge mit Sicherheit verhütet werden. Vor erneutem Gebrauch ist die schweflige Säure durch Wasser zu verdrängen. Immerhin ist das Auswaschen und Aufbewahren der Zellulose eine lästige Arbeit, die bei nachlässiger Ausführung gewisse Gefahren für den Wein in sich birgt.

3. Asbestfilter. Diese Filter bürgern sich in der Neuzeit mehr und mehr ein. Zuerst gebaut wurden sie von den Seitz-Werken in Kreuznach, deren Erzeugnisse auch heute noch als die besten und vollkommensten bezeichnet werden müssen.

Als Filtermaterial wird hauptsächlich sorgfältig gereinigter und zerfaserter Asbest verwandt, dem für besondere Zwecke noch andere Faserstoffe in bestimmter Menge beigemischt sind. Für den Gebrauch wird eine bestimmte Menge Asbest mit einer kleinen Menge des zu filtrierenden Weines innig angerührt und in den Filterapparat eingeführt. Man braucht für die kleinsten Probefilter einige wenige Gramme Asbest, für die größten Riesenfilter bis 3 kg zu einer Filtration, im Durchschnitt für 1 Liter Fassungsraum des Filters etwa 3 bis 5 g. Der Asbest bildet auf den eingebauten, feinen, verzinnten oder auch versilberten Drahtgeweben eine papierdicke, durchlässige Schicht, durch die der Wein mit schwachem Drucke hindurchgepreßt wird. Diese Schicht hält alle trübenden, festen Bestandteile zurück, so daß der Wein das Filter völlig glanzhell verläßt. Nach beendeter Filtration läßt sich die Asbestschicht von den Sieben glatt abziehen, der gebrauchte Asbest wird verworfen, so daß bei jeder neuen Filtration frischer Asbest verwandt wird. Dies bedeutet einen großen Vorzug vor den Massefiltern, bei denen die Filtermasse wiederholt gebraucht werden muß.

Je nach dem Verwendungszweck und der verlangten Leistung ist die Bauart der Apparate verschieden. Für kleine und kleinste Mengen (2 bis 12 Liter in der Stunde) finden die sogenannten „Experimentierfilter" Verwendung. Sie bestehen im wesentlichen aus einem zylindrischen Aufnahmebehälter, an den sich der kegelförmige oder zylindrische, aus feinem Drahtgewebe bestehende Filterkörper anschließt. Das Experimentierfilter dient vielfach dazu, junge Weine auf ihre Filterreife zu prüfen. Für Stundenleistungen von 12 bis 200 Liter sind die sogenannten „Zylinderfilter" bestimmt, die in Bauart und Wirkungsweise den vorgenannten Experimentierfiltern ähneln. Die größeren Experimentierfilter und die Zylinderfilter werden auch als geschlossene Filter mit aufschraubbaren Druckdeckeln geliefert. Auch können die Zylinderfilter mit einer den Zufluß des Weines regelnden Schwimmervorrichtung und die größeren Nummern außerdem mit einem Restentleerungsventil ausgestattet werden.

[1]) Pacottet, Vinification, 1908, p. 291.

Für größere Betriebe kommt das Seitzsche „Riesenfilter" in Frage; es bietet Tagesleistungen von 8000 bis 60000 Litern; seine Bauart ist folgende:

In einem rechteckigen, luftdicht verschließbaren und auf ein Fahrgestell gesetzten Kasten sind eine Anzahl (5 bis 20) Filterelemente untergebracht. Jedes Element besteht aus einem quadratischen, hohlen Rahmen, der beiderseits mit feinen verzinnten Bronzegeweben bespannt ist, die zu Trägern der Filterschicht bestimmt sind. Zwischen die feinen Gewebe sind gröbere eingelegt, die den feinen Geweben als stützende Unterlage dienen und die gleichzeitig zwischen ihnen den für den Durchgang des filtrierten Weines nötigen Raum freihalten. Die erwähnten hohlen Rahmen sind nach der Innenseite hin aufgeschlitzt, so daß ihr Hohlraum mit dem genannten Raum zwischen den feinen Geweben in ungehinderter Verbindung steht. Endlich sind an jedem Hohlrahmen zwei Ablaufstutzen vorgesehen, die den in den Hohlrahmen sich sammelnden Wein fortleiten. Zur weiteren Fortleitung sind an einer Seite im Innern des Filterkastens Sammelrohre angeordnet, die eine der Zahl der Elemente entsprechende Anzahl Öffnungen besitzen, in die die Ablaufstutzen der Elemente eingehängt werden. Durch Anziehen einer Spannbügelschraube werden die Elemente gegen die Sammelrohre abgedichtet. Die Sammelrohre haben Verbindung mit einem außerhalb des Filterkastens angeordneten Rohre, dessen eine Fortsetzung für die Ableitung des trüben Vorlaufes bestimmt ist, während die andere die Fortleitung des hellen Filtrates besorgt.

Unter- und oberhalb der Elemente sind je zwei Verteilersiebe angeordnet, um die durch Pumpen- oder Falldruck einströmende Flüssigkeit gleichmäßig zu verteilen. Von den unterhalb der Filterelemente befindlichen Verteilungssieben trägt das obere einen Kamm mit einer der Zahl der Elemente entsprechenden Anzahl Ausschnitte, in die die Elemente eingesetzt und dadurch in gleichmäßigem Abstand voneinander gehalten werden. Ein ähnlicher loser Kamm wird oben auf die Elemente geschoben. Eine Haube dient als Verschluß des Filterkastens, gegen den sie durch Anziehen der Klappschrauben abgedichtet wird; sie trägt einen Druckmesser, ein Luftventil und einen Lufthahn, der bei der Inbetriebsetzung in Wirksamkeit tritt. Außer dem Riesenfilter sind mit herausnehmbaren Elementen versehen die Modelle „Simplon" und „Furka".

Eine Sonderstellung unter den Seitzschen Filtern nimmt das Flaschenabfüllfilter „Komet" ein; die Anschwemmung des Filtriermaterials auf das horizontal liegende Arbeitssieb erfolgt mit Hilfe von Wasser, das bei Beginn der Filtration vorweg aufgefangen und entfernt wird. Auch ist hier die Filterschicht gegen Abschwemmen mit einem Schutzgewebeteller bedeckt. Dieses Filter dient lediglich dazu, völlig ausgebauten Weinen den höchsten Glanz zu geben, indem es auch die kleinsten Schwebeteilchen zurückhält, so daß die Weine fast stets fackelhell bleiben und nicht mehr absetzen. Für schleimige und stark trübe Weine ist das Kometfilter nicht bestimmt.

Schrifttum.

Scala, Ermengildo, Most- und Weinschönung und Filtration. Pescara 1912 (in deutscher Sprache).

5. Das Haltbarmachen der Weine.

Sämtliche Verfahren und Arbeiten, die in diesem Abschnitt besprochen worden sind, bezwecken den Wein auszubauen und haltbar zu machen, so daß er sich nicht nur möglichst lange, zum mindesten mehrere Jahre hindurch gesund und frisch erhält, sondern sogar durch Lagerreife an Güte noch zunimmt. Hierzu dienen die verschiedenen Abstiche, das wiederholte Einbrennen, nötigenfalls die eine oder andere Art der Verbesserung und schließlich das Klären, sei es durch Filtrieren oder durch Schönen.

Das Abziehen bezweckt die Entfernung der zu Zersetzung neigenden Trubhefe, das Einbrennen beugt den verschiedensten Fehlern und Krankheiten vor, die Verbesserung verfolgt den Zweck, die chemische Zusammensetzung des Weines so zu verändern, daß er nicht nur in bezug auf Geschmack und Geruch billigen Ansprüchen genügt, sondern auch daß er nicht allzu leicht Bakterienkrankheiten zum Opfer fällt. Durch die Klärung endlich werden Trübungen und Organismenkeime möglichst vollständig aus dem Weine entfernt.

In einem gut geleiteten Betriebe genügen die bisher beschriebenen Mittel in der Regel, um gesunde, haltbare Weine zu erzielen. Kranke und fehlerhafte Weine dürfen nur zu den seltenen Ausnahmefällen zählen. Allein in manchen Jahren neigen trotz der geradezu bewunderungswerten Kunst der erfahrenen Kellermeister, selbst aus schlechten, faulen, wurmstichigen Trauben gesunde Weine zu gewinnen, manche Fässer, ja vereinzelt sogar das ganze Wachstum zu Fehlern oder zu Krankheiten. Früher trat man den Krankheiten häufig mit Mitteln entgegen, die nach unseren heutigen Kenntnissen den Weinen sicher nichts nützten, sondern sie völlig verdarben oder gesundheitsschädlich machten. Ja, auch heute werden vereinzelt solche Mittel noch angewandt, obwohl sie durch Nahrungsmittel- oder Weingesetze vielfach verboten sind. Ich erinnere nur an die Verwendung von Borsäure, Salicylsäure, Fluoriden, Formaldehyd, Ameisensäure und ähnlicher Stoffe. Von allen keimtötenden Mitteln ist beim Weine nur die schweflige Säure (und in manchen Ländern deren Salze) ganz allgemein zulässig. Es besteht auch gar kein Zweifel, daß ohne dieses Mittel im großen Durchschnitt haltbare und gesunde Weine nicht hergestellt werden können. Für die Wichtigkeit der schwefligen Säure beim Ausbau der Weine zeugt ja auch, daß dem Einbrennen der Weine in jedem Lehrbuch ein besonderes Kapitel gewidmet werden muß, sowie daß nicht geschwefelte Weine überhaupt kaum vorkommen dürften. Seitdem wir wissen, daß die meisten Krankheiten durch Organismen hervorgerufen werden, liegt der Gedanke nahe, alle diese Keime durch Erhitzen abzutöten und so den Wein mit einem Schlage frei von allen Organismen zu machen. Dieses Verfahren hat sich zur Gewinnung keimfreier Nahrungs- und Genußmittel in weitem Umfang einbürgern können, wie z. B. bei Fleisch, Obst, Milch, Gemüse, Bier u. a.

Auch beim Most und Wein hat man vielfach versucht, auf dem angedeuteten Wege vorzugehen. Allein allgemein hat sich bis heute dies Verfahren nicht einbürgern können. Die Gründe dafür sind: 1. Es gelingt auch ohne Pasteurisieren weitaus die meisten Weine gesund zu erhalten. 2. Das Verfahren erfordert viel Zeit und Arbeitsaufwand und stellt die höchsten Anforderungen an die Gewissenhaftigkeit und Sorgfalt der Arbeiter. 3. Die Apparate sind zu teuer, als daß sie der kleine Winzer anschaffen könnte. 4. Die pasteurisierten Weine sind meist stumpf und tot. Dies zeigt am deutlichsten, daß die Organismen in bestimmtem Maße zum Ausbau, zur Lager- und Flaschenreife beitragen müssen, wenn es auch noch nicht gelungen ist, hierfür greifbare Zahlenunterlagen zu erlangen.

Nur in ganz bestimmten Fällen müssen Weine unbedingt pasteurisiert werden, wenn sie nicht vollständig zugrunde gehen sollen. Hierbei handelt es sich fast stets um schwer bakterienkranke Weine. Allein auch hier ist es sehr viel leichter, solche Krankheiten zu verhüten als sie zu heilen, denn niemals wird ein solcher pasteurisierter Wein dieselbe Güte aufweisen wie ein gleicher gesund gebliebener.

α) Das Pasteurisieren [1]).

Unter Pasteurisieren versteht man das Erwärmen des Mostes oder Weines auf eine so hohe Temperatur, daß dadurch alle in ihnen enthaltenen Organismen abgetötet werden. Dabei kommt man mit niedrigen Temperaturen aus, wenn man die Erhitzung auf einen längeren Zeitraum ausdehnt. Die Höhe der anzuwendenden Temperatur hängt nicht nur von der Art der Organismen ab, sondern auch von der chemischen Zusammensetzung des Weines, insbesondere von seinem Säure- und Alkoholgehalt. Im allgemeinen geht man über Temperaturen von 80 bis 85° wohl kaum hinaus, weil sonst selbst in den besten Apparaten der Wein einen sehr unangenehmen Kochgeschmack annimmt.

Das Verfahren, Flaschen zu pasteurisieren, das bei der Gewinnung von Exportbier eine bedeutende Rolle spielt, wird bei der Vorbereitung von Weinen selbst für die Ausfuhr nach den Tropen — entgegen der Meinung mancher Lehrbücher — wenigstens bei deutschen Weinen nicht angewandt. Man wählt vielmehr für diese Zwecke gut ausgebaute Weine, die sich auch im offenen Glase tagelang halten, und verschmäht dabei sogar meistens den für diesen Zweck vom deutschen Weingesetz gestatteten Zusatz von einem Maßprozent Alkohol zur Haltbarmachung. Die Praxis hat gelehrt, daß bei richtiger Auswahl unliebsame Veränderungen irgendwelcher Art nicht zu befürchten sind.

Dagegen ist das Pasteurisieren der Moste insofern nicht ganz ohne Bedeutung, als das deutsche Weingesetz vorschreibt, daß die Reinhefe in Mosten vorgezüchtet sein muß. Jede Hefereinzuchtstation muß sich also im Herbst eine gewisse Menge Most in Flaschen pasteurisieren, um die im Laufe des Jahres angeforderte Hefe auf Most vorzüchten zu können.

Wichtiger ist das Pasteurisieren bei der Herstellung der sogenannten „alkoholfreien Weine“. Hierunter faßt der Handel zwei ganz verschiedene Gruppen von Getränken zusammen.

1. Die pasteurisierten Traubenmoste. Dies sind wertvolle Erzeugnisse, soweit sie aus reinem Traubensafte oder doch höchstens unter mäßigem Zusatz von Wasser und Zucker gewonnen werden. Durch mäßiges Erwärmen werden die unvergorenen, möglichst frischen Moste pasteurisiert, wobei sich eine große Menge Trubstoffe, angeblich hauptsächlich Eiweißstoffe abscheiden. Nach deren Entfernung durch Filtration oder Schönung werden sie, häufig unter Einpressen von Kohlensäure, nochmals pasteurisiert und dadurch lange Zeit haltbar gemacht. Dies Verfahren ist von H. Müller-Thurgau [1]) ausgearbeitet und in die Praxis übertragen worden. A. Böhi [2]) sucht die Säfte haltbar zu machen durch bloßes Einpressen von Kohlensäure unter 7 bis 8 Atm. Druck.

2. Die entgeisteten und dann pasteurisierten Weinrückstände. Die völlig vergorenen Weine werden entgeistet, wobei als Hauptprodukt der wertvolle Alkohol gewonnen wird. Um den Rückstand „die Weinschlempe“ möglichst wenig zu schädigen, wird das Entgeisten im Vakuum und nicht in Metallgefäßen vorgenommen. Außerdem sollen z. T. angeblich die wertvollen Bukettstoffe gesondert aufgefangen und der Schlempe wieder zugeführt werden. Der Rückstand wird auch noch mit Zucker und Kohlensäure versetzt, dann auf Flaschen gefüllt und pasteurisiert. Den Namen „Wein“ verdienen diese Erzeugnisse nicht.

Man hatte eine Zeitlang gehofft, die Weine dadurch in ihrer Güte sehr verbessern zu können, daß man die Moste pasteurisierte und dann erst mit Reinhefe vergor. Insbesondere A. Rosenstiehl [3]) hat dies Verfahren sehr empfohlen. Man vergleiche dazu auch das von J. Wortmann [4]) beschriebene Kühn sche Verfahren. Allein nach P. Kulisch [5]) hat sich dies Verfahren insbesondere für deutsche Weine durchaus nicht bewährt.

---

[1]) H. W. Dahlen, Die Weinbereitung 1878, S. 691; Babo u. Mach, Handbuch **2**, 311 (1896); H. Müller-Thurgau, B. Wädenswil 1899, S. 115; L. Ravaz, Rev. Vitic. **5**, 116 (1896).

[1]) Die Herstellung unvergorener und alkoholfreier Obst- und Traubenweine, Frauenfeld 1905. — [2]) Ein neues Verfahren zur Herstellung alkoholfreier Obst- und Traubenweine, Frauenfeld 1905. — [3]) Rev. Vitic. **7**, 710 (1897); **9**, 11 (1898); Bull. soc. ind. Mulhouse **72**, 191. — [4]) L. J. **33**, 141 (1904). — [5]) Weinb. u. Weinh. **15**, 21 (1907).

Beim Pasteurisieren werden eben nicht nur die schädlichen Organismen abgetötet, sondern auch die nützlichen. Als solche kommen für deutsche Weine vor allem die säureabbauenden Bakterien in Betracht, die manchen Weinen, z. B. denen der Mosel ihren ganz besonderen, spritzigen Charakter verleihen. Aber auch sonst hat sich gezeigt, daß man mit Hilfe der regelrechten Kellerwirtschaft aus unpasteurisierten Mosten zum mindesten ebenso gute Weine erzeugen kann als aus pasteurisierten.

In Wirklichkeit werden nur Faßweine pasteurisiert; in Deutschland aber auch diese nur in ganz besonderen Fällen von Fehlern und Krankheiten, wie im Kap. IX im einzelnen angegeben ist. Das Pasteurisieren ist allerdings das vorzüglichste Mittel, um solche durch Organismen krank gemachte Weine zu heilen, weil man durch passende Wahl der Höhe der Temperatur und Dauer der Erhitzung die schädlichen Keime mit Sicherheit abtöten und so die Ursache der Krankheit von Grund aus beseitigen kann. Trotzdem dürfte es in Deutschland nur ganz vereinzelt Weinhändler geben — von Winzern ganz abgesehen —, die sich eines Pasteurisierapparates bedienen.

Das Pasteurisieren in Flaschen erfolgt in der Weise, daß die gefüllten und gut verkorkten Flaschen in ein Wasserbad versenkt werden, das dann durch direktes Erhitzen oder durch Dampfheizung auf die gewünschte Temperatur gebracht wird. Die Flaschen dürfen in diesem Falle nicht bis unter den Spiegel des Korkes mit Wein gefüllt sein, sondern müssen eine kleine Luftkammer enthalten, weil sonst der sich beim Erwärmen ausdehnende Wein den Korken unfehlbar aus dem Flaschenhalse treiben würde. Zur vollständigen Sicherung gegen das Hinaustreiben des Stopfens muß er außerdem mit Bindfaden kunstgerecht verschnürt oder durch sogenannte Korkhalter aus Blech in seiner Lage festgehalten werden. Ferner dürfen die Flaschen nicht mit der Kesselwand unmittelbar in Berührung kommen, weil die Flaschen sonst durch ungleichmäßige Wärmeleitung leicht springen. Für kleinere Verhältnisse gebraucht man beliebige Kessel, die sonst anderen Zwecken dienen können. Will man fabrikmäßig pasteurisieren, so benutzt man besondere Apparate wie sie beim Pasteurisieren von Flaschenbieren verwandt werden. Je länger man die Weine pasteurisiert, um so niedrigere Temperaturen genügen. Versuche von C. Schulze[1]) haben gezeigt, daß Hefe in Weinen mit mehr als 100 g Alkohol bei einer ein bis zwei Stunden anhaltenden Temperatur von 45° abgetötet wird, daß sie aber bei niedrigerem Alkoholgehalt (60 bis 70 g) unter denselben Bedingungen lebensfähig bleibt. Dagegen werden Hefen bei zweistündigem Erhitzen auf 45° mit Sicherheit in allen Weinen getötet. In Mosten tötet halbstündiges Erhitzen auf 60° oder sechsstündiges Erhitzen auf 50° die Hefe unbedingt. Aus Schulzes Arbeit wird auch der Hauptgrund sichtbar, weshalb sich das Pasteurisieren der Flaschenweine nicht einbürgern kann: Selbst beim Erwärmen auf nur 40 bis 45° trüben sich manche, vorher klare Weine, so daß sie nochmals umgefüllt werden müssen. Hierdurch wird aber das Verfahren viel zu kostspielig und umständlich.

Das Pasteurisieren der Faßweine vollzieht sich derart, daß der Wein durch ein Röhrensystem geleitet wird, das in passender Weise durch heißes Wasser oder Wasserdampf erhitzt und hierauf durch kaltes Wasser wieder abgekühlt wird. In modernen Apparaten benutzt man zum Abkühlen das Gegenstromprinzip derart, daß der erhitzte Wein seine Wärme an den zu erhitzenden Wein größtenteils abgibt und dieser schon stark vorgewärmt in den eigentlichen Erhitzer eintritt.

Ein solcher Apparat wird in Deutschland angefertigt von O. Fromme, Frankfurt a. M. (Unionwerke Mannheim-Berlin). Technisch hält er mit dem Apparat „Pastor“ von Frantz Malvezin, Caudéran-Bordeaux einen Vergleich nicht aus. Dieser letztere möge deshalb allein beschrieben werden.

Der ganze Apparat mit allen Zubehörteilen ist auf einem vierräderigen Wagengestell sehr bequem untergebracht. Er besteht aus einem Dampfkessel und der Pasteurisiervorrichtung.

Der Dampf dient 1. zum Erhitzen des Weines, 2. zum Antrieb einer kleinen Pumpe, die den Wein in den Apparat drückt, und 3. zum Ausdämpfen und zur Keimfreimachung der Schläuche und Fässer vor Beginn des Pasteurisierens.

Die Pasteurisiervorrichtung setzt sich zusammen aus:

1. Dem Kompressor, in dem der Wein durch die Pumpe den nötigen Druck von etwa 1 bis $1^1/_2$ Atm. erhält, der mit Hilfe eines Manometers stets kontrolliert werden kann. Mit diesem Druck wird der Wein während der ganzen Arbeitszeit durch den Apparat gepreßt.

2. Dem Kühler, der nach dem Gegenstromprinzip arbeitet. Er besteht aus einer größeren Anzahl mit Kautschuk nach außen abgedichteter Hohlplatten, die durch Öffnungen so miteinander verbunden sind, daß die Wege des zu erhitzenden und des abzukühlenden Weines sich kreuzen, ohne daß die beiden Anteile sich mischen können.

3. Dem Erhitzer, der aus ganz gleichen Platten wie der Kühler aufgebaut ist. Der eine Weg wird von dem durch den Dampfkessel gelieferten Wasserdampf durchstrichen, dabei kühlt sich der Dampf ab und verläßt als Kondenswasser den Apparat.

Der zweite Weg wird von dem im Kühler vorgewärmten Wein durchflossen, der hier endgültig auf die gewünschte Temperatur gebracht wird, um schließlich wieder in den Kühler zu treten und dort neue Weinmengen vorzuwärmen.

Außerdem ist noch eine Kohlensäureflasche vorhanden, die gestattet, während des Erhitzens dem Wein Kohlensäure zuzuführen.

[1]) L. J. **24**, 403 (1895).

Auf Wunsch kann auch noch eine Zuführungsvorrichtung für Sauerstoff und eine weitere Kühlvorrichtung für niedere Temperaturen angeschlossen werden. Dieses kombinierte Verfahren, von Malvezin Pasteuroxyfrigorie genannt, gestattet den Wein mit Hitze, Sauerstoff und Kälte zu behandeln, ein Verfahren, das durch rasche Abscheidung vieler, sonst langsam ausfallender Stoffe die Weine schnell flaschenreif machen soll.

In dem Malvezinschen Apparat können die Weine sehr hoch erhitzt werden, ohne daß sie irgend einen Metall- oder Kochgeschmack annehmen, da die Platten, mit denen der Wein in Berührung kommt, aus einer den Säuren des Weines widerstehenden Legierung verfertigt sind. Der abfließende Wein ist nur um wenige Grade wärmer als der zufließende, so daß er an Frische und Bukett kaum Not leidet. Auch Rotweine verlieren nicht an Farbe. Die Leistungsfähigkeit des Apparates ist groß; man kann je nach seiner Größe 15 bis 30 hl in der Stunde pasteurisieren. Der Preis ist allerdings sehr hoch, so daß nur große Firmen ihn sich anschaffen könnten. Beschreibung und Abbildung der Apparate finden sich bei J. Fischer[1]) und F. Malvezin[2]).

β) Andere Verfahren der Haltbarmachung.

Hier mögen noch einige Verfahren erwähnt werden, die zur Haltbarmachung von Most und Wein teils nur vorgeschlagen, teils auch in bescheidenem Maße Eingang in die Praxis gefunden haben.

Am wichtigsten sind die Verfahren der Mostkonzentration. Früher wurden die Moste auf direktem Feuer erhitzt, heute arbeitet man wohl meist im Vakuum[3]), wodurch der unangenehme Koch- und Karamelgeschmack vermieden wird. Neuerdings hat E. Monti[4]) ein Verfahren zur Konzentration ausgearbeitet, das auf einer so starken Abkühlung des Mostes (oder anderer Fruchtsäfte) beruht, daß das gebildete Eis abgeschleudert werden kann. Die dabei gewonnenen konzentrierten Moste besitzen ein ausgezeichnetes Aroma.

Fr. Muth[5]) gibt eine reichhaltige Zusammenstellung von Verfahren, die durch Elektrizität den Ausbau der Weine beschleunigen oder die dasselbe Ziel durch Behandeln mit Ozon oder Wasserstoffsuperoxyd erreichen wollen. Bedeutung für die Praxis hat keines dieser Verfahren gewonnen. Man vergleiche dazu R. Murfields[6]) Versuche, die beim Behandeln mit Ozon eine starke Zunahme an flüchtiger Säure ergaben.

[1]) Babo und Mach, Handbuch **2**, 314 (1910). — [2]) Manuel de Pasteurisation des vins, Paris; Vieillissement des vins et spiritueux, Paris-Bordeaux 1903. — [3]) F. Springmühl, Italiens Weine und die Konzentration des Mostes im Vakuum, Frankfurt 1884. — [4]) D. R.-P. Kl. 89d, Nr. 194235 vom 8. Sept. 1905 (20. Jan. 1908); vgl. Catoni, G., Manuale pratico di enologia Trento 1913, p. 96. — [5]) Weinb. u. Weinh. **26**, 29 (1908). — [6]) Z. U. N. **27**, 235 (1914).

γ) Das Auffrischen mit Kohlensäure.

Jeder Jungwein ist infolge der alkoholischen Gärung mit Kohlensäure übersättigt. Für deutsche Weine aber auch für viele andere, erschließt sich in der Äpfelmilchsäuregärung noch eine zweite Quelle der Kohlensäurebildung. Beim Abziehen, überhaupt bei allen zum Ausbau der Weine nötigen Arbeiten, sowie durch das längere Lagern geht allmählich der größte Teil der Kohlensäure verloren. Der prickelnde, kohlensäurereiche Jungwein reift langsam zum edlen Stillwein. Während bei vollen, körperreichen, alkohol- oder zuckerreichen Weinen die Kohlensäure geschmacklich ohne Bedeutung ist, so daß solche Weine, wenn sie etwa noch Kohlensäure enthalten, als scharf bezeichnet werden, wirkt sie in dünnen, flüchtigen, wenn auch bukettreichen Weinen belebend; man bezeichnet solche Weine als spritzig. Hierzu gehören besonders die Moselweine.

Während man die aus der alkoholischen Gärung stammende Kohlensäure dem Weine nicht erhalten kann, weil ihm zum Ausbau Luft zugeführt werden muß, wobei sich die Kohlensäure mehr oder weniger verliert, liegen die Verhältnisse bei der aus der Äpfelmilchsäuregärung stammenden Kohlensäure anders. Allerdings, wenn sich diese Gärung unmittelbar an die alkoholische Gärung anschließt, geht beim Ausbau auch diese Kohlensäure verloren. Wenn jedoch die beiden Gärungen durch einen längeren Zeitraum voneinander getrennt sind, so gelingt es während dieser Zeit dem Weine die nötige Luft zuzuführen, ihn auszubauen und ihn vielleicht sogar auf die Flasche zu bringen. Tritt im ausgebauten Faßwein nunmehr die Äpfelsäurespaltung ein, so kann man die gesamte Kohlensäuremenge dem Wein erhalten; dies um so mehr, wenn erst während des Flaschenlagers die Kohlensäurebildung vor sich geht. In der Tat wird an der Mosel bewußt daraufhin gearbeitet, diese Spaltung möglichst spät eintreten zu lassen, um spritzige und lebendige Weine zu erzielen.

Wenn man früher alte, firne Weine bevorzugte, so verlangt die heutige Geschmacksrichtung spritzige, gärige Weine. Es ist daher Weinen gegenüber, die überhaupt ihrer ganzen Art nach eine gewisse Menge Kohlensäure vertragen, dafür zu sorgen, daß ihnen dieses Gas erhalten bleibe oder, wenn es fehlt, ihnen wieder zugeführt werde. H. Müller-Thurgau[1]) führte dazu ferner aus, daß in einem reichlichen Kohlensäuregehalt ein gewisser Schutz gegen Krankheiten liege. So konnten sich Hefen in zuckerhaltigen Weinen leichter vermehren bei Abwesenheit als bei Anwesenheit von Kohlensäure. Ebenso verhütet die Kohlensäure in gewissem Grade den Essigstich und das Kahmigwerden der Weine und verhindert, daß die Weine allzu rasch altern, und daß gewisse Fehler, wie der schwarze und der braune Bruch, auftreten. J. Nessler[2]) hat darauf

[1]) 11. D. W. C. Trier 1889, S. 97. — [2]) 14. D. W. C. Neustadt a. d. Haardt 1895, S. 63.

aufmerksam gemacht, daß es unter Umständen besser wäre, für einen gewissen Gehalt an Kohlensäure als für zu hohen Gehalt an Weingeist zu sorgen. Er empfiehlt deshalb möglichst wenig Abstiche zu geben und dabei möglichst unter Druck zu arbeiten, um dem Wein wenigstens einen geringen Kohlensäuregehalt zu erhalten. Wo es trotzdem schließlich an Kohlensäure mangelt, rät er zu deren künstlicher Zuführung.

Auch H. W. Dahlen [1]) hat sich sehr günstig über die Kohlensäurezufuhr ausgesprochen, indem er auf die günstigen Erfahrungen mit dem Apparat des Kellermeisters H. Siebener in Traben a. d. Mosel hinwies.

Bei eingehenden Versuchen über die geschmackliche Wirkung der Kohlensäure fand P. Kulisch [2]) folgendes: Feine Rheinweine vertragen in keinem Falle die Zufuhr von Kohlensäure. Dagegen sind alle gewöhnlichen Landweine, besonders wenn sie ein bestimmtes Alter erreicht haben, sehr dankbar dafür. Ihre gewöhnliche (grundsige) Art wird durch ein gewisses Maß von Kohlensäure fast ganz verdeckt. Am auffallendsten ist die Wirkung bei Elsässer-Landweinen, aber auch bei kleinen rheinhessischen, Nahe- und umgegorenen Obermoselweinen ist der Erfolg sehr überraschend. Mittelweine mit mehr Charakter und Körper werden lebendiger und lassen ihre guten Eigenschaften mehr hervortreten. Manche Weine werden dadurch fruchtig und fast süßlich. Auch firne, stumpf gewordene Weine gewinnen wieder, indem sie gefällig werden. Besonders ist schließlich die Behandlung der Moselweine zu empfehlen, deren görige, spritzige Art ja die Anwesenheit von Kohlensäure voraussetzt. Bei Rotweinen kommt die Kohlensäurezufuhr weniger in Betracht; immerhin empfiehlt sie sich bei rauhen Verschnittweinen und bei kleinen Zapfweinen. Zwecklos ist selbstverständlich die Zufuhr der Kohlensäure bei noch trüben und unreifen Jungweinen, weil sie während des Ausbaues das Gas wieder verlieren würden. Immer aber halte man sich vor Augen, daß eine Kohlensäurezufuhr nur dann angezeigt ist, wenn der Wein nicht genügend davon enthält. Ein Übermaß von Kohlensäure ist keine Verbesserung. Weises Maßhalten ist die erste Vorbedingung für den Erfolg. Wieviel Kohlensäure man im einzelnen Falle zuführen soll, läßt sich nur durch den Versuch entscheiden. Jedenfalls sollen die Weine nicht prickelnd wirken. Dies gilt schon für Moselweine, noch vielmehr für alle übrigen. Die Kohlensäure soll die übrigen Eigenschaften des Weines beleben, ohne daß sie als solche bemerkbar wird.

Die Vorversuche stellt man folgendermaßen an. Man läßt Kohlensäure durch eine zu zwei Drittel mit dem zu prüfenden Weine gefüllte Flasche in langsamem Strome streichen. Nach zwei bis drei Minuten entnimmt man eine Probe und vergleicht sie mit dem ursprünglichen Weine. Hat die Probe den wünschenswerten Grad von Frische erlangt, so bricht man die Zufuhr ab und gebraucht den Rest des Weines als Vergleichsmaßstab für die Proben bei der Einführung der Kohlensäure ins Faß. Die Zeitdauer der Einleitung im kleinen kann nicht als Maß für das Zuführen im großen genommen werden, weil die Verhältnisse in beiden Fällen zu verschiedenartig liegen. Man ist deshalb auf die vergleichende Kostprobe angewiesen, indem man von Zeit zu Zeit während der Kohlensäureeinleitung eine Probe aus dem Fasse zieht und sie mit der als richtig befundenen Flaschenprobe vergleicht. Das Proben der Weine auf ihren Kohlensäuregehalt erfordert eine gewisse Übung, die man sich durch Kosten eines Weines mit wachsendem Kohlensäuregehalt erwirbt. Dabei empfiehlt es sich etwas größere Schlücke in den Mund zu nehmen als sonst bei der Kostprobe üblich ist.

Die Vorrichtungen zum Einleiten der Kohlensäure. Die nötigen Vorrichtungen sind recht einfach. Sie bestehen aus einer Kohlensäurebombe mit Reduzierventil, dem Verteiler für die Kohlensäure und einer Schlauch- oder Röhrenverbindung zwischen Bombe und dem Verteiler. Außerdem ist es unbedingt nötig, ein Zapfhähnchen anzubringen, um jeden Augenblick Proben nehmen zu können. Der Verteiler wird in den Wein eingeführt, die Verbindung zwischen ihm und der Kohlensäureflasche hergestellt und das Hauptventil etwas geöffnet, während man im Reduzierventil mit Hilfe eines Manometers den Druck auf $1/2$ bis $3/4$ Atm. hält. Da ein großer Teil der Kohlensäure vom Wein nicht verschluckt wird, leitet man zweckmäßig den Überschuß mit Hilfe eines anderen Verteilers in ein zweites Faß usf. Nach einiger Zeit löst man die Verbindung und leitet die Kohlensäure in umgekehrter Ordnung zunächst in das ursprünglich letzte Faß, dann in das ursprünglich vorletzte usf. Auf diese Weise erreicht man eine möglichst vollständige Ausnutzung der Kohlensäure. Da beim Vergasen der flüssigen Kohlensäure sich die Ventile sehr stark abkühlen, so daß durch Gefrieren von Wasserdampf leicht eine Verstopfung der Ableitung eintreten könnte, so erwärmt man mit einem kleinen Lämpchen das Verbindungsstück zwischen den beiden Ventilen.

Der Verteiler besteht im wesentlichen in einem Metallrohr, das mit zahlreichen, kleinen Löchern besetzt ist, um der Kohlensäure den Übertritt in den Wein nur in ganz kleinen Blasen zu gestatten. Entweder führt man den Verteiler durch das Spundloch oder durch das Zapfloch ein. Im ersten Falle ist der Verteiler ein unten kreisförmig gebogenes Rohr, das im gebogenen Teil die Öffnungen trägt. Es steckt in einem dreifach durchbohrten Gummistopfen, der das Spundloch zu verschließen gestattet. In der zweiten Bohrung befindet sich das Ableitungsrohr für die nicht verschluckte Kohlensäure, in der dritten Bohrung steckt ein kürzeres Rohr, das oben das Probehähnchen trägt. Beim Öffnen dieses

[1]) Weinb. u. Weinh. **14**, 1 (1896). — [2]) Ebenda **10**, 176 (1892); **14**, 200 (1896).

Hahnes wird der Wein durch den Kohlensäuredruck in das Probeglas herausgepreßt.

Bei größeren Fässern muß man den Verteiler durch das Zapfloch einführen. Er besteht hier aus einem geraden Rohr, das durch einen besonders konstruierten Hahn ins Faß eingeführt wird.

Eine andere Art von Verteiler hat Schirp angegeben. Ein einfaches Rohr trägt unten mehrere Ansätze, über die Gummischläuche gezogen werden. An ihrem anderen Ende tragen die Schläuche die eigentlichen Verteilerdüsen. Sie sind nach dem Vorbild der Wasserstrahlpumpen gebaut. Die ausströmende Kohlensäure soll Wein mit in die Düse ziehen und eine gute Vermischung herbeiführen. Außerdem soll die Kohlensäure die leicht beweglichen Gummischläuche in kreisende Bewegung setzen und so ebenfalls zu rascherer Sättigung des Weines mit Kohlensäure beitragen.

Einen nach J. Fischer[1]) vorzüglich wirkenden Apparat bringt die Firma Krais & Fritz, Stuttgart unter dem Namen Sicherheitsspundapparat in den Handel. Er eignet sich besonders für Großbetriebe. Eine eingehende Beschreibung findet sich in Babo u. Mach a. a. O.

An dieser Stelle mag erwähnt werden, daß man sehr empfindliche Weine in einer Kohlensäureatmosphäre auf die Flasche bringen kann, indem man sich des Flaschenabfüllhahnes „Mosella" bedient. Dies ist ein Abfüllhundskopf mit doppeltem Auslauf. Er trägt jedoch außerdem noch eine Kohlensäurezuführung, was sich äußerlich in einem Hähnchen mit Schlauchtülle zeigt. Die Flaschenfüllung geschieht in folgender Weise: Der Hundskopf wird ins Faß geschlagen und alles zur Abfüllung vorbereitet. Die Schlauchtülle des Hähnchens wird durch einen Schlauch mit dem Reduzierventil einer Kohlensäureflasche verbunden. Die Ventile und das Hähnchen des Hundskopfes werden so gestellt, daß ein ganz schwacher Kohlensäurestrom durch die Apparatur hindurchstreicht. Unter den Ausläufen des Hundskopfes stehen zunächst zwei leere Flaschen. Während die eine nun mit Kohlensäure sich füllt, fließt in die andere Wein. Ist diese voll, so wird sie nach Umstellung des Hundskopfhahnes entfernt und eine andere leere Flasche untergeschoben. Unterdessen fließt in die mit Kohlensäure gefüllte Flasche Wein, während sich die andere mit Kohlensäure füllt usf. Auf diese Weise kommt der Wein während des Ausfließens aus dem Fasse fast nur mit Kohlensäure, kaum aber mit Luft in Berührung. Auf keinen Fall verliert der Wein Kohlensäure, er wird eher noch etwas Kohlensäure aufnehmen.

Neuerdings hat man auch geprüft, ob sich nicht Wein vom Fasse ebenso unter Kohlensäuredruck verzapfen lasse wie Bier. Während des oft wochen-, ja monatelang dauernden Zapfens vom angebrochenen Faß weg müssen die Weine allmählich essigstichig und kahmig werden. Man begegnet dieser Gefahr etwas, indem man die Weine einbrennt. Dadurch werden sie aber allmählich schwefelsäurefirn. In der Kohlensäure dagegen besitzt man ein ausgezeichnetes Frischerhaltungsmittel, das den Luftzutritt hemmt, und das durchaus unschädlich ist. Die Versuche haben in der Tat ergeben, daß man schon unter ganz schwachem Kohlensäuredruck die Weine genügend lang nicht nur gesund, sondern auch frisch erhalten kann, so daß das Verfahren allgemein eingeführt zu werden verdiente.

6. Das Verschneiden der Weine.

Das Verschneiden, d. h. das Vermischen verschiedener Weine ist für den Winzer durchaus bedeutungslos; um so wichtiger ist es für den Weinhändler. Nur der Verschnitt ermöglicht es ihm jahraus, jahrein ein möglichst gleichmäßiges Erzeugnis in den Handel zu bringen, während ihm die Natur von jedem Weinbaugebiet und in jedem Jahre andere Weine liefert. Hat sich ein Wein im Handel gut eingeführt, so verlangen die Abnehmer immer wieder „dieselbe Marke", ohne zu bedenken, daß der betreffende Wein um so rascher zu Ende gehen muß, je mehr Trinker an ihm Gefallen finden. Der Händler hat also ein sehr großes geschäftliches Interesse daran, einen gleichen oder wenigstens sehr ähnlichen Wein nachliefern zu können. Besonders wichtig ist der Verschnitt für die kleinen Tischweine, die ja in jedem Weinbaugebiet für den Handel von größter Bedeutung sind. Die Spitzen des ganzen Wachstums werden wohl kaum verschnitten; denn das sind Weine, die nur der Kenner trinkt und sich dabei ihrer besonderen Lage- und Jahrgangseigenarten erfreut. Eine besonders wichtige Rolle spielt für deutsche Verhältnisse der Rotweinverschnitt, weil die deutschen Rotweine sehr häufig zu wenig Farbstoff besitzen.

Das sachgemäße Verschneiden ist eine große Kunst, die eine vorzügliche „Weinzunge und Weinnase" erfordert. Ebenso ist langjährige Erfahrung und Übung nötig, um die Weine der einzelnen Weinbaugebiete und der verschiedenen Jahre zu kennen, um vertraut zu sein mit den Anforderungen der Abnehmer an Geschmack, Geruch und Farbe der Weine, und schließlich um zu wissen, welchen Preis der Abnehmer für den Wein anlegen will und kann.

Man verschneidet aus folgenden Gründen:

1. Um stets möglichst gleichmäßige Weine liefern zu können.

2. Um gewisse Mängel oder sogar Fehler der Weine dadurch auszugleichen und zu verdecken, z. B. Zuführung von rotem Farbstoff zu deutschen Rotweinen durch stark gefärbte, südliche, sogenannte Verschnittweine, Verschneiden von säurereichen Weinen mit säurearmen, von extraktreichen mit extraktarmen usf.

3. Um eine gewisse Preisregulierung vornehmen zu können, z. B. gibt es an der Mosel die ganz billigen Obermoselerweine und die teueren Winzerweine. Um die Preisspannung zwischen diesen

[1]) Babo u. Mach, Handbuch 2, 141 (1910).

beiden Weingattungen zu überbrücken, greift der Händler zum Verschnitt, so daß er nach Wunsch Weine in jeder dazwischenliegenden Preislage liefern kann.

Während man Mängel und Fehler, oder auch Neigungen zu Fehlern weitgehend durch passenden Verschnitt beseitigen kann, ist sehr davor zu warnen, auch bakterienkranke Weine mit gesunden Weinen ohne weiteres zu verschneiden. Ein Verderben des ganzen Verschnittes ist dann mit Sicherheit zu erwarten. Hier muß erst die Krankheit in ihren Grundursachen, am einfachsten durch Pasteurisieren geheilt werden. Erst dann darf der Verschnitt durchgeführt werden, vorausgesetzt, daß der geheilte Wein den Anforderungen des Nahrungsmittel- und Weingesetzes noch entspricht. Dies ist z. B. sehr häufig nicht der Fall bei geheilten, essigstichigen Weinen, die nach dem Pasteurisieren zwar keine Essigbakterien mehr enthalten, also die Krankheit nicht mehr übertragen können, die aber wegen zu hohen Essigsäuregehaltes als verdorben angesehen werden müssen. Man darf sie deshalb nicht mit anderem Wein verschneiden, um so den Essigsäuregehalt auf ein erträgliches Maß herabzusetzen.

Zuverlässigen Aufschluß über die Wirkung des Verschnittes gibt ein Versuch im kleinen. Man benutzt dazu in Kubikzentimeter geteilte Meßzylinder, mit deren Hilfe man die Weine zunächst in verschiedenen Verhältnissen mischt, um dann die verschiedenen Mischungen der Sinnenprobe zu unterziehen. Hat man hierdurch die Mischung herausgefunden, die in bezug auf Geschmack, Geruch und Farbe am ansprechendsten ist, so wird hiernach der Verschnitt im großen vorgenommen, indem man in ein größeres Verschnittfaß die verschiedenartigen und verschieden großen Verschnittanteile hineinpumpt. Bei großen Verschnitten ist darauf zu achten, daß auch eine sorgfältige Mischung stattfindet. Man erreicht dies am besten dadurch, daß man den verschnittenen Wein aus dem Zapfloch herauspumpt und durch das Spundloch wieder zurücklaufen läßt. Nach Ausführung des Verschnittes muß man dem Weine einige Wochen Ruhe gönnen. Sehr häufig treten nach dem Verschnitt, selbst von ganz klaren Weinen, mit der Zeit Nachtrübungen auf, die durch Filtration oder Schönung entfernt werden müssen. Hat man verschieden alte Weine verschnitten, so muß der Verschnitt so behandelt werden, wie es der jüngste Anteil zum weiteren Ausbau allein nötig gehabt hätte.

Über die Beschränkungen, denen Verschnitte in der Bezeichnung unterliegen, siehe das Weingesetz § 2, 7 und 8 auf S. 255 und 256.

VII. Andere Weinarten.

1. Die Dessertweine.

Unter Dessertwein versteht man Wein, der zur Erzielung eines durch die Gärung des Saftes frischer Trauben allein nicht erreichbaren hohen Gehaltes an Alkohol oder an Zucker oder an Alkohol und Zucker besonderen Verfahren (Eindicken des Mostes u. dgl.), in der Regel unter Verwendung gewisser Zusätze (Alkohol, Trockenbeeren u. a.) unterworfen worden ist. Häufig bezeichnet man die Dessertweine weniger genau auch als Süd- oder Süßweine.

Nach einem Referat von L. Grünhut[1]) hat der Verein Deutscher Nahrungsmittelchemiker die Darstellungsverfahren der Dessertweine folgendermaßen zergliedert:

a) Vergärung von Traubensaft von besonders hoher Konzentration oder Anreicherung gewöhnlichen Weines durch konzentrierten Traubensaft (konzentrierte Süßweine).

b) Zusatz von Alkohol zu hinreichend weit in der Vergärung vorgeschrittenem Most (gespritete Dessertweine oder Likörweine). Gefordert werden mindestens 60 g Gärungsalkohol.

c) Vergärung von reichlich gezuckertem Traubensaft oder Zusatz von Zucker zu Wein (gezuckerte Dessertweine).

a) Konzentrierte Süßweine.

a) Vergärung des Mostes ausgelesener Trockenbeeren[2]) (z. B. Tokaier Essenz, süße rheinische Ausleseweine) oder getrockneter Beeren (z. B. Strohweine); b) Vergärung des Mostes gemeinsam gelesener gewöhnlicher Trauben und Trockenbeeren (z. B. süße Szamorodner); c) Ausziehen von Trockenbeeren (z. B. Tokaier Ausbruch) oder getrockneten Beeren[3]) durch Most und Vergärung des Auszuges; d) Ausziehen von Trockenbeeren oder getrockneten Beeren durch Wein; e) Vergärung von eingekochtem Moste (z. B. vini cotti).

Nicht anerkannt werden folgende Verfahren: α) Ausziehen von Rosinen[4]) durch Most und Vergärung des Auszuges; β) Ausziehen von Rosinen durch Wein [z. B. österreichische Süßweine[5])].

b) Gespritete Dessertweine (Likörweine).

f) Zusatz von Alkohol, daneben teilweise auch von gespritetem Most, zu dem hinreichend weit vergorenen Most gewöhnlicher Trauben (z. B. Portwein, süße Prioratoweine); g) Zusatz von Alkohol, daneben teilweise auch von gespritetem Most zu dem

---

[1]) Z. U. N. **26**, 498, 546 (1913); **28**, 586 (1914); W. Fresenius, Z. U. N. **24**, 44 (1912). — [2]) Trockenbeeren sind die innerhalb des Weinbaugebietes, in dem der Dessertwein bereitet wird, am lebenden Weinstock ohne absichtliche Knickung der Stiele eingetrockneten Beeren. — Hier müßten richtigerweise auch die edelfaulen Beeren erwähnt werden (von der Heide). — [3]) Getrocknete Beeren sind die innerhalb des Weinbaugebietes, in denen der Dessertwein bereitet wird, aus Trauben der letzten Ernte nach absichtlicher Knickung der Stiele oder nach erfolgter Aberntung eingetrockneten Beeren des Weinstockes von verhältnismäßig geringem Eintrocknungsgrade. — [4]) Rosinen (oder Zibeben genannt) sind die nach absichtlicher Knickung der Stiele oder nach erfolgter Aberntung eingetrockneten Beeren des Weinstockes von höheren Eintrocknungsgraden. — [5]) B. Haas, Die in Österreich-Ungarn erzeugten Süßweine und deren qualitative Vorzüge gegenüber den Erzeugnissen des Auslandes. Weinb. u. Weinh. **24**, 37 (1906).

hinreichend weit vergorenen Most von Trockenbeeren oder getrockneten Beeren (z. B. Goldmalaga, echte Samosweine); h) Zusatz von Alkohol zu dem hinreichend weit vergorenen Auszug von Trockenbeeren oder getrockneten Beeren mit gewöhnlichem Most oder mit gewöhnlichem Wein; i) Zusatz von Alkohol, daneben auch von gespritetem oder von eingekochtem Most, zu gewöhnlichem Wein (z. B. Marsala, Madeira, Sherry, Tarragona-Dessertweine); k) Verschnitt von Erzeugnissen, die nach den Verfahren f bis i hergestellt sind, mit eingekochtem Most (z. B. brauner Malaga).

Nicht anerkannt werden folgende Verfahren:

γ) Zusatz von Alkohol zu dem mehr oder minder weit vergorenen Auszug von Rosinen mit gewöhnlichem Most oder mit gewöhnlichem Wein; δ) Zusatz von Alkohol zu nicht oder nicht hinreichend weit vergorenem Moste (Mistellen).

c) Gezuckerte Dessertweine.

Diese Getränke werden sämtlich nicht als Weine anerkannt. Insbesondere werden folgende Verfahren nicht anerkannt:

ε) Vergärung von gezuckertem Most aus gewöhnlichen Trauben, aus Trockenbeeren oder aus getrockneten Beeren; ζ) Zusatz von Alkohol zu mehr oder weniger weit vergorenem gezuckerten Most aus gewöhnlichen Trauben, aus Trockenbeeren oder aus getrockneten Beeren; η) Zusatz von Zucker oder von Zucker und Alkohol zu trockenem Wein, zu konzentriertem Süßwein oder zu Likörwein.

Analysen von Dessertweinen: König, Nahr. Mitt. **1**, 1315 (1903); Rosinenweine: Aug. Schneegans, Arch. Pharm. **239**, 91, 589 (1901); Mistellen u. Likörweine: Cari-Mantrand, Monit. scientif. [4] **16**, 587 (1902); Z. U. N. **7**, 352 (1904).

2. Die Wermutweine.

Das Mutterland des Wermutweines ist Italien, insbesondere die Gegend von Turin (Vermouth di Torino). Er wird hergestellt, indem man Wein mit einem weinigen oder alkoholischen Auszug des Wermutkrautes sowie mit Zucker, Sprit und Zuckerkulör versetzt. Außer Wermut (dem blühenden Kraut von Artemisia absinthium) werden häufig auch andere Gewürze verwandt, wie Tausendgüldenkraut, Quassia, Bitterorangenschalen, Chinarinde, Enzian, Angelikawurzel, Kalmus u. a. Nach deutscher Auffassung fällt Wermutwein unter die weinhaltigen Getränke, zu dessen Herstellung nur verkehrsfähiger Wein verwandt werden darf.

Schrifttum.

Beythien, A.: Z. U. N. **10**, 10 (1905); **21**, 670 (1911); Pharmaz. Zentralh. **48**, 163 (1907).
Bianchi, A.: Z. U. N. **4**, 658 (1901).
Baragiola, W. J.: Zur Beurteilung des Wermutweines. Schweiz. Apoth.-Ztg. **54**, 529 (1916); **56**, 381 (1918).
Behre, A. und Frerichs, K.: Über Wermutwein. Z. U. N. **25**, 429 (1913).
Günther, A. in K. v. Buchka: Lebensmittelgewerbe **2**, 750 (1916).
Haas, B.: Der Wermutwein, seine Erzeugung und seine Beziehung zum neuen österreichischen Weingesetz. Allgemeine Weinzeitung **25** (1908).
König, J.: Chem. Nahr. u. Genußm. **1**, 1341 (1903).
Petrowitsch, M.: Fr. **25**, 520 (1886).
Schmitt, C.: V. Ch. N. **4**, 490 (1889).
Scurti, F. u. Tacchini, F.: Analysen von 142 piemontesischen Wermutweinen. Staz. ital. **49**, 299 (1916).
Strucchi, A.: Il vermouth di Torino. Casale Monferrato, 2. Aufl., 1909.
Trübsbach, P.: Zur Bereitung des Wermutweines. Z. öff. Chem. **18**, 373 (1912).
Woy, R.: Die Süßweine im neuen Weingesetz und die Beurteilung der Wermutweine. Z. öffentl. Ch. **18**, 303 (1912).

3. Die Schaumweine[1]).

Kohlensäurehaltige Getränke erfreuen sich in der Neuzeit einer immer größeren Beliebtheit. An Stelle der früheren Firneweine sind mehr und mehr spritzige, görige, d. h. kohlensäurehaltige Weine getreten. Schon lange beliebt sind als Getränke in den Weinbaugebieten die in stürmischer Gärung befindlichen Moste unter der Bezeichnung Federweißer, Heuriger, Sauser und ähnlichen Namen.

Man hat auf verschiedene Weise versucht den Weinen die Gärungskohlensäure möglichst vollständig zu erhalten. So soll in Istrien der noch gärende Wein in dickwandigen Fässern luftdicht abgeschlossen worden sein. Nach beendeter Gärung hatte man einen sehr kohlensäurereichen, schäumenden Wein. Durch Flaschengärung wird in ähnlicher Weise bei Asti im Piemont der Moscato spumante[2]), in Triest der Refosco erzeugt. Allein diese schäumenden Weine haben nur ein beschränktes Absatzgebiet, einmal, weil sie durch Hefe stark getrübt sind, und zweitens weil sie sich durch die fortschreitende Gärung allmählich in ihrer Zusammensetzung ändern und kein gleichbleibendes Erzeugnis darstellen, wie es der Welthandel braucht.

Gegen Ende des 17. Jahrhunderts gelang es dem Mönche Pérignon in der Benediktinerabtei Haut-Villers in der Champagne, die bei der Flaschengärung gebildete Hefe aus der Flasche zu entfernen, ohne den Wein seines Kohlensäuregehaltes zu berauben. Das anfangs geheimgehaltene Verfahren verbreitete sich allmählich in der Champagne, so daß bereits Ende des 18. Jahrhunderts in Epernay, Reims und Chalons blühende Schaumweinbetriebe entstanden. Hieraus erklärt sich, daß auch heute noch die Schaumweine vielfach als Champagnerweine bezeichnet werden. Gegen 1820 begann die Schaumweinindustrie in Deutschland[3]) festen Fuß

[1]) A. dal Piaz, Die Champagnerfabrikation und Erzeugung imprägnierter Schaumweine. Wien, A. Hartlebens Verlag; A. Regner, Bereitung der Schaumweine, 2. Aufl., bearbeitet von H. R. Rébu; J. Salleron, Études sur le vin mousseux, deuxième édition par L. Mathieu, Paris 1895. — [2]) A. Strucchi e M. Zecchini, Il moscato di Canelli, Torino 1895; R. Meissner, Beitrag zur Kenntnis der abnormen Gärung des Moscato d'Asti spumante. J. B. der Vereinigung der Vertreter der angew. Botanik. 1. Jahrg. 1903, S. 96. — [3]) H. Rheinberg, Die Entwickelung der deutschen Schaumweinindustrie. Weinb. u. Weinh. **27**, 325, 333, 341, 349 (1909).

zu fassen und heute finden sich auch in Österreich-Ungarn, in Italien, in Rußland und selbst in Nordamerika weltbekannte Schaumweinfirmen. Wenn nun auch kein Zweifel besteht, daß die französischen Schaumweine der Champagne an Feinheit und Lieblichkeit ganz hervorragende Erzeugnisse sind, so darf man sie doch nicht mit den billigen, kleinen deutschen Schaumweinen vergleichen. Die Champagnerweine sind aus den besten Weinen der Champagne erzeugt. Die deutschen Schaumweine meist aus den billigen, deutschen Landweinen. Verarbeitet man jedoch ausgesuchte Weine des Rheingaus oder der Mosel zu Schaumweinen, so erhält man ebenfalls sehr charakteristische Schaumweine, die die Art der Champagnerweine nicht nachahmen wollen, sondern die einen selbständigen Charakter aufweisen, der sie den Wettkampf mit Champagner aufzunehmen wohl befähigt.

Wie der Name sagt, ist das Charakteristische der Schaumweine das Schäumen des im offenen Glase stehenden Weines. Es wird hervorgerufen dadurch, daß der Wein in der geschlossenen Flasche mit Kohlensäure übersättigt ist. Die Übersättigung mit Kohlensäure wird entweder dadurch bewirkt, daß die bei der Hefegärung erzeugte Kohlensäure durch luftdichten Verschluß der Flasche am Entweichen verhindert wird, oder daß dem Wein künstlich Kohlensäure unter entsprechendem Druck eingepreßt wird. Man pflegt die erste Art natürliche, die andere Art künstliche Schaumweine zu nennen.

Die Schaumweine sollen nicht zu alkoholreich, mehr oder weniger süß, von feinem Dufte, flüchtig und lieblich sein. Die Kohlensäure soll aus dem Weine möglichst langsam entweichen; der Wein muß, wie man sich ausdrückt, lange perlen.

Champagner soll licht und hellfarbig, ohne einen Stich ins Gelbliche sein. Eher ist ein leichter rötlicher Schimmer erwünscht. Edle Rheingauer Weine jedoch zeigen auch als Schaumweine ein prächtiges Goldgelb.

Seltener werden Rotweine zu Schaumweinen verarbeitet. Solche Schaumweine müssen selbstverständlich ein feuriges Rot aufweisen. Durch passende Wahl läßt sich der herbe Rotweingeschmack mit der süßen und prickelnden Art des Schaumweines wohl verbinden.

Von besonderer Wichtigkeit ist natürlich der Kohlensäuregehalt. Im allgemeinen bezeichnet man nach E. List[1]) Schaumweine mit einem Kohlensäuredruck von $5^1/_2$ Atm. als Grand mousseux, von 5 Atm. als Mousseux und unter $4^1/_2$ Atm. als Crémant. Je größer der Druck, um so heftiger wird unter sonst gleichen Umständen der Kork beim Öffnen der Flasche herausgetrieben. Doch hat die Stärke des Knalls mit der Güte des Schaumweines nichts zu tun, wie der Laie häufig glaubt. Auch hier hängt von der Güte des Ausgangsmaterials alles ab.

a) Herstellung des Schaumweines nach dem Verfahren der Champagne.

Im allgemeinen werden zur Schaumweinherstellung leichte, extraktarme Weine verwandt, die sich durch ein feines, nicht aufdringliches Bukett auszeichnen. Man liebt deshalb Weine aus blauem Burgunder und seinen Verwandten, dem Ruländer, weißen Burgunder und blauen Spätburgunder. Auch die Müllerrebe, der Portugieser und die Gamayarten liefern geeignete Weine. Die roten Trauben werden meist, ohne sie vorher zu mahlen, rasch gekeltert, so daß die abfließenden Moste nur ganz schwach rosa gefärbt sind. Ein schwach rötlicher Schimmer ist weniger störend als etwa ein bräunlicher Ton gewisser weißer Landweine.

Der zuerst abfließende Most (cuvée) wird vielfach als bestes, farblosestes Gärgut von dem durch stärkeres Pressen gewonnenen Most (taille) gesondert. Der nach dem Scheitern der Trester gewonnene Most (rebéche) wird, da er stark rot gefärbt ist, gewöhnlich nicht zu Schaumwein verarbeitet, sondern dem gewöhnlichen Rotwein beigemischt. Man gewinnt aus 100 kg Trauben etwa 50 Liter cuvée.

Der Most unterliegt nun der Gärung im Faß; die Jungweine werden in der üblichen Weise ausgebaut, wobei man alle Maßnahmen (einschließlich Filtrationen und Schönungen) möglichst rasch hintereinander folgen läßt, so daß die Weine im Frühjahr und Sommer des auf die Lese folgenden Jahres vollständig flaschenreif erscheinen. Da die Weine verhältnismäßig alkoholreich, dabei aber extraktstoffarm sind, so gelingt in der Tat der beschleunigte Ausbau in der Regel. Dieser Ausbau muß vollendet sein, bevor die eigentliche Schaumweinbereitung beginnt, weil ein nachträgliches Trübwerden der Weine auf der Flasche nicht mehr behoben werden kann, sondern zu einer vollständigen Entwertung der Weine führt. Sind die Weine nunmehr ausgebaut, so beginnt der für die Schaumweinbereitung außerordentlich wichtige Verschnitt (coupage). Jeder Schaumweinbetrieb sucht jahraus, jahrein ein möglichst gleichartiges Erzeugnis, unabhängig von dem besonderen Charakter des einzelnen Jahrgangs, in den Handel zu bringen. Die entsprechende Auswahl der Weine, um dies Ziel zu erreichen, erfordert große Erfahrung und eine sehr geübte Zunge und Nase. Da heutzutage die meisten Schaumweinbetriebe vom eigentlichen Weinbau vollständig losgelöst sind, so muß der Einkäufer auch wissen, welche Art von Weinen aus einer bestimmten Gegend sich für seine Zwecke eignen. Kurz, es sind hier eine Menge von Einzelkenntnissen notwendig, die nur durch jahrelange Erfahrung gesammelt und richtig verwertet werden können. Von der gelungenen Durchführung des Verschnittes hängt ganz wesentlich die Feinheit und Reintönigkeit des fertigen Schaumweins ab. Der Verschuitt selbst erfolgt in riesigen Behältern, früher in Verschnittkufen (daher stammt die Bezeichnung eines solchen Verschnittes als cuvée), heute meist in

[1]) Ber. 8. Vers. Bayr. Chem. 1889, S. 17.

Betonbehältern, die häufig 100 bis 200 hl Wein fassen. Nach erfolgtem Verschnitt wird die Cuvée meist nochmals mit Hausenblase und Tannin geschönt und endgültig filtriert. Mit der Verwendung von Schwefel muß man während des ganzen Ausbaues sehr vorsichtig sein, weil ein Übermaß von schwefliger Säure den Eintritt der Flaschengärung verhindern könnte.

Vor der endgültigen Flaschenfüllung erhalten die Weine gewisse Zusätze, deren wichtigster in einer bestimmten Zuckermenge besteht. In früherer Zeit fehlte es hierfür an einer genauen Grundlage, so daß der Druck häufig entweder zu niedrig oder zu hoch wurde. Es hat sich herausgestellt, daß ein Kohlensäuredruck von 4 bis $5^1/_2$ Atm. am zweckentsprechendsten ist. Ein Druck von etwa 6 bis 8 Atm. verursacht schon viel Flaschenbruch. Das Verfahren von M. François[1]), mit Hilfe des Gleukoönometers den nötigen Zuckerzusatz zu bestimmen, ist veraltet und durchaus unzuverlässig. Dagegen haben Mauméné und Salleron, auf sicherer Grundlage bauend, gute Verfahren ausgearbeitet, um den nötigen Zuckerzusatz zu ermitteln.

α) Das Verfahren von Mauméné. Hierbei ist zu berücksichtigen:

1. Die Löslichkeit der Kohlensäure im Wein unter normalem Luftdruck. Eigentlich müßte für jeden Wein dieser Wert besonders bestimmt werden, da die Löslichkeit der Kohlensäure natürlich von der besonderen Zusammensetzung jedes einzelnen Weines abhängt. Für die Praxis genügt es jedoch, wenn man den Wein als ein reines Alkohol-Wassergemisch betrachtet und annimmt, daß sich die Kohlensäure in einem solchen Gemisch löse wie in der entsprechenden Menge der beiden Anteile (ohne Rücksicht auf die Kontraktion).

Nachstehende Zahlen geben an, wieviel Raumteile Kohlensäure (gemessen bei 0° und 760 mm Quecksilberdruck) bei verschiedenen Temperaturen und bei 760 mm Druck von einem Raumteil Wasser oder Alkohol gelöst werden können.

Temperatur	Wasser	Alkohol	Temperatur	Wasser	Alkohol
0°	1,7967	4,3295	11°	1,1416	3,4461
1	1,7207	4,2368	12	1,1018	3,3807
2	1,6481	4,1466	13	1,0653	3,3178
3	1,5787	4,0589	14	1,0321	3,2573
4	1,5126	3,9736	15	1,0020	3,1993
5	1,4497	3,8908	16	0,9753	3,1438
6	1,3901	3,8105	17	0,9519	3,0908
7	1,3339	3,7327	18	0,9318	3,0402
8	1,2809	3,6573	19	0,9150	2,9921
9	1,2311	3,5844	20	0,9014	2,9465
10	1,1847	3,5140			

Nach unserer Annahme würde also 1 Liter Wein, der 90 Raumteile Wasser und 10 Raumteile Alkohol enthält, bei 12° lösen:

$$\begin{array}{r} 0{,}9 \times 1{,}1018 = 0{,}992 \text{ Liter} \\ + \; 0{,}1 \times 3{,}3807 = 0{,}338 \;\;\text{„} \\ \hline 1{,}33 \text{ Liter Kohlensäure.} \end{array}$$

[1]) Babo u. Mach, Handbuch **2**, 3. Aufl., 1896, S. 547.

2. Löslichkeit der Kohlensäure unter erhöhtem Druck. Nach dem Henry-Daltonschen Gesetze sind die gelösten Gasgewichtsmengen proportional dem Drucke, unter dem das Gas bei der Lösung steht.

Löst daher 1 Liter Wein, wie oben gefunden, bei 12° und bei dem Druck von 1 Atm. 1,33 Liter Kohlensäure, so löst er bei

2 Atm. Druck:	2 . 1,33 = 2,66	Liter Kohlensäure
3 „ „	3 . 1,33 = 3,99	„ „
4 „ „	4 . 1,33 = 5,32	„ „
5 „ „	5 . 1,33 = 6,65	„ „
n „ „	n . 1,33	„ „

(gemessen bei 0° u. bei 760 mm Hg-Druck)

3. Das Gewicht eines Liters Kohlensäure. 1 Liter CO_2 wiegt bei 0° und 760 mm Hg-Druck 1,9666 g. Wollen wir daher 1 Liter Wein mit 6,65 Liter CO_2 sättigen, so entspricht das 6,65 . 1,97 = 13,1 g CO_2.

Mit Hilfe dieser Angaben sind wir imstande, zu berechnen, wieviel Zucker dem Stillweine vor der Flaschengärung zugesetzt werden muß, um einen Schaumwein von bestimmtem Druck zu erhalten.

Es soll z. B. aus einem Wein, der 10 Maßprozent Alkohol und noch 1 g vergärbaren Zucker (in 1 Liter) enthält, ein Schaumwein von 5 Atm. Druck bei 10° hergestellt werden. Wieviel Zucker ist auf 1 Liter zuzusetzen?

Die heutigen Schaumweinflaschen haben einen Rauminhalt von 760 bis 820 ccm. Wir nehmen für unsere Rechnung an, daß sie 800 ccm Wein, 15 ccm freien Raum (die sog. Kammer) und 5 ccm Stopfenraum enthalten. Nach den Angaben unter Ziffer 2 löst der Wein folgende Mengen Kohlensäure:

720 ccm	Wasser lösen	0,72 . 1,1847 = 0,853	Liter CO_2
80 „	Alkohol	0,08 . 3,5140 = 0,281	„ „
15 „	Kammer	= 0,015	„ „
		1,149	Liter CO_2

bei einem Druck von 1 Atm.

Nach Ziffer 2 also bei 5 Atm. 5 . 1,149 = 5,745 Liter CO_2. Es müssen also nach Ziffer 3 auf 800 ccm Wein 5,745 . 1,97 = 11,3 g CO_2 oder auf 1 Liter Wein $11{,}3 \cdot \frac{5}{4} = 14{,}1$ g CO_2 erzeugt werden.

Da 100 Teile Zucker 46,7 Teile Kohlensäure liefern, werden 14,1 g CO_2 von $\frac{14{,}1 \,.\, 100}{46{,}7} = 30{,}2$ g Zucker gebildet. Da der Wein schon 1 g vergärbaren Zucker enthält, so sind auf 1 Liter 30,2 — 1 = 29,2 g Zucker noch zuzusetzen.

Bei dieser Berechnung ist auf verschiedene Umstände keine Rücksicht genommen. Außer dem oben genannten wird z. B. die Tatsache vernachlässigt, daß die Löslichkeit der Kohlensäure mit steigendem Extraktgehalt des Weines abnimmt.

β) Das Verfahren von J. Salleron[1]). Um diesen Fehler zu beseitigen, schlägt Salleron vor, für jeden Wein die Löslichkeit der Kohlensäure mit Hilfe eines sogenannten Absorptiometers praktisch zu bestimmen. Der Apparat besteht im wesentlichen

[1]) Études sur le vin mousseux, deuxième édition par L. Mathieu, Paris 1895, p. 51.

in einem starkwandigen Glaszylinder, der gestattet, mittels einer Pumpe zunächst Kohlensäure unter starken Druck (bis zu 8 Atm.) zu bringen. Der Druck wird an einem Manometer abgelesen. Hierauf pumpt man in den Zylinder einen gemessenen Anteil Wein. Nach tüchtigem Schütteln des Zylinders, wobei die teilweise Absorption der Kohlensäure erfolgt, wird wiederum der Druck im Zylinder bestimmt. Je nachdem der Enddruck kleiner oder größer geworden ist, ist die Löslichkeit der Kohlensäure größer oder kleiner als 1.

Es fasse z. B. der Zylinder 1 Liter und er sei mit Kohlensäure bei 5 Atm. Druck gefüllt worden. Es werde ihm nun 0,30 Liter Wein eingepreßt. Nach dem Schütteln zeige das Manometer einen Druck von 5,12 Atm. Das freie Gasvolumen beträgt jetzt nur mehr 0,70 Liter. Das nicht gebundene Gas nimmt dann unter Normaldruck einen Raum von $0,7 \cdot 5,12 = 3,58$ Liter ein. Da der Zylinder ursprünglich 5 Liter $CO_2 = 1$ Liter bei 5 Atm. enthielt, so haben 0,3 Liter Wein $5 - 3,58 = 1,42$ Liter Gas gebunden oder 1 Liter Wein 4,73. Dies ist die Löslichkeit bei 5,12 Atm. Druck, so daß bei Normaldruck die Löslichkeit $4,73 : 5,12 = 0,924$ Liter betragen würde. J. Salleron hat für verschiedene Weine die Löslichkeit der Kohlensäure bei 10° bestimmt und dabei Werte von 0,746 bis 1,046 gefunden, experimentelle Werte, die wesentlich kleiner sind, als sie sich nach Mauménés Rechnungsverfahren ergeben.

Im allgemeinen zeigt sich, daß für 1 Liter Wein 20 bis höchstens 40 g Rohrzucker nötig ist, um den nötigen Druck von 4 bis 6 Atm. zu erzeugen.

Zur Zuckerung verwendet man möglichst reine Zuckerarten. Früher nahm man ausschließlich feinsten, aus indischem Rohrzucker hergestellten Kandiszucker. Heute gebraucht man ebensogut feinst raffinierten Rübenzucker. Die zunächst mit wenig Wein hergestellte Zuckerlösung wird, bevor sie der Cuvée zugesetzt wird, nochmals sorgfältig filtriert. Gebläuter Zucker ist peinlichst zu vermeiden.

Haben die Weine nicht von Natur aus den nötigen, hohen Alkoholgehalt, so muß er jetzt durch Zusatz von Kognak, Weindestillat oder Feinsprit erhöht werden. Im Mittel beträgt der Alkoholgehalt der Cuvée-Weine 11 Maßproz. mit Schwankungen von etwa 9 bis 12 Maßproz.

Ein sehr wichtiger Punkt ist ferner die Einleitung der zweiten Gärung. Hier verließ man sich früher ganz dem Zufall. In der Regel trat tatsächlich von selbst die Gärung ein, da der Jungwein trotz des gewaltsamen Ausbaus immer noch lebende Hefezellen enthält. Heute verfährt man wohl in allen Betrieben so, daß man mit ausgesuchten Reinhefen arbeitet. Die Hefen müssen für die Zwecke der Schaumweinbereitung besondere Eigenschaften aufweisen. Sie müssen einen hohen Alkoholgehalt nicht nur ertragen, sondern dabei auch noch lebhaft gären können. Sie müssen unempfindlich gegen einen hohen Kohlensäuredruck sein und müssen schließlich — was von besonderer Bedeutung ist — ein festes Depot bilden, d. h. sich nach vollzogener Gärung gut zu Boden setzen, ohne den Wein zu trüben, so daß sie leicht auf den Stopfen gerüttelt und entfernt werden können. Diesen Anforderungen genügen besonders die Geisenheimer Rassen Steinberg 1892 und Winningen, während „Champagne Ay“ nach mündlicher Mitteilung von K. Kroemer eine ausgesprochene Warmhefe ist.

Um ein gut absitzendes Depot zu erzielen, gibt man schließlich den Weinen von vornherein nochmals eine Schönung aus 2 g Tannin und 2,5 g Hausenblase oder Gelatine auf das Hektoliter.

Ist nunmehr der Stillwein auf den nötigen Alkoholgehalt gebracht und mit Zucker, Reinhefe und mit der Schönung versetzt worden, so muß er alsbald in Gärung geraten. Dieser Zeitpunkt wird für die Flaschenfüllung genau abgewartet.

Die dunkelgrüne Schaumweinflasche, deren Form bekannt ist, wird in den Glashütten daraufhin geprüft, einen Druck von 12 bis 20 Atm. auszuhalten. Während man früher infolge Flaschenbruches ganz ungeheuerliche Verluste (bis zu 40 Proz.) hatte, ist heute der Bruch auf 2 bis 5 Proz. herabgesetzt. Ganz läßt sich der Flaschenbruch nicht vermeiden; denn infolge des monate- und jahrelang andauernden Druckes von 4 bis 6 Atm. springt immer noch ein gewisser Anteil der Flaschen, die einen rasch vorübergehenden, viel höheren Druck gut ausgehalten haben. Vielleicht legt gerade diese starke Überlastung den Keim zum Zerspringen bei niederen Drucken.

Ebenso wichtig ist die gute Beschaffenheit der Stopfen; von ihnen hängt es ab, ob die Kohlensäure jahrelang dem Weine erhalten bleibt. Sie werden deshalb aus ausgesucht guten Eichenkorken hergestellt. Ihre Form ist walzenförmig, ihre Länge beträgt mindestens 60 mm, ihr Durchmesser für ganze Flaschen 32 bis 34 mm, für halbe Flaschen 28 bis 30 mm.

Das Abfüllen des vorbereiteten Weines aus dem Fasse in die Flaschen erfolgt durch automatische Abfüllvorrichtungen, die eine gleichzeitige Füllung von 4 bis 12 Flaschen gestatten und die ein Überlaufen der Flaschen selbsttätig verhindern. Zwischen Kork und Wein soll eine Luftkammer von etwa 15 ccm verbleiben. Nach dem Füllen müssen die Flaschen sofort verschlossen werden. Da die Korke einen bedeutend größeren Durchmesser haben als die Flaschenmündung, müssen sie durch die Verkorkmaschine sehr kräftig zusammengedrückt werden. Der Kork wird nur zur Hälfte eingetrieben, so daß der obere Teil des Korkes über die Flaschenmündung herausragt und man den Kork am Flaschenhals gut befestigen kann. Früher erfolgte die Befestigung mit Hilfe von Bindfaden, heutzutage mit Hilfe eines Bügels aus starkem Eisendraht; er wird mit Hilfe einer kleinen Preßvorrichtung quer über den Kork an der äußeren Verstärkung der Flaschenmündung aufgebracht.

Sind die Flaschen verschlossen, so werden sie liegend mit Hilfe von einfachen Latten zu Stößen, die bis 10000 Stück Flaschen enthalten, aufgesetzt. Man kann aus einem solchen Stapel jede beliebige Flasche ohne Anstand herausziehen und wieder hineinschieben. Gewöhnlich stapelt man die Flaschen zunächst in wärmeren Räumen, damit die Gärung bei etwa 15° glatt verläuft. Erst später werden sie in die kühleren Keller von 8 bis 10° gebracht. Hier bleiben die Flaschen, je nach dem Werte des Weines, 1/2 bis 3 Jahre ruhig liegen. Während dieser Zeit klärt sich der Wein vollständig, und der Hefetrub setzt sich in Gestalt eines breiten Streifens an dem unten befindlichen Längsteil der Flasche ab.

Nunmehr beginnen die Vorbereitungen, um die Hefe aus der Flasche zu entfernen. Dazu ist nötig, den Hefetrub im Flaschenhals, dicht auf dem Korken liegend, anzusammeln. Hierzu werden die Flaschen auf sogenannte Rüttelpulte gebracht. Dies sind einfache Lattengestelle, in denen ovale Öffnungen zum Einsetzen der Flaschen angebracht sind. In diese Ausschnitte werden die Flaschen mit der Mündung nach unten in einen Winkel von etwa 40° eingesetzt. Nunmehr werden die Flaschen gerüttelt. Der Arbeiter faßt die Flasche mit der einen Hand am Fuße, hebt sie ein wenig und schwingt sie einigemal um ein Geringes nach rechts und links. Bei jedem Rütteln wird die Flasche gleichzeitig etwa um ein Achtel um ihre eigene Achse gedreht, so daß nach achtmaligem Rütteln eine ganze Umdrehung erfolgt ist. Das Rütteln erfolgt entweder täglich oder auch in größeren Zwischenräumen. Während dieser Bewegungen wird die Flasche allmählich in die senkrechte Richtung gebracht, den Stopfen nach unten. Dabei sinkt der Trub langsam in Schraubenwindungen in den Flaschenhals hinab und sammelt sich zu einem Depot auf dem Korken an. Ist die Hefe schleimig, so läßt sie sich sehr schwer, mitunter überhaupt nicht auf den Stopfen rütteln. Dies ist ein schwerer Fehler, der zum Verlust der ganzen Cuvée führen kann. Man bezeichnet diesen Fehler als Maskenbildung. Zur Entfernung der Maske bringt man die Flasche in einen Apparat, in dem sie, während sie sich um ihre eigene Achse dreht, längs der ganzen Wandung mit kleinen eisernen Hämmerchen beklopft wird, um so den Niederschlag loszulösen. Trüb bleibende Flaschen werden wohl auch geöffnet und mit Gelatine und Tannin versetzt. Solche und ähnliche Zufälle zu vermeiden, ist die wichtigste Aufgabe der Schaumweinhersteller.

Ist endlich das Depot auf den Stopfen gerüttelt, so erfolgt das Degorgieren oder Enthefen. Man kühlt die Flaschen zunächst etwas ab, der Arbeiter steht vor einem etwas hochgestellten Fäßchen, in dessen Bauch auf der einen Seite eine große Öffnung ausgeschnitten ist; er hält die Flasche mit der linken Hand in die Öffnung des Fasses, entfernt den eisernen Bügel, der den Korken festhält und lockert den Korken mit der Degorgierzange. Dabei gleitet der Kork langsam aus der Flasche heraus und springt endlich samt dem auf ihm liegenden Hefetrub ganz heraus. Hierauf dreht der Arbeiter rasch und geschickt die Flasche so, daß die Mündung nach oben kommt. Der Schaum steigt aus der Flaschenmündung und spült die daran anhaftenden Trubteile vollständig heraus. Die Reinigung wird durch einen Griff des Fingers in die Flaschenmündung unterstützt. Sodann wird die Flasche mit einem Korke vorläufig verschlossen.

Neuerdings arbeitet man beim Enthefen wohl auch nach dem Verfahren von Walfard[1]). Die Flaschen werden mit der Mündung nach unten in ein Kältebad von — 20° derart eingetaucht, daß ihr Inhalt 1 bis 2 cm hoch in die Kühlflüssigkeit reicht. Dabei gefriert in kurzer Zeit im Flaschenhals ein etwa 1 cm langer Eispfropfen an den Kork an. Beim Entfernen des Korkes wird gleichzeitig dieser Eisstopfen, der den gesamten Trub enthält, mit herausgeschleudert. Das Verfahren vermehrt die Leistung eines Arbeiters und es geht weniger Wein verloren. Vor allem aber ist das Walfardsche Verfahren reinlicher als das alte.

Auf das Enthefen folgt das Versetzen mit Likör. Heutzutage ist dieser Likör meist nur eine Auflösung von Zucker in Wein. Früher stellte man ihn häufig her aus Süßwein, Kognak, Feinsprit und einer Reihe von Bukett- und Gewürzstoffen. Als solche werden auch heute noch besonders gern Holunderblüten gebraucht. Die Operation des Likörzusetzens nennt man die Dosierung. Die Menge des Zusatzes schwankt zwischen 10 und 250 ccm. Der noch nicht mit Likör versetzte Schaumwein heißt Rohwein (vin brut). Mit sehr wenig Likör (5 bis 6 Proz.) versetzt wird er sehr trocken, mit etwas mehr Likör (10 bis 12 Proz.) halbsüß und mit sehr viel Likör (mehr als 12 Proz.) süß genannt. Um den Likör zusetzen zu können, wird eine bestimmte größere oder kleinere Menge Wein aus der Flasche ausgegossen, sodann wird der Likör mit einem Meßkännchen eingefüllt. Bei dieser Handarbeit geht natürlich ziemlich viel Kohlensäure verloren. Man hat deshalb Apparate ersonnen, die alle Arbeiten des Dosierens unter Kohlensäuredruck selbsttätig ausführen. Bekannt ist der Apparat von Logu.

Nach Zusatz des Likörs wird die Flasche nötigenfalls mit Schaumwein aufgefüllt, und zwar derart, daß später zwischen Wein und Korken ein freier Raum von etwa 15 ccm bleibt. Nunmehr wird die Flasche endgültig verkorkt, wobei besonders gute Korke verwendet werden müssen. Die verkorkten Flaschen werden schließlich durch Bindfaden, Drahtschlingen oder neuerdings durch besondere Drahtkörbchen mit unterlegten Blechblättchen gesichert. Erst nach einem abermaligen, mindestens mehrere Monate dauernden Lager ist der Schaumwein trinkfertig und reif.

Verfahren, die die Flaschengärung des Schaumweines durch eine solche in größeren Gefäßen zu

[1]) H. W. Dahlen, Das Degorgieren nach dem Walfardschen Verfahren. 14. D. W. C. Neustadt a. d. Haardt 1895, S. 54.

ersetzen suchen, um dann erst den Schaumwein in die bereits mit Likör versetzten Flaschen zu füllen, sind mehrfach ausgearbeitet worden, haben sich aber in die Praxis nicht einführen können.

Analysen: J. König, Chem. Nahr- u. Genußm. **1**, 1337 (1903); L. Grünhut, Fr. **37**, 231 (1898); P. Kulisch, Z. ang. Chem. **11**, 573, 610 (1898).

b) Herstellung der Schaumweine mit Hilfe künstlich zugeführter Kohlensäure [Imprägnier-Verfahren [1])].

In der Regel dient dies Verfahren nur zur Herstellung der billigsten Schaumweine. Die Weine müssen auch hier vollständig klar und ausgebaut sein. Sie werden mit den nötigen Zusätzen, wie Alkohol, Likör, Bukettstoffen versehen und dann entweder in größeren Gefäßen oder auch sofort in den Flaschen mit Kohlensäure unter dem gewünschten Druck gesättigt. So einfach die Herstellung erscheint, so ergeben sich doch manche Schwierigkeiten, besonders die, daß die Weine beim oder nach dem Behandeln mit Kohlensäure sich wiederum trüben. Man hat versucht, diesem Fehler durch Pasteurisieren oder durch starkes Abkühlen der Weine vor der Kohlensäurebehandlung entgegenzuwirken.

Der Apparat Admirable arbeitet in der Weise, daß die dosierte Flasche luftdicht in Verbindung mit einer Hohlkugel aus Glas gebracht wird, die zum Schutz mit einem Metallmantel umgeben ist. Nunmehr wird in das System Kohlensäure bei 6 Atm. Druck eingepreßt, durch mehrmaliges Umkippen der ganzen Vorrichtung fließt der Wein in die Kugel und wieder zurück in die Flasche, so daß er in wenigen Minuten mit Kohlensäure gesättigt ist.

Beim Bartelschen Apparat werden 4 bis 16 und mehr Flaschen an eine aus einem starken Rohr gebildete Horizontalachse angeschraubt und bei 6 bis 7 Atm. Druck unter stetem Drehen um diese Achse mit Kohlensäure gesättigt. Hierzu sind etwa 20 Minuten Zeit erforderlich.

Die Apparate von N. Gressler, Halle a. d. S., der Gaszirkulationsapparat von E. Luhmann und der Apparat von Carpenè arbeiten mit größeren Behältern, in denen der Wein zunächst mit Kohlensäure gesättigt und dann erst auf die Flasche gefüllt wird. Diese Apparate bestehen der Hauptsache nach aus einem starkwandigen Metallzylinder, dessen Inneres mit Glas, Steingut, Emaille oder paraffiniertem Holz gut ausgekleidet sein muß, damit der Wein nicht mit Metall in Berührung kommt. Eine Rührvorrichtung im Innern des Behälters bewirkt ein inniges Mischen des Weines mit der unter Druck zugeführten Kohlensäure. Der Druck wird mit Hilfe eines Manometers abgelesen. Die Kohlensäure wird heutzutage wohl ganz allgemein den käuflichen Kohlensäurebomben entnommen. Besondere Öffnungen gestatten den Wein zuerst in das Mischgefäß einzuführen und dann in Flaschen abzufüllen. Der Carpenèsche Apparat arbeitet bei — 5 bis — 6° unter gewöhnlichem Druck, so daß beim Füllen auf Flaschen kein Kohlensäureverlust eintritt. Er hat den Nachteil, daß bei der starken Abkühlung die Weine sich leicht trüben.

4. Die Nachweine.

a) Die Verwertung der Nebenprodukte der Weinbereitung.

Als Nebenprodukte der Weinbereitung gewinnt man:

1. die Trester,
2. die Hefe,
3. weinsaure Salze (Weinstein und weinsaures Calcium).

Die Trester dienen zur Bereitung der Tresterweine (mit oder ohne Zuckerzusatz) und des Tresterbranntweines, sowie bei der Essigfabrikation. Aus den Kernen wird Öl gewonnen. Die vollständig ausgezogenen Trester dienen als Düngemittel oder als Brennstoff. Die ganzen Trester hat man auch als Viehfutter zu verwerten gesucht; im allgemeinen aber nicht mit zufriedenstellenden Ergebnissen.

Aus der flüssigen Hefe wird zunächst der Hefepreßwein gewonnen, sodann dient sie zur Bereitung des Hefeweines, sowie des Hefebranntweines und des Weinöls (siehe S. 214). Die getrockneten Hefen sowie die weinsauren Salze dienen zur Gewinnung der Weinsäure.

b) Herstellung der Nachweine.

α) Tresterweine ohne Zuckerzusatz (piquette). Die Weintrester werden schon seit langem zur Herstellung eines Nachweines benutzt. Besonders in Gegenden, wo noch Teilwirtschaft herrscht, stellen die Kolonnen aus den ihnen zufallenden Trestern durch Aufgießen von Wasser einen leichten, wenig haltbaren Hauswein (vino piccolo, piquette) dar. Auch in Deutschland und Österreich ist diese Art Nachwein unter dem Namen Hansel oder Lauer als Arbeitergetränk bekannt.

Je nach der Traubensorte und der Behandlung der Trauben bis nach der Kelterung sind die Trester zur Nachweingewinnung verschieden geeignet. Kleinbeerige Bukettrauben liefern bessere Nachweine als großbeerige und bukettarme. Angegorene Maischen lassen sich gut auspressen, so daß die Trester nur schlechte Nachweine liefern. Je weniger stark und je weniger oft die Maische ausgepreßt wird, um so besser werden die Nachweine. Von ausschlaggebender Bedeutung ist aber natürlich die Menge des zugesetzten Wassers. Zweckmäßig gibt man nicht mehr Wasser zu, als zur Bedeckung der Trester eben nötig ist. Die Trester-Wassermischung läßt man 2 bis 4 Tage gären, dann keltert man ab und behandelt die ablaufende Flüssig-

---

[1]) E. Luhmann, Die Schaumweinfabrikation nach dem Imprägnierverfahren. Halle a. S. 1903.

keit wie Wein. Der Haustrunk muß im jugendlichen Zustand, d. h. solange er noch Kohlensäure enthält, getrunken werden. Wegen seines niedrigen Alkohol- und Säuregehaltes verträgt er wiederholtes Abziehen und langes Aufbewahren nicht, da er zu allen möglichen Krankheiten neigt.

β) Tresterweine mit Zuckerzusatz (vins de sucre). Sehr viel besser sind natürlicherweise Tresterweine, die nicht mit Wasser allein, sondern auch mit Zucker, nötigenfalls sogar mit Säurezusatz hergestellt werden. Dieses Verfahren empfahl zuerst Petiot, ein Gutsbesitzer in Chaminy in der Burgund, weshalb diese Nachweine auch den Namen petiotisierte Weine führen.

Um gute, reintönige und hellfarbige Tresterweine zu erzeugen, darf man die Traubenmaische während des Kelterns am besten gar nicht, höchstens aber zweimal scheitern. Um sie vor dem Luftzutritt möglichst zu schützen, ist überhaupt eine längere Berührung der Trester mit der Luft sorgfältig zu vermeiden, da sonst die Tresterweine hochfarbig werden und einen unangenehmen Hülsen- oder Trestergeschmack annehmen. Außerdem wird durch den Luftzutritt, besonders bei hoher Temperatur, die Entwickelung der Essigbakterien außerordentlich begünstigt, so daß der Tresterwein von vornherein stichig oder sonstwie bakterienkrank wird. Am zweckmäßigsten geht man daher folgendermaßen vor:

Die möglichst rasch abgekelterten und möglichst wenig gescheiterten Trester werden in eine Bütte geworfen und unverzüglich mit etwa 20° warmem Wasser übergossen. Man muß mindestens so viel Wasser nehmen, daß die Trester vollständig bedeckt werden, nötigenfalls hält man die Trester mit Hilfe von Senkböden unter der Flüssigkeit. Die Gärung setzt in der Regel rasch ein, sonst muß man ihren Beginn durch Zusatz von etwas gärendem Most oder Hefe beschleunigen. Der in den Trestern vorhandene Zucker vergärt sehr rasch und ebenso schnell werden aus den Hülsen die Säuren, die Mineral- und Extraktstoffe ausgelaugt. Man kann deshalb nach 24 bis 28 Stunden die Trester abkeltern. Nunmehr erst gibt man zur Flüssigkeit die nötige Zuckermenge. Gewöhnlich stellt man die Tresterweine auf etwa 50 bis 60 g Alkohol. Den in den Trestern ursprünglich vorhandenen Zucker vernachlässigt man bei der Rechnung und nimmt an, daß 100 Tle. Zucker 50 Tle. Alkohol liefern. Es sind also, um einen Wein mit 50 g Alkohol zu erzeugen, auf 100 Liter abgekelterte Flüssigkeit 10 kg Zucker zuzusetzen. Nunmehr läßt man die gezuckerte Flüssigkeit im Fasse weiter gären und behandelt sie fernerhin wie Wein. Sehr zweckmäßig ist es, den Tresterwein mit der beim ersten Abstich der Naturweine abfallenden Hefe zu schönen, um so ein möglichst hellfarbiges Erzeugnis zu gewinnen. Man gewinnt gute Tresterweine, wenn man die Trester, die 2 bis 4 hl Most geliefert haben, mit höchstens 1 hl Wasser auslaugt. Während die weißen Tresterweine ein peinlichst sauberes und rasches Arbeiten erfordern, ist die Herstellung roter Tresterweine bei weitem bequemer. Die Rotweine werden zur üblichen Zeit abgekeltert, sodann werden die Trester mit dem nötigen Zuckerwasser übergossen und genau so wie die Naturmaischen nochmals vergoren und ebenso weiter behandelt.

Im allgemeinen schmecken die Tresterweine leer; es fehlt ihnen der eigentliche Körper des Weines. Für die feine Tafel eignen sie sich deshalb nicht, dagegen haben sie eine große Bedeutung für die Arbeiter als durstlöschendes Getränk während der mühseligen Weinbergsarbeiten.

Analysen siehe W. Fresenius u. L. Grünhut[1]).

γ) Der Hefewein. Unter dem Namen Hefewein versteht man zwei grundsätzlich verschiedene Nebenprodukte der Weinbereitung.

1. Beim Abstechen des Weines hinterbleibt ein mehr oder weniger großer Anteil trüben Weines, der sogenannte Trubwein. Häufig läßt sich von dem eigentlichen Trubwein ein dickflüssiger Hefebrei absondern. Filtriert man den Trubwein oder preßt man den Hefebrei ab, so gewinnt man eine weitere Menge klaren Weines, den man als Naturhefewein, besser wohl als Beutel- oder Hefepreßwein bezeichnet. Dieser so gewonnene Wein unterscheidet sich nach A. Amthor[2]) sowohl in seiner chemischen Zusammensetzung als auch durch seinen eigentümlichen, nicht selten kratzenden Geschmack von der Hauptmenge des Weines. Der Hefepreßwein gilt nach dem deutschen Weingesetz als Wein; er darf also anderen Weinen wieder beigemischt oder sonst in den Verkehr gebracht werden. Dies ist deshalb wichtig, weil einzelne Praktiker der Beimischung des Hefeweines eine gewisse Bedeutung für den weiteren Ausbau des Weines beilegen. Richtig dürfte indes diese Ansicht wohl kaum sein.

Analysen siehe W. J. Baragiola[3]).

2. Gewöhnlich versteht man jedoch unter Hefewein einen Nachwein, der durch Vermengen von Zuckerwasser mit dicker Weinhefe unter darauffolgender Gärung gewonnen wird. Zur Herstellung des Hefeweines verfährt man folgendermaßen:

10 bis 25 Liter dickflüssige Weinhefe übergießt man mit 100 Liter 8- bis 12proz. Zuckerlösung. Da der Hefewein dünn und leer schmeckt, wird man ihn nicht zu alkoholreich machen. Er enthält stets zu wenig Säure und der Gerbstoff fehlt ihm vollständig. Man setzt deshalb dem Hefewein gleich vor der Gärung 200 bis 300 g Wein-, Zitronen- oder Milchsäure und 10 bis 15 g Tannin zu. Verwendet man zu alte Hefe, so tritt unter Umständen überhaupt keine alkoholische Gärung ein; in solchen Fällen entwickelt sich nicht selten eine üppige Bakterienflora, die das Getränk vollständig verderben kann.

[1]) Fr. **38**, 472 (1899). — [2]) Z. ang. Ch. **3**, 27 (1890). — [3]) Schweiz. Wochenschrift f. Chem u. Pharm. **49**, 37 (1911).

Aber selbst wenn die Durchführung der Gärung gelingt, bleibt der Hefewein immer dünn und leer. Der eigentliche Weincharakter fehlt ihm vollständig, so daß er stets geringwertiger ist als Tresterwein. Hieraus erklärt sich, daß er heutzutage nur noch selten hergestellt wird.

5. Obst-, Beeren- und andere Weine.

Unter Wein im allgemeinen versteht man ein aus dem Safte von süßen Früchten oder anderen zuckerhaltigen Pflanzenteilen bereitetes Getränk von mäßigem Alkoholgehalt (etwa 30 bis 150 g), das seinen Alkoholgehalt entweder der Vergärung des im Safte vorhandenen oder teilweise zugesetzten Zuckers oder teilweise der Zugabe von Alkohol verdankt. Sein Wesen wird maßgebend von dem Ausgangsstoff, dann aber durch die bis zu seiner Fertigstellung eintretenden biologischen und chemischen Vorgänge (Gärungserscheinungen) und die Behandlungsmaßnahmen physikalischer und chemischer Art (Kellerbehandlung) bedingt. Spricht man schlechtweg von Wein, so denkt man zunächst an Traubenwein; sonst benennt man den Wein nach der Ausgangspflanze. Vereinzelt hat man sogar Getränke, die nicht aus zucker-, sondern aus stärkehaltigen Ausgangsstoffen hergestellt werden, als Wein bezeichnet. So werden die Malz-[1]) und die Maltonweine [2]) teilweise mit Zusatz von Säuren und Zucker, unter Säuerung mit Milchsäurebakterien aus verzuckerten und dann vergorenen Malzauszügen bereitet. Die Malzweine, deren Herstellung in Deutschland [3]) jetzt verboten ist, ähneln den billigsten kleinen Landweinen, während die Maltonweine ausgesprochene Süßweinart aufweisen. Auf den japanischen Sake [Reiswein [4])] sei nur hingewiesen, da er mit Wein nur wenig Ähnlichkeit hat.

Zur Weinbereitung werden Äpfel, Birnen, Johannis-, Stachel- und Heidelbeeren, seltener Kirschen, Pflaumen, Erd-, Him-, Brombeeren, Ebereschen-, Fliederbeeren [5]) usw. verwendet. Rhabarberstiele liefern mit Zuckerwasser vergoren die beliebten Rhabarberweine [6]), die man zweckmäßig mit kohlensaurem Kalk von Oxalsäure befreit. In südlichen Ländern werden vereinzelt Orangen [7]), Feigen [8]), Tamarinden [9]) und andere Früchte zu Wein verarbeitet. Die süßen Säfte der Palme [10]) und Agave liefern Palmwein und Pulque.

---

[1]) P. Kulisch, Z. U. N. **26**, 705 (1913). — [2]) F. Sauer, Z. f. Spiritusind. **20**, 156 (1897); W. Möslinger, F. B. **3**, 313 (1896); E. List, Ch. Z. **21**, I, 4 (1897); Schiller-Tietz, F. B. **4**, 354 (1897); Neue Wege d. Gärkunde u. a. Maltonweine, Samml. gemeinverständl. wiss. Vortr. 1898, 12. Serie, Heft 287/288. — [3]) Bundesratsverordnung vom 21. Mai 1914. — [4]) C. Wehmer in Lafar, Handbuch **5**, 245 (1914). — [5]) G. Maue, Gewinnung usf. von Fliederbeerwein i. d. Prov. Schleswig-Holstein. Z. U. N. **30**, 231 (1915). — [6]) R. Otto, L. J. **24**, 273 (1895); Bot. Centralbl. **86**, 343 (1901); Ref. C. Agric. **31**, 199 (1902). — [7]) C. Mestre, Journ. pharm. et chim. [5] **24**, 290 (1891); C. 1891, II, 897. — [8]) N. Passerini, Ref. C. Agric. **23**, 202 (1894). — [9]) Z. österr. Apoth. Ver. **43**, 797, 821 (1905); C. 1905, II, 1042. — [10]) D. Martelli, Ref. Z. U. N. **3**, 200 (1900); Ch. Z. **23**, Rep. 177 (1899).

a) Äpfel- und Birnenweine.

Lehrbücher.

Barth, M.-von der Heide, C.: Die Obstweinbereitung, Stuttgart 1920

Böttner, J.: Die Obstweinbereitung, Frankfurt a. d. O. 1914.

Cluss, A.: Apfelweinbereitung, Stuttgart 1901.

Krause, A.: Apfelweinbereitung, Berlin 1894.

Löschnig, J.: Die Obstweinbereitung. Wien-Leipzig 1911.

Meissner, R.: Die Obstweinbereitung, Stuttgart 1919.

dal Piaz, A.: Die Obstweinbereitung, Wien-Leipzig 1894.

Warcollier, G.: Pomologie et Cidrerie, Paris 1909.

Ztschr. f. d. ges. Obstverwertung, Leipzig.

Schrifttum.

Allen, H.: Zur Kenntnis der Chemie des Äpfelweins. Analyst. **17**, 183 (1902); Ref. Z. U. N. **5**, 1176 (1902).

Alwood, W. B., Davidson, R. F. und Moncure, W. A. P.: Die chemische Zusammensetzung von Äpfeln usf. U. S. Dept. Agr. Bur. Chem. Bull. **88**, 46.

Baragiola, W. J.: Die Säure der Obstweine. L. J. Schweiz **30**, 441 (1916); Äpfelweine. Z. U. N. **36**, 225 (1918); Chemische Zusammensetzung des Scheidmostes. L. J. Schweiz **31**, 303 (1917).

Becker, H.: Der Säureabbau in Obst- und Beerenweinen. Z. öffentl. Chem. **18**, 325 (1912); Untersuchung über den Säurerückgang in Apfelweinen des Jahrganges 1912. Z. öffentl. Chem. **20**, 141 (1914).

Behrend, J.: Beiträge zur Chemie des Obstweins und des Obstes. Stuttgart 1892.

Brioux, Ch.: Die Zusammensetzung der Äpfel- und reinen Äpfelweine der unteren Seine im Jahre 1911 [Ann. falsific. **6**, 32 (1913)] und im Jahre 1912 [Ann. falsific. **6**, 664 (1913)].

Farsky, Fr.: Zusammensetzung von Obstweinen aus Holzäpfeln. C. Agric. **17**, 850 (1888); C. 1889, I, 119, 405.

Formanek, H. und Laxa, O.: Beitrag zur Kenntnis der Obst- und Beerenweine. Z. U. N. **2**, 401 (1899).

Fortner, P: Über Cider. Z. öffentl. Chem. **12**, 222 (1906).

Hofman-Bang, O.: Schwedische Beeren- und Obstweinsorten. Z. U N. **21**, 700 (1911).

Hotter, E.: Beiträge zur Obstweinbereitung. Z. L. V. Ö. **5**, 333 (1902); Die chemische Zusammensetzung steierischer Obstfrüchte. Z. L. V. Ö. **9**, 747 (1906); Über den Einfluß von verschiedenen Weinhefen auf die Vergärung des Apfelmostes. J. B. betr. Obstverwertg. Steiermark 1894, J. B. Agric **37**, 573 (1894); Untersuchung steierischer Obstsorten, Obstmoste, Äpfelweine und verschiedener Beerenweine. J. B. pomolog. Versuchsst. Obstbauvereins Mittelsteiermark **1** bis **4** (1892 bis 1896). J. B. Agric. **38**, 523 (1894); **39**, 601 (1895). Über die Bedeutung reingezüchteter Weinhefen für die Äpfelweinbereitung. J. B. pomol. Versuchsst. Obstbauvereins Mittelsteiermark **2** (1894); J. B. Agric. **37**, 573 (1894); **38**, 523 (1895).

Kayper, E.: Über Cider. Ch. Z. **30**, II, 1147 (1906).

Kelhofer, W.: Die Verteilung von Zucker, Säure und Gerbstoff in den Birnen. B. Wädenswil 1895/97, S. 68; Einfluß der Luft bei der Mostbereitung. Ebenda 1894 bis 1895, S. 101; 1897, S. 64; Beobachtungen und Vervollkommnungen in der Obstweinklärung. Ebenda 1893/94, S. 81.

Kulisch, P.: Zusammensetzung der Apfel- und Birnenweine, L. J. **19**, 83 (1890); Beiträge zur Kenntnis der chemischen Zusammensetzung der Äpfel und Birnen usf. L. J. **21**, 427 (1892); Über den Einfluß des Nachreifens der Äpfel auf die Zusammensetzung der Moste usf. B. Geisenheim 1899/1900, S. 111; Herstellung von Obstwein nach dem Diffusionsverfahren. L. J. **23**, 623 (1894).

Müller-Thurgau, H.: Über den Einfluß der schwefligen Säure auf Entwicklung und Haltbarkeit der Obstweine. C. Bakt. II, **17**, 11 (1907); Vergärung von Mosten aus ungenügend reifem Obst. L. J. Schweiz **19**, 25 (1905); **31**, 44 (1917); **34**, 1 (1920).

Müller-Thurgau, H. und Osterwalder, A.: Die Bedeutung der Zitronensäure für die Konservierung der säurearmen Obstweine. L. J. Schweiz **29**, 48 (1915).

Reichardt, E.: Johannisbeerwein und Obstwein. Z. Nahrungsm. Unters. u. Hyg. **5**, 21 (1891); C. **62**, I, 645 (1891).

Saillard, E.: Die Herstellung des Apfelweins und seine Verzuckerung (in Frankreich). Z. Zuckerind. **42**, 448 (1905).

Seiler, F.: Über die Zusammensetzung von 1910er Obstweinen aus der Trierer Gegend. Z. U. N. **27**, 243 (1914).

Truelle, S.: Folgen der vorzeitigen Ernte der Früchte usf. Journ. d'Agric. prat. 1910, II, S. 816; Der Einfluß des Alters der Apfelbäume auf die Zusammensetzung ihrer Früchte. Journ. d'Agric. prat. 1910, II, S. 346.

Warcollier, G.: Über die Herstellung von süßem Apfelwein. C. r. **140**, 1711 (1905); Z. U. N. **12**, 492 (1906).

Willeke, H. und Schellens, W.: Zur Kenntnis und Beurteilung der Obst- und Beerenweine, besonders des Äpfelweines. Z. U. N. **26**, 188 (1913)

Wohak, F.: Analysen von vier Proben vergorenem Steinweichselsaft. Z. L. V. Ö. **15**, 449 (1912).

Äpfel- und Birnenweine spielen in manchen Gegenden eine nicht unwichtige Rolle. So wird an der Mosel, in der Umgebung von Frankfurt, in Württemberg und Baden sehr viel Äpfelwein getrunken. Auch in der Schweiz, wo zugleich große Mengen Birnenwein gewonnen werden, in Österreich und in Nordfrankreich, wo die Rebe nicht mehr gut gedeiht, wird viel Äpfelwein erzeugt. Die Äpfel- und Birnensäfte weisen im großen Durchschnitt geringere Säure- und Zuckergehalte auf als die Traubenmoste; immerhin entstehen daraus durch Gärung noch Getränke, die sich bei sorgsamster Pflege eine beschränkte Zeit — etwa 1 bis 2 Jahre — aufbewahren lassen.

Die in den Äpfeln und Birnen vorkommende Säure ist fast ausschließlich Äpfelsäure; es fehlt also die für die Traubenweine charakteristische Weinsäure, und auch die in vielen Beeren vorkommende Zitronensäure ist nur spärlich vorhanden. Aus dem Fehlen der stark dissoziierten Weinsäure ergibt sich ohne weiteres, daß bei gleichem Säuregehalt eines Trauben- und Obstweines der Traubenwein stets einen größeren Säuregrad aufweisen muß, d. h. saurer schmecken muß als der Obstwein. Die fast ausschließliche Anwesenheit der Äpfelsäure erklärt auch den Umstand, daß die Obstweine in ganz außerordentlicher Weise dem Säurerückgang unterliegen. Bei dem meist niederen Säuregehalt und Säuregrad dieser Weine, insbesondere der Birnenweine, ist diese Säureabnahme meist als fehlerhaft zu bezeichnen, so daß ihr mit allen Mitteln entgegengearbeitet werden muß, wie H. Müller-Thurgaus [1]) wichtige Untersuchungen gelehrt haben.

Über die chemische Zusammensetzung verschiedener Obstsorten s. Muspratt, Enzyklopädisches Handbuch der technischen Chemie [2]), und J. König, Nahrungs- und Genußmittel [3]).

[1]) C. Bakt. II, **17**, 11 (1906). — [2]) Bd. VI, S. 199 ff. (1898). — [3]) Bd. I, S. 820 ff. (1903); Bd. II, S. 947 ff. (1904).

Zur Weinbereitung eignen sich erfahrungsgemäß nicht alle Äpfelsorten. Die Sommeräpfel sind meist zu zucker- und säurearm. Sehr geeignet sind die Herbstäpfel, während die Winteräpfel erster Güte gewinnbringender als Tafelobst verwendet werden. Man verwendet am besten säuerliche, zuckerreiche und gerbstoffhaltige, möglichst reife Früchte, wie Reinetten, Parmänen, Borsdorfer, Matäpfel, Triersche Weinäpfel und viele andere. Zu säure- und gerbstoffarmen Äpfeln setzt man etwa 5 Proz. tanninreiche Speierlinge (Früchte von Sorbus domestica), Holzäpfel, Zieräpfel (Früchte von Pirus baccata) oder etwa 1 Proz. Schlehen hinzu. Sommeräpfel sollen nicht ganz baumreif verarbeitet werden. Winteräpfel läßt man zu großen Haufen angehäuft in 8 bis 14 Tagen rasch ausreifen [sogenannter Schwitzprozeß [1])], um die noch vorhandene Stärke vollständig in Zucker überzuführen. Von den Birnen eignen sich besonders die säurereichen Sorten zur Weinbereitung, nicht dagegen die Tafelbirnen. Empfehlenswert sind der Wildling von Einsiedel, Schneiderbirne, Mostbirne, Metzer Bratbirne, Teilersbirne und viele andere. Bei Säuremangel empfiehlt sich gleich von vornherein ein entsprechender Zusatz von Wein-, Zitronen- oder Milchsäure.

Schmutziges Obst, insbesondere Fallobst muß vorher gewaschen, faules Obst ausgelesen werden. Sehr wichtig ist die Art der Zerkleinerung des Obstes vor dem Keltern. Die höchste Saftausbeute erhält man aus Mahlgut, das recht gleichmäßig, aber nicht allzu fein zerkleinert worden ist. Es soll mehr zerrissen oder zerquetscht, als zu Brei gemahlen und zerrieben werden. Weiches Obst darf man nicht so stark zerreißen als hartes; mürbes, teigiges Obst läßt sich überhaupt kaum verarbeiten. Sehr empfehlenswert sind die Mühlen der Firma Mayfarth-Frankfurt a. Main, bei denen das Obst zwischen verstellbaren Steinwalzen zerquetscht wird. Durch die Mühlen nach dem Hohenheimer System wird das Obst durch zwei zentrisch arbeitende Schieber gegen eine sich schnell drehende, gezähnte Walze gedrückt und in sehr kleine Teile zerrissen.

Das Mahlgut, Troß genannt, wird zweckmäßig sofort gekeltert; je säureärmer der Troß ist, um so gefährlicher ist ein längeres Stehenlassen; er wird zu leicht von Bakterien verdorben. Das Keltern gestaltet sich beim Obst viel schwieriger als bei den Trauben. Es muß ein- bis zweimal wiederholt werden, häufig setzt man nach der ersten Kelterung etwa 10 Proz. Wasser zu und läßt den Troß nochmals durch die Mühle gehen, um die Saftausbeute zu erhöhen (der wässerige Auszug wird Ansteller oder Glör genannt). 100 kg Äpfel oder Birnen liefern etwa 65 Liter Most erster Pressung.

Die Berechnung des Zuckerzusatzes zum Zwecke der Verbesserung erfolgt nach denselben Grundsätzen, wie bei der Traubenweinverbesserung. Da

[1]) R. Otto, Das Schwitzenlassen der Äpfel. L. V. St. **56**, 427 (1902).

gute Obstweine etwa 5 bis 6 g Alkohol enthalten, so stellt man das Mostgewicht gewöhnlich auf etwa 55° Öchsle ein.

Obstweine, die ohne jeden Wasser- und Zuckerzusatz gewonnen worden sind, haben Anspruch auf die Bezeichnung „naturreine Obstweine". Sind mäßige Wassermengen, höchstens etwa 10 bis 20 Proz. als Ansteller verwendet worden unter entsprechendem Zuckerzusatz, so darf das Erzeugnis immerhin noch als „Obstwein" schlechtweg bezeichnet werden. In manchen Gegenden ist es üblich, größere Wassermengen (30 bis 100 Proz.) beizumischen; solche Getränke, meist noch mit Zucker- und Säurezusatz hergestellt, dienen dann als Haus- und Leutetrunk und führen den Namen „Obstmost", wie dies besonders in Württemberg üblich ist.

In der Gärführung und Kellerbehandlung ergeben sich bei den Obstweinen keine neuen Gesichtspunkte; alle Maßregeln, die beim Traubenweine sich bewährt haben, können auch auf die Obstweine übertragen werden. Hervorgehoben sei, daß bei der Obstweingewinnung sich die Verwendung passend ausgewählter Reinhefen besonders empfiehlt. Ihr Zusatz muß, wenn er irgendwelchen Nutzen stiften soll, entweder sofort nach dem Mahlen oder spätestens nach der Kelterung erfolgen. Für Birnenmoste insbesondere hat man geeignete Hefen in solchen Rassen aufgefunden, die den Säuregehalt des Gärgutes eher etwas vermehren als vermindern. Eine immer noch unerklärte Eigenschaft der Obstsäfte ist, viel langsamer und träger zu vergären als Traubensäfte[1]). Beachtet muß ferner werden, daß infolge ihres verhältnismäßig geringen Gehaltes an Alkohol nnd Säure die Obstweine sehr viel leichter Fehlern und Krankheiten ausgesetzt sind als Traubenweine. Häufig werden besonders die Äpfelweine überhaupt nicht von der Hefe abgezogen, sondern unmittelbar auf der Hefe liegend abgezapft und getrunken. Durch dieses Verfahren wird zweifellos die erfrischende Kohlensäure dem Weine vollständig erhalten, andererseits liegt die Gefahr recht nahe, daß die Hefe allmählich der Fäulnis anheimfällt und den Wein vollständig verdirbt. Das Verfahren mag sich also in Fällen, in denen der Wein recht bald getrunken wird, bewähren, ist aber im allgemeinen doch nicht empfehlenswert, besonders da man durch künstliche Zufuhr von Kohlensäure einem solchen Mangel leicht abhelfen kann.

b) Beeren- und Steinobstweine.

Zu Beerenweinen werden insbesondere verarbeitet Johannis-, Stachel-, Heidelbeeren und Kirschen, seltener Erd-, Him- und Brombeeren, Pflaumen usw. Die Säfte dieser Früchte zeichnen sich meist aus durch einen übermäßig großen Säuregehalt und einen verhältnismäßig niedrigen Zuckergehalt, so daß sie, um genußfähige und haltbare Getränke zu liefern, grundsätzlich mit großen Wasser- und gleichzeitig mit großen Zuckermengen verbessert werden müssen. Der Wasserzusatz beträgt auf 1 Liter Saft mindestens $^1/_4$ Liter, höchstens aber $2^1/_2$ bis 3 Liter. Für seine Größe ist entscheidend maßgebend der ursprüngliche Säuregehalt des frisch gekelterten Saftes. Man stellt Tischweine auf einen Säuregehalt von etwa 6 bis 8 Prom., Dessertwein auf einen solchen von etwa 10 bis 12 Prom. ein. Aus dem ursprünglichen Säuregehalt des Saftes $= a$ Prom. und dem gewünschten Säuregehalt des Weines $= b$ Prom. läßt sich dann der Verdünnungsgrad berechnen, d. h. auf 1 Liter Saft ist $x = (a - b) : b$ Liter Wasser zuzusetzen. Da während der Gärung und des Ausbaues des Weines Säuren teils neu gebildet, teils verzehrt werden, so stimmt der gewünschte Säuregehalt mit dem tatsächlich ermittelten nicht genau überein. Immerhin ist diese Art, den Verdünnungsgrad zu ermitteln, den formelartigen Vorschriften, die auf die wechselnde Beschaffenheit des Urstoffes überhaupt keine Rücksicht nehmen, weit vorzuziehen.

Tischwein zuckert man auf 70 bis 90° Öchsle, je nach Art des Weines und je nach eigenem Wunsch. Dessertwein stellt man auf etwa 90 bis 110° Öchsle und süßt erst nach beendeter Gärung nach Wunsch mit Zucker nach, wozu sich erfahrungsgemäß der Invertzucker sehr gut eignet. Diese Art der Nachsüßung hat vor dem Verfahren, die ganze Zuckermenge auf einmal vor der Vergärung zuzusetzen, den großen Vorteil, daß die Gärung in dem zuckerärmeren Saft sehr viel rascher und vollständiger verläuft, so daß man ein Steckenbleiben der Gärung oder Trübbleiben und Krankwerden der Weine nicht zu befürchten hat.

1. Johannisbeeren: Sowohl weiße als rote Johannisbeeren eignen sich zur Weinbereitung, schwarze hingegen werden wegen des zu ausgeprägten Fruchtgeschmackes besser nicht für sich allein, sondern im Gemisch mit roten verarbeitet (auf 100 kg rote 3 bis 10 kg schwarze Beeren). Man stellt aus Johannisbeeren sowohl ausgezeichnete Tischweine als auch ebensolche Dessertweine her. Infolge des großen Säuregehaltes (häufig über 30 Prom.) erfordern die Johannisbeersäfte eine außerordentlich starke Verdünnung. Man vermeide deshalb, allzu unreife, d. h. noch sehr säurereiche Früchte zu verwenden.

2. Stachelbeeren: Sie werden besonders in England vielfach zu Wein verarbeitet. Man zieht zur Weinbereitung die grün-, weiß- und gelbfrüchtigen Sorten vor. Meist zeigen die Stachelbeerweine einen wenig angenehmen, sogenannten Grasgeschmack, der durch allzu unreife Beeren hervorgerufen werden soll. Wegen dieses Geschmackes eignen sich Stachelbeeren nicht zur Herstellung von Tischwein; zu empfehlen ist dagegen die Bereitung schwerer, süßer Likörweine, weil der hohe Zuckergehalt den Grasgeschmack ziemlich deckt.

3. Heidelbeeren: Sie sollen nicht überreif sein, man verarbeitet sie so rasch als möglich, um ein

[1]) Vgl. aber dazu auch H. Müller-Thurgau, B. Wädenswil 1899/1902, S. 86; 1903/04, S. 25.

Anleitung zur Herstellung von Obst- und Beerenweinen.

Fruchtsäfte	Mischungsverhältnis: auf 1 Liter gekelterten Saft ist Wasser zuzusetzen			Mischungsverhältnis: auf 1 Liter Mischung ist Zucker zuzusetzen	Die Mischung soll zeigen		Zu vergären mit der Reinheferasse	Bemerkung (die Menge der Zusätze bezieht sich auf 1 Liter Mischung)
	mindestens Liter	im Durchschnitt Liter	höchstens Liter	Gramm	Öchsle-Grade	Promille Säure		
Rote Johannisbeeren:								
1. Tischwein	1	$1^{3}/_{4}$	$2^{1}/_{2}$	120—160	70—90	6—8	Steinberg, Pisport, Winningen	Zur Schaumweinbereitung geeignet
2. Dessertwein (herb)	1	$1^{1}/_{2}$	2	160—200	90—110	8—12	Laureiro, Steinberg	Nach beendeter Gärung mit 20—60 g Invertzucker nachsüßen [8])
3. „ (süß)	1	$1^{1}/_{2}$	2	160—200	90—110	8—12		
Weiße Johannisbeeren:								
1. Tischwein	1	$1^{1}/_{4}$	$1^{1}/_{2}$	120—160	70—100	8—10	Steinbg., Winningen	Zur Schaumweinbereitung geeignet
2. Dessertwein (herb)	$^{3}/_{4}$	1	$1^{1}/_{4}$	160—200	90—110	10—12	Laureiro, Steinberg	Nach beendeter Gärung mit 20—60 g Invertzucker nachzusüßen [8])
3. „ (süß)	$^{3}/_{4}$	1	$1^{1}/_{4}$	160—200	90—110	10—12		
Schwarze Johannisbeeren [1]):								
Dessertwein (süß)	2	$2^{1}/_{2}$	3	160—200	90—110	10—12	Laureiro, Steinberg	Siehe Fußnote 1. Nach der Gärung: mit 20—60 g Invertzucker nachsüßen [8])
Stachelbeeren [2]):								
Dessertwein (süß)	$^{1}/_{2}$	$^{3}/_{4}$	1	160—200	90—110	10—12	Laureiro	Nach beendeter Gärung mit 20—60 g Invertzucker nachzusüßen [8])
Him-, Erd- und Brombeeren [3]):								
1. Likörwein (herb)	unverdünnt	$^{1}/_{4}$	$^{1}/_{2}$	160—200	90—110	10—12	Laureiro	Nach beendeter Gärung mit 20—60 g Invertzucker nachzusüßen [8])
2. „ (süß)		$^{1}/_{8}$	$^{1}/_{4}$	160—200	90—110	10—12		
Heidelbeeren [4]):								
1. Tischwein (herb)	$^{1}/_{4}$	$^{3}/_{8}$	$^{1}/_{2}$	120—160	80—100	8	Bordeaux	Reinhefe und 0,2—0,4 g Ammonphosphat auf 1 Ltr. Gärgut unbedingt erforderlich [7])
2. „ (mild)	$^{1}/_{2}$	$^{5}/_{8}$	$^{3}/_{4}$	120—160	80—100	8		
Weichsel- und Sauerkirschen [5]):								
Likörwein (mild)	$^{1}/_{4}$	$^{1}/_{2}$	$^{3}/_{4}$	120—160	80—110	10—12	Steinberg	Nach der Vergärung mit 20—60 g Invertzucker nachzusüßen [8])
Birnen [6]):	häufig Säurezusatz nötig							
Tischwein	in der Regel ohne Wasserzusatz (höchstens $^{1}/_{10}$ Liter als Ansteller)			in der Regel ohne Zuckerzusatz [9])	40—70 im Mittel 55	5—6	Steinbg., Winningen, Zeltingen, Schloß Vollrads, Bingen, Scharlachberg	Vor der Gärung zuzusetzen: bei fehlendem Gerbstoff: bis 0,2 g Tannin; bei fehlender Säure: bis 3 g Wein-, Zitronen- oder Milchsäure
Äpfel [6]):								
Tischwein	in der Regel ohne Wasserzusatz (höchstens $^{1}/_{5}$ Liter als Ansteller)			in der Regel ohne Zuckerzusatz [9])	40—70 im Mittel 55	5—7	Mit denselben wie Birnenmost	Zur Schaumweinbereitung geeignet

[1]) Zweckmäßig nicht für sich, sondern mit roten gemischt zu vergären (auf 10 kg rote 0,3 bis 1 kg schwarze). — [2]) Zu Tischwein wegen leicht eintretenden Mäuselgeschmacks nicht geeignet; zu herbem Dessertwein nicht geeignet wegen krautartigen Geschmacks. — [3]) Zu Tischwein nicht geeignet. — [4]) Zu schwerem Likörwein nicht geeignet. — [5]) Zu Tischwein nicht geeignet. — [6]) Zu Likörwein nicht geeignet. — [7]) Nach Bedarf ist milder Tischwein mit 20—60 oder noch mehr Gramm Invertzucker nachzusüßen. — [8]) Nach Bedarf mit noch mehr. — [9]) Bei Wasserzusatz auf 55° Ö. zu zuckern.

Schimmlig- und Stichigwerden zu vermeiden. Die Säfte vergären nur auf Zusatz von Stickstoffverbindungen glatt und rasch; deshalb wird auf jeden Fall vor der Gärung auf 100 Liter Gärgut 20 bis 40 g Ammoniumchlorid, -sulfat, -phosphat oder -carbonat[1]) zugegeben. Man stellt aus ihnen vorzügliche herbe und milde Tischweine her; zu Dessertweinen eignen sie sich weniger.

4. Kirschen: Zur Weinbereitung eignen sich besonders die Sauerkirschen, die einen vorzüglichen schweren Süßwein von portweinähnlicher Art liefern. Den Vorzug verdienen die säurereichen, etwas bitteren Sorten von dunkler Farbe.

5. Brom-, Him- und Erdbeeren finden meist eine sehr geeignete Verwendung als Marmelade, Gelee oder Saft; doch kann man auch sehr eigenartige Weine mit großem Duft aus ihnen herstellen. Zweckmäßiger verwendet man sie jedoch zur Verbesserung des Johannisbeerweines, indem man auf 100 Liter Johannisbeersaft 5 kg zerquetschte (nicht gekelterte) Brom-, Him- oder Erdbeeren zusetzt.

6. Rhabarber: 12 kg nicht zerkleinerte Rhabarberstiele werden mit 12 Liter Wasser und 3 kg Zucker 4 bis 6 Tage angegoren, dann trennt man die Flüssigkeit von den Stielen und läßt im Faß zu Ende gären (siehe auch S. 183).

Eine übersichtliche Zusammenstellung [2]) geeigneter Vorschriften für Fruchtweine hat auf S. 186 Platz gefunden.

Analysen: J. König, Nahr.- und Genußm. **1** 1375—1405 (1903).

Über die chemische Zusammensetzung der Obst- und Beerensäfte und den daraus entstandenen Weinen ist man noch recht wenig unterrichtet. Während sich Rohrzucker in Trauben nicht vorfindet (doch siehe S. 63), enthalten andere Früchte meist nicht unbedeutende Mengen Rohrzucker[3]), so besonders Äpfel und Birnen; in beiden läßt sich auch Stärke[4]) nachweisen. Über die Säuren ist nicht viel bekannt. Man weiß, daß in keinem der Säfte die für die Traube charakteristische Weinsäure verkommt[5]). Dagegen findet sich in allen die l-Äpfelsäure[6]). In Äpfeln und Birnen kommt fast nur diese Säure vor, während sie in den übrigen Früchten gemischt mit Zitronensäure vorliegt. Infolge des Äpfel- und Zitronensäuregehaltes können alle Fruchtweine dem biologischen Säurerückgang unterliegen, der aber hier — im Gegensatz zu deutschen Traubenweinen —, insbesondere bei Äpfel- und Birnenweinen, als fehlerhaft bezeichnet werden

[1]) R. Otto, L. J. **27**, 261 (1898). — [2]) M. Barth-C. von der Heide, Obstweinbereitung, Stuttgart 1920, S. 36. — [3]) H. Buignet, C. r. **51**, 894 (1860); Ann. chim. phys. [3] **61**, 823; P. Kulisch, L. J. **19**, 110 (1890); **21**, 427 (1892); P. Behrend, Beiträge zur Chemie des Obstweines und des Obstes, Stuttgart 1892, S. 82; E. Hotter, Z. L. V. Ö **5**, 333 (1902). — [4]) K. Portele, Z. L. V. Ö. **1**, 241 (1898). — [5]) Vgl. jedoch K. Windisch, Beiträge zur Chemie der Obstarten. Z. U. N. **8**, 347 (1904). — [6]) W. J. Baragiola, L. J. Schweiz **30**, 441 (1916).

muß[1]). Ob die Obstweine tatsächlich wenig oder keine Bernsteinsäure enthalten, wie H. Becker[2]) angibt, erscheint nach W. J. Baragiola noch zweifelhaft. Dagegen enthalten fast allgemein Obst- und Beerenweine größere Mengen flüchtiger Säure als Traubenweine, was teils als Folge schlechter Gärführung und mangelhafter Kellerbehandlung, teils aber auch, besonders bei Birnenweinen, auf die Säurearmut des Gärgutes zurückzuführen ist.

Über die Gerbstoffe der Birnen hat insbesondere W. Kelhofer[3]) wichtige Untersuchungen angestellt. In der Schweiz dient der Most vorzeitig geernteter Birnen (sogenannter Scheidemost[4]) infolge seines großen Gerbstoffgehaltes als einfaches und bequemes Klärungsmittel der später normalerweise gewonnenen Birnenweine.

VIII. Die Chemie des Weines.

1. Das Wasser.

Der Wassergehalt der Moste schwankt bei Mostgewichten von 30 bis 120° Ö. zwischen 95 und 82 Proz. In vollständig vergorenen Weinen ist der Wassergehalt um ein Geringes größer, weil einerseits Extraktstoffe während der Gärung unlöslich werden und ausfallen, und weil die Hälfte des Zuckers als Kohlensäure aus dem Wein entweicht. Durch die entweichende Kohlensäure verringert sich das absolute Gewicht des gärenden Mostes ganz erheblich, aber andererseits verringert sich auch das spezifische Gewicht, da an Stelle des schweren Zuckers der leichte Alkohol tritt.

Nimmt man an, daß die Extraktstoffe dieselbe Raumvermehrung bewirken wie Rohrzucker (was allerdings nicht genau zutrifft), daß die Alkoholausbeute 45 Proz. vom Zucker beträgt, und daß rund 1 Proz. Nichtzucker während der Gärung unlöslich wird, so läßt sich folgende Tafel berechnen:

Most		Wein		Zunahme des Wassergehaltes
Mostgewicht °Ö.	Wassergehalt Proz.	Alkoholgehalt Maßproz.	Wassergehalt Proz.	Proz.
30	95,5	2,5	96,3	0,8
80	88,0	9,0	89,2	1,2
120	82,0	14,1	83,5	1,5

Tatsächlich gewinnt man aus 1 hl Most auch 100 Liter Wein; in der Kellerwirtschaft muß man allerdings mit einem Verlust von 10 Proz. rechnen, der hauptsächlich beim ersten Abstich eintritt infolge der Beseitigung des Gelägers.

Wird den Weinen Alkohol oder Zucker zugesetzt, wie dies bei vielen Süßweinen geschieht, so kann der Wassergehalt stark vermindert werden.

[1]) W. Seifert, Vergärung der Zitronensäure als Ursache einer Erkrankung des Johannisbeerweines. Z. L. V. Ö. **6**, 838 (1903). — [2]) Z. öffentl. Chem. **18**, 325 (1912); **20**, 141 (1914). — [3]) L. J. Schweiz **22**, 343 (1908). — [4]) W. J. Baragiola und J. Kléber, Die chemische Zusammensetzung des Scheidmostes. Ebenda **31**, 303 (1917).

2. Das Extrakt.

Unter Gesamtextrakt des Mostes oder Weines versteht man die Gesamtmenge der Stoffe, die beim Erhitzen auf 100° unverflüchtigt zurückbleibt. Vom Moste verdampft hierbei nur das Wasser; beim Weine hingegen entweichen außer Wasser und Alkohol nicht nur einige andere, in geringen Mengen vorhandene, niedrig siedende Stoffe, wie z. B. Aldehyd, schweflige Säure, sondern auch höher siedende Stoffe, wie Essigsäure, Milchsäure und Glycerin. Außerdem vollziehen sich während des Abdampfens und Trocknens des Extraktes noch gewisse Reaktionen, auf die C. von der Heide und E. Schwenk[1]) aufmerksam gemacht haben. Man kommt deshalb von der direkten Extraktbestimmung mehr und mehr ab und begnügt sich sowohl bei vollständig vergorenen als auch bei den mehr oder weniger zuckerreichen Süßweinen mit der indirekten Extraktbestimmung. Diese beruht darauf, den Wein zu entgeisten und in dem auf das ursprüngliche Maß aufgefüllten Rückstand das spezifische Gewicht zu bestimmen. Die hierzu gehörige Extraktmenge wird dann einer Extrakttafel entnommen.

Unter Extrakt schlechthin versteht man das zuckerfreie Extrakt. Da es sich gezeigt hat, daß fast in jedem Weine annähernd 1 g Stoffe vorkommen, die, ohne gärungsfähig zu sein, analytisch als Hexosen mitbestimmt werden, verfährt man praktisch so, daß man vom Gesamtextrakt nur die 1 g übersteigende Zuckermenge abzieht.

Bisher hat man außerdem noch die sogenannten neutralen Extraktreste unterschieden, und zwar

1. Extrakt, abzüglich der 1 g übersteigenden Zuckermenge und der gesamten freien Säure (berechnet als Weinsäure).
2. Extrakt, abzüglich der 1 g übersteigenden Zuckermenge und der nicht flüchtigen Säure (berechnet als Weinsäure).

Für diese beiden Werte haben C. von der Heide und W. J. Baragiola[2]) nachgewiesen, daß sie jeder theoretischen Berechtigung entbehren.

L. Grünhut[3]) unterscheidet auch noch einen „totalen Extraktrest“, indem er von dem zuckerfreien Extrakt nicht nur die nicht flüchtigen Säuren, sondern auch noch das Glycerin und die Asche abzieht.

Bezeichnet man in Grammen ausgedrückt mit

E das Gesamtextrakt (auf direktem Wege ermittelt),
z die Gesamtmenge der Fehlings Lösung reduzierenden Stoffe (berechnet als Invertzucker),
t die gesamte titrierbare Säure, berechnet als Weinsäure,
f die flüchtige Säure, berechnet als Essigsäure,
g die Menge des Glycerins,
a die Menge der Asche,

so galten bisher folgende Beziehungen:

1. das zuckerfreie Extrakt . . . . $e = E - z + 1$
2. der neutrale Extraktrest I . . . $e_1 = e - t$
3. „ „ „ II . . . $e_2 = e - t + 1{,}25 f$
4. „ totale „ . . . $e_3 = e_2 - g - a$

Will man zu theoretisch einwandfreien Werten kommen, so müßte man die gesamten Säuren (nicht nur die freien, sondern auch die gebundenen Säuren), sowie die Mineralstoffe (nicht die Asche, sondern Asche abzüglich des Carbonatrestes und des Oxydsauerstoffs) bei diesen Formeln in Rechnung stellen.

Der Gesamtextrakt des Mostes ist bedeutend höher als der des Weines, weil ja die große Menge des Mostzuckers vollständig vergoren ist. Daß dafür einige neue Stoffe im Wein auftreten, wie Glycerin und Bernsteinsäure, vermag an dem Schlußergebnis nur wenig zu ändern.

Auch wenn man nur die Extraktstoffe nach Abzug des Zuckers vergleicht, so ergibt sich, daß ein Teil des im Moste vorhandenen Nichtzuckers verschwunden ist. So entzieht die Hefe dem Moste Stickstoffverbindungen und Mineralstoffe, um sie zum Aufbau ihres Zelleibes zu verwenden. Durch den entstandenen Alkohol werden andere Mostbestandteile unlöslich und scheiden sich aus. Dies betrifft besonders den Weinstein, so daß auch die Säuren und Mineralstoffe abnehmen.

Nach J. Behrens[1]) ist es nicht unwahrscheinlich, daß stickstoffreiche Moste verhältnismäßig extraktärmere Weine liefern.

Aber auch die unbekannten Extraktstoffe nehmen nicht unbeträchtlich ab. Wodurch hier die Abnahme bewirkt wird, ist nicht sicher bekannt. Während des Ausbaues der Weine tritt eine weitere Abnahme ein; insbesondere durch die Äpfelmilchsäuregärung, da an Stelle von 1 g Äpfelsäure theoretisch nur 0,67 g, in Wahrheit wahrscheinlich noch etwas weniger Milchsäure tritt. Hierdurch wird der Säuregrad des Weines vermindert, so daß infolgedessen häufig nochmals eine weitere Weinsteinausfällung eintreten kann. Ob die anderweitige Extraktstoffabnahme auf chemische Oxydation gewisser Weinbestandteile oder auf die Tätigkeit lebender Organismen zurückzuführen ist, bleibt zunächst unklar.

Die regelmäßigen Schönungen vermögen vielleicht auch dazu beizutragen, sowohl gewisse, schon unlöslich gewordene Trubstoffe als auch noch gelöste Stoffe, wie Gerbstoff, dem Weine zu entziehen.

An neuen Extraktstoffen werden während der Gärung von der Hefe neu gebildet hauptsächlich Glycerin und Bernsteinsäure. Ob durch den sogenannten Schwund der Weine während des Faßlagers der Extraktgehalt sich vermehren kann, ist sehr fraglich.

[1]) Fr. **51**, 429—466 (1912). — [2]) L. J. **39**, 1026 (1910). — [3]) Chem. d. Weines 1897, S. 123.

[1]) B. Augustenberg 1902, S. 40; Weinlaube **35**, 412 (1912).

Sicher wird der Extraktgehalt oder, genauer gesagt, der Mineralstoffgehalt, bei jedem Einbrennen um ein Geringes vermehrt, weil die zugeführte schweflige Säure zum Teil sehr rasch in Schwefelsäure übergeht. Auch durch Schönungen mit festen Schönungsmitteln, die meist in größerer Menge verwandt werden und nicht selten im Wein lösliche Stoffe enthalten, kann der Aschengehalt etwas steigen. Auch dadurch vermag vielleicht manchmal der Extraktgehalt zuzunehmen, daß der Wein einen Teil des Weinsteins, der in alten Fässern oft in dicken Krusten die Faßwandung auskleidet, in Lösung bringt (s. nebenstehende Tafel).

Wie das zuckerfreie Extrakt beim Werden des Weines sich ändert, darüber geben Untersuchungen von L. Medikus[1]) und K. Windisch[2]) Aufschluß. Hierbei ist aber zu beachten, daß in den Weinen das zuckerfreie Extrakt direkt ermittelt wird, während in den Mosten das Gesamtextrakt mit Hilfe des spezifischen Gewichtes aus einer Extrakttafel entnommen wird. Hiervon wird der Zuckergehalt abgezogen. Diese beiden Bestimmungsverfahren schließen nicht unerhebliche Fehler ein, so daß ein Vergleich kaum zulässig ist. Dazu kommt noch, daß man beim Wein auf indirektem Wege wohl meist einen etwas höheren Extraktgehalt findet als auf direktem[3]).

Um aus den Mostgewichten, d. h. aus dem spezifischen Gewicht der Moste den Gehalt an Zucker und Nichtzucker zu ermitteln, sind viele Untersuchungen angestellt worden. So beruht die Eichung der Klosterneuburger Mostwage[4]) auf der Annahme, daß ein Most von 20 Proz. Extraktgehalt 17 Proz. Zucker und 3 Proz. Nichtzucker enthalte.

W. Pillitz[5]) empfahl als Subtrahend die Zahl 4,3, B. Haas[6]) die Zahl 4,2 für Moste von etwa 10 bis 25 Proz. Zuckergehalt. Haas gibt auch noch einige andere Forscher an, die sich mit derselben Frage beschäftigten. Sie fanden als Nichtzucker im Moste 3,80 bis 4,41 Proz. M. Barth[7]) hat aus den Analysen deutscher Moste aus dem Jahre 1886 bis 1891 folgende Übersicht gewonnen, indem er die Trauben in folgende drei Klassen einteilt.

1. Klasse	2. Klasse	3. Klasse
Gutedel	Sylvaner	Riesling
Ortlieber	Ruländer	—
Elbling	Traminer	—
Portugieser	St. Laurent	—
Trollinger	Burgunder	—
und ähnliche	und ähnliche	—

[1]) Fr. (Deutsche Weinstatistik) **32** (1893) bis **43** (1904). — [2]) Werden des Weines 1906, Tafeln. — [3]) C. von der Heide und E. Schwenk, Fr. **51**, 461 (1912). — [4]) Weinlaube **1**, 227 (1869); **7**, 349 (1875). — [5]) Fr. **15**, 255 (1876); **16**, 48 (1877). — [6]) Weinlaube **10**, 180 (1878). — [7]) Weinb. u. Weinh. **10**, 254 (1892); Fr. **31**, 145 (1892).

1898er Schalksberg bei Würzburg [Bürgerspital[1])].

	Zeit der Untersuchung	Spezif. Gewicht	Alkohol g	Extrakt g	Zucker g	Titrierbare Säure g	Weinsäure g	Flüchtige Säure g	Milchsäure g	Glycerin g	Asche g	Alkalität der Asche ccm-n	P_2O_5 g	SO_3 g	Stickstoff g
Most	12. Nov. 1898	1,0702	—	40,0	137,6	9,8	3,6	—	—	—	5,02	40,0	0,549	—	—
1. Abstich	26. Jan. 1899	0,9988	66,9	25,7	1,2	5,4	1,80	0,67	—	6,7	2,65	23,0	0,309	0,206	—
2. Abstich	27. April 1899	0,9983	67,9	25,3	0,8	5,5	1,61	0,60	—	6,9	2,60	20,0	0,300	0,22	—
3. Abstich	25. Okt. 1899	0,9983	64,8	24,7	<1	5,6	1,57	0,61	—	6,7	2,49	19,5	0,364	0,277	—

1901er Gutenberg (Winkel im Rheingau) Riesling[2]).

	Zeit der Untersuchung	Spezif. Gewicht	Alkohol g	Extrakt g	Zucker g	Titrierbare Säure g	Weinsäure g	Flüchtige Säure g	Milchsäure g	Glycerin g	Asche g	Alkalität der Asche ccm-n	P_2O_5 g	SO_3 g	Stickstoff g
Most	—	1,0740	4,2	32,2	163,0	11,1	4,93	0,34	0,42	—	2,43	—	—	0,13	0,68
1. Abstich	—	0,9977	76,6	26,5	0,4	9,1	4,09	0,90	1,07	7,2	1,83	—	—	0,17	0,42
2. Abstich	—	0,9972	75,0	25,4	0,6	7,3	2,40	1,02	1,84	—	1,79	—	—	—	0,40
3. Abstich	—	0,9974	73,1	23,9	0,6	7,3	2,14	0,94	0,91	7,5	1,71	—	—	—	0,43

[1]) Fr. **39**, 780, 781 (1900). — [2]) K. Windisch, Werden des Weines 1906, Tafel A, Nr. 10.

Die Moste dieser drei Klassen zeigen folgende Menge an Extraktstoffen:

Klasse	Mostgewicht °Ö.	Nichtzucker g	Neutrale Stoffe g
1	50—80	20—22	7—12
	80—90	22—27	12—17
2	60—85	25—30	15—22
	85—110	30—35	22—30
3	70—85	30—35	20—27
	85—110	35—40	27—35

Für praktische Zwecke wird in Deutschland gewöhnlich so verfahren, daß man das Mostgewicht, ausgedrückt in ° Ö., durch 4 teilt und von dem erhaltenen Quotienten 2 bis 4, im Mittel 3 abzieht, um annäherungsweise den Zuckergehalt zu erfahren. Nach W. Kelhofer[1]) scheint in der Schweiz der Zuckergehalt annähernd ermittelt zu werden durch einfache Teilung des Mostgewichtes durch 5.

Der Extraktgehalt deutscher Weißweine unterliegt gewissen Schwankungen, die von der Traubensorte, dem Boden, insbesondere von der Jahreswitterung, dem Reifezustand der Trauben und von der Mostbehandlung abhängen. Im allgemeinen kann man als Mittelwert etwa 22 g angeben, doch kommen einerseits auch Weine mit kaum 16 g, andererseits mit mehr als 30 g Extrakt vor.

Die deutschen Ausleseweine haben meist einen höheren Extraktgehalt, der bis zu 60 g steigen kann. So habe ich selbst in einer hochfeinen Rauenthaler Auslese der preußischen Domäne vom Jahre 1904 59,5 g zuckerfreies Extrakt festgestellt. K. Windisch[2]) gibt für einen 1901er Dürkheimer (Pfalz) 52,9 g Extrakt an. A. Halenke und O. Krug[3]) fanden in einem 1908er Gewürztraminer, Ruppertsberger Reiterpfad 57,6 g Extrakt.

Bei ausländischen Südweinen liegt im allgemeinen der Extraktgehalt zwischen 30 und 40 g.

Deutsche Rotweine haben im allgemeinen einen etwas höheren Extraktgehalt, doch hängt hier außerordentlich viel von der Traubensorte ab. So liefern Burgundertrauben Weine mit etwa 30 g Extrakt, während Portugieser- und Trollinger-Weine im Extraktgehalt Weißweinen gleichen.

Auch die Weine anderer Gebiete scheinen sich nicht wesentlich von den deutschen zu unterscheiden. Die große Mehrzahl aller Weine hat einen Extraktgehalt von 20 bis 30 g; daneben kommen sowohl Weine mit abnorm niedrigen als auch mit sehr hohen Extraktgehalten vor.

So geben A. Bornträger und G. Paris[4]) von zwei süditalienischen Weinen (einem nicht süßen Rot- und einem süßen Weißwein) ein zuckerfreies Extrakt von 60,1 und 74,3 g an, während der Extraktgehalt von 99 anderen am selben Orte angeführten Weinen zwischen 15 und 45 g schwankte und im Mittel 22,3 g betrug, also ganz normal war.

[1]) Weinb. u. Weinh. **15**, 327 (1897). — [2]) Werden des Weines 1906, Tabellen Nr. 30. — [3]) Arb. Ges. Amt. **42**, 132 (1912), Wein Nr. 11. — [4]) V. Ch. N. **12**, 253 (1897), Wein Nr. 36 u. 54.

3. Die Kohlenhydrate.

a) Die Zuckerarten.

In gewöhnlichen Weinen vergären die aus dem Most stammenden Hexosen in der Regel bis zum ersten Abstich fast vollständig. Geringe Mengen Zucker von 2 bis 4 g, die sich auch nach dem ersten Abstich manchmal noch vorfinden, pflegen während des Ausbaues der Weine im ersten Jahre zu verschwinden. Der Kellerwirt muß mit allen Mitteln danach streben, diese letzten Zuckerreste zu beseitigen, weil er sonst seine Weine der steten Gefahr aussetzt, daß sie schließlich doch noch in Gärung geraten und wieder hefetrüb werden. Hierdurch würde aber die ganze, auf den Ausbau der Weine verwandte Zeit und Mühe verloren sein. Auch Bakterien finden in Weinen, die geringe Zuckermengen enthalten, einen sehr geeigneten Nährboden zur Entwickelung vor.

Wenn die chemische Analyse trotzdem fast in jedem Weine geringe Mengen (etwa bis zu 1 g) Fehlings Lösung reduzierende Stoffe nachweist, so sind diese nicht als Hexosen anzusprechen, da sie sich z. B. nicht durch Hefe vergären lassen. Daß hier Pentosen vorliegen, ist durch anderweitige Untersuchungen festgestellt. (Vgl. S. 65 u. 192.)

Große Mengen von Zucker finden sich in Auslese- und Süßweinen. Wenn solche Weine nicht mehr in Gärung geraten, so liegt das an folgenden Umständen: Die Hefe erzeugt unter den günstigsten Umständen höchstens 140 g Alkohol; dies entspricht etwa 300 g vergorenem Zucker. Bis zu diesen Gehalten an Zucker ist die Alkoholbildung der vorhandenen Zuckermenge proportional. Steigt nun die Zuckerkonzentration weiter, so wirkt der Zucker gärungshemmend, so daß die Hefe bei weiter steigender Zuckerkonzentration immer weniger Alkohol zu bilden imstande ist. In 60 bis 70 proz. Zuckerlösung entsteht überhaupt kein Alkohol mehr. Dabei hängt die Menge des gebildeten Alkohols auch noch derart von der Hefeaussaat ab, daß bei größerer Hefeaussaat stets etwas mehr Alkohol erzeugt wird, als bei geringer Aussaat. Außerdem bildet die Hefe bei hohen Zuckerkonzentrationen eine verhältnismäßig große Menge flüchtiger Säure, wie C. von der Heide[1]) gezeigt hat. Die hohe Zuckerkonzentration und die auch sonst ungeeignete Zusammensetzung der Auslesemoste (Mangel an assimilierbarem Stickstoff?, Abscheidung von Giftstoffen durch den Edelfäulepilz?) bewirken, im Verein mit den spärlich vorhandenen Hefen, daß die Gärung frühzeitig aufhört oder sich jahrelang hinzieht. Der Kellerwirt erzwingt hier häufig das Ende der Gärung dadurch, daß er die Weine häufig absticht und sehr stark ein-

[1]) B. Geisenheim 1911, S. 188 ff.

schwefelt, d. h. die sich immer wieder bildende Hefe entfernt, oder sie durch schweflige Säure an der Gärung zu hindern versucht.

Oft mißlingt dies Vorgehen, da sich die Hefe allmählich auch an hohe Gaben von schwefliger Säure gewöhnt, so daß die Gärung manchmal sogar nach der Flaschenfüllung in unerwünschter Weise wieder einsetzt.

Viel zweckmäßiger erscheint von diesem Gesichtspunkt aus die Bereitung der Süßweine. So werden die Mistellen in der Weise bereitet, daß man den frisch abgekelterten Most oder die gemahlene rote Maische unverzüglich mit so viel (mindestens 14 Gewichtsproz.) Alkohol versetzt, daß der Eintritt der Hefegärung mit Sicherheit verhindert wird.

Andere Süßweine werden hergestellt, indem man die Gärung beginnen läßt, sie dann aber zu einem beliebigen Zeitpunkt durch entsprechenden Alkoholzusatz plötzlich zum Stillstand bringt. Der noch vorhandene oder später zugesetzte Zucker bleibt dann unverändert dem Weine erhalten. Da die Glukose schneller vergärt, als die Fruktose, so glaubte man, aus dem Verhältnis der vorhandenen Fruktose und Glukose Schlüsse ziehen zu können, ob und inwieweit eine Gärung bei Süßweinen eingetreten sei. Da aber in reifen Trauben häufig schon ein Überschuß an Fruktose vorhanden ist, ist diese Art der Beweisführung unsicher und trügerisch.

In den Süßweinen waltet im allgemeinen die Fruktose vor, besonders dann, wenn sie durch direkte Vergärung eines sehr zuckerreichen Mostes oder durch Alkoholzusatz zu einem gewöhnlichen, gärenden Moste entstanden sind. M. Barth[1]) fand in solchen Weinen 1,2 bis 6,4 mal soviel Fruktose als Glukose. Diejenigen Weine hingegen, die nach beendeter Gärung mit Most oder Rosinenauszug nachgesüßt worden sind, werden im allgemeinen einen so großen Überschuß an Fruktose nicht zeigen, wie J. König[2]) bewies.

Auf die unvergärbaren rechts drehenden Stoffe, die A. Bornträger[3]), W. Fresenius[4]), M. Barth[5]), aufgefunden haben, sowie auf den von L. Grünhut[6]) beobachteten schwer vergärbaren linksdrehenden Stoff, sei wenigstens hingewiesen. Über ihre Natur ist nichts Näheres bekannt.

Da der Zuckerrest in Jungweinen vorwiegend aus Fruktose besteht, drehen sie die Ebene des polarisierten Lichtes um einen entsprechenden Betrag nach links. Fertig vergorene Weine drehen im 200-mm-Rohr die Ebene um — 0,3 bis + 0,3° nach Wild, wobei sie in vielen Fällen den Wert 0 zeigen. Nach L. Grünhut[7]) ist diese geringe Drehung zum Teil auf die Gegenwart von Weinsäure, andernteils auf die mehrerer Kohlenhydrate zurückzuführen, die zu den normalen Weinbestandteilen gehören. Die über diese Kohlenhydrate ausgesprochenen Ansichten von A. Béchamp[1]), L. Pasteur[2]), G. Chancel[3]), G. Nivière u. A. Hubert[4]), Jay[5]) sind wohl veraltet und können übergangen werden.

Im Hefepreßwein fanden J. Herz[6]) und C. Amthor[7]) einen gummiartigen Stoff, der mit Fehlings Lösung einen hellblauen, käsigen Niederschlag gab und vielleicht mit dem Hefegummi von E. Salkowski[8]) identisch sein dürfte.

Wird dem Moste oder Wein Rohrzucker zugesetzt, so wird er invertiert. Je nach Umständen verläuft die Inversion bald rascher, bald langsamer. Am schnellsten vollzieht sie sich im gärenden Moste, weil hier die frische Hefe mit Hilfe der von ihr reichlich gebildeten Invertase die Aufspaltung in wenigen Tagen zu bewirken vermag. Nach H. Müller-Thurgau[9]) findet sich in eben von der Hefe getrennten Jungweinen noch reichlich Invertase, allmählich scheint sie aber zerstört zu werden, so daß sie in ausgebauten Weinen nicht mehr vorkommt. Hier übernimmt die im Weine stets vorhandene Säure die Aufgabe, den Rohrzucker zu spalten. Allerdings vollzieht sich hier dieser Vorgang bedeutend langsamer, so daß er auch nach Monaten noch nicht ganz beendet ist. So fand B. Haas[10]), als er einen 1872er Rotgipfler mit Rohrzucker versetzte (60 g Rohrzucker auf 240 g Wein), folgende Drehungen im 100 mm Rohr:

Tag des Zusatzes:			
28. Mai	1877	Drehung	+ 14,2°
5. Juni	1877	„	+ 12,6°
12. „	1877	„	+ 11,4°
30. „	1877	„	+ 7,6°
12. Juli	1877	„	+ 6,2°
14. Januar	1878	„	— 3,3°
11. Februar	1879	„	— 4,4°

Als am 11. Februar 1879 mit Salzsäure bei 70° invertiert wurde, ergab sich eine Drehung von — 4,84. Im Verlauf von 20 Monaten war also nicht aller Rohrzucker invertiert worden. Auch nach Th. Omeis[11]) geht der Rohrzucker beim Lagern der Weine in Invertzucker über.

Um Rohrzucker im Weine nachzuweisen, empfahl J. Rothenfusser[12]), den Wein nach geeigneter Vorbehandlung in salzsaurer Lösung mit Diphenylamin zu erwärmen, wobei eintretende Blaufärbung Rohrzuckeranwesenheit anzeigen sollte. F. Schaffer und E. Philippe[13]) zeigten bald darauf, indem sie sich dabei auf eine Arbeit von W. Alberda van Ekenstein und J. J. Blanksma[14]) stützen konnten, daß auch im Wein die Diphenylaminreaktion nicht

[1]) F. B. **3**, 2! (1896). — [2]) J. König u. W. Karsch, Fr. **34**, 1 (1895); J. König, Ch. Z. **19**, 999 (1895). — [3]) Z. ang. Ch. **5**, 207 (1892). — [4]) Fr. **36**, 122 (1897). [5]) F. B. **3**, 31 (1896). — [6]) Chemie des Weines. Stuttgart 1897, S. 179. — [7]) Ebenda, S. 147.

[1]) Ann. d. Önol. **6**, 372 (1877); C. r. **80**, 967 (1875). — [2]) Études sur le vin. Paris, 2. éd. 1878, p. 293. — [3]) B. **8**, 982 (1875). — [4]) C. r. **121**, 360 (1895). — [5]) Önol. J. B. **3**, 131 (1880). — [6]) Rep. anal. Chem. **5**, 209 (1885). — [7]) Z. ang. Ch. **3**, 27 (1890). — [8]) B. **27**, 499, 925 (1894); Vgl. auch O. Löw u. C. v. Nägeli, Ann. **193**, 340 (1878); Fr. Hessenbach, Z. Zuckerind. **42**, 761 (1892) — [9]) L J. **14**, 812 (1885). — [10]) Weinlaube **11**, 146 (1879). — [11]) Mitt. pharm. Inst. Erlangen, 2. Heft, S. 242 (1889); C. 1889, II, 587. — [12]) Z. U. N. **18**, 135 (1909); **19**, 261 (1910). — [13]) Mitt. Leb. Hyg. **1**, 303 (1910). — [14]) B. **43**, 2355 (1910).

durch Rohrzucker, sondern durch ω-Oxymethylfurfurol hervorgerufen werde. Dieser Stoff bildet sich leicht aus Fruktose, schwerer aus Glukose; er muß daher auch aus Invert- und Rohrzucker leicht entstehen. Ob er sich im Wein, der nach Rothenfusser reagiert, schon vorgebildet findet, oder erst bei Ausführung der Reaktion durch die Einwirkung der Säure auf Hexosen sich bildet, ist noch unsicher. Jedenfalls ist das Rothenfussersche Verfahren nach F. Schaffer[1]), sowie nach C. Neufeld[2]) und C. von der Heide[3]) für den gedachten Zweck unbrauchbar.

Bald darauf hat S. Rothenfusser[4]) sein Verfahren so verbessert, daß er nunmehr in Mosten, die nicht erhitzt worden sind, und in trockenen Weinen mit Sicherheit Rohrzucker nachweisen kann, während in Süßweinen die Probe versagt. Dieses neue Verfahren ist einer Nachprüfung noch nicht unterzogen worden.

b) Die Pentosen.

Völlig vergorene Weine, die also weder Glukose noch Fruktose mehr enthalten, reduzieren gewöhnlich immer noch Fehlings Lösung. Ihr Reduktionsvermögen entspricht etwa einer 1 promill. Invertzuckerlösung. Behandelt man die Weine mit Säure, wie bei der Inversion zur Rohrzuckerbestimmung, so nimmt dieses Reduktionsvermögen[5]) noch um ein Geringes weiter zu. Erst J. Weiwers[6]) gelang der sichere Nachweis, daß es sich hier um gärungsunfähige Pentosen handelt; er fand in 131 von ihm untersuchten Weinen 0,252 bis 1,199 g l-Arabinose. Im Mittel fand er in deutschen und luxemburgischen Weinen etwa 0,5 bis 0,8 g Arabinose; niedrige Gehalte wiesen meist Rosinenweine auf

In der Trockensubstanz	Arabinose = A Proz.	Rhamnose = R Proz.	Verhältnis A:R
frischer Trauben	2,24	1,39	1,6
von Rosinen	2,75	1,50	1,8
des Saftes frischer Trauben	0,89	2,23	0,4
des Rosinenauszuges	0,85	1,97	0,4
des mit Alkohol von Pektin befreiten Saftes frischer Trauben	0,81	1,94	0,4
des mit Alkohol von Pektin befreiten Rosinenauszuges	0,72	1,93	0,4
des ausgefällten Pektins aus frischem Traubensaft	0,08	0,29	0,4
des ausgefällten Pektins aus Rosinenauszug	0,13	0,04	3,3
von Hülsen und Kernen frischer Trauben	9,61	2,00	0,5
von Hülsen und Kernen von Rosinenauszug	10,01	1,04	10,0
in den Kämmen frischer Trauben	?	?	6,0

(ein Rosinen-Süßwein allerdings besaß den oben erwähnten Höchstwert). Weiwers fand auch Spuren von d-Arabinose und Xylose, während er Methylpentosen nicht nachweisen konnte. Später gelang es Th. von Fellenberg[1]), in allen Bestandteilen der Traube sowohl Pentosen als Methylpentosen nachzuweisen. Er fand in den Hülsen, Kernen und Kämmen mehr Pentosen als Methylpentosen, im Traubensaft dagegen umgekehrt mehr Methylpentosen. Frische Trauben und Rosinen zeigten keinen wesentlichen Unterschied (s. vorstehende Tafel).

Bald darauf zeigten F. Schaffer und E. Arbenz[2]), daß im Wein auch Methylpentosen vorkommen, die sie der Kürze halber als Rhamnose bezeichnen, daß aber die Pentosen in Naturweinen stark überwiegen. Das Verhältnis A:R ist in Trester- und in Rosinenweinen sehr viel kleiner als in Naturweinen. Für die erstgenannten Weine war die Zahl A:R wesentlich unter 2, während sie für Naturweine mehr betrug. Außer den Pentosen und Methylpentosen sollen sich im Weine auch noch Pentosane und Methylpentosane finden. Sie wollen gefunden haben:

	Arabinose g	Rhamnose g	A:R =
15 Weißweinen	0,57—0,94	0,17—0,30	2,5—4,8
13 Rotweinen	0,51—1,26	0,15—0,26	2,6—5,5
10 Trester- u. Rosinen-Weinen	0,04—0,48	0,05—0,36	0,3—1,8

R. Haid[3]) zog aus seinen Versuchen den Schluß, daß Naturweine ursprünglich kein Furfurol enthalten, sondern daß dies erst aus einer im Wein noch nicht nachgewiesenen Pentose, die aber nicht l-Arabinose sein kann, bei zunehmender Konzentration durch Einwirkung der Säuren des Weines nach und nach gebildet wird. Ebenso haben V. Pasquero und Cavagnari[4]), sowie V. Pasquero und A. Cappa[5]) gezeigt, daß man bei der Destillation von Wein nach vorausgegangener Neutralisation kein Furfurol enthält. Diese Befunde widersprechen der älteren etwas unsicheren Angabe von K. Förster[6]), nach dem sich auch in Weinen Furfurol finden soll.

Nach den Untersuchungen von Th. von Fellenberg[7]) über die Pektinstoffe darf man wohl vermuten, daß die in den Weinen aufgefundenen Pentosen und Methylpentosen Spaltungsstücke des Pektins sind. Es ist aber nicht ausgeschlossen, daß noch eine andere Quelle für diese Zuckerart im Weine vorhanden ist[8]).

[1]) Mitt. Leb. Hyg. **1**, 294 (1910). — [2]) Ebenda. — [3]) Ebenda; B. Geisenheim 1911, S. 204. — [4]) Z. U. N. **24**, 93 (1912). — [5]) L. Medikus, Grenzwerte entsprechend 0,01 bis 0,4 promill. Invertzucker, Ch. Z. **13**, I, 763 (1889); P. Kulisch, Werte entsprechend 0,2 bis 0,3 promill. Invertzucker, Z. ang. Ch. **10**, 206 (1897). — [6]) Dissertation Aachen 1906.

[1]) Mitt. Leb. Hyg. **3**, 213 (1912). — [2]) Ebenda **5**, 161 (1914). — [3]) Zeitschr. Gärungsphysiologie **2**, 107 (1912); B. Klosterneuburg 1911, S. 105. — [4]) Atti d. soc. Lig. d. scienze naturali **20**; C. 1912 I, 857. — [5]) Gazz. chim. ital. **41**, II, 349 (1911). — [6]) B. **15**, 324 (1882). — [7]) Mitt. Leb. Hyg. **5**, 172, 225 (1914); Vgl. S. 64. — [8]) Ebenda **3**, 223 (1912).

4. Die Säuren des Weines.

a) Allgemeines.

Die organischen Säuren des Weines stammen entweder aus der Traube, oder sie entstehen bei Gärungsvorgängen. Schließlich können sie auch absichtlich zugesetzt worden sein, entweder durch erlaubte Maßregeln einer anerkannten Kellerbehandlung oder durch betrügerische Fälschungen.

1. Aus der Traube stammen folgende Säuren: Weinsäure, Äpfelsäure, Gerbsäure (s. S. 71), Zitronensäure?
2. Bei Gärungen entstehen, und zwar
   a) bei der alkoholischen Gärung: Bernsteinsäure (s. S. 125), Essigsäure (s. S. 129), Kohlensäure (s. S. 117), Zitronensäure?
   b) bei der Äpfelmilchsäuregärung: Milchsäure, Kohlensäure,
   c) durch fehlerhafte Bakteriengärung: Essigsäure, Propionsäure (höhere Fettsäuren?) (s. S. 131), Milchsäure (s. S. 134).
3. Zum künstlichen Zusatz (in Deutschland verboten) werden folgende Säuren benutzt:
   Weinsäure, Zitronensäure, Milchsäure?

Vereinzelt ist auch Oxalsäure als Fälschungsmittel benutzt und aufgefunden worden.

b) Die Weinsäure.

Über Entstehung der Weinsäure in der Beere und Vorkommen im Moste siehe S. 67.

Je nach dem Reifegrad der Trauben schwankt der Weinsäuregehalt in den Mosten in ziemlich starkem Maße. So sind Mengen von 1 bis 8 g Weinsäure festgestellt worden. Nicht selten ist der Most nach P. Kulisch[1]) so reich an Weinsäure und Kalium, daß schon vor der Gärung aus der übersättigten Lösung Weinstein in beträchtlichen Mengen sich ausscheidet. In der Regel aber fällt erst nach der Hauptgärung ein beträchtlicher Anteil der Weinsäure aus, teils an Kalium gebunden als Weinstein, teils an Calcium gebunden als sekundäres Calciumtartrat. Diese Salze mischen sich dem Hefegeläger bei und werden mit ihm beim ersten Abstich entfernt. Die Hefen südlicher Weinbauländer sind so reich an Tartraten, daß ihre technische Verarbeitung auf Weinsäure möglich ist. In deutschen Hefen ist der Gehalt an Weinsäure für diesen Zweck gewöhnlich zu niedrig.

Nach K. Windisch[2]) findet die stärkste Weinsäureabnahme statt in der Zeit zwischen dem Ende der Hauptgärung und dem ersten Abstich. Aus zwei Gründen ist jetzt die Löslichkeit der Tartrate herabgesetzt. Einmal ist nach der Gärung der Alkoholgehalt bedeutend gestiegen, und zweitens sinkt die hohe Temperatur, die der Wein während der Gärung angenommen hat, allmählich auf die niedrige Kellertemperatur herab. Daß auch später noch Weinstein ausfallen kann, dürfte vielleicht mit dem Vermögen des Weinsteins zusammenhängen, sehr leicht übersättigte Lösungen zu bilden. Ferner trägt die sehr oft stattfindende Äpfelmilchsäuregärung dazu bei, den Säuregrad des Weines herabzusetzen; da aber in weniger saueren Flüssigkeiten der Weinstein weniger löslich ist, so muß jetzt nochmals Weinstein ausfallen. Tatsache ist jedenfalls, daß der Weinsteingehalt während des weiteren Ausbaues manchmal unverändert bleibt, ebenso oft aber auch, zum Teil sogar noch auf der Flasche, durch Weinsteinausfall abnimmt. Den Säureverlust, den die Weine durch Weinsteinausfall erleiden können, schätzen P. Kulisch und K. Windisch[1]) auf 2 bis 3 Prom., ja in sehr sauren Gewächsen sogar auf 4 Prom. titrierbare Säure (1 g Weinstein = 0,4 g Säure).

Von der Weinsäure, die man säurearmen Maischen häufig zusetzt, wird ein unbestimmter Teil entweder als Weinstein oder als Calciumsalz wieder ausgeschieden. Ebenso lassen Birnen- und Äpfelweine nach K. Windisch[2]) auf Zusatz von Weinsäure Weinstein fallen. Auch durch Entsäuern mit Kalk oder Kaliumverbindungen kann der Weinsäuregehalt stark abnehmen.

Durch Weinsteinausfall kann die Weinsäure nie vollständig dem Weine entzogen werden. Wenn dennoch in manchen Weinen keine Weinsäure gefunden wird, so muß dies entweder dem mangelhaften, analytischen Verfahren zugeschrieben werden oder es muß die Weinsäure durch Organismen zerstört worden sein.

Über die Wirkung von Bakterien auf Weinsäure siehe S. 201 und 236.

In deutschen Weinen findet man 0 bis 5,5 g, im Mittel etwa 1,5 bis 3,0 g Weinsäure. Weinbaugebiete mit hohen Säuregehalten weisen auch hohe Weinsäuregehalte auf und umgekehrt. So sind von deutschen Weinen die weinsäurereichsten Weine die Saar- und Moselweine; ich selbst habe im Jahre 1912 Moselweine aus erfrorenen, sehr unreifen Trauben mit 8 g Weinsäure (bei etwa 30 g Alkohol) in Händen gehabt. Am weinsäureärmsten sind gewisse Edelweine der Pfalz, in denen manchmal nur Spuren von Weinsäure (bis zu 0,3 g herab) gefunden werden (nach Angaben von A. Halenke[3]) und O. Krug[4]). Von zwei angeblich weinsäurefreien Frankenweinen des Jahres 1910 berichtet Th. Omeis[5]).

c) Die Äpfelsäure.

Während wir über die Mengen von Weinsäure, die im Wein vorkommen, dank der immerhin leidlichen Bestimmungsverfahren verhältnismäßig gut unterrichtet sind, wissen wir über die Äpfelsäure recht wenig; denn erst in neuerer Zeit haben C. von der Heide und E. Schwenk[6]) ein einigermaßen

[1]) W. Kerp, Nahrungsmittelchemie 1914, S. 332. — [2]) Werden des Weines 1906, S. 51.

[1]) W. Kerp, Nahrungsmittelchemie 1914, S. 326, 332; Mitt. D. W. V. **5**, 110 (1910). — [2]) Werden des Weines 1906, S. 52. — [3]) Arb. Ges. Amt. **24**, 380 (1996). — [4]) Ebenda **42**, 130 (1912). — [5]) Ebenda, S. 122 (1912). — [6]) Z. U. N. **17**, 307 (1909); Fr. **51**, 628 (1912).

befriedigendes Verfahren zu ihrer Bestimmung ausgearbeitet und C. von der Heide und W. J. Baragiola[1]) eine Formel zu ihrer rechnerischen Auswertung angegeben.

Je saurer der Most ist, um so größer muß auch sein Äpfelsäuregehalt sein. Da wir gesehen haben, daß im Moste der Säuregehalt bis fast 30 g, der Weinsäuregehalt aber nur bis 8 g steigen kann, so muß der Äpfelsäuregehalt bis 22 g steigen können, wobei der gebundene Anteil der Äpfelsäure noch nicht einmal berücksichtigt ist.

Die Menge an Äpfelsäure, die sich im Wein findet, ist naturgemäß außerordentlich verschieden. Je nachdem die Aufspaltung der Äpfelsäure in Milchsäure sich vollzogen hat oder nicht, wird sich im Wein entweder überhaupt keine (oder doch nur Spuren von) Äpfelsäure oder die gesamte ursprünglich im Most vorhandene Äpfelsäure vorfinden.

d) Die Milchsäure.

Etwas besser unterrichtet sind wir über das Vorkommen der Milchsäure. Gewöhnlich wird angenommen, daß sich im Moste Milchsäure nicht findet. Die nach einem der üblichen Verfahren im Moste gefundene Milchsäure ist nach W. Seifert[2]) und K. Windisch[3]) wahrscheinlich erst während der Untersuchung durch Einwirkung von Basen auf den Zucker entstanden.

Auch in Jungweinen, die noch keine Säurespaltung durchgemacht haben, findet man fast immer kleine Milchsäuremengen (bis etwa 1 g); allein auch hier bleibt es immer noch zweifelhaft, ob es sich wirklich um ursprünglich im Wein vorhandene Milchsäure handelt, oder ob sie nicht ebenfalls aus kleinen Zuckerresten oder anderen Extraktstoffen während der Untersuchung entstanden ist. Die Mangelhaftigkeit der Milchsäurebestimmungsverfahren tritt hier klar zutage. In dem Maße, als die gefundene Milchsäuremenge 1 g übersteigt, wird man allmählich sicherer behaupten können, daß die Säure auch ursprünglich im Weine vorhanden war. Eine Statistik deutscher Weine auf ihren Milchsäuregehalt aus den Arbeiten des Gesundheitsamtes zusammenzustellen, müßte aus zwei Gründen irreführen. Denn einmal werden hier nur naturreine, d. h. meist gute Weine aufgeführt; dann aber vor allem deshalb, weil diese Statistikweine fast alle als Jungweine nach dem ersten Abstich analysiert worden sind, die in manchen Weinbaugebieten sicher noch keinen starken Säurerückgang erlitten haben. Wenn trotzdem nach der folgenden Zusammenstellung von A. Günther[4]) die Jungweine recht beträchtliche Milchsäuremengen enthalten können, so zeigt dies die große wirtschaftliche Bedeutung des Säurerückgangs durch Milchsäurebildung für deutsche Weine deutlich an.

[1]) L. J. **39**, 1040 (1910). — [2]) Z. L. V. Ö. **6**, 579 (1903). — [3]) Werden des Weines 1906, S. 84 ff. — [4]) K. von Buchka, Lebensmittelgewerbe **2**, 611 (1916).

Höchstgehalte deutscher Naturweine an Milchsäure.

(Arb. Ges. Amt. **23**, **27**, **29**, **32**, **35**, **39**, **42**, **47**.)

Weinbaugebiet	Milchsäure in Promille						
	1904	1905	1906	1907	1908	1909	1910
Rheingau	4,0	3,0	—	5,8	3,4	3,7	3,5
Nahetal	4,3	1,6	—	4,9	3,3	4,0	4,8
Mosel, Saar, Ruwer	4,4	5,1	—	6,1	4,5	4,8	5,1
Ahr	2,5*	3,9*	—	3,4*	2,8*	3,0*	4,0*
Franken	4,0	2,3	2,7	6,0	3,1	5,3	5,4
Pfalz	3,9	4,0	4,8	3,7	4,2	4,3	5,2
Württemberg	2,8	3,0	5,3*	6,1*	3,4*	2,9*	4,7
Baden	3,4	6,4	4,1	4,0	4,3	5,5	4,8
Rheinhessen	4,3	3,6	4,7	4,7	4,8	5,2	6,2
Elsaß-Lothringen	4,1	4,9	4,9	4,7	5,7	5,8	7,1

Die mit * versehenen Werte beziehen sich auf Rotweine.

Daß auch die Weine aller anderen weinbautreibenden Länder Milchsäure enthalten, dürfte als erwiesen gelten. So liegen Untersuchungen von österreichischen, schweizerischen, italienischen und französischen Weinen über das normale Vorkommen von Milchsäure vor[1]). Die von W. Mestrezat[2]) aufgestellte Behauptung, in französischen Weinen verschwinde die Äpfelsäure ohne Milchsäurebildung, beruht auf irrigen Voraussetzungen.

K. Windisch[3]) gibt an, daß als Quelle für die Milchsäure im gesunden Wein außer der Äpfelsäurespaltung auch noch ihre Entstehung aus Zucker durch die lebende Hefe, bzw. durch ein Enzym der Hefe und ihre Entstehung durch Einwirkung von Hefen, Kahmpilzen und Bakterien auf die Säuren des Weines in Betracht komme. Daß lebende Hefe Milchsäure aus Zucker bildet, ist jedoch nicht erwiesen und die Ansicht, daß sie als Zwischenprodukt der alkoholischen Gärung auftrete, verlassen.

R. Meissner[4]) hat allerdings angegeben, daß Wein- und Apikulatushefen, sowie Schimmelpilze aus Äpfel-, Wein-, Zitronen- und Bernsteinsäure Milchsäure zu bilden vermögen. Diese Befunde vermögen aber nach W. Seifert[5]) einer kritischen Nachprüfung nicht standzuhalten. W. Seifert[6]) ist vielmehr auf Grund eigener Versuche geneigt, an eine Veratmung, d. h. an eine Oxydation zu Kohlensäure zu denken, wenn durch Hefen Äpfelsäure zum Verschwinden gebracht wird.

[1]) Österreich: M. Ripper, Z. L. V. Ö. **13**, 966 (1910); R. Kunz, Z. U. N. **4**, 673 (1901); W. Seifert, Z. L. V. Ö. **4**, 980 (1901); **6**, 567 (1903). Schweiz: J. Jeanprêtre, Rapp. s. l. activité d. lab. cant. d. Neuchatel 1911; H. Kreis, Mitt. Leb. Hyg. **3**, 199 (1912); Fd. Porchet, Trav. d. chim. alim. et hyg. **3**, 227 (1912), Weinstatistik, Mitt. Leb. Hyg.; vgl. auch W. J. Baragiola u. Ch. Godet, Mitt. Leb. Hyg. **3**, 235 (1912). Italien: A. Fonseca, Staz. ital. **21**, 337 (1891); L. Sostegni u. O. Prandi, Staz. ital. **36**, 410 (1903); G. Paris, Staz. ital. **40**, 689 (1907). Frankreich: A. Rosenstiehl, Rev. Vitic. **29**, 509 (1908); J. A. Müller, Bull. soc. chim. [3] **15**, 1210 (1896); E. Kayser, Rev. Vitic. **19**, 505 (1903). — [2]) Rev. Vitic. **29**, 649 (1908). — [3]) Werden des Weines 1906, S. 69. — [4]) B. Weinsberg 1905, S. 69. — [5]) Mitt. D. W. V. **3**, 243 (1908). — [6]) Ebenda, S. 245 (1908).

Schließlich sei vorläufig erwähnt, daß durch Milchsäurebakterien auch Zucker in Milchsäure übergeführt werden kann. Auf diesen krankhaften Vorgang wird später beim Milchsäurestich eingegangen werden (s. S. 234).

Im folgenden Abschnitt wird die Äpfel-Milchsäuregärung normaler Weine ausführlich erörtert werden.

e) Die Zitronensäure.

Es galt bis vor kurzem als ausgemacht[1]), daß sich Zitronensäure im Most und Wein nicht findet. Erst in neuerer Zeit gelang es infolge der verfeinerten analytischen Verfahren auch im Weine Zitronensäure aufzufinden. So wies J. Mayrhofer[2]) in hessischen 1912er Weinen kleine Mengen der Säure nach, die er als Calciumcitrat identifizierte. W. Fresenius und L. Grünhut[3]) fanden mit Hilfe der Reaktion von Denigès in 3 Rheingauer und 2 Pfälzer Weinen ebenfalls Zitronensäure oder einen Stoff, der Zitronensäureanwesenheit vortäuschte. F. Schaffer und E. Gury[4]) bestimmten nach dem von ihnen etwas abgeänderten Verfahren von Denigès die Zitronensäure in 17 Schweizer Naturweinen. 11 ergaben keine Reaktion, 4 eine leichte Trübung und 2 hatten einen Zitronensäuregehalt von 0,15 und 0,17 g. Dagegen fand R. Kunz[5]) mit Hilfe der Stahreschen Reaktion in Naturweinen nie mehr als 0,08 g Zitronensäure. Nach Ch. Blarez, G. Denigès und U. Gayon[6]) soll sich Zitronensäure in Sauternes-Weinen bis zu 0,45 Prom. vorfinden. Auch in anderen französischen Weinen fanden sie Zitronensäure. Im Jahre 1913 stellten sie in französischen Mosten bis zu 0,7 Prom., in den Jungweinen bis 0,65 Prom. Zitronensäure fest. Edelfaule Trauben enthielten mehr Zitronensäure als gewöhnliche. Sie fanden auch in einem Rüdesheimer (0,18 Prom.) und einem Hochheimer (0,15 Prom.) Zitronensäure.

Dagegen fand R. Kunz[7]) in Mosten nie Zitronensäure. Auf Grund dieses Befundes und der von ihm gemachten Feststellung, daß Preßhefe unter gewissen Umständen Zitronensäure enthält, kommt er zu dem Schluß, daß auch im Wein die Zitronensäure ein Stoffwechselprodukt der Hefe darstelle, das wahrscheinlich aus dem Glykogen sich bilde.

f) Die Oxalsäure.

Oxalsäure ist in reinen Weinen nicht gefunden worden; so konnten H. Kreis und W. J. Baragiola[8]) in 75 darauf untersuchten Weinen keine Spur von Oxalsäure finden. In verfälschten Weinen ist sie dagegen einige Male nachgewiesen worden, so von A. Looss[9]) und L. Monnier[10]). H. Fonzes-Diacon[1]) fand Calciumoxalat im Weintrub. Wahrscheinlich ist die Oxalsäure dadurch in die französischen Weine geraten, daß die als erlaubter Zusatz verwandte Wein- oder Zitronensäure mit Oxalsäure verunreinigt war, oder daß sie zum Entkalken der Weine benutzt wurde.

[1]) K. Windisch, Werden des Weines 1906, S. 55; A. Devarda, Z. L. V. Ö. 7, 9 (1904). — [2]) Arb. Ges. Amt. 49, 27 (1914). — [3]) Fr. 52, 31 (1913). — [4]) Mitt. Leb. Hyg. 6, 247 (1915). — [5]) Arch. f. Chem. u. Mikroskopie 7, 285 (1914). — [6]) Ann. falsif. 7, 9 (1914). — [7]) Arch. f. Chem. u. Mikroskopie 7, 285 (1914). — [8]) Schweiz. Apoth. Ztg. 53, 397 (1915). — [9]) B. Augustenberg 1902, S. 17; Z. U. N. 7, 354 (1904). — [10]) Ann. chim. anal. 16, 168 (1911).

g) Die Salicylsäure[2]).

Zuerst zeigte L. Medikus[3]), daß in Naturweinen zuweilen äußerst geringe Spuren Salicylsäure enthalten sind. Er fand auch, daß sie nicht dem Traubensaft, sondern den Kämmen entstamme. Dann wurden von brasilianischen Zollchemikern in zahlreichen portugiesischen Weinen ebenfalls Salicylsäure nachgewiesen. Die größte Menge betrug 0,8 mg[4]).

Ferner stellten die Anwesenheit von Salicylsäure in Weinen fest: A. J. Ferreira da Silva[5]), C. Pereira[6]) und H. Mastbaum[7]) in portugiesischen Weinen bis zu 0,9 mg; Vitali[8]) in italienischen Weinen; C. von der Heide[9]) in einem griechischen Weine, J. Mayrhofer[10]) in deutschen Mosten des Jahres 1907 und in Naturweinen der Jahre 1904, 1905 und 1907 (0,2 bis 0,7 mg, sowie in 1907er Tresterweinen (0,3 bis 1,5 mg); C. Amthor[11]) in deutschen Mosten des Jahres 1908 (0,1 bis 0,3 mg).

Aus all dem geht hervor, daß Salicylsäure im Most oder Wein nicht regelmäßig und stets nur in sehr kleinen Mengen vorkommt. Man vermutet, daß sie aus den Trestern stammt und dort in Form eines Esters (vielleicht des Methylesters?) vorliegt.

5. Der Säurerückgang.

a) Allgemeines.

Fassen wir die Einzelheiten über das Entstehen und Verschwinden der Säuren im Moste und Weine zusammen, so ergibt sich etwa folgendes Bild:

Im Moste kommen nur Wein- und Äpfelsäure vor[12]). Erstere in Mengen von 1 bis 8 g, letztere in Mengen bis zu 20 und mehr Gramm. Bei der Gärung bildet die Hefe neu Bernsteinsäure und Essigsäure; beide in verhältnismäßig geringen Mengen. Ob dagegen unter normalen Verhältnissen die Hefen Wein- und Äpfelsäure angreifen, bleibt zweifelhaft; auf jeden Fall sind die hierdurch verursachten Säureabnahmen verschwindend klein. Oft schon im Most, meistens nach der Hauptgärung, nicht selten aber auch erst beim Ausbau scheidet sich Weinsäure in Form von Weinstein und Calciumtartrat ab. Beim Säurerückgang wird aus Äpfelsäure

[1]) Ann. falsif. 7, 22 (1914). — [2]) K. Windisch, Z. U. N. 5, 661 (1902). — [3]) B. 9. Versamml. fr. Vereinig. in Erlangen 1890; Ch. Z. 14, 687 (1890). — [4]) Souza Lopez, Vinhos portugueses. Rio de Janeiro 1900. — [5]) C. r. 131, 423 (1900); Bull. soc. chim. [3] 23, 795 (1901); Archivo rural 1900, 243. — [6]) Bull. soc. chim. [3] 25, 475 (1901). — [7]) Ch. Z. 25, 465 (1901); 27, 829 (1903). — [8]) Nach H. Mastbaum [7]) zitiert. — [9]) Nicht veröffentlicht. — [10]) Arb. Ges. Amt. 32, 309 (1909). — [11]) Arb. Ges. Amt. 35, 19 (1910). — [12]) Von Gerbsäure abgesehen.

Milchsäure gebildet. Beim Ausbau gelangen unter Umständen nicht unbeträchtliche Mengen schwefliger Säure und Schwefelsäure in den Wein.

Diese Zunahmen und Abnahmen an Säuren fallen zum Teil zeitlich zusammen und überdecken sich teilweise, so daß sie nicht an der Veränderung des titrierbaren Säuregehaltes ohne weiteres gemessen werden können.

In säurearmen Mosten, z. B. solchen, die, wie reife Traminer sehr guter Jahrgänge, nur etwa 3 bis 4 Prom. Säure aufweisen, überwiegt nach P. Kulisch[1]) in der Regel die Säurebildung den Säureabbau; hier ist infolge des geringen Äpfelsäuregehaltes der Säureabbau sehr gering, die Säurebildung hingegen ist verhältnismäßig groß. Man beobachtet daher in solch säurearmen Jahrgängen im Weine nicht nur keine Abnahme, sondern nicht selten eine gewisse Zunahme der Säure. So war bei einem 1904er Colmarer Portugieser[2]) die Säure, die am 21. Sept. 1904 im schwach angegorenen Most (1,9 g Alkohol) 3,1 g betrug, bis zum 26. Sept. 1904 auf 4,5 g gestiegen, um bis zum 26. Juni 1905 nur auf 4,1 g zurückzugehen.

Je saurer der Most ist, um so mehr Äpfelsäure enthält er, und einen um so stärkeren Säureabbau kann der Wein erleiden. Bei sauren Mosten beobachtet man nur zu Beginn der Hauptgärung eine kleine Säurezunahme bis zu 1,5 Prom., während nach der Hauptgärung mehr oder weniger rasch eine starke Säureverminderung eintritt. Die zuerst auftretende Säurevermehrung wird verursacht dadurch, daß die Hefe Bernsteinsäure und Essigsäure neubildet. Ist der Most sehr reich an Weinsäure und Kalium, so kann die ursprüngliche Säurezunahme überdeckt werden durch einen gleichzeitig eintretenden Weinsteinausfall, so daß man also eine Säurezunahme überhaupt nicht feststellen kann. Man beobachtet dann vielmehr zunächst eine geringe Abnahme der Säure bis schließlich später durch die Äpfelsäuregärung ein starker Säurerückgang eintritt.

Die Größe des Weinsteinausfalles ist abhängig in erster Linie von der Menge der vorhandenen Weinsäure und des vorhandenen Kaliums. So kommt es z. B. in recht trockenen Jahren vor, daß die Rebe nur sehr wenig Kalium aus dem Boden aufzunehmen vermag, so daß dann im Wein trotz reichlich vorhandener Weinsäure nur eine geringe Weinsteinabscheidung eintreten kann. In zweiter Linie beeinflußt dann die Höhe des Alkoholgehaltes und der Lagertemperatur den Weinsteinausfall. Je saurer der Most, um so mehr Weinstein scheint im allgemeinen sich abzuscheiden. Ein Säurerückgang um 2 bis 3 Prom., ja sogar um 4 Prom. kommt hierdurch zustande. Der Säurerückgang durch die Äpfelsäuregärung ist im allgemeinen mindestens ebenso groß wie durch den Weinsteinausfall, kann aber unter Umständen sehr viel größer werden. Im allgemeinen darf man in deutschen Weinen auf einen Säurerückgang von 2 bis 3 Prom. durch die Äpfelsäuregärung rechnen. Es kommen aber auch häufig Rückgänge von 4 bis 5 Prom. vor; ja ausnahmsweise nimmt die Säure hierdurch um 6 und mehr Promille ab. Die Folge dieser eigentümlichen Verhältnisse ist, daß im allgemeinen die ausgebauten Weine sich in ihrem Säuregehalt bei weitem nicht so stark unterscheiden wie die ursprünglichen Moste. P. Kulisch[1]) zeigt dies sehr hübsch in folgender Zusammenstellung über die Säuregehalte der Moste und der daraus entstandenen Weine des Weinbauinstituts Oberlin, Colmar i. Els. der Jahre 1901/07.

Säuregehalt der Moste und Weine und Säurerückgang in ihrer Abhängigkeit vom Jahrgangscharakter.

		1901	1902	1903	1904	1905	1906	1907
		Promille						
Höchster Säuregehalt	d. Moste	15,5	16,4	15,5	9,8	11,9	11,8	15,2
	d. Weine	8,5	9,0	5,9	7,8	6,9	8,8	8,6
Niedrigster Säuregehalt	d. Moste	10,1	7,6	8,6	3,1	5,5	6,2	6,8
	d. Weine	5,5	4,2	4,2	2,8	3,7	3,6	4,1
Mittlerer Säuregehalt	d. Moste	11,5	10,8	10,8	7,3	7,9	9,2	9,5
	d. Weine	6,3	5,6	4,9	5,0	5,3	5,6	6,0
Durchschnittl. Säurerückgang		5,2	5,2	5,9	2,3	2,6	3,6	3,5

Der verhältnismäßig reife Jahrgang 1904 hatte einen mittleren Säuregehalt von 7,3 Prom.; der Säurerückgang war daher nur mäßig groß = 2,3 Prom. Das Jahr 1901 war im Gegensatz dazu außerordentlich sauer; der durchschnittliche Säuregehalt der Moste sank von 11,5 auf 6,3 Prom. = 5,2 Prom. Säurerückgang. Obwohl also die 1901er Moste durchschnittlich um 4,2 Prom. saurer waren als die 1904er, lag der Säuregehalt der 1901er Weine nur noch 1,3 Prom. höher. Ähnliche Verhältnisse ergeben sich für die übrigen Jahrgänge.

b) Die säureverzehrenden Organismen[2]).

Die Erfahrung, daß die Weine beim Lagern im Geschmacke milder werden, dürfte schon frühzeitig gemacht worden sein[3]).

[1]) W. Kerp, Nahrungsmittelchemie 1914, S. 330. — [2]) P. Kulisch in W. Kerp, Nahrungsmittelchemie 1914, S. 336.

[1]) W. Kerp, Nahrungsmittelchemie 1914, S. 339. — [2]) K. Windisch, Werden des Weines 1906, S. 62; K. Kroemer in Lafar, Handbuch 5, 472 (1905—14); Chr. Schätzlein, Mitt. D. W. V. 8, 373 (1913); H. Müller-Thurgau und A. Osterwalder. C. Bakt. II, 36, 129 (1913). — [3]) Vgl. hierzu die älteren Angaben von L. Pasteur und Balard, Études sur le vin, 1866; J. Boussingault, Agronomie, Chimie agricole et Physiologie, 4, 229 (1868); Ann. chim. phys. [4] 8, 910 (1866); 9, 434 (1867); M. Berthelot u. A. de Fleurieu, C. r. 58, 720 (1864); J. pr. Ch. 93, 15 (1864); J. Nessler, Ann. Önol. 7, 329 (1878); R. Goethe, Die Herstellung von Liqueurweinen aus verschiedenen Obstarten usf. (Jahrb. f. Gartenkunde u. Botanik. Herausgeg. v. J. Bouché u. R. Hermann 1884). [Die Angabe K. Windischs (Werden des Weines 1906, S. 62), daß L. Weigert [Weinlaube 10, 447 (1878)] eine Säureabnahme im Wein beobachtet habe, ist unrichtig, da es sich hier offenbar um eine unbeabsichtigte Entsäuerung durch spanische Erde handelt.]

Die ersten genaueren Messungen über die Säureabnahme stammen jedoch erst von H. Müller-Thurgau[1]) und P. Kulisch[2]).

Nach vielfachen späteren Beobachtungen[3]) beträgt im Durchschnitt der Säurerückgang in deutschen Weinen 2 bis 6 Prom., doch kommen auch Abnahmen von 6 bis 8 Prom., ja sogar von 10 Prom. Säure vor, wobei aber offenbar der Weinsteinausfall mit eingeschlossen ist. Man glaubte früher, diese Säureverluste auf das Ausfallen von Weinstein allein zurückführen zu können. Auch die Veresterung der Säuren suchte man zur Erklärung des Säurerückganges herbeizuziehen. Als sich dann zeigte, daß beide Ursachen zur Erklärung der oft gewaltigen Säurestürze nicht ausreichten, führte H. Müller-Thurgau[4]) die Säureabnahme zuerst auf Oxydationsvorgänge zurück. Diese Ansicht wies P. Kulisch[5]) als unrichtig zurück, weil der Säurerückgang in erhitzten oder filtrierten Weinen ausblieb. Er glaubte deshalb die Hefe für den Säurerückgang verantwortlich machen zu müssen, die unter den Erscheinungen einer Nachgärung die organischen Säuren zersetze. Dagegen zeigte wiederum H. Müller-Thurgau[6]), daß die Hefen eine nennenswerte Säureabnahme nicht hervorrufen, sondern daß Bakterien die Säure unter Kohlensäureentwickelung zu vergären vermögen. Nach C. Amthor[7]) vermögen gewisse Heferassen die Säuren zu vermindern. P. Kulisch[8]) schloß sich dieser Ansicht an, und verteidigte sie[9]) noch im Jahre 1897, wenngleich er[10]) die Möglichkeit, daß auch andere Organismen Säure verzehren können, nicht leugnete.

Als auch J. Wortmann[11]) zu dem Ergebnis kam, daß die Säureabnahme nur durch die Hefen, nicht aber durch die Bakterien verursacht werde, gab H. Müller-Thurgau[12]) zwar zu, daß mitunter Hefen ebenfalls die Säure zum Verschwinden bringen können, blieb jedoch bei der Ansicht[13]), daß bei großen Säurestürzen Bakterien beteiligt sein müßten. Dieselbe Ansicht äußerte später auch A. Koch[14]). Nach J. Schukow[15]) zerstören die Hefen am leichtesten die Zitronensäure, dann folgt die Äpfelsäure, während die Weinsäure und die Bernsteinsäure weit beständiger ist. Die einzelnen Heferassen weichen in ihren Vermögen die Säure anzugreifen sehr voneinander ab. Auch J. Wortmann[1]) hielt ausschließlich die Hefe für die Ursache des Säurerückganges. Nach E. Kayser[2]) wird der Säureabbau sowohl von der Heferasse, als auch von der Art und Menge der Säuren und der Stickstoffverbindungen beeinflußt. Schließlich ist W. Seifert[3]) neuerdings noch zu der Ansicht gelangt, daß die Hefe die Äpfelsäure anzugreifen vermag, wobei diese Säure aber nicht in Milchsäure übergeführt, sondern veratmet werden soll. Ähnliches soll auch für einige Apiculatus-Hefen[3]) gelten.

Als Schlußergebnis der jahrelangen Versuche sowohl im Laboratorium als auch im Keller darf mithin gesagt werden, daß reingezüchtete Hefen in künstlichen Nährlösungen[4]) und vielleicht auch in Mosten und Weinen die organischen Säuren zwar angreifen können; der Säureverlust, der durch die Hefen entsteht, ist aber so gering, daß er zur Erklärung des starken Säureabbaues, wie er im Wein häufig beobachtet wird, in keinem Falle ausreicht.

A. Koch[5]) hat ferner bereits darauf hingewiesen, daß auch die Kahmpilze, die nach Beobachtungen von E. Kramer[6]), F. Schaffer[7]), H. Rocques[8]), W. Seifert[9]) und R. Meissner[10]) organische Säuren zu veratmen vermögen, für den Säureabbau nicht in Betracht kommen, weil sie sich wegen ihres großen Sauerstoffbedürfnisses in richtig behandelten Weinen kaum entwickeln können. Aus demselben Grunde kommen für den Säureabbau auch die Essigbakterien nicht in Betracht, obwohl diese nach W. Seifert[11]) Äpfelsäure — allerdings nicht zu Milch- und Kohlensäure — zersetzen können.

Müller-Thurgaus Vermutungen folgend, bewies dann auch A. Koch[12]), daß der Säureabbau durch Bakterien verursacht wird, die dabei die Äpfelsäure des Weines angreifen.

Zu demselben Ergebnis führten später die Untersuchungen von W. Seifert[13]), sowie von H. Müller-Thurgau und A. Osterwalder[14]).

Die bis jetzt untersuchten Spaltpilze dieser Art gehören zu den Milchsäurebakterien. Man unterscheidet bis jetzt:

1. Micrococcus malolacticus [Seifert[15])]. Er ist fakultativ anaerob, verflüssigt Gelatine nicht, bildet

---

[1]) Weinb. u. Weinh. **6**, 121 (1888). — [2]) B. Geisenheim 1887/88, S. 90; 1888/89, S. 76; Weinb. u. Weinh. **7**, 449, 459, 469 (1889). — [3]) Vgl. z. B. P. Kulisch, Weinverbesserung 1909, S. 16—40. — [4]) Gemeinschaftl. mit A. Czeh, Weinb. u. Weinh. **6**, 121 (1888). — [5]) B. Geisenheim 1888/89, S. 79; Weinb. u. Weinh. **7**, 460 (1889); **9**, 459 (1891). — [6]) 12. D. W. C. Worms 1890, S. 146; Weinb. u. Weinh. **9**, 426 (1891). — [7]) Z. ang. Ch. **2**, 5 (1889). — [8]) Weinb. u. Weinh. **9**, 459 (1891). — [9]) Ebenda **15**, 422 (1897). — [10]) L. J. **19**, 95 (1890). — [11]) L. J. **23**, 584 (1894); Weinb. u. Weinh. **13**, 203 (1895). — [12]) 14. D. W. C. Neustadt a. d. H. 1895, S. 35; B. Wädenswil 1895/96, S. 58. — [13]) C. Bakt. II, **2**, 707 (1896). — [14]) 19. D. W. C. Colmar i. E. 1900, S. 24. — [15]) C. Bakt. II, **2**, 601 (1896).

[1]) L. J. **21**, 901 (1892); **23**, 535 (1894); C. Bakt. II, **3**, 96 (1897). — [2]) Ann. Pasteur **14**, 605 (1900). — [3]) Mitt. D. W. V. **3**, 243, 250 (1908). — [4]) Vgl. auch C. Neuberg u. J. Kerb, Bio. Z. **47**, 405 (1912); L. Karczag, Bio. Z. **38**, 516 (1912). — [5]) 16. D. W. C. Freiburg i. B. 1898; Weinb. u. Weinh. **16**, 244 (1898); 19. D. W. C. Colmar i. E. 1910, S. 25. — [6]) C. 1889, II, S. 1028. — [7]) Schweiz. Wochenschr. Chem. Pharm. **29**, 237 (1891). — [8]) Ann. chim. analyt. appl. **7**, 220 (1902). — [9]) Z. L. V. Ö. **4**, 215 (1901). — [10]) L. J. **30**, 497 (1901). — [11]) Z. L. V. Ö. **4**, 584 (1901); vgl. auch W. Seifert u. R. Haid, Z. L. V. Ö. **12**, 681 (1909); **13**, 539 (1910). — [12]) 16. D. W. C. Freiburg i. B. 1897, S. 37; Weinb. u. Weinh. **16**, 236, 243 (1898); 19. D. W. C. Colmar i. E. 1900, S. 22; Weinb. u. Weinh. **18**, 395, 407, 417 (1900). — [13]) Z. L. V. Ö. **4**, 980 (1901); **6**, 576 (1903). — [14]) C. Bakt. II, **36**, 129 (1913). — [15]) Z. L. V. Ö. **4**, 980 (1901); **6**, 576 (1903).

1 μ dicke, kugelige oder ovale Zellen, die meist zu Diplokokken, selten zu Tetraden verbunden sind. Wein-, Zitronen-, Bernstein-, Milch- und Essigsäure greift er nicht an, dagegen vergärt er Äpfelsäure zu Milchsäure unter gleichzeitiger Bildung sehr geringer Mengen flüchtiger Säure.

2. Micrococcus variococcus [Müller-Thurgau und Osterwalder[1]]. Er ist fakultativ anaerob, verflüssigt Gelatine nicht, bildet keine Sporen, die Zellen sind unbeweglich, 0,7 bis 1,5 μ dick und treten einzeln in Diplokokken, Tetraden oder in Zooglöen auf. Er verhält sich gegen Säuren genau so wie Micrococcus malolacticus und vergärt Glukose und Fruktose glatt zu Milchsäure, während Micrococcus malolacticus aus Glukose nicht Milchsäure, sondern eine andere nicht flüchtige und viel flüchtige Säure bildet.

3. Micrococcus acidovorax [Müller-Thurgau und Osterwalder[2]] bildet Einzelzellen von 0,5 bis 0,7 μ Dicke, stimmt in den meisten Eigenschaften mit Micrococcus variococcus überein, unterscheidet sich von ihm jedoch dadurch, daß er Laktose und Maltose angreift, was jener nicht vermag.

4. Bacterium gracile [Müller-Thurgau[3]] bildet unbewegliche Kurzstäbchen von 0,75 bis 1 μ Länge und etwa 0,5 μ Dicke, die zu kürzeren oder längeren vielfach geknickten Fäden verbunden sind. Selten sieht man kleine Knäuel verschlungener Fäden oder Zooglöen. Äpfelsäure wird rasch zu Milchsäure zersetzt unter Bildung von Spuren flüchtiger Säure. Auch Zitronensäure wird zerlegt, wobei wenig Milchsäure und viel flüchtige Säure entsteht. Dagegen wird Milch-, Bernstein- und Weinsäure nicht zerstört. Es vergärt Glukose und Fruktose unter Bildung von Milch-, Essig- und Kohlensäure. Aus Fruktose entsteht gleichzeitig Mannit, aus Glukose Äthylalkohol.

5. Bacterium intermedium [Müller-Thurgau und Osterwalder[4]] bildet Kurzstäbchen und kürzere oder längere, septierte oder unseptierte Fäden. Die Kurzstäbchen sind an den Enden meist abgerundet, 1,2 bis 1,5 μ lang und 0,8 bis 1,0 μ dick. Auf Hefetrub bildet es oft größere, aus langen Fäden bestehende, leicht zerreißende, flockenartige Gebilde. Im Trub selbst treten aus den dicht gelagerten Fäden glattrandige Massen, eine Art Zooglöen auf. Vergärt Fruktose und Xylose unter Bildung von viel Milch-, Essig- und Kohlensäure, wobei aus Fruktose zum Teil Mannit entsteht. Zersetzt Trauben- und Rohrzucker u. a. unter Bildung von viel Milchsäure und Kohlensäure, aber von wenig Essigsäure und Alkohol. Baut die Äpfelsäure energisch ab, dagegen nicht Wein-, Zitronen-, Bernstein- und Milchsäure und Glycerin.

Das gemeinschaftliche Charakteristikum der säureabbauenden Organismen ist mithin die Eigenschaft, die Äpfelsäure glatt in Milchsäure und Kohlensäure zu zerlegen, ohne daß dabei Nebenprodukte in wesentlicher Menge auftreten. Der Vorgang läßt sich mithin durch die Gleichung darstellen:

$$CO_2H.CH_2.CHOH.CO_2H = CO_2 + CH_3.CHOH.CO_2H.$$

[1] C. Bakt. II, **36**, 236 (1913). — [2] C. Bakt. II, **36**, 236 (1913). — [3] C. Bakt. II, **36**, 202 (1913). — [4] C. Bakt. II, **48**, 1 (1917).

c) Die Äpfel-Milchsäuregärung.

Ob die Säuregärung dem Weine nützt oder schadet, hängt von dem ursprünglichen Säuregehalt des Mostes ab. In südländischen Mosten, die gewöhnlich an Säuremangel leiden, so daß ihnen häufig noch Weinsäure zugesetzt werden muß, ist der Säureabbau gewöhnlich von großem Nachteil; denn er beeinträchtigt in anfänglich säurearmen Getränken nicht nur deren Geschmack, insofern als sie fade und läppisch werden, sondern hat auch noch andere nachteilige Folgen: die Weine neigen zu allerlei Fehlern und Krankheiten. So zeigen z. B. überaus säurearm gewordene Getränke häufig Neigung zum Zähe- und vor allem zum Schwarzwerden. Bei Rotweinen geht häufig die schön rubinrote Färbung in bläulichschwärzliches Rot über, ja mitunter zersetzt sich der Farbstoff vollständig, indem er sich als schokoladebrauner Niederschlag abscheidet. Daß übermäßig säurearme Weine ihres besten Frischerhaltungsmittels beraubt, nunmehr allerlei Bakterienkrankheiten zum Opfer fallen können, soll wenigstens hier angedeutet werden. Man wird deshalb in solchen Fällen mit allen Mitteln danach streben, das Aufkommen der säureverzehrenden Organismen zu verhindern. In nördlichen Gegenden ist dagegen der Säureabbau ein sehr erwünschter Vorgang. Denn wenn z. B. auch in Deutschland in einzelnen Jahren hier und da so säurearme Moste vorkommen, daß ein weiterer Säureverlust von Nachteil wäre, so sind das doch nur seltene Ausnahmen, die gegenüber der großen Masse von allzu sauren Mosten keine Rolle spielen. Bei diesen sauern und sauersten Gewächsen ist der von selbst eintretende Säurerückgang von größter wirtschaftlicher Bedeutung, weil es nur hierdurch möglich wird, genießbare Weine von erträglichem Säuregehalt zu erzielen.

Die geschmackliche Verbesserung der Weine durch den Säureabbau beruht auf folgenden Umständen:

Zunächst wird der titrierbare Säuregehalt herabgesetzt, da an Stelle eines Molekels der zweibasischen Äpfelsäure ein Molekel der einbasischen Milchsäure tritt.

Außerdem wird hierdurch der Säuregrad verhältnismäßig sehr viel stärker vermindert, weil an Stelle der mäßig starken Äpfelsäure (Dissoziationskonstante 0,00040) die etwa dreimal schwächere Milchsäure (Dissoziationskonstante 0,00014) tritt. Der Säuregrad des Weines wird außerdem noch dadurch herabgesetzt, daß man nach einer neueren Mitteilung von W. J. Baragiola[1] in den Weinen nach dem Säureabbau gewöhnlich größere Mengen Ammoniak findet als vorher. Wenn diese Ammoniakmengen auch den titrierbaren Säuregehalt nur mäßig

[1] Z. Gärungsphys. **4**, 83 (1914).

beeinflussen, so wird doch der Säuregrad durch die Anwesenheit von Neutralsalzen ganz beträchtlich herabgesetzt, wie Th. Paul[1]) gezeigt hat. Schließlich muß noch hervorgehoben werden, daß die Äpfelmilchsäuregärung die Weine geschmacklich nicht im geringsten schädigt, wie alle Forscher, die sich mit der Prüfung dieser Frage befaßt haben, angeben.

So sagt z. B. P. Kulisch[2]): „Nach unseren sehr zahlreichen Beobachtungen dieser Art (Einfluß des Säurerückganges auf den Charakter des Weines) an allen möglichen Weinen, glaube ich mit aller Bestimmtheit aussprechen zu können, daß der Säurerückgang bei allen gewöhnlichen Weinen eine wesentliche Änderung des Charakters nicht bedingt, wenn erst das Stadium des Unfertigen überwunden ist. Der Säurerückgang macht sich in erster Linie darin bemerkbar, daß der Wein weniger sauer, milder und damit indirekt auch runder und voller wird. Irgend ein fehlerhafter oder fremdartiger Ton, an dem man die Milchsäure erkennen könnte, ist mit dem Rückgang nicht verbunden. Das ist schon daraus erwiesen, daß von gewissen Weingattungen ein großer Prozentsatz der Weine Milchsäure in großen Mengen aufweist, ein anderer Teil nicht, ohne daß die Praxis die Weine irgendwie unterschiede oder verschieden beurteile. Auch das Bukett ändert sich nicht in typischer Weise".

H. Müller-Thurgau und A. Osterwalder[3]) fügen hinzu: Die Befürchtung, der Geschmack des Weines könnte infolge der Umwandlung der Äpfelsäure in Milchsäure unrein werden, ist bei reinem Säureabbau nicht begründet, wohl aber, wenn anderweitige Umsetzungen nebenbei verlaufen, wie z. B. die Bildung flüchtiger Säuren. Dagegen scheint uns die öfters geäußerte Ansicht, daß ein Wein mit unzersetzter Äpfelsäure angenehmer schmecke als ein solcher, in dem diese (bei gleichem Säuregrad) durch Milchsäure ersetzt ist, nicht genügend begründet zu sein. Auf Grund unserer Erfahrung glauben wir nicht, daß nach dieser Richtung hin der Säureabbau den Wert des Weines beeinträchtigt.

Es unterliegt auch keinem Zweifel, daß der Säurerückgang eine ganz normale Erscheinung der Weine fast aller Weinbaugebiete ist, so daß schon vorgeschlagen worden ist[4]), als Begriffsbestimmung des Weines nicht nur die alkoholische Gärung, sondern auch die Säuregärung anzusehen.

Nachdem, wie oben gesagt, A. Koch zuerst den Nachweis geführt hatte, daß bei dem Säureabbau die Äpfelsäure verschwindet, zeigten bald darauf R. Kunz[5]) und W. Möslinger[6]), daß Milchsäure ein steter Bestandteil der Weine sei, und W. Seifert[7]) bewies, daß die Milchsäure aus der Äpfelsäure durch Bakteriengärung entstehe.

[1]) Arb. Ges. Amt **39**, 36 (1908). — [2]) Mitt. D. W. V. **5**, 177 (1910). — [3]) C. Bakt. II, **36**, 303 (1913). — [4]) Vgl. A. Rosenstiehl, Rev. Vitic. **29**, 509 (1908); C. von der Heide in R. O. Herzog, Chem. Technologie d. organischen Verbindungen 1912, S. 270. — [5]) Z. U. N. **4**, 673 (1901). — [6]) Ebenda, S. 1120 (1901). — [7]) Z. L. V. Ö. **4**, 986 (1901).

Seitdem ist in den Weinen der verschiedensten Weinbaugebiete die Milchsäure als wichtiger Weinbestandteil nachgewiesen worden[1]).

Wie stark im günstigsten Falle der Säurerückgang werden kann, hängt in entscheidender Weise von der Höhe des Äpfelsäuregehaltes ab. Da im allgemeinen der Äpfelsäuregehalt gerade in sehr sauren Mosten sehr viel höher ist, als in reifen, so kann dort ein viel stärkerer Säurerückgang eintreten als hier, oder anders ausgedrückt, die Moste verschiedener Jahrgänge zeigen bezüglich des Säuregehaltes sehr viel größere Unterschiede als die daraus gewonnenen ausgebauten Weine. Vgl. die Tafel auf S. 196.

Theoretisch könnten bei dem Säurerückgang aus 100 Teilen Äpfelsäure 67,2 Teile Milchsäure entstehen; wie sich jedoch dieses Verhältnis tatsächlich gestaltet, darüber liegen nur spärliche Beobachtungen[2]) vor, die noch dazu infolge der schlechten analytischen Verfahren nicht allzuviel Vertrauen verdienen. Im allgemeinen scheinen aus 100 Teilen Äpfelsäure nur 50 bis 65 Teile Milchsäure gebildet zu werden.

Großen Einfluß auf das Eintreten und den Verlauf des Säureabbaus hat vor allem die Temperatur. Da die säureabbauenden Organismen nach W. Seifert[3]), sowie nach H. Müller-Thurgau und A. Osterwalder[4]) am besten zwischen 22 und 34° gedeihen, so wird der Säurerückgang durch Warmlagern der Weine sehr begünstigt. Die Praxis der Moselweinbereitung zeigt jedoch, daß auch durch Temperaturen von 10 bis 12° der Säureabbau auf die Dauer nicht verhindert wird, ja nach H. Müller-Thurgau und A. Osterwalder[5]) tritt er in Obstsäften sogar bei 6,5° noch ein.

Hält man nach der Hauptgärung die Gärkeller noch warm, so setzt nach P. Kulisch[6]), K. Windisch[7]), sowie nach A. Halenke und O. Krug[8]) der Säureabbau unmittelbar nach der Hauptgärung meist sofort sturzartig ein und ist schon nach wenigen Wochen, also noch vor dem ersten Abstich beendet, so daß später die Gesamtsäure kaum noch abnimmt. Dieser Verlauf des Säurerückganges ist für Weine mit weichen Traubensorten und für Weinbaugebiete, die warm vergären, geradezu als typisch zu bezeichnen.

In anderen Fällen findet bis zum ersten Abstich kein Säurerückgang statt; dann aber plötzlich, gewöhnlich nach dem ersten oder zweiten Abstich tritt ein wahrer Säuresturz in ganz wenigen Wochen ein, der mit so starker Kohlensäureentwickelung

[1]) Vgl. W. J. Baragiola u. Ch. Godet, Mitt. Leb. Hyg. **3**, 235 (1912). — [2]) Vgl. A. Koch, 19. D. W. C. Colmar i. E. 1900, S. 27; W. Seifert, Z. L. V. Ö. **4**, 986 (1901); Chr. Schätzlein, Mitt. D. W. V. **8**, 384 (1913); C. von der Heide u. W. J. Baragiola, Mitt. Leb. Hyg. **3**, 244 (1912); H. Müller-Thurgau u. A. Osterwalder, C. Bact. II, **36**, 302 (1913). — [3]) Z. L. V. Ö. **6**, 584 (1903). — [4]) C. Bakt. II, **36**, 218, 258 (1913). — [5]) Ebenda. — [6]) Weinb. u. Weinh. **15**, 422 (1897); **17**, 12 (1899). — [7]) Werden d. Weines 1906, S. 71. — [8]) Arb. Ges. Amt. **35**, 428 (1910).

verbunden ist, daß man zunächst an eine alkoholische Nachgärung denken möchte.

Ein drittes Bild zeigt der Säureabbau in Weinen aus harten Traubensorten, die viel Weinsäure enthalten. Läßt man diese Moste in kühlen Gärkellern vergären oder kühlt man wenigstens gleich nach beendeter Hauptgärung die Keller stark ab, so wird der Säureabbau stark verzögert; er beginnt dann häufig erst im Sommer des auf die Lese folgenden Jahres und verläuft ganz langsam, so daß es viel längere Zeit dauert, bis er endgültig beendet ist. Nicht selten setzt der Säurerückgang sogar erst im zweiten Sommer nach der Lese ein, wie C. von der Heide[1]) gezeigt hat. Diese Art des Säurerückgangs ist für viele Gewächse des Rheingaus, besonders aber für die Mosel- und Saarweine charakteristisch.

Ein weiterer Grund für die Verzögerung des Säurerückganges in den genannten Weinbaugebieten liegt noch darin, daß die Lese sehr spät stattfindet und die Moste infolgedessen sehr kalt in den Gärkeller kommen. An der Mosel werden außerdem die Moste nach dem Maischen sehr rasch gekeltert, so daß vielleicht auch ein gewisser Nährstoffmangel vorliegt. Wenn aber K. Windisch[2]) glaubt, daß im Rheingau und an der Mosel das „vielfach übliche starke Schwefeln der Weine" den Säurerückgang hindere, so befindet er sich im Irrtum. Es besteht gerade nach neueren Untersuchungen von C. von der Heide, W. Petri und A. Wellenstein[3]) kein Zweifel mehr, daß an der Mosel überhaupt nur sehr schwach eingebrannt wird, so daß hierdurch weder absichtlich noch unabsichtlich der Säurerückgang verzögert werden kann.

Man darf der Ansicht sein, daß der langsame Säureabbau im Moselweine mit zu dessen Charakter gehört. Die Kohlensäure, die hierbei stetig entwickelt wird, dürfte gerade geeignet sein ihm seine frischen, spritzigen und görigen Eigenschaften zu verleihen. Hiergegen kann allerdings eingewendet werden, daß es ebenso gute Moselweine gibt, die eine Äpfel-Milchsäuregärung überhaupt nicht durchgemacht haben.

Nach vergleichenden Untersuchungen von H. Müller-Thurgau und A. Osterwalder[4]), von Th. Omeis[5]), sowie von A. Halenke und O. Krug[6]) genügt eine Kellertemperatur von 13 bis 15° wohl meistens die Säuregärung einzuleiten und durchzuführen.

Durch einen hohen Säuregehalt wird der Säureabbau stark verzögert und schließlich sogar unterdrückt. Angaben hierüber haben W. Seifert[7]), sowie H. Müller-Thurgau und A. Osterwalder[8]) gemacht. C. von der Heide[9]) hat bei Entsäuerungsversuchen gefunden, daß unter sonst gleichen Umständen in den säureärmeren Weinen der Säureabbau früher eintritt und weiter fortschreitet als in säurereicheren. Nach Ch. Schätzlein[1]) ist man in der Lage, den ungünstigen Einfluß eines hohen Säuregehaltes dadurch aufzuheben, daß man alle anderen Bedingungen möglichst günstig gestaltet.

Besonders schädlich wirkt, wie H. Müller-Thurgau und A. Osterwalder[2]) angeben, ein hoher Gerbstoffgehalt auf den Säurerückgang.

Die Ergebnisse der Untersuchungen von A. Koch[3]), W. Seifert[4]), Th. Omeis[5]), A. Halenke und O. Krug[6]), sowie von H. Müller-Thurgau und A. Osterwalder[7]) stellten eine Hemmung des Säurerückganges durch steigenden Alkoholgehalt fest. Nach letzteren soll bei einem Alkoholgehalt von 10 bis 11 Gewichtsproz. der Säureabbau fast völlig ausbleiben; dagegen glaubt P. Kulisch[8]) dem Alkoholgehalt keinen solch entscheidenden Einfluß zuschreiben zu müssen, da im Kellereibetrieb Weine mit mehr als 10 g Alkohol (in 100 ccm) häufig einen starken Säureabbau zeigen, wenn nur die übrigen Bedingungen für den Säureabbau günstig gestaltet werden.

Wenn auch J. Nessler[9]) glaubte, daß das Lüften des Mostes das Bakterienwachstum anrege, so hat doch schon P. Kulisch[10]) gezeigt, daß der Säureabbau von dem Luftzutritt durchaus unabhängig ist, da er auch in ganz gefüllten und gut verkorkten Flaschen vor sich geht. Dasselbe lehrt auch die Erfahrung der praktischen Kellerwirtschaft, die zu ihrem Leidwesen sehr häufig bei Flaschenweinen eine sehr starke Kohlensäureentwickelung (ein „Scharfwerden") beobachten muß.

Bezüglich ihrer Ernährung scheinen die Bakterien ziemliche Ansprüche, besonders an die Stickstoffverbindungen zu stellen. So fanden H. Müller-Thurgau[11]), A. Koch[12]), P. Kulisch[13]) und W. Seifert[14]), daß durch einen hohen Stickstoffgehalt des Mostes der Säurerückgang begünstigt wird. Dagegen behaupten K. Windisch[15]) und P. Wagner[16]), daß zwischen Stickstoffgehalt und Säurerückgang eine gesetzmäßige Beziehung nicht bestehe. Im Zusammenhange mit dem Bedürfnis der Bakterien nach stickstoffhaltigen Nährstoffen scheint zu stehen, daß sie am sichersten auf der

[1]) Arb. Ges. Amt. **39**, 47 (1911). — [2]) Werden d. Weines 1906, S. 71. — [3]) Arb. Ges. Amt. **42**, 25 (1912). — [4]) C. Bakt. II, **36**, 295 (1913). — [5]) Arb. Ges. Amt. **35**, 400 (1910); **39**, 444 (1911). — [6]) Ebenda **42**, 612 (1912). — [7]) Z. L. V. Ö. **6**, 568, 573 (1903). — [8]) C. Bakt. II, **36**, 216, 256, 296 (1913). — [9]) Nach noch nicht ausführlich veröffentlichten Versuchen, die bereits im Jahre 1910 ausgeführt wurden [erwähnt in Arb. Ges. Amt. **39**, 23 (1911)].

[1]) Mitt. D. W. V. **8**, 385 (1913). — [2]) C. Bakt. II, **36**, 293 (1913). — [3]) 19. D. W. C. Colmar i. E. 1900, S. 27. — [4]) Z. L. V. Ö. **6**, 567 (1903). — [5]) Arb. Ges. Amt. **39**, 446 (1911). — [6]) Ebenda, S. 469 (1911). — [7]) C. Bakt. II, **36**, 164, 216, 255 (1913). — [8]) Weinb. u. Weinh. **17**, 12 (1899); Mitt. D. W. V. **5**, 173 (1910); Sachgem. Weinverbesserung 1909, S. 22. — [9]) K. Windisch, Bereitung usf. d. Weines 1908, S. 231; A. Koch [Weinb. u. Weinh. **16**, 236, 243 (1898)] spricht an dieser Stelle nicht über den Einfluß des Lüftens auf den Säurerückgang d. Bakterien, wie Ch. Schätzlein angibt [Mitt. D. W. V. **8**, 386 (1913)]. — [10]) Weinb. u. Weinh. **7**, 449, 459, 469 (1889). — [11]) 12. D. W. C. Worms 1890, S. 151. — [12]) 19. D. W. C. Colmar i. E. 1900, S. 29. — [13]) Ebenda, S. 66. — [14]) Z. L. V. Ö. **6**, 567 (1903). — [15]) Werden d. Weines 1906, S. 77. — [16]) Weinb. u. Weinh. **20**, 52 (1902).

Trubhefe des Weines gedeihen, sei es, daß sie die toten Hefezellen selbst angreifen, oder daß sie von Stoffwechselprodukten der absterbenden Hefe leben. Auf diesen Zusammenhang hat schon A. Koch[1]) hingewiesen, und noch neuerdings haben H. Müller-Thurgau und A. Osterwalder[2]) als besten Nährboden für die Weinbakterien einen wässerigen Hefeauszug erkannt. Daß man tatsächlich durch frühzeitige Entfernung der Hefe aus dem Weine den Säurerückgang verzögern kann, haben die Untersuchungen von A. Halenke und O. Krug[3]), sowie von Ch. Schätzlein[4]) gezeigt.

Wie das Belassen des Jungweins auf der Hefe, so befördert auch das Aufrühren der Hefe den Säurerückgang, vermutlich weil hierbei eine innige Mischung der Hefezellen, deren Stoffwechselprodukte und der Bakterien selbst mit dem Weine stattfindet. Die günstige und beschleunigende Wirkung des wiederholten Aufrührens auf den Säurerückgang in den ersten Wochen nach der Hauptgärung hat sich bei allen Versuchen ergeben, wie P. Kulisch[5]), A. Halenke und O. Krug[6]), Th. Omeis[7]) und Ch. Schätzlein[8]) gezeigt haben. Doch muß auch darauf hingewiesen werden, daß frühzeitiges Ablassen des Weines den Säurerückgang wohl zu verzögern, nicht aber zu verhindern vermag. Dies haben außer H. Müller-Thurgau und A. Osterwalder[9]) besonders die Erfahrungen im Kellereibetriebe gelehrt. Es sei in dieser Beziehung nur auf das schon oben erwähnte Scharfwerden der Flaschenweine und das Eintreten der Säuregärung nach dem zweiten Abstich hingewiesen.

Ob es mit den hohen Ansprüchen der Bakterien an stickstoffhaltige Nährstoffe zusammenhängt, daß in verbesserten (d. h. mit Zuckerwasser gestreckten) Weinen der Säureabbau langsamer eintritt oder überhaupt nicht so weit fortschreitet als in Naturweinen, muß zweifelhaft erscheinen, da sich die Bakterien ja doch hauptsächlich von Hefestoffwechselprodukten ernähren sollen, die sich in beiden Arten von Weinen in reichlichem Überschuß vorfinden. Die Tatsache der Verzögerung durch die Streckung scheint aber sichergestellt durch die Arbeiten von H. Müller-Thurgau[10]), A. Koch[11]), P. Kulisch[12]), K. Windisch[13]), R. Meissner[14]), A. Halenke und O. Krug[15]), sowie von Th. Omeis[16]). Vergleiche dazu auch M. Barth[17]).

Sowohl K. Windisch[18]) als auch H. Müller-Thurgau[19]) und A. Osterwalder[19]) haben gezeigt, daß der Zusatz von Reinhefe zu den Mosten den Säureabbau im Weine nicht zu hindern vermag; die Letztgenannten beobachteten sogar in einem Versuche mit Apfelwein eine günstige Wirkung der Reinhefe auf den Säurerückgang, was sie der früher beendeten alkoholischen Gärung zuschreiben. Dagegen ist es bis heute im praktischen Betriebe noch nicht gelungen in einem Wein den Säureabbau durch Versetzen mit Bakterienreinzuchten absichtlich herbeizuführen; ja nach P. Kulisch[1]) hat man noch nicht einmal den Säurerückgang dadurch in einem Wein herbeiführen können, daß man ihn mit einem andern, im Säureabbau begriffenen Wein verschnitt. Ch. Schätzlein[2]) vermochte allerdings in einem Versuch mit 100 Liter Wein, durch Zugabe eines bakterienhaltigen Trubes den Säurerückgang zu erzwingen. Die Möglichkeit, den Säureabbau künstlich durch Impfen mit Bakterienzuchten herbeizuführen, ist demnach gegeben, wenn man auch mit H. Müller-Thurgau und A. Osterwalder[3]) der Ansicht sein muß, daß die Frage durch weitere Versuche und Untersuchungen noch zu klären ist. Daß das Pasteurisieren des Mostes oder des Weines den Säurerückgang ganz zu hemmen vermag, darauf haben P. Kulisch[4]) und A. Rosenstiehl[5]) hingewiesen. Ebenso vermag man durch frühzeitiges und reichliches Einschwefeln, besonders der Moste, den Säurerückgang zu verzögern, oder sogar zu unterbinden, wie K. Windisch[6]), Th. Omeis[7]) und H. Müller-Thurgau und A. Osterwalder[8]) gezeigt haben.

Über die Beurteilung der Milchsäure im Wein siehe die ausführliche Arbeit von W. J. Baragiola und Ch. Godet[9]).

d) Spaltung der Wein-, Zitronen- und Milchsäure.

Wenn im vorausgehenden auch gezeigt worden ist, daß hauptsächlich die Äpfelsäure durch gewisse Bakterien angegriffen wird, so liegen doch vereinzelte Beobachtungen vor, aus denen hervorgeht, daß auch die übrigen im Wein vorkommenden Säuren mitunter durch Bakterien zersetzt werden. Meistens müssen wohl solche Weine als schwer krank bezeichnet werden.

So ist schon von A. Béchamp[10]), J. Nickles[11]), Glenard[12]), F. Ravizza[13]), E. Kramer[14]) und J. A. Muller[15]) gefunden worden, daß bakterienkranke Weine häufig keine Weinsäure enthalten. Später hat A. Koch[16]) darauf hingewiesen, daß der

[1]) 19. D. W. C. Colmar i. E. 1900, S. 27. — [2]) C. Bakt. II, **36**, 157, 293 (1913). — [3]) Arb. Ges. Amt. **42**, 618 (1912). — [4]) Mitt. D. W. V. **8**, 388 (1913). — [5]) Ebenda **5**, 172 (1910). — [6]) Arb. Ges. Amt. **42**, 616 (1912). — [7]) Ebenda **39**, 445 (1911). — [8]) Mitt. D. W. V. **8**, 388 (1913). — [9]) C. Bakt. II, **36**, 235, 266 (1913). — [10]) 12. D. W. C. Worms 1890, S. 145. — [11]) 16. D. W. C. Freiburg i. B. 1897, S. 40; Weinb. u. Weinh. **15**, 171 (1897); 19. D. W. C. Colmar i. E. 1900, S. 29. — [12]) Weinb. u. Weinh. **15**, 430 (1897). — [13]) Bereit. d. Weines 1908, S. 234. — [14]) Des Küfers Weinbuch 1909, S. 132. — [15]) Arb. Ges. Amt. **35**, 428 (1910); **39**, 469 (1911). — [16]) Ebenda **39**, 447 (1911). — [17]) Weinlaube **22**, 280 (1890). — [18]) Bereit. d. Weines 1908, S. 237. — [19]) C. Bakt. II, **36**, 297 (1913).

[1]) Mitt. D. W. V. **5**, 183 (1910). — [2]) Mitt. D. W. V. **8**, 389 (1913). — [3]) C. Bakt. II, **36**, 305 (1913). — [4]) Sachgemäße Weinverbesserung 1909, S. 22. — [5]) C. r. **147**, 150 (1908). — [6]) Bereit. d. Weines 1908, S. 235. — [7]) Arb. Ges. Amt. **39**, 445 (1911). — [8]) C. Bakt. II, **36**, 298 (1913). — [9]) Mitt. Leb. Hyg. **3**, 235 (1912). — [10]) C. r. **54**, 1148 (1862); Répert. chim. appl. **5**, 189 (1862). — [11]) C. r. **55**, 1219 (1862). — [12]) Journ. pharm. [3]. **42**, 25 (1862) — [13]) Staz. ital. **17**, 503 (1889). — [14]) L. V. St. **37**, 325 (1890). — [15]) Ann. chim. phys. [7] **11**, 394 (1897). — [16]) 19. D. W. C. Colmar i. E. 1900, S. 25.

Trub des Weines manchmal, aber nicht immer Organismen enthalte, durch welche Weinsäure und deren Salze zerstört werden. Ebenso hat nach einer mündlichen Mitteilung von J. Behrens[1]) A. Maassen aus elsässischen Weinen ein Bakterium isoliert, das die Weinsäure unter Kohlensäureentwickelung veratmet. Nach P. Kulisch[2]) neigen besonders die elsässischen vins gris zu dieser Art des Säureabbaus und im Jahre 1909 sollen ganze Keller in der Pfalz dadurch verdorben sein, daß Bakterien die Weinsäure unter Bildung großer Mengen Milchsäure und vielfach unter Bildung mehr oder weniger großer Mengen Essigsäure zerstört haben. A. Halenke und O. Krug[3]) führen jedoch das Verderben dieser Weine auf die gewöhnlichen Essigbakterien zurück. Daß Essigbakterien die verschiedensten organischen Stoffe, darunter auch Wein- und Äpfelsäure, zu verarbeiten vermögen, hat W. Seifert[4]) gezeigt.

Nach J. Nessler[5]) und E. Duclaux[6]) verschwindet in umgeschlagenen Weinen (vins tournés) der Weinstein der Faßwand und ein zäher Schleim lagert sich dafür ab. Von einem ähnlichen Falle berichtet auch E. Kramer[7]). Nach J. Laborde[8]) vermochte ein Mannitbakterium Weinsäure in ein Gemisch von viel Essigsäure und wenig Propionsäure (?) überzuführen.

Neuerdings haben H. Müller-Thurgau und A. Osterwalder[9]) gezeigt, daß ein von ihnen als Bacterium tartarophthorum bezeichneter Organismus befähigt ist, die Weinsäure in Essigsäure und Kohlensäure umzuwandeln und gleichzeitig Glycerin in Essigsäure, Propionsäure und Milchsäure überzuführen.

Daß die Zitronensäure ebenfalls von manchen Weinbakterien zerstört wird, haben J. Behrens[10]), W. Seifert[11]) und K. Windisch[12]) in Johannisbeerweinen beobachtet. Ebenso gibt L. Sémichon[13]) an, daß gerade Zitronensäure am allerleichtesten von Weinbakterien zerstört wird. Es handelt sich nach W. Seifert[11]) um ein Stäbchen-Bacterium, das die Zitronensäure gemäß der Gleichung:

$$2\,C_6H_8O_7 + OH_2 = 3\,CH_3.CO_2H + 4\,CO_2 + C_2H_5.OH$$

in Essigsäure, Kohlensäure und Alkohol zerlegen soll. Vom chemischen Standpunkt aus erscheint dieser Vorgang wenig wahrscheinlich. Dann haben H. Müller-Thurgau und A. Osterwalder[14]) gezeigt, daß sowohl Bacterium mannitopoeum als auch besonders Bacterium gracile Zitronensäure unter Bildung von wenig Milchsäure (?), Kohlensäure und viel flüchtiger Säure zu vergären mögen. Dagegen zerstören Micrococcus acidovorax und Micrococcus variococcus Zitronensäure nicht.

[1]) Sitz. d. weinstatist. Kommission Trier, 28. Sept. 1910. — [2]) W. Kerp, Nahr. Mitt. Chem. 1914, S. 329. — [3]) Arb. Ges. Amt. **39**, 90 (1912). — [4]) Z. L. V. Ö. **6**, 584 (1903). — [5]) Bereit. d. Weines 1894, S. 274. — [6]) Traité de Microbiologie **4**, 630 (1901). — [7]) Die Bakteriologie in ihren Bez. zur Landw. u. d. landw. techn. Gew. **2**, 130 (1892). — [8]) C. r. **138**, 229 (1904). — [9]) L. J Schweiz **33** (1919). — [10]) B. Augustenberg 1902, S. 36. — [11]) Z. L. V. Ö. **6**, 738 (1903). — [12]) Werden des Weines 1906, S. 56. — [13]) Traité des maladies des vins, Montpellier et Paris 1905, p. 550. — [14]) C. Bakt. II, **36**, 180, 214, 255 (1913).

Ob auch Milchsäure aus richtig behandelten Weinen wieder verschwinden kann, wie J. Behrens[1]), R. Meissner[2]), W. Seifert[3]), K. Windisch[4]) und C. von der Heide[5]) vermutet haben, ist sehr zweifelhaft. P. Kulisch[6]) leugnet diese Möglichkeit; auch ich bin heute der Ansicht, daß jene Meinung nur infolge der Mangelhaftigkeit des Milchsäurebestimmungsverfahrens nach Möslinger entstehen konnte. Doch besteht nach W. Seifert[7]) und R. Meissner[8]) kein Zweifel, daß Kahmhefen und Essigbakterien auch die Milchsäure anzugreifen vermögen. Dagegen bestreitet W. Seifert[9]), daß die Hefen, wie R. Meissner[2]) angegeben hat, Milchsäure im Wein zerstören können. Auch nach meiner Ansicht dürften die Angaben R. Meissners einer sorgfältigen kritischen Nachprüfung kaum standhalten.

e) Praktische Maßnahmen zur Regelung des Säureabbaus.

In Fällen, in denen der Abbau verhindert werden soll, wie dies in südlichen Ländern sehr häufig geschehen muß, wirkt man ihm entgegen, zunächst durch Erhöhung des Säuregehaltes selbst, indem man entweder schon dem Gärgut oder aber auch erst dem Weine organische Säuren zusetzt.

Die geeignetste Säure hierfür wäre wohl die Milchsäure selbst, weil sie weder durch Bakterien zerstört noch als unlösliches Salz ausgeschieden werden kann. Praktisch sind aber bisher meines Wissens mit ihr noch keine Versuche angestellt worden. Meistens verwendet man vielmehr die Weinsäure, die ebenfalls gewöhnlich nicht von Bakterien angegriffen wird.

Ob man es jedoch der Weinsäure als Nachteil anrechnen soll, daß sie — im Gegensatz zur Milchsäure — teilweise als Weinstein[10]) wieder ausgeschieden wird, ist nicht sicher. Nach den Untersuchungen von Th. Paul und A. Günther[11]) wird nämlich durch die Ausscheidung von Weinstein zwar der titrierbare Säuregehalt vermindert, der Säuregrad aber vermehrt. Da ferner die Weinsäure eine achtmal größere Dissoziationskonstante

[1]) B. Augustenberg 1903, S. 27. — [2]) B. Weinsberg 1904, S. 69; Arb. Ges. Amt. **23**, 38, 46 (1905); Z. Gärungsphysiologie **2**, 129 (1913). — [3]) Z. L. V. Ö. **4**, 988 (1901); **6**, 576 (1903); Mitt. D. W. V. **3**, 216 (1908). — [4]) Werden d. Weines 1906, S. 76. — [5]) Arb. Ges. Amt. **39**, 29 (1911). — [6]) W. Kerp, Nahr. Mitt. Chem. 1914, S. 338. — [7]) Mitt. D. W V. **8**, 241, 250 (1908). — [8]) L. J. **30**, 407 (1901). — [9]) Mitt. D. W. V. **3**, 247 (1908). — [10]) Die Ansicht Müller-Thurgaus und Osterwalders, C. Bakt. II, **36**, 304 (1913), daß die zugesetzte Weinsäure dem Weine in ihrer „Totalität" erhalten bleibe, ist sicher falsch für Moste oder Maischen (vgl. C. von der Heide, L. J. **45**, 482 (1913); wahrscheinlich aber auch für Weine, weil sich aus der zugesetzten Weinsäure und den Kalisalzen anderer Säuren wiederum Weinstein abzuscheiden vermag. — [11]) Arb. Ges. Amt. **39**, 45 (1908).

aufweist (0,00097) als die Milchsäure (0,00014), so ist es theoretisch sehr wohl möglich, daß durch die Weinsäure trotz des Weinsteinausfalls ein höherer Säuregrad im Wein erzielt wird als durch die Milchsäure, wenngleich im letzten Falle der titrierbare Säuregehalt höher steigen mag.

Vereinzelt (z. B. in Frankreich bei kranken Weißweinen) wird auch Zitronensäure benutzt, obwohl diese wegen ihrer verhältnismäßig leichten Zerstörbarkeit durch Bakterien nach H. Müller-Thurgau und A. Osterwalder[1]) wenig für diesen Zweck geeignet ist, wozu noch kommt, daß dabei viel flüchtige Säure gebildet wird. Aus demselben Grunde ist natürlich Äpfelsäure ganz ungeeignet, die außerdem wegen ihres hohen Preises praktisch nicht in Betracht kommt. Nach H. Müller-Thurgau und A. Osterwalder[1]) läßt sich auch die Tatsache nutzbar machen, daß durch Gerbstoffzusatz der Säureabbau gehemmt wird.

Außer des Säurezusatzes wird zur Hemmung des Säureabbaues mit bestem Erfolg von dem Einschwefeln Gebrauch gemacht. Nicht nur, daß man schon vor der Gärung große Gaben von schwefliger Säure (oder deren Salze) zusetzt, man wiederholt das Einschwefeln auch bei jedem Abstich.

Aus dem oben Gesagten ergibt sich ferner, daß auch frühzeitiges Abstechen und kühles Lagern geeignet sind den Säureabbau zu hemmen. Schließlich mag noch erwähnt werden, daß Weine, die im Säureabbau begriffen sind und deshalb trüb werden, durch Schönen oder Filtrieren nicht für die Dauer geklärt werden können, weil die dabei zurückgebliebenen wenigen Bakterien in kurzer Zeit sich wieder so stark vermehren, daß der Wein sich von neuem trübt. In solchen Fällen bliebe nichts anderes übrig, als die Weine zu pasteurisieren.

Viel schwerer als den Säurerückgang zu verhindern, ist es erforderlichenfalls ihn hervorzurufen. Wenn wir auch verschiedene Mittel und Wege kennen, die ihn begünstigen, so vermögen wir doch im voraus nicht mit Sicherheit anzugeben, ob er auch wirklich eintreten wird. Dazu kommt noch, daß in bestimmten Fällen einzelne der Mittel aus zwingenden Gründen anderer Art nicht angewendet werden können. So z. B. soll man Weine, in denen man den Abbau wünscht, nicht einschwefeln; andererseits aber müssen manche Weine beim ersten Abstich wegen der Gefahr des Rahnwerdens kräftig geschwefelt werden. Hier ist es die Kunst des Kellermeisters, im einzelnen Falle den richtigen Mittelweg zu finden.

Der Säureabbau wird begünstigt zunächst durch Lagerung der Moste und Jungweine bei Temperaturen von mindestens 13 bis 15°. Nichts ist wenigstens bei unseren deutschen Weinen mehr geeignet, einen baldigen und raschen Abbau herbeizuführen, als die Befolgung dieser Maßnahmen. Leider ist für die Rieslingweine der Mosel diese Maßregel nicht ohne weiteres anzuwenden, weil durch warme Vergärung und warme Lagerung zuviel Bukettstoffe verloren gehen würden, so daß schließlich zwar säurearme Weine, aber keine Weine mit Moselart entstehen. Weitere Maßregeln, die den Abbau begünstigen, sind Aufrühren der Hefe und spätes Abstechen. Auch diese Maßregeln sind nicht für alle Fälle gleichmäßig anzuwenden. So muß z. B. bei Bukettweinen in dieser Hinsicht sehr vorsichtig vorgegangen werden, um nicht mehr Schaden als Nutzen zu stiften. Anzuraten sind diese Maßregeln auf jeden Fall bei den harten und sauren Massengewächsen, indem man in den ersten vier bis sechs Wochen nach der Hauptgärung mit der Rührkette zwei- bis viermal aufrührt. Die Hefe, die von gesunden Mosten stammt, darf ohne Gefahr aufgerührt und auch länger mit dem Wein in Berührung gelassen werden, während Hefe von faulen oder sonst kranken oder beschädigten Trauben nicht früh genug entfernt werden kann. Verschiebt man des Säureabbaues halber die Abstiche, so darf man damit doch nicht so lange warten, bis etwa die Hefe in stinkende Fäulnis übergeht, und infolgedessen der Wein vollständig verdirbt.

Ein weiterer, den Säureabbau begünstigender Umstand ist erst in den letzten Jahren in seiner vollen Bedeutung erkannt und gewürdigt worden, als sich herausstellte, daß Weine, die bisher hartnäckig ihre Säure behalten hatten und deshalb entsäuert worden waren, plötzlich nach der Entsäuerung eine starke Säureabnahme erlitten. Auf diesen Vorteil der Entsäuerung hat zuerst C. von der Heide[1]) hingewiesen und besonders die Mostentsäuerung empfohlen, weil sie besonders geeignet sei, den Säuregrad herabzusetzen. Die starke Verminderung des Säuregrades beruht hier nicht so sehr auf der Verminderung der titrierbaren Säure, als darauf, daß dem Weine eine größere Menge von Kalisalzen erhalten bleibt, wodurch die Dissoziation der freien Säure selbst sehr herabgesetzt wird.

P. Kulisch[2]) hat in praktischen Versuchen gezeigt, daß bei sehr sauren, weinsäurereichen Weinen die Entsäuerung mit kohlensaurem Kalk ein Mittel ist, das in ganz hervorragendem Maße geeignet erscheint, die Säurespaltung herbeizuführen. Wenn aber P. Kulisch glaubt, durch die Entsäuerung den Säurerückgang in allen Fällen herbeizwingen zu können, so ist nach Untersuchungen von C. von der Heide und W. J. Baragiola diese Hoffnung als zu weitgehend zu bezeichnen.

6. Der Säuregrad des Weines.

Schrifttum.

Baragiola, W. J.: Die Säure des Weines. Mitt. Leb. Hyg. **2**, 321 (1911).

Baragiola, W. J. und Godet, Ch.: Darstellung der Ergebnisse einer Weinuntersuchung usf. Fr. **53**, 100 (1914).

[1]) C. Bakt. II, **36**, 304 (1913).

[1]) Mitt. D. W. V. **8**, 336 (1913). — [2]) Z. U. N. **28**, 500 ff. (1914).

Dutoit, P. und Duboux, M.: L'analyse des vins par volumétrie physico-chimique. Lausanne 1912.
Grünhut, L.: Zusammenfassendes Referat. Fr. **53**, 60 (1914).
von der Heide, C. und Baragiola, W. J.: Beiträge zur Chemie und Analyse des Weines. L. J. **39**, 1021 (1910).
— Der Unterschied zwischen Säuregehalt und Säuregrad des Weines usf. Fr. **53**, 249 (1914).
Mensio, C. e Garino-Canina, E.: L'energia acida dei vini. Ann. d. R. Accademia d'Agricoltura di Torino **56**, 139 (1913).
— La fisico-chimica applicata al vino. Ann. chim. appl. **2**, 315 (1914).
— Analisi chimico-fisica ecc. Staz. ital. **47**, 119 (1914).
Paul, Th. und Günther, A.: Untersuchung über den Säuregrad usf. Arb. Ges. Amt. **23**, 189 (1905).
— — Der Säuregrad verschiedener deutscher Weine usf. Arb. Ges. Amt. **29**, 218 (1908).
Paul, Th.: Anwendung der modernen physikalisch-chemischen Lehren usf. in W. Kerp, Nahrungsm. Chem. 1914, S. 33.
— Über den gegenwärtigen Stand der chemischen Untersuchung des Weines. Z. U. N. **28**, 509 (1914).
— Der Säuregrad des Weines. Z. f. Elektrochem. **21**, 80 (1915).
— Die Entsäuerung des Weines mit kohlensaurem Kalk. Z. f. Elektrochem. **21**, 542 (1915).
— Das chemische Gleichgewicht zwischen Weinsäure und Dikaliumtartrat. Z. f. Elektrochem. **23**, 66 (1917).
— Wissenschaftliche Weinprobe. Z. f. Elektrochem. **23**, 87 (1917).
— Beziehung zwischen saurem Geschmack und Wasserstoffionen-Konzentrationen. B. **49**, 2124 (1916).
— Der Säuregrad des Weines. Deutsche Weinzeitung 1916, Nr. 78.
— Die Bedeutung des Säuregrades usf. Deutsche Weinzeitung 1916, Nr. 88.
— Dissertation von E. Bohnen, Chemisches Gleichgewicht von Weinsäure, Äpfelsäure und Milchsäure mit Dikaliumtartrat. München 1919.
Philippe, E. und Duperthuis, H.: Über physikalisch-chemische Weinuntersuchung usf. Mitt. Leb. Hyg. **1**, 111 (1910).
Lo Priore, G.: Metodi fisico-chimici. Staz. ital. **48**, 5 (1915).
Quartaroli, A.: Ricerche chimico-fisiche sui vini. Staz. ital. **40**, 321 (1907).
— Sullo stato di combinazione degli acidi minerali e organici nei vini. Staz. ital. **39**, 963 (1906).
— Ricerche chimico-fisiche sui vini. Ebenda **40**, 321 (1907).
— Sul problema della ripartizione delle basi fra gli acidi del vino. Ebenda **44**, 138 (1911).
— Sull' energia acida dei vini. Ebenda **45**, 89 (1912).
— Sulla determinazione dell' energia acida ecc. Ebenda **43**, 687 (1910).

a) Die Wasserstoffionen-Konzentration.

Schon C. Neubauer[1]) war es aufgefallen, daß die Weinsäure saurer schmeckt als die Äpfelsäure. Aber erst mit Hilfe der modernen Lösungstheorien ist es gelungen, die Stärke der verschiedenen organischen Säuren zahlenmäßig festzustellen. Th. Paul und A. Günther[2]) haben dann diese Theorien auf den Wein übertragen unter Einführung des Begriffes des Säuregrades. Unter Säuregrad des Weines versteht man nach ihnen die Konzentrationen der darin enthaltenen Wasserstoffionen (ausgedrückt in Milligramm in 1 Liter).

Diese Wasserstoffionen-Konzentration, die abgekürzt durch das Zeichen ($H^{\cdot}$) angedeutet wird, hängt natürlich in ausschlaggebender Weise von den im Wein vorhandenen Säuren und deren Bindungszustand, sowie von der ($H^{\cdot}$) dieser Säuren selbst ab. Die ($H^{\cdot}$) einer Säure selbst wird ausgedrückt durch eine Konstante, die man die elektrolytische Dissoziationskonstante oder wohl auch Affinitätskonstante nennt. (Besser ist es, unter Affinitätskonstante den reziproken Wert der elektrolytischen Dissoziationskonstanten zu verstehen.) Ihre Größe ist nach W. Ostwald das einzige rationelle Maß für die Stärke einer Säure. Bei den verschiedenen Säuren wechselt die Größe dieser Konstanten von sehr großen Werten bis zu den allerkleinsten. Für die im Wein in Betracht kommenden organischen Säuren nimmt die Konstante folgende Werte an:

Säure	Elektrolytische Dissoziationskonstante
Weinsäure	0,000 97 = $9,7 \cdot 10^{-4}$
Äpfelsäure	0,000 395 = $3,95 \cdot 10^{-4}$
Milchsäure	0,000 138 = $1,38 \cdot 10^{-4}$
Bernsteinsäure	0,000 066 5 = $6,65 \cdot 10^{-5}$
Essigsäure	0,000 018 0 = $1,8 \cdot 10^{-5}$
Gerbsäure	0,000 009 = $9 \cdot 10^{-6}$
Primäre Tartrate	0,000 045 = $4,5 \cdot 10^{-5}$
„ Malate	0,000 007 5 = $7,5 \cdot 10^{-6}$
„ Succinate	0,000 002 7 = $2,7 \cdot 10^{-6}$

Th. Paul und A. Günther haben gezeigt, daß man durch die Rohrzuckerinversion bei 76° rasch und leicht den Säuregrad des Weines bestimmen kann. Es ergab sich bei der Untersuchung von 80 deutschen Weinen[1]), deren Gehalt an titrierbarer Säure zwischen 4,3 und 18,4 Prom. schwankte, daß der Säuregrad zwischen 0,17 und 1,80 liegt, d. h. in 1 Liter Wein sind 0,17 bis 1,8 mg $H^{\cdot}$-Ionen vorhanden. Dies entspricht etwa dem Säuregrad einer $^{1}/_{5000}$ n- bis $^{1}/_{600}$ n-Salzsäure. Wenn nun auch im allgemeinen der Säuregrad mit dem Steigen des Säuregehaltes zunimmt, so sind doch die beiden Größen nicht proportional. Die Art der Säure und die Größe des an Basen gebundenen Anteils der Säuren üben auf den Säuregrad einen entscheidenden Einfluß aus, während diese beiden Umstände den Säuregehalt naturgemäß nicht berühren. So wies z. B. ein mit 20 Proz. Zuckerlösung verbesserter 1913er Obermoseler (bei einem Säuregehalt von nur 11,1 g) den höchsten bisher beobachteten Säuregrad von 1,8 mg $H^{\cdot}$ auf, während ein 1905er Obermoseler mit 18,4 Prom. Säure nur 1,61 mg $H^{\cdot}$ besaß. Auch C. von der Heide und W. J. Baragiola[2]) zeigten an zwei Weinen aus demselben Weinberg, aber verschiedenen Jahren (1909 und 1910), daß der 1909er geschmacklich bedeutend saurer wirkte, d. h. einen höheren

[1]) Über die Chemie des Weines. Wiesbaden 1870, S. 70. — [2]) Arb. Ges. Amt. **23**, 189 (1905).

[1]) Arb. Ges. Amt. **29**, 222 (1908); Ztschr. f. Elektrochem. **23**, 89 (1917). — [2]) Fr. **53**, 249 (1914).

Säuregrad besaß als der 1910er, während der 1909er weniger titrierbare Säure aufwies als der 1910er.

Um das allmähliche Steigen des Säuregehaltes und des Säuregrades, aber auch gleichzeitig das Fehlen einer Proportionalität zu zeigen, sei folgender Auszug aus Th. Pauls und A. Günthers Untersuchungen gegeben:

Zusammenstellung des Säuregehaltes und des Säuregrades in 80 deutschen Weinen aus den Jahren 1893 bis 1913.

mg $H^{\cdot}$ im Liter	Titrierbare Säure Prom.	Anzahl der Weine
0,17	4,3	1
0,20—0,29	4,7—5,0	3
0,30—0,39	4,9—7,0	6
0,40—0,49	5,1—6,5	14
0,50—0,59	5,3—8,3	18
0,60—0,69	6,9—9,8	10
0,70—0,79	8,5—9,7	14
0,80—0,99	9,7—13,5	5
1,00—1,20	11,5—12,1	6
1,27	12,4	1
1,61	18,4	1
1,80	11,1	1

Th. Paul und A. Günther [1]) ermittelten ferner, wie bei zunehmender Verdünnung eines Weines mit Wasser sich der Säuregrad ändert. Es ergab sich dabei folgendes Bild:

1902er Geisenheimer.

Das Gemisch enthält Proz.		Titrierbarer Säuregehalt	Säuregrad
Wein	Wasser	Prom.	mg $H^{\cdot}$-Ion
100	—	12,35	1,26
80	20	9,87	1,20
60	40	7,39	1,21
40	60	4,96	1,13
20	80	2,55	0,98
—	100	—	0,01

Während also der Säuregehalt des Gemisches proportional der Verdünnung mit Wasser sinkt, nimmt der Säuregrad anfangs nur sehr wenig ab, um erst bei sehr starken Verdünnungen (von 20 Proz. Wein ab und weniger) steil abzustürzen. Ja, bei zwei anderen Weinen stellte sich sogar heraus, daß bei der Verdünnung mit dem gleichen Raumteil Wasser der Säuregrad nicht nur nicht abgenommen, sondern sogar um eine Kleinigkeit zugenommen hatte. Die Erklärung für dieses merkwürdige Verhalten liegt im folgenden: Im Weine sind verschiedene Säuren und ihre Salze vorhanden. Der elektrolytische Dissoziationsgrad der Säuren nimmt mit steigender Verdünnung zu, während die Konzentration der Ionen der Salze ungefähr proportional der Verdünnung abnimmt, da sie schon in mäßigen Konzentrationen weitgehend dissoziiert sind. Die Folge davon ist, daß die relative Vermehrung der $H^{\cdot}$-Ionen infolge der Zunahme des Dissoziationsgrades der Säure und infolge der Verminderung der Salzionen dieser Säuren, welche ebenfalls eine Vermehrung der $H^{\cdot}$-Ionen zur Folge hat, die durch die Verdünnung bewirkte Herabsetzung der $(H^{\cdot})$ mehr oder weniger ausgleicht.

Ebenso theoretisch interessant wie praktisch wichtig ist die Feststellung, daß die Abscheidung von Weinstein den Säuregehalt des Weines zwar vermindert, den Säuregrad aber erhöht. Th. Paul und A. Günther [1]) lösten in einem 1902er Geisenheimer Weine Weinstein auf und schieden ihn nachher durch Abkühlen wieder ab, wobei sie folgende Zahlenwerte erhielten:

1902er Geisenheimer.

	Säuregehalt Prom.	$(H^{\cdot})$ mg $H^{\cdot}$	Asche g	Extrakt g
Unverändert	13,0	1,14	1,97	30,1
Nach längerem Abkühlen auf 0°	13,1	1,15	2,01	30,1
Nach Auflösen von Weinstein	14,5	0,99	3,41	33,6
Nach Wiederabscheidung des Weinsteins	13,2	1,15	1,98	30,0

Es zeigt sich also die überraschende Tatsache, daß trotz Hinzufügung eines sauer schmeckenden Stoffes, des Weinsteins, der Säuregrad herabgesetzt wird. Diese Tatsache findet jedoch ihre befriedigende Erklärung dadurch, daß durch die primären Weinsäureionen des Weinsteins die Dissoziation der freien Weinsäure zurückgedrängt und somit die $(H^{\cdot})$ vermindert werden muß.

Für die praktische Kellerwirtschaft ergibt sich hieraus, daß es nicht immer richtig ist, in sauren Weinen den Weinsteinausfall durch starkes Abkühlen der Weine zu begünstigen; denn dadurch können die Weine im Geschmack statt milder leicht saurer werden.

Auch bei der Entsäuerung der Weine spielt der Säuregrad eine sehr wichtige Rolle. Es hat sich aus Versuchen von C. von der Heide und W. J. Baragiola [2]) ergeben, wie es auch den Forderungen der Theorie entspricht, daß durch die Fällung der Weinsäure als Calciumtartrat der Säuregehalt viel weniger herabgesetzt wird, als der Säuregrad, weil hier eben die am meisten dissoziierte Säure, die Weinsäure, zum größten Teil entfernt wird. Daß beim biologischen Säurerückgang die Weine wesentlich milder werden, beruht einmal darauf, daß an Stelle eines Moles der zweibasischen Äpfelsäure ein Mol der einbasischen Milchsäure tritt, dann aber auch darauf, daß die Äpfelsäure ($k = 3,95 . 10^{-4}$) etwa dreimal so sauer wirkt, als die Milchsäure ($k = 1,38 . 10^{-4}$).

[1]) Arb. Ges. Amt. **29**, 245 (1908).

[1]) Arb. Ges. Amt. **39**, 47 (1908). — [2]) Noch nicht veröffentlichte Arbeit.

b) Die Bindung der Säuren an die Basen.

Über die Bindung der Säuren an die Basen herrschten bis vor kurzem sehr unklare Ansichten. Man nahm an, daß die anorganischen Säuren im Wein ebenso an die Basen gebunden seien, wie in der Asche, und daß nur der Teil der Basen, der in der Asche als Oxyd und als Carbonat vorliege, im Wein an organische Säuren gebunden sei. Dieser Anteil der Basen wurde analytisch als Alkalität der Asche ermittelt. In ganz willkürlicher Weise nahm man nun an, daß zunächst die Weinsäure an diesen Basenanteil gebunden sei. Wenn die vorhandene Weinsäuremenge zur Bindung der Basen nicht ausreichte, so sollte der Basenüberschuß sich mit der Äpfelsäure verbinden. Außerdem berechnete man ebenso willkürlich die sogenannte Alkalität der wasserlöslichen Asche und der wasserunlöslichen Asche als Weinstein und als an alkalische Erden gebundene Weinsäure. Durch diese Rechnungsweise ergab sich schließlich naturgemäß, daß die meisten deutschen Weine freie Weinsäure überhaupt nicht enthielten. Gleichwohl drückte man die sogenannte Gesamtsäure als Weinsäure aus.

Daß diese Anschauungen in keiner Weise der Wirklichkeit entsprachen, haben C. von der Heide und W. J. Baragiola[1]) gezeigt, indem sie gleichzeitig folgende Vorschläge machten:

1. Die Zahl, die angibt, wieviel mg $H^{\cdot}$-Ionen im Liter enthalten sind, heißt Säuregrad (nach Th. Paul).

2. Was man bisher „Gesamtsäure oder freie Säure" nannte, wird unzweideutig „titrierbare Säure" genannt. Es ist dies die Menge der überhaupt vorhandenen, durch Metall ersetzbaren Wasserstoffatome, entweder ausgedrückt in Gramm Weinsäure oder besser in ccm-n-Lösung.

3. Unter „gesamten Säuren" versteht man im Gegensatz zu früher die Menge der gesamten organischen Säuren, sei es, daß sie sich vorfinden im freien, halb oder ganz gebundenen oder im veresterten Zustande.

4. Unter „freien Säuren" versteht man die Menge der wirklich freien Säuren. Nicht hierher gehören die halb gebundenen Säuren, wie z. B. Weinstein.

5. Unter „halb gebundenen Säuren" versteht man die Menge der zweibasischen Säuren, die in Form primärer Salze vorhanden sind.

6. Unter „gebundenen Säuren" versteht man die Menge der ein- oder zweibasischen Säuren, die in Form neutraler Salze im Wein vorhanden sind.

Die Menge der gesamten Säuren, der titrierbaren und der nicht titrierbaren, sowie die Menge jeder einzelnen Säure kann auf analytischem Wege ermittelt werden. Dagegen ist die Zerlegung der einzelnen Säuren in freie, halb gebundene und ganz gebundene Säure auf analytischem Wege nicht möglich; denn der Wein stellt ein flüssiges System dar, in welchem alle freien Säuren, sowie alle primären und sekundären Salze dieser Säuren und sämtliche vorhandenen Basen sich in einem bestimmten Gleichgewichtszustand befinden, das durch jede analytische Operation gestört werden muß. Man kann jedoch dieses Gleichgewicht, d. h. die Verteilung der Basen auf die Säuren, mit Hilfe physikochemischer Gesetze berechnen.

Diese Aufgabe zu lösen, hat A. Quartaroli[1]) begonnen und C. von der Heide und W. J. Baragiola[2]) weitergeführt. Auf ganz anderem Wege kamen dann auch P. Dutoit und M. Duboux[3]) zum Ziele.

α) Verfahren von A. Quartaroli, C. von der Heide und W. J. Baragiola. Man geht aus von der Annahme, daß im Wein die Schwefelsäure und Salzsäure, als sehr starke Säuren, ganz an Basen gebunden seien, ebenso die acetaldehydschweflige Säure, die nach W. Kerp und E. Baur[4]) der Salzsäure an Stärke gleicht. Von der Phosphorsäure ist nur ein Wasserstoffatom durch Metall ersetzt und ebenso von der sogenannten freien schwefligen Säure, da nach W. Kerp und E. Baur[5]) deren $k_1 = 0{,}0174$, nach J. Jellinek[6]) aber $k_2 = 0{,}000\,005$ ist.

Der Wein enthält an Basen: Kalium, Natrium, Calcium, Magnesium, Mangan, Eisen, Aluminium, Kupfer, die in der Asche bestimmt werden. Die Summe dieser Kationen, in ccm-n-Lösung ausgedrückt, sei gleich n_2. Außerdem enthält der Wein noch flüchtige Basen, vor allem Ammoniak und nicht näher bekannte organische Stickstoffbasen. Ihre Summe sei gleich n_3. Dann beträgt die Summe der gesamten im Wein vorhandenen Kationen $\Sigma K = n_1 = n_2 + n_3$.

Es sei ebenso ausgedrückt in ccm-n-Lösung die Menge der Schwefelsäure $= s_1$, der Salzsäure $= s_2$, der acetaldehydschwefligen Säure $= s_3$, der Phosphorsäure $= s_4$ und der freien schwefligen Säure $= s_5$, so ist die Summe der von vornherein an diese Säuren gebundenen Basenmenge: Σ der vorweg gebundenen Kationen

$$\Sigma K_v = n_4 = s_1 + s_2 + s_3 + \frac{s_4}{3} + \frac{s_5}{2}.$$

Es bleiben mithin von den gesamten Kationen übrig: $m = \Sigma$ der gesamten Kationen $- \Sigma$ der vorweg gebundenen Kationen $= n_1 - n_4$, die auf die übrigen organischen Säuren zu verteilen sind. Die Verteilung dieses Restes m von Kationen auf die organischen Säuren erfolgt nach dem Massenwirkungsgesetz. Hat man nämlich eine Base zwischen zwei im Überschuß vorhandenen Säuren zu verteilen, so geschieht dies nach der Stärke der beiden Säuren, d. h. nach der Größe ihrer Dissoziationskonstanten. Bezeichnet also a_1 und a_2 die Menge zweier Säuren, x_1 und x_2 die Menge der

[1]) L. J. 39, 1033 (1910).

[1]) Staz. ital. 40, 321 (1907). — [2]) L. J. 39, 1058 (1910). — [3]) L'analyse des vins etc. 1912, p. 98. — [4]) Arb. Ges. Amt. 26, 231 (1907). — [5]) Ebenda, S. 297. — [6]) Z. phys. Chem. 76, 257 (1911).

Basen, die mit den Säuremengen a_1 und a_2 verbunden ist (wobei a_1, a_2 und x_1, x_2 wiederum in ccm-n-Lösung ausgedrückt seien) und k_1 und k_2 die Dissoziationskonstanten der Säuren, so muß der Wert $\frac{x_1}{a_1 - x_1}$ (d. h. das Verhältnis zwischen gebundenem Anteil und ungebundenem Anteil der ersten Säure) zu dem Wert $\frac{x_2}{a_2 - x_2}$ (d. h. dem Verhältnis zwischen gebundenem Anteil und ungebundenem Anteil der zweiten Säure) in demselben Verhältnis stehen wie die Dissoziationskonstanten der beiden Säuren k_1 und k_2 zueinander.

Man erhält also die Gleichung:

$$\frac{x_1}{a_1 - x_1} : \frac{x_2}{a_2 - x_2} = k_1 : k_2.$$

Für mehrere Säuren gelten ganz analoge Ableitungen. Bezeichnet man also die Menge der Weinsäure, Äpfelsäure, Milchsäure, Bernsteinsäure, Essigsäure, Gerbsäure, der Reihe nach mit a_1, a_2 usf., ihren an Basen gebundenen Anteil mit x_1, x_2 usf., so erhält man folgendes System von Gleichungen:

$$\frac{x_1}{a_1 - x_1} : \frac{x_2}{a_2 - x_2} : \frac{x_3}{a_3 - x_3} : \text{usf.} = k_1 : k_2 : k_3 : \text{usf.}$$

Löst man diese Gleichungen nach x_1 auf, so ergibt sich:

$$x_2 = a_2 x_1 : \left(\frac{k_1}{k_2} a_1 + \frac{k_2 - k_1}{k_2} x_1\right);$$

$$x_3 = a_3 x_1 : \left(\frac{k_1}{k_3} a_1 + \frac{k_3 - k_1}{k_3} x_1\right);$$

$$x_4 = \text{usf.}$$

Schließlich ist, wie weiter oben schon auseinandergesetzt:

$$\Sigma x = m; \text{ also } x_1 + x_2 + x_3 + \text{usf.} = m.$$

Die Werte für k_1, k_2, k_3 usf. sind auf S. 204 angegeben.

Es wird also:

$$\frac{k_1}{k_2} = 2{,}45; \quad \frac{k_1}{k_3} = 7{,}03; \quad \frac{k_1}{k_4} = 14{,}59;$$

$$\frac{k_1}{k_5} = 53{,}89; \quad \frac{k_1}{k_6} = 107{,}8$$

und

$$\frac{k_2 - k_1}{k_2} = -1{,}45; \quad \frac{k_3 - k_1}{k_3} = -6{,}03;$$

$$\frac{k_4 - k_1}{k_4} = -13{,}59; \quad \frac{k_5 - k_1}{k_5} = -52{,}89;$$

$$\frac{k_1 - k_6}{k_6} = -106{,}8.$$

Somit erhält man schließlich:

Äpfelsäure:

$$1. \quad x_2 = \frac{a_2 x_1}{2{,}45\, a_1 - 1{,}45\, x_1}$$

Milchsäure:

$$2. \quad x_3 = \frac{a_3 x_1}{7{,}03\, a_1 - 6{,}03\, x_1}$$

Bernsteinsäure:

$$3. \quad x_4 = \frac{a_4 x_1}{14{,}59\, a_1 - 13{,}59\, x_1}$$

Essigsäure:

$$4. \quad x_5 = \frac{a_5 x_1}{53{,}89\, a_1 - 52{,}89\, x_1}$$

Gerbsäure:

$$5. \quad x_6 = \frac{a_6 x_1}{107{,}8\, a_1 - 106{,}8\, x_1}$$

$$6. \quad x_1 + x_2 + x_3 + x_4 + x_5 + x_6 = m.$$

Die Wurzeln der Gleichungen ergeben sich am schnellsten durch versuchsweises Einsetzen bestimmter Werte für x_1 und dann durch Interpolation. Bei der Bestimmung von a_1, a_2 und a_4 ist zu bedenken, daß die sonst zweibasische Wein-, Äpfel- und Bernsteinsäure hier nur als einbasische Säuren auftreten, so daß a_1, a_2, a_4 gleich sind der halben Menge der vorhandenen Säuremengen, ausgedrückt in ccm-n-Lösung.

Schließlich kann man nach W. J. Baragiola und Ch. Godet[1]) auch noch die Bitartrate, Bimalate und Bisuccinate in die Rechnung einführen. Bedeutet x_7, x_8 und x_9 die Menge des Tartrates, Malates und Succinates, so erhält man:

$$x_7 = x_1^2 : \left(\frac{k_1}{k_7} a_1 + \frac{k_7 - k_1}{k_7} x_1\right),$$

$$x_8 = x_1 x_2 : \left(\frac{k_1}{k_8} a_1 + \frac{k_8 - k_1}{k_8} x_1\right),$$

$$x_9 = x_1 x_4 : \left(\frac{k_1}{k_9} a_1 + \frac{k_9 - k_1}{k_9} x_1\right),$$

worin

$$\frac{k_1}{k_7} = 21{,}56, \quad \frac{k_1}{k_8} = 129{,}3, \quad \frac{k_1}{k_9} = 359{,}3$$

und

$$\frac{k_7 - k_1}{k_7} = -20{,}56, \quad \frac{k_8 - k_1}{k_8} = -128{,}3,$$

$$\frac{k_9 - k_1}{k_9} = -358{,}3.$$

Somit wird:

$$7. \quad x_7 = \frac{x_1^2}{21{,}56\, a_1 - 20{,}56\, x_1},$$

$$8. \quad x_8 = \frac{x_1 x_2}{129{,}3\, a_1 - 128{,}3\, x_1},$$

$$9. \quad x_9 = \frac{x_1 x_4}{359{,}3\, a_1 - 358{,}3\, x_1}.$$

Diese Berechnung der Bitartrate, Bimalate und Bisuccinate ist insofern nicht einwandfrei, als hierbei die Gleichgewichte: „freie Säure — halb gebundene Säure“ und „halb gebundene Säure — gebundene Säure“ getrennt berechnet werden, während es sich um das ternäre Gleichgewicht: „freie Säure — halb gebundene Säure — gebundene Säure“ handelt.

[1]) Fr. **53**, 108 (1914).

β) Verfahren von P. Dutoit und M. Duboux[1]). Versteht man unter C die molare Konzentration irgend einer Säure im Weine, unter C' die des nicht dissoziierten Anteils dieser Säure, unter C'' die der Säureionen, unter $H^{\cdot}$ die der Wasserstoffionen, so ist:

$$C = C' + C''. \quad (1)$$

C wird analytisch bestimmt, $H^{\cdot}$ nach dem Verfahren von Th. Paul und A. Günther. Die Konzentration der Säureionen C'' umfaßt die Ionen, die von der Dissoziation der Säure stammen, und die Ionen, die von der Dissoziation der Salze dieser Säure stammen. Man kann bei der starken Verdünnung annehmen, daß diese Salze zu 90 Proz. dissoziiert seien. Bezeichnet man die Konzentration der Ionen, die von der Dissoziation der freien Säure stammen, mit S, die der Ionen, die von der Dissoziation der Salze stammen, mit T, so kann man setzen:

$$C'' = S + 0{,}9\,T. \quad (2)$$

Setzt man in die Massengesetzgleichung $\frac{C''.H^{\cdot}}{C'} = K$ den Wert von C' aus (1) und den Wert von C'' aus (2) ein, so ergibt sich:

$$(S + 0{,}9\,T).H^{\cdot} = K.(C - S - 0{,}9\,T).$$

Hierauf findet man

$$T = 1{,}1\left(\frac{K.C}{H^{\cdot} + K} - S\right). \quad (3)$$

Beachtet man weiter, daß $H^{\cdot} > S > 0$, so findet man

$$\frac{1{,}1\,K.C}{H^{\cdot} + K} > T > 1{,}1\left(\frac{K.C}{H^{\cdot} + K} - H^{\cdot}\right). \quad (4)$$

Diese Formulierung erlaubt demnach eine obere und eine untere Grenze für die Konzentration T der Salze zu finden, die durch Neutralisation der betreffenden Säure gebildet sind. Enthält ein Wein z. B. 3,5 g Weinsäure ($C = 0{,}0233$ Mol) und beträgt die $H^{\cdot} = 0{,}00042$, so muß die molare Konzentration des primären Tartrates nach Formel (4) größer als 0,0173 und kleiner als 0,0178 sein. Es befinden sich also 74 bis 76 Proz. der Weinsäure als primäres Tartrat, 24 bis 26 Proz. im freien Zustande im Weine.

Die Rechnung läßt sich noch vereinfachen, wenn man beachtet, daß sich S um so mehr $H^{\cdot}$ nähert, je stärker die Säure ist. Man kann beim Wein allgemein setzen:

	S
Weinsäure	$0{,}5\ H^{\cdot}$
Äpfelsäure	$0{,}1\ H^{\cdot}$
Milchsäure	$0{,}35\ H^{\cdot}$
Bernsteinsäure . . .	$0{,}02\ H^{\cdot}$
Essigsäure	$0{,}01\ H^{\cdot}$

Durch Einsetzung dieser Werte in die Formel (3) kann man die Berechnung von T ausführen.

Bei dieser Berechnungsweise werden einige willkürliche Annahmen gemacht. Daß hierdurch trotzdem bei normalen Weinen das Endergebnis nicht wesentlich gestört wird, zeigt sich darin, daß die Berechnungsweisen nach dem 1. und 2. Verfahren gut übereinstimmende Ergebnisse liefern. Bei anormalen Verhältnissen, z. B. bei entsäuerten Weinen, ist die Übereinstimmung mangelhaft. Es kann jedoch kein Zweifel bestehen, daß das erste Verfahren theoretischen Einwänden nicht ausgesetzt ist.

γ) Berechnungsbeispiel. Als Beispiel für die Berechnung der Bindungsverhältnisse sei folgender Wein angeführt, der von W. J. Baragiola und Ch. Godet[1]) untersucht wurde.

1911er Tiroler Rotwein:

Kationensumme der Asche	37,22 ccm-n
Ammonium (und organische Basen) . . .	0,60 „
Gesamte Kationen des Weines . .	37,82 ccm-n.

Vorweg gebundene Kationen:

10,41 ccm-n	SO_4'' (der Asche),	ganz gebunden	10,41 ccm-n
9,17 „	PO_4''',	drittel „	3,06 „
0,23 „	Cl',	ganz „	0,23 „
0,13 „	gebundene SO_3'',	„ „	0,13 „
0,08 „	freie SO_3'',	halb „	0,04 „
Summe der vorweg gebundenen Kationen:			13,87 ccm-n.

Auf die organischen Säuren ist mithin zu verteilen die Differenz:

Gesamte Kationen	37,82
Vorweg gebundene Kationen .	13,87
$m =$	23,95.

	Der Wein enthält		Für die Verteilungsberechnung ist:
	g	ccm-n	
Acetaldehydschwefl. Säure	0,02	0,1	—
Weinsäure	1,80	24,0	$a_1 = 12{,}0$
Äpfelsäure	0,71	10,6	$a_2 = 5{,}3$
Milchsäure	2,80	31,1	$a_3 = 31{,}1$
Bernsteinsäure	0,37	6,3	$a_4 = 3{,}15$
Essigsäure	0,52	8,7	$a_5 = 4{,}35$
Gerbsäure	1,21	3,7	$a_6 = 1{,}85$
Gesamte organ. Säure	7,43	84,5	

Man erhält also die Gleichungen:

$$1.\quad x_2 = \frac{5{,}3\,x_1}{2{,}45\,.\,12 - 1{,}45\,x_1}$$

$$2.\quad x_3 = \frac{31{,}1\,x_1}{7{,}03\,.\,12 - 6{,}03\,x_1}$$

$$3.\quad x_4 = \frac{3{,}15\,x_1}{14{,}59\,.\,12 - 13{,}59\,x_1}$$

$$4.\quad x_5 = \frac{4{,}35\,x_1}{53{,}89\,.\,12 - 52{,}89\,x_1}$$

$$5.\quad x_6 = \frac{1{,}85\,x_1}{107{,}8\,.\,12 - 106{,}8\,x_1}$$

$$6.\quad m = x_1 + x_2 + x_3 + x_4 + x_5 + x_6 = 23{,}95.$$

Hieraus berechnen sich die Werte x_1 bis x_6.

[1]) L'analyse des vins par volumétrie physico-chimique, Lausanne 1912, p. 102.

[1]) Fr. **53**, 107 (1914).

Sodann verteilt man die gefundenen Werte x_1, x_2 und x_4 für Wein-, Äpfel- und Bernsteinsäure auf freie, halb und ganz gebundene Säure mit Hilfe der folgenden Gleichungen:

$$7. \quad x_7 = \frac{x_1^2}{21{,}56 \,.\, 12 - 20{,}56\, x_1}$$

$$8. \quad x_8 = \frac{x_1 x_2}{129{,}3 \,.\, 12 - 128{,}3\, x_1}$$

$$9. \quad x_9 = \frac{x_1 x_4}{359{,}3 \,.\, 12 - 358{,}3\, x_1}$$

Da aus den Gleichungen 1. bis 6. die Werte x_1 bis x_6 bekannt sind, so ist auch x_7 bis x_9 ohne weiteres bekannt.

Verteilt man nun mit Hilfe der Werte x_1 bis x_9 die Basen auf die Säuren, indem man die gesamten Säuren in einen ganz gebundenen, einen halb gebundenen und einen freien Anteil und den halb gebundenen Anteil in einen titrierbaren und einen nicht titrierbaren Anteil zerlegt, so erhält man das nebenstehende Bild.

Bindungszustand der Säuren nach A. Quartaroli, C. von der Heide und W. J. Baragiola (I) und nach P. Dutoit und M. Duboux (II) eines 1911er Tiroler Rotweines (s. S. 208).

Säure	I. Gesamte Säure	I. Gebundene Säure	I. Halb gebundene Säure: nicht titrierbar	I. Halb gebundene Säure: titrierbar	I. Freie Säure	I. Von der gesamten Säure sind frei	II. Gesamte Säure	II. Gebundene Säure	II. Halb gebundene Säure: nicht titrierbar	II. Halb gebundene Säure: titrierbar	II. Freie Säure	II. Von der gesamten Säure sind frei
	ccm-n	ccm-n	ccm-n	ccm-n	ccm-n	Proz.	ccm-n	ccm-n	ccm-n	ccm-n	ccm-n	Proz.
Acetaldehydschwefl. Säure	0,1	0,1	—	—	—	0	0,1	0,1	—	—	—	0
Weinsäure	24,0	2,60	8,04	8,04	5,32	22,2	24,0	2,14	8,21	8,21	5,44	22,7
Äpfelsäure	10,6	0,16	3,03	3,03	4,38	41,3	10,6	0,12	2,87	2,87	4,74	44,7
Milchsäure	31,1	10,26	—	—	20,84	67,0	31,1	8,95	—	—	22,15	71,3
Bernsteinsäure	6,3	0,00	0,61	0,61	5,08	80,7	6,3	0,00	0,51	0,51	5,28	83,8
Essigsäure	8,7	0,52	—	—	8,18	94,1	8,7	0,43	—	—	8,27	95,0
Gerbsäure	3,7	0,11	—	—	3,59	97,0	3,7	0,10	—	—	3,60	97,3
Gesamte organ. Säure	84,5	13,75	11,68	11,68	47,39	56,2	84,5	11,84	11,59	11,59	49,48	58,6

7. Die Bukettstoffe.

Die Bukettstoffe sind diejenigen Stoffe des Weines, die ihm seinen Geruch verleihen. Wenn manche Forscher, wie z. B. J. Wortmann[1]), K. Windisch[2]), Fr. Muth[3]) und andere, darunter auch Geschmacksstoffe verstanden wissen wollen, so kann dem nicht beigepflichtet werden.

Wie schon der Name „Bukett" andeutet, handelt es sich jedenfalls zunächst nur um Stoffe, die auf unseren Geruchssinn dadurch einwirken können, daß sie sich leicht verflüchtigen, d. h. in Gasform übergehen.

Dagegen wirken alle Stoffe, die im Weine vorhanden sind, auf den Geschmackssinn ein, da sie ja alle in löslicher Form vorliegen. Mithin müssen natürlicherweise alle Geruchsstoffe auch Geschmacksstoffe sein, ohne daß man deshalb die Bukettstoffe als Geschmacksstoffe bezeichnen könnte.

Man teilt die Bukette nach der Art ihrer Abstammung oder Bildung ein in:

a) primäre Traubenbukette nach J. Kosutany[4]) und J. Wortmann[5]); von H. Müller-Thurgau[6]) aromatische Stoffe genannt.
b) sekundäre Traubenbukette, nach J. Kosutany[4]) und J. Wortmann[5]); nach H. Müller-Thurgau[6]) aus den bukettgebenden Stoffen von der Hefe gebildet.
c) Gärungsbukette, die von der Hefe selbst (nicht aus Traubenbestandteilen) erzeugt werden.
d) Lagerbukette, die auf rein chemischem Wege (oder vielleicht mit Hilfe von Enzymen?) aus vorhandenen Weinbestandteilen, seien diese nun von der Traube oder von der Hefe erzeugt, sich bilden.

[1]) Wissenschaftliche Grundlagen 1905, S. 139. — [2]) Werden des Weines 1906, S. 113. — [3]) Weinb. u. Weinh. **26**, 9 (1908). — [4]) L. V. St. **40**, 218 (1892). — [5]) L. J. **21**, 932 (1892). — [6]) B. Geisenheim 1883/84, S. 53.

a) Die primären Traubenbukette.

Die Traubenbukette sind nach H. Müller-Thurgau[1]) in den Trauben und in den Blättern enthalten; sie sind ätherlöslich und zeigen den Charakter ätherischer Öle, womit natürlich für ihre chemische Konstitution wenig gesagt ist. Nach J. Wortmann[2]) sind sie die wichtigsten und für die Güte des Weines am ausschlaggebendsten Geruchsstoffe. Während man früher annahm, daß die Traubenbukette nur in den Hülsen enthalten seien, behauptete H. Müller-Thurgau[1]), daß sie in den Hülsen zwar vorzugsweise, jedoch nicht ausschließlich vorhanden seien.

A. v. Babo und E. Mach[3]) hingegen erklärten, daß die äußersten sieben bis zehn Zellreihen der Hülse, die sich leicht von der reifen Beere abziehen lasse, geradezu gar keinen Bukettstoff enthalten, selbst nicht bei der Muskateller- und Isabellatraube. Dem entspricht auch, daß bei der Bereitung der Moselweine, die wohl als die feinsten Bukettweine angesprochen werden dürfen, häufig auf das Mahlen der Trauben sofort ohne Pause das Keltern folgt. Da hierbei einerseits die Hülsenbukettstoffe nicht genügend Zeit haben dürften, in den Most überzugehen, und da andererseits die Weine dadurch keinen Verlust an Traubenbuketten erleiden, so muß daraus geschlossen werden, daß die Bukettstoffe nicht in den Hülsen, sondern vorzugsweise im Fruchtfleisch sitzen.

Nach A. v. Babo und E. Mach[4]) scheint bei der Isabellatraube der eigentümliche Erdbeergeschmack manchmal sogar im Butzen am stärksten entwickelt zu sein. Auch der Muskatgeschmack der gelben Muskatellertraube tritt vielfach in den dem Gefäßbündelnetz nach innen zunächst liegenden Zellschichten am stärksten auf. Bei Labruskabeeren fand sich das meiste Bukett im Butzen. Der Zellsaft jeder Traubensorte enthält solche Bukette, die sich aber sowohl nach Menge als nach Art unterscheiden. Außer den Bukettstoffen enthalten wohl die meisten Sorten auch noch besondere Geschmacksstoffe, wenn auch nur in geringer Menge (z. B. der Grasgeschmack von Cabernet franc).

Sehr stark hervor treten die Geschmacksstoffe im Gewürztraminer, im Muskateller, in Labrusca-Arten u. a.; sehr gering sind sie in Massengewächsen, wie im Elbling und vielen anderen.

Innerhalb der Sorte wechseln die Bukette ganz außerordentlich mit dem Reifegrad. So zeigt z. B. der unreife Riesling keine Spur, der reifende nur eine Andeutung von Bukett, während der vollreife Riesling das herrlichste Traubenbukett ausstrahlt.

In ganz reifen Trauben mancher Sorten, z. B. der Müllerrebe, Barbera, Kleinvernatsch, Marzemino, erscheint ein Vanillingeruch und -geschmack; hochreife Marzemino und Teroldigo besitzen Himbeergeschmack. In ganz vollreifem Zustand pflegen auch Traubensorten, denen gewöhnlich ein ausgesprochenes Bukett fehlt, ein solches aufzuweisen, wie dies A. v. Babo und E. Mach[1]) besonders für den grünen Veltiner gezeigt haben.

Schließlich muß noch erwähnt werden, daß das Bukett mit den äußeren Umständen wechselt, indem z. B. Rieslingweine des Rheingaus, der Pfalz oder der Mosel charakteristisch voneinander unterschieden sind.

Die Bukettstoffe der Trauben können schon am Stock weitgehende Veränderungen erleiden. So gehen nach H. Müller-Thurgau[2]) bei der Edelfäule die Traubenbukette vollständig verloren, indem z. B. an die Stelle des edlen Rieslingbuketts ein sherryartiges Südweinbukett tritt, das offenbar ein Oxydationsbukett ist. Während hier nach der Ansicht der meisten Kenner von einer Veredlung des Buketts gesprochen werden kann, einem Urteil, dem ich mich persönlich nicht anzuschließen vermag, wird durch andere Fäulnisprozesse das Traubenbukett auf jeden Fall schwer geschädigt, wie z. B. durch die Sauer-, die Grün- oder die Rohfäule. Auch Traubenkrankheiten, wie z. B. der Äscherig oder die Peronospora verderben das Traubenbukett.

b) Die sekundären Traubenbukette.

Bei manchen Weinen tritt das für sie charakteristische Bukett in der Traube fast gar nicht oder doch ganz anders auf, z. B. bei den Cabernetweinen.

Hieraus hat H. Müller-Thurgau[3]) geschlossen, daß in den Trauben außer den primären Bukettstoffen noch bukettgebende Stoffe vorkommen, die erst durch die Hefe in die sekundären Bukettstoffe übergeführt werden. Diese bukettgebenden Stoffe sollen nach H. Müller-Thurgau[4]) in Äther nicht, in Alkohol wenig löslich sein und sich nicht nur in der Beere (in den Hülsen mehr als im Mark), sondern auch in den Blättern vorfinden. H. Müller-Thurgau[4]) und später nach ihm G. Jacquemin[5]) glaubten ihre Existenz dadurch bewiesen zu haben, daß Zuckerlösungen, in denen nicht riechende Rebenblätter aus verschiedenen Lagen des Moselgebietes sich befanden und die dann mit ein und derselben Reinhefe vergoren wurden, für die betreffenden Lagen charakteristische Unterschiede erkennen ließen. Sowohl die primären als auch die sekundären Traubenbukette sind von der Traubensorte, dem Reifegrad und anderen Verhältnissen abhängig. Darüber hinaus werden die sekundären Bukette aber auch noch von der Gärung selbst beeinflußt, und zwar derart, daß die Heferasse, der Gärverlauf und die sonstige Zusammensetzung des Mostes usf. für die Art und die Höhe der Umwandlung in wirkliche Bukettstoffe maßgebend ist. Ähnliche Ansichten äußerten außer J. Wortmann und H. Müller-Thurgau auch A. Cordier[6]), A. Rosenstiehl[7]) u. a.

[1]) B. Geisenheim 1883/84, S. 53. — [2]) Wissenschaftl. Grundlagen 1905, S. 95. — [3]) Handbuch **2**, 23 (1896); E. Mach, Gärung und Technologie des Weines 1884, S. 139. — [4]) Handbuch **2**, 23 (1896).

[1]) Handbuch **2**, 23 (1896). — [2]) L. J. **17**, 83 (1888). — [3]) B. Geisenheim 1883/84, S. 53. — [4]) B. Wädenswil 1892/93, S. 81; 12. D. W. C. Worms 1890, S. 138; Weinb. u. Weinh. **7**, 477 (1889); L. J. **21**, 907 (1892). — [5]) C. r. **125**, 114 (1897); **128**, 369 (1899). — [6]) Rev. Vitic. **25**, 125 (1906). — [7]) Ebenda **14**, 281 (1900); C. r. **134**, 1378 (1902); Bull. soc. ind. Mulhouse **72**, 191 (1902).

Wenn A. Rosenstiehl aber glaubt, daß die verschiedenen bukettgebenden Stoffe, die im Moste vorkommen sollen, auch nur von bestimmten Heferassen angegriffen werden, so daß das endgültige Bukett des Weines mehr von der Hefe (oder den sekundären Bukettstoffen) als von dem primären Bukette abhängig wäre, so widerspricht dies vollständig der praktischen Erfahrung des Kellerwirtes. Um die Menge der sekundären Bukettstoffe zu vermehren, hat G. Jacquemin[1]) vorgeschlagen, dem Gärgut wässerige Auszüge von Rebenblättern zuzusetzen, deren Herstellung E. Pozzi-Escot[2]) beschrieben hat. Vgl. dazu auch L. Mathieu[3]).

In der Praxis haben diese Versuche aber zu keinem günstigen Ergebnis geführt, wie z. B. K. Windisch[4]) und J. Behrens[5]) berichten. Ohne einen Beweis für seine Ansicht liefern zu können, hält G. Jacquemin die bukettgebenden Stoffe für Glukoside, die bei der Gärung in Zucker und sekundäre Bukettstoffe gespalten werden.

Nach F. Ehrlich[6]) hingegen hat man sich vorzustellen, daß sowohl die primären, als auch die sekundären Bukettstoffe Spaltungsprodukte des Eiweißes der Traubenbeere selbst sind. Der Abbau des Eiweißes kann sich nun entweder in der Rebe selbst vollziehen: hierdurch entstehen die primären Bukette, oder das Eiweiß der Rebe wird von der Hefe abgebaut: hierdurch entstehen die sekundären Bukettstoffe. Der Abbau erfolgt in beiden Fällen in ähnlicher Weise wie die Bildung der Bernsteinsäure und der Fuselöle aus Aminosäure (s. S. 125).

c) Die Gärungsbukette.

Wesentlich verschieden von den Traubenbuketten sind die Gärbukette (oder Hefegeruchsstoffe). Als man bei Einführung der Reinhefen beobachtete, daß die verschiedenen Heferassen verschiedene Gärbukette entwickelten, glaubten L. Marx[7]), A. Rommier[8]), G. Jacquemin[9]) u. a. das Problem der Weinbukettierung dadurch lösen zu können, daß sie empfahlen, die Moste mit solchen Hefen zu vergären, die sich durch das Vermögen besonders viele und angenehme Gärungsbukette zu bilden, auszeichneten. Allein schon H. Müller-Thurgau[10]) wies darauf hin, daß es mit Hilfe der Reinhefen nicht gelinge z. B. aus Sylvanertrauben einen Rieslingwein zu erzeugen. Dagegen spreche folgende praktische Erfahrung. Falls man Riesling und Sylvaner im gemischten Satz baut, die Trauben aber getrennt liest, so zeigen die Weine die charakteristischen Eigenschaften des Rieslings und des Sylvaners, obwohl sie in diesem Falle bestimmt durch dieselben Hefen vergoren worden sind.

[1]) C. r. **125**, 114 (1897); **128**, 369 (1890). — [2]) Rev. de chim. industr. **13**, 95 (1900); Ref. Kochs J. B. **11**, 140 (1900). — [3]) Rev Vitic. **11**, 405 (1899). — [4]) Werden des Weines 1906, S. 114. — [5]) Lafar, Handbuch **1**, 660 (1904 bis 1907). — [6]) L. J. **38**, (Erg. 5) 289 (1909). — [7]) Monit. scientif. [4] **2**, 1273 (1888). — [8]) C. r. **108**, 1322 (1889); **110**, 1039 (1890). — [9]) Ebenda **110**, 1140 (1890). — [10]) Weinb. u. Weinh. **7**, 477 (1889); 12. D. W. C. Worms 1890, S. 137.

Die Hoffnungen durch Reinhefen, die aus edlen Weinen herausgezüchtet worden sind, geringwertige Moste ebenfalls in hochwertige Weine überzuführen, konnte sich demnach nicht erfüllen und hat sich auch nicht erfüllt. Die mit passenden Reinhefen vergorenen Jungweine zeigen zwar unter Umständen ein bestechendes Gärbukett, das aber leider so vergänglicher Natur ist, daß es meist schon mit dem zweiten Abstich vollständig verschwindet. Ähnliches berichtet P. Lindner[1]) über Preßhefen. Die Reinhefe vermag nur dadurch günstig auf das Bukett zu wirken, daß sie schädliche Organismen, wie Schimmelpilze, Bakterien, zugespitzte Hefen usf. rasch unterdrückt und dadurch verhindert, daß diese Organismen unangenehm riechende oder auch schmeckende Stoffwechselprodukte[2]) dem Weine mitteilen.

Daß die einzelnen Heferassen verschiedene Gärbukette bilden, hat H. Müller-Thurgau[3]) zuerst überzeugend dargetan, indem er reine Zuckerlösungen mit verschiedenen Hefen vergor, wobei deutlich voneinander abweichende Gärbukette entstanden. Dabei zeigen die Hefen eines Weinbaugebietes häufig Bukette, die etwas Gleichartiges haben, wodurch sie sich von Hefen anderer Weinbaugebiete unterscheiden, so daß es praktisch zweckmäßig erscheint die Moste mit Reinhefen zu vergären, die dem heimatlichen Weinbaugebiet entstammen[4]).

Nach F. Ehrlich[5]) besitzt jede Heferasse im Aufbau ihres Eiweißes und der daraus abspaltbaren Aminosäuren ihre Besonderheiten, so daß auch die bei der alkoholischen Gärung der Aminosäuren auftretenden Stoffwechselerzeugnisse in ihrer Zusammensetzung abweichen müssen. Ob die hierbei schließlich gebildeten Alkohole jedoch das flüchtige Gärbukett darstellen, wie K. Kroemer[6]) meint, erscheint mir wenig wahrscheinlich. Infolge der überaus großen Flüchtigkeit und der raschen Vergänglichkeit des Gärbuketts bin ich eher geneigt, sie als die intermediären Aldehyde anzusprechen, die nach F. Ehrlichs Theorie bei der Aminosäurengärung zuerst entstehen müssen.

Daß Bukette während der Gärung durch die entweichende Kohlensäure mit fortgeführt werden, ist bekannt, wie die Angaben von J. Moritz[7]), J. Wortmann[8]), A. Rosenstiehl[9]) u. a. zeigen. Je stürmischer die Gärung vor sich geht (z. B. bei Temperaturerhöhung), um so größer werden die Verluste. H. Müller-Thurgau[10]) meint, daß bei

[1]) Wochenschr. f. Brauerei 1919, Nr. 32. — [2]) Vgl. dazu H. Pringsheim, Bio. Z. **8**, 128 (1907); F. Ehrlich u. K. A. Jacobsen, B. **44**, 888 (1911); F. Ehrlich u. P. Pistschimuka, B. **45**, 1006 (1912); W. Seifert, Z. Nahr. Hyg. **7**, 125, 148 (1893); A. Maassen, Arb. Ges. Amt. **15**, 500 (1899); Th. Gruber, C. Bakt. II, **9**, 705 (1902); II, **14**, 122 (1905). — [3]) B. Wädenswil 1892/93, S. 83. — [4]) Vgl. auch W. J. Baragiola, Habilitationsschrift, Zürich 1907. — [5]) L. J. **38**, (Erg. 5) 289 (1909). — [6]) Lafar, Handbuch **5**, 469 (1914). — [7]) Weinbau **9**, 202 (1883). — [8]) Mitt. Weinb. u. Kellerw. **7**, 65 (1895). — [9]) C. r. **146** (1908). — [10]) 10. D. W. C. Freiburg i. B. 1887, S. 97, 98.

20 bis 25°. das Bukett noch nicht geschädigt werde, A. Rosenstiehl[1]) hält es für besser bei der Gärung unter 20° zu bleiben.

Ob der Gehalt an assimilierbaren Stickstoffverbindungen, wie E. Kayser und A. Demolon[2]) meinen, oder ein Zusatz von Ammonsalzen, wie vielleicht nach F. Ehrlichs[3]) und H. Pringsheims[4]) Ausführungen zu erwarten ist, die Bukettbildung beeinflußt, ist vorläufig noch gänzlich unbekannt.

d) Die Lagerbukette.

Der Jungwein riecht zunächst durchdringend nach den Gärbuketten, die hauptsächlich von der Hefe, nebenbei aber auch vielleicht von anderen Most- oder Weinorganismen erzeugt werden. In dem Maße, als der Wein weiter ausgebaut wird, verliert sich das Gärbukett und tritt das Traubenbukett mehr und mehr hervor. Bei kleinen Weinen bestrebt man sich das Gärbukett zu erhalten, da ja hier ein Traubenbukett überhaupt kaum vorhanden ist; bei guten Weinen sucht man dagegen das Traubenbukett zu entwickeln und zu entfalten. Allmählich geht aber auch in den hervorragendsten Weinen im Laufe der Jahre das Traubenbukett zugrunde, und an seine Stelle tritt mehr und mehr ein Lagerbukett, das schließlich Firne oder Altersbukett genannt wird. Auch der Brot-, Spaniol- oder Sherrygeruch gewisser Weine (z. B. des Tokaiers, des Sherrys) sind solche Altersbukette. Schon M. Berthelot[5]) und L. Pasteur[6]) glaubten, daß das Reifen der Weine auf einer langsamen Oxydation gewisser Bestandteile vermittelst des durch die Faßwandung zu dem Wein gelangenden Sauerstoffes beruhe. Berthelot bewies dies dadurch, daß in jungen Weinen freier Sauerstoff nicht vorkommt, da er sofort zur Oxydation verbraucht wird. L. Pasteur zeigte, daß Wein bei vollständigem Luftabschluß sich nicht ausbaut, sondern seinen Jugendweincharakter bewahrt. Berthelot glaubt, daß Geruch und Geschmack des Weines hauptsächlich durch einen aldehydartigen Stoff verursacht werde, der durch die Einwirkung des Luftsauerstoffs rasch zerstört werde. Auch A. Trillat[7]) ist der Ansicht, daß bei der Oxydation besonders Aldehyde entstehen, die nachher noch weitere Veränderungen erfahren.

K. Windisch[8]) glaubt als Beweis für die Richtigkeit der Ansicht, daß der Ausbau des Weines im wesentlichen auf Oxydationsvorgänge zurückzuführen sei, anführen zu dürfen, daß alle Verfahren zum raschen künstlichen Altern von Weinen und Branntweinen auf der Zufuhr von Sauerstoff beruhen, wobei zur Beschleunigung der Reaktion entweder Wärme oder Elektrizität angewendet wird.

[1]) C. r. **146** (1908). — [2]) Rev. Vitic. **31**, 61 (1909); Ann. Brass. Dist. **10**, 313 (1907). — [3]) B. **40**, 1027, 1046 (1907). — [4]) Bio. Z. **10**, 490 (1908). — [5]) C. r. **57**, 795, 983 (1863); **58**, 80 (1864). — [6]) Ebenda **60**, 899 (1865); **61**, 274 (1865). — [7]) Ebenda **136**, 171 (1903). — [8]) Werden des Weines 1906, S. 119.

Es ist demnach die Annahme von G. Tolomei[1]), daß die von G. Bertrand[2]) im Wein aufgefundene Oxydase beim Altern des Weines eine Rolle spiele, nicht gerade unwahrscheinlich. Dagegen scheint die Ansicht von A. Béchamp[3]), der Ausbau des Weines werde durch Kleinlebewesen herbeigeführt, heutzutage wenig Anhänger zu besitzen. J. Wortmann[4]) ist allerdings der Ansicht, daß neben den chemischen Vorgängen die Kleinlebewesen wenigstens in gewissen Fällen das Schicksal des Weines entscheidend beeinflussen. Er führt z. B. die Erholung des Weines nach einem Abstich oder nach der Füllung auf die Flasche darauf zurück, daß durch den dabei unvermeidlichen Luftzutritt die Organismen wieder angeregt würden Kohlensäure und Bukette von neuem, wenn auch in geringem Maße, zu bilden.

e) Die Ester und Acetale.

Außer der Oxydation der Alkohole zu Aldehyden und Säuren spielen sich offenbar beim Lagern der Weine noch andere chemische Vorgänge ab, indem sich die gebildeten Aldehyde mit den Alkoholen zu Acetalen und die Säuren mit den Alkoholen zu Estern vereinigen.

Daß Ester im Weine sich vorfinden, ist schon lange vermutet worden. So glaubt H. J. Mulder[5]) annehmen zu dürfen, daß im Weine vorkommen können die Äthyl-, Propyl- und Amylester der folgenden Fettsäuren: Essig-, Propion-, Butter-, Capryl-, Capron-, Pelargon- und Caprinsäure.

Auf nicht rein analytischem Wege versuchte dann Berthelot[6]) die Estermenge im Weine zu bestimmen. Er gibt z. B. an, daß ein 1860er Formichon weniger als $^1/_{30000}$ des Weines und weniger als $^1/_{3000}$ des gesamten Alkohols verestert enthielt.

A. Dupré[7]), der auch ein Verfahren zur Bestimmung der Ester ausgearbeitet hat, teilte zuerst die Ester im Weine in zwei Klassen: in die leichtflüchtigen und die nichtflüchtigen, wobei er von der Ansicht ausgeht, daß nur Äthyläther im Weine vorkommen. Dagegen hat Schubert[8]) aus seinen Versuchen geschlossen, daß bei der Bukett-, bezüglich bei der Esterbildung auch noch andere Stoffe als Äthylalkohol im Weine mitwirken.

Auf rein analytischem Wege glaubte dann C. Schmitt[9]) die Menge der flüchtigen und der nichtflüchtigen Ester bestimmen zu können. Die flüchtigen Ester nennt er die geruchsbedingenden, die nichtflüchtigen Ester die geschmacksbedingenden Stoffe des Weines. Unter Esterzahl versteht er die Anzahl Kubikzentimeter $^n/_{10}$-Lauge, die zur Verseifung

[1]) Atti R. Accad. dei Lincei Roma [5], **5**, 152 (1896). — [2]) Bull. soc. chim. [3] **13**, 1095 (1895). — [3]) C. r. **60**, 1109 (1864); **69**, 892 (1869). — [4]) Wissenschaftl. Grundlagen 1905, S. 219, 224. — [5]) Chemie des Weines (Deutsche Übersetzung), Leipzig 1856, S. 320. — [6]) C. r. **57**, 231, 287 (1863). — [7]) Journ. chemic. society **20**, 493 (1867). — [8]) Poggendorfs Ann. **77**, 197, 397. — [9]) Die Weine des Herzogl. Nassauischen Kabinettskellers, Berlin 1893, S. 54, 59.

der in 100 ccm Wein vorhandenen Estermenge nötig ist. Er fand in 51 alten rheingauer Ausleseweinen die Esterzahl der flüchtigen Ester zwischen 1,56 und 5,04, die der nichtflüchtigen Ester zwischen 11,88 und 48,88. (Ein Assmannshäuser enthielt sogar 8,52 ccm $^{n}/_{10}$-flüchtige Ester.) Rechnet man nach L. Grünhut[1]) diese Zahlen auf Essigester und Weinsäurediäthylester um, so würden jene Weine enthalten:

Essigester: 0,14 bis 0,48 g (bez. 0,81 g),
Weinsäurediäthylester: 1,22 bis 5,03 g in 1 Liter.

C. Schmitt glaubte aus einer hohen Esterzahl für flüchtige Ester auf eine hervorragende Güte des Weines schließen zu können. Er ist ferner geneigt, anzunehmen, daß die Estersäuren einen Einfluß auf den Geschmack des Weines ausüben. Mit Sicherheit will er im Wein bzw. im Weindestillate Essigsäureäthylester, Buttersäureäthyl- und -amylester sowie sekundären Bernsteinsäureäthylester nachgewiesen haben. Die Anwesenheit einiger anderer Ester im Wein vermutete er auf Grund vergleichender Geruchsproben mit den reinen Estern. Ferner gibt er an, daß man durch richtige Mischung dieser Ester zwar eine Flüssigkeit erhalte, die täuschend nach Wein rieche, ihm aber im Geschmack durchaus unähnlich sei, denn die Ester besäßen alle ohne Ausnahme einen sehr widerlichen Geschmack.

E. Mach[2]) kam zu dem Urteil, daß im allgemeinen die feinen und besseren Weine auch höhere Esterzahlen aufweisen, und daß bei älteren Weinen die flüchtigen Ester zunehmen, daß sich aber eine ganz bestimmte, sichere Übereinstimmung nicht ergebe. M. Barth[3]) zeigte schon an wenigen Beispielen, daß die Güte der Weine mit den Esterzahlen nichts zu tun habe. Zu einem ganz absprechenden Befunde gelangte W. Seifert[4]): er fand keine Beziehung zwischen Güte und Wohlgeschmack einerseits und dem Gehalt an flüchtigen Estern andererseits; in seinen geringen Weinen waren die Werte für flüchtige Ester alle viel höher, als in den hervorragenden, von Schmitt untersuchten Kabinettsweinen. Zu demselben Schlusse kam K. Windisch[5]).

M. Ripper[6]) schließlich teilt die flüchtigen Ester ein in:

1. durch Erhitzen nicht zersetzbare und
2. durch Erhitzen zersetzbare flüchtige Ester.

Der Hauptbestandteil der flüchtigen, unzersetzbaren Ester sei Essigsäureäthylester, daneben komme auch Buttersäureäthylester und Bernsteinsäureäthylester vor. Ripper verteidigt Schmitts Ansichten, da man nur gleichartige Weine bezüglich ihres Gehaltes an flüchtigen Estern vergleichen dürfe. Nach ihm enthalten Rotweine 0,6 g und mehr flüchtige Ester (berechnet als Äthylacetat), Weißweine dagegen nur selten über 0,3 g im Liter. Eine Ausnahme sollen jedoch die Moselweine bilden. Zu den durch Erhitzen zersetzbaren, flüchtigen Estern zählt er die aldehydschweflige Säure. Unter den nichtflüchtigen Estern im Wein, die nicht nur in größerer Menge, sondern auch in größerer Anzahl vorzukommen scheinen, will Ripper besonders die Äthylweinsäure und primäre (neben wenig sekundärer) Glycerinweinsäure nachgewiesen haben, doch sind seine Beweisführungen nicht zwingend.

[1]) Chemie des Weines, Stuttgart 1897, S. 133. — [2]) Weinlaube **25**, 99 (1893). — [3]) F. B. **1**, 164 (1894). — [4]) Ch. Z. **17**, Rep., 156 (1893); Z. Nahr. Unters. u. Hyg. **7**, 125 (1893). — [5]) Chemische Untersuchung des Weines, Berlin 1896, S. 299. — [6]) Z. L. V. Ö. **2**, 21 (1899).

Ferner will F. Scurti[1]) in einem alten sizilianischen Weine außer verschiedenen Estern der Fettsäuren (Äthylacetat, Isobutyrat, wenig Capryl- und Caprinsäureestern) auch Äthylsuccinat und Äthylmalat, dagegen kein Äthyltartrat gefunden haben.

Die von C. Schmitt und R. Ripper[2]) vorgeschlagenen Verfahren zur Bestimmung der nichtflüchtigen Ester haben sich als untauglich erwiesen [vgl. dazu K. Windisch[3]), P. Kulisch[4])]; ebenso unterliegt das Verfahren derselben Forscher, sowie das von G. Austerweil und P. Pacottet[5]) zur Bestimmung der flüchtigen Ester erheblichen theoretischen Bedenken. Man kann daher nicht, wie es C. Schmitt[6]) oder M. Ripper[7]) getan haben, aus der angeblich bestimmten Menge an flüchtigen Estern auf das Bukett oder die Güte des Weines schließen. [Vgl. dazu auch W. Seifert[8]) und K. Windisch[9]), E. Peano[10]), F. Scurti und G. Corso[11])].

Das Acetal, $CH_3 . CH(O . C_2H_5)_2$, ist im Destillat vergorener Flüssigkeiten wiederholt aufgefunden worden, so von Geuther[12]), K. Krämer und A. Pinner[13]), sowie von Ch. Ordonneau[14]). Da aber schon die erstgenannten Forscher darauf hinweisen, daß sich das Acetal beim längeren Lagern des Spiritus von selbst bilde, so ist der Beweis, daß sich Acetal auch im Wein vorfindet, hierdurch noch nicht geführt. Allerdings gibt auch A. Trillat[15]) an, daß beim Altern des Weines aus Alkohol und Aldehyd Acetal und Ester gebildet werden, und daß er insbesondere das Acetal durch Farbreaktionen mit Dimethylanilin[16]) nachgewiesen habe.

Auch aus dem Vorkommen verschiedener Ester in stark alkoholhaltigen Destillaten darf nicht der Schluß gezogen werden, daß diese Ester schon in den vergorenen Flüssigkeiten selbst vorhanden gewesen sind. Nach dem Massenwirkungsgesetz wenigstens muß sich in einer Mischung von etwa 80 Proz. Alkohol und etwa 20 Proz. Wasser (wie

[1]) Staz. ital. **43**, 105 (1910). — [2]) Die Weine des Herzogl. Nassauischen Kabinettskellers 1893, S. 60. — [3]) Werden des Weines 1906, S. 119. — [4]) Weinb. und Weinh. **17**, 12 (1899). — [5]) Ch. Z. **32**, 112 (1908). — [6]) Die Weine des Herzogl. Nassauischen Kabinettskellers 1893, S. 61, 62. — [7]) Z. L. V. Ö. **2**, 19 (1899). — [8]) Z. Nahr. Unters. u. Hyg. **7**, 147 (1893). — [9]) Chemische Untersuchung und Beurteilung des Weines 1896, S. 299. — [10]) Staz. ital. **38**, 963 (1905). — [11]) Ebenda **41**, 507 (1908). — [12]) Ann. **76**, 62 (1850). — [13]) B. **2**, 401 (1869); **4**, 787 (1871). — [14]) C. r. **102**, 217 (1886). — [15]) Ebenda **136**, 171 (1903). — [16]) Bull. de l'assoc. d. Chim. d. Sucr. et Dist. **23**, 495 (1906).

es das Weindestillat ist) bedeutend mehr Ester bilden als in einem Gemisch von 10 Proz. Alkohol und 90 Proz. Wasser (wie es der Wein ist).

Immerhin soll nicht bestritten werden, daß im Weine auch Ester vorkommen. So läßt sich z. B. sehr häufig der Essigsäureäthylester durch den Geruch erkennen. Besonders häufig ist dies der Fall bei Stichweinen, aber auch bei gesunden Rotweinen, selten bei deutschen Weißweinen. Über die höheren, bei der Weindestillation gewonnenen Ester von Fettsäuren, insbesondere über den sogenannten Önanthäther wird weiter unten noch ausführlich gesprochen werden.

Über die Esterbildung in künstlichen Gemischen liegen Untersuchungen von Berthelot[1]) vor. Lusson[2]) und H. Rocques[3]) studierten die Esterbildung in Weindestillaten. Nach K. Windisch[4]) sollen die Regeln des Massenwirkungsgesetzes bei Branntweinen nicht gelten; aus welchem Grunde, ist nicht ersichtlich.

Ob diese Ester wirklich ursprünglich im Weine alle vorkommen, oder ob sie sich erst bei den Operationen, die zu ihrer Abscheidung notwendig werden, sich bilden, ist schwer zu entscheiden. Nach dem Massenwirkungsgesetz muß jedenfalls zwischen Wasser, Alkohol und Säure ein Gleichgewichtszustand eintreten, was allerdings, da es sich nicht um Ionenreaktionen handelt, meßbare Zeiten erfordert. Die Veresterung vollzieht sich langsam in der Kälte, wird aber durch Erwärmung außerordentlich beschleunigt. Destilliert man also den Wein, so tritt dabei eine außerordentliche Verschiebung in dem Verhältnis zwischen Wasser und Alkohol ein, so daß sich hierbei sehr gut die flüchtigen Ester, besonders bei der viel höheren Temperatur erst neu gebildet haben können. Noch viel schwieriger liegen die Verhältnisse bei den nichtflüchtigen Estern, weil offenbar die unbekannten Extraktstoffe des Weines durch Laugen weitgehend zersetzt werden und dann selbst Alkali binden. So dürften sich wohl die hohen Befunde Schmitts an nichtflüchtigen Estern erklären.

Außer auf rein chemischem Wege dürften die Ester im Wein auch durch physiologische Vorgänge entstehen, indem bestimmte Organismen (Hefen, Bakterien) nicht unbeträchtliche Estermengen erzeugen können. So weiß man z. B. schon lange, daß gewisse Hefen, wie Saccharomyces anomalus und apiculatus große Mengen Essigester erzeugen können. Doch dürfte sich eine verhältnismäßig große Menge der auf diese Weise erzeugten Ester nur in jungen Weinen vorfinden, weil sich bei der Lagerung der Weine nach dem Massenwirkungsgesetz allmählich ebenfalls der Gleichgewichtszustand zwischen Wasser, Alkohol und Säure herausbilden muß, d. h. überschüssiger Ester müßte hier rückwärts in Säure und Alkohol aufgespalten werden.

[1]) C. r. **57**, 231 (1863); Ann. chim. phys. [4] **1**, 327 (1864); C. r. **88**, 625 (1879). — [2]) Monit. scientif. [4] **10**, 785 (1896). — [3]) Journ. pharm. chim. [6] **5**, 55, (1897); Rev. génér. chim. pure et appl. **8**, 141 (1905). — [4]) Werden des Weines, 1896, S. 118.

Einer besonderen Besprechung bedarf der sogenannte Önanthäther des Weines, auch Wein-, Drusen- oder Kognaköl genannt. Zweifellos findet er sich in sehr geringen Mengen auch im Wein; gewonnen wird er jedoch technisch aus dem Hefegeläger des Weines. Destilliert man aus dem Hefegeläger nach Zusatz von Wasser, um ein Anbrennen in der Blase zu verhindern, den Alkohol ab und fraktioniert wiederholt, so erhält man schließlich in sehr geringen Mengen das Weinfuselöl, das zwischen 220 und 312° siedet und zunächst infolge beigemengter, aus dem Destillierapparat stammender Kupferverbindungen grün gefärbt ist. Aus dem Weinfuselöl isolierten J. Liebig und Pelouze[1]) eine farblose Flüssigkeit von betäubendem Geruch und unangenehmem scharfen Geschmack, die zweifellos die Ursache des charakteristischen Weingeruches ist, mit dem aber nicht das Bukett oder die Blume des Weines verwechselt werden darf. In Wasser ist der Önanthäther fast unlöslich, leicht löslich dagegen in Alkohol. Im Wein soll es nach J. Liebig u. Pelouze[2]) zu etwa 0,001 bis 0,0025 Proz. vorkommen.

Dieselben Forscher hielten den Önanthäther für den Äthylester, einer bis dahin unbekannten Säure von der Formel $C_{14}H_{28}O_3$, die sie Önanthsäurehydrat nannten. Delffs[3]) gab dieser Säure die Formel $C_{18}H_{36}O_4$. Dann zeigte A. Fischer[4]) u. F. Grimm[5]), daß im Önanthäther hauptsächlich Caprin- und Caprylsäure vorkommen, und zwar, wie A. Halenke u. Kurtz[6]) festgestellt haben, als Ester gebunden an Äthyl- und Amylalkohol (nicht an Propyl- und Butylalkohol), wobei die Ester der Caprinsäure stark überwiegen. Vgl. auch Ch. Ordonneau[7]).

8. Die Stickstoffverbindungen.

a) Ammoniak und Amidoverbindungen.

Über die Stickstoffverbindungen des Weines wissen wir nur wenig. Eine ältere zusammenfassende Arbeit über die Stickstoffverbindungen im Most und Weine hat L. Weigert[8]) geliefert. K. Windisch[9]) versuchte eine Bilanz dieser Stoffe aufzustellen. Nach ihm finden sich im Moste: 1. Eiweiß (darunter auch durch Erhitzen gerinnbares), 2. Albumosen, 3. Peptone, 4. Säureamide und Aminosäuren, 5. Ammoniak und organische Basen. Außerdem unterschied er noch durch Alkohol fällbare Stickstoffverbindungen. Hierzu fügten F. Schaffer und E. Philippe[10]) für den Wein noch die Unterscheidung der dialysierbaren und nicht dialysierbaren Stoffe, wobei sie fanden, daß die nicht dialysierbaren zum größten Teile durch Alkohol fällbar waren. W. J. Baragiola und O. Schuppli[11]) zeigten schließlich, daß außer

[1]) Ann. **19**, 241—251 (1836). — [2]) Ebenda **19**, 241 (1836). — [3]) Poggendorfs Ann. **84**, 505 (1851). — [4]) Ann. **118**, 307 (1861). — [5]) Ebenda **157**, 264 (1871). — [6]) Ebenda, S. 270 (1871). — [7]) Bull. soc. chim. [2] **45**, 332 (1886). — [8]) Mitt. Klosterneuburg **5**, 85 (1888). — [9]) Werden des Weines, 1906, S. 105. — [10]) Mitt. Leb. Hyg. **3**, 1 (1912). — [11]) Z. U. N. **32**, 441 (1916).

Ammoniak nur noch eine sehr kleine Menge anderer flüchtiger Basen im Weine vorkommt.

Der Gesamtstickstoff in deutschen Weinen schwankt in weiten Grenzen. C. von der Heide[1]) hat in 1237 Weinen des Rheingaues, des Rheintals, der Nahe, Ahr und Mosel folgende Stickstoffgehalte festgestellt:

Jahrgang	Zahl der untersuchten Weine	Zahl der untersuchten Weine mit einem Stickstoffgehalt (Gramm im Liter)						
		0 bis 0,19	0,20 bis 0,39	0,40 bis 0,59	0,60 bis 0,79	0,80 bis 0,99	1,00 bis 1,19	1,20 bis 1,80
1904	174	5	110	47	9	2	—	1
1905	100	—	31	47	16	5	—	1
1906	27	—	—	9	3	5	3	7
1907	85	2	3	12	36	26	3	3
1908	165	—	28	84	28	14	6	5
1909	180	—	26	88	55	7	4	—
1910	130	—	10	44	43	11	17	3
1911	245	7	202	36	—	—	—	2
1912	131	—	—	30	69	29	3	—
	1237	14	410	397	259	99	36	22

Es scheint demnach in guten Jahren der Stickstoffgehalt der Weine zu sinken, in schlechten zu steigen.

In 241 italienischen Weinen fand C. Mensio[2]) 0,034 bis 0,322 g Stickstoff. Ältere Analysen hat L. Weigert[3]) zusammengestellt.

C. von der Heide[4]) fand in Weinen preußischer Weinbaugebiete folgende Mengen Ammoniak:

[um 7 bis 60 Proz.[1])] als im Moste. Doch kann die Hefe zu späterer Zeit wieder Stickstoffverbindungen an den Wein abgeben. Deshalb sind vor allem die Hefeweine sehr stickstoffreich, wie C. Amthor[2]) gefunden hat. P. Kulisch[3]) hat festgestellt, wie der Stickstoffgehalt von Weinen, die über ihrer Eigenhefe lagern, sich in verschiedenen Höhen des Fasses ändert.

Bezeichnung des Weines	Gramm Stickstoff im Liter			
	im oberen Faßteil	in der Mitte des Fasses	15 cm über der Hefe	Unmittelbar über der Hefe
Gutedelwein 1906	0,54	0,58	0,69	0,95
Klarettwein 1907	0,48	0,47	0,50	0,94
Gutedelwein 1907	0,32	0,31	0,42	1,22
Gemisch 1907	0,45	0,44	0,45	0,78

Auf den Trestern vergorene Weine sind nach C. Weigelt[4]) etwas stickstoffreicher als Weine, die keine Maischegärung durchgemacht haben. Lüften des Mostes soll nach C. Neubauer[5]) und L. Weigert[6]) den Stickstoffgehalt des Weines erheblich verringern. Erwärmen des Mostes ist nach A. Blankenhorn und J. Moritz[7]) ohne großen Einfluß auf den Stickstoffgehalt, ebensowenig nach C. Weigelt[8]) das Entschleimen und Abschöpfen der Moste. Beim Lagern des Weines nimmt der Stickstoffgehalt nach C. Weigelt und O. Saare[9]) nur wenig ab.

Jahrgang	Zahl der untersuchten Weine	Zahl der Weine mit einem Ammoniakstickstoffgehalt (Gramm im Liter)									
		0,02 bis 0,029	0,03 bis 0,039	0,04 bis 0,049	0,05 bis 0,059	0,06 bis 0,069	0,07 bis 0,099	0,10 bis 0,149	0,15 bis 0,199	0,20 bis 0,249	über 0,25
1910	122	—	11	3	8	11	21	33	22	8	5
1911	245	37	122	42	27	13	4	—	—	—	—
1912	130	—	—	1	1	11	27	33	18	26	13
	497	37	133	46	36	35	52	66	40	34	18

Ähnlich wie der Gesamtstickstoff scheint auch der Ammoniakgehalt in reifen Jahren zu sinken, in unreifen zu steigen. Mittelwerte lassen sich hieraus kaum angeben.

Über den Gehalt einiger Natur-, Kunst-, Trester- und gallisierter Weine an Gesamtstickstoff, an Stickstoff in Form von dialysierbaren, und durch Alkohol fällbaren Verbindungen, an Amiden und an Ammoniak finden sich Angaben bei F. Schaffer und E. Philippe[5]).

Die Hauptveränderungen der Stickstoffverbindungen werden wohl während der Gärung durch die Hefe bewirkt (siehe dazu S. 113). Im allgemeinen ist der Stickstoffgehalt im Weine bedeutend niedriger

[1]) Arb. Ges. Amt. **24**, **27**, **29**, **32**, **35**, **39**, **42**, **46**, **49**. — [2]) Staz. ital. **44**, 767 (1911). — [3]) Mitt. Klosterneuburg **5**, 85 (1888). — [4]) Arb. Ges. Amt. **42**, **46**, **49**. — [5]) Mitt. Leb. Hyg. **3**, 8 (1912).

Folgende Stickstoffverbindungen wurden bisher im Wein gefunden:

1. Ammoniak von Kalkbrunner[10]), L. Liebermann[11]), S. Kiticsan[12]), E. Holdermann[13]), C. Amthor[14]) (in Hefeweinen), J. Laborde[15]), F. Schaffer und E. Philippe[16]), W. J. Baragiola und Ch. Godet[17]); 2. Trimethylamin von

[1]) Mitt. Klosterneuburg **5**, 123 (1888). — [2]) Z. ang. Ch. **3**, 27, (1890). — [3]) Arb. Ges. Amt. **32**, 311 (1909). — [4]) Weinlaube **12**, 529 (1880). Vgl. dazu Mitt. Klosterneuburg **5**, 111 (1888). — [5]) Ann. Önol. **3**, 138 (1873). — [6]) Mitt. Klosterneuburg **5**, 111 (1888). — [7]) Ann. Önol. **3**, 1 (1873). — [8]) Weinlaube **12**, 542 (1880). — [9]) L. V. St. **28**, 325 (1879). — [10]) Weinlaube **4**, 239 (1872). — [11]) B. **15**, 2553 (1882). — [12]) B. **16**, 1180 (1883). — [13]) Ch. Z. **11**, 818 (1887). — [14]) Z. ang. Ch. **3**, 27 (1890). — [15]) C. r. **137**, 334 (1903). — [16]) Mitt. Leb. Hyg. **3**, 1 (1912). — [17]) Z. U. N. **30**, 169 (1915).

E. Ludwig[1]); 3. Xanthin und Sarkin (zweifelhaft) von R. Kayser[2]); 4. Cholin von H. Struve[3]); 5. Lecithin (sehr zweifelhaft, vgl. dazu S. 70); 6. Tryptophol (β-Indoläthylalkohol) von F. Ehrlich[4]); 7. Unbekannte Basen von H. Reisch[5]) und G. Guérin[6]).

b) Salpetersäure.

Früher glaubte man, daß in naturreinen Mosten und Weinen Salpetersäure nicht vorkomme, daß vielmehr das Vorhandensein von Salpetersäure stets auf einen erfolgten Zusatz von nitrathaltigem Wasser schließen lasse[7]). Dagegen haben neuere Untersuchungen gelehrt, daß in Mosten und Weinen von Natur aus schon kleine Nitratmengen vorkommen können.

Nach W. Seifert und H. Kaserer[8]) ist der Nitratgehalt der Weine von dem Reifegrad der Trauben, der Bodenbeschaffenheit, Düngung und der Art und Menge der Niederschläge abhängig. Sie fanden Naturweine teils nitrathaltig, teils nitratfrei. Dasselbe stellten fest M. Metelka[9]), M. Spica[10]) und J. Tillmans[11]). Der letztere fand in 32 deutschen Naturweinen 0 bis 18,75 mg, im Mittel etwa 6 mg N_2O_5.

Nach E. Borgmann[12]), W. Seifert und G. Kaserer[13]), M. Metelka[14]) können im Wein vorhandene Nitrate allmählich verschwinden, wahrscheinlich durch die Arbeit bestimmter Weinorganismen. Nach M. Spica[15]) soll während der Gärung, besonders bei Sauerstoffmangel, eine Reduktion der Nitrate zu Nitriten erfolgen können, beim Lagern sollen sich unter Umständen die Nitrite wieder zu Nitraten oxydieren. Ähnliches berichten auch G. Paris und F. Marsiglia[16]). Dagegen fanden F. Rossi und F. Scurti[17]) nach absichtlichem Nitratzusatz vor und nach der Gärung stets denselben Nitratgehalt. Nach J. Tillmans[18]) kann man weder aus dem qualitativen Nachweis noch aus der quantitativen Bestimmung der Salpetersäure auf eine Wässerung der Weine schließen.

9. Die Mineralbestandteile.

a) Allgemeines.

Gemäß den auf S. 76 gemachten Ausführungen sollen auch beim Wein streng unterschieden werden 1. Rohasche oder schlechtweg Asche, 2. Reinasche und 3. Mineralbestandteile des Weines.

[1]) Sitz. B. Akademie d. Wissenschaften Wien (math.-naturw. Klasse) **56**, II, 287 (1867). — [2]) Rep. anal. Ch. **1**, 294 (1881). — [3]) Fr. **41**, 287, 544 (1902). — [4]) Bio. Z. **79**, 236 (1917). — [5]) Z. U. N. **5**, 1172 (1902). — [6]) J. pharm. chim. [6] **7**, 323 (1898). — [7]) E. Egger, Fr. **24**, 620 (1885). — [8]) Z. L. V. Ö. **6**, 555 (1903). — [9]) Z. L. V. Ö. **7**, 725 (1904). — [10]) Staz. ital. **40**, 177 (1907); Gazz. chim. ital. **37**, II, 17 (1907). — [11]) Z. U. N. **22**, 201 (1911). — [12]) Fr. **27**, 184 (1888). — [13]) Z. L. V. Ö. **6**, 555 (1903). — [14]) Z. L. V. Ö. **7**, 725 (1904). — [15]) Staz. ital. **40**, 177 (1907); Gazz. chim. ital. **37**, II, 17 (1907). — [16]) Staz. ital. **41**, 223 (1908). — [17]) Gazz. chim. ital. **36**, II, 632 (1906). — [18]) Z. U. N. **22**. 201 (1911).

1. Rohasche ist der beim Veraschen des Weines hinterbleibende Rückstand $= A$.

2. Reinasche ist Rohasche abzüglich der darin enthaltenen Kohlensäure, $R = A - CO_2$.

3. Mineralbestandteile sind Rohasche abzüglich des Carbonatrestes und des basisch wirkenden Sauerstoffs, $M = A - CO_3'' - O''$.

Der Rohaschengehalt wird ermittelt durch Wägung des unverbrennlichen Rückstandes des Weines. Um hieraus den Gehalt an Reinasche zu finden, muß in der Rohasche eine Kohlensäurebestimmung gemacht werden. Da man den basisch wirkenden Sauerstoff nicht direkt bestimmen kann, so vermag man den Mineralstoffgehalt nur dadurch zu ermitteln, daß man die Menge der einzelnen Aschenbestandteile feststellt und die Einzelwerte summiert. Die Differenz zwischen der Reinasche und dieser Summe gibt die Menge des basischen Sauerstoffs an. Die normale Weinasche reagiert stets alkalisch; sie enthält also stets einen Überschuß an anorganischen Kationen gegenüber den anorganischen Anionen. Über anormale Weinaschen s. W. J. Baragiola[1]).

Gegenüber dem Moste ist der Wein stets ärmer an Mineralbestandteilen, weil während der Gärung und Lagerung Calciumsalze und insbesondere recht beträchtliche Mengen von Kaliumsalzen (hauptsächlich in Form von Calciumtartrat und Weinstein), ausgeschieden werden. Der Verbrauch der Hefe an Mineralstoffen ist nicht sehr groß; er fällt gegenüber der erstgenannten Abscheidung kaum ins Gewicht. Im allgemeinen beträgt der Aschengehalt des Weines rund 10 Proz. seines Extraktgehaltes, wobei er zwischen 1,3 und 4 g schwankt. In seltenen Ausnahmefällen sinkt er sogar bis auf 1 g, vermag aber auch noch höher als 4 g zu werden, so daß auch Weine mit 4 bis 10 g Asche bekannt geworden sind.

Häufig kommen auch Weine mit relativem Mangel oder relativem Reichtum an Asche vor, d. h. Weine, in denen das Verhältnis Extrakt : Asche $= 100:10$ bedeutend unter- oder überschritten wird. Meist entspricht — jedoch nicht immer — dem relativen Aschenreichtum ein niedriger Gehalt an titrierbarer Säure und umgekehrt der relativen Armut ein hoher Säuregehalt.

In heißen Jahrgängen ist ganz allgemein der Aschengehalt niedrig. M. Barth[2]) hat dies mit Recht darauf zurückgeführt, daß infolge der heißen Witterung Mangel an Bodenfeuchtigkeit eintritt, so daß die Rebwurzeln in gewissem Maße an der Aufnahme von Mineralsalzen verhindert werden. Die Folge muß eine gewisse Aschenarmut der Trauben und also auch des Weines sein. Auch die Blattkrankheiten des Rebstockes sind von Einfluß auf den Aschengehalt des Weines.

Aus normal zusammengesetzten Trauben kann man je nach der Behandlung der Maische aschenärmere oder aschenreichere Weine erzielen. Kurzes

[1]) Mitt. Leb. Hyg. **1**, 158 (1910); **3**, 55 (1912). — [2]) F. B. **1**, 166, 211 (1894).

Stehenlassen der Maische, sowie rasches und wenig starkes Abpressen vermindert den Aschengehalt.

Langes Aufnehmenlassen oder Angären der Maische und schließlich starkes Pressen vermehrt den Aschengehalt. Daher kommt es, daß Rotweine, die ja immer eine Maischegärung durchgemacht haben, aschenreicher sind als Weißweine. Von den Weißweinen sind dementsprechend besonders solche aschenreich, die, wie sie vielfach in Süddeutschland noch erzeugt werden, auf der Maische angegoren haben, während Klarettweine, die ohne Maischung der Trauben unter sanftem Druck entmostet werden, sowie Moselweine, die ebenfalls rasch abgekeltert werden, aschenarm sind. Dagegen sind, gemäß ihrer Herstellung durch Maischegärung, Tresterweine verhältnismäßig aschenreich; Hefeweine dagegen, die durch Zuckerwasserzusatz zum Weingeläger hergestellt werden, aschenarm.

In der Weinasche kommen in der Regel folgende Stoffe vor:

1. Kationen: Kalium, Natrium, Calcium, Magnesium, Eisen, Aluminium, Mangan (scheint nicht selten zu fehlen). Außerdem findet sich fast immer Kupfer, seltener Arsen. Auf absichtlichen oder zufälligen Zusatz sind das gelegentliche Vorhandensein von Barium, Strontium, Blei, Zink und anderer Metalle zurückzuführen.

2. Anionen: Phosphation, Sulfation, Chlorion, Silikation, Carbonation, Sauerstoffion. Außerdem scheint Borsäure häufig im Wein vorzukommen. Auch Fluorion ist in sehr geringen Spuren aufgefunden worden.

Die Asche ist im Durchschnitt etwa folgendermaßen zusammengesetzt:

	1. Nach L. Grünhut[1])	2. Nach J. König[2])
K_2O	40 Proz.	40,0 Proz. (25 bis 60 Proz.)
Na_2O	2 „	2,5 „
CaO	4 „	5,5 „ (2 „ 22 „)
MgO	6 „	6,5 „ (2 „ 15 „)
$Al_2O_3 + Fe_2O_3$	1 „	(0,4 „ Fe_2O_3)
SO_3	10 „	10,5 „ (3,8 „ 25 „)
P_2O_5	16 „	14,5 „ (7 „ 25 „)
Cl	2 „	3,5 „ (1 „ 7 „)
SiO_2	1 „	3,0 „
CO_2	18 „	?
	100 Proz.	86,3 Proz.

Was die Werte für die einzelnen Bestandteile betrifft, so läßt sich darüber folgendes sagen:

b. Kationen.

α) Kalium. Wenn schon nach J. König die Schwankungen für Kali sich zwischen 0,45 und 1,35 g für 1 Liter bewegen, so ist dies doch immer noch zu eng gegriffen. Unter den deutschen Weinen sind folgende Mindest- und Höchstgehalte an K_2O zu finden:

	Asche g	K_2O g
1893er Sylvaner von Marktbreit (Unterfranken)	2,88	0,161[1])
1900er Elbling vom Fuchsberg, Geisenheim	1,96	0,23 [2])
1898er vom Neroberg-Wiesbaden . .	3,01	1,208[3])
1892er Rotwein von Assmannshausen .	2,73	1,333[4])
1889er Burgunder, Geisenheim . . .	2,75	1,316[5])
1890er „ „ . . .	2,63	1,354[5])
1891er „ „ . . .	2,65	1,350[5])
1894er Riesling, Alsheim (Rheinhessen)	2,2	1,46 [6])
1905er Wachenheim	3,25	1,549[7])
1905er Ungstein	3,23	1,582[7])
1905er Portugieser Gimmeldingen . .	3.78	1,766[7])
1905er „ Deidesheim . . .	3,78	2,068[7])
1905er Königsbach	4,78	2,476[7])

In einem 1883er Rotwein der Herzegowina fanden B. Haas und L. Weigert[8]) bei einem Aschengehalt von 3,22 g 1,68 g K_2O. R. Kayser[9]) fand in spanischen Weinen bei rund 6 g Asche 2,28 bis 2,35 g K_2O und in einem gegipsten Roussillon sogar 3,24 g K_2O bei 5,1 g Asche. Auch L. Weigert und B. Haas[10]) fanden in spanischen Weinen bis 3,0 g K_2O.

Noch höhere Kaligehalte können manche Süßweine aufweisen. So fand E. Borgmann und W. Fresenius[11]) in einem Sherry bei 9,2 g Asche 4,178 g K_2O. B. Haas und L. Weigert[12]) fanden in einem Malaga 3,32 g K_2O (6,8 g Asche) und in einem süßen roten Alikante 4,25 g K_2O (10,7 g Asche).

Aus diesen Zahlen ergibt sich, daß in deutschen Weinen der Gehalt zwischen 0,16 und 2,48 g K_2O oder 0,14 und 2,06 g Kaliumion schwankt. In nicht deutschen Weinen kann der Gehalt bis auf 3,24 g K_2O = 2,69 g $K^{\cdot}$ steigen. In süßen Weinen schließlich ist ein Gehalt von 4,25 g K_2O = 3,5 g $K^{\cdot}$ festgestellt worden. In deutschen Weißweinen sind Gehalte bis zu etwa 0,6 g als niedrig, 0,6 bis 1 g als normal, über 1 g als sehr hoch zu betrachten. In deutschen Rotweinen können die Werte noch bedeutend höher werden. Wegen der spärlichen vorliegenden Analysen läßt sich aber für sie eine allgemeine Regel nicht ableiten.

Daß der Gehalt an Kalium so außerordentlich schwanken kann, liegt erstens daran, daß es gewöhnlich weitaus den größten Anteil an der Asche ausmacht, nämlich 25 bis 60 Proz. Die großen Schwankungen in dem Aschengehalt müssen also

[1]) Werden des Weines, 1897, S. 149. — [2]) Nahr. Mitt. 2, 1280 (1904).

[1]) Th. Omeis, Fr. 33, 692 (1897), Wein Nr. 17. (Vielleicht Druckfehler?) — [2]) K. Windisch, Arb. Ges. Amt. 20, 169 (1903), Wein Nr. 4. — [3]) W. Fresenius u. L. Grünhut, Fr. 39, 752 (1900), Wein Nr. 2. — [4]) P. Kulisch, Z. ang. Ch. 6, 571 (1893). Rotwein Nr. 1. — [5]) P. Kulisch, Z. ang. Ch. 5, 239 (1892). — [6]) Mayrhofer, Fr. 34, 659 (1895), Wein Nr. 6. — [7]) O. Krug, Z. U. N. 15, 546 (1907). — [8]) König, Nahr. Mitt. 1, 1275 (1903), Wein Nr. 14. — [9]) Rep. anal. Chem. 4, 151 u. 152 (1884). — [10]) König, Nahr. Mitt. 1, 1295 (1903), Wein Nr. 11. — [11]) Fr. 28, 75 (1889), Wein Nr. 12. — [12]) König, Nahr. Mitt. 1, 1326, Wein Nr. 10 und 1328, Wein Nr. 1 (1903).

vor allem das Kalium treffen. Zweitens verursachen die eigentümlichen Löslichkeitsverhältnisse des Weinsteines große Schwankungen im Kaligehalt. Da stets Weinstein bei der Gärung ausfällt, ist der Kaligehalt des Weines stets kleiner als der des Mostes. Durch Gipsen, Phosphatieren, Entsäuern des Mostes mit kohlensaurem Kalk oder des Weines mit kaliumhaltigen Stoffen kann der Kaliumgehalt des Weines erhöht werden.

β) Natrium. Der Gehalt normaler Weine an Natrium ist gering. K. Windisch[1]) gibt an, daß im Wein 0,02 bis 0,15 g Na_2O vorkomme. C. Schmitt[2]) fand in 52 alten Rheingauer Auslesen 17 bis 91 mg Na_2O; O. Krug[3]) fand in 100 Pfälzer Weinen 1 bis 62 mg, im Mittel 17 mg Na_2O; A. Schnell[4]) fand in 40 Moselweinen 12 bis 196 mg, im Mittel 81 mg Na_2O.

In deutschen Weinen bleibt mithin der Natriumgehalt in den meisten Fällen weit unter 100 mg $Na_2O = 74$ mg $Na^{\cdot}$, doch scheint er in einzelnen Fällen fast die doppelte Höhe erreichen zu können[5]). Höhere Natriumgehalte finden sich in Weinen, die in stark kochsalzhaltigen Böden gewachsen sind. So ermittelte E. Bonjean[6]) in drei algerischen Weinen des Departements Oran 1,33, 1,45 und 2,29 g Na_2O.

Erhöht könnte der Natriumgehalt werden durch Zusatz natriumhaltiger Stoffe, wie z. B. durch Kochsalz, das früher häufig bei der Schönung zugesetzt wurde oder durch verbotene natriumhaltige Entsäuerungsmittel oder durch natriumhaltige Hefenährsalze (Natriumphosphat).

γ) Calcium. Der Kalkgehalt soll nach K. Windisch[7]) zwischen 30 und 500 mg CaO schwanken. Prüft man jedoch die analytischen Belege, so stellt sich heraus, daß der Kalkgehalt meist sehr konstant ist. In weitaus den meisten Fällen ist etwa 100 bis 200 mg CaO = 71 bis 143 mg $Ca^{\cdot\cdot}$ gefunden worden. Manchmal sinkt der Gehalt unter 100 mg bis auf Spuren, selten steigt er über 240 mg. Dies letztere scheint besonders in sehr jungen, aber vergorenen Weinen der Fall zu sein, in denen sich der Calciumtartratausfall noch nicht vollständig vollzogen hat. So hat H. Weller[8]) in einem oberhessischen Wein aus Büdingen (1892) beim ersten Abstich noch 384 mg CaO gefunden, beim zweiten Abstich aber nur mehr 199 mg. Ähnlich dürften sich alle hohen Kalkbefunde erklären, da bei der äußerst geringen Löslichkeit des Calciumtartrates, solange überhaupt wesentliche Mengen von Weinsäure im Wein vorhanden sind, größere Kalkmengen sich nicht in Lösung halten können.

[1]) Chemische Untersuchung des Weines 1896, S. 303. — [2]) Die Weine des Herzogl. Nassauischen Kabinettskellers, Tabelle I. — [3]) Z. U. N. **10**, 417 (1905); **13**, 544 (1913). — [4]) Ztschr. f. öffentl. Chemie 1897, S. 549. — [5]) C. von der Heide u. W. J. Baragiola, Fr. **53**, 249 (1914). — [6]) C. r. **126**, 1275 (1898); Ch. Z. **22**, 406 (1898). — [7]) Chemische Untersuchung des Weines 1896, S 303. — [8]) Fr. **32**, 691 (1893).

Auch ausländische Weine scheinen nur geringe Kalkmengen zu enthalten. Durch Gipsen der roten Maischen vermag der Kalkgehalt, nachdem die Weinsäure ausgefällt ist, allerdings sehr zu steigen. So fand L. Weigert und B. Haas[1]) in zwei spanischen, alkoholreichen, offenbar stark gegipsten Rotweinen 0,53 und 0,85 g CaO.

Durch Entsäuern mit kohlensaurem Kalk wird der Kalkgehalt nur sehr wenig erhöht, solange noch Weinsäure im Weine zurückbleibt.

δ) Magnesium. K. Windisch[2]) gibt an, daß der Magnesiagehalt außerordentlich schwanke, nämlich zwischen 62 und 320 mg, beziehungsweise zwischen 37 und 210 mg $Mg^{\cdot\cdot}$. In Wirklichkeit zeigt jedoch gerade das Magnesium eine außerordentliche Konstanz. Der Gehalt der meisten Weine beträgt 0,1 bis 0,24 g MgO, nur selten sinkt er unter 0,1 g, kaum häufiger kommen Werte bis zu 0,3 g vor. So führt Th. Omeis[3]) einen 1884er Wein aus Unterfranken mit 288 mg MgO an, R. Kayser[4]) drei Pfälzer mit 0,26 bis 0,28 g, drei französische Rotweine mit 0,28, 0,31 und 0,32 g und schließlich vier spanische Weine mit 0,28, 0,32, 0,34 und 0,35 g MgO. Die von A. Stutzer[5]) ermittelten Werte in kleinasiatischen Weinen von 0,36 bis 0,51 g dürften kein Vertrauen verdienen. (Vgl. dazu J. König, Nahr. u. Genußm. I, 1903, S. 1334, Anmerkung ^{xx}.) Worauf diese geringe Schwankung des Magnesiumgehaltes zurückzuführen ist, bleibt unbekannt.

ε) Mangan. Mangan kommt in den meisten Weinen vor, allerdings in sehr geringen Mengen. C. Neubauer[6]) fand in einem Weißwein 8 mg $Mn^{\cdot\cdot}$. E. Ostermayer[7]) fand in neun Weinen 1,2 bis 2,7, im Mittel 1,8 mg; E. J. Maumené[8]) fand zuerst 5 bis 7, später in 31 Weinen 0 bis 2 mg, im Mittel 0,6 mg. A. Hasterlík[9]) fand von 33 Weinen 13 manganfrei, in 20 Proben fand er 10 bis 50 mg, im Mittel 23 mg. Diese Zahlen sind entweder so niedrig, oder so hoch, daß sie als sehr auffällig bezeichnet werden müssen. I. A. Muller[10]) fand in einem Wein 1,8 mg $Mn^{\cdot\cdot}$. C. Hoffmann[11]) fand in drei ungarischen Rotweinen 1,5, 1,6 und 1,0 mg $Mn^{\cdot\cdot}$. Die von mir untersuchten Mosel- und Rheinweine enthielten stets Mengen von höchstens 3 mg Mangan. Beachtenswert erscheint, daß nach L. Medikus[12]) Heidelbeerweine sich durch große Mangangehalte auszeichnen. Er fand in vier Proben 0,117 bis 0,319 g $Mn^{\cdot\cdot}$. Paturel[13]) fand 2 bis 6 mg in französischen Weinen.

[1]) Mitt. Klosterneuburg 1885, Heft 4. — [2]) Chemische Untersuchung usf. des Weines 1896, S. 263; J. König, Nahr. Mitt. **3**, 3, 1007 (1918). — [3]) Fr. **32**, 735 (1893), Wein Nr. 28. — [4]) Rep. anal. Ch. **4**, 147 (1884). — [5]) Rep. anal. Ch. **2**, 209 (1882). — [6]) Ann. Önol. **4**, 476 (1874). — [7]) Pharm. Ztg. **27**, 92 (1882). — [8]) C. r. **98**, 845, 1056 (1884). — [9]) Mitt. pharm. Institut Erlangen, **2**, 122 (1889). — [10]) Ann. chim. phys. **11**, 394 (1897); V. Ch. N. **12**, 411 (1898). — [11]) Mitt. Klosterneuburg **5**, Tafel X (1888), Wein 137, 139 und 140. — [12]) Rep. anal. Chem. **5**, 63 (1885). Weitere Angaben: K. Windisch, Untersuchung des Weines 1896, S. 305. — [13]) Bull. soc. nat. agric. **78**, VI, 414 (1908).

O. Prandi und A. Civetta[1]) fanden 0,53 bis 1,65 mg Mn¨ in italienischen Weinen. G. Dumitrescu und E. Nicolau[2]) fanden in 52 Weinen 1,8 bis 27 mg Mn¨. G. Massol[3]) untersuchte 14 Mistellen, vier waren manganfrei, in den übrigen fand er bis 0,8 mg. A. Hubert[4]) fand nicht mehr als 2 mg Mn¨ im Wein, er hält nur Mangangehalte bis zu 5 mg für normal, solche von 5 bis 10 mg für zweifelhaft, bei mehr als 10 mg hält er einen Zusatz von Mangansalzen für erwiesen.

Kaliumpermanganat soll zur Beseitigung von schwefliger Säure im Wein verwandt werden; auch hat man versucht, Rotweine mit Kaliumpermanganat oder mit Manganhyperoxyd zu entfärben. Studien hierüber liegen von P. Jakob[5]) und G. Leoncini[6]) vor. L. Hugounenq[7]) fand in einem solchen Weine 0,45 g Mn¨.

ζ) Eisen und η) Aluminium. Beide Metalle finden sich in geringen Mengen im Wein. E. Borgmann und Th. W. Fresenius[8]) geben an, daß im Wein 2 bis 70 mg Tonerde und 4 bis 50 mg Eisenoxyd vorkomme. Systematische Untersuchungen über beide Elemente liegen wenige vor. Manchmal sind beide Elemente zusammen bestimmt worden. So fand A. Schnell[9]) in 30 Moselweinen (Saar, Ober- und Mittelmosel) 0,007 bis 0,041, im Mittel 0,021 g $Fe_2O_3 + Al_2O_3$.

Die Analytiker Klosterneuburgs[10]) haben in neun ungarischen Weinen 3,8 bis 23,5, im Mittel 14,7 mg Fe_2O_3 gefunden. M. Ripper[11]) fand in 32 Terrano-Weinen des Karstes 4,3 bis 37, im Mittel 12,5 mg Fe_2O_3; Portele[12]) fand in drei mittelitalienischen Weißweinen 16 bis 29 mg Fe_2O_3; M. Ripper[13]) fand in 17 weißen und roten italienischen Weinen 9 bis 50, im Mittel 21,6 mg Fe_2O_3; F. Ravizza[14]) fand in 33 italienischen Weinen 1,6 bis 13,1, im Mittel 8,9 mg Fe_2O_3; U. Gayon, Ch. Blarez und E. Dubourg[15]) fanden in 378 roten Girondeweinen (1887) 4 bis 21 mg; Sambuc[16]) berichtet über einen französischen Wein mit 110 mg Fe_2O_3; E. Bornträger[17]) berichtet über einen angeblich infolge Eisengehaltes (3,6 mg) grün gefärbten Tresterwein.

Im allgemeinen darf man sagen, daß der Eisengehalt im Wein 30 mg Fe_2O_3 = etwa 20 mg $Fe^{\cdots}$ nur selten überschreitet. Meist beträgt er sogar nur etwa 10 bis 20 mg Fe_2O_3 = 7 bis 14 mg $Fe^{\cdots}$, was auch mit meinen Beobachtungen an deutschen Weinen übereinstimmt.

In Weißweinen gibt ein hoher Eisengehalt leicht zu Mißständen Anlaß, indem Trübungen von Ferriphosphat oder Trübungen oder Schwarzfärbungen von Ferritannat entstehen können. In Rotweinen scheint das Ferritannat nicht so unangenehm zu wirken, weil hier die Schwarzfärbung durch die rote Farbe gedeckt wird. Das Eisen scheint zum Teil aus der Traube, zum Teil aus dem Weinbergsboden zu stammen. Durch Berührung mit metallischem Eisen (Keltern, Bütten usf. oder Nägeln, die zufällig in den Most oder Wein gelangen) vermag der Wein Eisen aufzunehmen, so daß leicht die oben erwähnten Fehler auftreten.

Über das Vorkommen von Aluminium liegen noch weniger Beobachtungen vor. B. Haas und L. Weigert[1]) fanden in sechs ungarischen Weinen 0 bis 20,3, im Mittel 9 mg Al_2O_3; B. Haas in zwei Steiermärkern[2]) je 30 mg und in zwei Tokaier Süßweinen[3]) 10 und 11 mg; L. L'Hôte[4]) fand in französischen, spanischen und sizilianischen Weinen 12 bis 32 mg Al_2O_3; nach ihm stammt die Tonerde aus den Trauben selbst. C. Boschi und A. Lazzari[5]) fanden in 33 mittelitalienischen Spuren bis 28 mg, im Mittel 14,5 mg Al_2O_3; R. Kayser[6]) in einem süßen Malaga 30 mg. Nach Louvet[7]) soll der Höchstgehalt 80 mg betragen, soll aber meistens unter 50 mg bleiben.

Ob das Aluminium aus den Trauben selbst stammt oder durch Verunreinigung der Trauben mit Bodenerde oder Staub in den Wein gelangt, ist vorläufig nicht sicher zu entscheiden. Der Aluminiumgehalt kann erhöht werden durch verbotenen Zusatz von löslichen Aluminiumsalzen [Alaun][8]). Auch durch Schönung mit Klärerde (Kaolin, spanische Erde) kann der Tonerdegehalt zunehmen, allerdings nur in sehr bescheidenem Maße. So fanden E. Borgmann und W. Fresenius[9]), daß in einem im Laboratorium mit spanischer Erde geschönten Wein der Tonerdegehalt von 2,0 mg auf 3,8 mg stieg. In sechs kellermäßig mit spanischer Erde geschönten Weinen schwankte der Tonerdegehalt zwischen 2 und 6,5 mg Al_2O_3.

ϑ) Kupfer. Heutzutage, wo die Bespritzung der Reben mit Kupferbrühen allgemein durchgeführt werden muß, findet sich Kupfer fast in allen Weinen, wenn auch nur in sehr geringer Menge.

L. Sostegni[10]) fand, daß sowohl Trauben, je nach der Stärke der Bespritzung, 1,4 bis 2,2 mg Cu auf 1 kg, als auch Most 1 bis 36 mg Cu auf 1 Liter enthalten können. Während der Gärung wird der größte Teil des Kupfers (85 bis 91 Proz.) unlöslich (wohl als Schwefelkupfer), der Rest aber bleibt im

[1]) Staz. ital. **44**, 58 (1911). — [2]) Ann. falsif. **3**, 407 (1910). — [3]) Bull. soc. chim. [4] **1**, 953 (1907). — [4]) Ann. chim. anal. **16**, 264 (1907). — [5]) Journ. pharm. chim. [6] **8**, 163 (1898). — [6]) Staz. ital. **43**, 33 (1910). — [7]) Journ. pharm. chim. [6] **7**, 321 (1898). — [8]) Analyse des Weins 1898, S. 177. — [9]) Z. ang. Ch. **7**, 211 (1884). — [10]) Mitt. Klosterneuburg **4**, Tafel I (1885). — [11]) Z. L. V. Ö. **13**, Tafel hinter S. 982 (1910). — [12]) Mitt. Klosterneuburg **4**, Tafel XVI (1885). — [13]) Weinb. u. Weinh. **10**, 636 (1892). — [14]) Staz. ital. **21**, 449 (1891). — [15]) Analyse chim. des vins rouges, récolte de 1887. Paris et Bordeaux 1888. — [16]) Ch. Z. Rep. **11**, 282 (1887). — [17]) Ch. Z. **20**, 686 (1896).

[1]) Mitt. Klosterneuburg **4**, Tafel I (1885). — [2]) Ebenda **5**, Tafel XXXVIII (1888). — [3]) Ebenda **5**, Tafel XIII (1888). — [4]) C. r. **104**, 853 (1887). — [5]) Staz. ital. **21**, 399 (1891). — [6]) Rep. anal. Chem. **4**, 152 (1884). — [7]) Journ. pharm. chim. [5] **3**, 285 (1881). — [8]) Weinbau u. Weinh. **3**, 210 (1886). — [9]) D. Martelli, Z. U. N. **4**, 652 (1901); F. Sestini, Staz. ital. **28**, 281 (1895); F. Lopresti, Staz. ital. **33**, 373 (1900); G. Masoni, Staz. ital. **43**, 241 (1910). — [10]) Staz. ital. **18**, 391 (1890).

Wein gelöst. Er fand in 1 Liter 0,13 bis 0,21 mg bei schwacher, 2,3 bis 2,5 mg Cu bei starker Bespritzung.

Fréchou[1]) fand in Jungweinen Spuren bis 0,6 mg, in Tresterweinen 0,1 bis 1 mg Cu. Th. Omeis[2]) fand in Mosten, die von nicht mit kupferhaltigen Mitteln bespritzten Reben stammten, 0,38 bis 0,92 mg, in den daraus bereiteten Weinen nur Spuren von Kupfer. Waren die Reben bespritzt worden, so fand sich im Most 0,38 bis 1,80 mg, im Wein kein oder doch nur Spuren (bis zu 0,053 mg) Kupfer, je nach Stärke der Bespritzung. Ich selbst fand in allen daraufhin untersuchten Weinen stets wägbare Spuren von Cu.

Millardet und U. Gayon[3]) fanden stets weniger als 0,1 mg Cu im Wein. Portele[4]) zeigte, daß selbst beträchtliche Zusätze von Kupfervitriol bei der Gärung durch den sich bildenden Schwefelwasserstoff gefällt werden. J. Bolle[5]) fand in 1 Liter Wein weniger als 0,1 bis 2,5 mg Cu, während sich in der entsprechenden Menge Hefe oder Trestern 19,8 bis 97,2 mg ausgeschieden hatten. A. Andouard[6]) untersuchte 37 Proben von Mosten und Weinen, die von bespritzten Reben stammten, und fand in sechs Weinen überhaupt kein Kupfer, in den 24 übrigen 0,06 bis 1,3 mg Cu, in den 7 Mosten 0,7 bis 2,6 mg Cu.

Auffallend sind dagegen die von M. Hoffmann[7]) ermittelten Befunde, der in fünf Weinen (Reben mit Kupferverbindungen behandelt) 8,7 bis 14 mg Cu gefunden haben will.

ι) Arsen. Auch Arsen kommt nicht selten im Wein vor, allerdings stets in sehr geringen Mengen. A. Gautier und P. Clausmann[8]) fanden in zwei Rotweinen 0,0027 und 0,0089 mg As. H. D. Gibbs und C. C. James[9]) fanden in 38 von 329 untersuchten kalifornischen Rotweinen Arsen, und zwar Spuren bis 0,4 mg Arsen. C. von der Heide[10]) fand in 24 von 38 untersuchten deutschen Weinen Arsen, und zwar sehr geringe Spuren bis zu 0,5 mg. Dabei stellte sich heraus, daß pfälzische Ausleseweine fast immer Spuren von Arsen enthielten. Diese geringen Arsenmengen dürften aus dem Boden stammen, jedenfalls rühren sie nicht ausschließlich aus den zum Einbrennen verwandten Schwefelschnitten her, deren Arsengehalt selbst in schlechten Sorten nach C. von der Heide[11]) sehr gering ist.

Durch arsenhaltige Bespritzungs- oder Bestäubungsmittel, die gegen Rebschädlinge verwandt werden, vermag Arsen in den Wein zu gelangen. Imbert und Gély[12]) fanden nur in zwei Weinen, die von so behandelten Reben stammten, Spuren von

[1]) C. 1892, I, 109; Allg. Weinztg. 1891, Nr. 24. — [2]) Z. U. N. **6**, 116 (1903). — [3]) Nach Weinlaube **18**, 292 (1886), im Journ. d'agric. prat. 8. Nov. 1885. — [4]) Tiroler landw. Bl. 1886, Nr. 2. — [5]) Weinlaube **18**, 292, 302 (1886). — [6]) Ebenda **19**, 140 (1887). — [7]) C. Bakt. II, **4**, 375 (1898). — [8]) C. r. **139**, 101 (1904). — [9]) Journ. Americ. Chem. Soc. **27**, 1484 (1905). — [10]) B. Geisenheim 1907, S. 185. — [11]) Ebenda, S. 190. — [12]) Répert. pharm. [3] **13**, 495 (1901).

Arsen. C. von der Heide[1]) fand, als Reben mit Bleiarseniat behandelt worden waren, folgende Mengen:

In 100 g	Arsen mg	Blei mg	Kupfer mg
Trauben	0,3	0,7	—
Beeren	0,2	0,3	—
Rappen	7,1	10,6	—
Blätter	16	48	27
Most	0,3	0,8	—
Trester	0,6—0,7	0 8—1,4	—
Hefe (trocken)	12,9	20,7	—
In 1 Liter Wein	1—2 geschönt 0,5	2—6	—

Vgl. auch die Angaben von L. Moreau und E. Vinet[2]), F. Muttelet und F. Touplain[3]), L. Mathieu[4]), P. Carles und L. Barthe[5]).

Über größere Mengen Arsen, die durch unglückliche Zufälle in den Wein gelangten, siehe C. von der Heide[6]) und K. Windisch[7]).

Von anderen Metallen sind im Wein gelegentlich gefunden worden:

$\varkappa$) Barium und Strontium. Man hat die Verwendung[8]) von Salzen dieser Metalle vorgeschlagen, um den durch das Gipsen zu hoch gewordenen Schwefelsäuregehalt zu vermindern. Ch. Girard[9]) fand in einem derart entgipsten Wein 36 mg SrO.

λ) Zink. Zink ist mitunter gefunden worden in Weinen[10]), die als Trauben, Maischen oder Moste in zinkhaltigen Gefäßen befördert wurden. Auch durch zinkhaltige Schönungsmittel [Gemische von $SO_4Zn + FeCy_6K_4$[11])] vermag Zink in den Wein zu kommen. In einem solchen Weine fand R. Bodmer[12]) 28 mg $SO_4Zn \cdot 7\,OH_2$.

μ) Blei. Blei kann vom Weine in Berührung mit bleihaltigen Gefäßen[13]) aufgenommen werden (vielleicht auch Zinn). G. Posetto[14]) fand in einem Weine der mit Bleisilikat-Email in Berührung kam, 70 bis 138 mg Blei. Neuerdings sind bleihaltige Mittel zur Bespritzung der Reben vorgeschlagen worden. Über den Bleigehalt solcher Weine siehe oben bei „Arsen".

c) Anionen.

α) Phosphation. Der Phosphorsäuregehalt in deutschen Weinen beträgt im allgemeinen etwa 0,15 bis 0,4 g $P_2O_5 = 0{,}20$ bis 0,54 g PO_4'''. Doch können diese Werte weder nach unten, noch nach oben hin als die Grenze betrachtet werden. Nach M. Barth[15])

[1]) B. Geisenheim 1906, S. 228. — [2]) C. r. **150**, 787 (1910); **151**, 1147 (1910); Ann. chim. anal. **16**, 94 (1911). — [3]) Ann. Falsif. **5**, 9 (1912). — [4]) Ebenda, p. 78. — [5]) Bull. Soc. Pharm., Bordeaux **52**, 147 (1912). — [6]) B. Geisenheim 1907, S. 181. — [7]) König, Nahr. Mitt. **3**, 3, 1009 (1918). — [8]) Angaben hierzu: K. Windisch, Chem. Unters. d. Weins 1896, S. 22. — [9]) Ann. d'hyg. publ. **27**, 45 (1892). — [10]) H. Fleck, C. 1879, 320. — [11]) Angaben hierzu: K. Windisch in König, Nahr. Mitt. **3**, 3, 1009 (1918). — [12]) Analyst. **30**, 264 (1905). — [13]) G. Baumert, L. V. St. **33**, 63 (1886). — [14]) Weinlaube **21**, 559 (1889). — [15]) Fr. **31**, 151 (1892).

sinkt in elsässischen und Ortlieber Weinen der Phosphatgehalt zuweilen bis auf 0,04 bis 0,08 g P_2O_5 = 0,054 bis 0,108 g PO_4''', auch badische und fränkische Weine enthalten oft nur 0,1 g P_2O_5 = 0,13 g PO_4'''. Andererseits findet man mitunter Weine mit 0,6 bis 0,7 g P_2O_5 = 0,80 bis 0,94 PO_4'''. Marx[1]) fand in einem württembergischen Rotwein 0,95 g P_2O_5 = 1,27 g PO_4'''. Im allgemeinen sind die Rotweine etwas phosphatreicher als Weißweine. L. Rössler[2]) glaubt, daß hervorragende Weine sich auch stets durch großen Phosphorsäurereichtum auszeichnen. Dagegen zeigten W. J. Baragiola und Ch. Godet[3]), daß in Weißweinen vom Züricher See in schlechten Jahren der PO_4'''-Gehalt bedeutend höher ist als in guten. [1911 (gut): 0,35 g; 1910 und 1912 (schlecht): 0,85 und 0,72 g; Höchstwert: 1,18 g PO_4'''.]

Süßweine zeigen keinen sehr hohen Phosphatgehalt; dagegen ist er bei konzentrierten Süßweinen im allgemeinen etwas höher, so daß hier meist 0,4 g P_2O_5 = 0,54 g PO_4''' erreicht werden. L. Rössler[4]) hat für österreichische Süßweine einen Mindestgehalt von 0,55 g P_2O_5 gefordert. In Tokaierweinen kann nach E. Laszlo[5]) und L. Rössler[6]) der Gehalt bis auf 1,20 bez. 1,26 g P_2O_5 = 1,60 bez. 1,69 PO_4''' steigen, beträgt im Mittel 0,6 bis 0,8, fällt aber vereinzelt ebenfalls bis auf 0,41 g P_2O_5. G. Paris[7]) fand in neun italienischen „gekochten Weinen" (als Most auf die Hälfte ihres Raumes eingedampft und unter Zusatz von wenig frischem Most vergoren) im Durchschnitt 0,36 bis 0,57 g P_2O_5, in einer Probe aber 1,92 g P_2O_5 = 2,56 g PO_4''' bei 3,1 g Asche.

Von der Phosphorsäure ist bekannt, daß ein kleiner Teil sich in organischer Bindung im Weine befindet. So gibt P. Carles[8]) an, daß im Wein etwa der zehnte bis fünfzehnte Teil der Phosphorsäure organisch gebunden sei; es handle sich aber nicht um Lecithin, sondern wahrscheinlich um saures Kalium- oder Calciumglycerophosphat. Für die vielfachen Behauptungen[9]), daß es sich bei dieser fraglichen Phosphorverbindung um Lecithin handle, ist bis heute der sichere Beweis nicht erbracht worden. Möglicherweise handelt es sich jedoch hierbei um die in neuerer Zeit entdeckten Hexosephosphorsäureester[10]), die bei der Hefegärung eine wichtige Rolle spielen.

β) Sulfation. Der Schwefelsäuregehalt der Weine schwankt ganz außerordentlich. Zwar scheint der Wein von Natur aus nur wenig Schwefelsäure zu enthalten, allein durch das Einbrennen der Weine wächst allmählich der Sulfatgehalt und durch immer wiederholtes, starkes Schwefeln kann er schließlich ganz außerordentliche Werte annehmen. In südlichen Gegenden kann der Sulfatgehalt auch durch das Gipsen sehr stark gesteigert werden. Um gegen das übermäßige Gipsen einzuschreiten, sind von den meisten Ländern Vorschriften erlassen, nach denen Weine, die mehr Schwefelsäure enthalten als 2 g neutralem Kaliumsulfat entspricht, für verkehrsunfähig erklärt werden. (2 g SO_4K_2 = 0,92 g SO_3 = 1,13 g SO_4H_2 = 1,10 g SO_4''). Außerdem werden manchmal Weine angetroffen, die dadurch schwefelsäurefirn geworden sind, daß sie in alten, wiederholt eingebrannten und vorher nicht genügend ausgebrühten Fässern gelagert wurden. [Vgl. dazu P. Kulisch[1]), W. Fresenius[2]).]

In deutschen Weinen ist im allgemeinen der Sulfatgehalt nicht sehr hoch. R. Kayser[3]) hält in deutschen Weinen einen Gehalt von 300 bis 580 mg SO_3 für normal. Diese Angaben sind jedoch nach Ausweis der Statistik reichlich hoch. Man darf vielmehr den Sulfatgehalt in deutschen Weißweinen (rote sollen eher weniger enthalten) im Durchschnitt auf 150 bis 300 mg SO_3 = 180 bis 360 mg SO_4'' schätzen. Einerseits aber ist von A. Schnell[4]) in einem Saarwein 19 mg SO_3 = 23 mg SO_4'' gefunden worden, andererseits sind von A. Halenke[5]) in einem Pfälzer Wein 718 mg SO_3 = 862 mg SO_4'' (vielleicht Druckfehler?), von R. Fresenius und E. Borgmann[6]), sowie von E. List[7]) in Frankenweinen 820 und 898 mg SO_3 = 984 und 1,078 mg SO_4'', von P. Kulisch[8]) 1,6 g SO_3 = 1,92 g SO_4'', von C. A. Neufeld[9]) in drei Weinen 1,7, in vier Weinen 1,8 und in einem Weine sogar 2,1 g SO_3 (= 2,04, 2,16 und 2,52 g SO_4'') ermittelt worden. Doch gehören Mengen von über 0,5 g SO_3 = 0,6 g SO_4'' bereits zu den Seltenheiten.

In sehr alten Weinen findet man ebenfalls oft sehr hohe Sulfatgehalte. So fand E. List[10]) 1,36 bis 1,598 g SO_3 = 1,63 bis 1,918 g SO_4'' in vier Weinen, die aus den Jahren 1783 bis 1822 stammten.

In ausländischen, offenbar wohl meist gegipsten Weinen schließlich kann der Sulfatgehalt ganz außerordentlich steigen. Hier werden häufig Mengen von 1 bis 3 g SO_3 beobachtet, ja E. Borgmann und W. Fresenius[11]) fanden in einem reinen Sherry 4,05 g SO_3 = 4,86 g SO_4''.

An dieser Stelle möge noch angeführt werden, daß von W. J. Baragiola und O. Schuppli[12]) versucht worden ist eine Bilanz der gesamten im Weine vorkommenden Schwefelverbindungen aufzustellen. Als sicher im Weine vorhanden sind folgende Schwefelverbindungen anzunehmen:

1. Schwefelsäure, ganz gebunden an Kationen.
2. „Gebundene" schweflige Säure (schweflige Säure gebunden an Acetaldehyd, oder Fruktose und Glukose) und als solche ganz an Kationen gebunden.

---

[1]) Fr. **28**, 36 (1889). — [2]) B. Klosterneuburg 1900, S. 24. — [3]) Z. U. N. **30**, 71—75 (1915). — [4]) Fr. **34**, 354 (1895). — [5]) Z. ang. Ch. **10**, 179 (1897). — [6]) Fr. **34**, 354 (1895). — [7]) Z. U. N. **1**, 165 (1898). — [8]) Bull. soc. chim. [4], **5**, 962 (1909). — [9]) Schrifttum, s. L. J. **39**, 1032 (1910). — [10]) H. Euler und P. Lindner, Chemie der Hefe, Leipzig 1915, S. 173.

[1]) Weinb. u. Weinh. **18**, 308 (1900). — [2]) F. B. **3**, 370 (1896). — [3]) Fr. **22**, 54 (1883). — [4]) Z. ang. Ch. **7**, 211 (1894). — [5]) Fr. **32**, 713 (1893). — [6]) Ebenda **22**, 54 (1883). — [7]) Rep. anal. Ch. **1**, 135 (1881). — [8]) Weinb. u. Weinh. **18**, 296 (1900). — [9]) Z. U. N. **27**, 310 (1914). — [10]) Sechs Vorträge aus dem Gebiet der Nahrungsmittelchemie, Würzburg 1883, S. 45. — [11]) Fr. **28**, 75 (1889). — [12]) Z. U. N. **29**, 193 (1915).

3. Sogenannte freie schweflige Säure, zur Hälfte gebunden an Kationen.
4. Sogenannter neutraler Schwefel, der sich in unbekannter Bindung an organische Stoffe (vielleicht als Eiweiß oder dessen Abbauprodukte?) vorfindet. Baragiola fand 10 bis 19 mg solchen Schwefels.
5. In böcksernden Weinen Schwefelwasserstoff (oder vielleicht mercaptanähnliche Stoffe?).
6. Schwefelsäure in organischer Bindung, z. B. Äthyl-, Glycerinschwefelsäure oder ähnliche Verbindungen, dagegen kommt im Wein nicht oder höchstens in Spuren vor.

γ) Chlorion. Der Chlorgehalt normaler Weine ist gering. Nach K. Windisch[1]) beträgt er 20 bis 90 mg, nach seinen neuesten Angaben 10 bis 90 mg, nach J. König[2]) 10 bis 300 mg. A. Schnell fand in 30 Moselweinen[3]) 20 bis 169, im Mittel 74 mg Cl, in drei Obermoselern[4]) (1897) 212, 283 und 283 mg Cl und in 22 Moselweinen[5]) (1898) 21 bis 167, im Mittel 64 mg Cl. Die hohen Chlorgehalte will Schnell dadurch erklären, daß die Weine von Kalkböden (Dolomit) stammen. P. Kulisch[6]) fand in 41 Weinen der preußischen Weinbaugebiete 28 bis 124, im Mittel 62 mg Cl.

Mayrhofer[7]) fand in 27 rheinhessischen Weinen (1892) Spuren bis 30 mg Cl′, H. Weller[8]) fand in 47 Weinen der Bergstraße (1892) 20 bis 712 (!?), im Mittel 131 mg, dabei 12 Werte von 150 bis 400 mg. Diese Zahlen sind für deutsche Naturweine so ungewöhnlich, daß die Weine eines Kochsalzzusatzes verdächtig erscheinen. A. Halenke[9]) fand in 34 pfälzischen Weinen (1892) 20 bis 88, im Mittel 46,4 mg. Th. Omeis[10]) fand in 22 unterfränkischen Weinen Spuren bis 42, im Mittel 19,5 mg Cl′. L. Rössler[11]) gibt eine Zusammenstellung der Chlorgehalte von 78 Weinen verschiedenster Herkunft. Der Chlorgehalt schwankt hier zwischen 13 und 283 mg, steigt in einem italienischen Wein sogar auf 387 mg, beträgt im Mittel 79 mg und unter Ausschluß des letzten Weines 74 mg. Der letzte hohe Wert ist zum mindesten des Kochsalzzusatzes verdächtig.

Von Natur aus kommt Chlor in größeren Mengen nur in Weinen vor, die von stark kochsalzhaltigen Böden stammen. So fand Fr. Turie[12]) in solchen Weinen 111 bis 451 mg Cl Na = 67 bis 272 mg Cl′. Berthault und Crochelette[13]) fanden in einem Wein aus Oran 0,81 g Cl′; E. Bonjean[14]) fand in 28 Weinen aus Oran 0,31 bis 4,50 g Cl′. M. Roos, E. Rousseaux u. J. Dugast[1]) fanden in 53 Weinen aus Oran 0,6 bis 1,8 g Cl′. Dagegen haben W. J. Baragiola und O. Schuppli[2]) festgestellt, daß chlorreiche Böden nicht immer auch sehr chlorhaltige Weine liefern müssen. Sie fanden in einem Weißwein 9 mg, in einem Roséwein 21 mg und in einem Rotwein 51 mg Chlor, obwohl der Boden des Weinbergs (30 km von der Meeresküste entfernt im Département Bouches du Rhône) so mit Chlor angereichert ist, daß die Rebe nur gedeiht, wenn durch Winterbewässerung der Boden entsalzt wird.

δ) Silication. Kieselsäure findet sich wohl regelmäßig, wenn auch in geringen Mengen im Weine, doch liegen bis jetzt nur wenige Bestimmungen dieser Säure vor.

A. Schnell[3]) fand in 30 Moselweinen 2 bis 54, im Mittel 15 mg SiO_2; Klosterneuburger Analytiker[4]) fanden in 11 ungarischen Weinen Spuren bis 51,5, im Mittel 43 mg SiO_2. B. Haas[5]) fand in zwei Ungarweinen 40 und 64 mg SiO_2.

ε) Boration. M. Ripper[6]) dürfte zuerst mit ausgesprochen haben, daß Borsäure ein regelmäßiger Bestandteil des Weines sei. Er konnte in etwa 1000 Weinen verschiedenster Herkunft, stets Borsäure qualitativ in wechselnder Menge nachweisen. In einem Weine bestimmte er die Menge quantitativ zu 2,7 mg $B(OH)_3$. F. Schaffer[7]) hat in 28 Weinen 8 bis 50 mg, im Mittel 29 mg $B(OH)_3$ gefunden. E. Azarello[8]) fand in sizilianischen Weinen 19 bis 41 mg Borsäure. H. Jay und Dupasquier[9]) fanden 9 bis 33 mg $B(OH)_3$. G. Bertrand und H. Agulhon[10]) fanden in 1 kg Trauben 10,1 bis 36,5 mg $B(OH)_3$. R. Meissner[11]) fand in einem Asti spumante 12,4 mg $B(OH)_3$.

Folgende Beobachter fanden nicht in allen von ihnen untersuchten Weinen Borsäure: E. Robinet[12]), C. A. Crampton[13]), E. Hotter[14]) (in Mosten), J. L. de Fremery[15]), H. Weller[16]) (von 79 hessischen Mosten, Jungweinen und Weinen des Jahres 1892 enthielt einer keine Borsäure, von 84 Mosten und Weinen des Jahres 1893 enthielten 42 keine Borsäure, von 65 Mosten und Weinen des Jahres 1895 enthielten alle Borsäure, von 111 Mosten und Weinen des Jahres 1896 enthielten 12 keine Borsäure), Th. Omeis[17]) (in 57 fränkischen Mosten des Jahres 1892 enthielten sieben keine Borsäure), Mayrhofer[18]) (von 26 hessischen Weinen des Jahres 1895 enthielten 13 keine Borsäure).

---

[1]) Chem. Unters. d. Weines 1896, S. 296; König, Nahr. Mitt. **3**, 3, 1010 (1918). — [2]) Nahr. Mitt. **2**, 1280 (1904). — [3]) Z. ang. Ch. **7**, 211 (1894). — [4]) Fr. **38**, 581 (1899). — [5]) Ebenda **39**, 759 (1900). — [6]) Z. ang. Ch. **6**, 567 (1893). — [7]) Fr. **32**, 607 (1893). — [8]) Ebenda, S. 680 (1893). — [9]) Ebenda, S. 708 (1893). — [10]) Ebenda, S. 735 (1893); ähnliche Werte die folgenden Jahre. — [11]) B. Klosterneuburg 1900, S. 25 und Tafel I. — [12]) Journ. pharm. chim. [5] **28**, 542 (1893); **30** 151, (1894). — [13]) Rev. Vitic. **5**, 485 (1896), vgl. auch L. J. **45**, 500 (1913). — [14]) C. r. **126**, 1275 (1898); Ch. Z. **22**, 406 (1898).

[1]) Journ. pharm. chim. [6] **14**, 312 (1901); Rev. Vitic. **13**, 647 (1900). — [2]) Schweiz. Wochenschr. f. Chem. und Pharm. 1913, Nr. 13. — [3]) Z. ang. Ch. **7**, 211 (1894). — [4]) Mitt. Klosterneuburg **4**, Tafel I (1885). — [5]) Ebenda **5**, Tafel XIII (1888). — [6]) Weinb. u. Weinh. **6**, 331 (1888). — [7]) Schweiz. Wochschr. Pharm. **40**, 478 (1902). — [8]) Gazz. chim. ital. **36**, II, 575 (1906). — [9]) C. r. **121**, 260, 896 (1895). — [10]) Ann. chim. anal. **19**, 211 (1914). — [11]) J. B. Vereinig. angew. Botanik **1**, 116 (1903). — [12]) Nach M. Ripper, Weinb. u. Weinh. **6**, 331 (1888). — [13]) B. **22**, 1072 (1889). — [14]) L. V. St. **37**, 438 (1890). — [15]) B. **18**, 427 (1885). — [16]) Fr. **32**, 669 (1893); **33**, 643 (1894); **36**, 435 (1897); **37**, 616 (1898). — [17]) Fr. **32**, 739 (1893). — [18]) Ebenda **36**, 424 (1897).

Folgende Beobachter fanden in allen von ihnen untersuchten Weinen Borsäure: P. Soltsien[1]), M. Ripper[2]), G. Baumert[3]), S. Weinwurm[4]), A. Jorissen[5]), K. Windisch[6]), J. Dugast[7]) Bertainchand und Gauvry[8]).

ζ) Fluorion. Auf das Vorkommen des Fluors im Wein ist man erst in neuerer Zeit aufmerksam geworden, als sich zeigte, daß Fluoride zur Verhinderung der Gärung der Maischen angewendet werden. Vgl. dazu C. Amthor[9]), K. Windisch[10]), der übrigens in Weinen kein Fluor nachweisen konnte, und F. Schaffer[11]), der in Naturweinen Spuren von Fluor fand.

H. Maurel[12]) ist mit Ch. Blarez[13]) und P. Carles[14]) der Ansicht, daß der Naturwein bis 10 mg Fl' enthalten kann. F. P. Treadwell und A. A. Koch[15]) fanden in zehn Weinen verschiedener Herkunft nicht die geringste Spur von Fluor (in 300 ccm), in einem Malaga dagegen 54 mg, der also sicher einen Zusatz von Fluoriden erlitten hat. Nach D. Ottolenghi[16]) enthielten 25 italienische Weine kein Fluor oder höchstens weniger als 10 mg. A. Kickton und W. Behnke[17]) untersuchten 139 Weine auf Fluor. Sie fanden in den meisten Weinen so geringe Spuren von Fluor, daß die Glasätzung erst beim Anhauchen sichtbar wurde, und glauben deshalb, ein sehr allgemeines natürliches Vorkommen dieses Elementes im Weine annehmen zu dürfen (d. h. weniger als 10 mg Fl im Liter). Ohne Anhauchen war die Glasätzung sichtbar (mehr als 10 mg Fl im Liter) vor allem bei spanischen Weinen. Von 51 untersuchten Proben gaben nur 19 Proben diese Reaktion nicht. Von den übrigen untersuchten 88 Weinen, die aus Portugal, Madeira, der asiatischen Türkei, Griechenland, Kapland, Frankreich und Deutschland, vereinzelt auch aus anderen Ländern stammten, gaben nur ein Port- und ein Kapwein eine deutliche Reaktion. Kickton glaubt hieraus schließen zu müssen, daß durch irgend eine besondere Behandlungsweise (Verwendung von Fluoriden?) die spanischen Weine sich an Fluor anreichern.

η) Bindungsweise der Anionen und Kationen. Nachdem wir die Art und Mengen der im Wein vorkommenden Anionen und Kationen kennen gelernt haben, erhebt sich die Frage, in welcher Weise sie aneinander gebunden sind.

[1]) Pharm. Ztg. **33**, 312, 466 (1888). — [2]) Weinb. u. Weinh. **6**, 331 (1888). — [3]) L. V. St. **33**, 63 (1887); B. **21**, 3290 (1888). — [4]) Ztschr. Nahr. Unters. u. Hyg. **3**, 186 (1889). — [5]) Rev. intern. scientif. et popul. des falsif. des denrées chim. **4**, 14 (1890). — [6]) Chem. Unters. d. Weins 1896, S. 259. — [7]) C. r. **150**, 838 (1909). — [8]) Ann. chim. anal. app. **15**, 179 (1910). — [9]) Pharm. Centralh. **37**, 111 (1896). — [10]) Z. U. N. **4**, 961 (1901). — [11]) Ebenda **6**, 1010 (1903). — [12]) Ch. Z. **32**, 1177 (1908). — [13]) Bull. Soc. Pharm. Bordeaux 1904, p. 321. (In dieser Arbeit ist Blarez der Ansicht, Naturweine enthielten manchmal 1 bis 2 mg Fl im Liter; in seinem Buche: Vins et spiritueux, Paris 1908, p. 224 gibt er an, daß erst bei einem Gehalt von 10 mg Fluor auf Zusatz von Fluoriden geschlossen werden dürfe.) — [14]) Bull. de l'Assoc. d. Chim. de Sucr. et Dist. **31**, 240 (1914); Ann. falsif. **5**, 645 (1913). — [15]) Fr. **43**, 469 (1904). — [16]) Z. U. N. **14**, 429 (1907). — [17]) Ebenda **20**, 193 (1910).

C. von der Heide und W. J. Baragiola[1]) sagen hierüber im Anschluß an E. Hintz und L. Grünhut[2]): Man kann daran denken, mit Hilfe des Massenwirkungsgesetzes für den Wein die wahre Ionenkonzentration und die Konzentration der einzelnen ungespaltenen Salzmolekel zu ermitteln. Grundsätzlich steht der Lösung dieser Aufgabe nichts im Wege, in Wirklichkeit wird sie sich außerordentlich schwierig gestalten.

Im Wein finden sich gewöhnlich sieben organische Anionen: Aldehydschweflige, Wein-, Äpfel-, Milch-, Bernstein-, Essig- und Gerbsäure, und vier anorganische Säuren: Chlorwasserstoff, Phosphor-, Schwefel- und schweflige Säure, sowie mindestens acht Kationen: K, Na, Ca, Mg, Mn, Fe, Al und Ammonium (einschließlich organische Basen). Diese Ionen müssen sich im Weine nicht nur im freien Zustande, sondern auch in sämtlichen möglichen Kombinationen zu Salzen vereinigt finden, d. h. es werden neben $11 + 8 = 19$ verschiedenen freien Ionen auch $11 \times 8 = 88$ verschiedene Salze vorkommen, wobei darauf, daß einzelne Säuren mehrbasisch sind, noch nicht einmal Rücksicht genommen ist. Um die Konzentration eines jeden dieser $19 + 88 = 107$ Bestandteile zu ermitteln, hätte man ein System von 107 Gleichungen mit ebensoviel Unbekannten aufzulösen. Wenn man auch durch einige naheliegende Annahmen diese Zahl herabmindern kann, so wird doch die Aufgabe rechnerisch ziemlich verwickelt und nur langwierig zu lösen sein. Da im Wein stets ein Überschuß von Säure, d. h. von $H^{\cdot}$-Ionen vorhanden ist, so darf in erster Annäherung angenommen werden, daß OH'-Ionen, d. h. freie Basen nicht vorkommen. Alle Basen sind mithin an die Säuren zu Salzen gebunden, wobei also auf jedes Anion ein bestimmter Anteil jedes vorhandenen Kations kommen muß.

Wichtiger ist die Frage, in welchem Zustand finden sich die Säuren im Weine, d. h. welcher Anteil von ihnen ist an Kationen gebunden. Für die organischen Säuren ist diese Frage bereits auf S. 206 beantwortet. Dort ist auch bereits vorweggenommen, in welchem Bindungszustande die anorganischen Säuren anzunehmen sind.

Wegen seiner hohen Dissoziationskonstanten muß angenommen werden, daß Chlorwasserstoff vollständig an Kationen gebunden ist. Dasselbe gilt für die Schwefelsäure nach A. Quartaroli[3]), sowie nach C. von der Heide und W. J. Baragiola[4]). Es herrschte jedoch lange Streit darüber, in welcher Form die Schwefelsäure in gegipsten Weinen vorkomme, ob als Di- oder Monokaliumsulfat oder gar als freie Schwefelsäure, bis schließlich C. Magnanini[5]) und G. A. Venturi[6]) durch Messung der Rohrzuckerinversionsgeschwindigkeit bewiesen, daß auch hier die Schwefelsäure nur als sekundäres Sulfat vorliege. Die früher hierüber geäußerten Ansichten,

[1]) L. J. **39**, 1066 (1910). — [2]) Deutsches Bäderbuch 1907, S. LIII. — [3]) Staz. ital. **40**, 321 (1907). — [4]) L. J. **39**, 1032 (1910). — [5]) B. 5. internation. Kongreß f. ang. Ch. 1903, **4**, 661. — [6]) Staz. ital. **38**, 978 (1905).

die W. J. Baragiola und Ch. Godet[1]) gesammelt haben, sind demnach veraltet, obwohl auch in neuerer Zeit noch versucht worden ist, auf rein analytischem Wege diese Frage[2]) zu lösen oder behauptet worden ist, diese Frage sei noch nicht geklärt[3]).

Über einen verfälschten Wein mit 1,68 g SO_4'', der sicher primäre Sulfate und wahrscheinlich auch freie Schwefelsäure enthielt, berichten W. J. Baragiola und Ch. Godet[4]).

Komplizierter liegen die Verhältnisse bei der Phosphorsäure. Das eine der drei H-Atome der Phosphorsäure hat eine sehr große, nicht konstante Dissoziationskonstante, wie die Salz- oder Schwefelsäure. Dieses $H^{\cdot}$-Ion muß im Weine immer als durch Kationen ersetzt angesehen werden; deshalb kamen auch C. von der Heide und W. J. Baragiola[5]) zu dem Schlusse, daß im Weine nur primäre Phosphate vorliegen. Die Dissoziationskonstante des zweiten H-Atoms der Phosphorsäure beträgt $k'' = 2{,}0 \,.\, 10^{-7} = 0{,}0000002$. Erwägt man, daß die Gerbsäure, deren Dissoziationskonstante zu $k = 0{,}000\,009$ angenommen wird, im Weine zu etwa 97 Proz. in freiem Zustand vorliegt, so ist es klar, daß das zweite H-Atom der Phosphorsäure mit einer 45 mal kleineren Dissoziationskonstante im Weine praktisch als nie durch Kationen ersetzt angesehen werden muß. Dasselbe gilt in erhöhtem Maße für das dritte $H^{\cdot}$-Atom, dessen Dissoziationskonstante $k''' =$ etwa 10^{-12} beträgt.

Die Kiesel- und Borsäure müssen ebenfalls als sehr schwache Säuren im Weine als im freien Zustand befindlich angenommen werden.

Bezüglich der Kohlensäure zogen C. von der Heide und W. J. Baragiola[6]) auf Grund der von E. Hintz und L. Grünhut[7]) entwickelten Ansichten den Schluß, daß sie im Weine als einer sauren Flüssigkeit nur als Kohlendioxyd, nicht als Hydrocarbonat oder Carbonation auftreten kann, und daß sie also bei der Verteilung der Basen auf die einzelnen Säuren unberücksichtigt bleiben muß.

Bezüglich der schwefligen Säure sei noch folgendes nachgetragen. Die sogenannte gebundene, d. h. die aldehydschweflige Säure ist nach W. Kerp und E. Baur[8]) eine so starke Säure, wie etwa die Salzsäure; sie muß also im Wein vollständig gebunden sein. Für die sogenannte freie Säure haben dieselben Forscher[9]) die Dissoziationskonstante des ersten H-Atoms zu $k' = 0{,}0174$ bestimmt. Die Dissoziationskonstante des zweiten H-Atoms beträgt nach K. Jellinek[10]) $k'' = 0{,}00\,005$. Für praktische Zwecke darf man daher mit W. J. Baragiola und Ch. Godet[11]) annehmen, daß im Weine das erste H-Atom durch Metall ersetzt sei, das zweite nicht.

[1]) Mitt. Leb. Hyg. **3**, 53 (1912). — [2]) Ebenda, S. 58. — [3]) C. A. Neufeld, Z. U. N. **27**, 304, (1914). — [4]) Mitt. Leb. Hyg. **3**, 59 (1912). — [5]) L. J. **39**, 1031 (1910). — [6]) Ebenda, S. 1065 (1910). — [7]) Deutsches Bäderbuch 1907, S. LVII. — [8]) Arb. Ges. Amt. **26**, 231 (1907). — [9]) Ebenda, S. 297 (1907). — [10]) Z. phys. Chem. **76**, 257 (1911). — [11]) Fr. **53**, 106 (1914).

Neuzeitliche Aschenanalysen siehe in den verschiedenen Arbeiten von C. von der Heide und von W. J. Baragiola.

10. Die Weingase.

a) Die Luft.

Die Luft oder, besser gesagt, der Sauerstoff der Luft übt einen großen Einfluß auf den Most aus. Der Most färbt sich in Berührung mit Luft braun; unbekannte Mostbestandteile werden vielleicht mit Hilfe von Oxydasen oydiert, gebräunt und schließlich unlöslich abgeschieden, wie schon L. Pasteur[1]) gezeigt hat. Auch in sehr vielen Jungweinen würde sich derselbe Vorgang, der hier als brauner Bruch bezeichnet wird[2]), abspielen, wenn er nicht durch rechtzeitiges Schwefeln gehemmt würde. Gleichwohl ist nach Ansicht der meisten Praktiker die Luft beim Ausbau der Weine nicht zu entbehren. Die Luft wird dem Weine zum Teil bei den Abstichen zugeführt, wenn man nicht durch besondere Vorsichtsmaßregeln ihren Zutritt absichtlich verhindert. Zum Teil tritt die Luft aber auch durch die Faßwand hindurch zu dem Weine. Der Wein schwindet beim Lagern im Faß, d. h. er verdunstet durch die Poren des Faßholzes. Die Größe des Schwundes hängt ab von der Größe der Gebinde (je kleiner das Faß, um so größer ist verhältnismäßig der Schwund), der Beschaffenheit des Faßholzes (Art des Holzes, Stärke der Dauben), der Beschaffenheit des Kellers (Feuchtigkeit und Temperatur der Kellerluft). In dem Maße als der Wein selbst schwindet dringt Luft in das Faß ein und wird von dem Weine absorbiert. Der absorbierte Sauerstoff wird entweder von Weinorganismen verbraucht oder oxydiert unbekannte Weinbestandteile.

Der Ausbau der Jungweine wird durch den Luftzutritt begünstigt. Ja, man kann durch reichliches Lüften den Ausbau beschleunigen, allerdings unter Schädigung der Güte des Weines. Für einen Rotwein hat L. Pasteur[3]) berechnet, daß 1 Liter dieses Weines normalerweise im Laufe von drei bis vier Jahren mindestens 30 bis 40 ccm Sauerstoff verbraucht hat. Auf diese Weise erklärt es sich, daß der Wein, dem doch im Fasse stets Gelegenheit zur Luftabsorption geboten ist, nie freien Sauerstoff, sondern nur Stickstoff gelöst enthält.

b) Die Kohlensäure.

Dagegen enthält der Wein wohl stets Kohlensäure, allerdings in sehr wechselnden Mengen. Jeder Jungwein ist mit Kohlensäure infolge der eben verlaufenen Gärung nicht nur gesättigt, sondern sogar übersättigt. Während des Ausbaues verliert er allmählich die Kohlensäure. Da sich die Äpfel-Milchsäuregärung, bei der ebenfalls Kohlensäure frei wird, häufig zeitlich scharf getrennt von der Alkoholgärung vollzieht, so kann auch hierdurch nochmals eine Anreicherung mit Kohlen-

[1]) C. r. **57**, 936 (1863). — [2]) Vgl. dazu S. 229. — [3]) Z. L. V. Ö. **13**, 969 (1910).

säure erfolgen. Die Weine wünscht man je nach ihrer Abstammung mehr oder weniger kohlensäurehaltig. So sollen z. B. Rhein- und Pfalzweine in ausgebautem Zustand so kohlensäurearm sein, daß ein Aufsteigen von Kohlensäurebläschen nach dem Einschenken im Glase und ein Prickeln im Munde bei der Kostprobe nicht eintritt. Enthalten solche Weine zuviel Kohlensäure, so sagt man, sie seien scharf geworden. Während des Faßlagers ist dieser Fehler harmlos und leicht zu beseitigen. Werden die Weine dagegen erst auf der Flasche scharf, so ist der Fehler sehr viel unangenehmer und kaum zu beseitigen. Es bleibt nichts übrig, als die Weine wieder auf das Faß zurückzugeben und hier auszubauen. Dagegen wünscht man Moselweine kohlensäurereich, eine Eigenschaft, die man mit spritzig bezeichnet. Man geht bei Moselweinen, die zu wenig Kohlensäure enthalten, so weit, daß man ihnen käufliche Kohlensäure absichtlich zuführt. Im allgemeinen sind volle, süße und alkoholreiche Weine arm an Kohlensäure, während sie in dünnen, feinen Weinen, dann aber auch in kleinen, sowohl säurearmen, als auch säurereichen Landweinen nicht unerheblich zur Verbesserung des Geschmackes beizutragen vermag. Auch Rotweine wünscht man manchmal kohlensäurehaltig. Hierhin gehören die lothringischen vins gris und die schweizerischen „Sternliweine". Von dem Terranoweine des Karstes gibt M. Ripper[1]) ausdrücklich an, daß sein fruchtartiges Bukett und die neugebildete Säure (Milchsäure) in Verbindung mit der prickelnden Kohlensäure des Kenners Gaumen erfreue.

Leider liegen Bestimmungen über den Kohlensäuregehalt fertig ausgebauter Weine, wie sie in die Hand des Trinkers gelangen, bisher kaum vor. Eine systematische Untersuchung, wie sich der Kohlensäuregehalt beim Ausbau ändert, hat P. Kulisch[2]) für mehrere Rheingauer Weine geliefert. Er fand in Weinen des Jahres 1889 und 1890, die in den üblichen Halbstückfässern zu 600 Liter lagerten, folgende Mengen CO_2 im Liter:

Zeit der Untersuchung	g CO_2 in 1 Liter			
	Nr. 1	Nr. 2	Nr. 3	Nr. 4
März 1890, vor dem 1. Abstich	2,18	1,94	1,90	2,23
Okt. 1890, „ „ 3. „	0,72	0,63	0,54	0,73
„ 1890, nach „ 3. „	0,39	0,39	0,31	0,39
April 1891, vor „ 4. „	0,35	0,31	0,30	0,36
„ 1891, nach „ 4. „	0,23	0,20	0,18	0,25
Nov. 1891, vor „ 5. „	0,22	0,22	0,33	0,34
„ 1891, nach „ 5. „	0,12	0,13	0,17	0,24

Die Hauptmenge der Kohlensäure geht mithin durch die Abstiche selbst verloren, dagegen ist während der ruhigen Lagerung die Abnahme äußerst gering. Dieses Ergebnis widerspricht der vielfach verbreiteten Ansicht, daß die bei den Abstichen verloren gegangene Kohlensäure nach einiger Zeit neu gebildet und wieder ersetzt werde.

[1]) Z. L. V. Ö. **13**, 968 (1910). — [2]) Weinb. u. Weinh. **10**, 178 (1892).

Dabei ist allerdings zu berücksichtigen, daß P. Kulisch offenbar Weine in den Händen hatte, bei denen sich der Säurerückgang schon vor dem ersten Abstich vollzogen hatte oder bei denen er überhaupt nicht eintrat; denn sonst müßte während der Lagerung ein sprungweises Steigen des Kohlensäuregehaltes beobachtet worden sein.

c) Schweflige Säure.

Über die schweflige Säure siehe S. 139 ff.

d) Schwefelwasserstoff.

Der Schwefelwasserstoff findet sich nur in fehlerhaften oder kranken Weinen, siehe hierzu S. 238.

IX. Die Fehler und Krankheiten des Weines[1]).

1. Allgemeines.

Unter Mängeln eines Weines versteht man die natürlichen Über- oder Untermaße an irgend einem Weinbestandteile, die sich in Farbe, Geruch oder Geschmack offenbaren. Die hauptsächlichsten Mängel sind demnach zu geringer Alkoholgehalt, zu hoher oder zu niedriger Säuregehalt, zu geringer Farbstoffgehalt bei Rotweinen, Mangel an Extrakt-, Mineralstoffen usf. Soweit diese Mängel nach den Weingesetzen beseitigt werden dürfen und können, sind sie bereits früher besprochen worden.

Unter Weinkrankheiten versteht man alle nachteiligen Veränderungen des Mostes und des Weines, die durch Organismen hervorgerufen werden, daher übertragbar sind und sich innerhalb gewisser Grenzen verstärken.

Unter Weinfehler faßt man alle unerwünschten Veränderungen zusammen, die nicht auf Organismentätigkeit zurückzuführen sind, sondern entweder durch chemische und physikalische Vorgänge oder durch Aufnahme fremder Stoffe zustande kommen.

Scharf voneinander trennen lassen sich Mängel, Fehler und Krankheiten nicht, weil häufig Fehler als Folge von Krankheiten entstehen und diese wieder sich auf Grund bestimmter Mängel entwickeln. Z. B. ist die Krankheit des Milchsäurestiches und der Fehler des schwarzen Bruches häufig die Folge eines zu geringen Säuregehaltes und umgekehrt kann Säuremangel die Folge eines unliebsamen Säureabbaues durch Bakterien sein. Oder der Schimmelgeschmack entsteht dadurch, daß Schimmelpilze in einem leeren Fasse wucherten, in das dann Wein gefüllt wurde. Oder die Krankheit des Böcksers entsteht dadurch, daß in den gärenden Most elementarer Schwefel gerät, der dann durch die Hefe zu Schwefelwasserstoff reduziert wird. Das ernste Streben eines guten

[1]) L. Pasteur, Études sur le vin, Paris 1866, deuxième éd. 1875; J. Bersch, Die Krankheiten des Weines, Wien 1873; L. Sémichon, Traité des maladies des vins, Montpellier, Paris 1905; H. Müller-Thurgau u. A. Osterwalder, Die Bakterien im Wein und Obstwein, C. Bakt. II, **36**, 129—338 (1913); K. Krömer, Fehler und Krankheiten des Weines in Lafar, Handbuch **5**, 495—534 (1905—1914).

Kellerwirtes muß von vornherein sein, die Mängel der Weine zu beseitigen, weil sich anormale Zusammensetzung des Weines im Geruch oder Geschmack irgendwie äußert, und weil sie leicht die Möglichkeit zum Auftreten von Fehlern und Krankheiten gibt. Ja man kann sagen, daß die Hauptkunst des Kellermeisters gerade darin liegt, nicht nur die auffallenden Mängel zu beseitigen, was verhältnismäßig leicht ist, sondern auch die kleinen Unebenheiten im Geschmack und Geruch des Weines zu erkennen und durch besondere Behandlung des betreffenden Fasses zu glätten und zu beseitigen.

Im übrigen geht die ganze in den früheren Kapiteln geschilderte Kellerbehandlung darauf hinaus, aus dem Rohprodukt, den Trauben, die ja leider nur zu häufig unreif und nicht gesund sind, durch sorgfältiges Lesen, Mahlen und Keltern, durch sachgemäße Verbesserung, richtige Gärführung und weiteren ordnungsgemäßen Ausbau, möglichst normale Weine zu erzielen. Hierunter sind Weine zu verstehen, die nach ihrer ganzen Art, d. h. sowohl nach ihrem Aussehen, nach Geruch und Geschmack, als auch nach ihrer chemischen Zusammensetzung, Weinen aus den sehr seltenen, reifsten Jahren der betreffenden Gegend möglichst nahe kommen.

Man muß sich dabei vor Augen halten, daß Mängel am leichtesten im Gärgut zu beseitigen sind. Je weiter der Ausbau des Weines fortgeschritten ist, um so schwieriger und um so verlustreicher wird ihre Behebung.

Sind die Mängel gleich anfangs beseitigt, so ist auch die Abhaltung von Fehlern und Krankheiten sehr viel leichter. So wird z. B. das Auftreten der meisten Krankheiten, wie Essigsäure-, Milchsäurestich und Mannitgärung durch Säure- und Alkoholarmut sehr begünstigt. Die Vermehrung des Säure- und Alkoholgehaltes ist in solchen Fällen eine gebieterische Notwendigkeit.

Andererseits erfordert die Kellerwirtschaft eine geradezu peinliche Reinlichkeit und Sauberkeit, einerseits, um fremde Stoffe, die den Wein fehlerhaft machen können, fernzuhalten, andererseits um Krankheitskeime an der Entwickelung zu hindern, so daß sie den Wein nicht verderben können. Meistens nämlich werden die Organismen nicht von außen her in den Wein gebracht, sondern sie stecken in jedem Weine von Hause aus darin, indem sie vom Weinbergsboden auf die Trauben und von da in den Most und Wein gelangen. Auch hier gilt der Grundsatz: Fehler und Krankheiten sind sehr viel leichter zu verhüten als ihre Folgen zu beseitigen. Tatsache ist, daß in einem ordnungsgemäß geleiteten Keller Fehler und Krankheiten weit seltener sind als in unsauberen und unordentlichen Kellern. Auch wird der sorgfältige Kellerwirt beim Auftreten von unliebsamen Erscheinungen nicht lange warten, sondern sofort die entsprechenden Maßregeln zur Beseitigung von Fehlern und zur Heilung der Krankheiten ergreifen.

2. Die Fehler.

a) Der schwarze Bruch oder das Schwarzwerden der Weine.

Versetzt man eine wässerige Lösung eines Ferrisalzes nach und nach mit einer Gerbsäurelösung, so färbt sich die Flüssigkeit zuerst dunkelblau bis schwarz, dann setzt sich allmählich ein schwärzlicher Niederschlag (ein Ferritannat von wechselnder Zusammensetzung) zu Boden, wobei sich die überstehende Flüssigkeit wiederum klärt. Ferrosalze zeigen diese Erscheinung nicht. In rein wässerigen Lösungen genügen schon geringe Mengen von Ferrisalz und Gerbsäure zum Eintreten einer deutlichen Reaktion. Je saurer eine Flüssigkeit ist, um so mehr Ferrisalz und Gerbsäure sind zum Auftreten der Dunkelfärbung erforderlich.

J. Nessler[1]) hat festgestellt, welche Mengen von Eisen (in Form von Ferrizitrat angewandt) und von Gerbstoff nötig sind zum Auftreten einer schwarzen Farbe, wenn gleichzeitig bestimmte Mengen von Weinsäure vorhanden sind. Sind in 1 Liter x g Weinsäure, so muß bei Anwesenheit von y g Eisen z g Gerbstoff vorhanden sein, damit Schwarzfärbung eintritt:

Weinsäure Gramm	$Fe^{\cdots}$ Gramm	Gerbstoff Gramm
0	0,05	0,13
2,5	0,15	0,90
5,0	0,15	1,20
7,5	0,15	1,65
10,0	0,15	1,80

J. Nessler[2]) und später W. Seifert[3]) haben auch festgestellt, daß gleiche Mengen der verschiedenen Säuren nicht in gleichem Maße vor dem schwarzen Bruche schützen. Am stärksten verhindert das Schwarzwerden die Weinsäure und dann — allerdings bedeutend weniger — die Äpfelsäure. Viel weniger wirksam sind die Milch- und Bernsteinsäure, während die Essigsäure fast ganz unwirksam ist. Wie theoretisch vorauszusehen war, wirken auch hier die Säuren gemäß ihres Säuregrades, d. h. ihrer elektrolytischen Dissoziationskonstanten (siehe S. 204).

Schon im Weißwein tritt die Bildung des Ferritannates stets undeutlicher ein als in rein wässeriger Lösung von gleichem Säuregehalt, da die gelben Farbstoffe des Weines eine schwache Dunkelfärbung verdecken. Im Rotweine dagegen kommt selbst eine verhältnismäßig starke Schwarzfärbung kaum zur Geltung, höchstens daß die rote Farbe etwas mehr ins Violette spielt.

Bei einem gewissen Eisengehalte wird das Schwarzwerden ganz außerordentlich durch die Menge des vorhandenen Gerbstoffes beeinflußt.

[1]) Die Bereitung des Weines 1898, S. 305. — [2]) Die Bereitung des Weines 1898, S. 306. — [3]) Weinlaube **35**, 590 (1903).

Durch Zusatz großer Tanninmengen kann man fast alle Weißweine zum mindesten schwach bläulich färben, wogegen eine solche Färbung bei normalen Weißweinen, die nur wenig Gerbstoff enthalten, auch nach Zusatz großer Eisenmengen nicht eintritt.

Der schwarze Bruch kann daher auf folgende Ursachen zurückgeführt werden:

1. Oxydation des im Weine vorhandenen Ferrosalzes. Im Jungweine sind infolge der reduzierenden Vorgänge während der Gärung nur Ferrosalze vorhanden. Beim Ausbau kommt der Wein mit Luft wieder in Berührung, so daß sich wieder Ferrisalz bilden kann. Unter sonst geeigneten Verhältnissen kann dann der schwarze Bruch eintreten. Man kann dann im Glase beobachten, wie der Wein beim Stehen von oben nach unten fortschreitend dunkel wird.

2. Vermehrung des Eisengehaltes. Die direkte Berührung des Mostes und Weines mit metallischem Eisen ist sorgfältig zu vermeiden, da die Säuren leicht Eisen auflösen. Eisenteile an den Keltern müssen gut gelackt sein, Eisennägel an Fässern und Bütten dürfen nicht hervorstehen oder müssen mit Holz verkleidet werden.

3. Vermehrung des Gerbstoffgehaltes. Verschneidet man eisenhaltigen Wein mit einem sehr gerbstoffreichen, so kann der schwarze Bruch eintreten. Auch durch Aufnahme von Gerbstoff aus dem Holze nicht weingrün gemachter Fässer oder durch Zusatz von Tannin beim Schönen, kann der Gerbstoffgehalt so erhöht werden, daß der schwarze Bruch eintritt.

4. Verminderung des Säuregehaltes. Alle Umstände, die den Säuregehalt des Weines vermindern, begünstigen das Schwarzwerden. So z. B. das Entsäuern, das Umgären mit Zuckerlösung, der Verschnitt mit sehr säurearmen Weinen, vor allem aber der natürliche Säurerückgang bei der Äpfelmilchsäuregärung. Sehr häufig ist das Schwarzwerden die Folge von Bakterienkrankheiten, durch die die Säuren des Weines zerstört worden sind.

Gewöhnlich klären sich stark schwarz gewordene Weine nach und nach von selbst durch Absetzen des Niederschlages. Schwache Trübungen sind schwerer zu entfernen. Zu rascher Klärung empfiehlt es sich zunächst den Wein zu lüften, um alles Eisen zu oxydieren, dann mit Gelatine zu schönen, manchmal zweckmäßig unter Tanninzusatz, um mit Sicherheit alles Eisen zu fällen. R. Rössler[1]) schlägt vor, mit der Gelatineschönung eine Kaolinschönung zu verbinden, an dessen Stelle wohl zweckmäßiger spanische Erde treten könnte. Auch eine Filtration nach erfolgter Schönung wirkt manchmal sehr vorteilhaft auf die Klarheit des Weines. Nach der Schönung gibt man eine starke Schwefelgabe und verschneidet, wenn möglich, mit einem säurereichen Wein. Zweckmäßig führt man hier auch zuerst einen Vorversuch im kleinen aus.

[1]) Weinbau **6**, 79 (1880).

b) Der weiße Bruch oder die Ausscheidung von Ferriphosphat.

Verwandt mit dem schwarzen Bruch ist der weiße Bruch, insofern als es sich hier ebenfalls um eine Trübung durch Eisenverbindungen handelt. Sind die Weine gerbstoffarm, so scheidet sich unter sonst gegebenen Umständen an Stelle des Ferritannates Ferriphosphat als bläulich-weißer Niederschlag aus, der häufig auch mit Ferritannat gemischt zu sein scheint. Nachdem zuerst A. Bouffard[1]) und später N. Passerini[2]) diesen Weinfehler beschrieben hatten, erkannten W. J. Baragiola und P. Huber[3]) unabhängig von den ersten Forschern die Zusammensetzung des Niederschlages richtig. Die Richtigkeit ihrer Angaben hat auch H. Weil[4]) bestätigt. J. Laborde[5]) und Fonzes-Diacon[6]) haben ebenfalls über den Fehler Mitteilungen gemacht.

Die auffallendste Erscheinung an dieser Trübung ist, daß der Wein in farblose Flaschen gefüllt und im hellen Tageslicht stehend sich von selbst wieder klärt, und daß er im Keller, also im Dunkeln gelagert, sich von neuem trübt. Dies ist auf eine Reduktion des Ferrisalzes im Licht zu löslichem Ferrophosphat und auf eine Oxydation des Ferrosalzes im Dunkeln zu unlöslichem Ferriphosphat zurückzuführen.

Nach F. Schmitthenner[7]) tritt das Verschwinden des Niederschlages, namentlich wenn er schon älter ist, nicht immer mit Sicherheit ein. Ein untrügliches Erkennungszeichen für Weine, die Neigung zum weißen Bruche besitzen, besteht darin, daß sie bei Zusatz von Wasserstoffsuperoxyd (etwa 5 Tropfen einer 3 proz. Lösung zu 100 ccm Wein) sich trüben oder bei schon vorhandenem Schleier an Trübung wesentlich zunehmen. Der Niederschlag setzt sich dann in etwa 24 Stunden so vollständig ab, daß die Weine vollständig klar werden.

Auch der weiße Bruch kann nur bei verhältnismäßig niedrigem Säuregrad des Weines auftreten. Die Farbe des Niederschlages ist anfangs weißlichblau, der sich aber allmählich dunkler färbt und schließlich blauschwarz bis grauschwarz, ja sogar fast schwarz aussehen kann. Unter dem Mikroskop zeigt er sich als krümelige Masse mit sehr feinem, nur undeutlich kristallinischem Korn. Er löst sich in Mineralsäure leicht, auch in verdünnter Wein-, Äpfel- und Zitronensäure, schwerer in Milch-, Bernstein- und Ameisensäure, nicht dagegen in Essigsäure. Mittel zur Verhütung des weißen Bruches sind nicht bekannt. Man beseitigt den Fehler durch Lüften, Schönen mit Gelatine und Tannin. Hierauf schwefelt man stark ein und verschneidet womöglich mit einem sauren Wein.

[1]) La casse des vins, Montpellier 1902. — [2]) Staz. ital. **39**, 241 (1906). — [3]) L. J. Schweiz **23**, 319 (1909); Z. U. N. **33**, 513 (1917). — [4]) Z. U. N. **29**, 60 (1915). — [5]) Rev. Vitic. **32**, 564 (1909); C. r. **164**, 441 (1917). — [6]) C. r. **164**, 199 (1917). — [7]) Wein und Rebe **1**, 250 (1919).

Obwohl man erst seit wenigen Jahren auf den Fehler aufmerksam geworden ist, ist er doch schon vielfach beobachtet worden. Er dürfte früher als schwarzer Bruch oder als Eiweißabscheidung angesehen worden sein.

c) Der braune Bruch oder das Braunwerden[1]).

α) Das Braunwerden der Weißweine.

Bei Weißweinen heißt der Fehler auch wohl das Rohn-, Rahn-, Rot-, Rostig- oder Fuchsigwerden. Zum Rahnwerden geneigte Weißweine färben sich beim Stehen im offenen Glase gewöhnlich in kurzer Zeit zunächst an der Oberfläche braun, dann allmählich schreitet die Färbung nach unten fort. Der Wein wird immer dunkler braun, in schweren Fällen kommt es zur Bildung eines dünnen, eigentümlich schillernden Häutchens an der Oberfläche, dann scheidet sich ein brauner, flockiger Niederschlag aus, der sich allmählich zu Boden setzt. Hierbei wird der Wein etwas heller, ohne jedoch die braune Farbe ganz zu verlieren. Außer in der Farbe verändern rahne Weine auch ihren Geschmack und Geruch. Das Bukett geht verloren und wird durch einen an gedörrtes Obst erinnernden Geruch ersetzt, während der Geschmack in unangenehmer Weise an alte Südweine erinnert.

Im Zusammenhang mit dem braunen Bruch steht die bei allen Traubensäften vorhandene Neigung, an der Luft braun zu werden. Bei der Gärung tritt gewöhnlich eine Aufhellung ein, so daß die Jungweine zwar hellfarbig sind, aber die Neigung zum Rahnwerden nicht verloren haben. Während sehr saure Weine selten rahn werden, tritt der braune Bruch in sehr guten Weinjahren, wo vollreife und deshalb säurearme Trauben gelesen werden, sehr häufig auf. Besonders faule und in unreifem Zustande erfrorene Trauben liefern vielfach zum Bruch neigende Weine. Das Aufnehmenlassen und Angären der Maischen begünstigt das Rahnwerden. Auch Tresterweine werden, wenn nicht mit peinlichster Vorsicht die Luft von den Trestern abgehalten wird, sehr leicht braun. Ebenso ist die Traubensorte nicht ohne Einfluß, so sollen z. B. Riesling, Rotgipfler, Meslier besonders leicht rahne Weine liefern.

Die Ursachen des Rahnwerdens sind noch nicht sicher bekannt; bestimmt weiß man nur, daß es sich um die Oxydation gewisser Bestandteile durch den Luftsauerstoff handelt.

Besonders französische Forscher[2]) sind der Ansicht, daß als Sauerstoffüberträger eine Oxydase des Traubensaftes selbst, die Önoxydase, tätig sei, während nach anderen die Oxydase von gewissen, z. B. von Botrytis cinerea u. a. Pilzen stammen soll. Noch andere glauben, daß die Eisen-, Kupfer- und Mangansalze als Sauerstoffüberträger wirken.

[1]) Schrifttumsangaben siehe bei K. Krömer, Lafar, Handbuch 5, 495 (1905—1914). — [2]) J. Behrens in Lafar, Handbuch 1, 681 (1904 bis 1907); L. Sémichon, Maladies des vins, Montpellier 1905, p. 68.

V. Martinand[1]) sieht in dem Niederschlag, der beim Brechen des Weines entsteht, eine Verbindung von Aldehyd mit Gerbstoff (bei Rotweinen mit Rotweinfarbstoff). J. Behrens[2]) vermutet, daß beim Rahnwerden glykosidspaltende Enzyme insofern eine Rolle spielen könnten, als sie den Gerb- und Farbstoff in ihre Paarlinge zerlegen, so daß dann vielleicht eine Art Lederbildung zwischen den Eiweißstoffen und den Spaltungsprodukten des Gerb- oder Rotweinfarbstoffes eintritt, die ja beide phenolartige Gruppen enthalten. Daß es sich bei den Oxydationsvorgängen des Brechens um Chlorophyllabkömmlinge handelt, wie K. Windisch[3]) meint, ist wenig wahrscheinlich.

In der schwefligen Säure steht uns nach J. Nessler ein Mittel zu Gebote, mit dessen Hilfe wir den braunen Bruch in fast allen Fällen mit Sicherheit verhüten können. Wie schon gesagt, neigen fast alle Jungweine zum Bruch. Um seine Entstehung zu verhindern, werden grundsätzlich alle Jungweine spätestens beim ersten Abstich geschwefelt. Zweckmäßig nimmt man hierbei schon auf die größere oder geringere Neigung zum Bruch in der Weise Rücksicht, daß man mehr oder weniger stark einbrennt. Auch bereits braun gewordene Weine, die aber noch keinen Niederschlag haben fallen lassen, werden durch die schweflige Säure wieder vollständig entfärbt. Dagegen vermag sie die unlöslich gewordenen braunen Niederschläge nicht mehr zu entfärben und in Lösung zu bringen.

In solchen Fällen unterstützt man die Wirkung der schwefligen Säure durch eine Schönung mit Gelatine, Eiweiß, frischem Hefegeläger, Käsestoff oder Milch. Am wirksamsten haben sich die beiden letzten Mittel erwiesen, die auch in den schwersten Fällen eine vollständige Entfärbung herbeiführen. Auch durch Hefe kann der Neigung zum Braunwerden sehr gut entgegengearbeitet werden. Man verfährt so, daß man die Eigenhefe des Jungweines wiederholt aufrührt, oder daß man schönt mit gesundem frischen Geläger, das möglichst von einem nicht zum Brechen neigenden Weine stammen soll. Die Abscheidung der Rahnstoffe durch Lüften des Weines herbeizuführen ist unzweckmäßig, weil dadurch das Bukett und der Geschmack des Weines außerordentlich heftig angegriffen wird.

Worauf die Wirkung der schwefligen Säure zurückzuführen ist, ist nicht sicher bekannt. Die Anhänger der Oxydasetheorie glauben an eine Hemmung oder Abtötung des Enzyms. Nach K. Windisch[4]) wirkt die schweflige Säure durch Reduktion der Luftoxydation entgegen. Möglicherweise lagert sich aber die schweflige Säure einfach an die fraglichen Farbstoffe an und bildet damit farblose Verbindungen, wie man ja solche Verbindungen in der organischen Chemie vielfach kennt.

[1]) Rev. Vitic. 9, 305 (1898). — [2]) C. Bakt. II, 4, 739, 770 (1898). — [3]) Nessler-Windisch, Bereit. des Weines 1908, S. 444. — [4]) Nessler-Windisch, Bereit. d. Weines 1908, S. 445.

β) Das Braunwerden der Rotweine.

Auch die Rotweine können braun werden, ja hier ist dieser Fehler noch viel unangenehmer als bei Weißweinen, weil dabei der Rotweinfarbstoff vollständig zerstört oder ausgefällt werden kann. Der Bruch tritt besonders stark auf, wenn die Trauben faul waren. In geordneten Betrieben werden deshalb schon bei der Lese die faulen Beeren sorgfältig abgesondert. Eine weitere Ursache des Bruches kann sein, daß der Hut bei der Maischegärung nicht ordnungsgemäß gestoßen wurde, d. h. daß die Trester längere Zeit mit der Luft in Berührung blieben. Es bilden sich dann hier schon die braunen Oxydationsprodukte, die später vom Weine gelöst werden und den Fehler auf die ganze Weinmenge übertragen. Auch zu langes Verweilen der Trester im Wein gibt Veranlassung zum Braunwerden. Seitdem man das früher übliche Verfahren, die Jungweine nach der Hauptgärung noch vier, ja sogar sechs bis acht Wochen mit den Trestern in Berührung zu lassen, aufgegeben hat, und seitdem man nach acht, spätestens aber nach 14 Tagen die Jungweine durch Abziehen und Keltern von den Trestern trennt, hat man über Braunwerden der Rotweine viel weniger zu klagen. Bei langem Stehen der Maische wird eben nicht, wie man früher glaubte, die rote Farbe des Weines verstärkt, sondern es werden im Gegenteil gerade die Stoffe aus den Trestern ausgelaugt, die später das Brechen der Weine verursachen. Auch gesunde Rotweine werden mit zunehmendem Alter gelbbräunlichrot, ohne daß man dies als einen Fehler bezeichnet. Der ursprünglich schön rubinrote Farbstoff unterliegt offenbar einer langsamen Veränderung, wobei er sich zum Teil als brauner, unlöslicher Belag auf der Flaschenwandung abscheidet. Da durch niedrige Temperatur diese Abscheidung begünstigt wird, sollen Rotweine ganz allgemein, auch auf der Flasche, wärmer gelagert werden als Weißweine (vgl. dazu S. 74).

In schweren Fällen verwandeln sich gebrochene Rotweine in unansehnliche, braune Brühen, die an Lehmwasser erinnern. Trotzdem kann man sie meist wieder herstellen. Allerdings genügen hier die bei Weißweinen empfohlenen Mittel nicht.

Sowohl in Frankreich[1]) als auch in Deutschland[2]) wird hier als wirksamste Maßregel starkes Einbrennen, verbunden mit darauffolgendem Pasteurisieren der Weine auf 45 bis 85° empfohlen. Die nötige Höhe der Temperatur muß durch Vorversuche festgestellt werden, ebenso die Stärke des Einbrandes. Dabei sei erwähnt, daß gebrochene Rotweine überaus große Mengen schwefliger Säure zu binden vermögen, ohne nach dieser Säure zu schmecken oder zu riechen. Zweckmäßig brennt man auch nach dem Pasteurisieren die Weine nochmals schwach ein. So behandelte Weine werden in der Regel von selbst klar. Ist dies ausnahmsweise nicht der Fall, so kann man durch Schönung oder durch Filtration die Weine hell machen. Auch als Vorbeugungsmittel wird in Frankreich vielfach schon beim Maischen reichlich Schwefel verwandt. Erwähnt sei noch, daß in deutschen Werken häufig der braune Bruch (casse oder casse brune) der Rotweine mit dem Umschlagen (tourne oder pousse) verwechselt worden ist. Wenn auch nach L. Sémichon[1]) gebrochene Weine häufig umschlagen, so muß doch mit H. Müller-Thurgau daran festgehalten werden, daß es sich beim Umschlagen um eine Bakterienkrankheit (siehe S. 236) handelt.

[1]) L. Sémichon, Maladies des vins, Montpellier 1905, p. 84. — [2]) P. Kulisch, B. Geisenheim 1897/98, S. 105.

d) Das Schalwerden, der Luftgeschmack und der Altelgeschmack oder die Firne des Weines.

Man versteht unter dem Schalwerden einen Mangel an Kohlensäure, der besonders in kleinen, dünnen Weinen auffällig hervortritt, wenn sie der Luft zu sehr ausgesetzt oder in zu warmen Kellern gelagert worden sind. Um ein Schalwerden der Jungweine zu verhindern, bringt man sie nach der Hauptgärung aus dem warmen Gärkeller in den kälteren Lagerkeller. Auch der eigentümliche leere Geschmack frisch abgezogener oder pasteurisierter Weine dürfte zum Teil auf Kohlensäureverlust zurückzuführen sein. Bei entsprechender Lagerung verbessern sich junge, schal gewordene Weine meist von selbst, da offenbar bestimmte Extraktbestandteile einer langsamen Oxydation unter Kohlensäurebildung unterliegen.

Ob dies ein rein chemischer Vorgang sein kann, oder ob hier bestimmte Organismen mitwirken (wie z. B. bei der Äpfelmilchsäurespaltung), bleibt vorläufig ungewiß. Nötigenfalls führt man zur Auffrischung Kohlensäure mit Hilfe geeigneter Apparate entweder dem Wein im Fasse oder während des Abfüllens auf Flaschen zu (s. S. 172).

Namentlich rahne Weine zeigen einen eigentümlichen, pappigen Luftgeschmack. Doch weisen ihn auch alle frisch abgezogenen Weine auf, je nach dem Maße, in dem sie mit Luft in Berührung gekommen sind. Man versucht durch Schwefeln den Folgen des Luftzutritts entgegenzuwirken.

Bei manchen südlichen Dessertweinen ist der Luftgeschmack, der hier als Brot- und Spaniolgeschmack bezeichnet wird, erwünscht; man begünstigt hier seine Bildung, indem man den Wein in nicht ganz vollen Fässern längere Zeit in warmen Räumen oder gar im Freien in der Sonne liegen läßt.

Verwandt mit dem Luftgeschmack ist die Firne insofern, als beide auf eine langsame Oxydation gewisser Weinbestandteile zurückzuführen sein dürften. Während früher firne Weine sehr geschätzt wurden, finden sie heute kaum noch Liebhaber.

Man schützt die Weine vor zu raschem Firnwerden im Fasse durch Lagern bei niederer Temperatur, durch Vermeidung zu reichlichen Luftzutrittes, durch Erhaltung der Kohlensäure, durch

[1]) C. Bakt. II, **36**, 13 (1913).

rechtzeitiges und genügend starkes Schwefeln. Haben die Weine zur richtigen Reife sich ausgebaut, so müssen sie ohne Zögern auf Flaschen gefüllt werden; denn auf der Flasche wird der Wein infolge des besseren Luftabschlusses sehr viel später firn als im Fasse. Dazu gehört allerdings die Vorsicht, nur ausgesucht gute Korke zu verwenden und spätestens alle 10 bis 15 Jahre die alten Korke, die allmählich ihre Elastizität verlieren, durch neue zu ersetzen.

e) Die Schwefelsäurefirne.

Auf diesen Fehler hat wohl zuerst P. Kulisch[1]) aufmerksam gemacht. Er hat festgestellt, daß schon verhältnismäßig kleine Mengen Schwefelsäure dem Weine einen harten, eigenartig sauren Geschmack verleihen. Irgend erhebliche Mengen Schwefelsäure machen die Zähne stumpf. Ist der Wein schon längere Zeit reich an Schwefelsäure, so treten außerdem gewisse, geschmackliche Eigentümlichkeiten hervor, eine besondere Art von Firne, die man als strohig und trocken bezeichnet. In der Regel werden Weißweine mit hohem Schwefelsäuregehalt auch hochfarbig. Wie diese Veränderungen in Farbe und Geschmack zustande kommen, ist nicht bekannt. Sie sind aber so charakteristisch, daß Weinkenner sofort durch die Kostprobe auf einen hohen Schwefelsäuregehalt schließen können. Bei welchem Gehalt an Schwefelsäure die Weine fehlerhaft werden, hängt natürlich von ihrer sonstigen Zusammensetzung, insbesondere von ihrem Aschen-, Säure- und Extraktgehalt ab. In manchen weichen Weinen verursacht ein Gehalt von 0,4 g Schwefelsäure schon einen erheblichen Geschmacksfehler. Eine Zunahme des Schwefelsäuregehaltes um 0,2 g vermag den Charakter des Weines unter Umständen vollständig zu verändern.

Nach den Lehren der physikalischen Chemie ist anzunehmen, daß auch in schwefelsäurefirnen Weinen die ganze Menge der vorhandenen Schwefelsäure an Basen gebunden ist, solange überhaupt die Basenmenge die der Schwefelsäure übersteigt. Über einen ganz abnormen Fall, in dem dies nicht mehr zutraf, haben W. J. Baragiola und Ch. Godet[2]) berichtet. In einem solchen Wein muß natürlich die Gegenwart von primären Sulfaten und vielleicht auch von freier Schwefelsäure angenommen werden. Dieser Wein zeigte infolgedessen auch den höchsten bisher beobachteten Säuregrad von 2,45 Millimol $H^{\cdot}$ bei nur 7,4 g Säure.

Ein großer Sulfatgehalt kann auf zwei Ursachen zurückgeführt werden.

1. Nicht selten wird von der schwefligen Säure ein zu häufiger und reichlicher Gebrauch gemacht. Deshalb beobachtet man die Schwefelsäurefirne besonders in Jahren mit faulen und edelfaulen Trauben, die gern hochfarbige Weine liefern.

2. Sehr häufig sind Fälle, in denen die Schwefelsäure aus Fässern aufgenommen wird, die längere Zeit wiederholt eingebrannt, aber vor der Füllung nicht genügend gewässert worden sind. Die schweflige Säure geht dabei allmählich in Schwefelsäure über und dringt tief in das Faßholz ein. Wird z. B. ein leer liegendes 600-Liter-Faß im Laufe eines Jahres nur sechsmal mit je 15 g Schwefel eingebrannt, so entstehen aus dieser Schwefelmenge 180 g SO_2 und aus dieser 275 g SO_4H_2. Wein, ohne weiteres in dieses Faß eingefüllt, müßte also um 0,46 g Schwefelsäure im Liter reicher werden.

Solche Fässer müssen vor der Wiederbenutzung mindestens 14 Tage, besser sogar 4 Wochen gewässert werden, weil das Faßholz die einmal angesaugte Schwefelsäure nur sehr schwer abgibt. Auch längeres Behandeln mit Sodalösung ist zweckmäßig. Dagegen ist ein einfaches Brühen mit Sodalösung oder Dämpfen der Fässer nicht genügend.

Mittel, schwefelsäurefirne Weine wieder herzustellen, sind nicht bekannt oder, besser gesagt, nach den Weingesetzen nicht zulässig. Denn wenn man auch in Versuchung kommen könnte, die Schwefelsäure mit Hilfe der giftigen Bariumverbindungen auszufällen, so wird doch niemand ein solches Verfahren dem Praktiker anempfehlen wollen oder dürfen. Ist der Fehler nicht allzu groß, so kann man versuchen, ihn durch reichlichen Verschnitt mit einem schwefelsäurearmen Weine zu verdecken. Im anderen Falle bleibt nichts übrig, als den Wein zu brennen, um wenigstens den Alkohol zu gewinnen.

f) Weintrübungen.

In den Weinen treten außer den schon beschriebenen Trübungen noch verschiedene andere auf. Je feiner diese Trübungen sind, um so schwieriger lassen sich mitunter die Weine wieder klären.

Verhältnismäßig harmlos ist die Ausscheidung von Calciumtartrat oder des noch häufiger vorkommenden Weinsteins, Fehler, die stets mit Leichtigkeit, häufig schon durch bloßes Absitzenlassen zu beheben sind. Die Abscheidung dieser Salze kann durch Säureabbau oder Entsäuerung oder durch Temperaturschwankung hervorgerufen werden.

Unangenehmer sind Trübungen der Weißweine, die diesen einen bläulichweißen Farbenton verleihen. Wahrscheinlich ist dieses Blauwerden, wie K. Kroemer[1]) wohl mit Recht vermutet, keine einheitliche Erscheinung, sondern kann durch verschiedene Trübungsstoffe verursacht werden. J. Wortmann[2]) glaubt als Ursache einer feinen schleimartigen Trübung eine Eiweiß-Gerbstoffverbindung festgestellt zu haben, wobei das Eiweiß entweder aus den Trauben oder aus der Hefe stammen soll. Nach K. Kroemer[3]) dürfte es sich jedoch bei diesen sogenannten Eiweißtrübungen meist um Ferriphosphattrübungen handeln.

---

[1]) B. Geisenheim 1899/1900, S. 107. — [2]) Mitt. Leb. Hyg. **3**, 59 (1912).

[1]) Lafar, Handb. **5**, 501 (1905—1914). — [2]) B. Geisenheim 1898/99, S. 61 und 1900/01, S. 88. — [3]) Ebenda 1916/17, S. 108.

g) Der Schimmelgeschmack.

Er kann auftreten als Folge stark fauler Trauben, die schließlich von Schimmelpilzen überwuchert worden sind. Manchmal ist die Ursache seines Auftretens aber auch der Umstand, daß zur Herstellung und Aufbewahrung des Weines verschimmelte Geräte benutzt worden sind. Gewöhnlich handelt es sich um Penicillium glaucum, das außerordentlich unangenehm riechende und schmeckende Stoffe erzeugt. Doch können auch andere Pilze ähnliche Geschmacksfehler verursachen, so vor allem Oidium Tuckeri, Peronospora, Schwarzfäule, Schwarzbrenner, Rußtau. Näheres hierüber siehe bei K. Kroemer[1]) und J. Behrens[2]).

Die unangenehmen Geschmacksstoffe des Penicilliums sind im Wein löslich, so daß sie durch Filtrieren nicht entfernt werden können, ja sie sind zum Teil sogar flüchtig, da aus schimmeligen Weinen hergestellter Kognak ebenfalls einen Schimmelgeschmack aufweist. Auch bei längerer Lagerung verliert sich der Geschmack nicht und nur in leichteren Fällen läßt er sich durch Schönung, durch Behandeln mit Tierkohle oder mit Öl dem Wein entziehen. Auch Flaschenweine können in feuchten Kellern dadurch Schimmelgeschmack annehmen, daß die Schimmelpilze durch die Lentizellen oder Falten des Korkes oder durch Fraßgänge der Kellermotten im Korke hindurchwachsend bis an den Wein gelangen.

h) Der Stopfengeschmack.

Der zuletzt als Schimmelgeschmack gedeutete Fehler wird häufig auch als Stopfengeschmack bezeichnet. Nach K. Kroemer[1]) dürfte es aber richtiger sein, nur den eigenartig unangenehmen Beigeschmack des Weines so zu benennen, der durch fehlerhafte Korke hervorgerufen wird. Der Fehler des Korkes soll bereits am Baum durch Schimmelpilze entstehen. Er ist besonders an der frischen Schnittfläche des Stopfens deutlich zu riechen. Große französische Schaumweinfabriken lassen die Korke durch Beriechen auslesen, da ein anderes Erkennungszeichen nicht bekannt ist. Ein Verfahren zur Beseitigung des Fehlers gibt es nicht.

i) Der Holzgeschmack.

Von Holzgeschmack spricht man, wenn Weine in nicht sorgfältig weingrün gemachte Fässer gefüllt werden. Unter Weingrünmachen versteht man das Wässern, Ausbrühen und Ausdämpfen neuer Fässer, in denen noch kein Wein gelagert war. Man sucht durch diese Maßnahmen dem Holze alle löslichen Bestandteile rasch zu entziehen, die sich sonst dem Weine beim Lagern mitteilen würden. Nach A. v. Babo[3]) unterscheidet man leicht den Geschmack, den das Eichenholz dem Weine verleiht, von dem mehr harzigen, den das Lärchenholz, und dem räucherigen, den das Maulbeerholz dem Weine erteilt. Der Holzgeschmack gehört zu den Fehlern, für die der Kellermeister nicht immer verantwortlich gemacht werden kann, weil trotz aller Bemühungen die im Holze vorhandenen löslichen Stoffe nicht sofort vollständig ausgelaugt werden können. Deshalb sollte die alte Küferregel, in neue Fässer nur geringwertige Weine zu lagern, wohl beachtet werden. Weißweine nehmen leichter Holzgeschmack an als Rotweine. Man sucht den Fehler durch kräftige Eiweiß- oder Gelatineschönungen zu beseitigen.

[1]) Lafar, Handb. **5**, 502 (1905—1914). — [2]) Ebenda, S. 359. — [3]) Babo u. Mach, Handbuch **2**, 624 (1896).

k) Der Faßgeschmack.

Nicht zu verwechseln mit dem Holzgeschmack ist der Faßgeschmack, der auf die Verwendung unreinen Faßgeschirrs zurückzuführen ist. Es darf in geordneten Betrieben nicht vorkommen, daß in schlecht gereinigte oder während des Leerstehens nicht genügend eingebrannte und deshalb muffig oder schimmelig gewordene Fässer ohne weiteres Wein gefüllt wird. Peinlichste Reinlichkeit, Dämpfen und Brühen mit Sodawasser, dann wochenlanges Stehenlassen mit Wasser, dem zweckmäßig schweflige Säure zugesetzt wird, unter Umständen vollständiges Aufschlagen der Fässer vermag solche schlechten Fässer wieder in brauchbaren Zustand zu versetzen. Ist der Fehler einmal gemacht worden, so sind die Folgen kaum mehr zu beseitigen.

l) Sonstige Geruchs- und Geschmacksfehler.

Es ist noch eine große Reihe sonstiger Fehler beobachtet worden, die teils auf die Beschaffenheit des Lesegutes, teils auf unrichtig geleitete Gärung, teils auf Berührung mit dem Weine fremden Stoffen zurückzuführen sind.

Wir erwähnen hier kurz folgende:

1. Der Rappengeschmack der Rotweine wird dadurch verursacht, daß unreife, also noch grüne Rappen vor der Maischegärung nicht entfernt wurden. Verwandt damit ist der Trestergeschmack.

2. Der Hagelgeschmack wird wohl dadurch verursacht, daß sich in den Hagelwunden der Beeren eine reichhaltige Pilzflora entwickelt, deren Stoffwechselprodukte später in den Wein übergehen.

3. Der Erdgeschmack wird verursacht dadurch, daß durch Unwetter stark mit Erde beschmutzte oder auch am Boden gelegene Trauben verarbeitet werden. Manchmal wird der Erdgeschmack „goût de terroir" sehr geschätzt, er ist dann eine Eigenart der Lage, deren Ursache jedoch nicht näher bekannt ist.

4. Der Frostgeschmack. Wenn der Frost sehr reife Trauben trifft, so schadet dies nichts. Im Gegenteil, man versteht aus solchen Trauben einen stark konzentrierten Most und daraus die sogenannten Eisweine zu gewinnen. Trifft dagegen ein Frühfrost noch unreife Trauben, so liefern sie überaus stark fuchsige Weine, die sich durch einen höchst unangenehmen Frostgeschmack auszeichnen. Dieser Geschmack kann durch Behandeln der Moste und

Weine mit starken Schwefelgaben und Schönungen, sowie durch sachgemäße Verbesserung zwar zurückgedrängt, aber kaum ganz beseitigt werden.

5. Kreosotgeschmack, herrührend von frisch kreosotierten Pfählen, oder daher, daß in der Nähe des Weinbergs Kreosot zur Schädlingsbekämpfung verwandt wurde.

6. Rauchgeschmack, angeblich dadurch hervorgerufen, daß der Kohlenrauch aus Kaminen über die Weinberge streicht.

7. Lackgeschmack, hervorgerufen durch Verwendung von ungeeignetem Lack zum Bestreichen der Keltern.

8. Filter- oder Sackgeschmack, durch nicht sorgfältig gereinigte Tuchfilter verursacht.

9. Metallgeschmack, angeblich dadurch hervorgerufen, daß die Weine Gelegenheit fanden, Metall aufzulösen. Meist dürfte es sich dabei um Zink, Kupfer oder Eisen handeln.

3. Die Krankheiten.

a) Das Kahmigwerden.

Läßt man Wein unter Luftzutritt stehen, so überzieht sich gewöhnlich innerhalb weniger Tage seine Oberfläche mit einer Kahmhaut. Sie ist eine allmählich dicker werdende, weiße oder gelbliche Decke, von der im Laufe der Zeit Teile zu Boden sinken und den ganzen Wein trüben. Die Kahmhaut wird gebildet aus Zellen und Sproßverbänden der Kahmhefen. Nach K. Kroemers[1]) Zusammenstellungen gehören die Kahmhefen nicht nur der Gattung Mykoderma, sondern auch der Gattung Willia und Pichia an. Auch Torulaceen beteiligen sich an der Deckenbildung. Alle diese Pilze finden sich auf der Traube, gelangen in den Most, überdauern die Gärung und bleiben auch im Weine viele Jahre lang entwickelungsfähig. Zu üppigem Wachstum aber brauchen sie vor allem Sauerstoff. Gegen Alkohol sind sie mäßig empfindlich; Weine mit mehr als 12 Maßproz. Alkohol werden von ihnen nicht mehr befallen. Gegen schweflige Säure sind sie kaum empfindlicher als echte Hefen. Verhältnismäßig wenig vertragen sie Essigsäure (1 Proz.), während sie anderen Säuren des Weines gegenüber weniger empfindlich sind.

Der Schaden, den die Kahmpilze verursachen, ist zuerst gering, wächst aber mit der Zeit bis zum vollständigen Verderben des Weines. Wenn sich in leichten Faßweinen, die nicht spundvoll gehalten werden oder die längere Zeit im Anbruch liegen, dicke Kahmdecken bilden, so wird zuerst der Alkohol zu Säure, dann zu Kohlensäure und Wasser oxydiert. Auch die Säuren und die Extraktstoffe des Weines werden in gleicher Weise veratmet. Die Weine werden also alkohol-, säure- und extraktärmer, d. h. fad, schal und leer. Das Bukett wird allmählich vollständig zerstört. Da die Kahmhefen ferner schlecht riechende und schlecht schmeckende Stoffwechselprodukte abscheiden (Buttersäure, organische Basen?), so wird der Wein schließlich ganz ungenießbar.

In gut geleiteten Betrieben kommen heutzutage ernstliche Schädigungen durch Kahm wohl kaum mehr vor, da man im Spundvollhalten der Fässer ein einfaches Mittel, ihn niederzuhalten, hat. Kann ein Faß aus irgendwelchen Gründen nicht spundvoll gemacht werden, so schwefelt man den Wein etwas stärker als gewöhnlich ein, oder man setzt ihn noch zweckmäßiger unter schwachen Kohlensäuredruck, unter der Vorsicht, daß man die Luft im Faß zunächst ebenfalls durch Kohlensäure verdrängt.

Hat sich im Wein eine Kahmdecke gebildet, so zieht man ihn vorsichtig in ein eingebranntes Faß ab und verwirft den letzten Anteil, der die Decke enthält. Durch Schönen oder auch durch Filtrieren wird der Wein alsbald geklärt, um die Reste des Kahmes möglichst vollständig zu beseitigen. Durch Spundvollhalten des Fasses ist dann einem weiteren Fortschreiten des Kahmes mit Sicherheit vorgebeugt.

In der Praxis werden häufig sogenannte Kahmhüter verwandt. Es sind dies eine Art Gärspunde, die die ins Faß eintretende oder aus dem Fasse austretende Luft durch eine Flüssigkeit oder durch Watte zu filtrieren gestatten. Sie sind meist zwecklos, da sie von der Voraussetzung ausgehen, daß die Kahmhefen durch die Luft in den Wein gelangen, während sie in Wirklichkeit im Weine selbst vorhanden sind und nur infolge Sauerstoffmangels sich nicht entwickeln können.

b) Der Essigstich.

Während die Kahmpilze den Alkohol vollständig zu Kohlensäure veratmen und deshalb anfänglich wenig schaden, bilden die Essigbakterien aus dem Alkohol Essigsäure, die bereits in geringen Mengen von 1 bis 2 g im Liter den Wein als geschmacklich verdorben kennzeichnet. Da deshalb der Essigstich als die gefährlichste Weinkrankheit anzusehen ist, müssen von der Lese an alle Maßregeln so getroffen werden, daß er überhaupt nicht auftreten kann. Die Essigbakterien finden sich schon auf der Traube ein, besonders faule und durch den Regen aufgeplatzte Beeren sind wahre Brutstätten dieser Bakterien. Auch während des Mahlens und Kelterns wird infolge der starken Durchlüftung des Gärgutes, besonders bei heißer Witterung, die Entwickelung der Bakterien begünstigt. So kommt es, daß in südlichen Ländern die Gefahr des Essigstichs besonders groß ist. Man wirkt ihm dort durch Behandeln der Trauben und Maischen mit Salzen der schwefligen Säure entgegen. Aber auch in Deutschland werden bei warmem Wetter mitunter die Trester während des Kelterns innerhalb weniger Stunden stichig. Bei der Maischegärung finden die Bakterien günstige Entwickelungsgelegenheiten in

[1]) Lafar, Handb. 5, 504 (1905—1914).

dem aufsteigenden Tresterhut, der deshalb täglich mehrmals wieder untergetaucht werden muß. Im Moste können sich die Bakterien nur unter besonderen Umständen entwickeln; denn die bald einsetzende Hefegärung macht den Most sauerstofffrei und füllt den Gärraum mit Kohlensäure an. Nur wenn die Gärung nicht alsbald einsetzt oder — was häufiger der Fall ist — wenn die Gärung durch allzu hohe Temperatur zum plötzlichen Stillstand gebracht wird, können sich die Bakterien so stark vermehren, daß die angegorenen Moste stichig werden.

Nach beendigter Hauptgärung muß der Luft der Zutritt zum Wein möglichst verwehrt werden; das Auffüllen des Gärraumes, das Spundvollhalten der Fässer usf. dienen diesem Zwecke. Ja man kann sagen, daß ein großer Teil der kellerwirtschaftlichen Maßregeln direkt oder indirekt nur das eine Ziel verfolgen: die Abhaltung des Essigstichs. Tatsächlich gelingt es infolge dieses wohldurchdachten Systems ineinandergreifender Maßnahmen, die Essigbakterien fast stets in ihrer Entwickelung zu hemmen und gesunde Weine zu erzeugen. Die in normalen Weißweinen vorkommenden Essigsäuremengen bis zu etwa 0,4 bis 0,8 g dürften wohl von den Hefen erzeugt sein; ob dies für die in Rotweinen vorhandene Essigsäuremenge von 0,6 bis 1,2 g ebenfalls gilt, ist nicht sichergestellt. Höhere Gehalte an Essigsäure stammen bestimmt nicht von Hefen her. Ausnahme: Ausleseweine s. S. 130 f. Über die verschiedenen Arten der Essigbakterien vergleiche man K. Kroemer[1]) und F. Lafar[2]).

Im allgemeinen sind Weine mit 14 Maßproz. Alkohol durch Essigbakterien nicht mehr gefährdet, doch sollen zuweilen südliche Weine von 14 bis 15 Maßproz. noch stichig werden[3]). Ein hoher Säuregehalt des Weines verstärkt bis zu einem gewissen Grade die Schutzwirkung des Alkohols. Damit stimmt die praktische Erfahrung überein, daß alkohol- und säurearme Weine besonders leicht stichig werden. Gegen schweflige Säure sind die Essigbakterien sehr empfindlich, so daß wir in dieser Säure ein vorzügliches Mittel zu ihrer Niederhaltung besitzen.

Um Weine als stichig zu beurteilen, genügt nicht ein bestimmter, analytisch feststellbarer Gehalt an Essigsäure, sondern es muß die Krankheit auch entweder an dem stechenden Geruch oder dem kratzenden Geschmack des Weines deutlich erkannt werden. In Weißweinen tritt der Stich deutlicher hervor als in Rotweinen, weil er hier durch den Gerbstoff etwas gedeckt wird. Deutsche zuckerfreie Weißweine werden als stichig angesehen mit einem Gehalt von mehr als 1,2 g Essigsäure, Rotweine mit einem Gehalt von mehr als 1,6 g. Ein hoher Aschen-, Alkohol- und Zuckergehalt vermag die flüchtige Säure bei der Kostprobe sehr zu decken, so daß in manchen Süßweinen selbst 2 bis 3 g Essigsäure geschmacklich noch nicht wahrgenommen werden.

[1]) Lafar, Handb. **5**, 508 (1905—1914). — [2]) Ebenda, S. 551. — [3]) A. J. Perold, C. Bakt. II, **24**, 51 (1909).

Schließlich sei noch angeführt, daß nicht nur beim Essigstich flüchtige Säure in größeren Mengen auftritt, sondern daß die Essigsäure auch von anderen schädlichen Weinbakterien erzeugt werden kann.

Die wichtigsten Maßregeln zur Verhütung des Essigstichs sind mithin folgende:

1. Verwerfung der bereits stichigen Trauben;
2. bei hoher Lesetemperatur Schwefeln der Trauben und Maischen, sodann Vergären mit Sulfitreinhefen;
3. rasches Maischen und Keltern;
4. Regelung der Temperatur während der Gärung, insbesondere nötigenfalls wiederholtes Abkühlen des zu warm gewordenen Gärgutes;
5. bei der Maischegärung Stoßen des Tresterhutes in kurzen Zwischenräumen;
6. Lagerung bei niederer Temperatur und Verhinderung des Luftzutritts nach beendeter Gärung. Deshalb ist das Spundvollhalten der Fässer eine sehr wichtige Maßregel;
7. genügend starkes Einbrennen der Fässer und Weine bei Abstichen, Filtrationen, Schönungen usf.;
8. am wichtigsten ist größte Sauberkeit und Reinlichkeit in allen Räumen und an allen Geräten, mit denen der Wein in Berührung kommt.

Um stichige Weine zu heilen, wird häufig empfohlen, sie zu entsäuern. Dieser Weg kann nicht zum Ziele führen; denn es wird durch Entsäuerungsmittel die einmal gebildete Essigsäure weder aus dem Weine entfernt, noch die Neubildung von Essigsäure verhindert. Im Gegenteil, die Essigbakterien werden jetzt nach teilweiser Abstumpfung der Säure den Wein noch rascher verderben. Auch das Umgären stichiger Weine ist ein sehr zweifelhaftes Mittel; denn die Gefahr, daß die gezuckerten Weine in der Gärung stecken bleiben, wächst mit zunehmendem Essigsäuregehalt, da die Hefen gegen Essigsäure verhältnismäßig sehr empfindlich sind und da sie, unter solchen Hemmungen leidend, selbst größere Essigsäuremengen erzeugen als unter normalen Verhältnissen. Auch von dem Verschneiden eines stichigen Weines mit einem gesunden ist aufs dringendste abzuraten, weil dadurch zwar für den Augenblick der Essigsäuregehalt des Verschnittes herabgesetzt wird, aber alsbald die immer noch vorhandenen Essigbakterien von neuem Essigsäure erzeugen werden. Vgl. auch W. J. Baragiola[1]).

Ein Mittel, den Essigsäuregehalt im Weine zu vermindern, gibt es mithin nicht, wohl aber kann man dem Weiterschreiten des Stiches Einhalt gebieten durch Pasteurisieren des stark geschwefelten Weines, ein Verfahren, das, zur richtigen Zeit angewandt, noch manche zum Stich neigenden Weine zu retten vermag. Stichige Weine werden nach dem Pasteurisieren am zweckmäßigsten zu Haustrunk verarbeitet. Sonst sind sie nur noch zur Weinessigfabrikation oder zur Branntweindestillation (nicht zur Kognakgewinnung!) zu verwenden.

[1]) L. J. Schweiz **30**, 509 (1916).

c) Der Milchsäurestich.

Diese Krankheit tritt fast nur in säurearmen Weinen (hauptsächlich in Birnenweinen) auf. Alle Umstände, die den Säuregehalt vermindern (Entsäuern, Gallisieren im Übermaß) begünstigen ihr Auftreten. In den säurereichen Gewächsen nördlicher Gegenden begegnet man ihr naturgemäß seltener als in den weichen Weinen des Südens. Die Krankheit äußert sich bei der Kostprobe durch einen süßlich-säuerlichen, etwas kratzenden Geschmack und einen an unverdorbenes Sauerkraut erinnernden Geruch, bei der chemischen Untersuchung durch einen hohen Gehalt an Milchsäure und einen beträchtlichen Gehalt an Essigsäure. Der eigentümliche Geruch wird gewöhnlich zurückgeführt auf die Anwesenheit von Buttersäure. H. Müller-Thurgau und A. Osterwalder[1]) bestreiten dies und machen dafür Milchsäureester verantwortlich, leider ebenfalls ohne den Beweis dafür zu führen.

Die Krankheit kann schon während der Hefegärung auftreten. Gewöhnlich äußert sie sich jedoch etwas später, wenn der Wein noch auf der Hefe liegt und die Kellertemperatur steigt. Der Wein trübt sich anfänglich durch die Bakterien, später, wenn sich diese zu Boden setzen, kann er sich wieder klären, bleibt aber auch oft durch Ausscheidungen des Weines selbst getrübt. Die Milchsäure entsteht in der Regel aus den Zuckerarten, wobei gleichzeitig Kohlensäure entwickelt und Essigsäure gebildet wird.

In erster Linie wird die Fruktose angegriffen, sie wird der Hauptsache nach in Mannit übergeführt, so daß für diesen Fall der Milchsäurestich in die Mannitgärung übergeht. Aus den übrigen Zuckerarten wird wohl vorzugsweise Milchsäure, jedenfalls nicht Mannit gebildet. Ist Zucker im Weine nicht vorhanden, so greifen die Bakterien auch andere Weinbestandteile an. Insbesondere fallen ihnen die Äpfel- und Zitronensäure, vielleicht auch Pentosen und Glycerin zum Opfer. Die Folge davon ist eine starke Abnahme der neutralen Extraktstoffe. Begünstigt wird der Milchsäurestich durch hohe Lagertemperatur; hoher Alkohol-, Säure- und Gerbstoffgehalt verhindern ihn. Schweflige Säure scheint ohne sonderliche Wirkung zu sein, da sie vermutlich vom noch vorhandenen Zucker gebunden wird. Auch ein frühzeitiger Abstich wirkt der Krankheit nicht mit Sicherheit entgegen.

Die im Weine vorkommenden Milchsäurebakterien sind nach H. Müller-Thurgau und H. Osterwalder[2]) mit den in sonstigen Gärstoffen (Milch, Bier, Stärke) vorkommenden Milchsäurebakterien nicht identisch.

Die als Erreger des Milchsäurestiches in Betracht kommenden Bakterien gehören nach den eben genannten Forschern verschiedenen Gruppen an. Die erste Gruppe umfaßt die Arten oder Rassen des Bacterium mannitopoeum, mit denen ein von U. Gayon und E. Dubourg[1]) beschriebenes, später von H. Müller-Thurgau und A. Osterwalder benanntes Bacterium Gayoni nahe verwandt ist.

Die verschiedenen Arten des Bacterium mannitopoeum sind beschrieben teils von H. Müller-Thurgau[2]), teils von diesem und A. Osterwalder[3]). Sie sind ausgeprägte Milchsäurebildner, führen die Fruktose rasch in Mannit über, während sie die organischen Säuren weniger leicht angreifen.

Als weitere Gruppe der Milchsäurebildner kommen die Arten des Bacterium gracile in Betracht. Sie sind im Bau bedeutend zarter als die mannit-erzeugenden Bakterien. Fruktose vermögen sie zwar ebenfalls in Mannit überzuführen, aber nicht so energisch wie die eigentlichen Mannitbakterien. Dagegen besitzen sie eine ausgeprägte Fähigkeit Äpfel- und Zitronensäure zu zerlegen. In noch zuckerhaltigen Weinen treten sie mithin als Weinverderber auf, während sie in vollständig vergorenen Weinen durch Abbau der Äpfelsäure nützen. Sie finden sich nach W. J. Baragiola[4]) besonders in Moselweinen, wo sie normalerweise den Säureabbau bewirken, dagegen bei schlecht geleiteter Umgärung noch unvergorene Zuckerreste verarbeiten und den Milchsäurestich hervorrufen. Eine Zwischenstellung zwischen dem Bacterium mannitopoeum und dem Bacterium gracile nimmt das Bacterium intermedium ein, das H. Müller-Thurgau und A. Osterwalder[5]) später beschrieben haben. Die Vertreter einer vierten Gruppe, die im Gegensatz zu der ersten und zweiten Gruppe nicht zu den Bakterien, sondern zu den Kokken gehören, vermögen zum Teil sogar sehr kräftig Milchsäure zu bilden, dagegen fehlt ihnen die Fähigkeit, Fruktose in Mannit überzuführen, vollständig. Gleich dem Bacterium gracile bauen sie Äpfelsäure ebenfalls sehr lebhaft ab. Hierher gehören Micrococcus acidovorax, variococcus und malolacticus.

Die Verhütung des Milchsäurestiches ist leicht. Genügende Säure im Gärgut, rasche und vollständige Vergärung des Zuckers, rechtzeitiges, nicht zu spärliches Schwefeln und Lagerung bei nicht zu hoher Temperatur verhindern die Krankheit mit Sicherheit. Ebenso leicht gelingt es, die Milchsäurebakterien durch Pasteurisieren abzutöten. Dagegen sind die üblen Geruchs- und Geschmacksstoffe aus den milchsäurestichigen Weinen nicht zu entfernen. Starkes Einbrennen, Schönen mit Hefegelägern, Behandeln mit Tierkohle wird dagegen empfohlen, dürfte jedoch nicht immer zum Ziele führen.

d) Die Mannitgärung[6]).

Nach den obigen Ausführungen ist die Mannitgärung eine besondere Form des Milchsäurestiches, die besonders in südlichen Ländern auftritt. Das umfangreiche Schrifttum über diese Krankheit hat

[1]) C. Bakt. II, **36**, 135 (1913). — [2]) Ebenda.

[1]) Ann. Pasteur **8**, 108 (1894); **15**, 527 (1901). — [2]) L. J. Schweiz **21**, 292 (1907). — [3]) C. Bakt. II, **36**, 157 (1913). — [4]) Mitt. Leb. Hyg. **3**, 259 (1912). — [5]) C. Bakt. II, **48**, 1 (1917). — [6]) H. Müller-Thurgau u. A. Osterwalder, C. Bakt. II, **36**, 135 (1913).

K. Kroemer[1]) zusammengestellt, auf das hiermit verwiesen wird. U. Gayon und E. Dubourg[2]) fanden in französischen, algerischen und spanischen Rotweinen 8,6 bis 23 g, in einem algerischen Weißwein sogar 31,4 g Mannit. Sie erkannten als Mannitbildner einen Spaltpilz, der nach H. Müller-Thurgau und A. Osterwalder[3]) mit dem Bacterium mannitopoeum nahe verwandt sein dürfte. Dabei werden von den Mannitbakterien, wie weiter oben schon angegeben, stets größere Mengen Milch- und Essigsäure gebildet. Der einmal gebildete Mannit wird nicht weiter verändert, so daß sich mannitkranke Weine im Gegensatz zu milchsäurestichigen durch einen großen Extraktgehalt auszeichnen. Durch hohe Temperatur, besonders während der Lese und der Hauptvergärung wird das Auftreten der Mannitgärung außerordentlich begünstigt, bei 35° vermögen sich die Bakterien noch gut zu vermehren. Seitdem man in Algier die Moste und Maischen mit schwefliger Säure oder deren Salzen behandelt und das Gärgut wiederholt abkühlt, hat die Mannitgärung, ebenso wie der Milchsäure- und Essigsäurestich an Gefährlichkeit viel verloren. Es gelingt jetzt fast immer, selbst bei sehr hoher Lufttemperatur, gesunde Weine zu erzeugen, besonders wenn man durch Zusatz von Weinsäure für einen genügend hohen Säuregehalt der Weine sorgt.

Über die Mannit, Milch-, Essig- und Kohlensäure erzeugenden Organismen läßt sich nach H. Müller-Thurgau und A. Osterwalder[4]) jetzt folgende Übersicht geben.

I. Stäbchen- und Fadenbakterien.

Mannitbakterien vergären Fruktose unter Bildung von Mannit, Milchsäure, Essigsäure und Kohlensäure.

A. 0,7 bis 1,3 μ Dicke; zersetzen energisch Xylose.
- a) Zersetzt l-Arabinose, geringe Mengen von Zitronensäure, nicht aber Milchzucker. Bacterium mannitopoeum, Müller-Thurgau.
- b) Zersetzen Milchzucker, nicht aber l-Arabinose und Zitronensäure.
  - α) Zersetzt Glukose unter Bildung von viel Essigsäure, greift Äpfelsäure nicht an. Bacterium Gayoni, Müller-Thurgau und Osterwalder.
  - β) Zersetzt Glukose unter Bildung geringer Mengen von Essigsäure, baut kräftig Äpfelsäure ab unter Bildung von Milchsäure und Kohlensäure. Bacterium intermedium, Müller-Thurgau und Osterwalder.

B. 0,4 bis 0,6 μ Dicke; greift Xylose nicht an, baut energisch Äpfelsäure ab unter Bildung von Milchsäure und Kohlensäure. Bacterium gracile, Müller-Thurgau.

C. 0,8 bis 1,0 μ Dicke; verzehrt energisch Äpfelsäure, zersetzt Weinsäure unter Bildung von Essigsäure und Kohlensäure und führt Glycerin mehr oder weniger leicht in Essigsäure, Propionsäure und Milchsäure über. Bacterium tartarophthorum, Müller-Thurgau und Osterwalder[1]).

II. Kokken, Diplokokken und Tetraden.

Zerlegen Äpfelsäure in Milch- und Kohlensäure.

A. Vergären Glukose und Fruktose unter Bildung von Milchsäure und sehr wenig Essigsäure.
- a) 0,5 bis 0,7 μ Dicke; greifen Amygdalin nicht an, dagegen Maltose und Milchzucker. Micrococcus acidovorax, Müller-Thurgau und Osterwalder.
- b) 0,7 bis 1,5 μ Dicke; greift Amygdalin energisch an, dagegen nicht Maltose und Milchzucker. Micrococcus variococcus, Müller-Thurgau und Osterwalder.
- c) 1 μ Dicke; vergärt Glukose unter Bildung von flüchtiger Säure, nicht aber von Milchsäure, greift Fruktose nicht an. Micrococcus malolacticus, Seifert[2]).

e) Das Zähewerden.

Diese Krankheit, die auch Weich-, Lind-, Lang- oder Öligwerden genannt wird, äußert sich darin, daß der Wein schleimig und dickflüssig wird. Er zieht beim Ausgießen Fäden, fällt lautlos ins Glas und in die Flüssigkeit, hinuntergerissene Luftblasen steigen nur langsam wieder in die Höhe. Häufig entwickelt zäher Wein Kohlensäure und trübt sich anfangs, während die Trübung häufig wieder verschwindet, wobei sich der Schleim zu Boden setzt und der Wein wieder seine normale Beschaffenheit annehmen kann. Der Geschmack wird schleimig und fade, während das Bukett nicht leidet.

Über die Natur des Schleimes ist nichts sicheres bekannt. Die einen denken an Umwandlungsprodukte von Eiweißstoffen; dafür würde sprechen, daß Rotweine oder überhaupt auf den Trestern angegorene Weine sehr selten schleimig werden, und daß man mit Tannin den Schleim niederschlagen kann. Vielleicht handelt es sich um ein Umwandlungsprodukt des Zuckers oder eines anderen Kohlenhydrates, das möglicherweise durch Verschleimung der Außenschichten der Bakterienzellwände in den Wein gelangt. Da im allgemeinen das Zähewerden eine harmlose Krankheit ist, bei der insbesondere das Bukett des Weines nicht leidet, so dürfte das Vorkommen von Mannit, Milch- und Essigsäure nicht zum regelmäßigen Bilde dieser Krankheit

[1]) Lafar, Handbuch **5**, 516 (1905—1914). — [2]) Ann. Pasteur **8**, 108 (1894); **15**, 526 (1901); **18**, 385 (1904). — [3]) H. Müller-Thurgau u. A. Osterwalder, C. Bakt. II, **36**, 157 (1913). — [4]) C. Bakt. II, **48**, 34 (1917); L. J. Schweiz **33**, 1 (1919).

[1]) L. J. Schweiz **33**, 1 (1919). — [2]) Mitt. Klosterneuburg 1901.

gehören. Solche Weine sind nicht nur als zäh, sondern auch als milchsäurestichig anzusprechen.

Obwohl über die Erreger des Zähewerdens viele Untersuchungen vorliegen, die von K. Kroemer[1]) und H. Müller-Thurgau und A. Osterwalder[2]) zusammengestellt worden sind, ist doch Klarheit über diese Frage noch nicht geschaffen. Nur so viel scheint festzustehen, daß es sich um Spaltpilze handelt. Möglicherweise besitzen bei Mangel von Sauerstoff verschiedenartige Pilze die Eigenschaft Schleim abzusondern. E. Kramer[3]) macht für das Zähewerden den Bacillus viscosus vini, R. Aderhold[4]) einen Diplococcus I verantwortlich. Auch L. Pasteur[5]), E. Kayser und E. Manceau[6]) u. a. haben im Wein schleimbildende Pilze aufgefunden. Nach K. Kroemer[7]) scheint es sicher zu sein, daß es verschiedene Arten des Zähewerdens gibt. Von der oben geschilderten, durch Spaltpilze verursachten Krankheit unterscheidet sich das Zähewerden, das durch Zersetzung von Hefe und Kahmtrub hervorgerufen wird. Eine dritte Art der Krankheit wird vielleicht durch schleimbildende Essigbakterien und Milchsäure- oder Mannitbakterien hervorgerufen. Endlich können gärende Moste durch Torulaceen, Schleimhefen und durch Dematium pullulans zähe werden.

Am leichtesten werden säure- und gerbstoffarme Weißweine, die noch etwas unvergorenen Zucker enthalten, zähe und lind. Auch auf der Flasche können Weine zähe werden, wenn sie zu jung abgefüllt worden sind. Daß Rotweine weniger leicht befallen werden, wird von den einen auf eine Schutzwirkung des Gerbstoffes, von anderen auf die vollständige Vergärung des Zuckers bei der Maischegärung zurückgeführt. Die Heilung zäh gewordener Weine ist nicht schwer, wenn sie nicht etwa gleichzeitig essig- oder milchsäurestichig geworden sind. Wenn der Wein noch Zucker enthält, so sorge man nötigenfalls durch Zusatz eines kräftigen und genügend großen Reinhefeansatzes zunächst für die vollständige Vergärung des Weines. Geringe Grade der Zähigkeit, wie sie Jungweine häufig zeigen, verschwinden dann beim normalen Ausbau der Weine von selbst. Sonst zerreißt man zuerst den Schleim durch Lüften, Abziehen mit Hilfe des Reißrohres oder Durchpressen von Kohlensäure, dann schönt man den Wein entweder mit Gelatine und Gerbstoff allein oder zusammen mit spanischer Erde. Auch das Schönen mit Hefegeläger kann angezeigt sein.

f) Das Umschlagen der Rotweine.

Gemäß den Ausführungen von H. Müller-Thurgau und A. Osterwalder[8]) soll auch hier unter Umschlagen nur diejenige Krankheit verstanden werden, die in Frankreich la tourne benannt wird. Sie kennzeichnet sich anfänglich durch Verschlechterung der Farbe und faden Geschmack, dann durch Trübung und Braunfärbung (wie bei dem braunen Bruch der Rotweine), durch Bildung eines starken Absatzes, durch deutliches Hervortreten von scharfem Geruch und Geschmack, verbunden mit langsamer Kohlensäureentwickelung. Schließlich werden die Weine infolge des widerwärtigen Geruchs und Geschmacks vollständig ungenießbar. Infolge der Kohlensäureentwickelung wird die Krankheit in Frankreich wohl auch als la pousse, in Österreich als Versieden bezeichnet.

Eine Zusammenstellung der von verschiedenen Forschern für diese Krankheit verantwortlich gemachten Organismen hat K. Kroemer[1]) gegeben. Jedoch erst A. Pavari[2]), sowie H. Müller-Thurgau und A. Osterwalder[3]) scheinen die wirklichen Urheber der Krankheit gefaßt zu haben, die sie in einer neueren Arbeit[4]) als Bacterium tartarophthorum bezeichnen.

Besser sind wir über die chemischen Veränderungen in umgeschlagenen Weinen unterrichtet. Fast übereinstimmend wird angegeben, daß die Weinsäure ziemlich rasch und vollständig verschwindet, ja daß sogar der an der Faßwandung ausgeschiedene Weinstein angegriffen und unter Hinterlassung eines zähen Schleimes zerstört wird. Dafür treten flüchtige Säuren auf, hauptsächlich Essigsäure und Propionsäure, daneben sollen auch Butter- und Valeriansäure gebildet werden. Gleichzeitig nimmt der Extraktgehalt stark ab, wobei insbesondere das Glycerin angegriffen wird.

H. Müller-Thurgau und A. Osterwalder[4]) haben gezeigt, daß das Bacterium tartarophthorum zunächst Weinsäure fast vollständig zum Verschwinden bringt, wobei sich Essigsäure und Kohlensäure bildet, sodann greift es Glycerin an, von dem aber stets ein nicht unbedeutender Rest zurückbleibt. An Stelle des verschwundenen Glycerins erscheint Essigsäure, Propionsäure und Milchsäure. Die verschiedenen Varietäten des Bakteriums zersetzen zwar die Weinsäure vollständig, unterscheiden sich aber in ihren Vermögen Glycerin umzuwandeln.

Daß auch der rote Farbstoff tiefgreifende Veränderungen erleidet, ist schon weiter oben angedeutet. Schon bei Beginn der Krankheit, bevor die Weine noch sichtbar braun sind, soll auffallenderweise der Farbstoff durch wiederholte Schönungen dem Weine vollständig entzogen werden können.

Wie schon oben erwähnt, wird in dem Schrifttum angegeben, daß die Krankheit hauptsächlich Rotweine befällt, seltener Weißweine. Worauf dies zurückzuführen ist, bleibt unsicher, wenn man nicht in Rotweinen im allgemeinen niedrigeren Säuregehalt dafür verantwortlich machen will. Vielleicht

[1]) Lafar, Handbuch **5**, 520 (1905—1914). — [2]) C. Bakt. II, **36**, 135 (1913). Siehe auch L. J. Schweiz **31**, 473 (1917). — [3]) Sitz. B. d. Akademie d. Wissensch. Wien, math.-phys. Kl. **98**, 1889; Weinb. u. Weinh. **8**, 121 (1890). — [4]) L. J. **23**, 587 (1894). — [5]) Études sur le vin, 2. édit., Paris 1873. — [6]) Les ferments de la graisse, Epernay 1909; C. r. **142**, 725 (1906); **143**, 247 (1906); **146**, 92 (1908); **149**, 740 (1909); Rev. Vitic. **32**, 660 (1909). — [7]) Lafar, Handb. **5**, 522 (1905—1914). — [8]) C. Bakt. II, **36**, 137 (1913).

[1]) Lafar, Handb. **5**, 524 (1905—1914). — [2]) L'Igiene moderna **4**, Nr. 3—5 (1911). — [3]) L. J. Schweiz **21**, 478 (1907). — [4]) Ebenda **33**, 1 (1919).

wird in Weißweinen, wo die Veränderung des Farbstoffes fehlt, das Umschlagen häufig mit anderen Krankheiten verwechselt.

Ein Verfahren, umgeschlagene Weine wieder herzustellen, ist nicht bekannt. Höchstens könnte man bei Beginn der Krankheit ihr durch kräftiges Schwefeln und Pasteurisieren entgegenwirken.

g) Das Bitterwerden der Rotweine.

Bitter werden vor allem Rotweine, während Weißweine nur dann bitter zu werden scheinen, wenn sie auf den Trestern vergoren wurden. Zunächst nimmt der Wein einen eigentümlichen Geruch an, die Farbe wird stumpf, der Geschmack fad und süßlich. Der bittere Geschmack stellt sich jetzt allmählich ein, gleichzeitig soll eine schwache Kohlensäureentwickelung eintreten (?). Die Farbe und Klarheit bitterer Weine ist oft unverändert, ebensooft wird der Wein aber auch trübe, die Farbe schmutzig braun und der Farbstoff scheidet sich als dicker, braunroter Absatz aus. Schließlich tritt der Bittergeschmack so hervor, daß der Wein ungenießbar ist. Über die Ursache des Bitterwerdens bestehen die verschiedenartigsten Ansichten, worüber man bei K. Kroemer[1]) nachlesen wolle. Die einen geben Bakterien als Ursache an, so auch H. Müller-Thurgau[2]). Dabei soll es sich um Organismen handeln, die Weinsäure nicht angreifen, im Gegensatz zu den Bakterien, die das Umschlagen bewirken. Dagegen nimmt der Glyceringehalt ab.

Neuerdings sind H. Müller-Thurgau und A. Osterwalder[3]) zu der Ansicht gelangt, daß das Bitterwerden mit dem Verschwinden des Glycerins nichts zu tun habe; denn es gelang ihnen in Weinen durch Bakterien das Glycerin zu vermindern, ohne daß die Weine in allen Fällen bitter wurden. Den Umstand, daß gerade die Weine mit anfänglich hohem Gerbstoffgehalt bitter wurden, deuten sie deshalb in dem Sinne, daß das Bitterwerden mit der Veränderung des Gerb- und Farbstoffes zusammenhänge. Sie bekämpfen daher auch die Ansicht französischer Forscher, die das Bitterwerden auf Veränderung des Glycerins zurückführen wollen. Nach E. Voisenet[4]) soll es z. B. in Acrolein übergehen, das mit dem Rotweinfarbstoff ein bitter schmeckendes Kondensationsprodukt liefert. Andere französische Forscher nehmen die Bildung von Aldehyd-Ammoniak an, das ebenfalls bitter schmecken soll. Nach J. Wortmann[5]) dagegen sind Schimmelpilze auf den Trauben die primäre Ursache des Bitterwerdens, indem sie den Gerbstoff des Weines so umwandeln, daß er später infolge Sauerstoffzutrittes bitter wird. Diese bitteren Stoffe scheiden sich dann gemeinsam mit dem Farbstoff als sogenannte Bitterkörnchen ab. Weine aus stark verschimmelten Trauben sollen daher immer Neigung zum Bitterwerden haben.

[1]) Lafar, Handb. **5**, 528 (1905—1914). — [2]) C. Bakt. II, **36**, 145 (1913). — [3]) L. J. Schweiz **33**, 47 (1919). — [4]) C. r. **151**, 518 (1910); **153**, 363 (1911). — [5]) L. J. **29**, 629 (1900).

Aus den verschiedenen Ansichten ergibt sich, daß die Vorgänge beim Bitterwerden noch keineswegs vollständig geklärt sind. Möglicherweise können die Weine auf verschiedene Weise bitter werden, eine Ansicht, die auch H. Müller-Thurgau[1]) zu teilen scheint. Als Heilmittel wird empfohlen, die bitteren Stoffe durch Schönungen mit Hefe, Käsestoff oder Holzkohle zu entfernen. Erst nach Entfernung der Bitterstoffe kann dazu geraten werden, den Wein zu pasteurisieren, falls er sehr bakterienhaltig ist. Um dem Bitterwerden vorzubeugen, sollen nach Wortmann die faulen Trauben sorgfältig ausgelesen, die Maische alsbald nach beendigter Gärung gekeltert und die Luft nach Möglichkeit vom Weine abgehalten werden. Gegen die durch Bakterien erzeugte Bitterkrankheit scheint es Vorbeugungsmittel nicht zu geben.

h) Hefetrübungen.

Normalerweise setzt sich nach der Hauptgärung des Mostes die Hefe allmählich so gut ab, daß sie beim ersten Abstich fast völlig vom Wein getrennt werden kann. Der geringe Rest an ruhender oder langsam absterbender Hefe wird bei den weiteren Abstichen entfernt. Sprossende Hefen sind in Jungweinen dann die Ursache einer Trübung, wenn noch unvergorener Zucker vorhanden war. Trübungen solcher Art können sich auch einstellen, wenn alkoholarme Weine mit Süßweinen verschnitten werden. In diesen Fällen muß man die Nachgärung durch Lüften und Erwärmen des Weines, nötigenfalls durch einen gärkräftigen Ansatz von Reinhefe unterstützen. A. Osterwalder[2]) hat gefunden, daß manche Hefen nach beendeter Gärung noch weitersprossen unter Bildung von flüchtiger Säure, sofern Luft zum Weine zutreten kann. In Weinen, die nicht rechtzeitig abgestochen werden, stellen sich oft Trübungen durch ruhende Hefen ein, indem diese durch irgendwelche äußeren Umstände aufgewirbelt werden. Anfangs sind solche Trübungen durch Filtrieren oder Schönen leicht zu beseitigen, später aber können sie recht gefährlich werden, wenn der Hefetrub sich zersetzt, wie dies besonders leicht in säure- und alkoholarmen Weinen geschieht. Nach J. Wortmann[3]) kann sich unter dem Einfluß von Bakterien die Hefe in feinkörnige oder schleimige Massen auflösen, die im Weine sehr hartnäckige, schleimige Trübungen hervorrufen. Ähnliche Trübungen können nach K. Kroemer[4]) auch durch Zersetzung alten Schönungstrubes durch Bakterien entstehen. Eine hinreichende Klärung des Weines läßt sich in solchen Fällen durch Schönen oder Filtrieren oft nicht erreichen. In solchen Fällen hilft nach J. Wortmann nur das Umgären der Weine, was aber in Deutschland heute verboten ist.

[1]) C. Bakt. II, **36**, 148 (1913). — [2]) L. J. Schweiz **29**, 77 (1915). — [3]) Weinb. u. Weinh. **17**, 295, 311 (1899). — [4]) Mitt. Weinb. u. Kellerwirtsch. **18**, 17 (1906).

i) Der Böckser.

Als Böckser bezeichnet man einen fauligen Geruch und Geschmack des Weines nach Schwefelwasserstoff oder anderen flüchtigen Schwefelverbindungen, vielleicht nach Mercaptan[1]). Die Praktiker unterscheiden zwei Böckser. Der eine, der gutartige Böckser, tritt in sehr vielen Jungweinen auf, verliert sich im Laufe der üblichen Kellerbehandlung gewöhnlich von selbst, und wird — ob mit Recht oder mit Unrecht, ist schwer zu entscheiden — gar nicht ungern gesehen, da er ein Zeichen eines guten Weines sein soll. Manche Trinker ziehen sogar solche leicht böcksernde Weine anderen vor. Bei solchen gutartigen Böcksern scheint sich jedoch Schwefelwasserstoff für gewöhnlich nicht nachweisen zu lassen.

Beim zweiten Böckser ist Schwefelwasserstoff stets deutlich nachweisbar; er ist sehr unangenehm im Geruch und schwer zu beseitigen. Auch hilft das übliche Schwefeln gegen ihn kaum.

In den meisten Fällen kann das Auftreten von Schwefelwasserstoff auf die Anwesenheit von freiem Schwefel während der Gärung zurückgeführt werden, wie zuerst J. Nessler[2]), später P. Kulisch[3]), J. Wortmann[4]) und W. Seifert[5]) gezeigt haben. Die Hefe vermag mit Hilfe einer Reduktase, der Hydrogenase, früher Philothion[6]) genannt, elementaren Schwefel zu Schwefelwasserstoff zu reduzieren. Schwefel kann sowohl durch das Bestäuben der Reben mit Schwefel, als auch durch Einbrennen der Fässer mit Schwefelschnitten, indem von diesem Schwefel abtropft oder verdampft, in die Gärflüssigkeit gelangen. Daß manche Hefen aber auch befähigt sind, Sulfate und andere Schwefelverbindungen zu Schwefelwasserstoff zu reduzieren, hat zuerst A. Osterwalder[7]), später R. Schander[8]) gezeigt. Hierdurch könnte vielleicht erklärt werden, daß Weine von gipshaltigen oder von Tonböden, die viel Eisenkies enthalten, sowie nach starker Düngung mit Stallmist oder Wollabfällen häufig Böckser zeigen sollen. H. Müller-Thurgau und A. Osterwalder[9]) halten es auch nicht für ausgeschlossen, daß auch bestimmte Weinbakterien Schwefelwasserstoff erzeugen können.

Daß im Weine durch rein chemische Vorgänge z. B. wie J. Nessler[10]) angibt, durch Umsetzung von schwefliger Säure mit metallischem Eisen, Schwefelwasserstoff entsteht, ist sehr unwahrscheinlich. Eher wird man annehmen, daß Schwefeldämpfe sich mit dem Eisen zu Eisensulfid verbinden, das dann durch die Säuren des Weines zersetzt wird. Ebensowenig dürfte die Rebe direkt aus dem Boden Sulfide aufnehmen, die, unverändert in den Wein übergehend, dann Böckser verursachen sollen.

[1]) L. Mathieu, Rev. Vitic. **10**, 155 (1898). — [2]) Bereit. d. Weines 1898, S. 329; Weinlaube **1**, 6 (1869). — [3]) Weinb. u. Weinh. **13**, 2 (1895). — [4]) B. Geisenheim 1900/01, S. 92. — [5]) Z. L. V. Ö. **4**, 221 (1901). — [6]) Lafar, Handbuch **4**, 449 (1905—1907). — [7]) L. J. Schweiz **16**, 498 (1902). — [8]) J. B. d. Vereinig. d. Vertr. d. angew. Bot. 1903/04, Berlin 1905, S. 85. — [9]) C. Bakt. II, **32**, 129 (1912). — [10]) Bereit. d. Weines 1898, S. 330.

Im allgemeinen verschwindet, wie schon oben gesagt, der Böckser beim Ausbau des Weines von selbst. In stärkeren Fällen wird starkes Einbrennen mit Schwefel empfohlen; doch hat bereits L. Grünhut[1]) darauf hingewiesen, daß nicht, wie gewöhnlich angegeben wird, Schwefelwasserstoff und schweflige Säure nach der Gleichung $2\,SH_2 + SO_2 = 3\,S + 2\,OH_2$ reagieren. Ebensowenig dürfte aber für den Wein, der in bezug auf beide Paarlinge eine äußerst verdünnte Lösung darstellt, die Wackenrodersche Gleichung in Betracht kommen:

$$5\,SH_2 + 5\,SO_2 = S_5O_6H_2 + 5\,S + 4\,OH_2,$$

nach der neben Schwefelabscheidung Pentathionsäurebildung eintreten müßte.

Auch öfteres Lüften der Weine verbunden mit Einbrennen der Weine gilt als gutes Mittel zur Beseitigung des Böcksers; da sich der Wein hierbei stark trübt, so wird hinterher eine Filtration oder Schönung anzuraten sein. Nicht selten aber versagen diese Mittel, und zwar dürfte es sich dann gerade um mercaptanartige Stoffe handeln. Hervorragende Weine kann man wohl auch nicht in dem wünschenswerten Maße lüften und einbrennen. Es bleibt dann nichts übrig, als die Weine stark zu verschneiden.

k) Das Mäuseln.

Beim Mäuseln zeigen die Weine einen äußerst widerlichen Geruch nach Mäuseharn an und einen sehr unangenehmen Geschmack, der besonders nach dem Kosten hartnäckig am Gaumen haftet. Nach L. Erkmann[2]) soll der Geruch und Geschmack durch die Bildung von Acetamid hervorgerufen werden, eine Behauptung, für deren Richtigkeit er allerdings keine Beweise vorbringt.

Nach A. v. Babo[3]) sollen die Praktiker alle möglichen Fehler des Weines als Mäuseln bezeichnen. J. Bersch[4]) will darin nur einen Fehler sehen, der durch nachlässige Behandlung des Weines entsteht. Nach K. Windisch[5]) werden besonders leicht alkohol- und säurearme Weine, die zu warm vergären oder zu spät abgestochen werden, vom Mäuseln befallen. Nach H. Müller-Thurgau und A. Osterwalder[6]) besteht kein Zweifel, daß es sich beim Mäuseln um eine einheitliche, ausgeprägte Erscheinung handelt, die einzig und allein durch Bakterien verursacht wird. Sie scheinen besonders das Bacterium mannitopoeum[7]) dafür verantwortlich machen zu wollen, das bei Zersetzung von Fruktose und Rohrzucker den Mäuselgeschmack hervorruft. Damit würde eine Bemerkung K. Windischs[8]) übereinstimmen, daß beim Mäuseln sich stets Essigsäure

[1]) Z. U. N. **6**, 939 (1903). — [2]) Ch. Z. **22**, 673 (1898). — [3]) Handbuch **2**, 627 (1896). — [4]) Wiener landw. Ztg. **31**, 225 (1881). — [5]) Nessler-Windisch, Bereit. d. Weines 1908, S. 455. — [6]) C. Bakt. II, **36**, 141 (1913). — [7]) Ebenda, S. 198 (1913). — [8]) Nessler-Windisch, Bereit. d. Weines 1908, S. 455.

vorfindet, die aber nicht durch Essigsäurebakterien entsteht, sondern bei Luftabschluß gebildet wird.

Das Mäuseln ist eine schwere Krankheit, deren Folgen nicht mehr zu beseitigen sind. Nur mit Hilfe einer Holzkohle, des Eponits[1]), gelingt es den üblen Geruch so weit zu entfernen, daß der Wein zum Brennen verwendet werden kann.

l) Der Buttersäurestich.

Diese Krankheit soll durch Buttersäuregärung hervorgerufen werden, scheint aber nur in ganz abnormen Fällen aufzutreten, wenn nämlich die Säure des Weines durch irgendwelche Umstände sehr vermindert worden ist. Über einen solchen Fall berichten E. Mach und K. Portele[2]). Auch H. Müller-Thurgau und A. Osterwalder[3]) haben in dem sehr zersetzten Trub eines stark entsäuerten Weines Buttersäurebakterien mit Eigenbewegung beobachtet und auch einen an Buttersäure erinnernden Geruch wahrgenommen. Daß die letztgenannten Forscher bestreiten, es bilde sich beim Milchsäurestich auch Buttersäure, ist schon bei dieser Krankheit erwähnt worden. Außer Zucker scheint beim Buttersäurestich auch die Weinsäure angegriffen zu werden. Weiteres über die chemischen Veränderungen ist nicht bekannt.

X. Topographie der Weine.

1. Allgemeines.

Die Topographie der Weine umfaßt hauptsächlich die Statistik und Geographie der Weine neben den Angaben über deren Bereitungsarten, Eigenschaften und Wert.

Die gesamten Weine lassen sich nur in zwei Klassen einteilen:

1. Trockene Weine,
2. Dessertweine (Süßweine).

Die erste Klasse umfaßt die Weine, die keinen unvergorenen Zucker enthalten; die zweite Klasse die auch nach der Gärung und langem Liegen immer süßbleibenden, meist (jedoch nicht immer) alkoholreichen Weine. Ferner kann man die Weine nach ihrer Güte einteilen in:

1. Feinste Weine,
2. Feine Weine,
3. Halbfeine Weine, sogenannte Tischweine,
4. Landweine und
5. gewöhnliche Landweine,

Es ist natürlich nicht möglich, alle Weine oder vielmehr alle Weinnamen aufzuzählen, die im Handel vorkommen; auch im folgenden müssen wir auf eine vollständige Aufzählung aller vorkommenden Weine verzichten.

Nähere Angaben enthält das Buch von F. Goldschmidt, „Deutschlands Weinbauorte und Weinbergslagen", Mainz 1910, Verlag der Deutschen Weinzeitung, das nicht nur sämtliche Weinbauorte und Lagen Deutschlands aufführt, sondern auch statistische Mitteilungen über Rebsorten, bebaute und im Ertrag stehende Weinbergsflächen und Weinproduktion enthält, sowie A. von Babo und E. Mach, Handbuch **2**, 1876 (1910), bearbeitet von J. Fischer. Die folgenden Angaben sind meist der Arbeit J. Fischers entnommen.

Ich gebe an dieser Stelle auch keine Analysen von Weinen, die bei ihrer beschränkten Auswahl kein zutreffendes Bild geben können, sondern verweise im einzelnen auf die entsprechenden Angaben in dem Schrifttum. Dazu sei insbesondere auf J. König, Chemie der menschlichen Nahrungs- und Genußmittel **1**, 1160—1374, 4. Aufl. (1903) verwiesen.

2. Deutschland.

In Deutschland spielt der Fläche nach der Weinbau eine untergeordnete Rolle. Nur 0,2 Proz. seiner Gesamtfläche war 1900 mit Reben bebaut. Seine Weißweine sind einzigartig und berühmt in der ganzen Welt. In Ertrag standen 1908 116 768 ha Rebfläche. Sie verteilten sich folgendermaßen:

Preußen	17 668 ha
Bayern	22 039 „
Württemberg	16 238 „
Baden	17 131 „
Hessen	13 422 „
Elsaß-Lothringen	30 019 „
Übriges Deutschland	251 „
Im ganzen	116 768 ha

In den Jahren 1882 bis 1908 schwankte der Gesamtertrag zwischen 748 462 hl (1891) und 5 050 808 hl (1896), der Ertrag des Hektars zwischen 6,3 und 43,4 hl. Der Wert des Mostes betrug für die Jahre 1893 bis 1908 zwischen 51 und 143 Mill. Mark[1]). Im Jahre 1908 wurde auf 2,5 Mill. Hektoliter Weißwein 0,4 Mill. Hektoliter Rot- und nicht ganz 0,2 Mill. Hektoliter gemischter Wein erzeugt.

Analysen deutscher Moste und Weine finden sich in: Fr. **27**, 279 (1888); **28**, 525 (1889); **29**, 509 (1890); **30**, 533 (1891); **31**, 129 (1892); **32**, 647 (1893); **33**, 629 (1894); **34**, 649 (1895); **36**, 413 (1897); **37**, 597 (1898); **38**, 545 (1899); **39**, 737 (1900); **43**, 725 (1904); Arb. Ges. Amt. **20**, 155 (1903); **22**, 104 (1904); **23**, 1 (1905); **24**, 347 (1906); **27**, 1 (1907); **29**, 1 (1908); **32**, 305 (1909); **35**, 1 (1910); **39**, 1 (1911); **42**, 1 (1912); **46**, 1 (1913); **49**, 1 (1914). Weitere Angaben in J. König, Nahr.- u. Genußm. **1**, 1160 ff., 4. Aufl., (1903).

Nordöstliches Weinbaugebiet (Schlesien, Sachsen, Brandenburg, Posen, Thüringen). Die wenig günstigen klimatischen Verhältnisse lassen meist dünne und saure Weine wachsen, die fast ausnahmslos Verschnittzwecken dienen und der

[1]) Lafar, Handbuch **5**, 519 (1905—1914). — [2]) L.V. St. **37**, 305 (1890). — [3]) C. Bakt. II, **36**, 149 (1913).

[1]) Babo u. Mach, Handbuch **2**, 876 ff. (1910).

Verbesserung bedürftig sind. Zu erwähnen sind die Naumburger Weine (Weißenfels, Saaletal), die Weine von Freiburg a. d. Unstrut, die der Hauptsache nach zu Schaumwein verarbeitet werden, die Weine aus der Meißner Gegend und die Grüneberger Weine, von denen hervorzuheben ist, daß sie in der Tat besser sind als ihr Ruf.

Die Frankenweine (Ober-, Mittel- und Unterfranken). Der Weinbau wird hauptsächlich im Maintal, Taubergrund und einzelnen Seitentälern betrieben. Die Frankenweine ähneln den Rheinweinen. Zu den besten Sorten gehören der Leisten- und Steinwein von Würzburg, der Pfülben von Randesacker. Die Weine von Rödelsen, Volksbach, Schloß Saaleck, Klingenberg, Karlsburg, Hörstein u. a. sind zweiten Ranges. Ober- und Mittelfranken liefern gewöhnliche Landweine.

Rheinhessische Weine. Das Weinbaugebiet erstreckt sich von Worms bis Bingen am linken Rheinufer. Die im Innern des Landes gebauten Weine sind zumeist Tisch- oder Landweine. Hervorragende Marken werden längs des Rheines gebaut: Worms (Liebfrauenmilch), Oppenheim, Nierstein, Nackenheim, Ingelheim (Rotwein) und Bingen. An zweiter Stelle sind zu nennen: Bodenheim, Büdesheim, Gau Bischoffsheim und Laubenheim. Die rheinhessischen Weine sind zumeist Weißweine, die in ihren besten Sorten mit den Rheingauer Weinen verglichen werden können, in guten Jahren vorzügliche Auslesen liefern, im Geschmack aber etwas weicher und milder sind als die Rheingauer Weine. Zu den bekannten Rotweinen gehört der Wein von Ober-Ingelheim und der angrenzenden Gemarkungen Groß- und Klein-Winternheim. Gau-Algesheim, Bingen und Büdesheim liefern mittlere Rotweine.

Rheingauer Weine. Der Rheingau umfaßt das rechte Rheinufer von Schierstein bis Aßmannshausen einschließlich, hinzugerechnet wird gewöhnlich noch die Gemarkung Hochheim a. M., der Wiesbadener Neroberg und Lorch. Günstige Lage und Bodenbeschaffenheit befähigen ihn, die edelsten Weißweine der Welt zu erzeugen. Die Traubensorte ist meist Riesling, in geringen Lagen auch Sylvaner. Die süßen Ausleseweine, die aus edelfaulen Beeren, in ganz seltenen Jahren aus eingetrockneten, rosinenartigen Beeren gewonnen werden, zeichnen sich durch geringen Alkoholgehalt und hohen Zuckergehalt aus; sie bedürfen zu ihrer Entwickelung lange Zeit. Näheres siehe S. 43. Zu den großen Seltenheiten gehören die sogenannten Eisweine. Da sehr spät gelesen wird, gefrieren manchmal die vollreifen Trauben. Merkwürdigerweise weisen die daraus gewonnenen Weine keinen Frostgeschmack auf. Durch Keltern der gefrorenen Trauben vor dem Auftauen gewinnt man sehr zucker- und säurereiche Moste, die die Eisweine liefern. Der aufgetaute Nachdruck ist außerordentlich zucker- und säurearm. Beschrieben hat solche Weine C. Neubauer [1875[1]], P. Kulisch [1890[2]] und K. Windisch [1902[3]].

Zu den feinsten Lagen gehören: Johannisberg (Schloß, Klaus), Hattenheim (Steinberg), Erbach (Markobrunn), Geisenheim (Rotenberg, Morschberg, Mäuerchen), Rüdesheim (Berg, Hinterhaus, Rottland), Hochheim (Domdechanei). Zur zweiten Klasse gehören: Kiedrich (Grafenberg), Aßmannshausen (Hinterkirch), Eltville (Taubenberg), Erbach (Siegelsberg, Schloß Reinhartshausen), Hallgarten (Schönhelle), Östrich (Doosberg), Winkel (Hasensprung, Dachsberg, Schloß Vollrads), Eibingen (Flecht), Rauenthal (Wißhöll und Pfaffenberg), Eltville (Sonnenberg) und Aßmannshausen (Rotwein). Zur dritten Klasse gehören die Orte: Kiedrich, Neudorf, Walluf, Schierstein und Lorch.

Pfälzer Weine[4]) (Haardtweine). Das Weinbaugebiet der Pfalz erstreckt sich vom Haardtgebirge nach dem Rhein zu. Es bringt Weine von der edelsten Beschaffenheit (vorzügliche, süße Ausleseweine), gute Tischweine und gewöhnliche Landweine hervor. Gepflanzt wird hauptsächlich Sylvaner, in besten Lagen Riesling, ferner Traminer, Gutedel, Muskateller, Elbling u. a. Rotweinreben sind Burgunder, St. Laurent, Trollinger und hauptsächlich Portugieser. Man unterscheidet Weine des oberen, mittleren und unteren Gebirges. Die Ober-Haardtweine wachsen von der Landesgrenze bis gegen Neustadt, die der mittleren von Neustadt bis gegen Ungstein und die der unteren Haardt von Ungstein bis zur hessischen Grenze. Neben Weißwein wird sehr viel Rotwein (Portugieser) gebaut. Zu den besten Weinen zählen die von Forst, Deidesheim, Ruppertsberg, Königsbach, Wachenheim in der Mittelhaardt. An zweiter Stelle sind zu nennen die Weine von Dürkheim, Ungstein, Haardt, Gimmeldingen, Mußbach, Kallstadt und Niederkirchen.

Die Naheweine wachsen in den Kreisen Kreuznach und Meisenheim; sie gleichen teils den Rhein-, teils den Moselweinen. Zu den hervorragendsten gehören die Weine von Kreuznach (Brückes, Kallenberg und Schloß Kauzenberg), Münster bei Bingen und Münster am Stein, Schloß Böckelheim, Niederhausen, Norheim, Roxheim und Winzenheim. An zweiter Stelle sind zu nennen Bingerbrück, Bretzenheim a. d. Nahe, Dorsheim, Langenlonsheim, Laubenheim a. d. Nahe usw.

Mosel-, Saar- und Ruwerweine. Das Weinbaugebiet, das man gewöhnlich als Moselweinbaugebiet bezeichnet, erstreckt sich vom Eintritt der Mosel in die Rheinprovinz bis nach Koblenz. Saar und Ruwer sind Nebenflüsse der Mosel. Man teilt es ein in die Obermosel von der Grenze bis zur

---

[1]) L. V. St. **20**, 105 (1877). — [2]) Weinb. u. Weinh. **12**, 96 (1894). — [3]) Werden des Weines 1906, Tafel 2, Nr. 59 u. 60; Nessler-Windisch, Bereitung des Weines 1908, S. 42. — [4]) Fr. v. Bassermann-Jordan, Geschichte des Weinbaues unter besonderer Berücksichtigung der Bayerischen Rheinpfalz. Frankfurt a. M. 1907, 3 Bd.

Saarmündung, wobei man die Luxemburger Weine einschließt. Hier wird meist Elbling gebaut, während an der Mittelmosel und an der Untermosel fast ausschließlich Riesling gebaut wird. Als Grenze zwischen Mittel- und Untermosel bezeichnet man Enkirch oder Cochem. Die besten Weine liefert: Bernkastel (Doktor), (Brauneberg), Piesport, Zeltingen, Graach (Josefshof), (Ohligsberg), Wehlen, Trier (Avelsbach), Grünhaus (Maximin); an der Saar: Wiltingen (Scharzhofberg, Scharzberg), Ockfen (Bockstein, Geisberg). Sehr gute Weine liefern: Thörnich, Trittenheim, Niederemmel, Mülheim, Lieser, Cues, Ürzig, Erden, Lösenich, Kinheim, Traben, Trarbach, Enkirch, Valwig, Winningen, Dhron, Casel, Waldrach a. d. Ruwer; an der Saar: Ayl, Canzem, Oberemmel, Wiltingen, Saarburg, Wawern. In Cönen wird als der einzigen Gemarkung an der Mosel Rotwein gebaut.

Weine vom Mittelrhein (von Bingerbrück bis Koblenz linksrheinisch, von Lorchhausen bis Niederlahnstein rechtsrheinisch). Wenn auch nicht mehr den Rheingauern gleichend, wachsen in diesem Gebiet zum Teil vorzügliche Weine, von denen hier die von Bacharach, Steeg, Caub, Enghöll, St. Goar zu nennen sind. An der Lahn hat der Weinbau fast jede Bedeutung verloren.

Ahrweine. Meist Rotweine von angenehmem, mildem Charakter und vortrefflichem Bukett. Die besten Lagen sind in Ahrweiler und Walporzheim. Gute Weine wachsen in Neuenahr, Mayschoß und Altenahr. Gebaut wird neben sehr wenig Riesling, Sylvaner und Elbling hauptsächlich Burgunder und Trollinger.

Die badischen Weine. Man baut Wein am Main und an der Tauber (weiße Tischweine), im oberen Rheintal, bei Waldshut (gute Weiß- und Rotweine), im Markgräflerland (Krachgutedel und Elbling), am Kaiserstuhl nordwestlich von Freiburg (zum Teil sehr gute Weine, die denen des Mittelrheins gleichen), im Breisgau von Freiburg bis Lahr (meist gewöhnliche, weiße Landweine und Schillerweine), in der Ortenau und Bühlergegend (gute, kräftige und feurige Weine, zum Teil aus Riesling (sogen. Klingelberger), sehr gute Rotweine (Affentaler, auch Schillerweine), im unteren Rheintal (nur örtliche Bedeutung), im Kraichgau und in der Neckargegend (Gutedel und Sylvaner, schwarzer Burgunder, Trollinger u. a. liefern Weiß- und Schillerweine), an der Bergstraße zwischen Heidelberg und Darmstadt (Riesling, Sylvaner und Elbling; Burgunder und Trollinger). Weine von Weinheim haben sehr guten Ruf. Am Bodensee: Ufer des Sees und Insel Reichenau; die Seeweine sind sehr sauer (Weißweine und auch viel Rotweine), Tauberweine (Tischweine), mittelbadische Weine (Tischweine, mitunter auch bessere Weiß- und Rotweine).

Württemberg. Der Weinbau in Württemberg erstreckt sich fast über das ganze Land; neben Weißwein wird viel Rot- und Schillerwein hergestellt. Das ganze Wachstum wird im Lande getrunken. Zu den besseren Weinen gehören die des Taubertales, geringere Weine liefert das Kocher- und Jagsttal. Die besten und meisten Weine wachsen im Neckarkreis zwischen Eßlingen und der Jagst. Als Weinorte sind anzuführen Asperg, Beilstein, Biedigheim, Cannstadt, Gundelsheim, Hall, Heilbronn, Reutlingen, Stuttgart, Weinsberg usw.

Die Weine des ehemaligen Reichslandes Elsaß-Lothringen. a) Oberelsaß mit den bekannten Weinorten Thann (Rangen), Gebweiler (Kitterle), Rufach (Schloß Isenburg), Türkheim, Reichenweier, Rappoltsweiler. Früher wurden in Kaysersberg, Ammerschweiher Süßweine (Strohweine) gewonnen; b) Unterelsaß. In Unterelsaß ist der Qualitätsweinbau noch weniger vertreten als im Oberelsaß. Heiligenstein, Wolxhein, Marlenheim usw. liefern gute Sorten. Im allgemeinen baut Elsaß meist Landweine; c) Lothringen. Neben Weißwein- ist auch der Rotweinbau bedeutend. Aus den roten Trauben wird viel Klarettwein für die Schaumweinbereitung gewonnen.

Zu den guten Weinorten zählen: Ars, Diedenhofen, Scy, Gantringen, Avricourt, Sierck und andere. Klarettweine werden hauptsächlich hergestellt in Ancy, Scy, Lorry, Moulins usw.

3. Luxemburg.

In Luxemburg hat der Weinbau seit 38 Jahren stetig zugenommen. Im Jahre 1909 wies es 1900 ha Rebfläche auf. Die Erträge schwanken außerordentlich: 32480 hl im Jahre 1909 stehen 157130 hl im Jahre 1908 gegenüber. Im Durchschnitt kann man mit 90000 hl Gesamtertrag oder 59 hl auf das Hektar rechnen.

Die Weinberge liegen größtenteils in Muschelkalk an den Ufern der Mosel und deren Seitentälern, insbesondere dem der unteren Sauer. Man treibt dort fast ausschließlich Massenbau. Die Haupttraubensorte ist der fruchtbare Elbling, der bei großen Erträgen geringe, dünne Landweine liefert. Riesling, Sylvaner, Ruländer und weißer Burgunder werden nur ganz vereinzelt angebaut. Die Weine gingen bisher im Naturzustande nach Deutschland, wo sie umgegoren wurden und meist als billige Moselweine in den Handel kamen. Weine, die in guten Jahren als selbständige Weine in den Handel kommen, liefern Wormeldingen, Grevenmacher und Wintringen in einigen wenigen Lagen. Das Weingesetz Luxemburgs entspricht ganz dem deutschen. Im Jahre 1907 wurde auch in Luxemburg die Reblaus aufgefunden [1]).

Analysen: Ergebnisse der Mostuntersuchungen, veröffentlicht von dem Distrikts- und Weinbauaufsichtskommissariat in Grevenmacher.

[1]) Vgl. Denkschrift, veröffentlicht vom Distrikts- u. Weinbauaufsichtskommissariat in Grevenmacher, Der Weinbau im Großherzogtum Luxemburg während der Jahre 1912 bis 1913 unter besonderer Berücksichtigung der Reblausfrage.

4. Belgien.

Der Weinbau ist hier sehr alt, geht aber immer mehr zurück. Im Jahre 1895 waren nur mehr 90 ha Rebfläche vorhanden, die sich bis 1907 um 3 ha vermehrt haben. Gepflanzt wurden Pinot franc bei Huy und Pinot gris und blanc bei Tongerloo. Berühmt ist Belgiens Tafeltraubentreiberei. Etwa 10 000 Gewächshäuser bedecken eine Fläche von 180 ha. Die bekanntesten Treibereien befinden sich bei Hoeglaert und bei La Hulpe.

5. Frankreich.

Frankreich ist seit alters her das bedeutendste Weinland der Welt. Seine Rotweine sind unübertroffen. Außer in neun nördlichen Departements, wo man dagegen viel Cider (Apfelwein) gewinnt, wird fast überall Weinbau getrieben. Durch die Reblaus wurde das Weinbaugelände auf drei Viertel seiner früheren Ausdehnung vermindert, dennoch bringt es jetzt mehr Wein hervor als früher. Im Jahre 1908 brachten 1 654 366 ha Rebfläche 60 545 265 hl Wein oder 37 hl auf 1 ha.

Schrifttum:

Degrully, P.: La production et le marché des vins. Montpellier 1910.
Wolf, C.: Die Weinkrisis in Frankreich. Berlin, Verlag P. Parey, 1910.
Fiehe, J.: Über die Zusammensetzung einiger Naturweine von Südfrankreich. Ch. Z. **32**, 1105 (1908).
Thomas, Sully: Anormale Zusammensetzung verschiedener Jungweine der Ernte 1906. Ann. falsific. **1**, 11 (1908).
Sémichon, L. u. Bose, J.: Zusammensetzung der Weine des Weinbaugebietes der Aude. Ann. falsific. **1**, 67 (1908).
Halenke, A.: Über die Zusammensetzung der aus Südfrankreich nach Deutschland eingeführten Weine. Arb. Ges. Amt. **33**, 304 (1908).
Mayer, J.: Über französische Weißweine. Z. öff. Chem. 1909, S. 15.
Astruc, H. u. Mahoux, J.: Analysen der Weine des Gard und der Camargue der Jahrgänge 1907 und 1908. Ann. falsific. **2**, 542 (1909).
Descomps, A.: Die Weine von Ségonnaux usf. Ann. falsific. **2**, 408 (1909).
Carles, P.: Die Rotweine der Gironde von 1909. Ann. falsific. **3**, 395 (1910); **4**, 12 (1911).

Analysen: König, Nahr.- u. Genußm. **1**, 1246 (1903).

Der Midi (südöstliches Weinbaugebiet). Er umfaßt die Departements am Mittelländischen Meere. Besonders von der Rhonemündung bis zur spanischen Grenze hat der Weinbau in der Ebene längs des Meeres eine gewaltige Entwickelung genommen. Fast ein Fünftel des ganzen französischen Wachstums wird hier geerntet. Angebaut wird Aramon, Petit und Alicante Bouschet, Carignan usw.; die alle große Mengen, zum Teil gewöhnlichsten Weines liefern. Außerdem liefert der Midi auch Verschnitt- und Dessertweine, so den Muscat Lunelle, den Frontignan, den roten Roussillon, den weißen Maccabeo und den weißen Roussillon, den besten Süßwein Frankreichs. Von roten Tafelweinen sind zu nennen die portweinähnlichen Roussillonweine von Port Vendres usw., die sich durch Farbe, Körper und Stärke auszeichnen.

Das Becken der Garonne (südwestliches Weinbaugebiet). Es umfaßt das Gebiet von Bordeaux und von den Pyrenäen. Die wichtigsten Gebiete im Bordelais sind: Médoc, die Graves, die Pays de Sauternes. Das Pyrenäengebiet umfaßt die Lot, das Armagnac u. a.

Am wichtigsten ist das Médoc (80 km lang, 10 km breit). Weißweintraube ist nur Sémillon-Sauvignon; Rotweintraube fast nur Cabernet-Sauvignon, Merlot und Malbec. Das Médoc erzeugt neben der Burgund die besten Rotweine der Welt. Seine Weine teilt man ein in fünf Klassen: grands crûs (Hochgewächse), vins bourgeois (feine Weine), vins artisans, vins paysans und vins ordinairs. Die berühmtesten Lagen finden sich in den Gemeinden Margeaux (Château Margeaux) und Pauïllac (Château Lafitte, Château Latour). Zweite Gewächse erzeugen Saint-Julien, Cantenac und Saint Estèphe. In den Graves zählen zu den Hochgewächsen nur die Weine von Pessac (Château Haut Brion). In der Sauternes baut man vorzügliche Weißweine von den Reben Sémillon-Sauvignon und Moscadelle, indem man die Edelfäule abwartet. Bestes Gewächs ist Château Yquem in Sauternes [1]), sehr gut sind Château-Suduiraut, -Le Vigneau, -Guiraud usw. in Bommes; außerdem wachsen berühmte Weine in Preignac, Barsac, Fargues usw.

Die Charente (westliches Weinbaugebiet). Wichtig sind die Departements Charente und Charente inférieure. Man gewinnt hier verhältnismäßig alkoholarme Weine, die fast nur zur Kognakbereitung dienen [2]). Man teilt die Gewächse ein in: la fine oder grande Champagne, la petite Champagne, les Borderies und les Bois. Weniger gute Weindestillate liefert der Bezirk Armagnac. Die Vendée liefert geringe, saure Weißweine, die beiden Sèvres geringe und herbe Rotweine.

Das Rhoneufer südlich Lyon (östliches Weinbaugebiet). Am rechten Ufer wachsen die berühmten Weine von Côte Rôtie aus der Syrah- und Viogniertraube, am linken Ufer die trefflichen Weine der Eremitage (weiße und rote Weine, vereinzelt auch Strohweine). In Ardèche zieht man aus der Marsannerebe den Mousseux de Saint-Péray, der zur Schaumweinbereitung dient. In Savoyen wachsen meist nur harte, geringe Weine. In Drôme hat Die durch Klarettweine einen Ruf. In Vaucluse werden Mourvèdre, Picpoule und besonders Syrah gepflanzt. Berühmt sind: Château neuf du Pape, Château de la Nerthe u. a.

Im Delta der Rhone werden die Weinäcker bewässert, die bei Bepflanzung mit dem ertragsreichen Aramon u. a. regelmäßige und sehr reiche Erträge geringer Weine liefern.

[1]) X. Rocques, Analysen von sieben Jahrgängen. Ann. chim. anal. **6**, 366 (1901); Ch. Blarez u. U. Gayon, Analysen von Ausbruch- und Nachweinen der Sauternes. Ann. falsific. **3**, 248 (1910). — [2]) Hailer, Mitt. d. deutschen Landw. Gesellschaft 1907, Nr. 17.

Das Rhonebecken (nördliches Zentralgebiet). Es umfaßt die nördlich von Lyon sich ausbreitende Saôneebene. Die Weine wachsen an den Hängen der Côte-d'Or, der Cevennen und des Juras. Man teilt es ein in Haute-Bourgogne, Châlonnais, Mâconnais und Beaujolais auf dem rechten, Jura mit Ain auf dem linken Saôneufer.

In der Haute-Bourgogne werden die besten Weine vom blauen Burgunder gewonnen. Gamayarten liefern farbstoffreiche, aber harte und herbe Weine. Der weiße Burgunder liefert treffliche Weißweine.

Man unterscheidet drei Bezirke: la côte de Dijon, la côte de Nuits und la côte de Beaune. La côte de Dijon liefert infolge Einführung der Gamayarten keine Hochgewächse mehr. Die besten Weine wachsen bei Fixin (Clos de la Perrière) und Brochon. La côte de Nuits liefert die besten Rotweine der Welt: Chambertin und Clos de Bèze bei Georey-Chambertin, Clos de Tart bei Morey, les Musigny, Clos Vougeot, les Echézeaux, Romanée, les Tâches, les Richebourg u. a. In der côte de Beaune sind hervorzuheben: Les Vergelesses, les Grèves, Clos Saint Jean u. a. Auch manche weißen Burgunder haben großen Ruf, so die von Aloxe-Corton, von Mersault, von Chassagne und Puligny. In der côte chalonnaise wird weniger Wein gezogen. Es wird viel Gamay gepflanzt. Dagegen ist die côte mâconnaise berühmt durch ihre Weißweine, gewöhnlich als Weine von Pouilly bezeichnet.

Im Beaujolais wurden fast nur Gamayarten gepflanzt. Als beste Gewächse gelten die Weine von Moulin à Vent und Thorins, bekannt sind Fleurie, Villié, Morgon, Chenas u. a.

Der Jura mit Ain. Man baut viele Traubensorten, darunter Pulsart, Trousseau, Enfariné (rot), weißen Traminer und weißen Burgunder. Erwähnenswert sind die sehr feinen und bukettreichen Weißweine des Château-Chalon, die von Étoile (zur Schaumweinbereitung benutzt). Die Weine von Doubs, Haute Saône und Ain sind zum Teil sauer und rauh. Gut sind die Weine von Besançon, von Vesoul und Bugey. Bekannt sind noch Arbois, Salins, Pupillin, Arsures u. a.

Das Becken der Loire. In den Departements Allier, Puy de Dôme und Loire wird Gamay gepflanzt. Im Departement Nièvre baut man bei Pouilly sur Loire berühmte Weine aus weißem Burgunder. Aus der Malbecrebe wird ein farbstoffreicher, harter Rotwein gewonnen. Zwischen Blois und Saumur wird Weißwein aus Chenin blanc gewonnen. Die besten Weißweine stammen aus der Gegend von Tour (Montrichard, Saint-Avertin u. a.). Restigné, Bourgeuil und Chinon liefern medocähnliche Rotweine. Bei Saumur wachsen frische Weißweine, die zur Schaumweingewinnung geeignet sind. Bei La Roche au Moine und Coulée de Serrant liefert der Chenin blanc gute Weißweine. Im Pays du Muscadet wird fast ausschließlich Muscadet (Melon der Burgund) gepflanzt, der chablisähnliche Weine liefert. Bei Nantes gewinnt man gewöhnliche Weine für die Kognakbereitung.

Das Seinebecken (nördliches Weinbaugebiet). Es zerfällt in die Champagne, die Umgegend von Paris und die Basse-Bourgogne.

In der Champagne erzeugen die Departements Haute-Marne und Aube aus Gamay (rot) und petit Meslier (weiß) geringe und saure Weine. Das Departement Marne hingegen erzeugt aus blauem Burgunder und Pinot meunier die trefflichen, zur Schaumweinbereitung geeigneten Weine. Die beiden Hauptmittelpunkte sind Reims und Épernay. Berühmt sind bei Reims: Saint Thierry, Hermonville, Nogent, Cernay les Reims, Chamery, Rilly u. a. An der Marne liegen Ambonnay und Bouzy, Ay, Mareuil, Dizy u. a. Auch Mardeuill, Moussy, Cramant, Avize, Oger, le Mesnil und Vertus haben einen guten Ruf.

In der Umgebung von Paris wird in Thomery und benachbarten Dörfern Gutedel an Spalieren gezogen. Sonst wird aus der Müllerrebe und Gamayarten in guten Jahren ein bukettreicher Wein gewonnen.

In der Basse-Bourgogne wird der feinste Wein aus weißem und blauem Burgunder gewonnen. Auch viele andere Sorten werden angepflanzt. Die besten Weine liefert das Tonnerois und das Auxerrois. Im Tonnerois wachsen die besten Rotweine bei Danemoine und Tonnerre, die besten Weißweine bei Junay und Épineuil. Im Auxerrois sind berühmte Rotweine: Gravant und Jrancy; hervorragende Weißweine: Chablis[1]), Milly und Fleys. Im Tale von Avallon wachsen geringere Weine; bekannt sind Etaule le Haute und Annay la Côte, Joigny und Riceys.

Der Weinbau der Insel Korsika ist dem im Midi ähnlich. Es wird Grenache, Carignan und Mourvèdre angebaut. Geschätzt wird der Wein von Tallano.

6. Spanien.

Spanien ist nach Frankreich und Italien das bedeutendste Weinland. In allen Provinzen wird Wein erzeugt, der jedoch viefach von geringer Güte ist. Ausgeführt werden Verschnittweine und hauptsächlich Dessertweine. Im Jahre 1905 wurde auf 1 443 215 ha 17 708 778 hl Wein oder auf 1 ha 12,3 hl erzeugt. Im Lande selbst werden 8 000 000 bis 10 000 000 hl verbraucht; 2 Mill. werden ausgeführt, der Rest wird zu Weinsprit verarbeitet. Der Rebbau ist sehr mannigfaltig; im Norden herrscht Rot-, im Süden Weißweinbau vor. Die Kellerbehandlung ist meist wenig sorgfältig außer bei den Dessertweinen.

Analysen: J. König, Nahr.- u. Genußm. **1**, 1295, 1324 (1903); Ch. Z. 1903, I, S. 658; Ann. falsific.

---

[1]) E. Rousseaux u. G. Chappaz, Das Weinbaugebiet von Chablis. Ann. de la scienc. agron. [2] **9**, I, 71 (1904).

Die nördlichen Provinzen. Die Provinz Alava erzeugt bordeauxähnliche Weine. In Burgos werden leichte, aber ganz angenehme Rotweine (Chacoli) gewonnen. Bedeutend ist der Weinbau in der Provinz Barcelona. Die Weine gleichen denen von Bari. Gute Rotweine von Santander führen den Namen Liebano.

Die Zentralprovinzen. Salamanca erzeugt Rotweine und süße Weißweine (Syrupios). Valladolids Weißweine sind geschätzt. Madrid liefert Rot- und auch Süßweine. Bekannt ist der weiße Bayo aus Malvar und Larien in Toledo. Zu den besten Tischweinen Spaniens gehört der nicht zu starke, würzige und frische, nach seinem Erzeugungsort benannte Valdepeñas in der Provinz Ciudad-Real.

Tarragona bringt Weine der verschiedensten Art hervor. Ebenso mannigfaltig sind die Traubensorten. Am meisten wird ausgeführt eine Art Nachahmung des Portweins. Die wichtigsten Weintypen sind: Priorato secco, Priorato dolce, Priorato rancio, gewöhnliche Rot- und Weißweine, vino rancio superiore, Muscatello, Malvasio u. a.

Die südlichen Provinzen. Huelva erzeugt fast durchweg leichte, billige Weißweine für die Ausfuhr. Sevilla führt wertvolle Weißweine aus. In der Provinz Cadiz erzeugt Jerez den als Jeres, Xeres oder Sherry bezeichneten, weltberühmten Dessertwein. Auch Gemische von Trauben- mit Fruchtweinen [Orangen, Granatäpfeln, Poponen (eine melonenartige Frucht), Sauerkirschen] spielen eine Rolle.

Die Jeresweine [1]) werden hergestellt aus weißen oder weiß gekelterten roten Trauben. Die frischen Trauben bleiben einige Stunden an der Luft liegen. (Zur Gewinnung des Pedro-Jimenes bleiben sie mehrere Wochen der Sonne ausgesetzt). Die zum Teil sehr stark gegipsten Trauben werden gewöhnlich mit den Füßen zerquetscht. Der Most vergärt ohne Trester in nicht vollen Fässern von 500 bis 600 Litern Inhalt. Der Jungwein wird mehr oder weniger stark mit Weinsprit versetzt, wobei er drei bis vier Jahre in warmen Kellern lagern muß und wiederholt unter reichlichem Luftzutritt abgezogen wird. Geringe Sorten werden mit eingedicktem Most gesüßt. Man unterscheidet: 1. Fino, hellfarbig, nicht süß, mit reichem Bukett; 2. Pedro Jimenes, ein süßer Likörwein; 3. Ammontilladas und Manzanilla, nicht süße, alte Weine.

Cordova bringt viele wertvolle Weißweine, darunter den Jerez ähnlichen Montilla.

Die Provinz Malaga liefert treffliche Dessertweine [2]). Traubensorten sind Pedro Jimenes und Moscadel, die sowohl die Malagarosinen und auch die feinen Dessertweine liefern. Die Rebfläche beträgt 30000 bis 50000 ha und erzeugt etwa 500000 hl Wein. Die Weinlese erfolgt im August. Der feinste, weiße, süße Malaga aus der Pedro Jimenes-Traube heißt Lagrima. Zu seiner Herstellung läßt man die reifen Trauben an der Sonne schrumpfen, entweder nach Knickung der Stiele oder auf der Erde. Die Trauben werden mit den Füßen zerquetscht. Seine dunkelbernsteingelbe oder rotgelbe Farbe verdankt der Wein ausschließlich seiner natürlichen Alterung. Eingedickter Most wird ihm nicht zugesetzt.

Sehr fein sind auch die süßen Moscatelweine. Man regelt den Zuckergehalt durch Zusatz von vino maestro oder von vino tierno. Vino maestro wird hergestellt, indem man angegorenen Most mit etwa 17 Proz. Alkohol stumm macht. Vino tierno gewinnt man aus Trockenbeeren, indem man diese zerdrückt, den Brei mit dem dritten Teil Wasser gut durcharbeitet, das Gemisch in die Säcke bringt und preßt. Der abfließende Most wird mit dem sechsten Teil Alkohol versetzt.

Die süßen, dunkelbraunen Malaga sind Lagrima, die durch Versetzen mit eingekochtem Most Farbe erhalten haben. Die eingedickten Moste führen die Namen Color oder Arope. Arope wird hergestellt, indem man weißen Most auf freiem Feuer auf etwa ein Drittel einkocht. Sie schmeckt bitter und etwas angebrannt und ist dunkelbraun. Noch dunkler ist der Color. Man gewinnt ihn, indem man die Arope auf etwa zwei Fünftel eindampft und mit Most und wenig Wasser auf den ursprünglichen Raum wieder auffüllt.

Nach dem Zuckergehalt unterscheidet man demnach: herbe Malagas ohne unvergorenen Zucker, trockene, milde Malagas mit geringen Zuckerresten, halbsüße Malagas, zu denen die Goldmalagas gehören, mit größeren Zuckermengen, süße Malagas, entweder natürliche konzentrierte Süßweine, wie Malaga, Rotgolden, oder mit konzentriertem Moste versetzte Malagas, wie Malaga braun oder dunkel, extrasüße Malagas aus fast zu Rosinen eingetrockneten Beeren. Die Malagas bedürfen ein- bis zweijähriger Pflege, wobei sie wiederholt abgestochen und mit Sprit versetzt werden.

In Granada liegen die Verhältnisse ähnlich wie in Malaga. Almeria baut weiße und rote Trauben. Der Wein aus der dunkelfarbigen Tintilla dient zum Färben, besonders der Weine aus der verbreiteten Jaentraube.

Murcia hat ebenfalls bedeutenden Weinbau (rot und weiß). Erwähnenswert sind der Tinto secco, Hortelano secco, Granacha, Rancio dolce, Moscadel u. a.

Alikante erzeugt Weine der verschiedensten Art und Güte. Am berühmtesten ist der rote Fondillon, der meist als Alikante oder auch als echter Malaga in den Handel kommt. In der Jugend dunkelrot, wird er im Alter etwas heller, etwa purpurrot; dabei nimmt er im Geschmack zu und dient meist als Krankenwein. Auch weiße Dessertweine, wie der Albi flor alicantimo werden gewonnen.

[1]) H. Rocques, Über Sherry und Malagaweine. Rev. gén. de chim. pure et appl. **5**, 43 (1903); Ref. C. **64**, I, 658 (1903); C. Filaudeau, Die Weine von Xeres, Ann. falsific. **2**, 82 (1909). — [2]) O. Leixl, Zur chemischen Charakteristik der Malagaweine. Apoth. Z. **14**, 532 (1899); Z. U. N. **3**, 196 (1900).

Valencia mit sehr bedeutendem Weinbau (100 000 ha) erzeugt meist geringe Rotweine. Ferner werden weiße und rote Mistellen hergestellt.

Die Balearischen Inseln erzeugen viel Wein; zu erwähnen sind der rote Mazenillo, weißer Ammontillado, Moscadello, Malvasia u. a.

Die südkanarischen Inseln erzeugen auf Teneriffa und Palma den besten Wein. Der Kanariensekt war früher sehr beliebt, heute kommen die Weine meist als Madeira in den Handel.

Schrifttum.

Bertschinger: Zur Beurteilung spanischer Weißweine. Ch. Z. **25**, II, 871 (1901).

Blarez, Ch.: Zur Kenntnis der gewöhnlichen andalusischen Weißweine. Ann. Chim. analyt. **17**, 41 (1912).

Fortuné, H.: Analysen spanischer Weine (Gegend Valencia, Ernte 1913). Ann. falsific. **7**, 69 (1914).

Günther, A. u. Fiehe, J.: Zur Kenntnis der nordspanischen Weine aus den katalonischen Provinzen. Arb. Ges. Amt. **46**, 525 (1913).

7. Portugal.

Im Jahre 1909 wurde die Rebfläche Portugals, das in allen Provinzen Weinbau treibt, auf 70 000 ha mit einem Ertrag von 3,1 Mill. Hektoliter geschätzt. Der Hauptweinbau wird in dem Dreieck zwischen dem Douro und dem kleinen Rio Corgo betrieben. Man unterscheidet zwischen oberem und unterem Corgo, von denen der erste die besseren Weine liefert. Die besten Weine heißen vinhos de fectoria und sind zur Ausfuhr bestimmt; die geringen heißen vinhos de ramo, sie werden teils im Lande getrunken, teils zu Weinsprit verarbeitet.

Zu beiden Seiten des Douro liegt das Portweingebiet. Der Portwein [1]) wird gewonnen aus verschiedenen roten Traubensorten. Die Lese findet meist Ende September statt. Die Trauben werden in großen, granitenen Behältern, den Lagares, mit den Füßen ausgetreten. Diese Behandlung wird mehrere Tage hintereinander wiederholt. Unterdessen gerät der Most unter starker Temperaturerhöhung in stürmische Gärung. Ist etwa 7 Proz. Alkohol gebildet, so wird der Jungwein in Lagerfässer abgelassen und mit 8 bis 12 Proz. Weinsprit von 76 bis 78 Proz. Alkoholgehalt versetzt. Im Frühjahr nach der Ernte werden die Weine in die großen Magazine vor Villa nova da Gaya übergeführt, um hier weiter ausgebaut zu werden. In guten Jahren enthält der Jungwein noch genügend Zucker, in geringen Jahren oder wenn überhaupt der Zuckergehalt erhöht werden soll, wird ihm Geropiga [2]), ein Gemisch von 1 Tl. Weinsprit von 78 Proz. mit 4 bis 5 Tln. Most oder anderer Süßweine (Adubos genannt) hinzugesetzt. Bei jedem Abstich werden weitere Mengen Weinsprit zugesetzt, so daß der Alkoholgehalt schließlich mindestens 16,5, gewöhnlich aber 20 Maßproz. beträgt. Gewöhnlich ist der Portwein rot. Früher wurde er besonders mit Holunderbeeren aufgefärbt, was jetzt verboten ist. Zum Auffärben dient jetzt besonders Wein aus der stark färbenden Traubensorte Sanzao.

[1]) A. Gawalowski, Über Portwein. Pharm. Post **39**, 663 (1906). — [2]) A. J. Ferreira da Silva, Die portugiesischen Geropigas und die Herstellung des Portweins. Rev. intern. falsific. **18**, 73 (1905); C. 1905, II, 1202; Revista di chimica pura e applicada 1905, Nr. 1; Z. U. N. **11**, 38 (1906); Ann. falsific. **3**, 430 (1910).

Weißer Portwein wird nur in sehr guten Jahren erzeugt [1]).

Auch auf den nordkanarischen Inseln, besonders auf Madeira, und auf den Azoren wird Weinbau getrieben. Der feine Madeira wird im Süden der Insel hauptsächlich aus der Malvasiatraube gewonnen. Außerdem werden noch eine Reihe anderer Trauben angebaut. Die reifen, häufig etwas eingetrockneten Trauben werden gemaischt und der Most vergoren. Nur die feinen Sorten Malvasia und Boal vergären als Maische. Dem Most oder der Maische wird 4 bis 5 Proz. Weinsprit zugesetzt, um einen Teil des Zuckers dem Weine zu erhalten. Ein Teil des Mostes wird sofort mit so viel Weinsprit versetzt, daß die Gärung überhaupt nicht eintreten kann. Diese Mistelle heißt vinho surdo, d. h. tauber Wein. Sie dient zum späteren Nachsüßen. Sehr selten wird eingedickter Most (arrobe) hinzugesetzt. Zusatz von Zucker oder Zuckerkulör, die früher viel verwendet wurden, ist heute verboten. Der vergorene Wein wird in Magazinen über der Erde aufbewahrt, öfter abgestochen und geschönt. Ein großer Teil der Weine wird in den sogenannten Estufas während einiger Monate künstlich erhitzt und nach Behandlung mit Kohle einjährig verschifft.

Der nicht künstlich erwärmte Wein braucht zum Ausbau mindestens drei Jahre und kommt als vinho da Madeira, oder, falls es sich um ein Erzeugnis einer einzigen Sorte handelt, als Malavasia, Boal, Sercial usw. in den Handel. Nach den gesetzlichen Vorschriften muß Madeirawein mindestens 17, in Ausnahmefällen braucht er nur 15,5 Raumprozent Alkohol enthalten [2]).

Schrifttum:

Mastbaum, H.: Vinhos exportação. Revista chim. pura e applic. **7**, Nr. 9, 10 (1911).

Sutorio de Monte Pereisa, M.: Die Wiederherstellung des Weinbaus in Portugal mit Amerikaner Reben. Intern. agr.-techn. Rundschau **4**, 4 (1911).

8. Italien.

Nach Frankreich ist Italien das bedeutendste Weinland. Sowohl Weinbau als auch Weinbehandlung stehen zum Teil noch auf sehr niederer Stufe — im Gegensatz zu Frankreich. Im Jahre 1908 erzeugte es auf 4 074 000 ha Rebfläche 47 668 000 hl Wein oder auf 1 ha 11,7 hl. Die Rebsorten Ialiens sind minderwertig im Vergleich zu denen Frankreichs. Die Weine haben meist zu viel Säure und Gerbstoff; es fehlt ihnen an feiner Blume; sehr häufig sind sie stichig. Häufig wird der Rebbau als Zwischen-

[1]) W. F. Hesselink, Weine des Weinbaugebiets am Douro. Dissertation, München 1904; A. Kickton und R. Murfield, Z. U. N. **25**, 625 (1913); **27**, 617 (1914). — [2]) A. Kickton und R. Murfield, Herstellung, Zusammensetzung und Beurteilung des Madeiraweines und seiner Ersatzweine. Z. U. N. **28**, 325 (1914).

kultur getrieben, indem die Reben an Bäumen gezogen werden. Die Reblaus hat großen Schaden angerichtet.

Analysen: J. König, Nahr.- u. Genußm. **1**, 1284 (1903); Z. U. N. **1**, 164 (1898); **2**, 816 (1899); Weinb. u. Weinh. **7**, 490 (1889); Fr. **36**, 132 (1897); Ch. Z. **22**, 172 (1898); Gazz. chim. ital. **38**, I, 54 (1908); Staz. ital. **36**, 171 (1903); **36**, 549 (1903); **37**, 129 (1904); **37**, 549 (1904); **39**, 350 (1906); **41**, 717 (1908); **41**, 673 (1908); **42**, 161 (1908).

Schrifttum:

Cettolini, S.: Der Weinbau in Italien. Int. agr.-techn. Rundsch. **6**, 988 (1915).

Veröffentlichungen d. Landwirtschaftsministeriums (1911 bis 1916).

Piemont. Er erzeugt hauptsächlich rote Tischweine aus den Rebensorten Nebbiolo, Gattinara, Ghemme, Grignolino u. a. Bekannt ist der bordeauxähnliche Barolowein aus der Nebbiolotraube. Weißweine liefern die Sorten Malvasia, Moscato u. a. Letztere Traubensorte dient besonders zur Herstellung des moscato spumante oder Asti spumante [1]). Die Weine Piemonts gehören zu den besten Italiens, sie werden als sogenannte Sommerweine (die im Sommer haltbar sind) und als Flaschenweine geschätzt. Berühmt sind die Turiner Wermutweine [2]).

Lombardei. Hier tritt der Rebbau gegen andere Kulturen zurück, er wird häufig als Zwischenkultur betrieben. Es werden meist kleine Landweine von geringer Haltbarkeit gewonnen. Nur in den Voralpen wachsen gute Weine. Hier ist hervorzuheben das Veltliner Tal mit den Marken Sassella, Grumello, Inferno. In der Provinz Pavia ist das Hügelland von Oltrepò bekannt mit den Marken Buttafusco, Canneto, Sangue di Giuda.

Venetien. Es umfaßt drei Weinbaugebiete: die große Ebene bis zu den Alpenläufern mit vorzugsweisem Rotweinbau; die den Alpen vorgelagerten Hügellandschaften ebenfalls mit Rotweinbau; die ersten Gebirgsstraßen und die Täler der Voralpen; in dem westlichen Teil (am Gardasee bis Bassano an der Brenta wird Rotwein, im östlichen Teil von Bassano zum Isonzo wird Weißwein gewonnen. Der Weinbau steht auf niederer Stufe. Die Rebsorten sind äußerst zahlreich. Die Weine (vier Fünftel Rotwein) sind dünne, sehr säurereiche Landweine. Die besten stammen von Policella bei Verona.

Ligurien. Weinbau wird an den Abhängen der Apenninen, deren Seitentälern, sowie in der Ebene zwischen Meer und dem Gebirge getrieben. Vorzugsweise wird Weißwein gebaut. Die Weine sind wenig wert. Die besten wachsen in Cinque Terre bei Spezia.

Emilia. Der Rebbau, der an den Hängen und in der Ebene getrieben wird, ist gut, aber es gibt auch hier ein buntes Gemisch der verschiedensten Sorten. Man erzeugt sehr viel billige Weine von niederem Alkoholgehalt. Als bester Weißwein gilt der auf den Hügeln von Bertinoro wachsende, liebliche Muskateller-Albanowein. Geschätzte Rotweine liefern die Rebsorten Sangiovese, Lambrusco, Aleatico und Moretta, unter welchen Namen sie auch gehen.

Die Marken und Umbrien. Weinbau wird getrieben in der Sandebene an der Küste und den Ebenen und Hängen des Tibertales und an den Hügeln der übrigen Täler. Der Weinbau ist nicht besonders sorgfältig. Das Sortengemisch ist groß. Die Weine sind vielfach minderwertig. In Umbrien pflegt man häufig den Most auf zwei Drittel seines Raumes einzukochen und dann erst zu vergären [vini cotti [1])]. Der Wein wird dadurch haltbarer, aber unharmonisch. Erwähnenswert sind noch die sogenannten heiligen Weine, besonders der von Todi, die aus der roten Grecotraube in geringer Menge gewonnen werden.

Toscana mit Elba. In diesem wichtigsten Weinbaugebiet Italiens wird Weinbau von der Meeresküste bis zu einer Höhe von 900 m im Gebirge getrieben. Der Rebbau, vielfach an Bäumen, geschieht sorgfältig. Die Rebsorten sind mannigfaltig, aber die besten Italiens. Hauptsächlich werden rote Tischweine von feiner und lieblicher Art gezogen. Auch Weißweine und Dessertweine werden gewonnen. Gute Weißweine liefern die Provinzen Pisa und Grosseto, sowie die Insel Elba. Die besten Weine sind der Pomino und Rufina. Berühmte Rotweine sind: Der Chianti aus dem gleichnamigen Tale und der Montepulciano, „der König der italienischen Weine“, von dem gleichnamigen Jesuitenkloster unweit des Trasimenischen Sees. Bekannte Marken sind ferner: Carmignano, Broglio und Montalcino. Die Weine der Ebene sind feurig und schwer, altern aber schnell. Die Gebirgsweine sind anfangs rauh, im Alter aber fein und zeigen dann vielfach ein ausgesprochenes Bukett.

Latium. Der Rebbau wird meist an Hügeln und Hängen betrieben. Man unterscheidet drei Gebiete: Viterbo, Velletri und Frosinone. In Viterbo ist der Satz sehr unrein und der Weinbau ohne Bedeutung. Velletri ist am wichtigsten. In Frosinone werden die Reben meist auf Bäumen gezogen. Die Erzeugung von Weißwein wiegt vor. Er wird hauptsächlich aus den beiden Trebbianoarten gewonnen. Rotweine mit eigenartigem, geschätztem Bukett liefert die Cesanesetraube. Die Weißweine auf den Hülsen vergoren, bleiben infolge kalter Lagerung und starken Einbrennens häufig süß (vini pastosi). Die besten Weine (weiß und rot) sind die von den „Castelli Romani“. Bekannt ist der Muskatellerwein von Montefiascone, der sogenannte Estwein. Aleatico ist ein Dessertwein.

Die Südprovinzen am Adriatischen Meere. Dieses Gebiet ist bezüglich der Menge und des

[1]) A. Strucchi ed M. Zechini, Il moscato di Canelli, Torino 1895; C. Mensio, Untersuchungen über Moscato spumante. Staz. ital. **42**, 465 (1909); **43**, 797 (1910); R. Meissner, Jahrb. d. Vereinigung d. Vertr. d. angew. Botanik **1**, 96 (1903). — [2]) Schrifttum: Siehe S. 176.

[1]) G. Paris, Z. U. N. **1**, 164 (1898).

Handels (Verschnittweine) das wichtigste Italiens. Man unterscheidet die drei gebirgigen Provinzen der Abbruzzen und die drei ebenen, apulischen Provinzen. Zwischen beiden liegt als Übergang der Bezirk Molise. In den Abruzzen wird in den Tälern und kleinen Plateaus Wein gewonnen, der dem norditalienischen gleicht. Es wird Weiß-, Rot- und Schillerwein (sogen. Cerasuoli) gewonnen. In Apulien wird Wein in der wellenförmigen Ebene gebaut. Großgrundbesitzer erzeugen 1000 bis 100 000 hl Wein. Es wird Weiß- und Rotwein für Verschnittzwecke, aber auch selbständiger Wein gewonnen. In der Provinz Bari werden bei Barletta, Bisceglie und Andria die brauchbarsten Verschnittweine erzeugt. Die Ausfuhr ist sehr bedeutend.

Die Südprovinzen am Mittelmeer. Man baut Wein an den Hügeln und in der Ebene. In den Ebenen Campaniens ist der Weinbau weniger bedeutend. Calabrien und die Basilicata besitzen einen ausgedehnten, intensiven Weinbau, ebenso die Inseln Capri und Ischia. Die Rebsorten sind sehr mannigfaltig. Man gewinnt Weine vom leichtesten Weißwein bis zum schwersten Verschnittwein. Der Rotweinbau überwiegt. In den Provinzen Caserta, Neapel und Salerno werden feine (meist weiße) Tischweine erzeugt. In den Provinzen Avellino, Benevento und Potenza gewinnt man meist rote Tisch- und in geringerem Maße Verschnittweine. Calabrien endlich bringt neben guten Tisch- und Dessertweinen Verschnittweine hervor. Von Capri sind die Marken Capri rosso und Capri bianco bekannt. Geschätzt sind die Dessertweine vom Vesuv, namentlich Lacrimae Christi von Resina und Torre del Greco bei Portici.

Sizilien. Der Weinbau wird hier sehr sorgfältig betrieben, meist in der Ebene oder auf niederen Hochebenen. Am Ätna steigt er bis in die Höhe von 1200 m. Es werden nur wenige Sorten im reinen Satz angebaut. Weiße Trauben sind: Catarrato, Inzolia, Moscata, Minnella, Malvasia u. a. Rote Trauben sind: Nocera, Nerello, Froppato, Calabrese u. a. Die Reben bringen sehr reiche Erträge, in der Ebene von Maskali gewinnt man bis zu 200 hl, im Durchschnitt 100 hl vom Hektar. Die Kellerwirtschaft ist noch nicht auf der Höhe. Die Weine sind gewöhnlich zu stark, oft süßlich, säurereich und ohne Blume. Die angenehmsten Tischweine stammen vom Ätna. Ruf haben die weißen und roten Weine von Palermo und die starken, weißen Weine von Castellamare del Golfo und Alcamo. Zu den Verschnittweinen gehören Gewächse von Riposto, Milazzo, Pacchino, Marsala, Syrakus und Faro (Messina). Als Riposto kommen alle östlich des Ätna erzeugten Weine in den Handel. Die angenehmen, weißen Weine des Ätna führen den Namen Vino bianco di Riposto. Schwere, schön gefärbte Verschnittweine liefert Milazzo, Pacchino und besonders Marsala. Bekannt sind die Dessertweine, so der rote Calabrese von Syrakus und Milazzo, der Cardillo rosso von Catania, der weiße und rote Zucco von Palermo, der trockene Albanello, die süßen Muskatweine von Syrakus und Catania, der Necarella und Malvasia (aus den gleichnamigen Traubensorten), der Amarena (vergoren auf Pfirsich-, Weichsel- oder Mandelblättern). Besonders zu erwähnen ist der weiße und rote Marsala [1]), der in der Provinz Trapani erzeugt wird. Er wird gewonnen aus den Cattarato- und Inzoliatrauben, indem die nicht eingetrockneten Beeren mit den Füßen zerquetscht werden. Der abfließende Most wird mit 5 bis 10 Proz., auf ein Drittel eingedickten Most versetzt. Nach der Vergärung wird der sogenannte Sifone (ein nicht vergorener, gespriteter Most) hinzugegeben. Gute Marsalaweine werden erst nach zwei bis fünf Jahren ausgeführt. Das Gipsen ist üblich.

Sardinien. Die Weine sind sehr verschieden. Im nördlichen Teil und auf den Höhen des mittleren Teiles der Insel wachsen leichte Weine, ähnlich denen Mittelitaliens. In Campidano und anderen Orten wachsen alkohol- und körperreiche Weine. Die Gegend von Ogliastra liefert Verschnittweine. Man erzeugt zwei Drittel Rot- und ein Drittel Weißweine. Auch gute Dessertweine werden gewonnen, so der Vernaccia, der Marsala Sardiniens, bei Siniscola.

9. Schweiz.

In der Schweiz werden auf etwa 30 000 ha etwa 1,2 Mill. Hektoliter Wein erzeugt, auf 1 ha also 40 hl, was als sehr hoch erscheinen muß. Nur wenige Kantone haben gar keinen Weinbau. Es werden fast ausschließlich gute Tischweine und kleine Landweine hervorgebracht. In der Nordschweiz ist die Haupsorte für Weißweine Elbling, in der Westschweiz Gutedel, am Zürichsee Räuschling. Rotwein wird hauptsächlich vom blauen Burgunder gewonnen. Erwähnenswert sind die prickelnden Weißweine von Neuenburg, die Waadtländer Weine (Yvorne, Dézaley, Villeneuve u. a.), die Walliser Weine von Sitten, Fully und Siders, die Zürichseeweine (Herrliberg, Meilen). Rotweine sind bekannt aus Wallis (aus der Dôle-Traube), Neuenburg, Winterthur, Hallau, Graubünden u. a. Die Tessiner Weine erinnern an italienische Weine.

Analysen: H. König, Nahr.-u. Genußm. **1**, 1250 (1903); Berichte verschiedener kantonalen Laboratorien, so Bern, St. Gallen; die schweizerische Weinstatistik in Landw. Jahrb. Schweiz; Mitt. Leb. Hyg. **1**, 195 (1910); **2**, 407 (1911); **3**, 383 (1912); **4**, 290 (1913); **5**, 337 (1914); **6**, 199, 228 (1915); **7**, 398 (1916); F. B. **1**, 185 (1894); Fr. **29**, 551 (1890); Schweiz. Weinztg. 1914, Nr. 7; Bull. soc. vaudoise [5] **48**, 545 (1912).

10. Österreich.

In Ertrag standen 1907 237 807 ha Rebfläche. In den Jahren 1896 bis 1907 schwankte der

[1]) J. Krah, Weinb. u. Weinh. **22**, 115, 139 (1904); S. Mondini, Il Marsala.

Gesamtertrag zwischen 2774949 hl (1897) und 5337264 hl (1905), der Ertrag des Hektar zwischen 10,9 und 21,4 hl. Zweidrittel des Rebengeländes ist durch die Reblaus verseucht oder wenigstens reblausverdächtig.

Analysen von Mosten und Weinen: König, Nahr.- u. Genußm. **1**, 1256 (1903); Mitt. Klosterneuburg, Heft **4** (1885) u. **5** (1888); E. Mach, Der Weinbau und die Weine Deutsch-Tirols 1894; Rep. anal. Ch. **2**, 53 (1882); **4**, 150 (1884); Ch. Z. **14**, Rep. 227 (1890); Z. ang. Ch. 609 (1889); Z. L. V. Ö. **3**, 447 (1900); **6**, 595 (1903); **7**, 407, 436 (1904); **8**, 801 (1905); **10**, 1, 685 (1907); **13**, 283, 966 (1910); Jahrb. Klosterneuburg 1900, S. 22; Arch. Chem. u. Mikr. **2**, 149 (1909).

Niederösterreich. Hier wird Wein in neun wichtigen Gebieten gebaut. Früher wurde hauptsächlich Heunisch, jetzt vorzüglich grüner Veltliner gebaut, ferner roter und rotweißer Veltliner, grüner Sylvaner und Rotgipfler, österreichisch Weiß, roter Zierfahndler u. a. Erwähnenswert sind Nußdorf, Klosterneuburg, Gumpoldskirchen, Vöslau (Rotwein), Baden, Soos, Matzen (Rotwein), Retz (Rotwein).

Mähren. Es erzeugt meist kleine Landweine. Bekannt sind die Orte Bisenz, Polau, Auspitz, Schobes, Zuckerhandl, Rausenbruck u. a.

Böhmen. Wein wird gebaut in der Umgebung von Prag und an den Südhängen an der unteren Moldau und Elbe. Gepflanzt wird blauer Burgunder, weißer Traminer und Sylvaner. Bekannt sind Czernosek, Berkovitz, Melnik [roter Burgunder[1])], Aussig u. a.

Steiermark. Es erzeugt in etwa zwölf Gebieten Wein. Der Satz ist vielfach gemischt, hauptsächlich verbreitet ist der Furmint oder Mosler. Ein großer Teil der Reben ist auf Amerikaner-Reben veredelt, die Veredelungen sind weißer Burgunder, Gutedel, Muskateller u. a. Weißweine sind bekannt von Luttenberg, Nachtigall, Jerusalem, Radkersburg, Sauritsch, Picker u. a. Rotweine liefert Gonobitz. Außerdem wird viel Schillerwein erzeugt. Die Furminttraube liefert auch treffliche Dessertweine.

Krain. Der Weinbau ist nicht bedeutend. Es wird viel Schillerwein erzeugt. Gute Weißweine wachsen bei Rudolfswert und im Wippachtale. Über die Hälfte der Reben ist veredelt.

Das Küstenland. Im Görzer Gebiet unterscheidet man Weine des Wippachtales und des Collio als Hügellagen von denen des Friauls als Weine der Ebene und von denen der Karstterrasse, dem Karster Terran[2]). Prächtige Weiß- und Rotweine. In Friaul zeigt der Weinbau bereits italienischen Charakter.

[1]) F. Cerny, Melnikerweine, Z. U. N. **25**, 486 (1913). — [2]) J. Bolle, Über einzelne Weintypen des Küstenlandes, Z. L. V. Ö. **12**, 287 (1909); M. Ripper, Charakteristische Weine des Küstenlandes, Z. L. V. Ö. **13**, 966 (1910); **14**, 448 (1911); D. Bufanili, Die istrischen Weine. Giorn. Vinicolo italiano **40**, 865 (1914).

Der Weinbau im Triester Gebiet ist unbedeutend. Wichtig dagegen ist er in Istrien, das 1908 über 0,7 Millionen Hektoliter Wein, darunter 0,5 Millionen Hektoliter Rotweine in folgenden Gebieten erzeugte: im Karstland, an der Ostküste (in beiden wenig Weinbau), an der südlichen und südwestlichen Küste, der nordwestlichen Küste, auf der Hochebene und im Hügelland des Innern (diese drei Gebiete erzeugen die Hauptmenge des Weines) und schließlich auf den quarnerischen Inseln (hauptsächlich Rotwein). Die roten Weine werden aus den Sorten Refosko und Terrano d'Istria erzeugt.

Dalmatien. Der Fläche nach ein bedeutendes Weinland mit 81852 ha (1908) Weinland = 6,4 Proz. der Gesamtfläche. Der Ertrag beträgt durchschnittlich 0,9 Millionen Hektoliter = 12,1 hl auf 1 ha. Die Hälfte des Weinlandes ist von der Reblaus befallen. Natürliche Weinbaugebiete sind die nördliche Inselgruppe, das nördliche Küstenland, das nördliche und mittlere Binnenland, die mittlere und südliche Inselgruppe, das südliche Binnenland und das südliche Küstenland. Die Weinbehandlung steht auf niedriger Stufe. Die Rotweine sind alkohol-, extrakt- und gerbstoffreich, so daß sie als Verschnittweine dienen. Leider sind sie häufig essigstichig. Auch viel Schillerwein (Opollo genannt) wird gewonnen. Weißweine sind, weil auf Maische vergoren, herb und hochfarbig. Die dunkelsten und herbsten Verschnittweine liefern die Inseln Bua und Solta. Sehr geschätzt sind die körperreichen Weine der Castelli bei Spalato mit Bordeauxart, die Weine von Brazza und Almissa sind aromatisch. Durch Eintrocknen der Beeren gewinnt man vorzügliche Dessertweine. Erwähnenswert ist der Moscato rosa von Almissa, dessen Duft oft an Rosen erinnert, die weiße Vugava, besonders auf Brazza erzeugt, der mehr trockene Maraschina von Sebenico u. a.

Vorarlberg. Der Weinbau ist hier ganz bedeutungslos geworden.

Tirol. Weinbau wird auf etwa 22000 ha mit durchschnittlich 1,1 Millionen Hektoliter Maischeerzeugung getrieben. In Nordtirol ist der Weinbau ohne Bedeutung. Das Südtiroler Gebiet ist in ein nördliches deutsches und ein südliches italienisches zu gliedern. Deutschtirol umfaßt das wichtige Gebiet von Bozen (Zwölfmalgrein, Gries, Terlan, Eppan, Kaltern, Tramin, Salurn) meist mit Rotweinbau. Das unbedeutende Gebiet von Klausen und Brixen mit viel Weißweinbau und das nicht unbedeutende Gebiet von Meran mit Lana und Schlanders. Sehr bedeutend ist der Weinbau Südtirols mit 14000 ha und 0,7 Millionen Hektoliter Maische. Es umfaßt das Gebiet von Trient, das Gebiet von Rovereto mit dem Gardasee, das Nonstal und das Suganertal.

Gebaut wird der einheimische Teroldigo[1]) und der einheimische Lagrein, die dunkle, farbstoffreiche Weine liefern. Aus Lagrein wird häufig Schiller-

[1]) C. v. Gramatica, Teroldego u. seine chemische Zusammensetzung, Z. L. V. Ö. **7**, 436 (1904).

wein (Lagreinkrätzer) gewonnen. Einen geringeren Wein gewinnt man in der Ebene aus der Marzeminotraube. Die Negraratraube liefert gute Tischweine. Außerdem werden noch gebaut Gropello, Pavana, Schiava oder Kleinvernatsch, Rotvernatsch, Großvernatsch (Trollinger), der die Meraner Kurtraube liefert, u. a. Weißweine liefert der Weißvernatsch, der weiße Terlaner, die Nosiola, der Trebbiano, der rote Heunisch u. a. Bekannte Lagen sind bei Bozen: St. Magdalena, Hörtenberg, Laitach u. a.; um Meran: Rametz, Goyen; ferner Terlan, die Lagen am Kalterer See und bei Tramin.

11. Ungarn.

Im Jahre 1906 waren 269659 ha mit Reben bepflanzt; sie brachten 3088000 hl Wein oder 11,45 hl auf das Hektar. Die Reblaus hat einen großen Teil der Weingärten befallen[1]). Der Weinbau wird teils durch Veredlung, teils durch Schwefelkohlenstoffbehandlung aufrecht erhalten. Merkwürdigerweise befällt die Reblaus die Reben in den sogenannten Immunsanden nicht. Wein wird nur in zehn Komitaten der Karpathen nicht gebaut.

Analysen ungarischer Weine: siehe das Schrifttum für Österreich; ferner Z. ang. Ch. **10**, 175 (1897); F. B. **3**, 20 (1896); Ch. Z. **27**, 555, 681 (1903); Z. U. N. **19**, 498 (1910); **32**, 227 (1916).

Nach der amtlichen Einteilung werden fünf Weinbaudistrikte unterschieden.

1. Distrikt: Linkes Donauufer. Preßburg, Neutra, Bars, obere Komorner Gegend, Gegend von Hont Nogràd, Waitzen, Pest, Steinbruch, Hatvan, und andere.

2. Distrikt: Rechtes Donauufer. Umgebung des Neusiedlersees, Raaber Gegend, Neßmély und Gran, Ofen nebst Umgebung, Stuhlweißenburg, Tolna, Vezprim, Gegend von Somlyó, Umgebung des Plattensees, Balaton, Soproner (Ödenburger) und Eisenburger Komitat, Villány und Fünfkirchen, innere Somogy und Tolnàs Umgebung.

3. Distrikt: Linkes Theißufer (Ober-Ungarn). Gebirge von Erlau und Visonta, Umgebung von Miskolcz, Komitate Tolna, Abauj, Gömor, Tokaier und Hegyaljaer Gegend, Zemplin, Ungh- und Felsö-Bereg, Alsó-Bereg (untere Gegend des Beregher Komitates), Ugocsa, u. a.

4. Distrikt: Rechtes Theißufer. Szathmár, Kövárad, Érmellék, Ménes und Magyarád, Temeser Komitat, obere und untere Gegend des Krassóer Komitates u. a.

5. Distrikt: Transsylvanien (Siebenbürgen, ungarisch „Jenseits des Királyhágó" genannt). Untere und mittlere Maros, Klein- und Groß-Küküllö, Mesöség, Szilàgyi.

Man teilt die ungarischen Weine ein: 1. in rote und weiße Dessertweine; 2. in rote und weiße Sortenweine; 3. in rote und weiße Tischweine und Landweine; 4. Schillerweine.

[1]) F. v. Lonyay, Über den Weinbau Ungarns. Intern. agrar-techn. Rundschau **4**, 1010 (1912).

Zu den weißen Ausbruchweinen gehören in erster Linie der Tokaier und Ruster. Schwere Sortenweine sind: der Számorodner, die Weine aus der Plattenseegegend, der Badacsony, Szent Georg, Köveskalla, Fülöp, Csobáner, Hálap, Báes, Szigligeter, Kis-Eörs und Abráhamsberger. Sie enthalten 11 bis 14,5 Maßproz. Alkohol und 6 bis 7 Prom. Säure. Ferner gehören hierher der Somlauer und die Weine von der Villanyer-, Szegszaeder-, Zala-Somogyer- und Eisenburger-Gegend, die siebenbürgischen Weine von Tofalu und Czombord, der Sarféherwein von Neszély, der Weireer vom Neusiedlersee, der aromatische Kovacsi von Diósd, der Muskateller von Badacsony, Villany und von Magyarad usw. Leichte Tischweine werden in der Nähe von Budapest, Steinbruch usw. gebaut. Die besten liefert Ungvar, Szerednye, sowie Magyarad bei Arad. Die leichten alkoholarmen Alfölderweine, die auch zur Kognakerzeugung Verwendung finden, liefern Kecsmet, Zombor, Baja und andere im Alföld liegende Orte.

Zu den roten Ausbruchweinen gehören vor allem der feine Meneser, die Dessertweine von Werschetz, Carlowitz und der Strohwein von Pomar bei Ofen. Zu den schweren Rotweinen gehören die nicht zu Ausbrüchen gewordenen Meneser Weine, die Erlauer, Szegszarder, Villányer, Ofner, der Kadarka von Menés und Erlau, der Burgunder von Tétény, Ofen und der Gombas in Siebenbürgen u. a. Zu den leichten Rotweinen gehören die Weine von Gran, Waitzen, sowie die aus dem Ofener, Visontaer und Tolnaer Weingebiet. Schillerweine bekommt man in jeder Rotweingegend, besonders in Alföld. Die in der Nähe von Fiume wachsenden Weine nähern sich in ihrem Charakter den italienischen und istrianischen Weinen.

Tokaier Weine[1]). Die Haupttraubensorte ist der Furmint, daneben Hárslevelü und Muskat-Lünel. Die Lese findet meist sehr spät, gegen Ende November, statt. Deshalb kann ein mehr oder weniger großer Teil der Beeren fast zu vollständigen Rosinen einschrumpfen. Zur Gewinnung der konzentriertesten Weinsorte, der Tokaieressenz, werden die ausgesuchten Trockenbeeren in Bottiche fest eingestampft. Nach einigen Tagen fließt ein honigartiger Most von selbst ab, der wegen der hohen Zuckerkonzentration nur wenig angärt. Man baut ihn aus, er behält aber infolge des geringen Alkoholgehaltes bis in ein hohes Alter einen Mostcharakter. Heutzutage werden solche Essenzen wenig mehr hergestellt. Alkoholgehalt höchstens 50 g, Zuckergehalt 200 bis 320 g. Die Ausbrüche werden her-

[1]) E. Laszlo, Z. ang. Ch. **10**, 175 (1897); Th. Kotusany, Ch. Z. **22**, 794 (1898); L. Kramsky, Z. U. N. **10**, 671 (1905); Derselbe, Die Zusammensetzung der ungarischen Weine aus den Jahren 1900 bis 1904, Budapest 1906; Ref. Z. U. N. **13**, 293 (1907); U. Scheidemann, Mitt. d. D. Landw. Gesellsch. 1906, Beilage Nr. 12; J. Mayrhofer, Zur Beurteilung der Tokaierweine, sowie der Süßweine und sogenannten Sifone Dalmatiens, Arch. Chem. u. Mikr. **2**, 231 (1909).

gestellt, indem man die Trockenbeeren ausliest (oder ausbricht, daher der Name), in Bottiche einstampft und dann mit gewöhnlichem Most übergießt. Nach ein bis vier Tagen wird abgepreßt. Man spricht von ein- bis fünfbuttigen Ausbrüchen, je nachdem man auf ein Gönczer Faß (136 Liter) ein bis fünf Butten zu je 12 bis 15 kg Trockenbeeren verwendet. Alkoholgehalt etwa 110 g; Zuckergehalt 50 bis 120 g. Die Trester der Ausbrüche werden nochmals mit gewöhnlichem Most oder Wein ausgezogen. Der so gewonnene, gewürzreiche, meist etwas süße Wein heißt Forditás. Die Hefe der Ausbrüche wird nach 1 bis $1^1/_2$ Jahren vom Wein getrennt. Man übergießt sie ebenfalls mit gewöhnlichem Wein und gewinnt daraus den Màslás. Einbuttiger Ausbruch, Forditás und Màslás zeigen eine gewisse Ähnlichkeit. Ebenso werden die Ruster Ausbrüche in Rust am Neusiedlersee gewonnen.

Findet eine Auslese der Trockenbeeren nicht statt, sondern werden die Trockenbeeren mit den gewöhnlichen Beeren zusammengelesen, so erhält man feurige, alkoholreiche, aber kaum süße Weine, die Szamarodny heißen. Haben sich gar keine Rosinen gebildet, so erhält man die gewöhnlichen Tokaier Weine. Hierzu werden auch die bei der Herstellung der Ausbrüche übrig bleibenden, nicht eingetrockneten Beeren verarbeitet. Durch Lagern der Tokaier Weine in nicht vollständig gefüllten Fässern von nur 136 Litern entwickelt sich ein eigentümlicher Brot- oder Oxydationsgeschmack.

Erwähnenswert ist noch der Ménesner Ausbruch, aus Trockenbeeren der roten Kadarka-Traube gewonnen.

12. Kroatien, Slavonien, Bosnien und Herzegowina.

In Kroatien-Slavonien haben 1918 45907 ha den außerordentlich hohen Ertrag von 1,7 Millionen Hektoliter oder 36,5 hl auf das Hektar gebracht (sonstiger Durchschnittsertrag 12 bis 17 hl). Über die Hälfte der Reben ist veredelt. Angepflanzt wird ein buntes Gemisch einheimischer und eingeführter Reben (Kadarka, Urbanittraube, grüner Hainer, Augster usf.; Rhein- und Welschriesling, weißer und roter Gutedel u. a.). Man kann hauptsächlich sechs Gebiete unterscheiden:

Die weitere Umgebung von Agram und das Draugebiet, die Abhänge des Fruskagoragebirges in Syrmien mit uraltem Weinbau, die Umgebung von Požega-Daruvar, das Moslavinaer Weingebirge, das untere Kupagebiet und das kroatische Küstenland.

Im Westen sind die Weine säuerlich, in Syrmien sehr alkoholreich. Meist sind es nicht zu starke, angenehme, etwas säuerliche Tisch- und Landweine.

In Bosnien ist der Weinbau unbedeutend, die Herzegowina hat etwa 6000 ha Rebgelände, hauptsächlich im Bezirke Mostar. Meist wird Rotwein aus der Kadarka-, Blatina- und Alicante-Bouschette gewonnen. Die wichtigste Weißweinsorte ist Zilavka.

Weinanalysen: siehe das Schrifttum Österreichs; ferner C. A. Neufeld, Z. U. N. **4**, 295 (1901); Z. L. V. Ö. **11**, 795 (1908); **14**, 175 (1911).

13. Serbien.

Gegen 1880 waren über 90000 ha mit Reben bepflanzt, die durch die Reblaus fast vollständig vernichtet wurden. Im Jahre 1906 waren 35000 ha neu angelegt, die 574407 hl Wein für den eigenen Bedarf liefern. Die Weine sind leicht und flüchtig und leiden an den Folgen einer schlechten Kellerbehandlung. Man stellt Rot-, Weiß- und Schillerweine her. Erwähnenswert sind die roten Weine von Negotin, Kraina, Zsupa, Nisch und Smeredow, das auch bekannte weiße Weine liefert.

14. Bulgarien.

Das Weingelände wird auf 60000 bis 100000 ha geschätzt, die Ernte auf 1,2 bis 2,9 Millionen Hektoliter. Die Reblaus hat großen Schaden angerichtet. Man baut ein buntes Gemisch der verschiedensten Sorten, gewöhnlich in gemischtem Satz. Reinen Satz findet man bei Staniwaka, Tschirpon, Stara-Zagora, Sliven, Varna, Schumla und Plewna an. Hier werden auch sehr gute Weine erzielt. Die besten stammen von Staniwaka aus der roten Sorte Mavrut und von Plewna aus der roten Sorte Gymsa. Das Land erzeugt im Süden des Balkans dunkle, im Norden des Balkans helle Rotweine. Weißweine werden längs der Donau, bei Varna und Burgas gewonnen. Auch Schillerweine werden gebaut.

Analysen: Z. U. N. **4**, 1153 (1901).

Schrifttum:

Scheidemann, N.: Bulgariens Weinbau. Weinlaube **35**, 195 (1903); Die Weinbereitung in Bulgarien. Weinlaube **35**, 548 (1903).

15. Rumänien.

In Rumänien ist infolge der Reblausverheerungen die Rebfläche von 130000 ha im Jahre 1885 auf 87000 ha im Jahre 1906 gesunken. Weinbau und Kellerwirtschaft stehen auf niederer Stufe. Im Jahre 1909 wurden 1,7 Millionen Hektoliter Wein gewonnen. Gute Weine liefern Cotna in der Moldau, dann Piota in der Walachei.

Analysen: König, Nahr.- u. Genußm. **1**, 1278 (1903); Studien über rumänische Weine, herausgegeben vom Ministerium des Innern, bearbeitet von Dr. Sumubeanu; Pisochi, Weinbau und Weinproduktion in Rumänien, Le mouvement économique **20**, 73 (1914); Ref. Int. agr.-techn. Rundsch. **5**, 1597 (1914).

16. Griechenland.

Im Jahre 1907 war eine Rebfläche von 121474 ha vorhanden. Die Trauben dienen teils zur Gewinnung von Wein, teils zur Erzeugung von Korinthen. Es wurden etwa 1 bis 1,75 Millionen Hektoliter Wein und 320 Millionen venetianische Pfund (1 Pfund = 480 g) Korinthen gewonnen. Die Überproduktion an Korinthen hat zu einer Krisis geführt, die staatliches Einschreiten notwendig machte. Der Rebbau ist im allgemeinen gut, dagegen die Kellerwirtschaft schlecht. Es werden sehr viele Traubensorten gebaut. Am weitesten verbreitet sind Sabatianos Aspruda (weiß), Rhoditi (blaßrot), Commanderie (blau), Mavrodaphne, Moscato u. a. Die Trauben werden meist mit den Füßen ausgetreten. Die Landweine werden unter Zusatz von etwa 5 Proz. Harz von Pinus halepensis hergestellt, um sie angeblich vor Krankheiten zu schützen [Resinatweine [1]]. Auch das Gipsen ist gebräuchlich.

Das Land erzeugt geringe Landweine, gute Tischweine, Verschnitt- und Dessertweine. Schwere Rotweine von Bordeaux- und Burgunderart erzeugt Messenien, die Inseln Zea, Korfu, Ithaka, Santa Mavra und Euböa. Gute, flüchtige Weißweine gewinnt man in Attika, Patras, Nauphia, Ägina, Tripolis, Mantinea und Tegea. Bekannt sind die weißen sherryähnlichen Robolaweine von Kephalonia und die Moschatweine von Zante. Die Insel Santorin erzeugt roten Camarite; ferner rote und weiße Ausbruchweine (vino santo, aus an der Sonne erzeugten Trockenbeeren) und den trockenen Weißwein vino di notte. In Patras stellte die Gesellschaft Achaia Dessertweine her (portweinähnliche Mavrodaphne). Verschnittweine erzeugen besonders die jonischen Inseln.

Schrifttum:

Kallivokas, D. C., Wein aus griechischen Trockenbeeren. Bull. de l'Assoc. d. Chim. de Sucr. et Dist. **22**, 942 (1905); C. 1905, II, 267.

Boes, J., Grenzwerte der Mavrodaphneweine. Apoth.-Zeit. **22**, 1128 (1907).

Gschwender, G., Über den Weinbau in Italien und Griechenland usw. Ztschr. öffentl. Chem. **22**, 101, 140, 185 (1916).

Rock, E., Griechenlands Weinberge und Weine. Rev. Vitic. **41**, 320 (1914).

Pfennig, O., Vom Weinbau Griechenlands. Weinb. u. Weinh. **25**, 65 (1907).

17. Türkei.

Von der mohammedanischen Bevölkerung wird die Traube hauptsächlich für den unmittelbaren Genuß, zur Syrup- und Rosinenbereitung angebaut. Der meiste Wein wird auf den Inseln erzeugt. Die Rebfläche wird auf etwa 300000 ha, die Weinerzeugung auf $1^1/_2$ bis 2 Millionen Hektoliter geschätzt.

Die Reblaus hat viel Schaden verursacht. In der europäischen Türkei erzeugen Mazedonien und Thessalien mittlere Trinkweine (fast immer Harzweine). Die orthodoxe Bevölkerung Albaniens wendet dem Weinbau Sorgfalt zu. Dem meist roten, zum Teil guten, aber wenig haltbaren Wein wird hier kein Harz zugesetzt. Sonst erzeugt man in der europäischen Türkei große Mengen Speisetrauben und Rosinen. Speisetrauben liefern die Sorten Chaouch, Rosaki und Sultanina (Beeren ohne Kerne). Rosinen liefert die Korinthentraube.

[1] A. K. Dambergis, Der griechische Resinatwein, Öst. Ch. Z. **6**, 316 (1903); Ref. C. 1903, II, 529.

Kreta eignet sich sehr für den Weinbau, die Rotweingewinnung überwiegt. Im Osten sind die Weine besser als im Westen. Von den vielen angebauten Sorten ist als Tafeltraube die Kuruktatatraube zu erwähnen. Eigentümlich ist Kreta die Sorte Estakilon (Siebenbauch), die gleichzeitig Blüten, Fruchtansätze und reife Trauben trägt. Jährlich werden etwa 100000 hl Wein gewonnen. Der Wein wird meist geharzt und gegipst. Die Rosinenerzeugung spielt eine große Rolle. Der Malevisidistrikt am Berge Ida soll die Heimat der Malvasiarebe sein.

Cypern. Der beste Wein im Süden des Gebirges Olymp führt den Namen Commanderia. Die zum Teile roten Trauben werden bis drei Wochen lang getrocknet und dann erst gekeltert. Die Malvasiatraube gibt auch hier die feinsten Weine.

Chiosweine sind ohne Bedeutung.

Samos erzeugte 1890 auf 4500 ha 80000 hl Wein und 40000 Meterzentner Rosinen. Sehr verbreitet ist die Muskatellertraube. Die guten Muskatweine können sich mit den Madeiraweinen vergleichen. Die gewöhnlichen Samosweine werden nach der stürmischen Gärung durch Zusatz von Sprit deutscher, ungarischer, russischer oder griechischer Herkunft stumm gemacht. Sie sind wegen ihrer Billigkeit bekannt.

Kleinasien. Die Trauben werden hauptsächlich zu Rosinen verarbeitet. Das größte Weinbaugebiet dehnt sich um das am Fuße des bythnischen Olymp gelegenen Brussa aus, wo weißer und roter Wein erzeugt wird. Der weiße Wein von Brussa und der von Tenedos ist das gewöhnliche Tischgetränk der Christen im Orient. Brussa ist der bedeutendste Handelsplatz für Wein in Kleinasien. Rosinen werden hauptsächlich im Vilajet Aïdin mit dem großen Wein- und Rosinenausfuhrhafen Smyrna erzeugt. In Aïdin und den benachbarten kleinen Inseln wird auch ein zum Teil sehr guter Muskat-Ausbruchwein erzeugt.

In Syrien wird die Rebe sowohl in den sandigen Küstenebenen als auch auf den trockenen Hängen des Küstengebirges und des östlichen Kulturlandes angebaut. Die Trauben werden entweder unmittelbar verzehrt oder zu Syrup und Rosinen oder zu Wein verarbeitet. Geschätzt sind die Weine vom Berge Carmel, vom Libanon und Engaddi, von Soreck und Hebron. Im Libanon wird ein trockener, bukettreicher Wein (murr) und ein Süßwein (hello) gewonnen. Auch in Palästina wird zum Teil sehr guter Wein erzeugt, der größtenteils ausgeführt werden muß.

Analysen: J. Boes, Über die Grenzwerte der Samosweine, Apoth.-Zeit. **23**, 539 (1908).

18. Rußland.

Die Rebfläche ganz Rußlands wurde 1905 auf 250000 ha, der Ertrag auf 3 bis 4 Millionen Hektoliter oder auf 12 bis 16 hl auf das Hektar geschätzt. Weinbau wird hauptsächlich in der Umgebung des schwarzen und des Kaspischen Meeres betrieben. Man unterscheidet folgende sechs Weinbaugebiete.

Gebiet des Kaukasus. Hier werden etwa 1,3 Millionen Hektoliter jährlich erzeugt, die Ausfuhr ist bedeutend. Zu Ciskaukasien gehören: die Provinz Cuban, die viel Tafeltrauben erzeugt, das Gouvernement Stravropol, das meist geringe, zu raschem Genuß bestimmte Rotweine (Tschichir) erzeugt, die Provinz Terek, deren Erzeugnisse etwa zu zwei Dritteln gebrannt werden, und die Provinz Dagestan, die minderwertige Landweine erzeugt. Der größte Teil der Trauben wird frisch verzehrt. In Transkaukasien ist der Weinbau bedeutender. Im Gouvernement Kutais ist der Weinbau und die Kellerwirtschaft sehr ursprünglich. Von den einheimischen Sorten befriedigen nur Crakuna und Alexandreuli. Die Reblaus hat großen Schaden angerichtet. Seitdem werden zur Veredlung europäische Sorten eingeführt. Der Wein dient nur zur Deckung des Selbstbedarfes. Bei Batum werden hauptsächlich Speisetrauben gezogen.

Im Gouvernement Tiflis hat Kahetien den meisten Weinbau und die besten Weine im Kaukasus. Die Reblaus ist sehr verbreitet. Die wichtigsten Rebsorten sind Saperavi und Tawkweri (rot) und Mtswani und Ratziteli (weiß). Im Gouvernement Elisabethpol bauen deutsche Kolonisten bedeutende Mengen Wein. Weinbau und Weinbehandlung ist zum Teil sehr gut. Die Reben werden zum Teil bewässert.

Im Gouvernement Erivan ist der Weinbau nicht sehr bedeutend. Es erzeugt für den Handel Tafeltrauben und Verschnittweine. Ein Teil der Weine wird gebrannt.

Bessarabien. Weinbau und Weinbereitung sind sehr zurückgeblieben, obwohl die klimatischen und Bodenverhältnisse sehr günstig sind. Die Reblaus hat großen Schaden angerichtet. Man treibt Weinbau in den Gouvernements Bessarabien, Cherson und Podolien. Am bedeutendsten ist der Weinbau im Gouvernement Bessarabien, das fast 2 Millionen Hektoliter Wein hervorbringt.

Die Krim mit Jekaterinoslaw. In der Krim ist der Weinbau sehr alt. Man unterscheidet vier klimatische Zonen: Die sogenannte Südküste, die nördlichen Täler der Flüsse Alma, Belbeck und Katscha, die östlichen Küstentäler von Sudak, Otory, Kozy und Theodosien und das Steppengebiet im Norden.

Die dunklen Weine der Südküste haben einen hohen Alkohol- und Extraktgehalt und niederen Säuregehalt. Außerdem werden hier Dessertweine, besonders Muskatweine gewonnen. Die Weine der nördlichen Täler und des Steppengebietes haben zuviel Säure, sind sehr schwach gefärbt, alkoholarm und infolgedessen nicht lange haltbar, so daß sie mit Weinen der Südküste oder des Kaukasus verschnitten werden müssen. Die Weine Sudaks und Theodosiens sind die besten Tischweine der Krim.

Der Rebbau ist am besten entwickelt an der Südküste, wo fast nur europäische Sorten angebaut werden. Doch werden auch in den anderen Gebieten die einheimischen Arten langsam verdrängt. Man baut für Rotwein: Cabernet-Sauvignon, Malbec, Pineau franc, Mourvèdre, Aleatico nero u. a., für Weißweine: Semillon blanc, Riesling, Zante Furmint, Pedro Jimenez, Sercial de Madeira und viele andere, für Süßweine: Muscat, Pineau gris, Pedro Jimenez, Madeirasorten. Von den einheimischen Sorten seien erwähnt: Alburlah, Kokur, Tschaus, Kadyim usf. Den größten Ruf hatten die Gewächse der kaiserlichen Güter und der Staatsdomäne.

In den Gouvernements Jekaterinoslaw ist der Weinbau ganz unbedeutend.

Das Dongebiet. Der Rebbau wird hauptsächlich am rechten Donufer betrieben. Die Weine sind gering und werden jung getrunken oder zu Schaumwein (meist durch Imprägnierung mit Kohlensäure) verarbeitet.

Astrachan im Ural hat nur wenig Weinbau. Die Trauben werden meist als solche verzehrt.

Turkestan. Tafeltraubenzucht und Rosinenbereitung wird von alters her geübt; die Weinbereitung hat sich erst in neuerer Zeit eingebürgert. Die Kellerbehandlung ist verhältnismäßig gut. Es werden jährlich etwa 6 Millionen Hektoliter Wein und 3 Millionen Kilogramm Rosinen erzeugt.

Schrifttum.

Barsacq: Der Weinbau in Zentralasien. Ref. Int. agr.-techn. Rundschau **5**, 1303 (1914).
Borchardt, A.: Weinbau im Kaukasus. Weinlaube **39**, 64 (1907).
Joannisiani, N. E.: Zur Charakterisierung der Kachetiner Weine. Dissert. Petersburg.
Karpow: Die Traubenweine in Turkestan. Farmaz. Journ. **47**, 505 (1908).
Wachs, A. E.: Untersuchung und Wertschätzung russischer Weine. Dissert. Dorpat 1900.

19. Persien.

Hier wird fast überall etwas Weinbau getrieben. Von den zahlreichen Traubensorten ist vor allem die Kischmischtraube (kleine, weiße Korinthe) und die Malagatraube (weißer Damaszener) sehr geschätzt. Die Reben blühen zum Teil zweimal, jedoch reifen die Trauben der zweiten Blüte nicht aus; sie werden zu einer Art Vert-jus für die Küche verarbeitet. Aus den reifen Trauben gewinnt man Rosinen, Syrup und Wein (etwa 20000 hl). Die besten Weine wachsen an den Ausläufern des Zagros-Gebirges; von ihnen sind die berühmtesten die Rotweine von Schiras, die dem Madeira nicht nachstehen sollen. Hier sollen auch die größten Trauben der Welt wachsen. Bekannt ist der weiße Hamadan, der Wein von Ispahan, Teheran, Tasbis und Tabris.

Analysen: J. pharm. chim. [6] **24**, 24, 246, 539 (1906); **26**, 450 (1907); C. 1906, II, 543, 1515.

20. Indien.

Für die Rebe ist Indien im allgemeinen zu warm. Ausgenommen ist das Land zwischen dem Satledsch und dem Indus, wo Versuche mit Rebbau angestellt werden. Doch hat auch hier die Reblaus sich eingebürgert. Man hofft in der Ebene Wein für Brennzwecke und an den Hügeln gute Weißweine zu erzielen.

21. China.

Hier wird der Weinstock schon lange gepflegt. In den Kantonen Chansi, Honau und Petscheli werden Rosinen, im Kanton Schanton werden Tafeltrauben erzeugt. In Tschifu haben Europäer den Weinbau in großem Maßstabe versucht.

22. Japan.

Japan gewinnt Trauben hauptsächlich zum unmittelbaren Genuß, doch wird auch etwas Wein erzeugt, so in den Provinzen Harima und Ofari und auf der Insel Kio-Sin.

23. Algier.

Der Weinbau hat seit 1850 enorm zugenommen. Er stieg von 3200 ha im Jahre 1851 auf 167000 ha im Jahre 1905, um infolge der Reblausschäden bis zum Jahre 1911 auf 138000 ha zu sinken. In den Jahren 1901 bis 1911 betrug der Ertrag 3,5 bis 8,8 Mill. Hektoliter, wovon weitaus der größte Teil nach Frankreich ausgeführt wird. Man baut Wein an der Küste (dem Tell), und zwar in der Ebene und im Hügelland. Auch im Gebirge und in der Hochebene wird etwas Wein, meist sogar sehr guter, gebaut. In der Ebene baut man meist Massengewächse, wie Aramon, Petit-Bouschet. An den Hügeln wachsen gute Weine. Der Weinbau und die Weinbereitung stehen auf sehr hoher Stufe.

In Oran gewinnt man vorzüglich dunkle und schwere Verschnittweine, rote und weiße Tafelweine, Mistellen und Likörweine, sowie späte Tafeltrauben. Bekannt ist St. Cloud und Mostaganem. Das Departement Algier erzeugt den meisten Wein, und zwar meist billige, rote Tischweine, die ganz jung nach Frankreich verschifft werden. Bekannt ist die Domäne der weißen Väter in Maison Carrée, die besonders süße Meßweine liefert. Die feinsten Weine wachsen im Gebirge. Berühmt ist hier Medea mit aromatischen Weißweinen.

Im Departement Constantine ist der Weinbau uralt, heute aber nicht besonders bedeutend. Man erzeugt billige Tischweine. Der beste Wein ist der Beni-Melete.

Schrifttum.

Dugast, J.: Die Weine Algiers und ihre chemische Zusammensetzung. Ann. de la sciensc. agron. **10**, I, 309 (1905).

François, H. u. Tissier, L.: Weine von Philippeville. Ann. falsific. **3**, 140 (1910).

von der Heide, C.: Die Weinbauverhältnisse Algeriens. L. J. **43**, 439 (1913).

Salade, En.: Weine aus der Gegend von Maskara. Journ. pharm. et chim. [6] **25**, 237 (1907); C. 1907, I, 1448.

Wortmann, J.: Die Weinbauverhältnisse in Algerien. L. J. **40** [Erg. Bd. 2], 77 (1911).

24. Tunis

hat in den letzten Jahrzehnten ebenfalls seinen Weinbau ausgedehnt. Er betrug 1906 16000 ha mit einem Ertrag von etwa 300000 hl. Weinbau und Weinbereitung sucht man nach französischem Vorbild zu heben. Die Weine, meist rote, dienen hauptsächlich als Verschnittweine.

Tripolis und Marokko haben ebenfalls Weinbau zur Gewinnung von Tafeltrauben. Wein wird nicht erzeugt. Auch in Ägypten wird heutzutage kaum Wein bereitet, dagegen werden Rosinen dargestellt. In der Gegend von Fayum gewinnen die Christen etwas Wein aus Muskat von Alexandria.

Abessinien war früher reich an Reben, heute sollen nur noch Mönche einige Weinberge pflegen.

25. Das Kapland.

Der Rebbau begann im Kapland 1653 im Tafeltal und hat seitdem stetig zugenommen. Im Jahre 1904 wurden 156000 hl Weiß- und 54000 hl Rotwein erzeugt auf 64000 Morgen Fläche. Man unterscheidet sechs Weinbaugebiete: Die Zone von Konstantia, Distrikt Stellenbosch, Distrikte Paarl und Malmesburg, Zone von Montagu, Robertson und Worcester. Infolge Auftretens der Reblaus vor ungefähr 25 Jahren sind bis 1916 etwa 90 Proz. der Rebfläche neu angelegt worden. Weiße Traubensorten sind: Greengrape, White French und Stein. Rote Traubensorten sind: Herimitage (sehr verbreitet), Cabernet, Sauvignon. Auch viele Tafeltrauben werden gezogen. Ferner werden Rosinen aus Hanepoot, Muskat-Alexandria und weißen Sultanina-Trauben gewonnen. Seit langem werden schwere, kräftige Weine und Dessertweine gewonnen. Man läßt die Trauben ausreifen, manchmal bis zum Einschrumpfen, z. B. für die Herstellung des Sweet Constantia. Durch Einführung der Errungenschaften der neuzeitlichen Kellerwirtschaft (Mostkühlung, Verwendung von Sulfiten und Reinhefen) werden auch gute leichte Weine gewonnen. Die stärkeren Weißweine, die nicht gebrannt werden, dienen zur Herstellung von Süßweinen. Man ahmt Porto- und Jerezweine nach.

Schrifttum:

Perold, A. J.: Int. agr.-techn. Rdsch. **7**, 1 (1916).

26. Vereinigte Staaten von Amerika.

In den Vereinigten Staaten werden jährlich 1 bis 2 Mill. Hektoliter Wein, daneben 120 bis 150 Mill. englische Pfund Rosinen und 150 Mill. englische Pfund Tafeltrauben erzeugt.

Gepflanzt wird ein buntes Gemisch einheimischer und europäischer Sorten. Die einheimischen Sorten zeigen mehr oder weniger einen unangenehmen, den sogenannten Fuchsgeschmack. Am bekanntesten ist die Catawba und Isabella-Traube. Außerdem werden angebaut: Concord (Ohio), Taylor (Kentucky), Delaware (Tafeltraube in Ohio), Norton (Missouri und Arkansas), Herbemont (Missouri) und viele andere. Aus Europa sind eingeführt: Zierfandel, Petit Sirah, Petit Pinon, Carignan, Chablis, Sémillon, Sauvignon vert, Muskat-Alexandria, Sultana, Flame, Tokaj, Emperor, Cornichon u. a.

Weinbau wird vor allem in Kalifornien[1]) getrieben, das mindestens drei Viertel der gesamten Ernte erzeugt. Außerdem noch in größerem Maßstabe in New York (100000 hl Wein), Ohio (80000 hl) und Missouri (40000 hl). Dagegen ist in Pennsylvanien, Michigan, Kansas, Virginia, Nordkarolina, Indiana, Illinois, Georgia, Tenesse, New Mexiko und Arizona zwar Weinbau vorhanden, aber doch nur in sehr bescheidenem Maße (zusammen etwa 23000 bis 84000 hl Wein); überall werden hier fast nur einheimische Reben gezogen.

Kalifornien erzeugte 1912 1,8 Mill. Hektoliter Wein auf 73000 ha, darunter 850000 hl Dessertwein nach Art des Port-, Malaga- und Marsalaweines, der Rest war rote und weiße Tischweine. Außerdem werden Tafeltrauben, Rosinen und Weinsprit gewonnen. Tischweine werden erzeugt im Küstengebiet, besonders in Napa, Sonorna und an der Bucht von San Francisco. Die Haupterzeugungsstätten für Dessertweine sind Sacramento, Stockton und Fresno. Gepflanzt werden hauptsächlich als rote Sorten: Zierfandel, Petit-Sirah, Carignac Alicante, Henri Bouschet; als weiße: Sémillon, Colombart, Bruger und Riesling. Die Verwertung der Trauben erfolgt durch große Gesellschaften oder durch Kellereigenossenschaften. Die Vergärung vollzieht sich in großen Bottichen (75 bis 275 hl) aus Holz (redwood). Feine Weine vergären in kleinen Lagerfässern aus Eichenholz. Fast zur Hälfte geht der Wein nach New York.

Analysen: Ohio-Weine, Ch. Z. **22**, Rep. 336 (1898).

27. Kanada.

Kanada erzeugt etwa 200000 hl Wein und außerdem Tafeltrauben. Der Weinbau blüht hauptsächlich an der Niagara-Halbinsel.

28. Mexiko.

In Mexiko ist bei El Paso der Weinbau seit langem heimisch; doch geht er langsam zurück. Die besten Weine wachsen in Pasol del Norte, Paras, St. Louis, de la Paz und Zelaya. In den neunziger Jahren des vergangenen Jahrhunderts wurden etwa 70000, 1908 nur mehr 13000 hl Wein erzeugt.

29. Brasilien.

Hier macht der Weinbau Fortschritte, namentlich in den Provinzen Parana, St. Katharina, St. Paulo, Rio Grande do Sul, Mina Geraès und Goyaz. Im Jahre 1908 wurden 410000 hl Wein (gegen 14000 hl im Jahre 1889), daneben viel Tafeltrauben erzeugt. Die Weinbereitung steht auf niederer Stufe.

30. Argentinien.

In Argentinien hat der Weinbau große Bedeutung gewonnen. Heute beträgt die Rebfläche 30000 ha mit 2,4 Mill. Hektoliter Ertrag oder 80 hl vom Hektar. Der Weinbau im kleinen ist über 100 Jahre, im großen etwa 25 Jahre alt. 22000 ha sind mit französischen, 6000 ha mit der einheimischen Uva criolla, 1000 ha mit italienischen und der Rest mit Tafel- und Keltertrauben verschiedener Herkunft bepflanzt. Sehr verbreitet ist die französische Sorte Kalbei. Den größten Weinbau treiben Mendoza mit 20000 ha und San Juan mit 6000 ha Rebfläche. In Rioga, Catamarca, Cordoba, Entre Rios und Buenos Aires ist er unbedeutend.

In Mendoza ist Weinbau und Kellerwirtschaft sehr gut. Die Weinberge werden regelmäßig bewässert. Die Weine, meist Rotweine, werden wenige Wochen nach der Kelterung abgestochen, filtriert und sofort in den Handel gebracht. Weinsäurezusatz ist nötig und üblich, häufig auch Spritzusatz.

31. Chile.

In Chile wird viel Weinbau getrieben. 100000 ha können künstlich bewässert werden, 50000 ha sind ohne Bewässerung. Im Jahre 1901 wurden 3,3 Mill., im Jahre 1908 2,4 Mill. Hektoliter Wein gewonnen. Etwa ein Viertel der Rebfläche ist mit französischen, der Rest mit einheimischen Reben bepflanzt. Die wichtigsten Sorten sind: Uva Italia blanca, negra und rosoda, Muskateller und Uva mollar. Französische Sorten wie Cabernet, Verdot, Pinot, Merlot und Sémillon-Sauvignon werden hauptsächlich in den Nordprovinzen Mittelchiles angebaut. Die Ernte erfolgt Ende Februar bis April, der meiste Wein wird im Lande getrunken[1]).

32. Peru.

Peru erzeugt etwa 300000 hl Wein. Angebaut werden die Sorten: Italia, Albilla, Moscatel, Quebranta, Negra und Moyar. Allgemein wird künstlich bewässert. Die Kellerwirtschaft ist sehr schlecht.

33. Bolivien.

Es erzeugt etwa 20000 bis 30000 hl Wein, hauptsächlich in der Gegend von la Paz.

34. Uruguay.

Uruguay erzeugt etwa 90000 bis 190000 hl, meist roten Tischwein. Am meisten Weinbau wird betrieben in den Provinzen Montevideo, Colonia, Salto, Canelones, Maltonado u. a.

Paraguay, Venezuela und Ecuador haben nur ganz unbedeutenden Weinbau.

35. Australien.

In Australien entwickelte sich der Weinbau erst in der zweiten Hälfte des 19. Jahrhunderts; er ist mit etwa 26000 ha Rebfläche und etwa 200000 hl Weinertrag immer noch verhältnismäßig unbedeutend. Am meisten Wein baut Viktoria (12000 hl),

---

[1]) F. T. Bioletti, Die Weinindustrie in Kalifornien, Int. agr.-techn. Rundsch. **6**, 183 (1915).

[1]) Mitteilungen des Handelssachverständigen des k. Generalkonsulates in Valparaiso. Weinb. u. Weinh. **23**, 386 (1905).

Südaustralien (8000 ha), Neusüdwales (3000 ha) und Westaustralien (1000 ha). Als hervorragendste Gebiete gelten die um Bendigo und Rutherglen in Viktoria, die um Albury und am Hunter-Flusse in Neusüdwales und die im Clare-Tanunda-Angaston-Bezirk Südaustraliens. Auch in Australien hat die Reblaus großen Schaden angerichtet.

Angebaut werden von den weißen Sorten: Riesling, Chablis, Chiraz, Cabernet; außerdem noch Madeira-, Tokaj- und Jerez-Sorten. Die Weinbereitung wird meist nicht vom einzelnen Winzer, sondern von Großunternehmern vorgenommen, die mit neuzeitlichen Einrichtungen arbeiten können. Im allgemeinen sind die Weine schwer, werden aber auch häufig noch gespritet. Ein Teil der Weine wird gebrannt. Auch Schaumwein hat man herzustellen begonnen. Etwas Wein wird nach England ausgeführt.

36. Statistik.

a) Größe der Rebfläche.

	Jahr	Hektar
1. Italien	1908	4074000
2. Frankreich	1908	1654366
3. Spanien	1908	1310811
4. Ungarn	1907	314374
5. Türkei und Cypern	1903	300000
6. Rußland	1905	250000
7. Österreich	1908	226273
8. Chile	1904	150000
9. Algerien	1907	147385
10. Kalifornien	1908	140000
11. Griechenland	1906	121474
12. Deutschland	1908	116768
13. Rumänien	1906	87138
14. Portugal	1909	70000
15. Bulgarien	1905	61108
16. Serbien	1906	34804
17. Argentinien	1907	30000
18. Schweiz	1908	30000
19. Australien	1900	26123
20. Tunesien	1906	16236
21. Luxemburg	1909	1900

b) Menge des Durchschnittsertrages etwa der Jahre 1897 bis 1909.

	Hektoliter		Hektoliter
1. Frankreich	51800000	17. Schweiz	1100000
2. Italien	39000000	18. Serbien	600000
3. Spanien	19400000	19. Brasilien	350000
4. Algerien	6600000	20. Australien	220000
5. Österreich	4600000	21. Korsika	200000
6. Portugal	4100000	22. Tunesien	200000
7. Ungarn	3200000	23. Kapland	190000
8. Rußland	2700000	24. Kanar. Inseln, Madeira und Azoren	180000
9. Deutschland	2600000		
10. Chile	2600000	25. Uruguay	110000
11. Rumänien	2200000	26. Peru	100000
12. Bulgarien	2000000	27. Luxemburg	80000
13. Türkei und Cypern	1900000	28. Mexiko	30000
14. Argentinien	1400000	29. Bolivia	30000
15. Nordamerika	1400000	30. Persien	25000
16. Griechenland	1400000		

c) Weinverbrauch in den wichtigsten Ländern.

Nach dem Durchschnitt der statistischen Angaben für die Jahre 1895 bis 1904 wurden von einem Einwohner jährlich verbraucht:

	Liter		Liter
Frankreich	126,0	Deutschland	6,2
Griechenland	109,5	Bosnien und Herzegowina	5,6
Bulgarien	104,5		
Spanien	95,0	Belgien	5,4
Portugal	92,0	Rußland	3,3
Italien	90,0	Dänemark	2,0
Schweiz	71,2	Niederlande	2,0
Rumänien	51,6	Großbritannien	1,8
Cypern	50,8	Verein. Staaten von Amerika	1,4
Serbien	35,0		
Türkei	20,0	Norwegen	0,9
Österreich u. Ungarn	15,9	Schweden	0,5

XI. Übersicht über die Weingesetzgebung.

1. Deutschland.

a) Gesetz vom 27. April 1909[1]).

§ 1. Wein ist das durch alkoholische Gärung aus dem Safte der frischen Weintraube hergestellte Getränk.

§ 2. Es ist gestattet, Wein aus Erzeugnissen verschiedener Herkunft oder Jahre herzustellen (Verschnitt). Dessertwein (Süd-, Süßwein) darf jedoch zum Verschneiden von weißem Wein anderer Art nicht verwendet werden.

§ 3. Dem aus inländischen Trauben gewonnenen Traubenmost oder Wein, bei Herstellung von Rotwein auch der vollen Traubenmaische, darf Zucker, auch in reinem Wasser gelöst, zugesetzt werden, um einem natürlichen Mangel an Zucker bzw. Alkohol oder einem Übermaß an Säure insoweit abzuhelfen, als es der Beschaffenheit des aus Trauben gleicher Art und Herkunft in guten Jahrgängen ohne Zusatz gewonnenen Erzeugnisses entspricht. Der Zusatz an Zuckerwasser darf jedoch in keinem Falle mehr als ein Fünftel der gesamten Flüssigkeit betragen.

Die Zuckerung darf nur in der Zeit vom Beginne der Weinlese bis zum 31. Dezember des Jahres vorgenommen werden; sie darf in der Zeit vom 1. Oktober bis 31. Dezember bei ungezuckerten Weinen früherer Jahrgänge nachgeholt werden.

Die Zuckerung darf nur innerhalb der am Weinbau beteiligten Gebiete des Deutschen Reiches vorgenommen werden.

[1]) A. Günther u. R. Marschner, Weingesetz, Berlin 1910; A. Günther, Sammlung v. Entscheidungen der Gerichte auf Grund des Weingesetzes. Bisher 2 Hefte. Berlin 1912 u. 1913; W. Reich, Das neue Weingesetz. Ztschr. für Rechtspflege in Bayern 1909, Nr. 9 bis 13; O. Zoeller, Das Weingesetz, München, Berlin, Leipzig 1921; P. Kulisch, Das neue Weingesetz, Berlin 1909; K. Windisch, Weingesetz, Berlin 1910, u. a.

Die Absicht, Traubenmaische, Most oder Wein zu zuckern, ist der zuständigen Behörde anzuzeigen.

Auf die Herstellung von Wein zur Schaumweinbereitung in den Schaumweinfabriken finden die Vorschriften der Abs. 2, 3 keine Anwendung.

In allen Fällen darf zur Weinbereitung nur technisch reiner, nicht färbender Rüben-, Rohr-, Invert- oder Stärkezucker verwendet werden.

§ 4. Unbeschadet der Vorschriften des § 3 dürfen Stoffe irgendwelcher Art dem Weine bei der Kellerbehandlung nur insoweit zugesetzt werden, als diese es erfordert. Der Bundesrat ist ermächtigt, zu bestimmen, welche Stoffe verwendet werden dürfen, und Vorschriften über die Verwendung zu erlassen. Die Kellerbehandlung umfaßt die nach Gewinnung der Trauben auf die Herstellung, Erhaltung und Zurichtung des Weines bis zur Abgabe an den Verbraucher gerichtete Tätigkeit.

Versuche, die mit Genehmigung der zuständigen Behörde angestellt werden, unterliegen diesen Beschränkungen nicht.

§ 5. Es ist verboten, gezuckerten Wein unter einer Bezeichnung feilzuhalten oder zu verkaufen, die auf Reinheit des Weines oder auf besondere Sorgfalt bei der Gewinnung der Trauben deutet; auch ist es verboten, in der Benennung anzugeben oder anzudeuten, daß der Wein Wachstum eines bestimmten Weinbergbesitzers sei.

Wer Wein gewerbsmäßig in Verkehr bringt, ist verpflichtet, dem Abnehmer auf Verlangen vor der Übergabe mitzuteilen, ob der Wein gezuckert ist, und sich beim Erwerbe von Wein die zur Erteilung dieser Auskunft erforderliche Kenntnis zu sichern.

§ 6. Im gewerbsmäßigen Verkehre mit Wein dürfen geographische Bezeichnungen nur zur Kennzeichnung der Herkunft verwendet werden.

Die Vorschriften des § 16, Abs. 2 des Gesetzes zum Schutze der Warenbezeichnungen vom 12. Mai 1894 (Reichs-Gesetzbl. S. 441) und des § 1, Abs. 3 des Gesetzes zur Bekämpfung des unlauteren Wettbewerbes vom 27. Mai 1896 (Reichs-Gesetzbl. S. 145) finden auf die Benennung von Wein keine Anwendung. Gestattet bleibt jedoch, die Namen einzelner Gemarkungen oder Weinbergslagen, die mehr als einer Gemarkung angehören, zu benutzen, um gleichartige und gleichwertige Erzeugnisse benachbarter oder nahe gelegener Gemarkungen oder Lagen zu bezeichnen.

§ 7. Ein Verschnitt aus Erzeugnissen verschiedener Herkunft darf nur dann nach einem der Anteile allein benannt werden, wenn dieser in der Gesamtmenge überwiegt und die Art bestimmt; dabei findet die Vorschrift des § 6, Abs. 2, Satz 2 Anwendung. Die Angabe einer Weinbergslage ist jedoch, von dem Falle des § 6, Abs. 2, Satz 2 abgesehen, nur dann zulässig, wenn der aus der betreffenden Lage stammende Anteil nicht gezuckert ist.

Es ist verboten, in der Benennung anzugeben oder anzudeuten, daß der Wein Wachstum eines bestimmten Weinbergsbesitzers sei.

Die Beschränkungen der Bezeichnung treffen nicht den Verschnitt durch Vermischung von Trauben oder Traubenmost mit Trauben oder Traubenmost gleichen Wertes derselben oder einer benachbarten Gemarkung und den Ersatz der Abgänge, die sich aus der Pflege des im Fasse lagernden Weines ergeben.

§ 8. Ein Gemisch von Weißwein und Rotwein darf, wenn es als Rotwein in den Verkehr gebracht wird, nur unter einer die Mischung kennzeichnenden Bezeichnung feilgehalten oder verkauft werden.

§ 9. Es ist verboten, Wein nachzumachen.

§ 10. Unter das Verbot des § 9 fällt nicht die Herstellung von dem Weine ähnlichen Getränken aus Fruchtsäften, Pflanzensäften oder Malzauszügen.

Der Bundesrat ist ermächtigt, die Verwendung bestimmter Stoffe bei der Herstellung solcher Getränke zu beschränken oder zu untersagen.

Die im Abs. 1 bezeichneten Getränke dürfen im Verkehr als Wein nur in solchen Wortverbindungen bezeichnet werden, welche die Stoffe kennzeichnen, aus denen sie hergestellt sind.

§ 11. Auf die Herstellung von Haustrunk aus Traubenmaische, Traubenmost, Rückständen der Weinbereitung oder aus getrockneten Weinbeeren finden die Vorschriften des § 2, Satz 2, und der §§ 3, 9 keine Anwendung.

Die Vorschriften des § 4 finden auf die Herstellung von Haustrunk entsprechende Anwendung.

Wer Wein gewerbsmäßig in Verkehr bringt, ist verpflichtet, der zuständigen Behörde die Herstellung von Haustrunk unter Angabe der herzustellenden Menge und der zur Verarbeitung bestimmten Stoffe anzuzeigen; die Herstellung kann durch Anordnung der zuständigen Behörde beschränkt oder unter besondere Aufsicht gestellt werden.

Die als Haustrunk hergestellten Getränke dürfen nur im eigenen Haushalte des Herstellers verwendet oder ohne besonderen Entgelt an die in seinem Betriebe beschäftigten Personen zum eigenen Verbrauch abgegeben werden. Bei Auflösung des Haushalts oder Aufgabe des Betriebes kann die zuständige Behörde die Veräußerung des etwa vorhandenen Vorrats von Haustrunk gestatten.

§ 12. Die Vorschriften der §§ 2, 4 bis 9 finden auf Traubenmost, die Vorschriften der §§ 4 bis 9 auf Traubenmaische Anwendung.

§ 13. Getränke, die den Vorschriften der §§ 2, 3, 4, 9, 10 zuwider hergestellt oder behandelt worden sind, ferner Traubenmaische, die einen nach den Bestimmungen des § 3, Abs. 1, oder des § 4 nicht zulässigen Zusatz erhalten hat, dürfen, vorbehaltlich der Bestimmungen des § 15, nicht in den Verkehr gebracht werden. Dies gilt auch für ausländische Erzeugnisse, die den Vorschriften des § 3, Abs. 1, und der §§ 4, 9, 10 nicht entsprechen; der Bundesrat ist ermächtigt, hinsichtlich der Vorschriften des § 4 und des § 10, Abs. 2, Ausnahmen für Getränke und Traubenmaische zu bewilligen, die den im Ursprungslande geltenden Vorschriften entsprechend hergestellt sind.

§ 14. Die Einfuhr von Getränken, die nach § 13 vom Verkehr ausgeschlossen sind, ferner von Traubenmaische, die einen nach den Bestimmungen des § 3, Abs. 1, oder des § 4 nicht zulässigen Zusatz erhalten hat, ist verboten.

Der Bundesrat erläßt die Vorschriften zur Sicherung der Einhaltung des Verbots; er ist ermächtigt, die Einfuhr von Traubenmaische, Traubenmost oder Wein zu verbieten, die den am Orte der Herstellung geltenden Vorschriften zuwider hergestellt oder behandelt worden sind.

§ 15. Getränke, die nach § 13 vom Verkehr ausgeschlossen sind, dürfen zur Herstellung von weinhaltigen Getränken, Schaumwein oder Kognak nicht verwendet werden. Zu anderen Zwecken darf die Verwendung nur mit Genehmigung der zuständigen Behörde erfolgen.

§ 16. Der Bundesrat ist ermächtigt, die Verwendung bestimmter Stoffe bei der Herstellung von weinhaltigen Getränken, Schaumwein oder Kognak zu beschränken oder zu untersagen, sowie bezüglich der Herstellung von Schaumwein und Kognak zu bestimmen, welche Stoffe hierbei Verwendung finden dürfen, und Vorschriften über die Verwendung zu erlassen.

§ 17. Schaumwein, der gewerbsmäßig verkauft oder feilgehalten wird, muß eine Bezeichnung tragen, die das Land erkennbar macht, wo er auf Flaschen gefüllt worden ist; bei Schaumwein, dessen Kohlensäuregehalt ganz oder teilweise auf einem Zusatz fertiger Kohlensäure beruht, muß die Bezeichnung die Herstellungsart ersehen lassen. Dem Schaumwein ähnliche Getränke müssen eine Bezeichnung tragen, welche erkennen läßt, welche dem Weine ähnlichen Getränke zu ihrer Herstellung verwendet worden sind. Die näheren Vorschriften trifft der Bundesrat.

Die vom Bundesrat vorgeschriebenen Bezeichnungen sind auch in die Preislisten und Weinkarten, sowie in die sonstigen im geschäftlichen Verkehr üblichen Angebote mit aufzunehmen.

§ 18. Trinkbranntwein, dessen Alkohol nicht ausschließlich aus Wein gewonnen ist, darf im geschäftlichen Verkehr nicht als Kognak bezeichnet werden.

Trinkbranntwein, der neben Kognak Alkohol anderer Art enthält, darf als Kognak-Verschnitt bezeichnet werden, wenn mindestens ein Zehntel des Alkohols aus Wein gewonnen ist.

Kognak und Kognak-Verschnitte müssen in 100 Raumteilen mindestens 38 Raumteile Alkohol enthalten.

Trinkbranntwein, der in Flaschen oder ähnlichen Gefäßen unter der Bezeichnung Kognak gewerbsmäßig verkauft oder feilgehalten wird, muß zugleich eine Bezeichnung tragen, welche das Land erkennbar macht, wo er für den Verbrauch fertiggestellt worden ist. Die näheren Vorschriften trifft der Bundesrat.

Die vom Bundesrat vorgeschriebenen Bezeichnungen sind auch in die Preislisten und Weinkarten, sowie in die sonstigen im geschäftlichen Verkehr üblichen Angebote mit aufzunehmen.

§ 19. Wer Trauben zur Weinbereitung, Traubenmaische, Traubenmost oder Wein gewerbsmäßig in Verkehr bringt oder gewerbsmäßig Wein zu Getränken weiter verarbeitet, ist verpflichtet, Bücher zu führen, aus denen zu ersehen ist:

1. welche Weinbergsflächen er abgeerntet hat, welche Menge von Traubenmaische, Traubenmost oder Wein er aus eigenem Gewächse gewonnen oder von anderen bezogen und welche Mengen er an andere abgegeben oder welche Geschäfte über solche Stoffe er vermittelt hat;

2. welche Mengen von Zucker oder von anderen für die Kellerbehandlung des Weines (§ 4) oder zur Herstellung von Haustrunk (§ 11) bestimmten Stoffen er bezogen und welchen Gebrauch er von diesen Stoffen zum Zuckern (§ 3) oder zur Herstellung von Haustrunk gemacht hat;

3. welche Mengen der im § 10 bezeichneten, dem Weine ähnlichen Getränke er aus eigenem Gewächse gewonnen oder von anderen bezogen und welche Mengen er an andere abgegeben oder welche Geschäfte über solche Stoffe er vermittelt hat.

Die Zeit des Geschäftsabschlusses, die Namen der Lieferanten und, soweit es sich um Abgabe im Fasse oder in Mengen von mehr als einem Hektoliter im einzelnen Falle handelt, auch der Abnehmer, sind in den Büchern einzutragen.

Die Bücher sind nebst den auf die einzutragenden Geschäfte bezüglichen Geschäftspapieren bis zum Ablauf von fünf Jahren nach der letzten Eintragung aufzubewahren.

Die näheren Bestimmungen über die Einrichtung und die Führung der Bücher trifft der Bundesrat; er bestimmt, in welcher Weise und innerhalb welcher Frist die bei dem Inkrafttreten dieses Gesetzes vorhandenen Bestände in den Büchern vorzutragen sind.

§ 20. Werden in einem Raume, in dem Wein zum Zwecke des Verkaufs hergestellt oder gelagert wird, in Gefäßen, wie sie zur Herstellung oder Lagerung von Wein verwendet werden, Haustrunk (§ 11) oder andere Getränke als Wein oder Traubenmost verwahrt, so müssen diese Gefäße mit einer deutlichen Bezeichnung des Inhalts an einer in die Augen fallenden Stelle versehen sein.

Bei Flaschenlagerung genügt die Bezeichnung der Stapel.

Personen, die wegen Verfehlungen gegen dieses Gesetz wiederholt oder zu einer Gefängnisstrafe verurteilt worden sind, kann die Verwahrung anderer Stoffe als Wein oder Traubenmost in solchen Räumen durch die zuständige Polizeibehörde untersagt werden.

§ 21. Die Beobachtung der Vorschriften dieses Gesetzes ist durch die mit der Handhabung der Nahrungsmittelpolizei betrauten Behörden und Sachverständigen zu überwachen.

Zur Unterstützung dieser Behörden sind für alle Teile des Reiches Sachverständige im Hauptberufe zu bestellen.

§ 22. Die zuständigen Beamten und Sachverständigen (§ 21) sind befugt, außerhalb der Nachtzeit und, falls Tatsachen vorliegen, welche annehmen lassen, daß zur Nachtzeit gearbeitet wird, auch während dieser Zeit, in Räume, in denen Traubenmost, Wein oder dem Weine ähnliche Getränke hergestellt, verarbeitet, feilgehalten oder verpackt werden, und bei gewerbsmäßigem Betrieb auch in die zugehörigen Lager- und Geschäftsräume, ebenso in die Geschäftsräume von Personen, die gewerbsmäßig Geschäfte über Traubenmaische, Traubenmost, Wein, Schaumwein, weinhaltige, dem Weine ähnliche Getränke oder Kognak vermitteln, einzutreten, daselbst Besichtigungen vorzunehmen, geschäftliche Aufzeichnungen, Frachtbriefe und Bücher einzusehen, auch nach ihrer Auswahl Proben zum Zwecke der Untersuchung zu fordern oder selbst zu entnehmen. Über die Probenahme ist eine Empfangsbescheinigung zu erteilen. Ein Teil der Probe ist amtlich verschlossen oder versiegelt zurückzulassen. Auf Verlangen ist für die entnommene Probe eine angemessene Entschädigung zu leisten.

Die Nachtzeit umfaßt in dem Zeitraume vom 1. April bis 30. September die Stunden von 9 Uhr abends bis 4 Uhr morgens und in dem Zeitraume vom 1. Oktober bis 31. März die Stunden von 9 Uhr abends bis 6 Uhr morgens.

§ 23. Die Inhaber der im § 22 bezeichneten Räume sowie die von ihnen bestellten Betriebsleiter und Aufsichtspersonen sind verpflichtet, den zuständigen Beamten und Sachverständigen auf Erfordern diese Räume zu bezeichnen, sie bei deren Besichtigung zu begleiten oder durch mit dem Betriebe vertraute Personen begleiten zu lassen und ihnen Auskunft über das Verfahren bei Herstellung der Erzeugnisse, über den Umfang des Betriebes, über die zur Verwendung gelangenden Stoffe, insbesondere auch über deren Menge und Herkunft, zu erteilen, sowie die geschäftlichen Aufzeichnungen, Frachtbriefe und Bücher vorzulegen. Personen, die gewerbsmäßig Geschäfte über Traubenmaische, Traubenmost, Wein, Schaumwein, weinhaltige oder dem Weine ähnliche Getränke vermitteln, sind verpflichtet, Auskunft über die von ihnen vermittelten Geschäfte zu erteilen, sowie die geschäftlichen Aufzeichnungen und Bücher vorzulegen. Die Erteilung von Auskunft kann jedoch verweigert werden, soweit derjenige, von welchem sie verlangt wird, sich selbst oder einem der im § 51, Nr. 1 bis 3 der Strafprozeßordnung bezeichneten Angehörigen die Gefahr strafrechtlicher Verfolgung zuziehen würde.

§ 24. Die Sachverständigen sind, vorbehaltlich der Anzeige von Gesetzwidrigkeiten, verpflichtet, über die Einrichtungen und Geschäftsverhältnisse, welche durch die Aufsicht zu ihrer Kenntnis kommen, Verschwiegenheit zu beobachten und sich der Mitteilung und Verwertung der Geschäfts- und Betriebsgeheimnisse zu enthalten. Sie sind hierauf zu beeidigen.

§ 25. Der Vollzug des Gesetzes liegt den Landesregierungen ob.

Der Bundesrat stellt die zur Sicherung der Einheitlichkeit des Vollzuges erforderlichen Grundsätze, insbesondere für die Bestellung von geeigneten Sachverständigen und die Gewährleistung ihrer Unabhängigkeit fest. Er ist ermächtigt, Vorschriften für die jährliche Feststellung der Traubenernte, sowie über Zeitpunkt, Form und Inhalt der nach § 3, Abs. 4 vorgeschriebenen Anzeige zu erlassen.

Die weiter erforderlichen Vorschriften zur Sicherung des Vollzuges werden durch die Landeszentralbehörden oder die von diesen ermächtigten Landesbehörden erlassen.

Die Landeszentralbehörden sind außerdem ermächtigt, im Einvernehmen mit dem Reichskanzler die Grenzen der am Weinbau beteiligten Gebiete zu bestimmen (§ 3, Abs. 3).

Der Reichskanzler hat die Ausführung des Gesetzes zu überwachen und insbesondere auf Gleichmäßigkeit der Handhabung hinzuwirken.

§ 26. Mit Gefängnis bis zu sechs Monaten und mit Geldstrafe bis zu 3000 Mk. oder mit einer dieser Strafen wird bestraft:

1. wer vorsätzlich den Vorschriften des § 2, Satz 2, des § 3, Abs. 1 bis 3, 5, 6, der §§ 4, 9, des § 11, Abs. 4, der §§ 13, 15 oder den gemäß § 12 für die Herstellung und Behandlung von Traubenmost oder Traubenmaische geltenden Vorschriften oder den auf Grund des § 4, Abs. 1, Satz 2, des § 10, Abs. 2, des § 11, Abs. 2, oder des § 16 vom Bundesrat erlassenen Vorschriften zuwiderhandelt;

2. wer wissentlich unrichtige Eintragungen in die nach § 19 zu führenden Bücher macht oder die nach Maßgabe des § 23 von ihm geforderte Auskunft wissentlich unrichtig erteilt, desgleichen wer vorsätzlich Bücher oder Geschäftspapiere, welche nach § 19, Abs. 3 aufzubewahren sind, vor Ablauf der dort bestimmten Frist vernichtet oder beiseite schafft;

3. wer Stoffe, deren Verwendung bei der Herstellung, Behandlung oder Verarbeitung von Wein, Schaumwein, weinhaltigen oder weinähnlichen Getränken unzulässig ist, zu diesen Zwecken ankündigt, feilhält, verkauft oder an sich bringt, desgleichen wer einen diesen Zwecken dienenden Verkauf solcher Stoffe vermittelt.

Stellt sich nach den Umständen, insbesondere nach dem Umfange der Verfehlungen oder nach der Beschaffenheit der in Betracht kommenden Stoffe, der Fall als ein schwerer dar, so tritt Gefängnisstrafe bis zu zwei Jahren ein, neben der auf Geldstrafe bis zu 20000 Mk. erkannt werden kann.

Auf die im Absatz 2 vorgesehene Strafe ist auch dann zu erkennen, wenn der Täter zur Zeit der Tat bereits wegen einer der im Abs. 1 mit Strafe bedrohten Handlungen bestraft ist. Diese

Bestimmung findet Anwendung, auch wenn die frühere Strafe nur teilweise verbüßt oder ganz oder teilweise erlassen ist, bleibt jedoch ausgeschlossen, wenn seit der Verbüßung oder dem Erlasse der letzten Strafe bis zur Begehung der neuen Straftat drei Jahre verflossen sind.

In den Fällen des Abs. 1, Nr. 1 wird auch der Versuch bestraft.

§ 27. Mit Geldstrafe bis 1500 Mk. oder mit Gefängnis bis zu drei Monaten wird bestraft, wer den Vorschriften des § 24 zuwider Verschwiegenheit nicht beobachtet, oder der Mitteilung oder Verwertung von Geschäfts- oder Betriebsgeheimnissen sich nicht enthält.

Die Verfolgung tritt nur auf Antrag des Unternehmers ein.

§ 28. Mit Geldstrafe bis zu 600 Mk. oder mit Haft bis zu sechs Wochen wird bestraft, wer vorsätzlich oder fahrlässig

1. den Vorschriften des § 5, Abs. 1, des § 7, Abs. 2, des § 8, des § 10, Abs. 3 oder des § 18, Abs. 1, zuwiderhandelt;
2. den Vorschriften des § 6 oder des § 7, Abs. 1 zuwider bei der Benennung von Wein eine der Herkunft nicht entsprechende geographische Bezeichnung verwendet;
3. Schaumwein oder Kognak gewerbsmäßig verkauft oder feilhält, ohne daß den Vorschriften des § 17 und des § 18, Abs. 4, 5 genügt ist;
4. außer den Fällen des § 26, Nr. 2 den Vorschriften über die nach § 19 zu führenden Bücher zuwiderhandelt.

§ 29. Der im § 28 bestimmten Strafe unterliegt ferner:

1. wer vorsätzlich die nach Maßgabe des § 5, Abs. 2, zu erteilende Auskunft nicht oder unrichtig erteilt;
2. wer vorsätzlich die nach § 3, Abs. 4, und nach § 11, Abs. 3 vorgeschriebenen Anzeigen nicht erstattet oder den auf Grund des § 11, Abs. 3 erlassenen Anordnungen zuwiderhandelt;
3. wer vorsätzlich es unterläßt, an Gefäßen oder Flaschenstapeln die nach § 20, Abs. 1, 2 vorgeschriebenen Bezeichnungen anzubringen, oder einem auf Grund des § 20, Abs. 3 ergangenen Verbote zuwiderhandelt;
4. wer vorsätzlich den von den Landeszentralbehörden oder den von diesen ermächtigten Landesbehörden auf Grund des § 25, Abs. 3 erlassenen Vorschriften zuwiderhandelt;
5. wer den Vorschriften der §§ 22, 23 zuwider das Betreten oder die Besichtigung von Räumen, die Begleitung der Beamten oder Sachverständigen bei der Besichtigung der Räume, die Vorlegung oder die Durchsicht von Geschäftsbüchern oder -papieren, die Abgabe oder die Entnahme von Proben verweigert, desgleichen wer die von ihm geforderte Auskunft nicht oder aus Fahrlässigkeit unrichtig erteilt;
6. wer eine der im § 26, Abs. 1, Nr. 1 bezeichneten Handlungen aus Fahrlässigkeit begeht.

§ 30. Mit Geldstrafe bis zu 150 Mk. oder mit Haft wird bestraft, wer eine der im § 29, Nr. 1 bis 4 bezeichneten Handlungen aus Fahrlässigkeit begeht.

§ 31. In den Fällen des § 26, Abs. 1, Nr. 1 ist neben der Strafe auf Einziehung der Getränke oder Stoffe zu erkennen, welche den dort bezeichneten Vorschriften zuwider hergestellt, eingeführt oder in den Verkehr gebracht worden sind, ohne Unterschied, ob sie dem Verurteilten gehören oder nicht; auch kann die Vernichtung ausgesprochen werden. In den Fällen des § 28, Nr. 1, 2, 3 und des § 29, Nr. 6 kann auf Einziehung oder Vernichtung erkannt werden.

In den Fällen des § 26, Abs. 1, Nr. 3 ist neben der Strafe auf Einziehung oder Vernichtung der Stoffe zu erkennen, die zum Zwecke der Begehung einer nach den Vorschriften dieses Gesetzes strafbaren Handlung bereitgehalten werden.

Die Vorschriften des Abs. 1, 2 finden auch dann Anwendung, wenn die Strafe gemäß § 73 des Strafgesetzbuches auf Grund eines anderen Gesetzes zu bestimmen ist.

Ist die Verfolgung oder Verurteilung einer bestimmten Person nicht ausführbar, so kann auf die Einziehung selbständig erkannt werden.

§ 32. Die Vorschriften anderer, die Herstellung und den Vertrieb von Wein treffender Gesetze, insbesondere des Gesetzes, betreffend den Verkehr mit Nahrungsmitteln, Genußmitteln und Gebrauchsgegenständen, vom 14. Mai 1879 (Reichs-Gesetzbl., S. 145), des Gesetzes zum Schutze der Warenbezeichnungen vom 12. Mai 1894 (Reichs-Gesetzbl., S. 441) und des Gesetzes zur Bekämpfung des unlauteren Wettbewerbes vom 27. Mai 1896 (Reichs-Gesetzbl., S. 145) bleiben unberührt, soweit nicht die Vorschriften dieses Gesetzes entgegenstehen. Die Vorschriften der §§ 16, 17 des Gesetzes vom 14. Mai 1879 finden auch bei Strafverfolgungen auf Grund der Vorschriften dieses Gesetzes Anwendung. Durch die Landesregierungen kann jedoch bestimmt werden, daß die auf Grund dieses Gesetzes auferlegten Geldstrafen in erster Linie zur Deckung der Kosten zu verwenden sind, die durch die Bestellung von Sachverständigen auf Grund des § 21 dieses Gesetzes entstehen. Die Verwendung erfolgt in diesem Falle durch die mit dem Vollzuge des Gesetzes betrauten Landeszentralbehörden, durch welche die etwa verbleibenden Überschüsse auf die nach § 17 des Gesetzes vom 14. Mai 1879 in Betracht kommenden Kassen zu verteilen sind.

§ 33. Der Bundesrat ist ermächtigt, im Großherzogtum Luxemburg gewonnene Erzeugnisse des Weinbaues den inländischen gleichzustellen, falls dort ein diesem Gesetz entsprechendes Weingesetz erlassen wird.

§ 34. Dieses Gesetz tritt am 1. September 1909 in Kraft.

Mit diesem Zeitpunkte tritt das Gesetz, betreffend den Verkehr mit Wein, weinhaltigen oder weinähnlichen Getränken, vom 24. Mai 1901 (Reichs-Gesetzbl., S. 175) außer Kraft.

Der Verkehr mit Getränken, die bei der Verkündung dieses Gesetzes nachweislich bereits hergestellt waren, ist jedoch nach den bisherigen Bestimmungen zu beurteilen.

b) Ausführungsbestimmungen des Bundesrates vom 9. Juli 1909 (R. G. Bl. S. 549), vom 20. Juli 1910, 6. Juli 1911, 21. Mai 1914, 27. Juni 1914 und 26. November 1914.

Zu § 3, Abs. 4.

Die Absicht, Traubenmaische, Most oder Wein zu zuckern, ist nach Maßgabe der beigefügten Muster schriftlich anzuzeigen; die zuständige Behörde kann die Eintragung in Listen gestatten, die diesen Mustern nachzubilden und an geeigneten Stellen aufzulegen sind.

Für die neue Ernte ist die Anzeige vor Beginn des Zuckerns nach Muster 1 zu erstatten; dabei braucht die Menge der zu zuckernden Erzeugnisse sowie der Zeitpunkt des Zuckerns für die gesamte Ernte vom 1. September des betreffenden Jahres ab nicht angegeben zu werden. Für Wein früherer Jahrgänge ist jeder einzelne Fall des Zuckerns spätestens eine Woche zuvor nach Muster 2 anzuzeigen.

Zu §§ 4, 11, 12.

Bei der Kellerbehandlung dürfen unbeschadet der nach § 3 des Gesetzes zulässigen Zuckerung der Traubenmaische, dem Traubenmost oder dem Weine Stoffe irgendwelcher Art nur nach Maßgabe der folgenden Bestimmungen zugesetzt werden:

Gestattet ist

A. Allgemein:

1. die Verwendung von frischer, gesunder flüssiger Weinhefe (Drusen) oder von Reinhefe, um die Gärung einzuleiten oder zu fördern; die Reinhefe darf nur in Traubenmost gezüchtet sein. Der Zusatz der flüssigen Weinhefe darf nicht mehr als zwanzig Raumteile auf eintausend Raumteile der zu vergärenden Flüssigkeit betragen; doch darf diese Hefemenge zuvor in einem Teile des Mostes oder Weines vermehrt werden, dabei darf der Wein mit einer kleinen Menge Zucker versetzt und von Alkohol befreit werden;
2. die Verwendung von frischer, gesunder, flüssiger Weinhefe (Drusen), um Mängel von Farbe oder Geschmack des Weines zu beseitigen. Der Zusatz darf nicht mehr als einhundertundfünfzig Raumteile auf eintausend Raumteile Wein betragen; ein Zusatz von Zucker ist hierbei nicht zulässig;
3. die Entsäuerung mittels reinen, gefällten kohlensauren Kalkes;
4. das Schwefeln, sofern hierbei nur kleine Mengen von schwefliger Säure oder Schwefelsäure in die Flüssigkeiten gelangen. Gewürzhaltiger Schwefel darf nicht verwendet werden;
5. die Verwendung von reiner gasförmiger oder verdichteter Kohlensäure oder der bei der Gärung von Wein entstehenden Kohlensäure, sofern hierbei nur kleine Mengen des Gases in den Wein gelangen;
6. die Klärung (Schönung) mittels nachgenannter technisch reiner Stoffe:
   a) in Wein gelöster Hausen-, Stör- oder Welsblase,
   b) Gelatine,
   c) Tannin bei gerbstoffarmen Weinen bis zur Höchstmenge von 100 g auf 1000 Liter in Verbindung mit den unter a, b genannten Stoffen,
   d) Eiweiß,
   e) Käsestoff (Kasein), Milch,
   f) spanische Erde,
   g) mechanisch wirkender Filterdichtungsstoffe (Asbest, Zellulose und dgl.);
7. die Verwendung von ausgewaschener Holzkohle und gereinigter Knochenkohle;
8. das Behandeln der Korkstopfen und das Ausspülen der Aufbewahrungsgefäße mit aus Wein gewonnenem Alkohol oder reinem, mindestens 90 Raumprozente Alkohol enthaltenden Sprit, wobei jedoch der Alkohol nach der Anwendung wieder tunlichst zu entfernen ist; bei dem Versand in Fässern nach tropischen Gegenden auch der Zusatz von solchem Alkohol bis zu einem Raumteil auf einhundert Raumteile Wein zur Haltbarmachung.

B. Bei ausländischem Dessertwein (Süd-, Süßwein):

9. der Zusatz von kleinen Mengen gebrannten Zuckers (Zuckercouleur);
10. der Zusatz von aus Wein gewonnenem Alkohol oder reinem, mindestens 90 Raumprozente Alkohol enthaltenden Sprit bis zu der im Ursprungslande gestatteten Alkoholmenge.

C. Bei der Herstellung von Haustrunk
(§ 11 des Gesetzes):

11. die Verwendung von Zitronensäure bei der Verarbeitung von getrockneten Weinbeeren außerhalb solcher Betriebe, aus denen Wein gewerbsmäßig in den Verkehr gebracht wird.

    Die Landeszentralbehörde kann die Verwendung von Zitronensäure auch bei der Verarbeitung von Rückständen der Weinbereitung und für Betriebe zulassen, aus denen Wein gewerbsmäßig in den Verkehr gebracht wird;
12. der Zusatz von Obstmaische und aus Obst bereiteten Getränken.

Zu §§ 10, 16.

Die nachbezeichneten Stoffe:

lösliche Aluminiumsalze (Alaun und dergleichen), Ameisensäure, Bariumverbindungen, Benzoesäure, Borsäure, Eisencyanverbindungen (Blutlaugensalze), Farbstoffe mit Ausnahme von kleinen Mengen gebrannten Zuckers (Zuckerkulör), Fluorverbindungen, Formaldehyd und solche Stoffe, die bei ihrer Verwendung Formaldehyd abgeben, Glycerin, Kermesbeeren, Magnesiumverbindungen, Oxalsäure, Salicylsäure, unreiner (freien Amylalkohol enthaltender) Sprit, unreiner Stärkezucker, Stärkesirup, Strontiumverbindungen, Wismutverbindungen, Zimtsäure, Zinksalze, Salze und Verbindungen der vorbezeichneten Säuren sowie der schwefligen Säure (Sulfite, Metasulfite und dergleichen)

dürfen bei der Herstellung der im § 10 des Gesetzes bezeichneten dem Weine ähnlichen Getränke, von weinhaltigen Getränken, deren Bezeichnung die Verwendung von Wein andeutet, oder von Schaumwein nicht verwendet werden.

Bei der Herstellung von dem Weine ähnlichen Getränken aus Malzauszügen ist außerdem die Verwendung von Zucker und Säuren jeder Art, ausgenommen Tannin als Klärmittel, sowie von zuckerhaltigen und säurehaltigen Stoffen untersagt. Nur bei Getränken, die Dessertweinen ähnlich sind und mehr als 10 g Alkohol in 100 ccm Flüssigkeit enthalten, ist der Zusatz von Zucker gestattet, doch darf das Gewicht des Zuckers nicht mehr als das 1,8 fache des Malzes betragen. Wasser darf höchstens in dem Verhältnis von 2 Gewichtstln. Wasser auf ein 1 Gewichtstl. Malz verwendet werden; soweit der Zusatz von Zucker zugelassen ist, wird das Gewicht des Zuckers dem des Malzes zugerechnet.

Zu § 13.

Traubenmaische, Traubenmost oder Wein ausländischen Ursprungs, die den Vorschriften des § 4 des Gesetzes nicht entsprechen, werden zum Verkehr zugelassen, wenn sie den für den Verkehr innerhalb des Ursprungslandes geltenden Vorschriften genügen.

Vom Verkehr ausgeschlossen bleiben jedoch:

a) roter Wein, mit Ausnahme von Dessertweinen, desgleichen Traubenmost oder Traubenmaische zu rotem Weine, deren Gehalt an Schwefelsäure in einem Liter Flüssigkeit mehr beträgt als 2 g neutralen schwefelsauren Kaliums entspricht;

b) Traubenmaische, Traubenmost oder Weine, die einen Zusatz von Alkalicarbonaten (Pottasche oder dergleichen), von organischen Säuren oder deren Salzen (Weinsäure, Zitronensäure, Weinstein, neutrales weinsaures Kalium oder dergleichen) oder eines der in den Bestimmungen zu § 10 des Gesetzes genannten Stoffe erhalten haben.

Zu § 14.

Traubenmaische, Traubenmost oder Wein dürfen nur über bestimmte Zollämter eingeführt werden. Der Bundesrat bezeichnet die Ämter sowie diejenigen Zollstellen, bei welchen die Untersuchung von Traubenmaische, Traubenmost oder Wein stattfinden kann.

Die aus dem Ausland eingehenden Sendungen unterliegen bei der Einfuhr einer amtlichen Untersuchung unter Mitwirkung der Zollbehörden. Die Kosten der Untersuchung einschließlich der Versendung der Proben hat der Verfügungsberechtigte zu tragen.

Die Untersuchung ist staatlichen Fachanstalten oder besonders hierzu verpflichteten geprüften Nahrungsmittelchemikern zu übertragen. Ausnahmsweise kann sie auch anderen Personen übertragen werden, welche genügend Kenntnisse und Erfahrung besitzen.

Das Ergebnis der Untersuchung ist der Zollstelle alsbald schriftlich mitzuteilen. Die etwaige Beanstandung ist ausführlich zu begründen.

Soweit die Sendung beanstandet wird, ist sie durch die Zollbehörde von der Einfuhr zurückzuweisen. Dem Verfügungsberechtigten, der unter Angabe des Grundes alsbald zu benachrichtigen ist, steht frei, innerhalb dreier Tage nach Empfang der Nachricht bei der die Zurückweisung verfügenden Zollstelle die Entscheidung einer von der Landesregierung hierfür zu bezeichnenden höheren Verwaltungsbehörde zu beantragen. Diese Behörde entscheidet endgültig.

Von der Untersuchung befreit sind:

a) Packstücke im Einzelrohgewichte von nicht mehr als 5 kg;

b) Wein in Flaschen (Fläschchen), wenn nach den Umständen nicht zu bezweifeln ist, daß er nur als Muster zu dienen bestimmt ist;

c) Wein in Flaschen (Fläschchen), sofern das Gewicht des in einem Packstück enthaltenen Weines einschließlich seiner unmittelbaren Umschließung nicht mehr als 10 kg beträgt. Ist der Wein, von dem mehrere Arten gleichzeitig in einer Sendung eingehen, nachweislich nicht zum gewerbsmäßigen Absatz bestimmt, so dürfen auch bei einem höheren Gewichte diejenigen Weinarten von der Untersuchung freigelassen werden, von denen nicht mehr als $2^1/_4$ Liter eingehen;

d) Mengen von nicht mehr als 10 kg Rohgewicht, die im kleinen Grenzverkehr eingehen;

e) zur Verpflegung von Reisenden, Fuhrleuten oder Schiffern während der Reise mitgeführte Mengen;

f) Erzeugnisse, die als Umzugsgut eingehen und nicht zum gewerbsmäßigen Absatze bestimmt sind;

g) zur unmittelbaren Durchfuhr bestimmte Sendungen.

Die Untersuchung kann unterbleiben, wenn die Einfuhrfähigkeit einer Sendung durch das Zeugnis einer wissenschaftlichen Anstalt des Ursprungslandes nachgewiesen wird, deren Berechtigung zur Ausstellung solcher Zeugnisse durch den Reichskanzler anerkannt ist.

Auch ohne solches Zeugnis kann ausnahmsweise bei hochwertigem Weine in Flaschen von der Untersuchung abgesehen werden, wenn die Einfuhrfähigkeit auf andere Weise glaubhaft gemacht wird.

Im übrigen wird das Verfahren bei der Einfuhr und der Untersuchung durch die Weinzollordnung geregelt.

Zu § 16.

Bei der Herstellung von Kognak dürfen nur die nachbezeichneten Stoffe verwendet werden:

1. Weindestillate, denen die den Kognak kennzeichnenden Bestandteile des Weines nicht entzogen worden sind und die in 100 Raumtln. nicht mehr als 86 Raumtle. Alkohol enthalten,
2. reines destilliertes Wasser,
3. technisch reiner Rüben- oder Rohrzucker in solcher Menge, daß der Gesamtgehalt an Zucker, einschließlich des durch sonstige Zusätze hineingelangenden (als Invertzucker berechnet), in 100 ccm des gebrauchsfertigen Kognaks bei 15° C nicht mehr als 2 g beträgt,
4. gebrannter Zucker (Zuckerkulör), hergestellt aus technisch reinem Rüben- oder Rohrzucker,
5. im eigenen Betriebe durch Lagerung von Weindestillat (Nr. 1) auf Eichenholz oder Eichenholzspänen auf kaltem Wege hergestellte Auszüge,
6. im eigenen Betriebe durch Lagerung von Weindestillat (Nr. 1) auf Pflaumen, grünen (unreifen) Walnüssen oder getrockneten Mandelschalen auf kaltem Wege hergestellte Auszüge, jedoch nur in so geringer Menge, daß die Eigenart des verwendeten Weindestillats dadurch nicht wesentlich beeinflußt wird,
7. Dessertwein (Süd-Süßwein), der keinen Zusatz von anderen als ausschließlich aus Wein gewonnenem Alkohol enthält, jedoch nur in solcher Menge, daß in 100 Raumtln. gebrauchsfertigen Kognaks nicht mehr als 1 Raumtl. Dessertwein enthalten ist,
8. mechanisch wirkende Filterdichtungsstoffe (Asbest, Zellulose od. dergl.),
9. gereinigte Knochenkohle, technisch reine Gelatine und Hausenblase,
10. Sauerstoff.

Die Verwendung eines Vorrats von außerhalb des eigenen Betriebes oder auf warmem Wege hergestellten Auszügen der unter Nr. 5 und 6 bezeichneten Art ist bis zum 1. Juli 1915 gestattet.

Zu § 17.

Schaumwein und ihm ähnliche Getränke, die gewerbsmäßig verkauft oder feilgehalten werden, sind wie folgt, zu kennzeichnen:

a) Bei Schaumwein muß das Land, in dem der Wein auf Flaschen gefüllt ist, in der Weise kenntlich gemacht werden, daß auf den Flaschen die Bezeichnung:

   In Deutschland auf Flaschen gefüllt,
   In Frankreich auf Flaschen gefüllt,
   In Luxemburg auf Flaschen gefüllt usw.

   angebracht wird; ist der Schaumwein in demjenigen Lande, in welchem er auf Flaschen gefüllt wurde, auch fertiggestellt, so kann an Stelle jener Bezeichnung die Bezeichnung:

   Deutscher, (Französischer, Luxemburgischer usw.) Schaumwein

   oder

   Deutsches, (Französisches, Luxemburgisches usw.) Erzeugnis

   treten.

b) Bei Schaumwein, dessen Kohlensäuregehalt ganz oder teilweise auf einem Zusatze fertiger Kohlensäure beruht, sind der unter a) vorgeschriebenen Bezeichnung die Worte

   Mit Zusatz von Kohlensäure

   hinzuzufügen.

c) Bei den dem Schaumweine ähnlichen Getränken sind die zur Herstellung verwendeten, dem Weine ähnlichen Getränke in der Weise kenntlich zu machen, daß auf den Flaschen in Verbindung mit dem Worte Schaumwein eine die benutzte Fruchtart erkennbar machende Bezeichnung, wie Apfelschaumwein, Johannisbeerschaumwein, angebracht wird.

   An Stelle dieser Bezeichnungen können die Worte Fruchtschaumwein, Obstschaumwein, Beerenschaumwein treten.

d) Die unter a), b) vorgeschriebenen Bezeichnungen müssen in schwarzer Farbe auf weißem Grunde, deutlich und nicht verwischbar, auf einem bandförmigen Streifen in lateinischer Schrift aufgedruckt sein. Die Schriftzeichen auf dem Streifen müssen bei Flaschen, welche einen Raumgehalt von 425 oder mehr Kubikzentimeter haben, mindestens 0,5 cm hoch und so breit sein, daß im Durchschnitt je 10 Buchstaben eine Fläche von mindesten 3,5 cm Länge einnehmen. Die Inschrift darf, falls sie einen Streifen von mehr als 10 cm Länge beanspruchen würde, auf zwei Zeilen verteilt werden. Die Worte „Mit Zusatz von Kohlensäure" sind stets auf die zweite Zeile zu setzen. Der Streifen, der eine weitere Inschrift nicht tragen darf, ist an einer in die Augen fallenden Stelle der

Flasche, und zwar gegebenenfalls zwischen dem den Flaschenkopf bedeckenden Überzug und der die Bezeichnung der Firma und der Weinsorte enthaltenden Inschrift dauerhaft zu befestigen. Wird der Streifen im Zusammenhange mit dieser oder einer anderen Inschrift hergestellt, so ist er gegen diese mindestens durch einen 1 mm breiten Strich deutlich abzugrenzen.

e) Die unter c) vorgeschriebene Bezeichnung ist in deutlichen Schriftzeichen von mindestens der unter d) angegebenen Größe auf der Hauptinschrift der Flasche oder auf einem mit dieser zusammenhängenden Streifen so anzubringen, daß sie sich von anderen Angaben auf dieser Inschrift (Firma, Sortennamen u. dgl.), sowie von etwa angebrachten Verzierungen deutlich abhebt.

Zu § 18.

Kognak, der in Flaschen gewerbsmäßig verkauft oder feilgehalten wird, ist nach dem Lande, in dem er fertiggestellt ist, als

Deutscher, Französischer usw. Kognak (Cognac)

zu bezeichnen.

Hat im Auslande hergestellter Kognak in Deutschland lediglich einen Zusatz von destilliertem Wasser erhalten, um unbeschadet der Vorschrift des § 18, Abs. 3 des Gesetzes den Alkoholgehalt auf die übliche Trinkstärke herabzusetzen, so ist er als

Französischer usw. Kognak (Cognac)
in Deutschland fertiggestellt

zu bezeichnen.

Die Bezeichnung muß in schwarzer Farbe auf weißem Grunde deutlich und nicht verwischbar auf einem bandförmigen Streifen in lateinischer Schrift aufgedruckt sein. Die Schriftzeichen müssen bei Flaschen, welche einen Raumgehalt von 350 ccm oder mehr haben, mindestens 0,5 cm hoch und so breit sein, daß im Durchschnitt je 10 Buchstaben eine Fläche von mindestens 3,5 cm Länge einnehmen. Die Inschrift darf, falls sie einen Streifen von mehr als 10 cm Länge beanspruchen würde, auf zwei Zeilen verteilt werden. Der Streifen, der eine weitere Inschrift nicht tragen darf, ist an einer in die Augen fallenden Stelle der Flasche, und zwar gegebenenfalls zwischen dem den Flaschenkopf bedeckenden Überzug und der die Bezeichnung der Firma enthaltenden Inschrift dauerhaft zu befestigen. Wird der Streifen im Zusammenhange mit dieser oder einer anderen Inschrift hergestellt, so ist er gegen diese mindestens durch einen 1 mm breiten Strich deutlich abzugrenzen.

Zu § 19.

Wer durch § 19 des Gesetzes verpflichtet ist, Bücher zu führen, hat sich hierbei sowie bei allen mit der Buchführung zusammenhängenden Aufzeichnungen der deutschen Sprache zu bedienen. Die Landeszentralbehörde kann die Verwendung einer anderen Sprache gestatten.

Die Bücher müssen gebunden und Blatt für Blatt oder Seite für Seite mit fortlaufenden Zahlen versehen sein. Die Zahl der Blätter oder Seiten ist vor Beginn des Gebrauches auf der ersten Seite des Buches anzugeben. Ein Blatt aus dem Buche zu entfernen ist verboten.

An Stellen, die der Regel nach zu beschreiben sind, dürfen keine leeren Zwischenräume gelassen werden. Der ursprüngliche Inhalt einer Eintragung darf nicht mittels Durchstreichens oder auf andere Weise unleserlich gemacht werden, es darf nichts radiert, auch dürfen solche Veränderungen nicht vorgenommen werden, deren Beschaffenheit es ungewiß läßt, ob sie bei der ursprünglichen Eintragung oder erst später gemacht worden sind.

Die Bücher und Belege sind sorgfältig aufzubewahren und auf Verlangen jederzeit den nach § 21 des Gesetzes zur Kontrolle berechtigten Beamten oder Sachverständigen vorzulegen. Sind die Geschäftsräume von den Kellereien oder sonstigen Lagerräumen getrennt, so sind die Bücher auf Verlangen auch in den zu kontrollierenden Räumen vorzulegen.

Im einzelnen ist den Vorschriften des Gesetzes nach den den Mustern A bis G beigefügten Anweisungen mit folgender Maßgabe zu genügen:

Es haben Buch zu führen:

a) Winzer, die in der Hauptsache eigenes Gewächs in den Verkehr bringen, auch wenn sie nach Erfordernis im Inlande gewonnene Trauben oder Traubenmaische zum Keltern einkaufen, nach Muster A.

Winzer, die im Durchschnitt der Jahre bei einer Ernte mehr als 30000 Liter Traubenmost einlegen, daneben auch nach Muster C oder D, jedoch jedenfalls nach Muster C, wenn sie mehr als 10000 Liter Traubenmost oder Wein einer Ernte zuckern.

b) Schankwirte, die ausschließlich für den eigenen Bedarf oder Ausschank im Inlande gewonnene Trauben keltern, auch wenn sie nicht zu den Winzern gehören, sofern die im Durchschnitt der Jahre hergestellte Menge 3000 Liter nicht übersteigt, nach Muster A.

c) Schankwirte, Lebensmittelhändler, Krämer und sonstige Kleinverkäufer, die Traubenmost oder Wein nur in fertigem Zustande beziehen und unverändert wieder abgeben, nach Muster F.

d) Geschäftsvermittler über die von ihnen vermittelten Geschäfte nach Muster E.

Geschäftsvermittler, die für Rechnung ihrer Auftraggeber Traubenmaische, Traubenmost oder Wein einlegen oder behandeln, haben hierüber in gleicher Weise wie über eigene Geschäfte Buch zu führen.

e) Weinhändler, Winzergenossenschaften oder andere Gesellschaften, auch wenn sie nur die Erzeugnisse ihrer Mitglieder verwerten; endlich alle übrigen zur Buchführung Verpflichteten, soweit nicht die Vorschriften unter a) bis d) etwas anderes ergeben, nach Muster B und daneben nach Muster C oder D, jedenfalls jedoch nach Muster C, wenn sie Traubenmaische, Traubenmost, oder Wein zuckern.

f) Alle zur Buchführung Verpflichteten über den Bezug und die Verwendung von Zucker oder anderen für die Kellerbehandlung des Weines oder zur Herstellung von Haustrunk bestimmten Stoffen (§ 19, Abs. 1, Nr. 2 des Gesetzes), nach Muster G.

Die bei dem Inkrafttreten des Gesetzes vorhandenen Bestände sind längstens bis zum 1. Okt. 1909 in den Büchern vorzutragen. Mit Rücksicht auf die Vorschrift des § 34, Abs. 3 des Gesetzes ist bei Getränken, soweit sich dies nicht aus dem Eintrag ohne weiteres ergibt, in der Spalte für Bemerkungen anzugeben, wann sie hergestellt sind.

Den zur Buchführung Verpflichteten ist gestattet, nach Bedarf ihrer Betriebe die Bücher auch zu anderen, in dem Vordrucke der Muster nicht vorgesehenen geschäftlichen Aufzeichnungen zu benutzen und den Vordruck entsprechend zu ergänzen, soweit es unbeschadet der Übersichtlichkeit geschehen kann.

Für Lager unter Zollverschluß ersetzt die von der Zollbehörde angeordnete und überwachte Buchführung die Buchführung nach Muster B, C, D.

Die Verwendung der Muster A bis G darf außerdem unterbleiben, wenn die vorgeschriebenen Angaben in Bücher anderer Form eingetragen werden, die nach den Grundsätzen ordnungsmäßiger Buchführung geführt werden, doch sind die Muster zu verwenden, wenn die von der Landeszentralbehörde hierfür bestimmte Behörde festgestellt hat, daß die geführten Bücher keine genügende Übersicht gewähren. Die Behörde entscheidet hierüber auf Anrufen des Betriebsinhabers oder des nach § 21, Abs. 2 des Gesetzes zur Kontrolle bestellten Sachverständigen endgültig.

Hierauf folgen noch die Muster 1 und 2, sowie A bis G, auf deren Anführung verzichtet werden soll.

Auch auf die Weinzollordnung vom 17. Juli 1909 soll hier nur hingewiesen werden, ebenso auf das Gesetz, betr. den Verkehr mit Nahrungsmitteln, Genußmitteln und Gebrauchsgegenständen vom 14. Mai 1879 und auf das Gesetz zum Schutz der Warenbezeichnungen vom 12. Mai 1894.

2. Luxemburg.

Das Gesetz vom 24. Juli 1909 entspricht in allen wesentlichen Punkten dem deutschen Gesetz vom 7. April 1909. Die einzige Abweichung besteht darin, daß nach § 3, Abs. 2 die Regierung befugt ist, die Frist für die Zuckerung ausnahmsweise und vorbehaltlich einer besonderen Beaufsichtigung bis zum 31. Januar des auf die Lese folgenden Jahres auszudehnen.

3. Belgien.

Außer den gesetzlichen Vorschriften über die Verfälschung der Nahrungsmittel ist der Verkehr mit Wein durch die Verordnung vom 28. Nov. 1899 geregelt. Wein entsteht durch alkoholische Gärung des Saftes frischer Trauben. Wein, der mit fremden Stoffen vermischt ist, darf nicht als Wein in den Verkehr gebracht werden. Gestattet ist zuzusetzen: Klärungsmittel, Kochsalz (höchstens 2 g), Gips (höchstens 2 g Kaliumsulfat), Schwefel (höchstens 200 mg gesamte und 20 mg freie schweflige Säure), Zucker oder Alkohol (solche Weine müssen als gezuckert oder gespritet bezeichnet werden).

Verboten sind: Äther und ähnliche Stoffe, Schwermetalle, Mineral- und Oxalsäure, Antiseptika, unreiner Zucker oder Sprit, schädliche und gesundheitsgefährliche Stoffe.

Verschnittene, gefärbte, gewürzte, Rosinen-, Trester-, Hefe- und ähnliche Weine müssen als solche gekennzeichnet sein.

4. Großbritannien [1]).

In England ist die Herstellung von Kunstwein nicht verboten. Um zu verhindern, daß Verschnitte solcher Kunstweine mit nicht britischen Weinen unter der Herkunftsbezeichnung der letzteren in den Verkehr gebracht werden, ist durch Zollzirkular vom 8. März 1912 der Verschnitt beider Weinarten großen Beschränkungen unterworfen und eine andere Bezeichnung als britischer Wein verboten worden. Für bestimmte Fälle werden bei der Einfuhr Ursprungszeugnisse verlangt.

5. Dänemark [2]).

Der Verkehr ist geregelt durch Verordnung vom 10. Oktober 1912. Wein ist ein durch alkoholische Gärung von Traubensaft hergestelltes Getränk. Getränke werden ebenfalls als Wein angesehen, wenn sie im Erzeugungslande nach erlaubtem oder herkömmlichem Verfahren hergestellt sind.

Verboten ist zuzusetzen: Schwermetallsalze, Antiseptika, Süßstoffe, Äther und ähnliche Stoffe, gesundheitsschädliche Stoffe usw.

Als Champagner darf nur durch Flaschengärung erzeugter Schaumwein bezeichnet werden.

Mehr als 2 g Kaliumsulfat ist verboten.

Erlaubt ist zuzusetzen: die üblichen Klärungsmittel, kohlensaurer Kalk, Schwefel, Alkohol bis zu 1 Maßprozent. Ausgegorene Verschnittweine (z. B. Barletta) dürfen in bestimmtem Maße unter Buchkontrolle mit Wasser versetzt werden. Likörweine

[1]) A. Günther, Weingesetzgebung usf., Erg.-Heft 1913, S. 37. — [2]) A. Günther, Gesetzgebung usf., Erg.-Heft, S. 6.

dürfen bis zur Hälfte mit Rosinenwein verschnitten, bis zu 25 Maßprozent mit Alkohol versetzt und mit Caramel gefärbt werden.

6. Frankreich[1]).

Der Verkehr mit Wein ist durch allgemeine strafrechtliche Gesetze, sowie durch Sondervorschriften geregelt.

1. Wein muß durch Gärung frischer Trauben oder des Saftes frischer Trauben gewonnen werden (Verordn. v. 3. Sept. 1907).

2. Als betrügerisch sind alle Verfahren anzusehen, die eine Änderung der natürlichen Beschaffenheit des Weines bezwecken, um den Käufer über die wesentlichen Eigenschaften oder den Ursprung des Weines zu täuschen oder um vorgenommene Veränderungen zu verdecken (Verordn. v. 3. Sept. 1907).

3. Ausdrücklich erlaubt ist:

a) bei Wein: Das Verschneiden, Gefrierenlassen, Pasteurisieren, das Klären mit Schönungsmitteln (Eiweiß, Blut, Käsestoff, Gelatine, Hausenblase, Tannin, reiner Kohle), das Behandeln mit reiner, durch Verbrennen von Schwefel erzeugter schwefliger Säure und mit Alkalibisulfiten (höchstens 20 g auf 1 hl) (Verordn. v. 3. Sept. 1907). Der Wein soll im Liter nicht mehr als 450 mg schweflige Säure mit 10 Proz. Überschreitung enthalten (Rundschr. v. 14. April 1911). Der Zusatz von Zitronensäure (höchstens 50 g auf 1 hl) (Rundschr. v. 3. Sept. 1907).

b) bei Most: Das Schwefeln, wie bei Wein, der Zusatz von Tannin, der Zusatz von Weinsäure bei Säuremangel (gleichzeitig Zusatz von Weinsäure und Zucker ist verboten), die Verwendung von Reinhefe (Verordn. v. 3. Sept. 1907), der Zusatz von Ammon- und Calciumphosphat (Rundschr. v. 26. Jan. 1910), der Zusatz von Gips und Zucker innerhalb der durch die Gesetze v. 11. Juli 1891 und 28. Jan. 1903 festgesetzten Grenzen. Unvergorene, stumm geschwefelte Moste dürfen nicht als Wein, wohl aber als süßer Wein (vin doux) bezeichnet werden (Rundschr. v. 14. Mai 1912).

4. Ausdrücklich verboten ist: Der Zusatz zum Wein von Erzeugnissen der Vergärung oder Destillation von Feigen, Johannisbrot, Mowra- oder Glockenblumen, Reis, Gerste oder anderer zuckerhaltigen Stoffe (Gesetz v. 14. Aug. 1889), von Farbstoffen, Stoffen wie Schwefel-, Salpeter-, Salz-, Salicyl- und Borsäure u. a., von Kochsalz in einer Menge von mehr als 1 g auf 1 Liter (Gesetz v. 11. Juli 1891), von Wasser und Alkohol (Gesetz v. 24. Juli 1894), von Glukose (Gesetz v. 31. März 1903), der Zusatz von Stoffen, um Moste oder Weine zu entsäuern oder den Stich zu beseitigen, wie Marmor, Pottasche, neutrales Kaliumtartrat usw., oder um sie zu entschwefeln, wie Kaliumpermanganat, Natriumsuperoxyd, Formol, Hexamethylentetramin usw. (Rundschr. v. 26. Jan. 1910).

Gegipster Wein mit mehr als 2 g Kaliumsulfat im Liter darf nicht in den Verkehr kommen. Gefäße mit gegipstem Wein müssen entsprechend gekennzeichnet sein (Gesetz v. 11. Juli 1891).

5. Zuckerung des Weines. Zucker darf nur bei der ersten Gärung dem Moste oder der Maische, nicht aber dem Wein zugesetzt werden (Verordn. v. 3. Sept. 1907) unter folgenden Beschränkungen:

a) Anzeigepflicht. Die Zuckerung von Most, Maische und frischen Trestern zur Haustrunkbereitung ist drei Tage vorher schriftlich anzuzeigen (Gesetz v. 28. Jan. 1903). Nähere Vorschriften enthält die Verordn. v. 21. August 1903. Die Winzer, die zuckern, werden in ein Register eingetragen; die von ihnen hergestellten Branntweine haben keinen Anspruch auf weiße Ursprungsbescheinigungen (Gesetz v. 6. Aug. 1905).

b) Beschränkung der Zuckermenge. Für die Weinbereitung darf nicht mehr als 10 kg Zucker auf 3 hl Trauben verwendet werden (Gesetz v. 28. Jan. 1903). Für Haustrunk darf nicht mehr als 20 kg Zucker auf jedes Familienmitglied und jeden Dienstboten, nicht mehr als 20 kg auf 3 hl Trauben und insgesamt für die Wirtschaft nicht mehr als 200 kg verwendet werden (Gesetze v. 18. Jan. 1903 und 29. Juni 1907).

c) Zeitliche Begrenzung. Die Zuckerung darf nur während der Zeit der Weinlese vorgenommen werden (Gesetz v. 6. Aug. 1905).

d) Überwachung der Zuckerung. Die Zuckerung findet unter der Kontrolle und Überwachung der Verwaltung statt (Verordn. v. 21. Aug. 1903).

e) Zuschlagsabgabe. Der Zucker unterliegt einer Zuschlagsabgabe von 40 Fr. auf 100 kg (Gesetz v. 29. Juli 1907).

f) Kontrolle des Verkehrs mit Zucker und Buchführung über den Zuckerverbrauch. Wer gleichzeitig Wein usw. und mehr als 25 kg Zucker vorrätig hält, hat dies anzuzeigen (Gesetze v. 28. Jan. 1903, 6. Aug. 1905, 29. Juni 1907). Die täglich verbrauchte Zuckermenge und die Art des Verbrauches sind in ein Lagerbuch einzutragen (Verordn. v. 21. Aug. 1903). Sendungen von Zucker usf. in Mengen von mehr als 25 kg an Personen, die keinen Zuckerhandel treiben, müssen von Passierscheinen begleitet sein (Gesetze v. 5. Aug. 1905 und 29. Juni 1907).

6. Anzeige der hergestellten Weine. Die erzeugten Weinmengen, die Weinbestände früherer Ernten, die Fläche des Rebgeländes, der Bezug oder die Abgabe von Maische oder Most sind jährlich nach der Ernte anzuzeigen (Gesetz v. 29. Juni 1907).

7. Kontrolle des Weinversands. Der Verkehr mit Wein usf. unterliegt einer besonderen Kontrolle; die Sendungen müssen von Begleitscheinen begleitet sein.

[1]) A. Günther, Gesetzgebung usf. 1910, S. 37; Erg.-Heft 1913, S. 11.

8. Verbot der Weinbereitung in Paris. In der Stadt Paris ist jede Herstellung gegorener Flüssigkeiten mit Ausnahme von Bier, sowie die Einfuhr von Keltertrauben verboten (Gesetze v. 18. Juli 1904 und 6. Aug. 1905). Die Weingroßhändler in Paris müssen ihre Bestände auf öffentliche Niederlagen bringen (Gesetz v. 6. Aug. 1905).

9. Überwachung des Verkehrs mit Trestern. Sendungen von Trestern und Hefe müssen mit Passierscheinen begleitet sein (Gesetze v. 6. Aug. 1905 und 29. Juni 1907).

10. Verbot des Verkaufes von Geheimmitteln und Weinfälschungsmitteln. Zur Weinbereitung dienende Stoffe von geheimer oder unbestimmter Zusammensetzung, die Weine verbessern, ihnen Bukett geben oder kranke Weine heilen sollen, oder um Kunstweine herzustellen, dürfen nicht in den Verkehr gebracht werden (Gesetze v. 29. Juni 1907 und 28. Juli 1912).

11. Tresterweine (vins de sucre oder vins de marc). Das Erzeugnis der Vergärung der Trester mit Wasser, mit oder ohne Zusatz von Zucker, sowie das Gemisch dieser Erzeugnisse mit Wein darf nur unter der Bezeichnung Trester- oder Zuckerwein in den Verkehr gebracht werden (Gesetze v. 14. Aug. 1889 und 11. Juli 1891). Die Herstellung von Zucker- oder Tresterwein zu Verkaufszwecken ist verboten (Gesetz v. 6. April 1897). Diese Getränke müssen besonders gelagert werden (Gesetz v. 11. Juli 1891). Das Inverkehrbringen der Piquettes (boissons de marc), die durch Aufguß von Wasser auf Trester ohne Verwendung von Alkohol oder Zucker hergestellt sind, ist verboten, außer wenn es nicht zum Zwecke des Verkaufs erfolgt (Gesetze v. 6. April 1897 und 6. Aug. 1905).

Diffusionsweine (vins de diffusion). Durch methodisches Verdrängen des in nicht ausgepreßten, frischen Trestern enthaltenen Weines mit Wasser in einer Diffusionsbatterie von neun Elementen darf ein Getränk unter steueramtlicher Kontrolle nach vorheriger Anmeldung hergestellt und als Wein (vin) in den Verkehr gebracht werden (Gesetz v. 13. Juli 1911 und Rundschr. v. 2. Aug. 1911). [Eine Schilderung des Verfahrens gibt K. Portele[1])].

12. Rosinenwein (vins de raisins secs). Rosinenwein und dessen Verschnitt mit Wein muß als Rosinenwein gekennzeichnet werden (Gesetz v. 14. Aug. 1889). Er muß besonders gelagert werden und unterliegt besonderen Abgaben (Zollabgabe, Besteuerung der Rosinen und Alkoholsteuer). Verkauf als Wein ist verboten. Verschnitt mit Wein ist als Rosinenwein zu bezeichnen. Die Fabriken werden ständig überwacht (Gesetze v. 26. Juli 1890, 11. Juli 1891 und 6. April 1897, Rundschr. v. 25. Aug., 22. Sept. und 25. Nov. 1910).

13. Schaumweine. Für Flaschengärungsschaumwein darf die Bezeichnung vin mousseux, für Schaumwein mit Kohlensäurezusatz darf die gleiche Bezeichnung nur unter Hinzufügung des Wortes fantaisie oder eines erklärenden Beiwortes gebracht werden (Verordn. v. 3. Sept. 1907).

14. Weinbranntwein. Die Bezeichnungen: eau de vie de vin, alcool de vin, esprit de vin dürfen nur für Erzeugnisse gebraucht werden, die ausschließlich durch Destillation von Wein hergestellt sind (Verordn. v. 3. Sept. 1907).

15. Schutz der Herkunftsbezeichnung. Zur Sicherung des Schutzes der Benennungen für Gegenden und besondere Lagen, die solchen Weinen, Schaumweinen, Branntweinen und Spirituosen vorbehalten sind, die wegen ihrer Herkunft ein ausschließliches Recht für diese Benennungen haben, ist Bestimmung getroffen worden durch Verwaltungsreglemente über die Abgrenzung der Gegenden, die ausschließlich auf die Herkunftsbezeichnung der Erzeugnisse Anspruch erheben können (Gesetz v. 1. Aug. 1905, Verordn. v. 3. Sept. 1907). Bisher sind folgende Anordnungen ergangen:

Herkunftsbezeichnung: Champagne (Verordn. v. 17. Dez. 1908, Gesetz v. 10. Febr. 1911; Verordn. 7. Juni 1911), Cognac (1. Mai 1909); Armagnac (25. Mai 1909); Banyuls (18. Sept. 1909); Clairette de Die (21. April 1910); Bordeaux (18. Febr. 1911).

Jedem, der mit Wein usw. Handel treibt, ist es untersagt, auf Etiketten usw. den Vermerk anzubringen: propriétaire à ..., négociant à ... usw., und dahinter den Namen einer Gegend oder besonderen Lage, wo er weder Besitztum noch Rebland noch Handelsniederlassung besitzt. Der Gebrauch von Irrtum über die Herkunft erregenden Aufschriften ist verboten, wenn nach Brauch oder Übereinkommen diese Herkunftsbezeichnung als die Hauptveranlassung zum Kauf angesehen werden muß (Verordn. v. 3. Sept. 1907).

16. Kontrolle. Die Verordn. v. 31. Juli 1906 über die Lebensmittelkontrolle umfaßt auch die Weinkontrolle. Die Probeentnahme liegt staatlichen, Departements- und Gemeindebeamten ob.

17. Einfuhrverbote und -beschränkungen sind in einem Rundschr. der Generalzolldirektion v. 12. Sept. 1907 zusammengefaßt.

7. Spanien[1]).

Der Verkehr mit Wein ist durch die königliche Verordn. v. 22. Dez. 1912 neu geregelt worden. Danach ist Wein das durch vollständige oder unvollständige Gärung des Saftes frischer und reifer Trauben entstandene Getränk.

Gestattet ist: Der Verschnitt von Weinen, der Zusatz von Weinalkohol (nicht von anderem Alkohol), das Gefrierenlassen, das Pasteurisieren, die Verwendung von Reinhefen, die Schönung mit Eiweiß, Käsestoff, Gelatine, Fischblase, Lebrijaerde und ähnlichen Stoffen, Kohle und Tannin. Das Schwefeln (entweder durch Verbrennen von Schwe-

1) Allgemeine Weinzeitung 1912, S. 197.

1) A. Günther, Gesetzgebung 1910, S. 180; Erg.-Heft 1913, S. 112.

feln oder durch Zusatz von Alkalibisulfiten) bis zu 200 mg gesamter schwefliger Säure. Ungenügend sauren Mosten darf Weinsäure, jedoch nicht gleichzeitig Zucker, zugesetzt werden. Das Gipsen ist gestattet mit der Maßgabe, daß gewöhnliche Weine nicht mehr als 2 g Kaliumsulfat enthalten dürfen. Für die edlen, trockenen und likörartigen Weine ist die frühere Grenzzahl von 4 g Kaliumsulfat vollständig gefallen. Kochsalzzusatz ist gestattet bis zu einem Ausmaße von 1 g Chlornatrium. Bezüglich der Schaumweine ist bestimmt, daß Imprägnierungsschaumweine die Bezeichnung „Champagne de Fantasia“ oder eine ähnliche tragen müssen.

Die Likörweine (vinos licorosos) werden eingeteilt in vier Gruppen:

1. Herbe und verstärkte Weine (vinos secos y encabezados). Die Verstärkung besteht in einem Zusatz von Weinalkohol.

2. Halbsüße Weine (vinos semidulces, abocados); dies sind Erzeugnisse einer teilweisen Vergärung, die auf natürlichem Wege oder durch Alkoholzusatz unterbrochen worden ist.

3. Süße Weine (vinos dulces), erhalten durch Zusatz von Alkohol zu den Trauben oder zum Most, die bei uns gewöhnlich als Mistellen bezeichnet werden.

4. Gekochte alkoholisierte Weine (vinos cocidos alcoholizados), die aus mehr oder weniger getrockneten Trauben gewonnen werden.

8. Portugal[1]).

Der Weinverkehr ist durch eine Reihe königlicher Verordnungen geregelt. Als Wein gilt das aus frischen Trauben durch Gärung oder mit Hilfe anderer erlaubten Verfahren bereitete Getränk. Einbegriffen sind Port- und Madeiraweine, die vinhos abafados, deren Gärung verhindert oder unterbrochen worden ist, sowie die Schaumweine. Rosinen-, Zucker- und Tresterweine dürfen nicht hergestellt werden, Agua-pé (Tresteraufguß) nur für den Hausgebrauch.

Verboten ist die Verwendung von irgendwelchem Zucker, der nicht von der Traube stammt, und ebenso von Farbstoffen. Der Verkauf von Holunderbeeren ist verboten. Ebenso ist verboten der Zusatz von Gips (mehr als 2 g Kaliumsulfat im Wein), Kochsalz, unreinem Wasser, Säuren aller Art (außer Weinsäure), unreinem Industriealkohol, Teerfarbstoffen, giftigen Stoffen, Süßstoffen, extrakterhöhenden Stoffen usw.

Dagegen ist gestattet die Verwendung von Weinsäure und Wasser, sofern die fertigen Weine keinen niedrigeren Alkoholgehalt als 12 Raumprozent aufweisen, die Verwendung von schwefliger Säure und Sulfiten (bis zu 350 mg schwefliger Säure), die Mostverbesserung durch Zusatz von Rosinen oder konzentriertem Most aus einheimischen Trauben (jedoch ist zu solchen verbesserten Mosten der Wasserzusatz unzulässig).

Als Portwein dürfen nur die Dessertweine der gesetzlich begrenzten Dourogegend, als Madeiraweine die Weine der Insel Madeira, als Carcavellosweine die Dessertweine aus der Gegend von Carcavellos, als Muskateller vom Sebutal die Dessertweine aus dem Sebutal in den Verkehr gebracht werden.

Als Dessertwein aus der Dourogegend gilt nur Wein mit einem Mindestgehalt von 16,5 Raumprozent Alkohol. Über den Verkehr der Dessertweine bestehen bestimmte Vorschriften. (Ausfuhr nur aus bestimmten Häfen, sonst Ursprungszeugnis usw.)

9. Italien[1]).

Nach dem Gesetz v. 11. Juli 1904 und den Ausführungsbestimmungen v. 5. Aug. 1903 unterscheidet man Naturweine (vini genuini), Nichtnaturweine (vini non genuini) und Nachweine (vinelli). Naturweine entstehen durch die Gärung des Mostes frischer oder leicht angewelkter Trauben. Dem Traubenmoste darf Rohrzucker, jedoch nur zum Zwecke der Verbesserung zugesetzt werden. Die gezuckerten Weine gelten als Naturweine. Alle anderen Weine — mit Ausnahme besonderer Weinsorten, wie Schaumwein, Wermutwein usw. — gelten als Nichtnaturweine; ihre gewerbsmäßige Herstellung ist verboten. Nachweine, nach vorheriger Anmeldung aus frischen Trestern hergestellt, dürfen unter der Bezeichnung vinello verkauft werden.

Als Zusätze zu Most und Wein sind gestattet: Zucker und eingedickter Traubenmost (nur zu Most), Kaliumcarbonat, neutrales weinsaures Kalium, Weinsäure, Zitronensäure (höchstens 1 g zu 1 Liter), Kalium- und Calciumsulfit, Eiweiß, Bluteiweiß, frisches Blut, Käsestoff, Gelatine, Fischblase, Kaolin, spanische Erde, Tannin, Alkohol bei besonderen Weingattungen (Marsalla, Likörweine, wie Moskati usw.); Bitterstoffe, aromatische Stoffe und Caramel bei Wermutweinen. Den Ausfuhrweinen darf bis zu 3 Maßprozent reiner Alkohol zugesetzt werden. Ausländische Weine dürfen nur kellermäßig behandelt und müssen unter ihrem Ursprungsnamen verkauft werden. Über die Herkunftsbezeichnung und die Verhütung des Mißbrauches von Ortsbezeichnungen sind keine besonderen Vorschriften erlassen.

Als Nichtnaturweine sind anzusehen:

1. Weine, die Zusätze von Stoffen erhalten haben, die, obgleich sie in den Weinen vorhanden oder bei der Weinbereitung zugelassen sind, durch ihre Unreinheit die Zusammensetzung der Weine an und für sich oder durch ihre Menge die Verhältnisse zwischen den im Naturwein vorkommenden Bestandteilen zueinander verändern.

2. Weine, welche einen Zusatz von Stoffen erhalten haben, die sich im Naturweine nicht finden

---

[1]) A. Günther, Gesetzgebung usw. 1910, S. 149; Erg.-Heft 1913, S. 62.

[1]) A. Günther, Die Gesetzgebung usw. 1910, S. 77; Erg.-Heft 1913, S. 40.

oder bei der sachgemäßen Weinbereitung nicht zugelassen sind, so fremde Farbstoffe, Säuren, Süßstoffe, Fluoride u. a.

3. Verschnitte von Naturweinen mit Nachweinen, mit Rosinenweinen und Nichtnaturweinen.

4. Weine mit mehr als 1 g Chlornatrium im Liter.

5. Weine mit mehr als 200 mg gebundenem und 20 mg freiem Schwefligsäureanhydrid.

6. Weine, die mehr als 2 g Kaliumsulfat enthalten, mit Ausnahme der alkoholreichen Luxusweine, wie Marsala und ähnliche.

10. Schweiz[1]).

Der Verkehr mit Wein ist neu geregelt worden durch Bundesratsbeschluß v. 8. Mai 1914. Wein ist nur das aus dem Safte frischer Trauben durch alkoholische Gärung entstandene Getränk ohne Zusatz anderer als der durch die übliche Kellerbehandlung in den Wein gelangenden Stoffe. Außerdem werden Begriffsbestimmungen für Sauser, Rot-, Weiß-, Schiller- und Roséwein gegeben. Bezeichnungen über Erzeugungsort, Lage, Traubensorte, Jahrgang, Bereitungsart müssen wahrheitsgetreu sein. Dies gilt auch für Verschnitte mit der Vergünstigung, daß dem Namen der vorwiegenden Sorte die deutliche Angabe: „Verschnitt" hinzugefügt wird. In geringen Jahren kann bestimmt werden, daß mäßiges Verschneiden nicht angegeben werden muß. Bei der Kellerbehandlung sind zugelassen: Reinhefe, gewöhnliche Weinhefe, unschädliche Schönungsmittel (Gelatine, Fischblase, Eiweiß, Magermilch, Käsestoff, Klärerden, Filterdichtungsstoffe), Tannin, Kohlensäure, arsenfreier Schwefel, verflüssigte schweflige Säure, Kalium- und Natriumsulfite, Speise- und Paraffinöl, Holz- und Knochenkohle. Weine mit mehr als 2 g Kaliumsulfat oder mit mehr als 400 mg gesamter (wovon höchstens 40 mg freier) schwefliger Säure müssen durch Verschnitt oder Lagerung unter diese Grenzzahl gebracht werden, bevor sie in den Kleinverkehr gebracht werden dürfen. Für die natürlich süßen Luxusweine der Gironde gelten die Grenzzahlen für schweflige Säure nicht. Weine mit mehr als 10 mg Kupfer dürfen nicht ausgeschenkt werden.

Verboten ist: Die künstliche Färbung und das Entfärben von Rotwein, der Zusatz von konservierenden und gärungshemmenden Stoffen, von organischen Säuren und deren Salzen, von Glycerin, von künstlichen Süßstoffen, Kochsalz, extrakterhöhenden Stoffen, eingedicktem Weinmost, Bukettstoffen, Geheimmitteln und gesundheitsschädlichen Stoffen. Kranke und verdorbene Weine dürfen nicht ausgeschenkt werden. Kranke, aber nicht verdorbene Weine dürfen geheilt werden. Trockengezuckerter Wein muß als gezuckerter, mit Zuckerwasser verbesserter Wein muß als gallisierter, mit Alkohol versetzter Wein muß als avinierter Wein bezeichnet werden. Das Gallisieren darf nur in geringen Jahren von der Weinlese bis Ende des Jahres und nur im Produktionsgebiet erfolgen. Der Gehalt an Alkohol darf dabei dem mittleren Alkoholgehalt des Weines aus reifen Trauben der betreffenden Gegend nicht überschreiten. Der Gehalt an zuckerfreiem Extrakt muß bei gallisiertem Rotwein mindestens 16 g, bei Weißwein mindestens 13 g betragen. Auf 80 Liter Most darf höchstens 20 Liter Zuckerwasser zugesetzt werden.

Dessertweine, z. B. Malaga, Tokaier, Madeira, Jeres usf. müssen aus dem betreffenden Erzeugungsgebiet stammen und in der dort üblichen Weise hergestellt sein. Durch Sprit stumm gemachte Moste müssen als Mistellen bezeichnet werden. Aus Rosinen hergestellte Weine sind als Kunstweine vom Verkehr ausgeschlossen. Alkoholfreie Weine müssen aus dem reinen Saft frischer Trauben ohne irgendwelchen Zusatz hergestellt sein. Unter Zusatz von Zucker hergestellte alkoholfreie Weine müssen als gezuckert bezeichnet werden.

Durch das Bundesgesetz v. 7. März 1912 ist verboten: Die Herstellung und der Verkehr mit Kunstwein (außer für den eigenen Haushalt). Als Kunstwein sind anzusehen: a) Alle weinähnlichen Getränke, die mit Rosinen, Trestern, Weinhefe, Rückständen der Weindestillation, Tamarinden, Feigen, Malz oder durch Mischung von Weinbestandteilen oder auf irgend eine andere Weise hergestellt sind; b) gallisierte Weine, die den erlassenen Vorschriften zuwider hergestellt sind; c) gewässerte Weine; d) Verschnitte der unter a) bis c) genannten Getränke mit Wein oder Most; e) Verschnitte von Obstwein oder Beerenobstwein mit Wein oder Most.

11. Österreich[1]).

Der Weinverkehr in Österreich ist geregelt durch das Lebensmittelgesetz v. 16. Jan. 1896 und durch das Weingesetz v. 12. April 1907. Hierzu gehören die Verordnungen usw. v. 22. Nov., 27. Nov. und 5. Dez. 1907, sowie v. 17. Juli 1908. Von Wichtigkeit sind schließlich die Bestimmungen des Codex alimentarius Austriacus vom Jahre 1911.

Wein ist das durch alkoholische Gärung des Mostes oder frischer Weinmaische hergestellte Getränk. Gestattet ist die rationelle Kellerbehandlung einschließlich der Haltbarmachung des Weines und der Wiederherstellung kranker Erzeugnisse.

Gestattet sind die in der rationellen Kellerbehandlung anerkannten Verfahrungsarten (Schönen, Schwefeln, Umgären, Auffrischen mit Kohlensäure, Entfärben mit Tier- oder Pflanzenkohle). Der Verschnitt, das Entsäuern mit kohlensaurem Kalk, bei der Wiederherstellung erkrankter Weine und

[1]) A. Günther, Gesetzgebung 1910, S. 170; Erg.-Heft 1913, S. 91.

[1]) A. Günther, Gesetzgebung usw. 1910, S. 111; Erg.-Heft 1913, S. 46. A. dal Piaz, Kellerbehandlung der Weine auf Grundlage des österreichischen Weingesetzes v. 12. April 1907, Wien 1909.

Moste der Zusatz von Weinsäure (höchstens 100 g auf 1 hl) und Natriumbisulfit (höchstens 5 g auf 1 hl), das Auffärben von Wein mit frischen Rotweintrestern oder durch Caramel.

Zur Herstellung von Dessertweinen ist gestattet die Verwendung von Rohr- und Rübenzucker, Rosinen und Korinthen, von Alkohol (das fertige Erzeugnis darf nicht mehr als 22,5 Maßprozent enthalten). Aromatisierten und gewürzten Weinen dürfen die nötigen Gewürze zugesetzt werden.

Der Zusatz von Rohr- oder Rübenzucker zu Most oder Wein ist nur auf Grund einer von Fall zu Fall an einzelne Personen oder bei schlechter Ernte für ganze Gemeinden erteilten Erlaubnis statthaft.

Nicht gestattet ist zuzusetzen: Getrocknete Früchte (Rosinen usw.), zuckerhaltige Pflanzenteile oder deren Auszüge (Feigen, Johannisbrot), künstliche Süßstoffe, extrakterhöhende Stoffe (Stärkezucker, Glycerin, Gummi), Säuren, Kochsalz, Gips, Frischerhaltungsmittel, Färbemittel, Bukettstoffe usw.

Zur Schaumweinerzeugung sind unter Umständen sonst unstatthafte Verfahren und gesundheitsunschädliche Zusätze gestattet. Gezuckerte Erzeugnisse dürfen nicht als Natur- oder Originalwein bezeichnet werden. Ähnliches gilt auch für Dessertweine. Trester-, Hefe-, überstreckter Wein usw. dürfen nicht gewerbsmäßig hergestellt usw. werden. Tresterwein darf nur für den eigenen Haushalt hergestellt werden und unterliegt der Anzeigepflicht.

Zur Weinkontrolle sind fachmännisch gebildete, staatliche Kellerinspektoren zu bestellen.

Sondervorschriften zum Schutze der Herkunftsbezeichnungen bestehen nicht; doch macht sich nach dem Lebensmittelgesetz einer Übertretung schuldig, wer Lebensmittel unter einer falschen Bezeichnung feilhält.

12. Ungarn[1]).

Der Verkehr mit Wein ist geregelt durch das Gesetz betreffend das Verbot der Weinfälschung v. 14. Dez. 1908 und die hierzu ergangene Ausführungsverordnung v. 30. Dez. 1908. Wein ist das durch Gärung aus Traubensaft bereitete alkoholische Getränk. Gestattet ist: Das Einkochen von Most (außer in der Tokaiergegend) zur Herstellung von süßem Wermutwein; das Schwefeln mit reinem Schwefel; das Entsäuern mit kohlensaurem Kalk; das Schönen mit Hausenblase, Gelatine, Tannin, Eiweiß, Milch, Käsestoff, spanischer Erde und Kaolin; das Auffärben mit Caramel und Saflor außer in der Tokaiergegend; das Entfärben mit Knochen- oder Holzkohle; das Auffrischen mit Kohlensäure; das Umgären von Most und Wein mit Weinhefe; der Zusatz von Gewürzen (Wermutkraut u. a.) zur Herstellung von Wermutwein; das Aufgießen von Most und Wein auf die frischen Trester oder das frische Geläger zum Zwecke der Aufbesserung oder der Umgärung (in Tokaj mit gewissen Beschränkungen); das Abziehen, Filtrieren, Erwärmen usf., wenn dabei keine fremden Stoffe in den Wein gelangen; der Verschnitt; die Verwendung von Sprit (z. B. zur Reinigung von Gebinden, zur Bereitung von Schönungsmitteln, zur Behandlung von fehlerhaftem Wein); dabei muß 95 proz. Sprit oder Weindestillat verwendet werden (höchstens darf 1 Maßprozent Alkohol in den Wein gelangen). Zucker darf nur vor Beendigung der Gärung in dem Zeitraume von der Weinlese bis zum 30. Nov. und nur auf Grund einer besonderen Erlaubnis und unter besonderen Kontrollmaßregeln zugesetzt werden, wenn infolge ungünstiger Jahre der Zuckergehalt abnorm niedrig ist. Der Zuckergehalt darf höchstens auf den normaler Jahre erhöht werden und darf in keinem Falle 4 kg auf 1 hl Most übersteigen. Es darf nur Rohr- oder Rübenzucker verwendet werden. Das Zuckern, um Süßweine zu bereiten, ist verboten[1]). Gezuckerte Weine dürfen nicht als Natur- usw. Weine bezeichnet werden. Verboten ist der Zusatz von Stoffen, die auch in Österreich verboten sind. Die Ankündigung von Weinfälschungsmittel usw. ist verboten.

Wein darf nicht unter einer auf eine Weingegend usf. oder den Namen eines Produzenten oder eine Traubensorte hinweisenden Bezeichnung in den Verkehr gebracht werden, die der Wahrheit nicht entspricht. Für die Tokaier Weine sind noch folgende Bestimmungen getroffen: Das Tokaier Weingebiet wird nach Gemeinden genau umgrenzt. Das Zuckern und das Eindicken der Moste ist verboten. Unter der Bezeichnung Tokaier, Ausbruch, Szamarodener, Hegyaljaer, Maslas oder überhaupt unter einer auf die Herkunft aus einer Gemeinde usf. dieser Gegend dürfen nur Weine bezeichnet werden, die ausschließlich in Tokaier Hügellagen geerntet sind. Der Verschnitt der Weine aus Hügellagen mit anderen als aus Hügellagen ist verboten. Ebenso darf auf die Trester oder die Hefe solcher Weine wiederum nur Wein aus Hügellagen aufgegossen werden. Die Einfuhr anderer Weine ins Tokaier Gebiet unterliegt großen Beschränkungen. Die Ausfuhr von nicht dort gewachsenen Weinen ist verboten. Die Produzenten, Händler usf. dürfen Rosinen usf. nicht ankaufen.

Weingeläger darf nicht geschäftsmäßig ausgepreßt werden, die Herstellung von Hefewein ist verboten. Zur Herstellung von Tresterwein darf nur Wasser (nicht Zucker!) verwendet werden. Tresterwein darf nur für den Hausbedarf (höchstens 20 hl) hergestellt werden, seine Herstellung ist anzuzeigen.

Schaumwein, der durch Übersättigen mit Kohlensäure hergestellt wird, muß deutlich die Bezeichnung: „Mit Kohlensäure imprägnierter Wein“ tragen.

---

[1]) A. Günther, Gesetzgebung usf. 1910, S. 182; Namenlos: Über das Verbot der Weinfälschung usf. 2. Aufl. Budapest 1909, Verlag Moritz Rath.

[1]) In Österreich ist es gestattet.

13. Rumänien[1]).

Der Verkehr mit Wein ist durch die königliche Verordn. v. 31. Juli (13. Aug.) 1908 geregelt. Wein entsteht durch alkoholische Gärung des frischen Traubensaftes; er darf nur am Erzeugungsort der Trauben bereitet werden.

Die chemische Zusammensetzung muß innerhalb gewisser Grenzen liegen. Gestattet ist: der Verschnitt, die Entsäuerung mit Calciumcarbonat, die Filtration, die Klärung, der Zusatz von Wein-, Zitronen- und Gerbsäure, das Schwefeln (Grenzzahl: 350 mg, für Moste und Dessertweine: 500 mg), das Pasteurisieren, die Verwendung von Reinhefe (dabei ist ein Phosphatzusatz gestattet).

Verboten ist zuzusetzen: Wasser, Mineralsäure, giftige Salze, Farbstoffe jeder Art, Antiseptika, Süßstoffe, Essenzen und Riechstoffe, extrakterhöhende Stoffe (Gummi, Fruchtauszüge, Pflanzenteile, bei der Herstellung von Dessertweinen ist es gestattet, dem Moste Alkohol zuzusetzen, so daß im Wein der Alkoholgehalt mindestens 16, höchstens 20 Raumprozent beträgt), Zucker irgendwelcher Art außer eingedicktem Most (Rohrzucker darf nur bei der Schaumweinbereitung zugesetzt werden).

Die Nachahmung von Naturwein und die Herstellung von Kunstwein (z. B. von Rosinen-, Hefe-, Tresterwein). Nur der Winzer darf für seinen Hausbedarf Tresterweine herstellen.

14. Rußland[2]).

Der Verkehr mit Wein ist durch ein Sondergesetz nicht geregelt. Dagegen war 1910 der Entwurf eines Weingesetzes ausgearbeitet, der etwa folgendes bestimmte: Wein entsteht durch Gärung des Traubensaftes. Alkohol (in Form von Kognak oder gereinigtem Weinalkohol) darf den Weinen in einer für jede Sorte festgesetzten Menge zugegeben werden. Zur Herstellung von Tischweinen darf der Maische reiner Rohr- oder Rübenzucker in einer Menge von höchstens 6,5 Proz. zugesetzt werden. Der Zusatz soll nur während der ersten zehn Jahre nach Erlaß des Gesetzes in ungünstigen Jahren mit Erlaubnis der örtlichen Aufsichtsorgane gestattet sein, außer in der Krim, Transkaukasien, Turkestan und im Transkaspischen Gebiet. Die zulässigen Kellerverfahren werden aufgezählt, auch die wichtigsten unzulässigen. Jeder Wein muß eine entsprechende Bezeichnung führen, wie Tisch-, Likör-, starker Wein, Schaumwein, Kirchen- oder Abendmahlswein. Mit der Überwachung sollen Weinbaukomitees betraut werden.

15. Samos[3]).

Die gesetzlichen Bestimmungen sollen verhüten, daß ein anderes als rein samisches Gewächs als Samoswein in den Handel kommt. Eine Begriffsbestimmung und eine Liste der erlaubten oder verbotenen Stoffe bei der Weinbereitung wird nicht gegeben. In Betracht kommen das Gesetz v. 15. Juni 1909 und die Verordn. v. 7. März 1909 und 1. Juli 1909.

Die Herstellung von Wein aus Rosinen oder Mistellen (die als eingedickter Rosinenmost begrifflich bestimmt werden) und dessen Verschnitt mit Samoswein wird überwacht; solche Weine werden bei der Ausfuhr gekennzeichnet. Bescheinigungen über die Unverfälschtheit echten Samosweines werden von den vier Zentralzollstellen der Insel ausgefertigt, wenn der Erzeuger Rosinen, Most oder Trauben aus anderen Gegenden nicht verarbeitet hat.

[1]) A. Günther, Gesetzgebung usf. 1910, S. 158. — [2]) Ebenda, S. 163. — [3]) Ebenda, S. 166; Erg.-H. 1913, S. 87.

16. Japan[1]).

Der Verkehr mit Wein ist durch Verordnung des Ministeriums des Innern v. 30. Nov. 1909 geregelt. Sie bestimmt folgendes:

Wein wird durch alkoholische Gärung des Traubensaftes gewonnen. Erlaubt ist zuzusetzen: bis 1 Maßprozent Alkohol zur Haltbarmachung (Dessertweine sind ausgenommen), Klärungsmittel, Gerbsäure, Kohlensäure, schweflige Säure in geringen Mengen, kohlensaurer Kalk, Rohr-, Rüben-, Invert-, reiner Stärkezucker (auch in Lösung); doch darf der Extrakt- und Aschengehalt nicht unter bestimmte Grenzzahlen heruntergehen. Verboten ist die Herstellung von Trester-, Hefe- und Rosinenwein (zur Dessertweinbereitung dürfen Rosinen benutzt werden); die Verwendung von Süßstoffen, Säuren, Bukettstoffen usf. und von extrakterhöhenden Stoffen. Die Weine dürfen höchstens 20 mg schweflige Säure (im Liter!) enthalten.

17. Das Kapland[2]).

Den Verkehr mit Wein regeln die Gesetze v. 31. Aug. 1906 und v. 19. Aug. 1908.

Wein ist einzig und allein das Erzeugnis der alkoholischen Gärung des Saftes oder Mostes frischer Trauben. Süßwein darf nicht mit eingeführten Rosinen erzeugt werden.

Die Bezeichnung Naturwein, reiner Naturwein usf. ist geschützt; bei ihrer Bereitung dürfen keine „fremden“ Stoffe zugesetzt werden. Eine Reihe „fremder Stoffe“ wird aufgezählt, z. B. Äther oder ätherische Öle, giftige Metallsalze, Antiseptika, (Salicylsäure u. a.), Süßstoffe, Rohr- und andere Zuckerarten, Wasser, Farbstoffe usf. Gestattet ist die Verwendung von Hefe, Schönungsmittel, Kochsalz (höchstens 0,5 g im Liter), Gips, Kaliummetasulfit oder schweflige Säure (zulässige Höchstmenge: 200 mg gesamte und 21 mg freie schweflige Säure bei trockenem Wein, und 357 mg gesamte und 32 mg freie schweflige Säure bei anderen Weinen), Weinsäure; reiner Weinalkohol, reiner Weinbrandy oder Sprit (aus gesundem Wein destilliert) zur Erhöhung des Alkoholgehaltes: Bei Trockenweinen auf höchstens 16, bei Sherry-, Port- und Süßwein auf höchstens 20, bei eingeführtem Wein auf höchstens 25 Raumprozent Alkohol, das Bukettieren und das Färben mit Caramel.

[1]) A. Günther, Gesetzgebung usf. 1910, S. 93. — [2]) Ebenda, S. 95.

18. Vereinigte Staaten von Amerika[1]).

Nach den „Standards of purity for food products" ist unter der Bezeichnung „Wein" (wine) nur das durch die normale alkoholische Gärung des Saftes gesunder, reifer Weintrauben auf dem Wege der üblichen Kellerbehandlung ohne Zucker- und Alkoholzusatz gewonnene Erzeugnis zu verstehen. Es enthält 7 bis 16 Raumprozent Alkohol, in 1 Liter nicht mehr als 1 g Chlornatrium und nicht mehr als 2 g Kaliumsulfat. Roter Wein enthält nicht mehr als 1,4 g, weißer Wein nicht mehr als 1,2 g flüchtige Säuren.

Wird der Saft gesunder, reifer Weintrauben mit einer solchen Menge Zucker oder nicht weniger als 65 Proz. Zucker enthaltenden Zuckersirup vergoren, daß durch die Gärung der Alkoholgehalt auf nicht mehr als 11 Raumprozent erhöht wird, so entsteht „veränderter, veredelter, verbesserter Wein" (modified, amelioradet, corrected wine).

Trockenwein (dry wine), ein Wein, in dem die Vergärung des natürlich vorhandenen Zuckers praktisch zu Ende geführt ist, enthält weniger als 1 Proz. Zucker; roter Trockenwein enthält mindestens 1,6 g Asche und 16 g zuckerfreies Extrakt, weißer Trockenwein mindestens 1,3 g Asche und 14 g Extrakt. Verstärkter Trockenwein (fortified dry wine) ist ein Trockenwein, der einen Zusatz von Brandy erhalten hat. Die Standards enthalten außerdem Begriffsbestimmungen für Süßwein (sweet wine), verstärkter Süßwein (fortified sweet wine), Schaumwein (sparkling wine) und Rosinenwein (raisin wine).

Nach dem Bundesgesetze v. 30. Juni 1906 (The Food and Drugs Act) ist für den Geltungsbereich des letzteren die fälschliche Bezeichnung der Herkunft von Lebensmitteln strafbar. Der Gebrauch eines geographischen Namens ist in Verbindung mit einem an diesem Orte nicht erzeugten Lebensmittel nicht gestattet, sofern die geographische Bezeichnung anzeigt, daß die Ware an diesem Orte erzeugt ist. Der Gebrauch einer geographischen Bezeichnung in Verbindung mit einem Lebensmittel soll jedoch dann nicht als täuschende Bezeichnung angesehen werden, wenn sie durch längeren Gebrauch zu einer Gattungsbezeichnung (generic term) geworden ist und gebraucht wird, um einen besonderen Warentyp, eine Marke oder Art (style, type or brand) zu bezeichnen. In solchen Fällen muß jedoch auf der Hauptbezettelung der Staat oder Bezirk, aus dem die Ware stammt, angegeben sein.

Bei der Einfuhr von Lebensmitteln sind konsularisch beglaubigte Begleitscheine vorzulegen, in denen neben anderem das Erzeugungsland, das Jahr der Herstellung, Herkunfts- und Bestimmungsort verzeichnet sein und die außerdem die Versicherung enthalten müssen, daß die Waren keine falschen Bezeichnungen tragen.

Der Verkehr mit Wein unterliegt, soweit das Bundesgesetz v. 30. Juni 1906 auf diesen Anwendung finden kann (Einfuhr, Ausfuhr, zwischenstaatlicher Verkehr usw.), der Überwachung in gleicher Weise, wie der Verkehr mit den übrigen Lebensmitteln. Außerdem sind in neuerer Zeit einige für den Handel nach Amerika wichtige Entscheidungen erfolgt.

a) Nahrungsmittel, die schweflige Säure in den gewöhnlichen Mengen enthalten, sind nicht zu beanstanden, wenn ihre Verwendung auf der Bezettelung angegeben wird.

b) Die Bezeichnung „Wein" darf nur für Naturweine gebraucht werden, die nach der üblichen Kellerbehandlung hergestellt sind. Der Zusatz von Wasser, Zucker oder Zuckerwasser darf nur vor der Gärung erfolgen. Solche Weine dürfen nicht schlechtweg als Weine, sondern müssen z. B. als gezuckerte Weine (Sugar wine) bezeichnet werden. Tresterwein, der mit Zuckerwasser und bisweilen mit Saccharin, Farbstoffen, Frischerhaltungsmitteln usf. hergestellt ist, muß die Bezeichnung imitation wine tragen.

Nach dem kalifornischen Weingesetz v. 6. März 1907 darf nur bei reinen kalifornischen Weinen der Weinbezeichnung die Vorsilbe „Cal" oder „Cala" (z. B. Calariesling, California Port oder Sherry) vorgesetzt werden.

19. Argentinien[1]).

Der Verkehr mit Wein ist geregelt durch das Gesetz v. 22. Sept. 1904. Naturweine werden gewonnen durch Gärung aus frischen oder nur abgestandenen Trauben. Nicht als Naturweine gelten: Rosinen-, Tresterweine, Weine mit Zusatz von Stoffen, die, wenn sie auch in Naturweinen vorkommen, doch deren Zusammensetzung und das Verhältnis der in Naturweinen enthaltenen Stoffe verändern, Rotweine mit mehr als 35 oder weniger als 24 g zuckerfreiem Trockenextrakt, Weißweine mit weniger als 17 g zuckerfreiem Trockenextrakt, mit Ausnahme von feinem Flaschenweine, Verschnitte dieser Nichtnaturweine mit Naturweinen. Sie müssen als künstliche Getränke gekennzeichnet werden.

Gestattet ist zuzusetzen bei Mosten: Zucker, eingedickter Most, Zitronen-, Äpfel-, Weinsäure, schweflige Säure, kohlensaures Kalium oder Calcium; bei Weinen: Zitronen-, Wein-, Äpfel-, Gerbsäure, Kohlensäure, kohlensaures Kalium oder Calcium, schwefligsaures Natrium oder Calcium, schweflige Säure, neutrales weinsaures Kalium, Schönungsmittel (Eiweiß, Gelatine, Kaolin).

Verboten ist zuzusetzen: Farbstoffe, Glukose aus Stärke, Mineralsäuren, Süßstoffe, Frischerhaltungsmittel usf.

Weine dürfen nicht in den Verkehr gebracht werden mit mehr als 2 g Kaliumsulfat (außer Likörweine), mit mehr als 2 g Kochsalz, mit mehr als 200 mg gesamter und mehr als 20 mg freier schwefliger Säure. Verdorbene und kranke Weine in den Verkehr zu bringen, ist verboten; sie können gebrannt werden. Gestattet ist ferner der Verschnitt, die begrenzte Beimischung von Alkohol zur Halt-

---

[1]) A. Günther, Gesetzgebung usf. 1910, S. 1.

[1]) A. Günther, Gesetzgebung usf. 1910, S. 21; Erg.-Heft 1913, S. 5.

barmachung, der Zusatz von gekochtem Most und Alkohol zur Erzielung von Likörweinen, der Zusatz bestimmter Stoffe bei der Wermutbereitung, der Zusatz von Zucker und Kohlensäure bei der Schaumweinbereitung.

20. Chile.

Den Verkehr mit Wein regelt das Gesetz v. 19. Febr. 1909, allerdings sehr unvollkommen. Die Herstellung usf. von Kunstwein ist verboten. Kunstwein ist jeder Wein, der nicht von frischen oder durch die Sonne getrockneten Weintrauben herrührt. Der Zusatz fremder Stoffe, die unbedingt nötig sind, um die Gärung und die so gewonnenen Weine zu verbessern, ist in bestimmten Mengen gestattet. Die diese Mengen festsetzenden Ausführungsbestimmungen fehlen.

21. Peru.

Das Gesetz v. 26. März 1904 erklärt als Naturwein den ausschließlich aus frischen Trauben gekelterten Wein, als Kunstwein den Trester- und Rosinenwein unter Zusatz von Wasser oder Süßstoffen und den Verschnitt dieser Weine mit Naturwein. Nur die Verwendung pflanzlicher, unschädlicher Farbstoffe ist gestattet.

Gewisse den Wein betreffenden Vorschriften bestehen schließlich noch in der Türkei, Griechenland, Salvador, Brasilien und Guatemala.

XII. Die chemische Analyse des Weines.

(Alle Zahlenangaben beziehen sich auf 1 Liter Most oder Wein, wenn nicht ausdrücklich anderes angegeben ist.)

1. Allgemeines.

Nachdem der Bundesrat durch den § 25 des Weingesetzes vom 7. April 1909 ermächtigt worden ist, die Grundsätze festzulegen, nach denen die Weinuntersuchungen auszuführen sind, ist vom Reichsrat am 9. Dezember 1920 eine „Anweisung zur chemischen Untersuchung des Weines" erlassen worden, die im Zentralblatt für das Deutsche Reich, 48. Jahrgang, Nr. 66, S. 1601 bis 1679, vom 24. Dezember 1920 veröffentlicht ist.

Amtliche Anweisung.

Bekanntmachung über den Vollzug des Weingesetzes.

Auf Grund des § 25 Abs. 2 Satz 1 des Weingesetzes vom 7. April 1909 (Reichs-Gesetzbl. S. 393) und des Artikels 179 Abs. 2 der Reichsverfassung wird mit Zustimmung des Reichsrats bestimmt:

Bei den in bezug auf Wein, Traubenmost und Traubenmaische erforderlichen Untersuchungen ist nach der nachstehend abgedruckten Anweisung zur chemischen Untersuchung des Weines zu verfahren.

Berlin, den 9. Dezember 1920.

Der Reichsminister des Innern
Koch.

Anweisung zur chemischen Untersuchung des Weines.

Inhaltsverzeichnis.

Anlagen. Seite

Amtliche Anweisung I.

Entnahme und Behandlung der Proben.

1. Die Entnahme der Proben für die chemische Untersuchung hat mit der gebotenen Sorgfalt zu geschehen. Die Probe muß im allgemeinen der wirklichen durchschnittlichen Beschaffenheit des zu untersuchenden Erzeugnisses entsprechen. Liegt daher bei Wein in Fässern die Möglichkeit vor, daß seine Zusammensetzung in den einzelnen Schichthöhen verschieden ist, so ist bei der Probeentnahme entsprechend zu verfahren, und zwar muß bei Wein, der vor kurzem mit Zucker oder Zuckerlösung versetzt worden ist, eine Durchmischung vorgenommen werden; bei Wein, der auf der Hefe lagert, oder bei kahmig gewordenem Weine ist die Probe aus der mittleren Flüssigkeitsschicht des nicht durchmischten Weines zu entnehmen. Soll im besonderen Falle durch die Untersuchung festgestellt werden, daß die Zusammensetzung des Faßinhalts in verschiedenen Schichthöhen ungleich ist, so sind Proben aus mehreren Schichthöhen der nicht durchmischten Flüssigkeit zu entnehmen.

2. Die Proben sind entweder durch den Zapfhahn des Fasses — unter Verwerfung der zuerst ablaufenden Anteile der Flüssigkeit — oder mit einem gereinigten Stechheber aus Glas zu entnehmen. Ist beides nicht ausführbar, so darf ein sauberer Gummischlauch verwendet werden, der zunächst mit dem zu entnehmenden Weine auszuspülen ist.

Die Flaschen für die Aufnahme der Proben müssen rein und trocken oder mit dem zu entnehmenden Weine mehrmals ausgespült sein; Krüge oder undurchsichtige Flaschen, in denen etwa vorhandene Unreinigkeiten und Abscheidungen (Bodensatz u. dgl.) nicht erkannt werden können, dürfen nicht verwendet werden.

3. Von Wein ist für die chemische Untersuchung eine Probe von annähernd $1^1/_2$ Liter (2 Flaschen zu etwa $^3/_4$ Liter) zu entnehmen. Diese Menge genügt für die gemäß Nr. 9a auszuführenden Prüfungen und Bestimmungen [1]). Der Mehrbedarf für anderweite Untersuchungen ist von der Art der letzteren und der besonderen Fragestellung im einzelnen Falle abhängig.

4. Von Traubenmost und Traubenmaische ist für die chemische Untersuchung eine Probe von mindestens $^3/_4$ Liter (1 Flasche zu etwa $^3/_4$ Liter oder, was den Vorzug verdient, 1 Flasche zu 1 Liter) zu entnehmen [2]). Diese Menge genügt für die in der Regel auszuführenden Bestimmungen (Nr. 10). Der Mehrbedarf für anderweite Untersuchungen ist von der Art der letzteren und der besonderen Fragestellung im einzelnen Falle abhängig.

Die Proben sind aus der mittleren Flüssigkeitsschicht zu entnehmen und müssen von Schalen, Teilen der Kämme u. dgl. freibleiben. Sie dürfen nicht filtriert werden und sind in der Weise haltbar zu machen, daß die zu drei Vierteln gefüllten Flaschen, nach Entfernung der Kohlensäure durch Schütteln, fest verkorkt, zugebunden und darauf $^1/_2$ Stunde im Wasserbad auf 80° erhitzt werden. Ist eine geeignete Vorrichtung hierzu nicht vorhanden, oder sollen die Proben auf Rohrzucker untersucht werden, so sind der Flüssigkeit in jeder Flasche 6 Tropfen ätherisches Senföl zuzusetzen.

Von der Haltbarmachung darf abgesehen werden, wenn die Proben ohne größeren Zeitverlust an die Untersuchungsstelle abgeliefert werden können, ferner wenn sie nicht mehr deutlich gären und keinen süßen Geschmack zeigen.

5. Die Flaschen sind mit reinen, ungebrauchten Korkstopfen zu verschließen und so zu versiegeln, daß ein Entfernen des Stopfens, ohne das Siegel zu verletzen, nicht möglich ist. Zu diesem Zwecke ist die Flaschenmündung fest zu umschnüren und das Siegel auf dem trockenen Korkstopfen so anzubringen, daß der Stopfen und der auf ihm liegende Teil der Schnur von dem Siegellack vollständig bedeckt werden. Die beiden Enden der Schnur sind zu verknoten und gleichfalls mit einem Siegel zu versehen.

6. Jede Flasche ist mit einem Zettel, der angeklebt wird, oder, was den Vorzug verdient, mit einem Schildchen aus Pappe o. dgl., das angebunden wird, zu versehen. Auf dem Zettel oder Schildchen sind die zur Festlegung des Inhalts der Flaschen notwendigen Angaben, etwa nach folgendem Muster, anzubringen:

Nummer der Probe: *103*; *2*te Flasche.
Entnommen am: *20. 12. 20* in *Eheim*
bei: *Schmitz II* aus Faß Nr. *16*. Raumgehalt: *1200* Liter.
Bezeichnung: *1918er Eheimer Kirchweg.*
Name des Probeentnehmers: *Müller.*

---

[1]) Zur Ausführung von Doppelanalysen sind mindestens 3 Flaschen von je 700 bis 750 ccm Inhalt nötig.

[2]) Most darf nicht von der Kelter weg als Probe gezogen werden. Eine Vermischung des Vorlaufes, Preßmostes und Nachdruckes in der Bütte ist unbedingt notwendig. Rotweinmaischen müssen ebenfalls ordentlich durchmischt werden.

7. Die Proben sind sofort nach der Entnahme an die Untersuchungsstelle zu befördern. Ist dies nicht alsbald ausführbar, so sind die Flaschen an einem vor Sonnenlicht geschützten kühlen Orte liegend aufzubewahren. Bei Jungwein und Traubenmost ist wegen ihrer leichten Veränderlichkeit auf besonders schnelle Beförderung Bedacht zu nehmen.

8. Für jede Probe ist ein Begleitschreiben nach dem Muster der Anlage 1 auszufüllen und der Sendung beizufügen.

Anlage 1. Nummer der Probe: *103.*

Begleitschreiben für Proben zur chemischen Untersuchung.

1. Zahl der Proben: *2* Flaschen *Wein.*
2. Ort, Straße und Hausnummer: *Eheim, Hauptstr. 16.*
3. Name des Betriebsinhabers: *Nikolaus Schmitz II, Winzer.*
4. Tag der Probeentnahme: *20. XII. 20.*
5. Bezeichnung des Kellers: *Hauskeller.*
6. Faßnummer: *16*; Raumgehalt: *1200* Liter.
7. Füllungsgrad des Fasses: *fast spundvoll.*
8. Bezeichnung des Erzeugnisses:
   Weinbaugebiet, Gemarkung, Lage: *Eheim, Kirchweg, angeblich geringe Lage.*
   Jahrgang: *1918.*
   Traubensorte: *Österreicher.*
9. Ist das Erzeugnis angeblich gezuckert oder nicht: *gezuckert.*
10. Bei Traubenmost Art der Haltbarmachung:
11. Verdachtsgründe: *Überstreckung und Obstweinverschnitt.*
12. Bemerkungen: *Schmitz behauptet, daß der Most im Herbst 1918 70° gewogen habe, der gleiche Most 1915 90°. Im Keller lagerte viel Apfelwein!*

Müller
(Unterschrift)

An
das Chemische Untersuchungsamt
für die Provinz Rheinhessen
Mainz.

Eingegangen beim Untersuchungsamt am *21. XII. 20.*
Eingetragen unter Nr. *2367* des Probenverzeichnisses.

9. Bei der Beurteilung der Erzeugnisse ist auf Aussehen, Geruch und Geschmack Rücksicht zu nehmen.

a) Der Umfang der Untersuchung bleibt dem Ermessen des Sachverständigen nach Lage des einzelnen Falles überlassen. Bei Beanstandungen von Wein sollen die auszuführenden Prüfungen und Bestimmungen sich im allgemeinen auf folgende Eigenschaften und Bestandteile jeder Probe erstrecken:

Spezifisches Gewicht,	Titrierbare nichtflüchtige Säuren,
Alkohol,	Milchsäure (bei trockenen Weinen),
Extrakt,	Weinsäure,
Asche,	Glyzerin,
Gesamtalkalität der Asche,	Zucker,
Alkalität des in Wasser löslichen Anteils,	Polarisation,
Phosphorsäure (Phosphatrest),	Fremde Farbstoffe bei Rotwein.
Titrierbare Säuren (Gesamtsäure),	Schwefelsäure bei Rotwein.
Flüchtige Säuren,	

b) Falls der Ausfall der Prüfung gemäß a) oder Aussehen, Geruch und Geschmack der Proben oder sonstige Verdachtsgründe und Umstände es notwendig erscheinen lassen, sind die Prüfungen und Bestimmungen nach Lage des einzelnen Falles noch auf einen oder mehrere der nachbezeichneten Stoffe auszudehnen:

Wasserstoffionen (Säuregrad),	Stickstoff,
Fremde rechtsdrehende Stoffe, unreiner Stärkezucker, Dextrin,	Bernsteinsäure,
Fremde Farbstoffe bei Weißwein und Dessertwein,	Äpfelsäure,
Schwefelsäure bei Weißwein und Dessertwein,	Zitronensäure,
Schweflige Säure,	Ameisensäure,
Salizylsäure,	Benzoesäure,
Saccharin,	Zimtsäure,
Gerbstoff und Farbstoff,	Formaldehyd,
Chlor,	Borsäure,
Salpetersäure,	Fluor,
	Kupfer,
	Arsen,
	Zink,
	Eisen und Aluminium,
	Calcium und Magnesium,
	Kalium und Natrium.

Die Prüfungen und Bestimmungen sind nach der Anweisung unter II auszuführen. Sollte in einzelnen Fällen, durch besondere Umstände veranlaßt, ein anderes Verfahren angewendet werden, so ist dies zwar zulässig, das Verfahren ist aber zu bezeichnen und seine Anwendung für den vorliegenden Fall zu begründen.

10. Zur Beurteilung von Traubenmost und Traubenmaische sind in der Regel die Bestimmungen des spezifischen Gewichts, des Gehalts an Alkohol, titrierbaren Säuren und Zucker nach der Anweisung unter III (bzw. II) auszuführen. Erzeugnisse, die nicht oder nur schwach angegoren haben, sind auf Erhaltungsmittel zu prüfen, sofern ein Verdacht auf deren Anwesenheit besteht.

Wird die Untersuchung auf andere bei der Untersuchung von Wein aufgeführte Eigenschaften und Bestandteile ausgedehnt, so finden die für Wein vorgeschriebenen Verfahren sinngemäße Anwendung.

11. Wenn die Untersuchung bei Wein und Traubenmost auf vorstehend nicht genannte Eigenschaften und Bestandteile erstreckt wird, so bleibt die Wahl des Untersuchungsverfahrens dem Ermessen des Sachverständigen überlassen, jedoch ist stets das Untersuchungsverfahren anzugeben.

12. Es sind alle nachstehend vorgeschriebenen Abmessungen, sofern nicht ausdrücklich eine andere Temperatur vorgeschrieben ist, bei 15° vorzunehmen und die Ergebnisse darauf zu beziehen.

13. Die Proben sind, außer wenn auf schweflige Säure geprüft werden soll (vgl. II, Nr. 18), von ihrem etwaigen Kohlensäuregehalt durch wiederholtes kräftiges Schütteln möglichst zu befreien (vgl. II, Nr. 1). Sind die Proben nicht klar und liegt ihre Temperatur unter 15°, so sind sie mit den ungelösten Bestandteilen auf 15° zu erwärmen und umzuschütteln, um die ausgeschiedenen Stoffe in Lösung zu bringen und alsdann durch ein bedecktes doppeltes Papierfilter zu filtrieren[1]). Ist

---

[1]) Ausgeschiedener Weinstein läßt sich gewöhnlich nicht in Lösung bringen. Man sammelt ihn auf einem Filter und wäscht zuerst mit 30 proz., dann 50 proz. Alkohol aus. Schließlich löst man ihn in heißem Wasser,

eine chemische oder mikroskopische Untersuchung des Bodensatzes oder der schwebenden Teilchen auszuführen, so läßt man vor dem Filtrieren den größten Teil dieser Stoffe sich absetzen oder schleudert sie ab.

14. Die ermittelten Mengen der Bestandteile werden teils in Gramm, teils in Milligramm-Äquivalenten in 1 Liter angegeben, die Menge des Alkohols daneben auch in Maßprozenten.

In Milligramm-Äquivalenten ausgedrückte Werte sind ohne Dezimalstelle, jedoch bei Beträgen unter 1 mit einer gültigen Ziffer hinter dem Komma anzugeben.

In Gramm ausgedrückte Werte sind mit der folgenden Anzahl von Dezimalstellen anzugeben:

ohne Dezimalstelle: Zucker bei 50 g oder mehr in 1 Liter;

mit einer Stelle: Alkohol (bei Angabe in Maßprozenten mit 2 Stellen), Extrakt, titrierbare Säuren (Gesamtsäure), flüchtige Säuren, titrierbare nichtflüchtige Säuren, Milchsäure, Weinsäure, Glyzerin, Zucker bei weniger als 50 g in 1 Liter, Äpfelsäure;

mit zwei Stellen: Asche, Phosphorsäure, Schwefelsäure, Gerbstoff, Chlor, Stickstoff, Bernsteinsäure, Calcium, Magnesium;

mit drei Stellen: schweflige Säure, Salpetersäure, Benzoesäure, Borsäure, Kupfer, Zink, Eisen, Aluminium, Kalium, Natrium;

mit vier Stellen: Salizylsäure;

mit fünf Stellen: Arsen.

Das spezifische Gewicht ist mit vier, der Säuregrad mit zwei und die Polarisation mit einer Dezimalstelle anzugeben.

15. Die bei der Untersuchung nicht verbrauchten Reste der Proben sind erforderlichenfalls durch Erhitzen oder durch Zusatz eines Erhaltungsmittels haltbar zu machen und, vor Verderben geschützt, sechs Monate aufzubewahren, sofern nicht nach Lage der Umstände eine längere Aufbewahrung notwendig ist.

2. Bestimmungen der Dichte oder des spezifischen Gewichts.

A. Bestimmung der Dichte mittels des Aräometers.

a) Weinaräometer.

Für praktische Zwecke ermittelt man am bequemsten und am raschesten die Dichte mit der Senkwage.

Die Hauptsache ist, empfindliche und genaue Aräometer zu verwenden, da man es doch im ganzen nur mit kleinen Dichtenunterschieden zu tun hat. Um deutlich ablesen zu können, müssen die Teilstriche, die die Zehntausendtel anzeigen, an der Skala mindestens 0,5 mm voneinander entfernt sein.

verdampft das Filtrat zur Trockne und wägt. Seine Reinheit kontrolliert man durch Titration. Zur Umrechnung auf 1 Liter vergesse man nicht den Inhalt der Flasche auszumessen!

Andererseits erscheint es notwendig, die Aräometer so gedrungen zu bauen, daß höchstens 100 ccm Flüssigkeit zu einer Bestimmung erforderlich sind. Man arbeitet deshalb zweckmäßig mit Aräometern, die folgende Dichten angeben:

1. von 0,9000 bis 0,9850,
2. „ 0,9850 „ 1,0050,
3. „ 1,0050 „ 1,0250,
4. „ 1,0250 „ 1,0500.

Mit diesen vier Wagen dürfte man für alle Fälle, selbst zur Dichtebestimmung des entgeisteten Weines, ausreichen. (Für Mostgewichtsbestimmungen genügen diese Spindeln nicht.)

b) Die Mostwagen.

α) Das Ballingsche Saccharometer.

Dieses Aräometer gibt bei einer Temperatur von 17,5° C den Rohrzuckergehalt reiner Lösungen von Rohrzucker in Wasser in Gewichtsprozenten an.

β) Das Brixsche Saccharometer.

Brix hat bei der Berechnung seiner ebenfalls auf den Ballingschen Grundzahlen fußenden Saccharometergrade Rücksicht genommen auf die Kontraktion, die beim Lösen von Zucker in Wasser stattfindet. Das amtliche deutsche Saccharometer ist bei 15° C geeicht.

Die Unterschiede zwischen beiden Saccharometerangaben sind aus folgender Tafel ersichtlich. Es entspricht ein spezifisches Gewicht bei 17,5° C einer

	Nach Balling	Nach Brix
1 proz. Zuckerlösung . . .	1,0040	1,003 88
5 „ „ . . .	1,0200	1,019 70
10 „ „ . . .	1,0404	1,040 14
15 „ „ . . .	1,0614	1,061 33
20 „ „ . . .	1,0832	1,083 29
25 „ „ . . .	1,1059	1,106 07

γ) Die Klosterneuburger oder Babosche Mostwage.

Als Grundlage zu ihrer Einteilung dient die aus einer großen Anzahl Analysen abgeleitete Annahme, daß ein Most, in dem das Ballingsche Saccharometer einen Zuckergehalt von 20 Proz. anzeigt, durchschnittlich nur 17 Proz. Zucker neben 3 Proz. Nichtzucker enthält. An den Punkt 20 der Ballingschen Skala wurde daher die Zahl 17 gesetzt, während der Nullpunkt der ursprünglichen Skala erhalten blieb. Naturgemäß wurde in der neuen Skala der Zwischenraum von 0 bis 17 in 17 gleiche Teile geteilt und diese dann auch über 17 hinaus weiter auf die Skala aufgetragen. Man kann daher die Ballingschen Saccharometerprozente durch Multiplikation mit $0{,}85 = {}^{17}/_{20}$ in Zuckerprozente nach der Klosterneuburger Mostwage überführen. Spätere Untersuchungen haben jedoch ergeben, daß auch diese

Einteilung einen Fehler in sich schließt. Bei einem Vergleich der Angaben der beiden Äräometer zeigt sich nämlich, daß bei niedrigem Zuckergehalt verhältnismäßig zu wenig Nichtzucker von den Saccharometerangaben in Abzug gebracht worden ist.

Es wurde hierauf von verschiedener Seite, zuerst von W. Pillitz[1]), dann gleichzeitig von B. Haas[2]) in Klosterneuburg und von der Versuchsstation in St. Michele aufmerksam gemacht. Die beiden ersteren konstruierten auch eigene Mostwagen, und zwar brachte W. Pillitz auf Grund der Untersuchung des Mostes von Kleinweißtrauben in verschiedenen Reifestadien von den Angaben des Ballingschen Saccharometers jeweils 4,3 Proz. in Abzug, B. Haas auf Grund einer großen Reihe in Klosterneuburg durchgeführter Untersuchungen 4,2 Proz. Die Untersuchungen von M. Barth siehe auf S. 189.

Fig. 27.

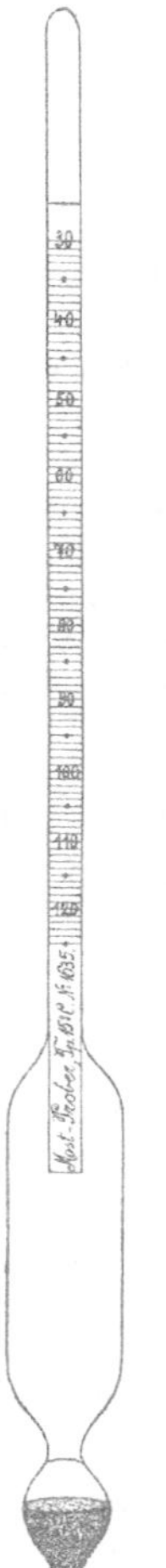

Öchslesche Mostwage.

Die Klosterneuburger Mostwage gibt den Zuckergehalt des Mostes in Gewichtsprozenten, d. h. Kilogramme Zucker in 100 kg Most an. Für die Praxis wäre allerdings eine von L. Weigert zuerst in Anregung gebrachte Änderung empfehlenswert, den Zuckergehalt des Mostes nicht in Gewichtsprozenten, sondern in sogenannten Hektolitergraden auszudrücken, d. h. anzugeben, wieviel Kilogramme Zucker in 100 Liter Most enthalten sind.

δ) Die Öchslesche Mostwage.

Sie führt ihren Namen nach ihrem Erfinder, dem Mechaniker Öchsle aus Pforzheim. Ihre Skala ist eine Dichtenskala, auf der der Einfachheit und Übersichtlichkeit wegen die bei Angaben der Mostdichten stets wiederkehrende ganze Zahl „1" weggelassen und der übrigbleibende Dezimalrest mit 1000 multipliziert wird; d. h. Öchsle-Grade geben an, wieviel Gramm 1 Liter Most mehr wiegt als 1 Liter Wasser.

Die Öchslesche Mostwage eignet sich auch deswegen sehr gut für praktische Zwecke, weil sich aus ihren Angaben leicht der ungefähre Zuckergehalt des Mostes und der ungefähre Alkoholgehalt des späteren Weines berechnen läßt.

Für praktische Zwecke genügen hierzu folgende Angaben: Multipliziert man das Mostgewicht mit $\frac{10}{4}$ und zieht von dieser Zahl 20 bis 40 (im Mittel 30) ab, so erhält man annähernd den Zuckergehalt des Mostes, ausgedrückt in Grammen in 1 Liter. Für niedrige Mostgewichte genügt die Regel: Man findet den Zuckergehalt des Mostes, wenn man das Mostgewicht mit 2 multipliziert.

Diese Beziehungen gelten aber nur so lange, als der Most nicht gärt. Schon bevor man Bläschen von Gärungskohlensäure entweichen sieht, kann bis 3 g Alkohol gebildet sein. Für alle genauen Untersuchungen muß daher mit der Mostgewichtsbestimmung eine Alkoholbestimmung verbunden werden. Sind 20 g Zucker vergoren und daraus etwa 10 g Alkohol gebildet, so vermindert sich dadurch das Mostgewicht fast genau um 10° Öchsle. In gärenden Mosten findet man deshalb das ursprüngliche Mostgewicht, indem man den gefundenen Alkoholgehalt, ausgedrückt in Grammen in 1 Liter, zu dem mit der Mostwage bestimmten Mostgewicht hinzufügt. Enthält z. B. ein Most vom Mostgewicht 57° Öchsle außerdem noch 9 g Alkohol, so ist sein ursprüngliches Mostgewicht gleich $57 + 9 = 66°$ Öchsle.

Der ungefähre Alkoholgehalt (ausgedrückt in Grammen in 1 Liter des späteren Weines) ist ungefähr den Öchsle-Graden des unvergorenen Mostes gleich. Ein Most vom Mostgewicht 78° Öchsle enthält als Wein ungefähr 78 g Alkohol.

Geprüfte Mostwagen mit fortlaufender Nummer, auf die sich der beigelegte Eichschein bezieht, bringt jetzt die Firma Ehrhardt & Metzger, Darmstadt, in vorzüglicher Ausführung in den Handel. Der Stiel der Wage ist nicht rund, sondern abgeplattet, so daß die Einteilung auf zwei breiten, ebenen Flächen abgelesen werden kann. Die einzelnen Grade sind sehr weit voneinander entfernt, die Einteilung ist deutlich und übersichtlich. Meistens wird eine Mostwage von 30 bis 125° Öchsle benutzt, die für Traubenmoste wohl in den meisten Fällen ausreicht. Für Auslesemoste kommt eine Mostwage von 120 bis 220° Öchsle in den Verkehr. Für ganz niedrige Mostgewichte und für gärende Moste ist noch eine dritte Wage zu beziehen, die 0 bis 100° Öchsle anzuzeigen vermag.

Der Most, der gespindelt werden soll, muß völlig klar sein. Am besten klärt man Most in der Weise, daß man ihn in der Kälte in einem hohen Gefäße zuerst absitzen läßt; dann gießt man ab und filtriert durch ein Faltenfilter. Bequemer ist es den Most in einer großen Zentrifuge klar zu schleudern. Gärender Most muß durch Schütteln in halbvollen Flaschen möglichst vollkommen von Kohlensäure befreit werden; mit der Spindelung ist in diesem Falle eine Alkoholbestimmung zu verbinden.

c) Bestimmung des spezifischen Gewichtes (Mostgewichtes).

Amtliche Anweisung III. 1.

Bei nicht angegorenen Traubenmosten wird die Bestimmung des spezifischen Gewichtes nach der Filtration wie bei Wein mit dem Pyknometer gemäß der Vorschrift unter II Nr. 1 ausgeführt.

[1]) Fr. **15**, 255 (1876); **16**, 48 (1877). — [2]) Weinlaube **10**, 180 (1878).

Sie darf auch mit einer geprüften Öchsleschen Mostwage aus Glas oder einer auf vier Dezimalstellen genauen hydrostatischen Wage bei 15° vorgenommen werden. Sofern die Angaben dieser Apparate auf Wasser von 15° als Einheit bezogen sind, müssen die erhaltenen Werte durch Multiplikation mit 0,999 13 auf Wasser von 4° umgerechnet werden. An Stelle des auf Wasser von 4° bezogenen spezifischen Gewichtes kann auch der um 1 verminderte und sodann mit 1000 multiplizierte Wert (Öchslegrade) angegeben werden.

Ist der Traubenmost angegoren, so wird zunächst sein spezifisches Gewicht (direktes Mostgewicht) bestimmt. Alsdann wird das spezifische Gewicht des Traubenmostes vor der Angärung (korrigiertes Mostgewicht) berechnet, indem zu den gefundenen Öchslegraden des angegorenen Traubenmostes die nach der Vorschrift unter III Nr. 2 in 1 Liter Traubenmost ermittelten Gramm Alkohol hinzugezählt werden.

Enthält 1 Liter Traubenmost mehr als 2,5 g Alkohol, so sind die direkten und korrigierten Mostgewichte nebeneinander anzugeben.

B. Bestimmung der Dichte mittels des Pyknometers.

In allen Fällen, in denen es sich um sehr genaue Bestimmungen der Dichte handelt, ist die Verwendung des Pyknometers zu empfehlen.

Vor allem dient das Pyknometer zur Prüfung der zu verwendenden Aräometer, eine Kontrolle, die kein gewissenhafter Analytiker unterlassen sollte. Man verfährt dazu derart, daß man eine größere Menge Eichflüssigkeit herstellt, ihr spezifisches Gewicht mittels des Pyknometers genau feststellt und dann die Aräometer damit prüft. Man wiederholt dieses Verfahren für drei bis vier Punkte eines jeden Aräometers.

Der genauesten Pyknometer, wie des Geißlerschen oder des Sprengelschen, bedient man sich in der Weinanalyse gewöhnlich nicht; man benutzt vielmehr meist das auch in der amtlichen Anweisung erwähnte Barthsche Pyknometer mit becherförmigem Ansatz, der gleichsam als Trichter dienend das Füllen des Pyknometers sehr erleichtert.

Amtliche Anweisung II. 1.

Das spezifische Gewicht des Weines wird mit Hilfe des Pyknometers bestimmt.

Falls der zu untersuchende Wein merkliche Mengen Kohlensäure enthält, ist er zunächst durch wiederholtes kräftiges Schütteln in einem geräumigen Kolben und darauffolgendes Filtrieren durch ein bedecktes Faltenfilter möglichst vollständig von Kohlensäure zu befreien. Erforderlichenfalls ist diese Behandlung zu wiederholen [1]).

[1]) Ein Kohlensäuregehalt im Wein verursacht Nichtübereinstimmung der Tabariéschen Formel um mehrere Einheiten der vierten Dezimale.

Als Pyknometer ist ein durch einen eingeschliffenen Glasstopfen verschließbares oder mit becherförmigem Ansatz für Korkverschluß versehenes Fläschchen von etwa 50 ccm Inhalt mit einem etwa 6 cm langen, im mittleren Drittel mit einer eingeritzten Marke versehenen Halse von nicht mehr als 4 mm lichter Weite anzuwenden.

Das Pyknometer wird in reinem und trockenem Zustande — bei Korkverschluß nach Abnahme des Stopfens [1]) — leer gewogen, nachdem es 1/4 bis 1/2 Stunde im Wagekasten gestanden hat. Dann wird es bis über die Marke mit frisch ausgekochtem, destilliertem Wasser gefüllt, verschlossen und in ein Wasserbad von 15° gestellt. Nach halbstündigem Stehen in dem Wasserbade wird das Pyknometer herausgehoben, wobei man nur den oberen leeren Teil des Halses anfaßt, und die Oberfläche des Wassers auf die Marke einstellt. Dies geschieht zweckmäßig mit Hilfe einer zu einem feinen Haarröhrchen ausgezogenen Glasröhre [2]).

Fig. 28.

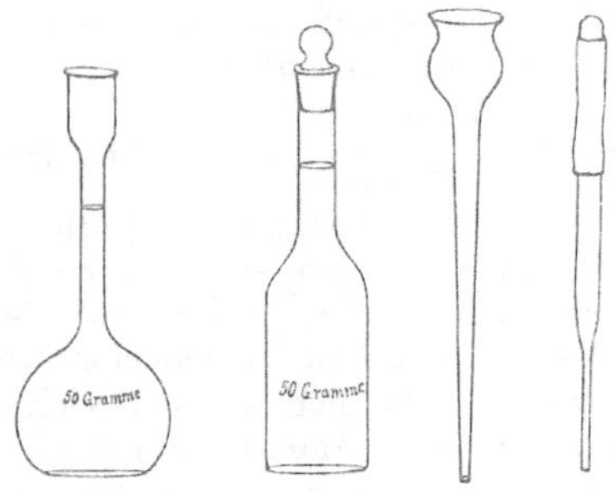

a und *b* Pyknometer, *c* Trichter, *d* Quetschpipette.

Die Oberfläche des Wassers bildet in dem Halse des Pyknometers eine nach unten gekrümmte Fläche; man stellt die Flüssigkeit in dem Pyknometerhals am besten in der Weise ein, daß bei durchfallendem Lichte der untere Rand der gekrümmten Oberfläche die Pyknometermarke eben berührt. Nachdem man den leeren Teil des Pyknometerhalses mit Stäbchen aus Filtrierpapier [3]) gereinigt hat, setzt man den Stopfen wieder auf, trocknet das Pyknometer äußerlich ab, stellt es 1/2 Stunde in den Wagekasten und wägt. Die Bestimmung des Wasserinhalts des Pyknometers ist dreimal aus-

[1]) Bei Korkverschluß sind auch alle folgenden Wägungen des gefüllten Pyknometers (II Nr. 1, 2, 3) nach Abnahme des Korkstopfens vorzunehmen.

[2]) Bequemer ist es, den Überschuß an Flüssigkeit mit Hilfe eines zur Kapillare ausgezogenen Glasröhrchens zu entfernen, über dessen weites Ende ein Stückchen Gummischlauch gezogen ist. Das andere Ende des Schlauches wird mit einem Stückchen Glasstab verschlossen. Durch entsprechendes Drücken auf den Gummischlauch saugt die Kapillare Flüssigkeit an oder spritzt sie heraus (s. Fig. 28, *d*.).

[3]) Die Stäbchen rollt man aus nicht faserndem Filtrierpapier und schneidet sie an den Enden scharf ab.

zuführen und aus den drei Wägungen das Mittel zu nehmen[1]). Nachdem man das Pyknometer entleert und getrocknet oder mehrmals mit dem zu untersuchenden Weine ausgespült hat, füllt man es mit dem Weine und verfährt genau in derselben Weise wie bei der Bestimmung des Wasserinhalts des Pyknometers; besonders ist darauf zu achten, daß die Einstellung der Flüssigkeitsoberfläche stets in derselben Weise geschieht.

Die Berechnung des spezifischen Gewichtes (s), bezogen auf Wasser von 4°, geschieht nach folgender Formel:

$$s = \frac{0{,}999\,13}{b - a}(c - a).$$

Hierbei bedeutet:

a das Gewicht des leeren Pyknometers,

b das Gewicht des bis zur Marke mit Wasser gefüllten Pyknometers,

c das Gewicht des bis zur Marke mit Wein gefüllten Pyknometers,

0,999 13 das spezifische Gewicht des Wassers bei 15°, bezogen auf 4°.

Der Faktor $\frac{0{,}999\,13}{b - a}$ ist bei allen Bestimmungen mit demselben Pyknometer gleich; wenn das Pyknometer indessen längere Zeit im Gebrauche gewesen ist, müssen die Gewichte des leeren und des mit Wasser gefüllten Pyknometers von neuem bestimmt werden, da sich diese Gewichte mit der Zeit nicht unerheblich ändern können.

Liegt der Wert $(b - a)$ zwischen 49,84 und 50,06 g, so kann bei trockenen Weinen das spezifische Gewicht (s), bezogen auf Wasser von 4°, in abgekürzter Weise auch nach folgender Formel berechnet werden:

$$s = 0{,}02\,(c - d).$$

In dieser Formel[2]) ist d gleich $(b - 49{,}9565)$[3]).

[1]) Von größtem Einfluß auf die Genauigkeit ist die Innehaltung der Temperatur. Man verwende große Temperierkästen und bevorzuge bei einer von 15° sehr abweichenden Zimmertemperatur das Verfahren der Doppeleinstellung. Gut ausgeführte Bestimmungen weichen nur um wenige Milligramm voneinander ab.

[2]) Diese Formel hat F. Bolm, Z. U. N. **3**, 667 (1900) wohl zuerst vorgeschlagen; W. Fresenius u. L. Grünhut, Fr. **59**, 53 (1920) haben dann gezeigt, daß die abgekürzte Formel bei Pyknometern mit dem Wasserinhalt von 49,84 bis 50,06 g für die Grenzwerte der spez. Gew. 0,9777 und 1,0206 Abweichungen vom richtigen spezifischen Gewichte gibt, die höchstens 0,000 05 betragen. Man kann die Formel also anwenden bei allen trockenen Weinen zur Berechnung des spezifischen Gewichtes des Weines, des Alkohols und der Extraktlösung. Dagegen muß bei der Berechnung dieser Werte für Moste und Dessertweine, die mehr als 140 g Alkohol oder mehr als 55 g Extrakt enthalten, die volle Formel benutzt werden.

[3]) 49,9565 g ist das Gewicht von 50 ccm Wasser bei 15° bezogen auf 4° (gleich 0,999 13 . 50).

C. Bestimmung der Dichte mittels der Westfalschen Wage.

Sehr empfehlenswert ist die Präzisionswage von Sartorius. Sie gestattet Dichtebestimmungen zu machen mit einer Genauigkeit von etwa fünf Einheiten der fünften Dezimale. Sie kann deshalb nicht nur dem Praktiker, dem sie alle Arten der Senkwage ersetzt, sondern auch dem Chemiker empfohlen werden.

Die Wage nach Sartorius besteht aus einem Träger T mit hohlem Leitungsrohr und einem starken Fuß F. Die Schraube S gestattet, die Wage genau horizontal zu stellen. In dem Leitungsrohr gleitet eine Stange, die die eigentliche Wage trägt und durch die Schraube S_1 hoch oder niedrig gestellt werden kann. In dem Lager L ruht auf einer prismatischen Stahlachse der ungleicharmige Wagebalken W. Die rechte Seite des Balkens ist in zehn gleiche Teile geteilt. An den ersten neun Teilen ragen seitlich kleine Stahlstifte

Fig. 29

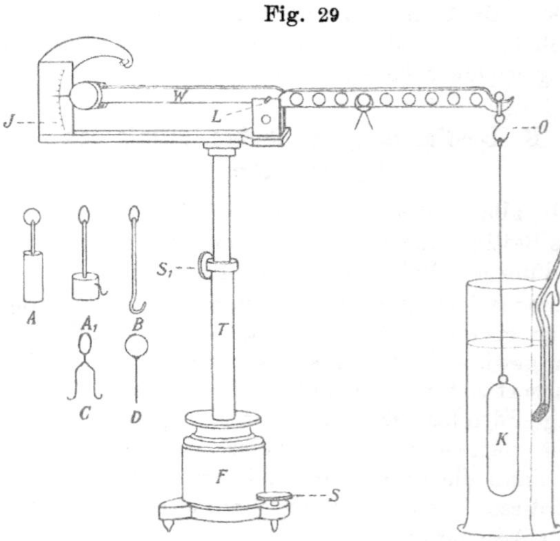

Westfalsche Wage nach Sartorius.

hervor, während am zehnten Teile eine Öse O hängt. Die kürzere linke Seite ist durch ein Gegengewicht, das in eine Spitze endigt, ausbalanciert. Die Spitze bewegt sich beim Gebrauch der Wage vor einer Teilung J auf und nieder. An der Öse O wird mit Hilfe eines feinen Platindrahtes ein Schwimmkörper aufgehängt. Ferner gehören zur Ausrüstung fünf Reitergewichte. A und A_1 sind einzeln so schwer wie das von dem Schwimmkörper verdrängte Wasser. Das Gewicht B ist gleich $^1/_{10}\,A$, das Gewicht von C gleich $^1/_{100}\,A$, das von D gleich $^1/_{1000}\,A$. Hängt der Reiter A_1 an einem der Stahlstifte des Wagebalkens, so gibt die Ziffer des Stahlstiftes die erste Dezimale des spezifischen Gewichtes an. Ebenso geben die Reiter B, C und D die zweite, dritte und vierte Dezimale des spezifischen Gewichtes an. Das Gewicht A wird mit Hilfe der Schlinge in die Öse O gebracht, wenn die Dichte von Flüssigkeiten bestimmt werden soll, die schwerer als Wasser sind. Da das Gewicht A den Gewichtsverlust, den der

Glaskörper K im Wasser erleidet, vollkommen ausgleicht, so bringt es den Wagebalken in die horizontale Lage zurück, falls der Schwimmer K sich im Wasser befindet.

Die Temperatur läßt sich scharf bestimmen durch ein besonderes Thermometer.

3. Bestimmung des Extraktes.

Die Bestimmung des Gesamtextraktes erfolgte früher entweder durch direkte Wägung des eingedampften Weines oder durch Berechnung aus dem ermittelten spezifischen Gewichte des entgeisteten Weines.

Die neue amtliche Anweisung hat das direkte Verfahren gänzlich aufgegeben auf Grund der Arbeiten von C. von der Heide und E. Schwenk[1]), sowie von W. Fresenius und L. Grünhut[2]).

A. Bestimmung des Extraktes in Weinen.

Amtliche Anweisung II. 3.

Das für die Bestimmung des Extraktgehaltes zu wählende Verfahren richtet sich danach, ob der Wein flüchtige Säuren in größerer Menge als 1,2 g in 1 Liter berechnet als Essigsäure, sowie ob er Rohrzucker enthält.

a) Bei rohrzuckerfreien Weinen mit einem geringeren Gehalt an flüchtigen Säuren als 12 g, in 1 Liter wird der Destillationsrückstand von der Alkoholbestimmung unter dreimaligem Nachspülen mit Wasser in das gleiche Pyknometer eingefüllt, mit dem die Bestimmung des spezifischen Gewichtes vorgenommen worden ist. Das Pyknometer füllt man mit Wasser bis nahe zur Marke auf, mischt durch quirlende Bewegung so lange, bis Schichten von verschiedener Dichte nicht mehr wahrzunehmen sind, stellt das Pyknometer $^1/_2$ Stunde in ein Wasserbad von 15° und fügt mit Hilfe eines Haarröhrchens vorsichtig Wasser von 15° zu, bis der untere Rand der Flüssigkeitsoberfläche die Marke eben berührt. Dann trocknet man den leeren Teil des Pyknometerhalses mit Stäbchen aus Filtrierpapier, setzt den Stopfen auf, trocknet das Pyknometer äußerlich ab, stellt es $^1/_2$ Stunde in den Wagekasten und wägt. Das spezifische Gewicht der Flüssigkeit, bezogen auf Wasser von 4°, wird in der unter II Nr. 1 angegebenen Weise berechnet und der dem gefundenen Werte entsprechende Extraktgehalt aus der Tafel I entnommen[1]).

b) Bei rohrzuckerfreien Weinen, die in 1 Liter 1,2 g oder mehr flüchtige Säuren enthalten, zieht man den aus der Titration des alkoholischen Destillates gemäß der Vorschrift unter

[1]) Fr. **51**, 429 (1912). — [2]) Fr. **59**, 71 (1920).

[1]) Die neue Extrakttafel ist eine Rohrzuckertafel, die von W. Fresenius und L. Grünhut, Fr. **59**, 79 (1920) aus der Rohrzuckertafel von Windisch von 15°/15° auf 15°/4° umgerechnet worden ist, nachdem sie gezeigt hatten, daß die Halenke-Möslinger Extrakttafel unbrauchbare Werte liefert [Fr. **51**, 111 (1912)].

Tafel I.

Ermittelung des Extraktgehaltes (Gramm in 1 Liter) aus dem spezifischen Gewichte des aufgefüllten Destillationsrückstandes, bezogen auf Wasser von 4°.

Spezifisches Gewicht bis zur zweiten Dezimalstelle	Dritte Dezimalstelle des spezifischen Gewichtes — Gramm Extrakt in 1 Liter: 0	1	2	3	4	5	6	7	8	9
0,99	—	—	—	—	—	—	—	—	—	0,0
1,00	2,3	4,8	7,4	10,0	12,6	15,2	17,7	20,3	22,9	25,5
01	28,1	30,7	33,2	35,8	38,3	40,9	43,5	46,0	48,6	51,2
02	53,8	56,4	59,1	61,7	64,3	66,9	69,5	72,1	74,7	77,3
03	79,9	82,5	85,1	87,7	90,3	92,9	95,5	98,1	100,7	103,3
04	105,9	108,5	111,1	113,7	116,3	118,9	121,5	124,1	126,7	129,3
05	131,9	134,5	137,1	139,7	142,3	144,9	147,6	150,2	152,8	155,4
1,06	158,0	160,6	163,2	165,8	168,5	171,1	173,7	176,3	178,9	181,5
07	184,1	186,8	189,4	192,0	194,6	197,2	199,9	202,5	205,1	207,7
08	210,4	213,0	215,6	218,2	220,9	223,5	226,1	228,7	231,3	234,0
09	236,6	239,2	241,8	244,5	247,1	249,7	252,4	255,0	257,6	260,3
10	262,9	265,5	268,2	270,8	273,5	276,1	278,7	281,4	284,0	286,6
1,11	289,3	291,9	294,6	297,2	299,8	302,5	305,1	307,8	310,4	313,1
12	315,7	318,4	321,0	323,6	326,3	329,0	331,6	334,3	336,9	339,6
13	342,2	344,9	347,5	350,2	352,8	355,5	358,1	360,8	363,4	366,1
14	368,8	371,4	374,1	376,7	379,4	382,1	384,7	387,4	390,1	392,7
15	395,4	398,1	400,7	403,4	406,1	408,7	411,4	414,1	416,7	419,4

Einschalttafel

Vierte Dezimalstelle des spezif. Gewichtes	Für die spezifischen Gewichte von 0,9990 bis 0,9999 — Gramm Extrakt in 1 Liter	Für die spezifischen Gewichte von 1,0000 bis 1,1599 — Gramm Extrakt in 1 Liter
0	—	0,0
1	0,0	0,3
2	0,2	0,5
3	0,5	0,8
4	0,7	1,0
5	1,0	1,3
6	1,3	1,6
7	1,5	1,8
8	1,8	2,1
9	2,0	2,3

II Nr. 2 b) sich ergebenden Wert für den Gehalt des Destillates an flüchtigen Säuren, ausgedrückt in Grammen in 1 Liter, von dem Gesamtgehalte des Weines an flüchtigen Säuren ab, multipliziert die Differenz mit der Zahl 0,000 15 [1]), zieht den gefundenen Wert von dem nach Vorschrift unter a) ermittelten spezifischen Gewichte des Destillationsrückstandes ab und entnimmt den dem so berechneten Werte entsprechenden Extraktgehalt aus der Tafel I [2]) (s. S. 279).

c) Bei rohrzuckerhaltigen Weinen verfährt man wie folgt: 50 ccm Wein werden in einem Pyknometer bei 15° abgemessen, unter Nachspülen mit Wasser in einen Destillierkolben von 250 ccm Inhalt übergeführt, mit normaler Natronlauge unter Tüpfeln auf Lackmuspapier austitriert [3]) und nach Ergänzung der Flüssigkeit mit Wasser auf 75 ccm auf einem Drahtnetz über freier Flamme auf etwa 30 ccm eingedampft [4]). Der Rückstand wird weiter behandelt, wie vorstehend unter a) angegeben. Die Bestimmung des spezifischen Gewichtes ist mit demselben Pyknometer vorzunehmen, in dem der Wein abgemessen wurde. Von dem erhaltenen Werte ist abzuziehen:

α) das Produkt aus der Gesamtmenge der im Wein enthaltenen flüchtigen Säuren, ausgedrückt in Grammen in 1 Liter, mit 0,000 15 [5]),

β) das Produkt aus der zur Neutralisation der angewandten 50 ccm Wein erforderlichen Anzahl Kubikzentimeter normaler Natronlauge mit 0,0007 [6]).

Der dem so berechneten Werte entsprechende Extraktgehalt ist aus der Tafel I zu entnehmen.

Anmerkung 1. Bezeichnet man mit

s das nach II Nr. 1 ermittelte spezifische Gewicht des Weines,

s_1 das nach II Nr. 2 ermittelte spezifische Gewicht des alkoholischen Destillats,

so darf der nach der Formel

$$s_2 = s - s_1 + 0{,}9991$$

berechnete Wert von dem vorstehend ermittelten spezifischen Gewichte des Destillationsrückstandes — abgesehen von dem durch die flüchtigen Säuren bedingten Fehler — um nicht mehr als drei bis vier Einheiten der vierten Dezimalstelle abweichen [1]).

Anmerkung 2. In dem Untersuchungsergebnis ist neben dem Extraktgehalt auch der Gehalt an zuckerfreiem Extrakt, d. h. der Gehalt an Extrakt abzüglich der 1 g in 1 Liter übersteigenden Zuckermenge anzugeben [2]).

B. Bestimmung des Extrakts in Mosten.

Amtliche Anweisung III. 4.

Bei nicht angegorenen Traubenmosten wird das Extrakt gefunden, indem man die dem spezifischen Gewichte des Traubenmostes entsprechende Zahl (Gramm Extrakt in 1 Liter Most) der Tafel I entnimmt.

Bei angegorenen Traubenmosten wird der Gehalt an Extrakt nach dem für Wein unter II Nr. 3 vorgeschriebenen Verfahren bestimmt.

---

1) Werden die Gehalte an flüchtigen Säuren in mg-Äquivalenten in 1 Liter ausgedrückt, so ist die Differenz mit 0,000 009 zu multiplizieren.

2) Der Grund für Anbringung dieser Korrektur ist folgender: Bei der Destillation des Weines unter den angegebenen Verhältnissen verbleibt rund die Hälfte der flüchtigen Säuren im Destillationsrückstande. Da in der Weinanalyse die spezifischen Gewichte auf eine Einheit der vierten Dezimale genau bestimmt werden können, so wird eine Korrektur nötig, sobald das spezifische Gewicht des Destillationsrückstandes durch die zurückgebliebene Essigsäure um mehr als eine Einheit der vierten Dezimale vermehrt wird. Da dies durch rund 10 (genauer 11) mg Äquivalente Essigsäure in 1 Liter geschieht, so muß die Korrektur angebracht werden, wenn der Gehalt an Essigsäure in 1 Liter Wein 20 mg Äquivalente gleich 1,2 g übersteigt.
Die Menge der zurückgebliebenen Essigsäure wird ermittelt als Unterschied zwischen der gesamten flüchtigen Säure und der in das alkoholische Destillat übergegangenen. 1 g flüchtige Säure im Liter vermehrt nach Oudemans das spezifische Gewicht um 0,000 15. [Vgl. P. Lehmann u. J. Gerum, Z. U. N. **23**, 269 (1912).]

3) Das angegebene Verfahren ist unzweckmäßig; besser ist es, in einer besonderen Probe den titrierbaren Säuregehalt nach der amtlichen Anweisung II. 6 zu ermitteln und dann zu den 50 ccm Wein die berechnete Menge n-Lauge zuzusetzen.

4) Hierbei ist ein Anbrennen des Rückstandes ängstlich zu vermeiden.

5) Wird der Gehalt an flüchtigen Säuren in mg-Äquivalenten in 1 Liter ausgedrückt, so ist mit 0,000 009 zu multiplizieren.

6) W. Fresenius und L. Grünhut, Fr. **51**, 42 (1912) haben gezeigt, daß beim Entgeisten rohrzuckerhaltiger Weine eine Inversion des Rohrzuckers erfolgt, derzufolge das spezifische Gewicht der Extraktlösung zu hoch gefunden wird. Um diesen Fehler zu vermeiden, wird der Wein zunächst neutralisiert und dann erst entgeistet. Durch die Neutralisation entsteht aber ein „Neutralisationszuwachs" des spezifischen Gewichtes, der durch Versuche für das System Weinsäure–Ätznatron zu 0,000 328 für 1 mg-Äquivalent in 100 ccm ermittelt wurde. Bei der nahen Übereinstimmung des Neutralisationszuwachses von Natriumtartrat, -malat, -zitrat, -laktat und -acetat [Fr. **59**, 75 (1920)] wird man eine ausreichende Genauigkeit erzielen, wenn man sich des Mittelwertes für alle diese Säuren 0,000 35 für 100 ccm (oder 0,0007 für 50 ccm) bedient. [Fr. **51**, 51 (1912).]

1) Die Formel nach Tabarié. Um die Richtigkeit der ausgeführten Bestimmungen des spezifischen Gewichts von Wein, alkoholischem Destillat und entgeistetem Rückstand zu prüfen, sollte diese Formel jedesmal angewandt werden. Zu beachten ist dabei, daß die Kohlensäure aus dem Wein vorher sorgfältig entfernt werden muß; sonst erhält man Abweichungen bis zu zehn Einheiten der vierten Dezimale. Auch bei Obstweinen erreichen die Abweichungen, selbst bei sorgfältiger Arbeit, dieselbe Höhe, ohne daß vorläufig die Ursache hierfür bekannt wäre. Von einer direkten Benutzung der Tabariéschen Formel für die Extraktbestimmung ist jedoch abzusehen, weil hier die Fehler zweier Bestimmungen einen Einfluß ausüben könnten.

2) Der Reduktionskraft von 1 g Invertzucker entspricht im Durchschnitt die in 1 Liter Wein vorkommende Arabinosemenge. Der Abzug von 1 g ist sowohl bei nicht süßen als auch bei süßen Weinen (und Mosten) zu machen.

4. Bestimmung der Kohlenhydrate.

Amtliche Anweisung II. 12.

Die Bestimmung des Zuckers[1]) geschieht bei Weinen mit nicht mehr als 5 g Zucker in 1 Liter maßanalytisch oder gewichtsanalytisch. Bei höherem Zuckergehalt ist das gewichtsanalytische Verfahren anzuwenden.

Handelt es sich um die Feststellung, ob ein Wein Rohrzucker enthält, so ist die Prüfung auf dessen Vorhandensein unverzüglich vorzunehmen oder bei trockenen Weinen das Fortschreiten des Inversionsvorganges in der Weise aufzuhalten, daß der Wein genau neutralisiert und in einer zu $^3/_4$ gefüllten, fest verkorkten und zugebundenen Flasche im Wasserbade 15 Min. auf etwa 80° erhitzt wird[2]).

Anmerkung. Bei Verwendung derart haltbar gemachten Weines finden die folgenden Vorschriften zur Bestimmung des Zuckers und der Polarisation sinngemäße Anwendung. Die durch die Neutralisation des Weines bewirkte Raumvermehrung ist zu berücksichtigen. Dies geschieht zweckmäßig, indem man bei der Abmessung der bei den einzelnen Bestimmungen vorgeschriebenen Mengen Wein und zunächst auch bei der Ausrechnung der Ergebnisse so verfährt, als läge unveränderter Wein vor, und dann das Ergebnis, wenn bei der Haltbarmachung zu 1000 ccm Wein *a* ccm Lauge zugefügt wurden, mit $(1 + 0{,}001\,a)$ multipliziert.

A. Bestimmung des Zuckers in trockenen Weinen.

a) Maßanalytisches Verfahren.

Zur Ausführung der Bestimmung werden die folgenden Lösungen verwendet:

Natriumthiosulfatlösung. Man löst 24,8 g reines kristallisiertes Natriumthiosulfat in Wasser und füllt zu 1 Liter auf[3]). Diese Lösung wird gegen eine Kaliumbichromatlösung, die 4,9033 g wiederholt umkristallisiertes Kaliumbichromat[4]) in 1 Liter enthält, in folgender Weise eingestellt: Man gibt 15 ccm einer 10 proz. jodatfreien Kaliumjodidlösung in ein Kölbchen mit eingeschliffenem Glasstopfen von etwa 250 ccm Inhalt, fügt 5 ccm Salzsäure vom spez. Gew. 1,12, ferner 100 ccm Wasser und unter tüchtigem Umschütteln 20 ccm der Kaliumbichromatlösung hinzu. Nach $^1/_4$ stündigem Stehen des verschlossenen Kölbchens läßt man unter Umschütteln von der Natriumthiosulfatlösung zufließen, wodurch die anfangs stark braune Lösung immer heller wird, setzt, wenn sie nur noch gelblich ist, etwas Stärkelösung hinzu und läßt unter jeweiligem kräftigen Schütteln noch so viel Natriumthiosulfatlösung vorsichtig zufließen, bis der letzte Tropfen die Blaufärbung der Jodstärke eben zum Verschwinden bringt.

Fehlingsche Lösung. Zur Herstellung von Fehlingscher Lösung dienen die folgenden Lösungen:

Kupfersulfatlösung. 69,2 g reines, einmal aus salpetersäurehaltigem, dann nochmals aus nicht angesäuertem Wasser umkristallisiertes Kupfersulfat $[CuSO_4 . 5\,H_2O]$[1]) werden mit Wasser zu 1 Liter gelöst. Die Lösung ist erforderlichenfalls zu filtrieren.

Alkalische Seignettesalzlösung. 346 g reines Kaliumnatriumtartrat und 100 g festes, mit Alkohol gereinigtes Ätznatron[2]) werden mit Wasser zu 1 Liter gelöst und die Lösung unter möglichstem Abschluß von Luft durch Asbest filtriert.

Die beiden Lösungen sind getrennt aufzubewahren.

Die Einstellung des Titers der Fehlingschen Lösung wird in folgender Weise vorgenommen: 10 ccm Kupfersulfatlösung und 10 ccm alkalische Seignettesalzlösung werden in einem Erlenmeyerkolben von etwa 250 ccm Inhalt mit 20 ccm Wasser versetzt und unter Benutzung eines Drahtnetzes und einer darüber gelegten Asbestpappe mit kreisförmigem Ausschnitt von 6,5 ccm Durchmesser rasch zum Sieden erhitzt. Sobald die Flüssigkeit kräftig siedet, wird die Flamme verkleinert und die Flüssig-

---

1) W. Fresenius und L. Grünhut, Fr. **59**, 415 (1920).

2) Hierbei ist es notwendig, etwaige Kohlensäure vorher sorgfältig durch Schütteln zu entfernen, dann erst setzt man die berechnete Menge n-Lauge zu, erhitzt im Wasserbad allmählich auf 80° und hält, wenn die dickwandige Flasche samt Inhalt diese Temperatur angenommen hat, mindestens 15 bis 30 Min. auf dieser Temperatur. Durch das Erhitzen sollen lebende Keime, wie Hefen usw., abgetötet und Invertasen zerstört werden. In Mosten gelingt es manchmal überhaupt nicht, unter den angegebenen Bedingungen die Invertasen zu zerstören. Das Neutralisieren ist erforderlich, damit die Säuren des Weines den Rohrzucker nicht während des Erhitzens invertieren.

3) Besser ist es, 25 g Natriumthiosulfat zu 1 Liter zu lösen, die Lösung 8 bis 14 Tage stehen zu lassen, bis die im Wasser gelöste Kohlensäure durch das Thiosulfat verbraucht ist und der Titer infolgedessen konstant geworden ist. Dann stellt man genau auf die Bichromatlösung ein, wobei man zum Verdünnen ausgekochtes Wasser verwendet. Die Lösung, die am besten genau $^1/_{10}$-normal gemacht wird, hält sich monatelang.

4) Käufliches Kaliumbichromat wird dreimal aus Wasser umkristallisiert und schließlich bei 130° im trockenen Luftstrom getrocknet. 4,9033 g reines Salz zu 1 Liter gelöst, ergibt eine $^n/_{10}$-Lösung. Zur Titerstellung der Thiosulfatlösung gibt man in einen Literkolben etwa 1,5 g reines Kaliumjodid, löst in möglichst wenig Wasser, fügt 5 ccm Salzsäure (spez. Gew. 1,12) und hierauf 20 ccm $^n/_{10}$-Bichromatlösung hinzu (nicht umgekehrt!). Dann verdünnt man mit Wasser auf 500 bis 600 ccm ($^1/_4$ stündiges Stehenlassen ist nicht notwendig) und titriert mit Thiosulfatlösung, zuletzt unter Stärkelösungzusatz. Die Verdünnung ist notwendig, weil der Umschlag von Blau in Hellgrün erfolgt. (F. P. Treadwell, Lehrbuch anal. Chem., 2. Bd., S. 530 u. 534 (1911).

1) Besser ist es, dreimal aus Wasser umzukristallisieren; dann wird scharf abgesaugt und das Kristallmehl zwischen Filterpapier an der Luft zwölf Stunden getrocknet (nicht im Exsikkator oder Trockenschrank).

2) Bequemer ist es, von der reinen käuflichen 30- bis 33 proz. Lauge auszugehen. Man ermittelt ihren Gehalt, indem man etwa 10 g genau abwägt, auf 100 ccm verdünnt und mit einer n-Säure den Gehalt an NaOH in 10 ccm Lösung ermittelt. Hieraus berechnet man, in wieviel Gramm der 30 proz. Lauge 100 g NaOH gelöst sind.

keit genau zwei Minuten im Sieden erhalten. Nach Ablauf dieser Zeit wird die Flüssigkeit unter fließendem Wasser schnell und vollständig abgekühlt, dann mit 20 ccm 10 proz. jodatfreier Kaliumjodidlösung und hierauf mit 15 ccm Schwefelsäure vom spez. Gew. 1,11 versetzt. Sofort, nachdem diese Zusätze erfolgt sind, titriert man das ausgeschiedene Jod mit der Natriumthiosulfatlösung. Hierbei gibt man gegen Schluß ein wenig Stärkelösung zu. Der Endpunkt ist erreicht, sobald die schmutzig blaue Farbe der Jodstärke in reines Rahmgelb umschlägt und auch nach Umschwenken binnen einiger Minuten nicht wiederkehrt[1)] [2)].

Die Bestimmung des Zuckers selbst wird wie folgt vorgenommen:

50 ccm Wein werden mit 5 ccm Bleiessig[3)] versetzt. Nach kräftigem Durchschütteln trennt man die Flüssigkeit von dem Niederschlage durch Abschleudern oder Filtrieren. Von der klaren Flüssigkeit mißt man in einem 50 ccm fassenden eingeteilten Meßzylinder 27,5 ccm ab, versetzt sie mit einer zur vollständigen Fällung des Bleiüberschusses ausreichenden Menge kalt gesättigter Natriumsulfatlösung und füllt nach 3 bis 4 Stdn. mit Wasser auf 50 ccm auf. Nach dem Umschütteln filtriert man oder trennt durch Abschleudern von dem Niederschlage.

20 ccm der so gewonnenen Flüssigkeit (entsprechend 10 ccm Wein) gibt man in einem Erlenmeyerkolben von etwa 250 ccm Inhalt zu einem Gemische von 10 ccm Kupfersulfatlösung und 10 ccm alkalischer Seignettesalzlösung. Alsdann verfährt man weiter, wie dies vorstehend bei der Einstellung des Titers der Fehlingschen Lösung beschrieben worden ist, nur ist der Zusatz von 20 ccm Wasser zu unterlassen.

Berechnung: Wurden verbraucht:

a ccm Natriumthiosulfatlösung zur Bestimmung des Titers dieser Lösung gegen 20 ccm Kaliumbichromatlösung,

b ccm Natriumthiosulfatlösung zur Bestimmung des Titers von 20 ccm der Fehlingschen Lösung,

c ccm Natriumthiosulfatlösung bei der Titration des vorbereiteten Weines,

so entsprechen dem Zuckergehalte von 10 ccm Wein:

$$x = \frac{20\,(b-c)}{a} \text{ ccm } {}^{n}/_{10}\text{-Jodlösung}^{1)}.$$

Der dem gefundenen Werte x entsprechende Invertzuckergehalt, ausgedrückt in Gramm in 1 Liter, ist aus der folgenden Tafel II zu entnehmen.

Tafel II. Ermittlung des Zuckergehalts (Gramm Invertzucker in 1 Liter) aus den Ergebnissen der maßanalytischen Bestimmung.

Anzahl der ganzen ccm $^{n}/_{10}$-Jodlösung	Anzahl der $^{1}/_{10}$ ccm $^{n}/_{10}$-Jodlösung									
	0	1	2	3	4	5	6	7	8	9
	Gramme Invertzucker in 1 Liter									
0,	0	0,04	0,1	0,1	0,2	0,2	0,3	0,3	0,3	0,4
1,	0,4	0,5	0,5	0,5	0,5	0,6	0,6	0,6	0,7	0,7
2,	0,7	0,8	0,8	0,8	0,9	0,9	0,9	1,0	1,0	1,0
3,	1,1	1,1	1,1	1,2	1,2	1,2	1,2	1,3	1,3	1,3
4,	1,4	1,4	1,4	1,5	1,5	1,5	1,6	1,6	1,6	1,7
5,	1,7	1,7	1,8	1,8	1,8	1,9	1,9	1,9	2,0	2,0
6,	2,0	2,1	2,1	2,1	2,2	2,2	2,2	2,3	2,3	2,3
7,	2,4	2,4	2,4	2,4	2,5	2,5	2,5	2,6	2,6	2,6
8,	2,7	2,7	2,7	2,8	2,8	2,8	2,9	2,9	2,9	3,0
9,	3,0	3,0	3,1	3,1	3,1	3,2	3,2	3,2	3,3	3,3
10,	3,3	3,4	3,4	3,4	3,5	3,5	3,5	3,6	3,6	3,6
11,	3,7	3,7	3,7	3,8	3,8	3,8	3,9	3,9	3,9	4,0
12,	4,0	4,0	4,1	4,1	4,1	4,2	4,2	4,2	4,3	4,3
13,	4,3	4,4	4,4	4,4	4,5	4,5	4,5	4,6	4,6	4,6
14,	4,7	4,7	4,7	4,7	4,8	4,8	4,8	4,9	4,9	4,9
15,	5,0	5,0	5,0	5,1	5,1	5,1	5,2	5,2	5,2	5,3

b) Gewichtsanalytisches Verfahren.

α) Vorbereitung des Weines zur Bestimmung des reduzierenden Zuckers. 100 ccm Wein werden mit einer Pipette in eine Porzellan-

---

[1)] Arbeitet man mit $^{n}/_{10}$-Thiosulfatlösung, und hat man 69,2 g Kupfersulfat zu 1 Liter gelöst, so erfordern 10 ccm Kupfersulfat 27,71 ccm Thiosulfat zur Entfärbung.

[2)] Neuerdings hat G. Bruhns, Fr. **59**, 337 (1920), folgende Abänderung vorgeschlagen, die eine Ersparnis des teueren Jodkaliums bezweckt. Man verfährt dabei zunächst so, wie es oben angegeben ist. Nachdem die Flüssigkeit genau zwei Minuten gekocht hat, setzt man sofort 50 ccm zimmerwarmes, abgestandenes Wasser hinzu, stürzt ein kleines Becherglas über die Mündung des Kölbchens und kühlt es aufrecht in einer flachen Schale stehend durch einen Wasserstrahl ab. Dann versetzt man mit 5 ccm einer Lösung, die im Liter enthält 130 g Kaliumrhodanid (oder 100 g Ammonrhodanid) und 20 g Jodkalium. (Wichtig ist, festzustellen, ob diese 5 ccm Lösung nach dem Ansäuren durch Stärkelösung gebläut werden. Ist dies der Fall, so muß durch Titrieren der Thiosulfatverbrauch für Anbringung eines Abzuges bei der Endberechnung festgestellt werden.) Nach dem Zusatz der Rhodanid-Jodidmischung säuert man unverzüglich mit 10 ccm einer 6,35 n-Schwefelsäure (15 ccm 96 proz. SO_4H_2 + 85 ccm Wasser) oder einer 6 n-Salzsäure unter Umschwenken an und beginnt unverzüglich mit Thiosulfat zu titrieren. Die Titration muß so rasch als möglich ausgeführt werden (nicht zu enge Auslaufspitze der Bürette!). Geht die anfängliche Bräunung in Grau über, so setzt man nicht zu wenig Stärkelösung zu und titriert zu Ende, bis der Niederschlag ledergelb erscheint und nach 5 Min. nicht mehr blau oder grau wird.

[3)] Zur Darstellung von Bleiessig werden 600 g Bleiacetat $[(C_2H_3O_2)_2Pb \cdot 3\,H_2O]$ mit 200 g Bleiglätte verrieben und unter Zusatz von 100 ccm Wasser in einem bedeckten Gefäß auf dem Wasserbad erhitzt, bis die Masse gleichmäßig weiß oder rötlichweiß geworden ist. Dann setzt man allmählich in einzelnen Anteilen noch 1900 ccm Wasser zu, läßt die trübe Flüssigkeit in einer verschlossenen Flasche absitzen und zieht schließlich den nahezu klaren Anteil von dem Bodensatz ab. Das spezifische Gewicht des Bleiessigs beträgt 1,23 bis 1,24, sein Bleigehalt etwa 17 Gewichtsprozent.

[1)] Ist die Thiosulfatlösung genau $^{1}/_{10}$-normal und die Kupfersulfatlösung genau von dem vorgeschriebenen Gehalt, so entsprechen dem Zuckergehalt von 10 ccm Wein: $x = (27{,}71 - c)$ ccm $^{n}/_{10}$-Jodlösung.

schale eingemessen und, sofern der Wein nicht bereits vor der Haltbarmachung neutralisiert wurde, mit derjenigen Menge Alkalilauge genau neutralisiert, die sich aus der bei der Bestimmung der titrierbaren Säuren (Gesamtsäure) verwendeten Menge Alkalilauge (II Nr. 6) ergibt.

Die Flüssigkeit wird auf dem Wasserbad auf etwa $^1/_3$ ihrer Menge eingedampft[1]). Den Schaleninhalt spült man mit Wasser in ein 100 ccm-Meßkölbchen, gibt nach dem Erkalten 5 ccm $^n/_2$-Essigsäure und 10 ccm Bleiessig zu, füllt mit Wasser bei 15° zur Marke auf, schüttelt um und filtriert durch ein trockenes Filter oder schleudert ab[2]). 50 ccm des Filtrats bringt man in ein 100 ccm-Meßkölbchen, versetzt mit einer zur vollständigen Fällung des Bleiüberschusses ausreichenden Menge kalt gesättigter Natriumsulfatlösung, füllt nach drei bis vier Stunden zur Marke auf, schüttelt um und filtriert aufs Neue. Das letzte Filtrat, von welchem 50 ccm 25 ccm Wein entsprechen, dient zur Bestimmung des reduzierenden Zuckers[3]).

Anmerkung: Enthält der zu untersuchende Wein mehr als 10 g Zucker in 1 Liter, so müssen 50 ccm des zuletzt erhaltenen Filtrats verdünnt werden. Das Maß der Verdünnung berechnet man, indem man von dem Extraktgehalte des Weines in 1 Liter die Zahl 20 abzieht, die Differenz durch 10 dividiert und das Ergebnis nach oben auf eine ganze Zahl abrundet. Enthielt z. B. der Wein 37,2 g Extrakt in 1 Liter, so ist auf das 1,72-fache oder, abgerundet, auf das zweifache Maß zu verdünnen. Dies geschieht, indem man 50 ccm des Filtrats bei 15° in einem Meßkolben von 100 ccm Inhalt mit Wasser zur Marke auffüllt. 50 ccm der so erhaltenen, gut durchmischten Flüssigkeit dienen zur Bestimmung des reduzierenden Zuckers.

β) Bestimmung des reduzierenden Zuckers. In einem etwa 300 ccm fassenden Erlenmeyerkolben werden 25 ccm Kupfersulfatlösung, 25 ccm Seignettesalzlösung und 50 ccm des nach der vorstehenden Vorschrift unter *α* erhaltenen Filtrats gemischt. Hierauf wird die Flüssigkeit sofort unter Benutzung eines Drahtnetzes und einer darüber gelegten Asbestpappe mit kreisförmigem Ausschnitt von 6,5 cm Durchmesser so rasch zum Sieden erhitzt, daß das Anwärmen höchstens $3^1/_2$ bis 4 Minuten in Anspruch nimmt. Sobald die Flüssigkeit kräftig siedet, wird die Flamme verkleinert und die Flüssigkeit genau 2 Minuten im Sieden erhalten. Nach Ablauf dieser Zeit wird die Flüssigkeit in dem Kolben sofort mit 100 ccm luftfreiem kalten Wasser verdünnt und sogleich unter Verwendung einer Saugpumpe durch ein gewogenes Asbestfilterröhrchen[1]) oder einen Goochtiegel filtriert. Ist die über dem Niederschlage stehende Flüssigkeit nicht mehr deutlich blau gefärbt, so ist die Bestimmung unter Verwendung einer entsprechend geringeren Menge des vorbereiteten Weines zu wiederholen.

Den Niederschlag bringt man mit kaltem Wasser auf das Filter, wäscht ihn dann mit heißem Wasser und zuletzt mit Alkohol und Äther aus. Durch das Filterröhrchen saugt man zunächst unter gelindem, dann unter stärkerem Erhitzen einen kräftigen Luftstrom. Bei Verwendung eines Goochtiegels wird dieser in einen Platinschuh oder Porzellantiegel gesetzt und auf einem Tondreieck erhitzt.

Nach dem Erkalten im Exsikkator wird das entstandene Kupferoxyd gewogen, die seiner Menge entsprechende Menge Invertzucker aus Tafel III (S. 284) entnommen und auf 1 Liter Wein umgerechnet[2]).

γ) Bestimmung des Rohrzuckers. Die Bestimmung des Rohrzuckers braucht bei trockenen Weinen nur dann ausgeführt zu werden, wenn die Prüfung gemäß der Vorschrift nach II Nr. 14 a) auf die Gegenwart fremder rechtsdrehender Stoffe schließen läßt.

100 ccm Wein werden mit einer Pipette in eine Porzellanschale eingemessen und, sofern der Wein nicht bereits vor der Haltbarmachung neutralisiert wurde, mit der berechneten Menge Alkalilauge (vgl. II Nr. 6) genau neutralisiert[3]). Die Flüssigkeit wird auf dem Wasserbade auf etwa $^1/_3$ ihrer Menge eingedampft und mit Wasser in ein 100 ccm-Meßkölbchen gespült, das auch bei 75 ccm eine Marke trägt. Nach dem Erkalten fügt man eine der zugesetzten Menge Alkalilauge äquivalente Menge normale Salzsäure hinzu, füllt mit Wasser zu 75 ccm auf, setzt 5 ccm Salzsäure vom spez. Gew. 1,19 hinzu und erwärmt in einem etwas über 70° warmen Wasserbade auf 67 bis 70°, wozu $2^1/_2$ bis 5 Minuten

[1]) Dabei ist aber ein Alkalischwerden des Weines ängstlich zu vermeiden; auch ein zu starkes Eindampfen ist schädlich, weil aus beiden Gründen leicht Zuckerverluste eintreten können.

[2]) Da die meisten Weine rohrzuckerfrei sind, kann man das Neutralisieren und Entgeisten meist unterlassen. Man verfährt dann folgendermaßen: 100 ccm Wein werden in ein 150 ccm-Maßkölbchen gegeben und mit 10 ccm Bleiessig versetzt, dann füllt man mit Wasser bis zur Marke auf, filtriert oder schleudert ab, füllt 75 ccm Filtrat in ein 100 ccm-Meßkölbchen, fällt mit Natriumsulfat das Blei vollständig aus, füllt zur Marke auf und filtriert oder schleudert ab. 50 ccm Filtrat entsprechen 25 ccm Wein.

[3]) Der nicht verbrauchte Teil des Filtrates wird zur Polarisation verwendet. Vgl. II Nr. 13.

[1]) Die Asbestfilterröhrchen sind unzweckmäßig, seitdem man das Kupferoxyd nicht mehr zu metallischem Kupfer reduziert; viel vorteilhafter sind mit Asbest beschickte Porzellangoochtiegel. Auf gute Beschaffenheit des Asbestes ist besonderer Wert zu legen, er muß mit Säure und Lauge wiederholt ausgekocht und schließlich mit destilliertem Wasser sorgfältig gereinigt werden. Der Goochtiegel kann zu mehreren Bestimmungen hintereinander dienen.

[2]) Die Reinigung des Asbestfilterröhrchens oder Goochtiegels geschieht durch Auflösen des Kupferoxyds in heißer konzentrierter Salzsäure, Auswaschen mit Wasser, Alkohol und Äther, Trocknen und Erhitzen (beim Asbestfilterröhrchen im Luftstrom).

[3]) Nach meiner Ansicht ist in diesem Falle das Neutralisieren vor dem Entgeisten überflüssig. Man gibt vielmehr 100 ccm Wein in eine Porzellanschale, dampft auf etwa 30 ccm ab, spült mit Wasser in ein 100 ccm-Kölbchen, gibt 5 ccm Salzsäure (spez. Gew. 1,19) hinzu, füllt auf 75 ccm auf, führt ein Thermometer ein und invertiert wie oben.

Tafel III.

Ermittelung des Invertzuckergehaltes aus der gewogenen Kupferoxydmenge.

Kupferoxyd in Gramm, 1. und 2. Dezimalstelle	Gramm Invertzucker, 1. und 2. Dezimalstelle	Kupferoxyd in Gramm, 3. Dezimalstelle									
		0	1	2	3	4	5	6	7	8	9
		Gramm Invertzucker, 3. und 4. Dezimalstelle									
0,00	0,00	—	—	—	—	—	29	33	37	42	45
01		49	53	57	61	65	70	74	78	82	86
02		90	94	98	*02	*06	*10	*14	*18	*22	*26
03	0,01	30	34	38	42	46	51	55	59	63	67
04		71	75	79	83	87	91	95	99	*03	*07
05	0,02	11	15	19	23	27	32	36	40	44	48
0,06		52	56	60	64	68	73	77	81	85	89
07		93	97	*01	*06	*10	*14	*18	*22	*27	*31
08	0,03	35	39	43	47	51	56	60	64	68	72
09		76	80	84	89	93	97	*01	*05	*10	*14
10	0,04	18	22	26	30	34	39	43	47	51	55
0,11		59	63	67	71	75	80	84	88	92	96
12	0,05	00	04	08	13	17	21	25	29	34	38
13		42	46	50	55	59	63	67	71	76	80
14		84	88	93	97	*01	*06	*10	*14	*18	*23
15	0,06	27	31	36	40	44	49	53	57	61	66
0,16		70	74	78	83	87	91	95	99	*04	*08
17	0,07	12	16	21	25	29	34	38	42	46	51
18		55	59	64	68	73	77	81	86	90	95
19		99	*03	*08	*12	*16	*21	*25	*29	*33	*38
20	0,08	42	46	51	55	59	64	68	72	76	81
0,21		85	89	94	98	*03	*07	*11	*16	*20	*25
22	0,09	29	33	38	42	46	51	55	59	63	68
23		72	76	81	85	90	94	98	*03	*07	*12
24	0,10	16	21	25	30	34	39	43	48	52	57
25		61	66	70	75	79	84	88	93	97	*02
0,26	0,11	06	11	15	20	24	29	33	38	42	47
27		51	56	60	65	69	74	78	83	87	92
28		96	*01	*05	*10	*14	*19	*24	*28	*33	*37
29	0,12	42	47	51	56	60	65	69	74	78	83
30		87	92	96	*01	*05	*10	*15	*19	*24	*28
0,31	0,13	33	38	42	47	51	56	61	65	70	74
32		79	84	88	93	97	*02	*07	*11	*16	*20
33	0,14	25	30	34	39	43	48	52	57	61	66
34		70	75	79	84	89	94	98	*03	*08	*12
35	0,15	17	22	27	31	36	41	46	51	55	60
0,36		64	69	74	78	83	88	93	98	*02	*07
37	0,16	12	17	22	26	31	36	41	46	50	55
38		60	65	69	74	79	84	88	93	98	*02
39	0,17	07	12	16	21	26	31	35	40	45	49
40		54	59	64	68	73	78	83	88	92	97
0,41	0,18	02	07	12	17	22	27	31	36	41	46
42		51	56	61	65	70	75	80	85	89	94
43		99	*04	*09	*13	*18	*23	*28	*33	*37	*42
44	0,19	47	52	57	61	66	71	76	81	85	90
45		95	*00	*05	*10	*15	*20	*25	*30	*35	*40
0,46	0,20	45	50	55	60	65	71	76	81	86	91
47		96	*01	*06	*11	*16	*21	*26	*31	*36	*41
48	0,21	46	51	56	61	66	71	76	81	86	91
49		96	*01	*06	*11	*16	*21	*26	*31	*36	*41
50	0;22	46	52	57	63	69	75	80	86	92	97
0,51	0,23	03	09	14	20	26	32	37	43	49	54
52		60	66	71	77	82	88	94	99	*05	*10
53	0,24	16	22	27	33	38	44	49	55	60	66

Einschalttafeln für die 4. Dezimalstelle

	4
1	0,4
2	0,8
3	1,2
4	1,6
5	2,0
6	2,4
7	2,8
8	3,2
9	3,6

	5
1	0,5
2	1,0
3	1,5
4	2,0
5	2,5
6	3,0
7	3,5
8	4,0
9	4,5

	6
1	0,5
2	1,2
3	1,8
4	2,4
5	3,0
6	3,6
7	4,2
8	4,8
9	5,4

Tafel IV. Ermittelung des Glukosegehaltes aus der gewogenen Kupferoxydmenge.

Kupferoxyd in Gramm, 1. und 2. Dezimalstelle	Gramm Glukose, 1. und 2. Dezimalstelle	Kupferoxyd in Gramm, 3. Dezimalstelle									
		0	1	2	3	4	5	6	7	8	9
		Gramm Glukose, 3. und 4. Dezimalstelle									
0,00	0,00	—	—	—	—	—	30	34	38	42	46
01		50	54	58	62	66	70	74	78	82	86
02		90	94	98	*02	*06	*10	*14	*18	*22	*26
03	0,01	30	34	38	42	46	50	54	58	62	66
04		70	74	78	82	86	90	93	97	*01	*05
05	0,02	09	13	17	21	25	29	33	37	41	45
0,06		49	53	57	61	65	69	72	76	80	84
07		88	92	96	*00	*04	*08	*12	*16	*20	*24
08	0,03	28	32	36	40	44	48	52	56	60	64
09		68	72	76	80	84	88	92	96	*00	*04
10	0,04	08	12	16	20	24	29	33	37	41	45
0,11		49	53	57	61	65	69	73	77	81	85
12		89	93	97	*01	*05	*09	*13	*17	*21	*25
13	0,05	29	33	37	41	45	49	53	57	61	65
14		69	73	77	81	85	90	94	98	*02	*06
15	0,06	10	14	18	22	26	31	35	39	43	47
0,16		51	55	59	63	67	72	76	80	84	88
17		92	96	*00	*04	*08	*13	*17	*21	*25	*29
18	0,07	33	37	41	45	49	54	58	62	66	70
19		74	78	82	87	91	95	99	*03	*08	*12
20	0,08	16	20	24	28	32	37	41	45	49	53
0,21		57	61	65	70	74	78	82	86	91	95
22		99	*03	*07	*12	*16	*20	*24	*28	*33	*37
23	0,09	41	45	49	53	57	62	66	70	74	78
24		82	86	90	95	99	*03	*07	*11	*16	*20
25	0,10	24	28	33	37	41	46	50	54	58	63
0,26		67	71	76	80	84	89	93	97	*01	*06
27	0,11	10	14	18	23	27	31	35	39	44	48
28		52	56	60	65	69	73	77	81	86	90
29		94	98	*03	*07	*11	*16	*20	*24	*28	*33
30	0,12	37	41	46	50	54	59	63	67	71	76
0,31		80	84	89	93	97	*02	*06	*10	*14	*19
22	0,13	23	27	32	36	40	45	49	53	57	62
33		66	70	75	79	83	88	92	96	*00	*05
34	0,14	09	13	18	22	27	31	35	40	44	49
35		53	57	62	66	71	75	79	84	88	93
0,36		97	*01	*06	*10	*15	*19	*23	*28	*32	*37
37	0,15	41	45	50	54	59	63	67	72	76	81
38		85	89	94	98	*03	*07	*11	*16	*20	*25
39	0,16	29	33	38	42	47	51	55	60	64	69
40		73	78	82	87	91	96	*00	*05	*09	*14
0,41	0,17	18	22	27	31	36	40	44	49	53	58
42		62	67	71	76	80	85	89	94	98	*03
43	0,18	07	12	16	21	25	30	34	39	43	48
44		52	57	61	66	70	75	79	84	88	93
45		97	*02	*06	*11	*15	*20	*25	*29	*34	*39
0,46	0,19	43	48	52	57	61	66	71	75	80	84
47		89	94	98	*08	*07	*12	*16	*21	*25	*30
48	0,20	34	39	43	48	52	57	62	66	71	75
49		80	85	89	94	98	*03	*08	*12	*17	*21
50	0,21	26	31	35	40	44	49	54	58	63	67
0,51		72	77	81	86	90	95	*00	*04	*09	*13
52	0,22	18	23	27	32	37	42	46	51	56	60
53		65	70	74	79	84	89	93	98	*03	*07
54	0,23	12	17	21	26	31	36	40	45	50	54
55		59	64	68	73	78	83	87	92	97	*01
0,56	0,24	06	11	16	20	25	30	35	40	44	49
		54	59	63	68	73	78	82	87	92	96

Einschalttafeln für die 4. Dezimalstelle

3	
1	0,3
2	0,6
3	0,9
4	1,2
5	1,5
6	1,8
7	2,1
8	2,4
9	2,7

4	
1	0,4
2	0,8
3	1,2
4	1,6
5	2,0
6	2,4
7	2,8
9	3,2
9	3,6

5	
1	0,5
2	1,0
3	1,5
4	2,0
5	2,5
6	3,0
7	3,5
8	4,0
9	4,5

erforderlich sind[1]). Auf dieser Temperatur wird der Kolbeninhalt noch 5 Minuten unter häufigem Umschwenken erhalten. Alsdann stellt man den Kolben in kaltes Wasser, kühlt schnell auf 15° ab und füllt bei dieser Temperatur zu 100 ccm auf. Die invertierte Flüssigkeit gießt man in einen größeren trockenen Kolben, fügt 1,5 g in einem Porzellantiegel frisch ausgeglühte Knochenkohle[2]) hinzu, schüttelt um und filtriert nach einigen Minuten. 50 ccm des klaren Filtrats bringt man in ein 100 ccm-Meßkölbchen, neutralisiert genau mit normaler Natronlauge[3]), fügt 3 Tropfen gesättigte Natriumcarbonatlösung hinzu, schüttelt um und füllt zu 100 ccm auf. Von dieser Flüssigkeit oder — wenn nach Zusatz der Natriumcarbonatlösung[4]) eine Trübung entsteht — von ihrem Filtrat werden alsbald zur Bestimmung des Invertzuckers gemäß der vorstehenden Vorschrift unter b β) 50 ccm (entsprechend 25 ccm Wein) verwendet. Der Rest der Flüssigkeit dient zur Bestimmung der Polarisation gemäß der Vorschrift unter II Nr. 13.

Anmerkung: Enthält der zu untersuchende Wein mehr als 10 g Zucker in 1 Liter, so müssen 50 ccm der zuletzt erhaltenen Flüssigkeit gemäß der Vorschrift in der Anmerkung zu II Nr. 12 A b α verdünnt und von der verdünnten Flüssigkeit 50 ccm zur Bestimmung des Invertzuckers verwendet werden.

Berechnung: Man rechnet die nach der Inversion des Rohrzuckers mit Salzsäure erhaltene Kupferoxydmenge auf Gramm Invertzucker in 1 Liter Wein um[1]).

Bezeichnet man mit

- a die Gramme Invertzucker in 1 Liter Wein, welche vor der Inversion mit Salzsäure gefunden wurden,
- b die Gramme Invertzucker in 1 Liter Wein, welche nach der Inversion mit Salzsäure gefunden wurden,

so sind in 1 Liter Wein enthalten:

$$x = 0{,}95\ (b - a)\,\text{g Rohrzucker.}$$

Der Nachweis für die Anwesenheit von Rohrzucker ist nur dann als erbracht anzusehen, wenn auch das Ergebnis der Polarisationsmessung dafür spricht, und auch nur dann, wenn nach beiden Verfahren Rohrzuckerwerte von mindestens 2 g in 1 Liter Wein gefunden werden.

B. Bestimmung des Zuckers in Süßweinen.

(Gewichtsanalytisches Verfahren.)

a) Vorbereitung des Weines zur Bestimmung des reduzierenden Zuckers.

Enthält der Süßwein e g Extrakt in 1 Liter, so bringt man etwa $5000 : e$ ccm Wein in ein tariertes Wägeglas mit eingeschliffenem Stopfen, wägt genau ab und berechnet die Raummenge des Weines, indem man sein Gewicht durch das auf Wasser von 4° bezogene spezifische Gewicht des Weines bei 15° teilt.

Die gewogene Weinmenge bringt man unter Nachspülen mit Wasser in eine Porzellanschale und neutralisiert den Wein genau mit der berechneten Menge Alkalilauge (vgl. II Nr. 6). Die Flüssigkeit wird sodann auf dem Wasserbade auf etwa $^1/_3$ ihrer Menge eingedampft und mit Wasser in ein 100 ccm-Meßkölbchen gespült. Nach dem Erkalten gibt man 5 ccm $^1/_2$-normale Essigsäure und je nach Bedarf $^1/_{10}$ bis $^1/_4$ der angewandten Raummenge des Weines an Bleiessig[2]) zu, füllt mit Wasser bei 15°

---

[1]) Man führt zur Temperaturmessung ein Thermometer in das Kölbchen ein, das hinterher sorgfältig abgespült wird.

[2]) Die Knochenkohle muß fein gemahlen und mit Säure vollständig ausgewaschen sein. Sie darf feuchtes blaues Lackmuspapier nicht röten; eine Auskochung der Kohle mit Salpetersäure darf mit Ammoniummolybdatlösung keine Reaktion auf Phosphorsäure geben. Die Knochenkohle muß ferner folgenden Anforderungen genügen: 13,000 g reiner Rohrzucker (vgl. Anmerkung 1 zu II Nr. 13) werden in Wasser gelöst und nach Zusatz von 5 ccm $^1/_2$-normaler Essigsäure und 1 ccm 20 proz. Kaliumacetatlösung zu 100 ccm aufgefüllt. Zu der Lösung gibt man 1,5 g der in einem bedeckten Porzellantiegel frisch ausgeglühten Knochenkohle und läßt die Mischung unter zeitweiligem Umschütteln 3 Stunden in einem verschlossenem Kölbchen stehen. Dann filtriert man und bestimmt die Polarisation des Filtrats im 200 mm-Rohr; der Drehungswinkel muß wenigstens + 17,2 Kreisgrade oder + 49,7 Ventzkegrade betragen. Außerdem invertiert man eine Lösung von 13,000 g reinem Rohrzucker in 75 ccm Wasser nach der obigen Vorschrift unter γ mit Salzsäure, füllt die Lösung nach dem Erkalten auf 15° zu 100 ccm auf und versetzt sie mit 1,5 g der frisch ausgeglühten Knochenkohle. Man läßt die Mischung unter zeitweiligem Umschütteln in einem verschlossenen Kölbchen 24 Stunden stehen. Dann filtriert man und bestimmt die Polarisation des klaren Filtrats im 200 mm-Rohre bei 20°. Der Drehungswinkel muß — 5,7 Kreisgrade oder — 16,3 Ventzkegrade betragen. (Zweckmäßiger dürfte man folgendermaßen verfahren: Man löst etwa 13 g Rohrzucker im Wasser und füllt nach Zusatz von 5 ccm 0,5 n-Essigsäure und 1 ccm 20 proz. Kaliumacetatlösung auf 100 ccm auf. Zu 50 ccm der Lösung gibt man 0,75 g frisch geglühte Knochenkohle. Man schüttelt zeitweilig um und filtriert nach 3 Stunden. Dann polarisiert man die mit Knochenkohle behandelte sowie die unbehandelte Lösung. Beide Lösungen müssen die gleiche Polarisation zeigen. Sinngemäß arbeitet man bei der Polarisation der Invertzuckerlösung; nur daß man 24 Stunden stehen läßt, um die Erscheinung der Multipolarisation aufzuheben.)

[3]) 50 ccm Filtrat enthalten 1,108 g ClH; diese erfordern 30,3 ccm n-Lauge zur Neutralisation. Man gibt also sofort 30 ccm n-Lauge zu, versetzt mit Phenolphthalein und setzt nunmehr n-Lauge bis zur beginnenden Rosafärbung zu.

[4]) Hierdurch werden gegebenenfalls Calcium- usw. phosphate ausgefällt, die sich späterhin dem Cu_2O nicht beimischen dürfen.

[1]) Hierzu bedient man sich der Tafel III auf S. 284.

[2]) Die nötige Menge Bleiessig bestimmt man durch Vorversuche. Man läßt $5000 : e$ ccm Wein mit der Bürette oder Pipette in einen 100 ccm-Meßkolben fließen, füllt zur Marke auf und gibt zu je 10 ccm dieser Flüssigkeit steigende Mengen Bleiessig. Dann filtriert man und prüft die Filtrate, ob sie mit Natriumsulfat eine Fällung geben. Diejenige Probe, die jetzt mit dem geringsten Bleiessigzusatz eine Fällung mit Natriumsulfat gibt, wird als maßgebend für den endgültigen Bleiessigzusatz angesehen.

zur Marke auf, schüttelt um und filtriert durch ein trockenes Filter oder schleudert ab. 50 ccm des Filtrats bringt man in ein 250 ccm-Meßkölbchen, versetzt mit einer zur vollständigen Fällung des Bleiüberschusses ausreichenden Menge kalt gesättigter Natriumsulfatlösung, füllt nach 3 bis 4 Stunden zur Marke auf, schüttelt um und filtriert aufs neue oder schleudert ab. Das letzte Filtrat, von welchem 25 ccm dem 20. Teil der angewandten Weinmenge entsprechen, dient zur Bestimmung des reduzierenden Zuckers.

b) Bestimmung des reduzierenden Zuckers.

25 ccm des nach der vorstehenden Vorschrift erhaltenen Filtrats werden nach Zusatz von 25 ccm Wasser nach der unter II Nr. 12 A b β gegebenen Vorschrift behandelt.

Berechnung. Die dem gewogenen Kupferoxyd enstprechende Menge Glukose entnimmt man der Tafel IV (S. 285). Durch Multiplikation dieser Menge mit der Zahl 20 findet man den der angewandten Weinmenge entsprechenden Glukosewert. Dieser ist auf 1 Liter Wein umzurechnen.

Bezeichnet man mit

a den auf 1 Liter Wein bezogenen Glukosewert,

p_d die gemäß der Vorschrift unter II Nr. 13 gefundene direkte Polarisation des Weines,

p_i die gemäß der gleichen Vorschrift gefundene Polarisation des Weines nach der Inversion,

so ist, unter Berücksichtigung der Vorzeichen der Polarisationen, der Gehalt an reduzierenden Zuckerarten in Gramm in 1 Liter Wein:

$$x = 1{,}03\,a - 0{,}07\,p_d - 0{,}23\,p_i$$ [1].

In der Regel, d. h. wenn der Süßwein keinen Rohrzucker enthält, sind die Werte p_d und p_i einander praktisch gleich. In diesem Falle ist

$$x = 1{,}03\,a - 0{,}3\,p_d$$ [2].

c) Bestimmung des Rohrzuckers.

Enthält der Süßwein e g Extrakt in 1 Liter, so wägt man etwa 5000 : e ccm Wein in der vorstehend unter a) beschriebenen Weise ab und berechnet die Raummenge des Weines.

Die gewogene Weinmenge bringt man unter Nachspülen mit Wasser in eine Porzellanschale und neutralisiert den Wein, genau wie vorstehend unter a) vorgeschrieben [2]. Die Flüssigkeit wird auf etwa $^1/_3$ ihrer Menge eingedampft und mit Wasser in ein 100 ccm-Meßkölbchen gespült, das auch bei 75 ccm eine Marke trägt. Nach dem Erkalten fügt man eine der zugesetzten Menge Alkalilauge äquivalente Menge normale Salzsäure hinzu, füllt mit Wasser zu 75 ccm auf und invertiert mit Salzsäure nach der unter II Nr. 12 A b γ gegebenen Vorschrift.

Von der zu 100 ccm aufgefüllten invertierten Flüssigkeit werden 50 ccm in einen Meßkolben von 200 ccm Inhalt eingemessen. Alsdann werden 32 ccm normale Silbernitratlösung [1] und außerdem eine solche Menge dieser Lösung zugesetzt, als der Hälfte der zugesetzten Menge normaler Salzsäure entspricht. Nach dem Umschütteln läßt man absitzen und gibt so lange tropfenweise normale Silbernitratlösung zu, als noch ein sichtbarer Niederschlag entsteht; jedoch ist ein größerer Überschuß zu vermeiden. Man füllt zur Marke auf, setzt noch 1 ccm Wasser hinzu [2], schüttelt um und filtriert oder schleudert ab.

125 ccm des Filtrats werden in einem 200 ccm-Meßkolben mit 20 ccm normaler Natronlauge versetzt. Man prüft mit Lackmuspapier, ob keine alkalische Reaktion eingetreten ist. Sollte dies der Fall sein, so setzt man sofort tropfenweise verdünnte Salpetersäure bis zur eben schwach sauren Reaktion hinzu. Die neutralisierte Flüssigkeit versetzt man alsdann mit 2 bis 3 ccm Bleiessig, füllt zur Marke auf, schüttelt um und filtriert nach einiger Zeit oder schleudert ab. Von diesem Filtrat werden wiederum 125 ccm in einen 200 ccm-Meßkolben übergeführt, mit einer zur vollständigen Fällung des überschüssigen Silbers und Bleies ausreichenden Menge 10proz. Dinatriumhydrophosphatlösung versetzt und mit Wasser auf 200 ccm aufgefüllt. Von dem Filtrat verwendet man 50 ccm zur Bestimmung des Zuckers gemäß der Vorschrift unter II Nr. 12 A b β.

Berechnung: Die dem gewogenen Kupferoxyd entsprechende Menge Glukose entnimmt man der Tafel IV (S. 285). Durch Multiplikation dieser Menge mit der Zahl 20,48 [3]) findet man den der angewandten Weinmenge entsprechenden Glukosewert, der auf 1 Liter Wein umzurechnen ist. Bezeichnet man mit

b den auf 1 Liter Wein bezogenen Glukosewert,

p_i die gemäß der Vorschrift unter II Nr. 13 gefundene Polarisation des Weines nach der Inversion,

so ist, unter Berücksichtigung des Vorzeichens der Polarisation, der Gehalt an reduzierenden Zuckerarten in 1 Liter des invertierten Weines

$$y = 1{,}03\,b - 0{,}3\,p_i.$$

---

[1]) Die Ableitung dieser Gleichungen erfolgt auf S. 288, Fußnote 1.

[2]) Auch hier halte ich das Neutralisieren vor dem Entgeisten für überflüssig. Man verfährt besser so, daß man die abgewogene Weinmenge in einer kleinen Schale auf dem Wasserbade auf $^1/_3$ ihres Raumes eindampft und dann in ein 100 ccm-Meßkölbchen überspült. Alsdann invertiert man nach der Zollvorschrift.

[1]) Theoretisch erforderlich sind 30,3 ccm n-$AgNO_3$-Lösung. 32 ccm ist also bereits ein Überschuß. Hat man ohne zu neutralisieren eingedampft, so fällt natürlich der weitere Silbernitratzusatz fort.

[2]) 1 ccm Wasser entspricht etwa dem Raume, den 30 mg-Äquivalente $AgCl$ einnehmen.

[3]) Bezeichnet man die angewandte Weinmenge mit x, so werden zur eigentlichen Zuckerbestimmung verwandt: $\frac{x}{2} \cdot \frac{125}{200} \cdot \frac{125}{200} \cdot \frac{1}{4} = 0{,}04883\,x$ ccm oder die Verdünnung beträgt das $1 : 0{,}04883 = 20{,}48$fache.

Bezeichnet man weiter mit

x die Gramme reduzierender Zuckerarten in 1 Liter Wein, gefunden nach der Vorschrift unter b),

y die Gramme reduzierender Zuckerarten in 1 Liter invertierten Weines gefunden nach der Vorschrift unter c),

so sind in 1 Liter Wein enthalten:

$$z = 0{,}95\,(y - x)\text{ g Rohrzucker.}$$

Der Nachweis für die Anwesenheit von Rohrzucker ist nur dann als erbracht anzusehen, wenn auch das Ergebnis der Polarisationsmessung dafür spricht, und auch nur dann, wenn nach beiden Verfahren Rohrzuckerwerte von mindestens 4 g in 1 Liter Wein gefunden werden.

d) Berechnung des Gehalts an Fruktose und Glukose.

Bei rohrzuckerfreien Weinen: Bezeichnet man mit

a den auf 1 Liter Wein bezogenen Glukosewert, gefunden nach der Vorschrift unter b,

p die gemäß der Vorschrift unter II Nr. 13 gefundene direkte Polarisation des Weines,

so sind, unter Berücksichtigung des Vorzeichens der Polarisation, in 1 Liter Wein enthalten:

$$f = 0{,}372\,11\,a - 3{,}5440\,p\text{ g Fruktose,}$$

$$g = 0{,}659\,15\,a + 3{,}2463\,p\text{ g Glukose}$$ [1]).

1) Ableitung dieser Formeln:

I. In 1 Liter seien x g Glukose und y g Fruktose; v sei die Zahl, mit welcher der im verdünnten Wein beim Reduktionsversuch gefundene Wert vervielfältigt werden muß, um auf 1 Liter unverdünnten Wein bezogen werden zu können. Dienten z. B. zum Reduktionsversuch 25 ccm des auf das 25fache verdünnten Weines, so enthalten sie nur 1 ccm Wein und v ist demnach $= 1000$. Sie enthalten also $\frac{x}{v}$ g Glukose und $\frac{y}{v}$ g Fruktose.

C sei die Kupferoxydmenge, die beim Reduktionsversuch gewogen wurde. F sei die Fruktosemenge und G die Glukosemenge, die der Kupferoxydmenge C nach den Tafeln von Hönig und Jesser, bzw. nach Allihn entsprechen.

Es muß sich also verhalten $C : G = c_1 : \frac{x}{v}$ und $C : F = c_2 : \frac{y}{v}$, wenn c_1 und c_2 die Mengen von Kupferoxyd bezeichnen, die der Glukosemenge $\frac{x}{v}$ g, bzw. der Fruktosemenge $\frac{y}{v}$ g entsprechen.

Da aber $C = c_1 + c_2$ sein muß, so ergibt sich $C = \frac{C}{G}\cdot\frac{x}{v} + \frac{C}{F}\cdot\frac{y}{v}$ oder vereinfacht:

$$v = \frac{x}{G} + \frac{y}{F}. \qquad (1)$$

Die zweite Gleichung erhält man durch die Bestimmung der Polarisation des Weines, diese sei p^0. Ist für Glukose und Fruktose die spezifische Drehung $+52{,}5^0$ und $-93{,}0^0$ (Kreisgrade), so ist nach Definition $[\alpha]_D^{20} = \frac{100\,a}{l\,c}$, wobei $l = 2$ (Länge des Polarisationsrohres in dm), $c = \frac{x}{10}$, bzw. $\frac{y}{10}$ (Konzentration der Zuckerarten in 100 ccm), also

$$a_1 = \frac{+52{,}5 \,.\, 2 \,.\, x}{100 \,.\, 10} = 0{,}105\,x$$

und

$$a_2 = \frac{-93 \,.\, 2 \,.\, y}{100 \,.\, 10} = -0{,}186\,y.$$

Da nun $a_1 + a_2 = p$, so wird

$$0{,}105\,x - 0{,}186\,y = p. \qquad (2)$$

Das System (1) $\frac{x}{G} + \frac{y}{F} = v$ und (2) $0{,}105\,x - 0{,}186\,y = p$ ist nunmehr aufzulösen.

Man erhält schließlich nach mehreren Umformungen:

$$y = \frac{v\,G - 9{,}524\,p}{1{,}7714 + \frac{G}{F}}, \qquad (3)$$

$$x = v\,G - \frac{G}{F}\,y. \qquad (4)$$

Diese Formel läßt sich nun auf Grund folgender Überlegung vereinfachen. Die Größe $\frac{G}{F}$ ist ziemlich konstant; sie beträgt bei einer zur Wägung gebrachten Kupfermenge von

$$0{,}300\text{ g}: \frac{0{,}1565}{0{,}1707} = 0{,}9168,$$

$$0{,}400\text{ g}: \frac{0{,}2129}{0{,}2327} = 0{,}9149.$$

Da man tatsächlich bei allen Zuckerbestimmungen die Verdünnung so wählt, daß 0,4 bis 0,5 g Kupferoxyd, entsprechend 0,3 bis 0,4 g Kupfer zur Wägung gelangen, so kann man für $\frac{G}{F}$ statt der Grenzwerte 0,9168 bis 0,9149 stets den Mittelwert 0,916 einsetzen. Der hierdurch entstehende Fehler kann, wie die Rechnung lehrt, höchstens 0,1 Proz. der wirklich vorhandenen Glukose und Fruktose betragen.

Überlegt man ferner, daß $v\,G$ nichts anderes ist als der als Glukose ausgedrückte Zuckergehalt in 1 Liter unverdünnten Wein, der mit a bezeichnet werden soll, so ergeben sich folgende Formeln:

$$y = \frac{a - 9{,}524\,p}{1{,}7714 + 0{,}916} = 0{,}372\,11\,a - 3{,}5440\,p; \qquad (5)$$

$$x = a - 0{,}916\,y = 0{,}659\,15\,a + 3{,}2463\,p. \qquad (6)$$

Hieraus ergibt sich der Gesamtzuckergehalt

$$z = x + y = 1{,}031\,26\,a - 0{,}2977\,p, \qquad (7)$$

die unbeschadet der Genauigkeit abzukürzen ist in

$$z = 1{,}03\,a - 0{,}3\,p. \qquad (8)$$

[W. Fresenius und L. Grünhut, Fr. **59** 434 ff. (1920).]

Diese letzte Gleichung ist bereits bei II 12 B b angegeben.

II. Ähnlich gestaltet sich die Ableitung der dort ebenfalls angegebenen Formel: Der Gehalt an reduzierenden Zuckerarten in Gramme in 1 Liter beträgt

$$z = 1{,}03\,a - 0{,}07\,p_d - 0{,}23\,p_i,$$

wobei

a den Glukosewert,

p_d die Polarisation vor und

p_i die Polarisation nach der Inversion

bedeutet.

Bei rohrzuckerhaltigen Weinen: Man berechnet zunächst den Fruktose- und Glukosegehalt des invertierten Weines nach den vorstehenden Formeln, in welchen bedeutet:

a den Glukosewert, der nach der Vorschrift unter c) für 1 Liter invertierten Wein aus der gewogenen Kupferoxydmenge berechnet ist,

p die gemäß der Vorschrift unter II Nr. 13 gefundene Polarisation des invertierten Weines.

Von den so ermittelten Glukose- und Fruktosegehalten sind alsdann die dem Rohrzuckergehalte des Weines entsprechenden Fruktose- und Glukosemengen abzuziehen.

Anmerkung: Zur Erleichterung der vorstehenden Berechnungen dienen die Tafeln V und VI (S. 290), aus denen die in den Formeln vorkommenden Produkte

$0{,}372\,11\,a$, $3{,}5440\,p$, $0{,}659\,15\,a$ und $3{,}2463\,p$

entnommen werden können.

(Fortsetzung zur Fußnote auf S. 288.)

Es enthalte 1 Liter Wein, wie oben, x g Glukose und y g Fruktose, außerdem aber noch r g Rohrzucker, der bei der Inversion u g Glukose und ebenfalls u g Fruktose liefern.

Ähnlich wie oben setzt sich die Polarisation vor der Inversion zusammen aus drei Summanden, nämlich der der Glukose, der Fruktose und des Rohrzuckers; wir erhalten also in Erweiterung der obigen Gleichungen, da die spezifische Drehung des Rohrzuckers $[\alpha]_D^{20} = +66{,}5^0$ beträgt:

$$a_1 + a_2 + a_3 = p_d, \quad \text{worin} \quad a_3 = \frac{+66{,}5 \cdot 2\,r}{100 \cdot 10},$$

$$0{,}105\,x - 0{,}186\,y + 0{,}133\,r = p_d. \qquad (1)$$

Nach der Inversion berechnet sich die Polarisation aus der Drehung der jetzt vorhandenen Glukose und Fruktose, während Rohrzucker verschwunden ist. Man erhält also $a_1' + a_2'' = p_i$, wobei zu beachten ist, daß jetzt $(x + u)$ g Glukose und $(y + u)$ g Fruktose vorhanden sind.

$$0{,}105\,(x + u) - 0{,}186\,(y + u) = p_i. \qquad (2)$$

Als dritte Gleichung nehmen wir die Beziehung, daß 100 Tle. Invertzucker aus 95 Tln. Rohrzucker entstehen, also

$$r = 0{,}95\,(u + u) = 1{,}9\,u. \qquad (3)$$

Dazu kommt noch die schon weiter oben abgeleitete Beziehung

$$v = \frac{x}{G} + \frac{y}{F}. \qquad (4)$$

Wir vereinfachen zunächst die Gleichungen (1), (2) und (3), wodurch sich ergibt:

$$r = 1{,}9 \cdot \frac{p_d - p_i}{0{,}3337}.$$

Dieser Wert, in Gleichung (1) eingesetzt, führt schließlich zu der Gleichung

$$0{,}105\,x - 0{,}186\,y = 0{,}2428\,p_d + 0{,}7572\,p_i. \qquad (5)$$

Die beiden Gleichungen (4) und (5) sind nun dem unter I. gegebenen System der Gleichungen (1) und (2) völlig analog.

In ganz gleicher Weise läßt sich daraus ableiten:

$$z = x + y = 1{,}031\,26\,a - 0{,}2977\,(0{,}2428\,p_d + 0{,}7572\,p_i)$$

oder
$$z = 1{,}031\,26\,a - 0{,}072\,28\,p_d - 0{,}2252\,p_i, \qquad (6)$$

diese Gleichung gekürzt liefert:

$$z = 1{,}03\,a - 0{,}07\,p_d - 0{,}23\,p_i \qquad (7)$$

und geht für den Fall, daß kein Rohrzucker vorhanden ist, d. h. daß die Polarisation vor und nach der Inversion gleich ist ($p_d = p_i$) über in:

$$z = 1{,}03\,a - 0{,}3\,p. \qquad (8)$$

C. Bestimmung der Polarisation.

Amtliche Anweisung II. 13.

Unter „Polarisation" des Weines versteht man den in Kreisgraden anzugebenden Winkel, um den eine 200 mm lange Schicht des entsprechend vorbereiteten unverdünnten Weines die Ebene eines polarisierten Lichtstrahls von der Wellenlänge des Natriumlichts bei 20⁰ ablenkt. Die erwähnte Vorbereitung besteht in der Entfernung des Alkohols und in einer möglichst weitgehenden Ausscheidung der die Polarisationsebene drehenden, aber nicht zu den Kohlenhydraten gehörenden Bestandteilen des Weines.

Zur Prüfung des Weines sind nur große Apparate zu verwenden, deren optische Bauart so vollkommen ist und deren Skala und Nonius so eingeteilt sind, daß die Beobachtungen mit einer Genauigkeit von 0,05 Kreisgraden oder 0,1 Ventzkegraden angestellt werden können. Im allgemeinen sind Halbschattenapparate den Instrumenten mit Savartscher Doppelplatte und den Farbenapparaten vorzuziehen. Bei Verwendung eines Polarisationsinstruments mit drehbarem Analysator muß die Beobachtung bei Natriumlicht, bei Verwendung eines Saccharimeters mit Quarzkeilkompensation bei Petroleumlicht oder gewöhnlichem Gaslicht oder bei Auerlicht erfolgen, das durch eine 1,5 cm dicke Schicht einer 6 proz. Kaliumbichromatlösung gereinigt ist. Die Angaben der mit Ventzkeskala versehenen Halbschattensaccharimeter sind durch Multiplikation mit dem Faktor 0,347 auf Kreisgrade und Natriumlicht umzurechnen. Ist der absolute Wert des Polarisationswinkels nicht größer als 1^0, so kann, falls nicht erhebliche Mengen rechtsdrehender Stoffe zugegen sind, die Beobachtung bei Zimmertemperatur vorgenommen werden. In allen anderen Fällen ist die Ablesung bei 20^0 vorzunehmen und diese Temperatur mit einer Genauigkeit von $\pm 0{,}3^0$ einzuhalten. Man bedient sich hierbei eines Polarisationsrohrs mit Wassermantel. Wenn das in die Polarisationsflüssigkeit eingesenkte Thermometer die erwünschte Temperatur anzeigt, wird es vorsichtig herausgezogen; dann nimmt man die Ablesung vor.

Die Skala des Polarisationsapparates und erforderlichenfalls die Längen der Beobachtungsröhren sind von Zeit zu Zeit auf ihre Richtigkeit zu prüfen. Die richtige Lage des Nullpunkts der Skala ermittelt man durch Einlegen eines mit reinem Wasser gefüllten Polarisationsrohrs, weitere Skalenpunkte kontrolliert man durch die Untersuchung von Zuckerlösungen von bekanntem Gehalte [1]).

[1]) Eine Lösung, die in 100 ccm 26,000 g reinen Rohrzucker enthält, muß im 200 mm-Rohr 100,0 Ventzkegrade oder 34,7 Kreisgrade anzeigen. Den für diese Prüfung erforderlichen chemisch reinen Rohrzucker stellt man nach folgendem Verfahren dar: 1 kg gemahlene feinste Raffinade wird in 500 g siedendem Wasser gelöst und die filtrierte noch heiße Lösung in einer Porzellanschale allmählich mit 2,5 Liter absolutem Alkohol versetzt und

Tafel V. Tafel zur Berechnung des Fruktosegehalts.

0,372 11 a

Hunderter und Zehner 0	1	2	*	Einer und Dezimale 0	1	2	3	4	5	6	7	8	9
0	37,21	74,42	0	0	0,04	0,07	0,11	0,15	0,19	0,22	0,26	0,30	0,33
3,72	40,93	78,14	1	0,37	0,41	0,45	0,48	0,52	0,56	0,60	0,63	0,67	0,71
7,44	44,65	81,86	2	0,74	0,78	0,82	0,86	0,89	0,93	0,97	1,00	1,04	1,08
11,16	48,37	85,59	3	1,12	1,15	1,19	1,23	1,27	1,30	1,34	1,38	1,41	1,45
14,88	52,10	89,31	4	1,49	1,53	1,56	1,60	1,64	1,67	1,71	1,75	1,79	1,82
18,61	55,82	93,03	5	1,86	1,90	1,93	1,97	2,01	2,05	2,08	2,12	2,16	2,20
22,33	59,54	96,75	6	2,23	2,27	2,31	2,34	2,38	2,42	2,46	2,49	2,53	2,57
26,05	63,26	100,47	7	2,60	2,64	2,68	2,72	2,75	2,79	2,83	2,87	2,90	2,94
29,76	66,98	104,19	8	2,98	3,01	3,05	3,09	3,13	3,16	3,20	3,24	3,27	3,31
33,49	70,70	107,91	9	3,35	3,39	3,42	3,46	3,50	3,53	3,57	3,61	3,65	3,68

3,5440 p

Ganze 0	1	2	*	Dezimale
0	35,44	70,88	0	0
3,54	38,98	74,42	1	0,35
7,09	42,53	77,97	2	0,71
10,63	46,07	81,51	3	1,06
14,18	49,62	85,06	4	1,42
17,72	53,16	88,60	5	1,77
21,26	56,70	92,14	6	2,13
24,81	60,25	95,69	7	2,48
28,35	63,79	99,23	8	2,84
31,90	67,34	102,78	9	3,19

Tafel VI. Tafel zur Berechnung des Glukosegehalts.

0,659 15 a

Hunderter und Zehner 0	1	2	*	Einer und Dezimale 0	1	2	3	4	5	6	7	8	9
0	65,92	131,83	0	0	0,07	0,13	0,20	0,26	0,33	0,40	0,46	0,53	0,59
6,59	72,51	138,42	1	0,66	0,73	0,79	0,86	0,92	0,99	1,05	1,12	1,19	1,25
13,18	79,10	145,01	2	1,32	1,38	1,45	1,52	1,58	1,65	1,71	1,78	1,85	1,91
19,77	85,69	151,61	3	1,98	2,04	2,11	2,18	2,24	2,31	2,37	2,44	2,50	2,57
26,37	92,28	158,20	4	2,64	2,70	2,77	2,83	2,90	2,97	3,03	3,10	3,16	3,23
32,96	98,87	164,79	5	3,30	3,36	3,43	3,49	3,56	3,63	3,69	3,76	3,82	3,89
39,55	105,47	171,38	6	3,95	4,02	4,09	4,15	4,22	4,28	4,35	4,42	4,48	4,55
46,14	112,06	177,97	7	4,61	4,68	4,75	4,81	4,88	4,94	5,01	5,08	5,14	5,21
52,73	118,65	184,57	8	5,27	5,34	5,41	5,47	5,54	5,60	5,67	5,73	5,80	5,87
59,32	125,24	191,16	9	5,93	6,00	6,06	6,13	6,20	6,26	6,33	6,39	6,46	6,53

3,2463 p

Ganze 0	1	2	*	Dezimale
0	32,46	64,93	0	0
3,25	35,71	68,17	1	0,32
6,49	38,96	71,42	2	0,65
9,74	42,20	74,67	3	0,97
12,99	45,45	77,91	4	1,30
16,23	48,69	81,16	5	1,62
19,48	51,94	84,40	6	1,95
22,72	55,19	87,65	7	2,27
25,97	58,43	90,90	8	2,60
29,22	61,68	94,14	9	2,92

Anmerkung zu den Tafeln V und VI. Die links von Spalte * stehenden Werte der oberen Teile der Tafeln V und VI betreffen die Hunderter und Zehner der Werte a. Die links von Spalte * stehenden Werte der unteren Teile der Tafeln betreffen die vor dem Komma stehenden Stellen der Polarisationsgrade p. Man sucht zunächst die Hunderter in der Überschrift der Vertikalspalten, dann die Zehner in den mit * überschriebenen Spalten auf und findet in der Kreuzung der hierdurch angezeigten Horizontalspalte das zugehörige Produkt. In ähnlicher Weise findet man in der rechten Hälfte jeder Tafel das den Einern und Dezimalstellen entsprechende Produkt; man hat hier die Einer in der Spalte *, die Dezimalstelle als Überschrift einer Vertikalspalte aufzusuchen. Die Werte sind zu addieren.

Beispiel: Gefunden seien

$a = 195{,}7\,g$ in 1 Liter und $p = -11{,}5^0$.

In der Tafel V findet man zunächst für die Hunderter und Zehner von a (1 und 9) auf der Kreuzung von 1 (vertikal links) und 9 (horizontal) 70,70, für die Einer und die Dezimalstelle (5 und 7) auf der Kreuzung von 5 (horizontal) und 7 (vertikal rechts) 2,12; also für 195,7 : 70,70 + 2,12 = 72,82.

Ähnlich ergibt sich für die Polarisation (11,5): 38,98 + 1,77 = 40,75.

Der Fruktosegehalt ist folglich

$= 72{,}82 - (-40{,}75) = 114\,g$ in 1 Liter Wein.

In gleicher Weise findet man für den Glukosegehalt:

$125{,}24 + 3{,}76 - 35{,}71 - 1{,}62 = 92\,g$ in 1 Liter Wein.

a) Ausführung der polarimetrischen Prüfung bei trockenen Weinen.

α) Direkte Polarisation.

Man läßt den Rest des letzten Filtrats, das gemäß der Vorschrift unter II Nr. 12 A b α Abs. 2 erhalten wird, 24 Stunden in einem verschlossenen Kölbchen stehen, füllt die Flüssigkeit in ein 200 mm-Rohr und bestimmt die Polarisation, falls erforderlich, unter Innehaltung der Temperatur von 20°. Der abgelesene Drehungswinkel ist durch Multiplikation mit 2 auf die Konzentration des unverdünnten Weines zurückzuberechnen.

War bei Rotwein das Filtrat vom Bleisulfatniederschlage nicht völlig entfärbt, so versetzt man es noch mit 0,5 g frisch ausgeglühter Knochenkohle, läßt das Gemisch 10 Minuten im verschlossenen Kölbchen stehen, filtriert und benutzt das klare Filtrat zur Polarisation.

β) Polarisation nach der Inversion.

Die Bestimmung der Polarisation nach der Inversion braucht bei trockenen Weinen nur dann vorgenommen zu werden, wenn die Prüfung nach der Vorschrift unter II Nr. 14 a einen Verdacht auf die Gegenwart fremder rechtsdrehender Stoffe rechtfertigt.

Von der für die gewichtsanalytische Bestimmung gemäß der Vorschrift unter II Nr. 12 A b γ vorbereiteten und mit Knochenkohle behandelten Lösung bewahrt man den Rest in einem verschlossenen Kölbchen 24 Stunden lang auf. Dann bestimmt man die Polarisation der klaren Flüssigkeit im 200 mm-Rohre, falls erforderlich, unter Innehaltung der Temperatur von 20°.

b) Ausführung der polarimetrischen Prüfung bei Süßweinen.

α) Direkte Polarisation.

Von Wein mit weniger als 200 g Extrakt in 1 Liter mißt man 100 ccm, von solchem mit höherem Extraktgehalte 50 ccm in einem Meßkolben bei 20° genau ab und bringt ihn unter Nachspülen mit Wasser in eine Porzellanschale. In dieser neutralisiert man den Wein genau mit der berechneten Menge Alkalilauge (vgl. II Nr. 6) und dampft die Flüssigkeit auf dem Wasserbad auf etwa $^1/_3$ ihrer Menge ein. Den Schaleninhalt spült man mit Wasser in ein 100 ccm-Meßkölbchen, gibt nach dem Erkalten 5 ccm $^n/_2$-Essigsäure und 2 ccm 20 proz. Kaliumacetatlösung hinzu und füllt bei 20° mit Wasser zur Marke auf.

Nach dem Umschütteln gießt man die Flüssigkeit in einen etwas größeren trockenen Kolben, fügt 1,5 g frisch ausgeglühte Knochenkohle hinzu, filtriert nach 10 Minuten und läßt das Filtrat in einem verschlossenen Kölbchen 24 Stunden stehen. Nach dieser Zeit wird die Polarisation der Flüssigkeit im 200 mm-Rohre bei 20° bestimmt. Wurden 50 ccm Wein angewendet, so ist der abgelesene Drehungswinkel mit 2 zu multiplizieren; bei Benutzung von 100 ccm ist eine weitere Umrechnung nicht erforderlich.

β) Polarisation nach der Inversion.

Von Wein mit weniger als 200 g Extrakt in 1 Liter mißt man 100 ccm, von solchem mit höherem Extraktgehalte 50 ccm in einem Meßkolben bei 20° genau ab und bringt ihn unter Nachspülen mit Wasser in eine Porzellanschale. Dann neutralisiert und entgeistet man in der vorstehend unter α) beschriebenen Weise. Man bringt den Rückstand sodann unter Nachspülen mit Wasser in ein 100 ccm-Meßkölbchen, das auch bei 75 ccm eine Marke trägt. Nach dem Erkalten fügt man eine der zugesetzten Menge Alkalilauge äquivalente Menge normale Salzsäure hinzu, füllt mit Wasser zu 75 ccm auf und invertiert mit Salzsäure nach der unter II Nr. 12 A b γ gegebenen Vorschrift. Man füllt bei 20° zu 100 ccm auf, schüttelt um und verfährt weiter, wie dies vorstehend unter b α) im Abs. 2 vorgeschrieben ist.

c) Berechnung des Rohrzuckergehalts aus der Polarisation.

Bezeichnet man mit p_d die direkte Polarisation des Weines im 200 mm-Rohre bei 20°, mit p_i seine Polarisation nach der Inversion, so ergibt sich der Gehalt an Rohrzucker in 1 Liter Wein zu

$$\alpha = 5{,}65\,(p_d - p_i)\,\mathrm{g}.$$

Der Nachweis für die Anwesenheit von Rohrzucker ist nur dann als erbracht anzusehen, wenn auch das Ergebnis der Rohrzuckerbestimmung nach der Vorschrift unter II Nr. 12 dafür spricht, und auch nur dann, wenn nach beiden Verfahren Rohrzuckerwerte bei trockenen Weinen von mindestens 2 g, bei Süßweinen von mindestens 4 g in 1 Liter Wein gefunden werden.

D. Nachweis fremder rechtsdrehender Stoffe, insbesondere des unreinen Stärkezuckers, durch Bestimmung der Polarisation.

Grundlage des Verfahrens.

Im Most und im Wein finden sich von Natur aus folgende optisch aktive Stoffe: Fruktose, Glukose, Weinsäure, Äpfelsäure, Milchsäure, Inosit, Mannit, Gummi- und Eiweißstoffe.

Infolge künstlichen Zusatzes können ferner in den Wein gelangen: Rohrzucker, Invertzucker, Stärkezucker (bestehend aus Glukose, Erythro-, Achroo- [in Alkohol löslichem] Dextrin, vielleicht auch Maltose?), alkoholunlösliche Dextrine, Pflanzengummi, die drehenden Bestandteile des Bienenhonigs und andere Stoffe.

Bei der vorbereitenden Behandlung des Weines werden die meisten drehenden Bestandteile aus dem

unter Umrühren erkalten gelassen. Der hierbei als Kristallmehl sich ausscheidende Zucker wird auf einer Nutsche abgesaugt, anfangs mit Alkohol von 85 Maßproz., dann mit absolutem Alkohol und hierauf mit Äther ausgedeckt und schließlich bei 60° getrocknet.

Weine entfernt, zum Teil drehen sie die Ebene des polarisierten Lichtes nur in geringem Maße. Letzteres ergibt sich daraus, daß vollständig vergorene Weine nach J. Neßler und M. Barth[1]) meistens nur eine sehr geringe Drehung zeigen.

Die Grundlage des Nachweises fremder rechtsdrehender Stoffe ist das Mißverhältnis zwischen dem Gehalt des Weines an reduzierenden Zuckerarten und seiner Polarisation. Vgl. dazu W. Fresenius und L. Grünhut[2]).

Bei der Polarisation des Weines müssen folgende Fälle[3]) unterschieden werden:

1. Der Wein enthält nicht mehr Fehlingslösung reduzierende Stoffe als 1 g reduzierendem Zucker entspricht.

α) Der Wein dreht nach links oder höchstens 0,3° nach rechts.

β) Der Wein dreht 0,3° bis 0,6° nach rechts.

γ) Der Wein dreht mehr als 0,6° nach rechts.

Im Falle α) sind keine fremden rechtsdrehenden Stoffe vorhanden, im Falle β) können sie vorhanden sein und im Falle γ) sind sie bestimmt vorhanden. Die meisten Weine drehen nämlich etwa $\pm 0{,}3°$; vereinzelte aber auch bis $+ 0{,}6°$. Naturweine mit stärkerer Drehung als $+ 0{,}6°$ sind noch nicht beobachtet worden.

Wenn auch nach P. Kulisch[4]) und F. Wirthle[5]) Weine mit einer geringeren Drehung als 0,3° vereinzelt unreinen Stärkezucker enthalten können, so empfiehlt es sich nach W. Fresenius und L. Grünhut[6]) doch nicht deswegen die Grenzzahl auf 0,2° herabzusetzen.

2. Der Wein enthält mehr als 1 g reduzierenden Zucker. Hier berechnet man die spezifische Drehung $[\alpha]$ nach der Formel $[\alpha] = \frac{1000\,\alpha}{2\,c}$, wobei α die Polarisation des Weines und c den Gehalt an reduzierenden Zucker bedeutet.

Über die Berechtigung dieser Formel an Stelle der von L. Grünhut[7]) vorgeschlagenen $[\alpha]_D = \frac{1000\,\alpha}{2\,(c-1)}$ siehe W. Fresenius und L. Grünhut[8]). Durch den Übergang von der alten zur neuen Formel muß auch der frühere Grenzwert — 45° durch — 40° ersetzt werden (a. a. O.).

Man unterscheidet hierbei zwischen süßen und nicht süßen Weinen.

δ) In nicht süßen Naturweinen muß $[\alpha]_D$ zwischen den Werten des Invertzuckers (= — 20°) und der Fruktose (= — 93°) schwanken. Nach Erfahrungen von L. Grünhut[9]) liegt $[\alpha]_D$ bei Weinen mit wenig mehr als 1 g Zucker, dicht bei — 90° und fällt selbst bei Weinen mit einem Zuckergehalt bis zu 20 g selten unter — 45°. (Diese Grenzwerte nach der Formel $[\alpha]_D = \frac{1000\,\alpha}{2\,(c-1)}$ berechnet.)

Ist also in nicht süßen Weinen $[\alpha]_D$ bei negativem Vorzeichen größer als 40°, so sind fremde rechtsdrehende Stoffe nicht vorhanden. Liegt hingegen der Wert für $[\alpha]_D$ zwischen — 40 und 0° oder ist er positiv, so kann der Wein fremde rechtsdrehende Stoffe enthalten.

ε) Süßweine, die durch Ausziehen von Trockenbeeren mit trockenem Weine oder durch Spriten von frischem Most oder durch Verschnitt von eingekochtem oder gespritetem Most mit trockenem Wein bereitet worden sind, enthalten Glukose und Fruktose etwa im Verhältnis 1 : 1, d. h. $[\alpha]_D$ wird etwa gleich dem des Invertzuckers, also etwa — 20°. Sind andererseits die Süßweine durch Vergärung konzentrierter Moste oder durch Spritung angegorener Moste bereitet, so überwiegt infolge der selektiven Gärung im fertigen Wein die Fruktose. Da das aber in sehr verschiedenem Maße der Fall ist, so könnte die Linksdrehung der Fruktose auch noch einen fremden rechtsdrehenden Stoff verdecken. Die Anwesenheit eines solchen ist erst dann ausgeschlossen, wenn $[\alpha]_D$ den einer reinen Fruktoselösung entsprechenden Wert — 90° zeigt. Dieser Fall dürfte in der Praxis kaum vorkommen.

Unter — 20° kann der Wert für $[\alpha]_D$ bei einem reinen Süßwein nicht wesentlich herabgehen, da ein Überwiegen der Glukose über die Fruktose nicht wohl vorkommt. Da aber die Erfahrung gezeigt hat, daß außer Glukose eine gewisse Menge anderer rechtsdrehende natürliche Bestandteile in Süßweinen vorkommen können, so erfordert die Vorsicht erst bei einem erheblich niedrigeren $[\alpha]_D$ die Anwesenheit fremder rechtsdrehender Stoffe anzunehmen. Als solche Grenze haben W. Fresenius und L. Grünhut[1]) die Grenzzahl — 5° vorgeschlagen.

Liegt also bei Süßweinen der Wert $[\alpha]_D$ zwischen — 5 und 0° oder ist er positiv, so sind fremde rechtsdrehende Stoffe vorhanden. Ist er bei negativen Vorzeichen größer als 90°, so sind fremde rechtsdrehende Stoffe nicht vorhanden.

Amtliche Anweisung II. 14[2]).

a) Vorprüfung auf fremde rechtsdrehende Stoffe.

α) Hat man bei der Zuckerbestimmung nach II Nr. 12 höchstens 1 g reduzierenden Zucker in 1 Liter Wein gefunden und dreht der Wein bei der gemäß II Nr. 13 ausgeführten Polarisationsmessung nach links oder gar nicht oder höchstens 0,3° nach rechts, so sind nachweisbare Mengen fremder rechtsdrehender Stoffe im Weine nicht vorhanden.

β) Hat man bei der Zuckerbestimmung nach II Nr. 12 höchstens 1 g reduzierenden Zucker in 1 Liter Wein gefunden und dreht der Wein mehr

[1]) Fr. **21**, 55 (1882). — [2]) Fr. **60**, 168 (1921). — [3]) Die Fälle α bis ε entsprechen den Fällen α bis ε der amtlichen Anweisung II. Nr. 14 (siehe weiter unten). — [4]) Post, Chem.-techn. Analyse 1906, II, 532. — [5]) Ch. Z. **27**, I, 246 (1903). — [6]) Fr. **60**, 170 (1921). — [7]) Fr. **36**, 173 (1897). — [8]) Fr. **60**, 170 (1921). — [9]) Fr. **36**, 171 (1897).

[1]) Fr. **60**, 174 (1921). — [2]) W. Fresenius und L. Grünhut, Fr. **60**, 168 (1921).

als 0,3° bis höchstens 0,6° nach rechts, so kann der Wein fremde rechtsdrehende Stoffe enthalten. Die weitere Untersuchung erfolgt nach der folgenden Vorschrift unter b).

γ) Hat man bei der Zuckerbestimmung nach II Nr. 12 höchstens 1 g reduzierenden Zucker in 1 Liter Wein gefunden und dreht der Wein mehr als 0,6° nach rechts, so ist die Gegenwart fremder rechtsdrehender Stoffe nachgewiesen. Eine nähere Untersuchung dieser Stoffe kann nach der Vorschrift unter b) vorgenommen werden.

δ) Hat man bei der Zuckerbestimmung nach II Nr. 12 mehr als 1 g reduzierenden Zucker in 1 Liter Wein gefunden und ist der zu untersuchende Wein kein Süßwein, so berechnet man nach der Formel

$$[\alpha]_D = \frac{1000\,\alpha}{2\,c}$$

das scheinbare spezifische Drehungsvermögen der reduzierenden Stoffe. In dieser Formel bedeutet α den Drehungswinkel des nach der Vorschrift unter II Nr. 13 vorbereiteten Weines im 200 mm-Rohre und c die Gramm direkt reduzierenden Zuckers in 1 Liter Wein. Ist der absolute Wert für $[\alpha]_D$ bei negativem Vorzeichen größer als 40°, so sind nachweisbare Mengen fremder rechtsdrehender Stoffe im Weine nicht vorhanden. Liegt hingegen der Wert für $[\alpha]_D$ zwischen — 40 und 0° oder ist er positiv, so kann der Wein fremde rechtsdrehende Stoffe enthalten. Die weitere Untersuchung erfolgt nach der Vorschrift unter b).

ε) Liegt der Wert $[\alpha]_D$ bei Süßweinen zwischen — 5 und 0° oder ist er positiv, so ist die Gegenwart fremder rechtsdrehender Stoffe erwiesen; anderenfalls ist die Abwesenheit solcher Stoffe nur dann nachgewiesen, wenn der Wert bei negativem Vorzeichen größer ist als 90°.

b) Unterscheidung der fremden rechtsdrehenden Stoffe, insbesondere Nachweis des unreinen Stärkezuckers.

Die einzelnen rechtsdrehenden Stoffe, auf welche die vorstehend beschriebenen Prüfungen hinweisen, sind vor allem Rohrzucker, Dextrine im allgemeinen und die unvergärbaren Stoffe des unreinen Stärkezuckers im besonderen. Sofern vorstehend in den Fällen β), δ) und ε) die angegebenen Merkmale eine Entscheidung nicht gestatten, ist die weitere qualitative Prüfung auf die genannten Stoffe nach Maßgabe der folgenden Gesichtspunkte erforderlich. Sie empfiehlt sich auch in dem Falle γ).

α) Der Nachweis und die Bestimmung des Rohrzuckers erfolgen nach der Vorschrift unter II Nr. 12.

β) Der Nachweis von Dextrinen erfolgt nach der Vorschrift unter II Nr. 15.

γ) Der Nachweis der unvergärbaren Stoffe des unreinen Stärkezuckers in trockenen Weinen — auf Süßwein ist das Verfahren nicht anwendbar — geschieht auf folgende Weise[1]):

210 ccm Wein werden auf dem Wasserbad auf etwa ein Drittel eingedampft. Der Rückstand wird mit Wasser auf 100 bis 150 ccm verdünnt. Die Flüssigkeit bringt man in einen Kolben, der nicht mehr als zu einem Drittel gefüllt sein darf, verstopft ihn mit einem Wattebausch und sterilisiert bei 100°. Nach dem Abkühlen versetzt man mit etwa 3 ccm dünnbreiiger, frischer und gärkräftiger Reinzuchtweinhefe[2]), verschließt den Kolben mit dem Wattebausch und läßt ihn bei 25 bis 30°, zweckmäßig in einem Brutschrank, bis zur Beendigung der Gärung stehen.

Tritt die Gärung nicht oder nur unvollkommen ein, so ist, falls Zucker vorhanden, mit der Anwesenheit gärungshemmender Stoffe zu rechnen[3]).

Die vergorene Flüssigkeit wird mit 1,5 ccm 20 proz. Kaliumacetatlösung[4]) versetzt und in einer Porzellanschale auf dem Wasserbade zu einem dünnen[5]) Sirup eingedampft. Zu dem Rückstand setzt man unter beständigem Umrühren allmählich 200 ccm Alkohol von 90 Maßprozent. Nachdem sich die Flüssigkeit geklärt hat, wird der alkoholische Auszug in einen Kolben filtriert, Rückstand und Filter mit wenig Alkohol von 90 Maßprozent gewaschen und der Alkohol größtenteils abdestilliert. Der Rest des Alkohols wird auf dem Wasserbade verdampft und der Rückstand durch Wasserzusatz

---

[1]) Das Verfahren beruht darauf, zunächst die Zuckerarten durch Hefe vollständig zu vergären, dann durch Alkoholzusatz störende Stoffe möglichst zu entfernen, Stärkezuckerdextrine aber in Lösung zu halten. Nach geeigneter Weiterverarbeitung wird diese Lösung schließlich polarisiert. Auf Süßwein läßt sich dieses Verfahren nicht anwenden, weil sie, wie W. Fresenius und L. Grünhut [Fr. **60**, 175 (1921)] festgestellt haben, Gärrückstände liefern, die einerseits immer noch reduzierende Stoffe enthalten, andererseits — zum Teil sogar erhebliche — Rechts- oder Linksdrehung aufweisen. Der Beweis, daß Süßweine rechtsdrehende fremde Stoffe nicht enthalten, ist allerdings mit Sicherheit erst dann erbracht, wenn sowohl in den Weinen selbst als auch in den Gärrückständen $[\alpha]_D$ bei negativem Vorzeichen größer ist als 40°. W. Fresenius und L. Grünhut glauben dies Verhalten der Süßweine teils auf eine Anreicherung der stark rechtsdrehenden Arabinose, teils auf eine Karamelisierung des Zuckers zurückführen zu dürfen.

[2]) Die Weinhefestammkulturen bewahrt man in sogenannten Freudenreichkölbchen, d. h. mit Wattebausch und Glaskappe verschlossenen Kölbchen auf, die nach der Beschickung mit 15 proz. Rohrzuckerlösung sterilisiert worden sind. Vor dem Gebrauch ist die Hefe in sterilem Trauben- oder Apfelmost oder in entgeistetem und dann gezuckertem Weine zu vermehren.

[3]) Ein allgemeines Verfahren zur Entfernung der Frischerhaltungsmittel läßt sich nicht angeben. Benzoe- und Salizylsäure lassen sich durch Ausschütteln mit Äther entfernen; schweflige Säure, Formaldehyd, Ameisensäure u. a. lassen sich durch Wasserdampfdestillation abtreiben.

[4]) Auf die Notwendigkeit, die Weinsäure vollständig auszufällen, haben J. Nessler und M. Barth [Fr. **21**, 56 (1882)], sowie W. Fresenius und L. Grünhut [Fr. **60**, 178 (1921)] hingewiesen.

[5]) Wichtig ist nur zu einem dünnen Sirup einzudampfen, nötigenfalls wird wieder etwas Wasser zugesetzt.

auf etwa 10 ccm gebracht. Dann setzt man 2 bis 3 g in Wasser aufgeschlämmte Knochenkohle hinzu und läßt einige Zeit unter wiederholtem Umrühren stehen. Hierauf filtriert man die entfärbte Flüssigkeit in einen kleinen eingeteilten Zylinder und wäscht die Knochenkohle mit heißem Wasser aus, bis das auf 15° abgekühlte Filtrat 30 ccm beträgt. Zeigt dieses im 200 mm-Rohre eine Rechtsdrehung von mehr als 0,5°, so enthält der Wein die unvergärbaren Bestandteile des unreinen Stärkezuckers. Beträgt die Drehung gerade + 0,5° oder nur wenig über oder unter dieser Zahl, so wird die Knochenkohle aufs neue mit heißem Wasser ausgewaschen, bis das auf 15° abgekühlte Filtrat 30 ccm beträgt. Die bei der Prüfung dieses Filtrats im 200 mm-Rohre gefundene Rechtsdrehung wird der zuerst gefundenen hinzugezählt. Wenn das Ergebnis der zweiten Polarisationsmessung mehr als den fünften Teil der ersten beträgt, muß die Kohle noch ein drittes Mal mit heißem Wasser bis auf 30 ccm ausgewaschen und das Filtrat polarimetrisch geprüft werden.

E. Nachweis von Dextrin.

Amtliche Anweisung II. 15.

25 ccm Wein werden mit 2 ccm Bleiessig versetzt; die Mischung wird gut umgeschüttelt. Nach Zugabe von etwa 0,1 g Natriumchlorid wird einige Minuten auf dem Wasserbad erwärmt und filtriert. Im Filtrat wird das Blei durch Einleiten von Schwefelwasserstoffgas ausgefällt. Zu 1 ccm des klaren Filtrats vom Bleiniederschlage werden 2 Tropfen Salzsäure vom spez. Gew. 1,19 und alsdann 10 ccm absoluter Alkohol hinzugegeben. Bei Gegenwart von Dextrinen des unreinen Stärkezuckers tritt alsbald eine milchige Trübung auf. Bei Abwesenheit dieser Dextrine bleibt die Lösung völlig klar[1]).

Bei trockenen Weinen[2]) kann der Nachweis außerdem noch nach folgendem Verfahren erbracht werden:

100 ccm Wein werden auf 10 ccm eingedampft Dem erkalteten Rückstand setzt man unter Umrühren allmählich 90 ccm absoluten Alkohol hinzu[3]). Nach 2 Stunden filtriert man den entstandenen Niederschlag ab, wäscht ihn mit wenig Alkohol von 90 Maßprozent aus und löst ihn in heißem Wasser. Die Lösung bringt man in ein 100 ccm-Meßkölbchen, füllt sie in diesem auf etwa 50 ccm auf und fügt 5 ccm Salzsäure vom spez. Gew. 1,12 hinzu. Man verschließt das Kölbchen mit einem Stopfen, durch den ein 1 m langes, beiderseits offenes Rohr führt und erhitzt $2^1/_2$ Stunden im kochenden Wasserbade. Nach dem Erkalten wird die Flüssigkeit neutralisiert — hierzu sind ungefähr 36 ccm normale Natronlauge erforderlich — und zur Marke aufgefüllt. Man filtriert, falls erforderlich, und verwendet 25 ccm des Filtrats nach Zusatz von 25 ccm Wasser zur Zuckerbestimmung nach der Vorschrift unter II Nr. 12 A b β.

Die dem gewogenen Kupferoxyd entsprechende Menge Glukose entnimmt man der Tafel IV (S. 285). Etwa gefundener Zucker ist aus Dextrinen gebildet worden. Weine, die solche nicht enthalten, geben höchstens Spuren einer Zuckerreaktion[1]).

F. Bestimmung der Pentosen [Arabinose][2]).

a) Vorbereitung des Weines zur Destillation mit Salzsäure.

α) Man dampft 300 ccm Wein im Vakuum zur Trockne ein, befreit den Rückstand mit Alkohol von dextrinartigen Stoffen usw. und dampft die Lösung nochmals im Vakuum ein; der Trockenrückstand wird mit Wasser aufgenommen, durch Vergären mit Hefe von Hexosen befreit, die Lösung nochmals im Vakuum eingedampft und schließlich mit Salzsäure destilliert (siehe unter b). Nach dieser Vorbehandlung des Weines kann das Destillat mit Phloroglucin gefällt werden (siehe unter c α).

β) Das sogenannte Furalbarbitursäureverfahren macht die vorherige Befreiung des Weines von Hexosen, Dextrinen usw. überflüssig. Die Barbitursäure soll nämlich, im Gegensatz zum Phloroglucin, nur eine Verbindung mit dem aus Pentosen entstandenem Furfurol und nicht mit den aus den sogenannten Furaloiden durch Salzsäuredestillation erhaltenen, dem Furfurol ähnlichen Stoffen eingehen.

Man dampft 300 ccm Wein (nicht Süßwein) im Vakuum zur Trockne ein und destilliert den Rückstand ohne weiteres mit Salzsäure vom spez. Gew. 1,06 (siehe unter b). Das übergegangene Furfurol wird mit Barbitursäure niedergeschlagen (siehe unter c β).

b) Ausführung der Destillation mit Salzsäure.

Der nach a α) oder a β) erhaltene Rückstand von 300 ccm Wein wird mit 100 ccm Salzsäure vom spez. Gew. 1,06 in einem etwa 300 ccm fassenden

[1]) Über eine einfache Vorschrift (4 ccm Wein versetzt man mit 10 ccm Alkohol von 96 Maßprozent. Entsteht dabei ein klumpiger, zäher Niederschlag, so ist der Verdacht auf Dextrin oder arabisches Gummi gerechtfertigt) siehe Fresenius und L. Grünhut [Fr **60**, 186 (1921)]. Nach diesem Verfahren kann in süßen und in trockenen Weinen etwa 1,2 g Dextrin im Liter (= 3 Proz. Stärkesirup) und 2 g arabisches Gummi im Liter erkannt werden.

[2]) Bei Süßweinen ist das Verfahren nicht anwendbar, weil nach W. Fresenius und L. Grünhut [Fr. **60**, 183 (1921)], sowie nach W. Fresenius allein [Z. U. N. **24**, 49 (1912)] selbst deren Gärrückstände noch Stoffe enthalten, die in starkem Alkohol unlöslich sind und nach der Inversion Fehlings Lösung reduzieren.

[3]) In 90 proz. Alkohol sind die Dextrine — auch ein erheblicher Anteil der Stärkezuckerdextrine — unlöslich, dagegen bleibt etwa in mäßigen Mengen vorhandener Zucker in Lösung [W. Fresenius und L. Grünhut, Fr. **60**, 184 (1921)].

[1]) Über die Möglichkeit, Dextrin von arabischem Gummi zu unterscheiden, siehe W. Fresenius und L. Grünhut [Fr. **60**, 184 (1921)].

[2]) Nach J. Weiwers, Über den unvergärbaren Zucker im Wein. Dissertation, Luxemburg 1906.

Kolben, den man in einem Ölbade auf 160 bis 165° erhitzt, der Destillation unterworfen. Man benutzt hierzu die unten abgebildete Einrichtung (Fig. 30). Jedesmal, nachdem 30 ccm abdestilliert sind, werden mittels der Hahnpipette wiederum 30 ccm derselben Salzsäure nachgefüllt, bis das Destillat nahezu 400 ccm beträgt. Es darf alsdann kein Furfurol mehr überdestillieren. Dies wird mit einer Lösung von Anilinacetat festgestellt, indem ein Tropfen hiervon, auf Filtrierpapier mit einem Tropfen des Destillates zusammengebracht, keine Rotfärbung mehr zeigen darf. Im anderen Falle wird die Destillation fortgesetzt.

Fig. 30.

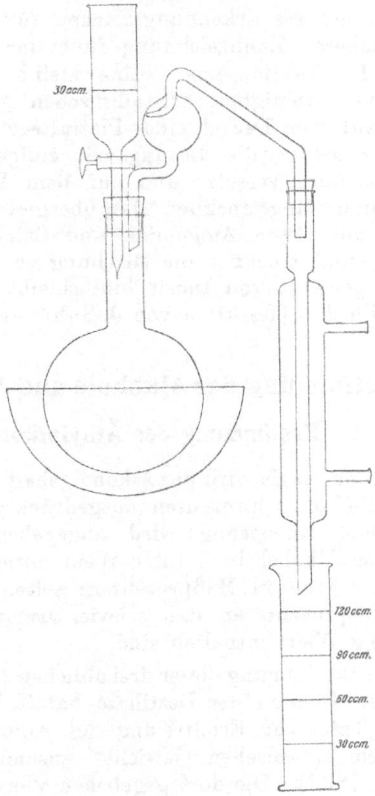

c) Fällung des Destillates.

α) Mit Phloroglucin.

Das vorstehend erhaltene Destillat wird, falls der Wein nach a α) vorbereitet worden ist, mit der doppelten Menge des zu erwartenden Furfurols an reinstem Phloroglucin (von E. Merck) versetzt, das man vorher in Salzsäure vom spez. Gew. 1,06 gelöst hat. Sodann füllt man nötigenfalls das Destillat mit Salzsäure vom spez. Gew. 1,06 unter tüchtigem Umrühren auf 400 ccm auf.

Um zu sehen, ob man bei der Fällung genügend Phloroglucin zugesetzt hat, prüft man die Lösung nach dreistündigem Stehen mit Anilinacetatpapier auf Furfurol, rührt, wenn das Papier gerötet wird, noch eine kleine Menge Phloroglucinlösung hinzu und prüft nach weiteren 3 Stunden abermals, bis keine Furfurolreaktion mehr auftritt. Nunmehr läßt man bis zum folgenden Tage (15 bis 18 Stunden) stehen, filtriert durch ein vorher bei 97 bis 100° getrocknetes und im geschlossenen Kölbchen gewogenes Filter, wäscht mit 150 ccm Wasser nach und breitet das herausgenommene Filter erst auf Fließpapier aus, um den größten Teil des Wassers zu entfernen, trocknet im Wassertrockenschrank (also bei etwa 98 bis 100°) $3^1/_2$ bis 4 Stunden und wägt im geschlossenen Kölbchen. An Stelle des Papierfilters kann auch ein Gooch- oder Neubauer-Tiegel verwandt werden, der jedoch auch im geschlossenen Kölbchen gewogen werden muß. Bei zu langem Trocknen (20 bis 24 Stunden) findet infolge Oxydation leicht eine Gewichtszunahme statt.

Das Phloroglucin enthält häufig noch geringe Mengen Diresorcin — erkennbar durch die Violettfärbung, die entsteht, wenn man eine kleine Menge des Präparates in 2 bis 3 Tropfen Essigsäureanhydrid löst und mit 1 bis 2 Tropfen konzentrierter, reiner Schwefelsäure versetzt. — Man kann das Phloroglucin durch häufiges Umkristallisieren von Diresorcin reinigen (reinstes Phloroglucin schmilzt bei 205 bis 210°, unreines bei 175° und niedriger); indes ist ein geringer Gehalt des Phloroglucins an Diresorcin nach B. Tollens ohne Einfluß auf das Ergebnis.

Aus der Menge des gewonnenen Niederschlages von Furfurolphloroglucin, dem Phloroglucid, berechnet man nach B. Tollens die Menge von Furfurol in der Weise, daß man die Gramme Phloroglucid durch eine aus der folgenden Tafel zu entnehmende Zahl teilt.

Erhaltenes Phloroglucid in g	Teiler für die Berechnung des Furfurols	Erhaltenes Phloroglucid in g	Teiler für die Berechnung des Furfurols
0,20	1,820	0,34	1,911
0,22	1,839	0,36	1,916
0,24	1,856	0,38	1,919
0,26	1,871	0,40	1,920
0,28	1,884	0,45	1,927
0,30	1,895	0,50	1,930
0,32	1,904	0,60	1,930

Aus der Anzahl der Gramme des Furfurols berechnet man die Arabinosemenge in 1 Liter Wein nach der Formel

$$x = 7{,}83\,(a - 0{,}0104),$$

wobei a die Gramme Furfurol aus 300 ccm Wein bedeutet.

β) Mit Barbitursäure.

Die Verbindung der Barbitursäure mit Furfurol ist zuerst von R. Jäger und E. Unger[1]) für die Pentosenbestimmungen in Vorschlag gebracht worden. Dabei verfahren sie wie folgt: Sie destillieren die bis zum vollständigen Austreiben des Furfurols meist nötigen 600 ccm ziemlich schnell ab,

[1]) B. **35**, 4440 (1902); **36**, 1222 (1903).

da sonst Furfurol verändert oder zerstört werden könnte, setzen auf 1 Tl. des erwarteten Furfurols 8 Tle. reinster, in Salzsäure vom spez. Gew. 1,06 gelöster Barbitursäure hinzu, rühren in der ersten Stunde gut um, filtrieren den Niederschlag nach 24 Stunden im Goochschen Tiegel ab, waschen mit 150 ccm Wasser nach, trocknen und wägen. Sind a g Furalbarbitursäure in 300 ccm Wein gefunden worden, so erhält man daraus durch Multiplikation mit dem empirisch ermittelten Faktor 1,062 die entsprechende Arabinosenmenge. In 1 Liter Wein sind demnach enthalten x g Arabinose, wobei sich ergibt:

$$x = \frac{10 \cdot 1{,}062\, a}{3} = 3{,}54\, a.$$

G. Nachweis des Inosits.

Nach A. Hilger[1]) verfährt man zum Nachweise des Inosits folgendermaßen:

1 Liter Wein wird auf dem Wasserbade auf 500 ccm eingedampft und mit Barytwasser neutralisiert. Nach dem Filtrieren versetzt man das Filtrat mit einer Lösung von normalem Bleiacetat (nicht basischem), filtriert abermals und fällt das gelöste Blei durch Einleiten von Schwefelwasserstoff. Man filtriert von dem Bleisulfidniederschlag ab und dampft das Filtrat auf dem Wasserbad zur Trockne ein. Der trockene Rückstand wird mehrere Male mit wasserfreiem Alkohol ausgezogen, dann in heißem Wasser gelöst und mit einer Lösung von basischem Bleiacetat gefällt. Diese Fällung enthält den Inosit. Man filtriert, verteilt den Niederschlag in Wasser und zerlegt ihn durch Einleiten von Schwefelwasserstoff. Das ausgeschiedene Bleisulfid wird abfiltriert, das Filtrat stark eingedampft und der Rückstand mit einer Mischung von zehn Raumteilen wasserfreien Alkohols und einem Raumteil Äther versetzt, bis eine Abscheidung erfolgt. Nach fünf- bis sechstägigem Stehen bei niedriger Temperatur (am besten in Eis) scheidet sich der Inosit in blumenkohlartig gruppierten Formen kristallinisch aus. Die noch schwach gefärbten, mit anderen organischen Stoffen verunreinigten Inositkristalle werden durch wiederholtes Auflösen und Fällen mit der oben angegebenen Alkoholäthermischung gereinigt; schließlich hinterbleiben farblose Kristalle von reinem Inosit.

Th. v. Fellenberg[2]) gibt folgende Vorschrift: 500 ccm Wein werden mit Calciumcarbonat neutralisiert, mit genügend Bleiacetat gefällt und filtriert. Das Filtrat wird mit Bleiessig versetzt, solange noch eine Fällung entsteht, auf 50 bis 60° erwärmt, filtriert und gründlich ausgewaschen. Der Niederschlag wird in Wasser aufgeschwemmt, mit Schwefelwasserstoff zersetzt und filtriert, das Filtrat wird aufgekocht, mit Calciumcarbonat neutralisiert, auf dem Wasserbad zur Trockne eingedampft und mehrmals mit wasserfreiem Alkohol ausgezogen. Der Rückstand wird in Wasser gelöst und mit neutralem Bleiacetat versetzt. Vom Niederschlag wird abfiltriert und das Filtrat mit Bleiessig gefällt. Der entstehende Niederschlag wird abgesaugt, ausgewaschen, in Wasser verteilt und mit Schwefelwasserstoff zersetzt. Man filtriert, dampft das Filtrat auf einige Kubikzentimeter ein und fällt mit der zehnfachen Menge von 10 Tln. wasserfreiem Alkohol und 1 Tl. Äther. Man filtriert sofort und läßt das Filtrat kristallisieren. Die sich ausscheidenden Kristalle sind reiner Inosit (Schmelzpunkt 211°).

Das blumenkohlartige Aussehen der Kristalle ist ein sicheres Erkennungszeichen für den Inosit. Zur näheren Kennzeichnung führt man noch die folgende Reaktion aus. Eine kleine Menge der noch verunreinigten, kristallinischen Abscheidung wird auf dem Deckel eines Platintiegels in wenig Wasser gelöst, die Lösung mit einigen Tropfen Salpetersäure versetzt und auf dem Wasserbade vollständig eingetrocknet. Man übergießt den Rückstand mit etwas Ammoniak und Calciumchloridlösung und trocknet die Mischung vorsichtig ein. Bei Gegenwart von Inosit hinterbleibt ein rosenroter Fleck. [Reaktion von J. Scherer[1]).]

[1]) Ann. **160**, 334 (1871). — [2]) Mitt. Leb. Hyg. **3**, 220 (1912).

5. Bestimmung der Alkohole und Aldehyde.

A. Bestimmung des Äthylalkohols.

In der Praxis wird der Alkoholgehalt des Weines in Maß-(Volum-)prozenten ausgedrückt; nach der amtlichen Anweisung wird angegeben, wieviel Gramme Alkohol in 1 Liter Wein enthalten sind, daneben auch in Maßprozenten; selten gibt man Gewichtsprozente an, d. h. wieviel Gramme Alkohol in 100 g Wein enthalten sind.

Zur Bestimmung dieser drei üblichen Zahlenwerte aus den Dichten der Destillate hat K. Windisch eine „Tafel zur Ermittelung des Alkoholgehaltes aus dem spezifischen Gewicht" zusammengestellt (Berlin 1893). Die dort gegebenen Werte beziehen sich auf spezifische Gewichte von 15°, bezogen auf Wasser von 15°. Nach der neuen amtlichen Anweisung sind jedoch die spezifischen Gewichte bei 15° zu bestimmen und auf Wasser von 4° zu beziehen, so daß die Tafeln nicht ohne weiteres zu gebrauchen sind. In die „amtlichen Anweisung" ist eine umgerechnete Alkoholtafel aufgenommen.

a) Destillationsverfahren.

Amtliche Anweisung II. 2.

Der zur Bestimmung des spezifischen Gewichts (II Nr. 1) im Pyknometer enthaltene Wein wird in einen Destillierkolben von etwa 200 ccm Inhalt übergeführt und das Pyknometer dreimal mit zu-

[1]) Ann. **81**, 375 (1852).

sammen 25 ccm Wasser[1]) nachgespült. Man verbindet den Kolben durch Gummistopfen und Kugelröhre mit einem Schlangenkühler[2]).

Als Vorlage benutzt man das Pyknometer, in welchem der Wein abgemessen worden ist[3]).

Nunmehr destilliert man langsam, bis etwa 45 ccm Flüssigkeit übergegangen sind, füllt das Pyknometer mit Wasser bis nahe zur Marke auf, mischt durch quirlende Bewegung so lange, bis Schichten von verschiedener Dichte nicht mehr wahrzunehmen sind, stellt das Pyknometer $^1/_2$ Stunde in ein Wasserbad von 15° und fügt mit Hilfe eines Haarröhrchens vorsichtig Wasser von 15° zu, bis der untere Rand der Flüssigkeitsoberfläche die Marke eben berührt[1]). Dann trocknet man den leeren Teil des Pyknometerhalses mit Stäbchen aus Filtrierpapier, setzt den Stopfen wieder auf, trocknet das Pyknometer äußerlich ab, stellt es $^1/_2$ Stunde

[1]) Dieses Maß ist möglichst genau einzuhalten [W. Fresenius und L. Grünhut, Fr. **59**, 58 (1920)]. Der früher übliche Zusatz von Tannin ist selbst bei stark schäumenden Jungweinen entbehrlich, wenn man besonders anfangs vorsichtig erhitzt.

[2]) Lange, geneigtstehende Liebigkühler leisten dasselbe, dagegen sind senkrechtstehende Liebigkühler zu vermeiden.

[3]) Auf das Pyknometer setzt man einen kleinen Kapillartrichter.

[1]) Auf tüchtiges Mischen des Destillats mit Wasser ist großer Wert zu legen, ebenso auf sorgfältigstes Temperieren und genauestes Einstellen. Besonders hüte man sich, mit dem Papierstäbchen die Oberfläche der Flüssigkeit zu berühren.

Tafel VII.

Ermittelung des Alkoholgehalts (Gramm in 1 Liter) aus dem spezifischen Gewicht des Destillats, bezogen auf Wasser von 4°.

Spezifisches Gewicht des Destillats bis zur dritten Dezimalstelle	Vierte Dezimalstelle des spezifischen Gewichts des Destillats									
	9	8	7	6	5	4	3	2	1	0
	Gramm Alkohol in 1 Liter									
0,999	—	—	—	—	—	—	—	—	0,2	0,7
8	1,2	1,8	2,3	2,8	3,4	3,9	4,4	5,0	5,5	6,1
7	6,6	7,1	7,7	8,2	8,7	9,3	9,8	10,3	10,8	11,4
6	11,9	12,5	13,0	13,5	14,0	14,6	15,2	15,7	16,3	16,8
5	17,3	17,9	18,4	19,0	19,5	20,1	20,6	21,2	21,8	22,3
4	22,9	23,5	24,0	24,6	25,2	25,7	26,3	26,9	27,4	28,0
3	28,5	29,1	29,7	30,3	30,8	31,4	32,0	32,6	33,2	33,7
2	34,3	34,9	35,5	36,1	36,7	37,2	37,8	38,4	39,0	39,6
1	40,2	40,8	41,4	42,0	42,5	43,1	43,7	44,3	44,9	45,5
0	46,1	46,7	47,3	47,9	48,5	49,1	49,7	50,3	51,0	51,6
0,989	52,2	52,8	53,5	54,1	54,7	55,3	56,0	56,6	57,2	57,8
8	58,5	59,1	59,7	60,4	61,0	61,7	62,3	63,0	63,6	64,3
7	64,9	65,6	66,2	66,9	67,5	68,2	68,8	69,5	70,1	70,8
6	71,5	72,2	72,9	73,6	74,3	75,0	75,6	76,3	77,0	77,7
5	78,4	79,1	79,8	80,5	81,2	81,8	82,5	83,2	83,9	84,6
4	85,3	86,0	86,7	87,4	88,1	88,8	89,5	90,2	90,9	91,6
3	92,4	93,1	93,8	94,5	95,3	96,0	96,7	97,4	98,2	98,9
2	99,7	100,4	101,1	101,8	102,6	103,4	104,1	104,9	105,6	106,4
1	107,1	107,8	108,6	109,4	110,1	110,9	111,6	112,4	113,1	113,9
0	114,6	115,4	116,1	116,9	117,7	118,4	119,2	120,0	120,7	121,5
0,979	122,3	123,0	123,8	124,6	125,3	126,1	126,9	127,6	128,4	129,2
8	130,0	130,8	131,6	132,4	133,2	134,0	134,8	135,6	136,4	137,2
7	138,0	138,8	139,6	140,4	141,2	142,0	142,8	143,6	144,4	145,2
6	146,0	146,8	147,6	148,3	149,1	149,9	150,7	151,5	152,3	153,1
5	153,9	154,7	155,5	156,3	157,1	157,8	158,6	159,4	160,2	161,0
4	161,8	162,6	163,4	164,2	165,1	165,9	166,7	167,5	168,3	169,0
3	169,8	170,6	171,4	172,2	173,0	173,8	174,6	175,3	176,1	176,9
2	177,7	178,5	179,3	180,1	180,9	181,7	182,5	183,3	184,1	184,9
1	185,7	186,5	187,2	188,0	188,8	189,5	190,3	191,1	191,8	192,6
0	193,4	194,2	194,9	195,7	196,4	197,2	197,9	198,7	199,4	200,2
0,969	201,0	201,7	202,5	203,2	204,0	204,7	205,5	206,2	206,9	207,7
8	208,4	209,2	209,9	210,6	211,4	212,1	212,9	213,6	214,4	215,1
7	215,9	216,6	217,3	218,1	218,8	219,6	220,3	221,1	221,8	222,6
6	223,2	223,9	224,6	225,3	226,0	226,6	227,3	228,0	228,7	229,4
5	230,1	230,7	231,4	232,1	232,8	233,5	234,2	234,9	235,6	236,2

Tafel VIII. Umrechnung der Gramme Alkohol in 1 Liter auf Maßprozente.

Gramm Alkohol in 1 Liter		Gramm Alkohol in 1 Liter, Einer									
		0	1	2	3	4	5	6	7	8	9
Hunderter	Zehner	Maßprozente Alkohol									
—	0	0	0,13	0,26	0,38	0,50	0,63	0,76	0,88	1,01	1,13
—	1	1,26	1,39	1,51	1,64	1,76	1,89	2,02	2,14	2,27	2,39
—	2	2,52	2,65	2,77	2,90	3,02	3,15	3,28	3,40	3,53	3,65
—	3	3,78	3,91	4,03	4,16	4,28	4,41	4,54	4,66	4,79	4,91
—	4	5,04	5,17	5,29	5,42	5,55	5,67	5.80	5,92	6,05	6,18
—	5	6,30	6,43	6,55	6,68	6,81	6,93	7,06	7,18	7,31	7,44
—	6	7,56	7,69	7,81	7,94	8,07	8,19	8,32	8,44	8,57	8,70
—	7	8,82	8,95	9,07	9,20	9,33	9,45	9,58	9,70	9,83	9,96
—	8	10,08	10,21	10,33	10,46	10,59	10,71	10,84	10,96	11,09	11,22
—	9	11,34	11,47	11,59	11,72	11,85	11,97	12,10	12,22	12,35	12,48
1	0	12,60	12,73	12,85	12,98	13,11	13,23	13,36	13,48	13,61	13,74
1	1	13,86	13,99	14,11	14,24	14,37	14,49	14,62	14,74	14,87	15,00
1	2	15,12	15,25	15,37	15,50	15,63	15,75	15,88	16,00	16,13	16,26
1	3	16,38	16,51	16,63	16,76	16,89	17,01	17,14	17,26	17,39	17,52
1	4	17,64	17,77	17,89	18,02	18,15	18,27	18,40	18,52	18,65	18,78
1	5	18,90	19,03	19,15	19,28	19,41	19,53	19,66	19,78	19,91	20,04
1	6	20,16	20,29	20,41	20,54	20,67	20,79	20,92	21,04	21,17	21,30
1	7	21,42	21,55	21,68	21,80	21,93	22,05	22,18	22,31	22,43	22,56
1	8	22,68	22,81	22,94	23,06	23,19	23,31	23,44	23,57	23,69	23,82
1	9	23,94	24,07	24,20	24,32	24,45	24,57	24,70	24,83	24,95	25,08
2	0	25,20	25,33	25,46	25,58	25,71	25,83	25,96	26,09	26,21	26,34
2	1	26,46	26,59	26,72	26,84	26,97	27,09	27,22	27,35	27,47	27,60
2	2	27,72	27,85	27,98	28,10	28,23	28,35	28,48	28,61	28,73	28,86
2	3	28,98	29,11	29,24	29,36	29,49	29,61	29,74	29,87	29,99	30,12
2	4	30,24	30,37	30,50	30,62	30,75	30,87	31,00	31,13	31,25	31,38
2	5	31,50	31,63	31,76	31,88	32,01	32,13	32,26	32,39	32,51	32,64

Einschalttafel.

Gramm Alkohol in 1 Liter, Dezimale	Maßprozente Alkohol	Gramm Alkohol in 1 Liter, Dezimale	Maßprozente Alkohol	Gramm Alkohol in 1 Liter, Dezimale	Maßprozente Alkohol
0,1	0,01	0,4	0,05	0,7	0,09
0,2	0,03	0,5	0,06	0,8	0,10
0,3	0,04	0,6	0,08	0,9	0,11

in den Wagekasten und wägt[1]). Das spezifische Gewicht des Destillats, bezogen auf Wasser von 4°, wird in der unter II Nr. 1 angegebenen Weise berechnet.

a) Enthält der Wein in 1 Liter weniger als 1,2 g flüchtige Säuren, berechnet als Essigsäure, so werden die dem gefundenen spezifischen Gewicht entsprechenden Gramm Alkohol in 1 Liter Wein aus der Tafel VII (S. 297) entnommen. Die Umrechnung auf Maßprozente erfolgt nach Tafel VIII (s. oben). (Der Destillationsrückstand dient zur Bestimmung des Extraktgehalts.)

b) Enthält der Wein in 1 Liter 1,2 g oder mehr flüchtige Säuren, so wird das im Pyknometer enthaltene Destillat nach erfolgter Wägung unter Nachspülen mit Wasser in einen Kolben übergeführt, in diesem bis zum beginnenden Sieden erhitzt und unter Verwendung von Phenolphthalein als Indikator mit $^1/_{10}$ normaler Alkalilauge titriert. Die Zahl der verbrauchten Kubikzentimeter $^1/_{10}$ normaler Lauge multipliziert man mit 0,000018 und zieht den gefundenen Wert von dem spezifischen Gewichte des Destillats ab[1]). Der diesem korri-

[1]) Zur Entleerung der Pyknometer dient zweckmäßig ein zweimal knieförmig gebogenes Kapillarrohr, über dessen längeren Schenkel das Pyknometer gestülpt wird, so daß Luft leicht eindringen kann und die Flüssigkeit infolgedessen rasch abfließt.

[1]) Je 10 mg-Äquivalente Essigsäure in 1 Liter Destillat erhöhen das spezifische Gewicht um 0,9 Einheiten der vierten Dezimale. Die Fehlergrenze bei der Bestimmung des Alkohols beträgt etwa 1 Einheit der vierten Dezimale des spezifischen Gewichts. Man wird

gierten spezifischen Gewicht entsprechende Alkoholgehalt wird aus Tafel VII (S. 297) entnommen. Die Umrechnung auf Maßprozente erfolgt nach Tafel VIII (S. 298).

b) Im Most.

Amtliche Anweisung III. 2.

Der Gehalt an Alkohol im Most wird wie bei Wein nach der Vorschrift unter II Nr. 2 bestimmt.

B. Nachweis und Bestimmung des Methylalkohols.

Zum Nachweis von Methylalkohol destilliert man zunächst den Wein, erhitzt das Destillat zur Entfernung von Aldehyden mit alkalischer Silbernitratlösung $^1/_2$ Stunde am Rückflußkühler und destilliert nochmals. In diesem Destillat oxydiert man den Methylalkohol zu Formaldehyd und weist diesen nach durch eine seiner charakteristischen Farbreaktionen, die Acetaldehyd nicht gibt.

Als Oxydationsmittel wird benutzt Permanganat von G. Fendler und C. Mannich[1]), Persulfat von L. E. Hinkel[2]), Bichromat von L. E. Hinkel[2]) und A. Vorisek[3]).

Als Farbreaktion für den Nachweis des Formaldehyds wird empfohlen:

1. Die Reaktion mit Morphin und Schwefelsäure von G. Fendler und L. Mannich[1]), von L. E. Hinkel[2]).
2. Die Violettfärbung mit Eisenchlorid-Eiweißlösung nach O. Hehner[4]) von A. Vorisek[3]) und von G. Maue[5]).
3. Die Violett-Rotfärbung mit Fuchsinschwefligersalzsäure nach Denigès[6]) von Th. v. Fellenberg[7]) (Empfindlichkeit 1 : 1000), F. Salkowski[8]), nach H. Grosse-Bohle[9]), nach H. Finke[10]).

Verfahren zur Bestimmung des Methylalkohols geben an: Th. v. Fellenberg[11]) (Ausschüttelungsverfahren mit Äther; nach erfolgter Oxydation zu Formaldehyd kolorimetrisches Verfahren mit Fuchsinschwefligersalzsäure), F. Wirthle[1]) (Überführung in Methyljodid und Bestimmung des Ausbeuteverhältnisses), G. Reif[2]) (Überführung in Methyljodid und dessen Umwandlung mit Schwefelmethyl in Trimethylsulfinjodid, das bei 20° kristallinisch ausfällt und mit Äther gewaschen werden kann. Schließlich Titration der Verbindung mit Silbernitrat).

C. Bestimmung des Fuselöls.

Mindestens 1 Liter Wein wird rasch zur Hälfte abdestilliert. Der zuerst übergehende Anteil (100 ccm) wird besonders aufgefangen. Die Hauptmenge (400 ccm) wird nochmals destilliert; die hierbei zuerst übergehenden 100 ccm Destillat vereinigt man mit der ersten Fraktion der ersten Destillation; den Rest der zweiten Destillation destilliert man abermals und vereinigt das Destillat mit dem Hauptdestillat.

Das so gewonnene Hauptdestillat wird nunmehr mit Lauge stark alkalisch gemacht und nochmals destilliert, wobei man dafür sorgt, daß das Destillat aus der Luft keine Kohlensäure mehr aufnehmen kann. Man erhält so ein von flüchtigen Basen, von flüchtigen Säuren und von Kohlensäure freies Destillat.

Nach dieser Vorbereitung schreitet man zur eigentlichen Fuselölbestimmung nach dem Verfahren von B. Böse, verbessert von A. Stutzer, Reitmair und E. Sell[3]). Eine genaue Beschreibung des Verfahrens findet sich u. a. in J. König, Chemie der menschlichen Nahrungs- u. Genußm., III. Bd., 1. Tl., S. 529 (1910), in Lunge, Chem.-techn. Untersuchungsmethoden III, 571 (1905), in Post, Chem.-techn. Analyse II, 604, 3. Aufl. (hier besonders viele wichtige Einzelheiten!).

D. Bestimmung des Glycerins.

Amtliche Anweisung II. 11.

Die Wahl zwischen den folgenden beiden Verfahren (a, b) bleibt dem Ermessen des Sachverständigen überlassen. Das Verfahren unter b ist jedoch nicht anwendbar auf Weine, die Mannit enthalten. Mannit kann wie folgt nachgewiesen werden: Man läßt einige Kubikzentimeter Wein bei niedriger Temperatur auf einem Uhrglas langsam verdunsten. Bei Anwesenheit von mindestens 1 g Mannit in 1 Liter Wein kristallisiert der Mannit innerhalb von 24 Stdn. in Form von sehr feinen seidenartigen Nadeln aus.

In dem Untersuchungsbefund ist das Verfahren zu bezeichnen, nach welchem das Glycerin bestimmt worden ist.

a) Kalkverfahren[4]).

α) In Weinen mit weniger als 20 g Zucker in 1 Liter. Man dampft 100 ccm Wein in einer Nickelschale von 150 ccm Inhalt auf dem Wasserbad

also erst dann auf die übergegangene flüchtige Säure Rücksicht nehmen müssen, wenn etwa 10 mg-Äquivalente von ihr ins Destillat übergehen. Da nun erfahrungsgemäß etwa die Hälfte der Essigsäure ins alkoholische Destillat übergeht, so wird dies der Fall sein, wenn der Wein 20 mg-Äquivalente = 1,2 g Essigsäure enthält. Erfordert die übergegangene Essigsäure aus 50 ccm Wein *e* ccm $^n/_{10}$-Lauge zur Neutralisation, so würden aus 1 Liter Wein übergehen 20 *e* ccm $^n/_{10}$-Lauge oder 2 *e* ccm n-Lauge. Diese Essigsäuremenge erhöht das spezifische Gewicht des Destillats um 0,000 018 *e*. Diese Zahl ist also von dem gefundenen spezifischen Gewicht des alkoholischen Destillats abzuziehen.

[1]) Arb. pharm. Inst. Berlin **3**, 243 (1906); Z. U. N. **11**, 354 (1906). — [2]) Analyst **33**, 417 (1908). — [3]) Journ. Soc. Chem. Ind. **28**, 823 (1909); Ch. Z., Rep. **33**, 489 (1909); Z. U. N. **19**, 488 (1910). — [4]) Analyst **21**, 94 (1896); C. 1896, I, 1145. — [5]) Z. U. N. **35**, 181 (1918). — [6]) C. r. **150**, 832 (1910). — [7]) Mitt. Leb. Hyg. **4**, 135 (1913). — [8]) Z. U. N. **28**, 223 (1914); **36**, 262 (1918). — [9]) Z. U. N. **14**, 89 (1907). — [10]) Z. U. N. **27**, 248 (1914). — [11]) Mitt. Leb. Hyg. **4**, 122 (1913); **6**, 1 (1915) (hier die ausführlichsten Angaben).

[1]) Z. U. N. **24**, 14 (1912). — [2]) Arb. Ges. Amt **50**, 50 (1915); Z. U. N. **31**, 396 (1916). — [3]) Arb. Ges. Amt **4**, 138 (1888); Z. ang. Ch. 1888, S. 582.

[4]) Das Verfahren ist durchaus konventionell, die vorgeschriebenen Bedingungen sind deshalb auf das genaueste einzuhalten. Das schließlich abgeschiedene „Roh-

auf etwa 10 ccm ein und versetzt den Rückstand mit etwa 1 g Quarzsand und mit Kalkmilch von 40 Proz. Calciumhydroxyd bis zur stark alkalischen Reaktion[1]). Sodann wird das Gemisch unter beständigem Umrühren und Abstreichen der an der Schalenwand haftenden Teile mit einem Spatel zu einem zähen Schlamme eingedampft und nach dem Erkalten mit Hilfe des Spatels unter Zusatz von 5 ccm absolutem Alkohol zu einem feinen Brei zerrieben[2]). Man erwärmt die Schale alsdann auf dem Wasserbade, setzt unter Umrühren 10 bis 12 ccm Alkohol von 96 Maßprozent hinzu, erhitzt bis zum beginnenden Sieden[3]) des Alkohols und gießt die trübe alkoholische Flüssigkeit durch einen kleinen Trichter in ein 100 ccm-Kölbchen. Der in der Schale zurückbleibende pulverige Rückstand wird unter Umrühren mit 10 bis 12 ccm Alkohol von 96 Maßprozent wiederum heiß ausgezogen, der Auszug in das 100 ccm-Kölbchen gegossen und dieses Verfahren so lange wiederholt, bis die Menge der Auszüge etwa 95 ccm beträgt; der unlösliche Rückstand verbleibt in der Schale. Dann spült man das auf dem Kölbchen sitzende Trichterchen mit Alkohol von 96 Maßproz. ab, kühlt den alkoholischen Auszug auf 15° ab und füllt ihn mit Alkohol von gleicher Stärke auf 100 ccm auf. Nach tüchtigem Umschütteln filtriert man den alkoholischen Auszug durch ein bedecktes, trockenes Faltenfilter[4]) in einen eingeteilten Glaszylinder. 90 ccm des Filtrats oder, wenn dessen Menge nicht ausreicht, 80 ccm werden in eine Porzellanschale übergeführt und auf dem Wasserbad unter Vermeiden des Siedens des Alkohols eingedampft. Der Rückstand wird mit kleinen Mengen absoluten Alkohols aufgenommen, die Lösung in einen eingeteilten Glaszylinder von 50 ccm Inhalt mit eingeschliffenem Glasstopfen gegossen und die Schale mit kleinen Mengen absoluten Alkohols nachgewaschen, bis die alkoholische Lösung genau 15 ccm beträgt. Zu der Lösung setzt man dreimal je 7,5 ccm absoluten Äther[1]) und schüttelt nach jedem Zusatz tüchtig durch. Der verschlossene Zylinder bleibt so lange stehen, bis die alkoholisch-ätherische Lösung ganz klar geworden ist[2]). Hierauf gießt man die Lösung in ein Wägegläschen mit eingeschliffenem Glasstopfen[3]). (Eine geeignete Form ist untenstehend abgebildet.) Nachdem man den Glaszylinder mit etwa 5 ccm einer Mischung von 1 Raumteil absoluten Alkohols und $1^1/_2$ Raumteilen absoluten Äthers nachgewaschen und die Waschflüssigkeit ebenfalls in das Wägegläschen gegossen hat, verdunstet man die Flüssigkeit auf einem geschlossenen heißen, aber nicht kochenden Wasserbade, wobei wallendes Sieden der Lösung zu vermeiden ist[4]). Nachdem der Rückstand im Wägegläschen dickflüssig geworden ist, bringt man das Wägegläschen in einen Trockenschrank mit 5 cm hohen, je 10 cm tiefen und breiten Zellen, zwischen dessen Doppelwandungen destilliertes Wasser lebhaft siedet. Jede Zelle wird durch eine Tür verschlossen, welche oben und unten je drei Zugöffnungen von 2 mm Durchmesser besitzt. Nach einstündigem Trocknen des Wägegläschens läßt man es im Exsikkator erkalten und wägt.

Fig. 31.

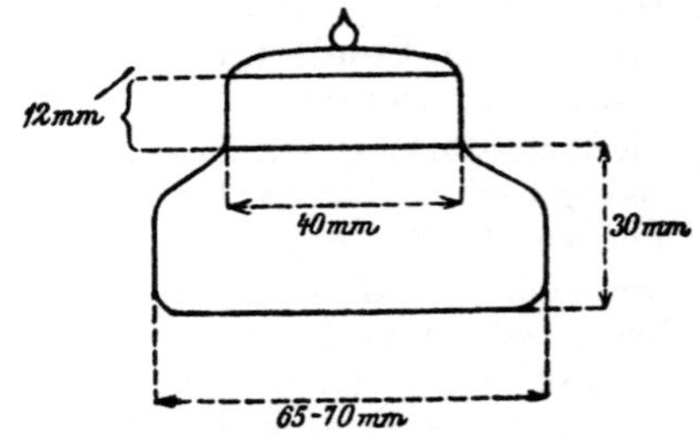

Berechnung: Wurden bei Verwendung von 90 ccm Filtrat a g Glycerin gewogen, so sind in 1 Liter Wein enthalten:

$$x = 11{,}11\,a \text{ g Glycerin.}$$

glycerin" enthält einerseits nicht das gesamte, ursprünglich im Wein vorhandene Glycerin, andererseits ist es nicht rein, sondern enthält noch eine Reihe von Fremdstoffen. Die Genauigkeit des Verfahrens ist sehr gering. Es beruht auf Arbeiten von C. Neubauer u. E. Borgmann [Fr. **17**, 442 (1878)], von M. Barth [Pharm. Zentr. **25**, 483 (1884); **27**, 244 (1886); Fr. **24**, 277 (1885); **28**, 643 (1889)] und P. Kulisch [F. B. **1**, 280 (1894); Fr. **35**, 386 (1896)].

1) Der Kalkzusatz bezweckt, die Säuren und den Zucker in alkoholunlösliche Verbindungen überzuführen.

2) Hierbei vermeide man Krustenbildung; die Masse muß vielmehr feucht und krümelig bleiben, was durch fleißiges Rühren des Rückstandes mit dem Spatel gegen Ende der Operation erreicht wird. Je vollkommener der Rückstand verrieben wird, um so leichter wird aus mechanischen Gründen das Glycerin nachher ausgezogen werden können.

3) Ein wirkliches Sieden des Alkohols darf nicht stattfinden, weil sonst durch Spritzen und Stoßen große Verluste eintreten.

4) Um Verluste durch Verdunstung zu vermeiden, bedecke man den Trichter während der Filtration mit einem Uhrglas. Sind die ersten Anteile des Filtrates nicht klar, so gießt man sie wiederholt auf das Filter. Man verwende Faltenfilter, deren Durchmesser nicht größer als 7 cm ist, weil man sonst regelmäßig nicht genügend Filtrat erhält.

1) Durch den Äther werden eine Reihe von Stoffen, die in alkoholischer Lösung das Glycerin begleiten, zur Ausscheidung gezwungen. (In rein ätherischer Lösung darf man wegen der Unlöslichkeit des Glycerins in Äther nicht arbeiten.) Wichtig ist, den Äther in drei Anteilen unter jedesmaligem Schütteln zuzusetzen, weil sonst regelmäßig kein ordentliches Absetzen der trübenden Bestandteile stattfindet.

2) Tritt trotzdem keine Klärung ein, so muß (nötigenfalls wiederholt) filtriert werden unter sorgfältigem Auswaschen des Filters mit der Alkoholäthermischung ($1:1^1/_2$).

3) Das Wägegläschen hat zweckmäßig die von C. A. Neufeld [Z. U. N. **4**, 340 (1901)] vorgeschlagene Form (s. Abb. 31). Die niedrige Form des Gläschens begünstigt das rasche Abdampfen des Äthers und des Alkohols. Außerdem kann man die Gläschen in W. Möslingers Extrakttrockenschrank unterbringen, was bei der früher üblichen hohen Form unmöglich ist. Vor dem Einfüllen der Glycerinlösung wird das Gläschen mit Stopfen gewogen.

4) Das Erhitzen auf dem Wasserbad darf nicht unnötig verlängert werden; ebenso ist die Zeit des Verweilens im Trockenschrank genau einzuhalten.

Bei Verwendung von 80 ccm Filtrat lautet die Formel:

$$x = 12{,}5\,a\text{ g Glycerin.}$$

β) In Weinen mit 20 g oder mehr Zucker in 1 Liter. Man dampft 50 ccm Wein in einer Nickelschale von 150 ccm Inhalt auf dem Wasserbad auf etwa die Hälfte ein und setzt Ätzkalk bis zur stark alkalischen Reaktion hinzu[1]). Die Flüssigkeit wird unter Verwendung von kleinen Mengen heißen Wassers zum Nachspülen in einen geräumigen Kolben übergeführt. Nach dem Erkalten setzt man alsdann unter Umschwenken 150 ccm Alkohol von 96 Maßproz. in kleinen Anteilen hinzu, schüttelt kräftig durch, saugt den Niederschlag auf einer Porzellannutsche mit Hilfe der Wasserstrahlpumpe ab und wäscht ihn mehrere Male mit Alkohol von 96 Maßproz. gut aus. Das Filtrat wird auf etwa 10 ccm eingedampft, mit etwa 1 g Quarzsand und einer hinreichenden Menge Kalkmilch versetzt und nach der Vorschrift unter a) weiterbehandelt[2]).

Berechnung: Wurden bei Verwendung von 90 ccm Filtrat *a* g Glycerin gewogen, so sind in 1 Liter Wein enthalten:

$$x = 22{,}22\,a\text{ g Glycerin.}$$

Bei Verwendung von 80 ccm Filtrat lautet die Formel:

$$x = 25\,a\text{ g Glycerin.}$$

b) Das Jodidverfahren.

Nach S. Zeisel, R. Fanto und M. J. Stritar[3]) führt Jodwasserstoffsäure von geeigneter Konzentration das Glycerin nach der Gleichung

$$C_3H_5(OH)_3 + 5\,JH = C_3H_7J + 4\,J + 3\,H_2O$$

in Isopropyljodid über. Das Isopropyljodid wird in einem weiter unten zu beschreibenden Apparat abdestilliert und in alkoholischer Silbernitratlösung aufgefangen. Es bildet sich hierbei eine Doppelverbindung zwischen Silbernitrat und Silberjodid, die nach Beendigung der Destillation mit Wasser und Salpetersäure in ihre Komponenten zerlegt wird. Das ausgeschiedene Jodsilber wird gewogen und hieraus das im Wein vorhanden gewesene Glycerin berechnet. Die genannten Forscher haben nachgewiesen, daß die übrigen im Wein vorhandenen Stoffe entweder mit Jodwasserstoff überhaupt nicht reagieren oder aber kein flüchtiges Jodid liefern. Nur im Wein etwa vorhandener Mannit stört die Reaktion in erheblichem Maße, so daß mannithaltige Weine vorläufig nach diesem Verfahren nicht geprüft werden können.

Amtliche Anweisung II. 11 b.

Das Glycerin wird mit Jodwasserstoffsäure in Isopropyljodid übergeführt, dieses durch Silbernitratlösung zersetzt und die Menge des entstandenen Silberjodids bestimmt.

[1]) Unter eigentümlichem Schäumen wird die Flüssigkeit zuerst dunkler, dann färbt sie sich wieder heller. Dabei bilden sich Calciumsaccharate, die in Alkohol unlöslich sind.

[2]) In Süßweinen ist die Glycerinbestimmung noch ungenauer als in trockenen Weinen.

[3]) Fr. **42**, 549—590 (1903).

Ein zweckmäßiger Apparat[1]) für die Ausführung der Bestimmung ist hier unten abgebildet. Er besteht aus dem etwa 40 ccm fassenden Siedekölbchen *A* mit dem eingeschliffenen Kühlrohr *B*; in dieses ist ein Gaseinleitungsrohr eingeschmolzen, das bis auf den Boden von *A* reicht. Das obere Ende des Kühlrohrs ist durch das lose aufzusetzende, oben geschlossene Röhrchen *C* als Waschgefäß ausgebildet und trägt mittels eines Glasschliffs das aus den Teilen *D* und *E* bestehende Zersetzungsgefäß. *F* zeigt den zusammengesetzten Apparat.

Fig. 32.

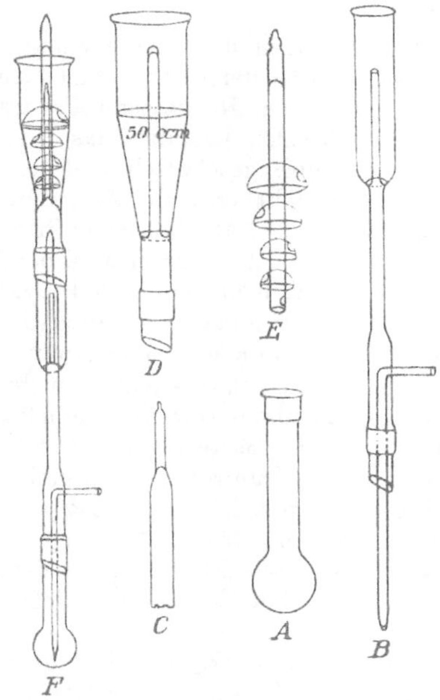

Zur Ausführung der Bestimmung werden die folgenden Reagenzien verwendet:

1. Jodwasserstoffsäure vom spez. Gew. 1,96[2]);
2. Aufschwemmung von rotem Phosphor[3]) in der zehnfachen Menge Wasser;

[1]) Der urspüngliche Apparat M. J. Stritars ist in dieser Weise von C. von der Heide (B. Geisenheim 1908, S. 151) abgeändert worden.

[2]) Jodwasserstoffsäure vom spez. Gew. 1,96. Sie soll von Schwefelverbindungen (auch von Schwefelsäure) und von Phosphoniumjodid frei sein und bei einem blinden Versuch in der alkoholischen Silberlösung keine auf Zusatz von Wasser hervortretende Trübung zeigen. Hingegen ist die Bildung eines geringen braunen Anfluges an der Mündung des Einleitungsrohres kaum zu vermeiden; seine Menge überschreitet bei reinen Reagenzien niemals 0,5 mg. Betreffs der Darstellung der Säure sei auf das Original [Fr. **42**, 553 und 584—586 (1903)] verwiesen; zweckmäßiger bezieht man die Säure von der angegebenen Konzentration von C. F. Kahlbaum, Berlin.

[3]) Die Brauchbarkeit des Phosphors ist durch einen blinden Versuch festzustellen. Bildet sich hierbei in der Zersetzungsvorrichtung ein schwarzer Beschlag — ein leichter brauner Anflug kann vernachlässigt werden —,

3. alkoholische Silbernitratlösung, erhalten durch Auflösen von 40 g Silbernitrat in 100 ccm Wasser und Auffüllen mit reinem absoluten Alkohol auf 1 Liter [1]).

Die Bestimmung selbst wird wie folgt vorgenommen:

100 ccm Wein werden in einen Rundkolben von 200 ccm Inhalt gebracht und mit einer kleinen Menge Tannin und Bariumacetat — von letzterem genügen in der Regel 2 ccm einer etwa 30 proz. Lösung — versetzt. Alsdann destilliert man unter Verwendung von Korkstopfen 70 ccm ab, führt den Rückstand unter Nachspülen mit Wasser in ein Meßkölbchen von 50 ccm (bei Süßwein von 100 ccm) Inhalt über und füllt mit Wasser bei 15° bis zur Marke auf.

Nach dem Absetzen des Niederschlags werden 5 ccm der über dem Niederschlage stehenden klaren Flüssigkeit und 15 ccm Jodwasserstoffsäure in das Siedekölbchen gebracht, nachdem das Waschgefäß mit 5 ccm der durchgeschüttelten Phosphoraufschwemmung beschickt und das Zersetzungsgefäß mit etwa 50 ccm klarer alkoholischer Silbernitratlösung gefüllt worden ist. Sodann wird der Apparat zusammengefügt, durch das Gaseinleitungsrohr gewaschenes und getrocknetes Kohlendioxyd — etwa drei Blasen in der Sekunde — eingeleitet und der Inhalt des Kölbchens, zweckmäßig mittels eines Phosphorsäurebads oder dergleichen, zum langsamen Sieden gebracht. Der Siedering soll allmählich bis zur halben Höhe des Kühlrohrs emporsteigen. Zum Erhitzen bedient man sich zweckmäßig eines genau regulierbaren Brenners, dessen Mündung mit einem Kupferdrahtgewebe bedeckt ist, damit die Flamme auch bei der kleinsten Einstellung nicht zurückschlagen kann.

In der Regel ist alles Glycerin in Isopropyljodid übergeführt, wenn im Zersetzungsgefäß eine Abscheidung von Silberjodid nicht mehr wahrzunehmen ist. Dies ist bei trockenen Weinen in der Regel schon $1^1/_2$ bis 2 Stunden, bei Süßweinen etwa 3 Stunden nach Beginn des Versuchs der Fall. Man unterbricht den Versuch bei trockenen Weinen nach $2^1/_2$, bei Süßweinen nach 4 Stunden.

Die Silbernitratlösung und der Niederschlag werden unter Nachspülen mit Wasser in ein Becherglas von etwa 600 ccm Inhalt übergeführt und die Flüssigkeit nach Zusatz von fünf bis zehn Tropfen verdünnter Salpetersäure mit Wasser auf ungefähr 500 ccm gebracht. Man erhitzt das Gemisch eine halbe Stunde auf dem Wasserbade, läßt es an einem vor Licht geschützten Orte erkalten und filtriert durch einen bei 130° bis zum gleichbleibenden Gewichte getrockneten Goochtiegel mit Asbesteinlage oder einen Platinfiltertiegel oder ein gleich behandeltes Asbestfilterröhrchen. Der Niederschlag wird mit salpetersaurehaltigem Wasser, sodann mit reinem Wasser bis zum Verschwinden der sauren Reaktion, schließlich mit Alkohol ausgewaschen und bei 130° bis zum gleichbleibenden Gewichte getrocknet. Alsdann läßt man im Exsikkator erkalten und wägt.

Berechnung: Wurden a g Silberjodid gewogen, so sind in 1 Liter Wein enthalten:

bei trockenem Weine $x = 39{,}21\,a$ g Glycerin,
bei Süßwein $x = 78{,}42\,a$ g Glycerin.

E. Nachweis und Bestimmung des Mannits.

Zum Nachweis des Mannits benutzt man das Verfahren von U. Gayon und E. Dubourg [1]).

Man läßt 2 bis 3 ccm Wein langsam bei niederer Temperatur auf einem Uhrglase verdunsten. Ist mehr als 1 g Mannit in 1 Liter Wein vorhanden, so kristallisiert er nach 24 Stunden in Gestalt sehr feiner, seidenartig glänzender Nadeln aus.

Zur Bestimmung benutzt man:

1. Das Verfahren nach Jégou [2]).

250 ccm Wein werden entgeistet, mit Kaliumcarbonat neutralisiert und dann mit 20 g Tierkohle erhitzt. Man fällt mit Bleiessig und füllt mit Wasser auf 250 ccm wieder auf. Man filtriert, leitet in einen aliquoten Teil des Filtrates Schwefelwasserstoff und filtriert unter sorgfältigem Auswaschen vom gebildeten Bleisulfid ab. Das Filtrat dampft man auf dem Wasserbade zur Sirupdicke ein und läßt den Rückstand in der Kälte stehen. Der Mannit kristallisiert in Gestalt feiner, glänzender Nadeln aus. Man spült die Kristalle auf ein gewogenes Filter, besser in einen Gooch- oder Neubauer-Tiegel, wäscht mit einigen Kubikzentimetern einer gesättigten Lösung von Mannit in Alkohol von 85 Maßproz., trocknet das Filter bzw. den Tiegel bei 100° und wägt. Enthält der Wein erhebliche Mengen Zucker, so vergärt man vor der Bestimmung des Mannits den entgeisteten Wein.

2. Das Verfahren von U. Gayon u. E. Dubourg [3]).

100 ccm Wein werden unter Zusatz von etwa 5 g Sand bis zur dickflüssigen Beschaffenheit eingedampft; der Rückstand bleibt zwei bis drei Tage

---

so ist der Phosphor in folgender Weise zu reinigen: 10 g roter Phosphor werden in einer braunen Flasche mit etwa 500 ccm Wasser übergossen und nach dem Absetzen mit 10 ccm einer wässerigen Jodkaliumjodidlösung, die 5 Proz. freies Jod enthält, versetzt. Darauf wird sofort kräftig umgeschüttelt. Man wiederholt das Zusetzen der Jodlösung nach jedesmaligem Absetzen des Phosphors und das Umschütteln etwa zehnmal. Nach dem Abhebern der überstehenden Lösung und dreimaligem Auswaschen mit Wasser ist der Phosphor gebrauchsfertig. M. J. Stritar (a. a. O.) reinigt den Phosphor durch Kochen mit 10 proz. Lauge.

[1]) Ist die Lösung nicht völlig klar, so muß sie filtriert werden. Um den Alkohol von störendem Aldehyd zu befreien, läßt man ihn mit geschmolzenem Kaliumhydroxyd mehrere Tage stehen und unterwirft ihn dann einer Destillation.

[1]) Ann. Instit. Pasteur **8**, 2 u. 109 (1894); **15**, 527 (1901); Ch. Z. **18**, Rep. 74 (1894); V. Ch. N. **9**, 88 u. 233 (1894). — [2]) Journ. pharm. chim. [5] **28**, 103 (1893); C. 1893, II, 500. — [3]) Ann. Pasteur **8**, 108 (1894); **15**, 527 (1901); C. 1894, I, 787; 1901, II, 648. Vgl. dazu P. Carles, C. r. **112**, 811 (1891) und Ph. Schidrowitz, Analyst **27**, 42 (1902); Z. U. N. **5**, 1173 (1902).

an einem kühlen Orte stehen. Dann rührt man zu dem Rückstand 100 ccm 85 proz., in der Kälte mit Mannit gesättigten Sprit, zu, bringt das Ganze auf ein Filter und läßt zwei Stunden abtropfen. Filter samt Inhalt werden in einen Extraktionsapparat eine Stunde lang mit 100 ccm 85 proz. Sprit ausgezogen und dann $^4/_5$ des Sprits abdestilliert. Man entfärbt mit etwas Tierkohle, filtriert und wäscht zweimal mit 50 ccm heißem 85 proz. Sprit. Das Filtrat wird bei 60° eingedampft und der Rückstand gewogen. Zucker muß vorher vergoren werden.

F. Nachweis und Bestimmung des Acetaldehyds.

Mindestens 500 ccm Wein werden mit Soda alkalisch gemacht, um die aldehydschweflige Säure zu zerlegen, und in einem Kohlensäurestrom, um eine Oxydation des Alkohols zu Aldehyd oder des Aldehyds zu Essigsäure zu vermeiden, unter guter Kühlung einer langsamen Destillation unterworfen. Man verbindet mit dem Kühler luftdicht zwei kleine Vorlagen, die sorgfältig mit Eis gekühlt werden, um Verluste an Aldehyd, der schon bei 21° siedet, zu verhüten. Es genügt, etwa 70 ccm Destillat überzutreiben.

Zum Nachweis genügen die allgemeinen, im Schrifttum angegebenen Reaktionen nicht, teils weil sie nicht charakteristisch genug, teils weil sie zu unempfindlich sind.

Hierzu gehören die Reaktionen mit Kali, mit ammoniakalischer Silbernitratlösung, mit Nesslers Reagens usw.

Sehr empfehlenswert [1]) ist die Reaktion von L. Lewin [2]) mit Piperidin und Nitroprussidnatrium. Die Mischung, die erst unmittelbar vor dem Gebrauch hergestellt werden darf, gibt mit Acetaldehyd noch in einer Verdünnung von 1:5000 bis 1:10000 eine deutliche Blaufärbung. (Einzelne andere Aldehyde geben ebenfalls Blaufärbung, aber viel schwächer.)

Zur kolorimetrischen Bestimmung verwendet man nach L. Medikus [3]) eine auf bestimmte Weise durch schweflige Säure entfärbte Fuchsinlösung. Man löst 0,5 g reinstes Diamantfuchsin, filtriert und mischt das Filtrat mit einer Lösung von 0,5 g SO_3H_2 [4]) und füllt auf 100 ccm auf. Nach 2 Stunden muß Entfärbung eingetreten sein, sonst ist die Mischung zu verwerfen.

Als Vergleichslösung dient eine Lösung von reinstem Aldehyd oder Aldehydammoniak (etwa 50 mg im Liter) in 30 proz. Alkohol [5]).

[1]) Nach W. Kerp, Arb. Ges. Amt **21**, Sonderdruck S. 22 (1904). — [2]) B. **32**, 3388 (1899). — [3]) F. B. **2**, 299 (1895).

[4]) Deren Gehaltsbestimmung erfolgt so, daß man in eine gemessene Menge einer $^n/_{10}$-Jodlösung, die man mit Stärkelösung versetzt, die schweflige Säure zulaufen läßt bis zur Entfärbung.

[5]) Der Alkohol muß sorgfältig von Aldehyd befreit worden sein. Man erhitzt mit Silbernitrat und Kalilauge 30 Minuten am Rückflußkühler und destilliert dann.

Alkoholgehalt der zu prüfenden Flüssigkeit und der Vergleichslösung, Temperatur, Menge der zugesetzten Reagenzflüssigkeit, Dauer der Einwirkung usw. müssen genau gleich sein. Auch der Gehalt an Aldehyd muß annähernd gleich sein. Der Vergleich der Farbentiefe erfolgt mit einem Kolorimeter.

Andere Bestimmungsverfahren haben ausgearbeitet: E. Rieter [1]), M. Ripper [2]) und W. Kerp [3]).

6. Bestimmung der organischen Säuren.

A. Bestimmung der titrierbaren Säuren (Gesamtsäure).

a) Im Wein.

Amtliche Anweisung II. 6.

Bei der Bestimmung der titrierbaren Säuren wird Lackmuspapier verwendet, das wie folgt hergestellt wird:

100 g gepulverter Lackmus werden am Rückflußkühler $^1/_2$ Stunde mit 500 ccm Alkohol von 90 Maßproz. ausgekocht. Man filtriert alsdann ab und trocknet den Rückstand bei mäßiger, 100° keinesfalls übersteigender Wärme. Den getrockneten Rückstand verreibt man in einer Reibschale innig mit 500 ccm kaltem Wasser, läßt — unter wiederholtem Umrühren — 24 Stunden in der Kälte stehen und filtriert. Von dem Filtrate sondert man einen kleinen Anteil ab und sättigt darauf in der Hauptmenge das freie Alkali ab, indem man wiederholt mit einem in Schwefelsäure vom spez. Gew. 1,11 eingetauchten Glasstab umrührt, bis die Farbe ausgesprochen rot erscheint. Dann kocht man die Mischung auf und erhält, unter Ersatz des verdampfenden Wassers, $^1/_4$ Stunde im Sieden. Schlägt hierbei der rote Farbenton wieder in Violett oder Blau um, so stellt man ihn in der angegebenen Weise mittels des mit Schwefelsäure benetzten Glasstabs wieder her und wiederholt dies so lange, bis der gewünschte Farbenton erreicht ist. Man prüft auf denselben durch Tüpfeln auf ein Streifchen des Papiers, das mit der Lackmuslösung getränkt werden soll. Hierbei ist zu beachten, daß der Ton des Papiers beim Trocknen in der Regel blauer ist als unmittelbar nach dem Tränken. Sollte bei dieser Behandlung die Flüssigkeit versehentlich zu stark angesäuert werden, also zu lebhaft rot geworden sein, so kann man den Fehler durch Zusatz einer entsprechenden Menge des anfangs zurückbehaltenen blauen Anteils wieder verbessern. Ist der gewünschte Farbenton erreicht, so zieht man durch die erkaltete und erforderlichenfalls filtrierte Flüssigkeit Streifen feinen ungeleimten Papiers — besonders geeignet ist das Filtrierpapier Nr. 1403 der Firma Schleicher & Schüll in Düren — hindurch und hängt sie in einem von Säure- und Ammoniakdämpfen

[1]) Schweiz. Wochenschr. Chem. Pharm **34**, 237 (1896). — [2]) Z. L. V. Ö. **3**, 26 (1900). — [3]) Arb. Ges. Amt **21**, Sonderdruck S. 22 (1904).

freien Raume über Fäden zum Trocknen auf. Auch das fertige Papier ist beim Aufbewahren vor Laboratoriumsdämpfen und Licht zu schützen. Von den getrockneten Streifen schließt man den obersten Teil, in dem Verunreinigungen von bläulichem Farbenton angereichert sind, von dem Gebrauch aus. Da sich der Farbenton beim Trocknen des Papiers häufig ganz unerwartet ändert, empfiehlt es sich, zunächst nur einen Probestreifen zu färben und zu trocknen und, je nach dem Ausfall der Färbung, die Lösung nach Bedarf so lange mit etwas mehr Schwefelsäure oder etwas zurückbehaltener blauer Lackmuslösung zu versetzen, bis die Farbe eines erneut gefärbten Papierstreifens nach dem Trocknen befriedigend ausgefallen ist. Das fertige Papier muß eine ausgesprochen rötliche Färbung mit einem geringen Stiche ins Violette aufweisen. Ein Tropfen einer Mischung von 50 ccm kochendem Wasser und einem Tropfen $^n/_4$-Lauge muß beim Aufbringen auf das Papier einen deutlichen blauen Ring hervorrufen.

Die Bestimmung wird wie folgt vorgenommen:

25 ccm Wein werden bis zum beginnenden Sieden erhitzt [1]); die heiße Flüssigkeit [2]) wird sodann mit einer Alkalilauge, die nicht schwächer als $^1/_4$ normal ist, titriert. Der Sättigungspunkt ist erreicht, wenn ein auf das nach vorstehender Vorschrift bereitete Lackmuspapier aufgesetzter Tropfen einen blauen Ring hervorbringt.

Berechnung: Wurden zur Sättigung von 25 ccm Wein a ccm $^n/_4$-Alkalilauge verbraucht, so sind in 1 Liter Wein enthalten:

$x = 0{,}75\,a$ g titrierbare Säuren (Gesamtsäure), als Weinsäure berechnet.

Der Gehalt an titrierbaren Säuren (Gesamtsäure) in 1 Liter Wein entspricht:

$y = 10\,a$ mg-Äquivalenten Säure [= ccm n-Säure].

Bei Verwendung von $^n/_3$-Alkalilauge lauten die Formeln:

$x = a$ g titrierbare Säuren,

$y = \frac{40\,a}{3}$ mg-Äquivalente Säure [= ccm n-Säure].

b) Im Most.

Amtliche Anweisung III. 3.

Der Gehalt an titrierbaren Säuren im Most wird wie bei Wein nach der Vorschrift unter II Nr. 6 bestimmt.

[1]) Um die störende Kohlensäure zu entfernen, muß einerseits wirklich bis zum Beginn des Siedens erhitzt werden, andererseits darf das Erhitzen nicht längere Zeit fortgesetzt werden, um eine Verflüchtigung von Essigsäure zu vermeiden.

[2]) Die Titration soll in der Hitze ausgeführt werden, weil hier der Einfluß amphoterer Stoffe am geringsten ist; A. Halenke u. W. Möslinger, Fr. **34**, 274—279 (1895).

B. Bestimmung der Weinsäure.

Amtliche Anweisung II. 10 [1]).

100 ccm Wein werden in einer Porzellanschale auf dem Wasserbad entgeistet. Der Rückstand wird mit Wasser in ein Becherglas gespült, das bei 100 ccm eine Marke trägt, und auf das ursprüngliche Maß wieder aufgefüllt. Die Flüssigkeit versetzt man mit 2 ccm Eisessig, 0,5 ccm einer 20proz. Kaliumacetatlösung [2]) und 15 g gepulvertem reinen Kaliumchlorid. Letzteres bringt man durch Umrühren nach Möglichkeit in Lösung und fügt dann 20 ccm Alkohol von 96 Maßproz. hinzu [3]). Nachdem man durch starkes, etwa 1 Minute anhaltendes Reiben eines Glasstabes an der Wand des Becherglases die Abscheidung des Weinsteins eingeleitet hat, läßt man die Mischung wenigstens 15 Stunden bei 10 bis 15° stehen und filtriert dann den kristallinischen Niederschlag durch einen mit Papierfilterstoff [4]) beschickten Goochtiegel aus Platin oder Porzellan oder durch eine in gleicher Weise beschickte Wittsche Porzellansiebplatte mit Hilfe der Wasserstrahlpumpe ab [5]). Zum Auswaschen des Niederschlags bedient man sich einer Lösung von 15 g Kaliumchlorid in 20 ccm Alkohol von 96 Maßproz. und 100 ccm Wasser. Zunächst spült man das Becherglas mit einem kleinen Anteil dieser Lösung aus, gibt die Flüssigkeit auf das Filter, läßt das Becherglas gut abtropfen und wiederholt dies etwa zweimal. Sodann werden Filter und Niederschlag durch dreimaliges Abspülen und Aufgießen von wenigen Kubikzentimetern der Waschflüssigkeit ausgewaschen. Von letzterer müssen im ganzen genau 20 ccm verwendet werden. Der Papierfilterstoff wird nebst Niederschlag mit siedendem alkalifreien Wasser in das Becherglas zurückgespült und die erhaltene Lösung in der Siedehitze mit $^n/_4$-Alkalilauge unter Verwendung von empfindlichem roten Lackmuspapier (vgl. II Nr. 6) titriert.

[1]) Nach Arbeiten von A. Halenke u. W. Möslinger, Fr. **34**, 279 (1895) und M. Barth, Fr. **32**, 650 (1893); F. B. **1**, 206 (1894).

[2]) Die Menge 0,5 ccm Kaliumacetat genügt mitunter nicht, wenn sehr viel Weinsäure vorhanden ist. Die nötige Menge muß dann durch besondere Versuche ermittelt werden, da auch ein Überschuß die Fällung beeinträchtigt. Deshalb ist bei steigenden Zusätzen von Kaliumacetat die erhaltene Höchstmenge von Weinstein als richtig anzusehen. P. Kulisch, Z. ang. Chem. **11**, 1143 (1898).

[3]) Ist der Alkoholgehalt des Weines bekannt (er sei a Maßprozent), so umgeht man das Eindampfen auf folgende Weise: 100 ccm Wein werden mit den Fällungsmitteln versetzt, dann gibt man a ccm Wasser und $(20 - a)$ ccm Alkohol zu.

[4]) Zur Herstellung des Papierfilterstoffs schüttelt man 30 g Filtrierpapier mit 1 Liter Wasser unter Zusatz von 50 ccm 25proz. Salzsäure stark durch, filtriert auf der Nutsche ab und wäscht bis zur neutralen Reaktion mit heißem Wasser aus. Man verteilt den Brei auf 2 Liter Wasser und verwendet jedesmal 60 ccm des aufgeschüttelten Breies.

[5]) Das Filtrat kann zum Nachweis der Zitronensäure nach II Nr. 27 verwendet werden.

Berechnung: Wurden bei der Titration a ccm $^n/_4$-Alkalilauge verbraucht, so sind in 1 Liter Wein enthalten:

$$x = 0{,}375\,(a + 0{,}6) \text{ g Weinsäure,}$$

oder es entspricht der Gehalt an Weinsäure in 1 Liter Wein:

$$y = 5\,(a + 0{,}6) \text{ mg-Äqu. Säure [= ccm n-Säure]}$$ [1].

Anmerkung: Bei Jungweinen und Traubenmosten ist die Fällung der Weinsäure zu wiederholen[2]. Zu diesem Zwecke versetzt man die titrierte Lösung des Niederschlags mit einer solchen Menge $^n/_4$-Salzsäure, als der verbrauchten Alkalilauge entspricht. Alsdann bringt man die Flüssigkeit durch Zusatz von Wasser auf 100 ccm und fällt die Weinsäure nach der vorstehenden Vorschrift aus.

Berechnung: Wurden bei der zweiten Titration a ccm $^n/_4$-Alkalilauge verbraucht, so sind in 1 Liter Wein enthalten:

$$x = 0{,}375\,(a + 1{,}2) \text{ g Weinsäure,}$$

oder es entspricht der Gehalt an Weinsäure in 1 Liter Wein:

$$y = 5\,(a + 1{,}2) \text{ mg-Äqu. Säure [= ccm n-Säure].}$$

C. Bestimmung der Äpfelsäure.

Amtliche Anweisung II. 26[3].

Man scheidet zunächst die Weinsäure aus dem Weine nach folgendem Verfahren ab:

In einem Becherglase, das bei 20 ccm eine Marke trägt, werden 50 ccm Wein auf dem Wasserbad auf etwa 10 ccm eingeengt. Man gibt sodann weitere 50 ccm hinzu und engt auf 20 ccm ein. In der noch warmen Flüssigkeit werden 3 g gepulvertes reines Kaliumchlorid unter Umrühren gelöst und alsdann 0,5 ccm Eisessig, 0,5 ccm einer 20 proz. Kaliumacetatlösung sowie 6 ccm Alkohol von 96 Maßproz. hinzugesetzt. Nachdem man durch starkes, etwa 1 Minute anhaltendes Reiben eines Glasstabes an der Wand des Becherglases die Abscheidung des Weinsteins eingeleitet hat, läßt man die Mischung 15 Stunden bei 10 bis 15° stehen und filtriert dann den Niederschlag durch einen mit Papierfilterstoff beschickten Goochtiegel aus Platin oder Porzellan oder durch eine in gleicher Weise beschickte Wittsche Porzellansiebplatte mit Hilfe der Wasserstrahlpumpe ab. Filtrat und Waschwässer werden in einem 100 ccm-Meßkölbchen aufgefangen. Zum Auswaschen des Niederschlags bedient man sich einer Lösung von 15 g Kaliumchlorid in 20 ccm Alkohol von 96 Maßproz. und 100 ccm Wasser. Zunächst spült man das Becherglas mit einem kleinen Anteil dieser Lösung aus, gibt die Flüssigkeit auf das Filter, läßt das Becherglas gut abtropfen und wiederholt dies etwa zweimal. Sodann werden Filter und Niederschlag durch dreimaliges Abspülen und Aufgießen von wenigen Kubikzentimetern der Waschflüssigkeit ausgewaschen. Von letzterer müssen im ganzen genau 20 ccm verbraucht werden.

Filtrat und Waschwässer werden mit Wasser bei 15° auf 100 ccm aufgefüllt und gut durchgemischt. 50 ccm dieser Flüssigkeit werden in einer 200 ccm fassenden Porzellanschale mit 5 ccm einer 10 proz. Bariumchloridlösung versetzt und auf dem Wasserbade fast bis zur Trockne eingedampft, wobei man die entstehenden Kristallkrusten mit einem kleinen Glaspistill zerdrückt. Sobald ein Geruch nach Essigsäure nicht mehr wahrzunehmen ist, versetzt man den Rückstand mit einigen Tropfen Phenolphthaleinlösung, sodann bis zur Rotfärbung mit kalt gesättigter Barytlauge[1], gibt alsdann noch 2 bis 3 ccm der Lauge hinzu, erwärmt das Gemisch 10 Minuten auf dem siedenden Wasserbade, neutralisiert alsdann durch Einleiten von Kohlendioxyd und engt auf dem Wasserbad auf etwa 10 ccm ein. Der Schaleninhalt wird in einen mit einem Glasstopfen verschließbaren Meßzylinder von 100 ccm Inhalt übergeführt und die Schale mit heißem Wasser nachgespült, bis die Flüssigkeitsmenge im Zylinder durch die Zugabe des Spülwassers auf 25 ccm gebracht ist. Unter beständigem Umrühren gibt man sodann in dünnem Strahle Alkohol von 96 Maßproz. hinzu, bis der Zylinder nahezu 100 ccm enthält, stellt ihn $^1/_2$ Stunde in ein Wasserbad von 15°, füllt mit Alkohol gleicher Stärke auf 100 ccm auf und läßt den Zylinder 2 Stunden stehen, während welcher Zeit wiederholt kräftig umgeschüttelt wird[2]. Die Flüssigkeit wird sodann durch ein bedecktes, trockenes, glattes Filter filtriert, wobei man zunächst die klare Flüssigkeit aufgießt und dann den Niederschlag aufbringt. Zylinder und Niederschlag werden mit etwa 100 ccm Alkohol von 80 Maßproz. nachgewaschen. Der Niederschlag[3] wird nunmehr mit heißem Wasser in eine Porzellanschale gespritzt und der Schaleninhalt bis eben zur Trockne verdampft. Den Rückstand verreibt man nach dem Erkalten je nach seiner Menge sorgfältig mit 1 bis höchstens 3 ccm 40 proz. Schwefelsäure und setzt alsdann unter stetem Rühren — erforderlichenfalls, um eine Überhitzung zu vermeiden, in entsprechenden Zwischenräumen — aus einer Pipette 1 bis 1,5 ccm

---

[1] Arbeitet man mit $^n/_6$-Lauge, so wird

$$x = \frac{1}{4}(b + 0{,}9) \text{ und } y = \frac{10}{3}(b + 0{,}9).$$

[2] Durch die Fällung wird etwas Äpfelsäure mit niedergerissen; deshalb muß die Fällung, falls viel Äpfelsäure vorhanden ist, wiederholt werden. Das wird stets der Fall sein in Mosten, in Jungweinen und in sehr sauren Weinen, die die Äpfel-Milchsäuregärung noch nicht durchgemacht haben.

[3] Nach Vorschlägen von C. von der Heide, Z. U. N. **17**, 307 (1909) und Fr. **51**, 631 (1912).

[1] Nach Entfernung der Weinsäure wird der Alkohol und der größte Teil der Essigsäure durch Abdampfen entfernt und die zurückbleibende Essigsäure, sowie die Milch-, Bernstein- und Äpfelsäure in Bariumsalze übergeführt.

[2] Durch den Alkoholzusatz werden Bariumsuccinat und -malat ausgefällt, während Bariumacetat und -lactat in Lösung bleiben.

[3] Der Niederschlag besteht aus Bariumsuccinat und -malat neben Bariumcarbonat und -sulfat und Kalium- und Bariumchlorid.

konzentrierte Schwefelsäure tropfenweise zu[1]). Man verreibt den Schaleninhalt mit etwa 10 g feingepulvertem entwässerten Natriumsulfat, das man in kleinen Anteilen zusetzt, läßt die Schale einige Stunden im Exsikkator stehen, vermischt sodann mit weiteren 10 bis 20 g Natriumsulfat von der gleichen Beschaffenheit und beläßt das Gemisch während der Nacht im Exsikkator[2]).

Der nunmehr trockene Schaleninhalt wird zu einem lockeren, nicht zu feinen Pulver verrieben und in eine Extraktionshülse übergeführt, die mit einem losen Wattebausche verschlossen wird. Durch etwa sechsstündiges Extrahieren mit Äther im Soxhletapparat entzieht man dem Gemische die Bernsteinsäure und Äpfelsäure. Aus der ätherischen Lösung destilliert man sodann etwa die Hälfte des Äthers ab, versetzt mit 10 bis 20 ccm Wasser, treibt den Äther vollständig ab, erwärmt den Rückstand auf dem Wasserbad und gibt unter Verwendung von Phenolphthalein so viel gesättigte Barytlauge hinzu, bis nach 5 Minuten langem Erwärmen die Rotfärbung bestehen bleibt. Sodann wird Kohlendioxyd bis zum Verschwinden der Rotfärbung eingeleitet, die Flüssigkeit kurze Zeit auf dem Wasserbad erwärmt, nach dem Erkalten auf etwa 20 bis 30° durch ein kleines glattes Filter in eine etwa 150 ccm fassende Platinschale filtriert und das Kölbchen nebst Filter mit warmem Wasser nachgewaschen, bis die Menge des Filtrats etwa 100 ccm beträgt[3]).

Nach dem Eindampfen des Filtrats auf dem Wasserbade zur Trockne wird der Rückstand auf einem Asbestdrahtnetze vorsichtig verkohlt, die Kohle mit einem kleinen, unten flachen Glasstab fein zerrieben und stark geglüht. Nach dem Erkalten wird eine gemessene überschüssige Menge $^n/_4$-Salzsäure hinzugesetzt und die mit einem Uhrglas bedeckte Schale 5 Minuten auf dem Wasserbad erhitzt. Man spült sodann das Uhrglas mit Wasser ab und titriert die Flüssigkeit mit $^n/_4$-Alkalilauge unter Verwendung von Phenolphthalein bis zur beginnenden Rotfärbung.

Berechnung: Bezeichnet man mit b den Gehalt des Weines an Bernsteinsäure, ausgedrückt in Kubikzentimetern Normalsäure in 1 Liter (II Nr. 25), und wurden bei der Titration c ccm $^n/_4$-Salzsäure und zum Zurücktitrieren d ccm $^n/_4$-Alkalilauge verwendet, so sind in 1 Liter Wein enthalten:

$$x = 0{,}067\,(5\,c - 5\,d - b) \text{ g Äpfelsäure,}$$

oder es entspricht der Gehalt an Äpfelsäure in 1 Liter Wein:

$$y = 5\,c - 5\,d - b \text{ mg-Äquivalenten Säure } [= \text{ccm n-Säure}].$$

D. Bestimmung der Milchsäure.

a) Verfahren nach W. Möslinger[1]).

Amtliche Anweisung II. 9.

(Nur bei trockenen Weinen ausführbar.)

Man bringt 50 ccm Wein in einen Rundkolben von 200 ccm Inhalt und destilliert die flüchtigen Säuren nach der Vorschrift unter II Nr. 7 im lebhaften Wasserdampfstrom ab[2]).

Der Destillationsrückstand wird unter Verwendung von kleinen Mengen Wasser zum Nachspülen in eine Porzellanschale übergeführt, mit einigen Tropfen Phenolphthaleinlösung, sodann mit kalt gesättigter Barytlauge bis zur schwachen Rotfärbung und mit 5 ccm 10 proz. wässeriger Bariumchloridlösung versetzt. Um etwa vorhandenes Milchsäureanhydrid zu verseifen, gibt man noch 2 bis 3 ccm Barytlauge hinzu, erwärmt das Gemisch 10 Minuten auf dem siedenden Wasserbade, wobei die Rotfärbung bestehen bleiben muß, neutralisiert durch Einleiten von Kohlendioxyd und engt auf dem Wasserbade auf etwa 10 ccm ein.

Der Schaleninhalt wird in einen mit einem Glasstopfen verschließbaren Meßzylinder von 100 ccm Inhalt übergeführt und die Schale mit heißem Wasser nachgespült, bis die Flüssigkeitsmenge im Zylinder durch die Zugabe des Spülwassers auf 25 ccm gebracht ist. Unter beständigem Umrühren gibt man sodann in dünnem Strahle neutral reagierenden Alkohol von 96 Maßproz. hinzu, bis der Zylinder nahezu 100 ccm enthält, stellt diesen $^1/_2$ Stunde in ein Wasserbad von 15°, füllt alsdann mit Alkohol von gleicher Stärke auf 100 ccm auf und läßt den Zylinder 2 Stunden stehen, während welcher Zeit wiederholt kräftig umgeschüttelt wird. Die Flüssigkeit wird nun durch ein bedecktes, trockenes, glattes Filter in ein trockenes Gefäß filtriert und auf eine Temperatur von 15° gebracht[3]). Von dem Filtrat werden 75 ccm in ein Kölbchen pipettiert und mit 25 ccm 5 proz. Natriumsulfatlösung versetzt[4]). Man schüttelt die Mischung gut um und läßt sie verkorkt $^1/_4$ Stunde stehen. Die Flüssigkeit wird sodann durch ein bedecktes, trockenes Faltenfilter in ein trockenes Gefäß filtriert und auf eine Temperatur von 15° gebracht.

[1]) Durch die Schwefelsäure werden Bernstein- und Äpfelsäure in Freiheit gesetzt und der Chlorwasserstoff ausgetrieben.

[2]) Das wasserfreie Natriumsulfat bindet das Wasser und die freie Schwefelsäure, so daß man das trockene Gemisch mit Äther ausziehen kann.

[3]) Die ausgezogenen Säuren, denen sich manchmal etwas Schwefelsäure beimischt, werden mit Barytlauge in die Bariumsalze übergeführt und der überschüssige Baryt durch Kohlensäure wieder ausgefällt. Ins Filtrat gehen also nur Bariumsuccinat und -malat, die durch Veraschen in kohlensaure Salze übergeführt werden.

[1]) Z. U. N. **4**, 1123 (1901).

[2]) Das Verfahren beruht auf der Löslichkeit des Bariumlactats in 80 proz. Alkohol im Gegensatz zur Unlöslichkeit des Bariumtartrats, -malats usw. Da Bariumacetat ebenfalls in 80 proz. Alkohol löslich ist, muß die Essigsäure zuerst abgetrieben werden.

[3]) Der Rückstand kann zur Bestimmung der Bernsteinsäure nach II Nr. 25 verwendet werden.

[4]) Diese Abänderung rührt von W. J. Baragiola und O. Schuppli, Z. U. N. **27**, 841 (1914), her, die damit die Ausfällung der gelösten Bariumsalze bezwecken.

75 ccm dieses Filtrats werden in eine Platinschale pipettiert und auf dem Wasserbade unter Vermeidung des Siedens zur vollständigen Trockne eingedampft. Der Rückstand wird auf einem Asbestdrahtnetze vorsichtig verkohlt, die Kohle mit einem kleinen, unten flachen Glasstab fein zerrieben und stark geglüht. Nach dem Erkalten werden 20 ccm $^n/_4$-Salzsäure (die in der Regel ausreichen) hinzugesetzt und die mit einem Uhrglas bedeckte Schale 5 Minuten auf dem Wasserbad erhitzt. Man spült sodann das Uhrglas mit Wasser ab und titriert die Flüssigkeit mit $^n/_4$-Alkalilauge unter Verwendung von Phenolphthalein bis zur beginnenden Rotfärbung.

Berechnung: Wurden a ccm $^n/_4$-Salzsäure und b ccm $^n/_4$-Alkalilauge verwendet, so sind in 1 Liter Wein enthalten:

$$x = 0{,}8\,(a - b)\text{ g Milchsäure,}$$

oder es entspricht der Gehalt an Milchsäure in 1 Liter Wein:

$$y = \frac{80\,(a - b)}{9}\text{ mg-Äqu. Säure [= ccm n-Säure].}$$

b) Verfahren von R. Kunz [1]).

200 ccm Wein werden in einer Porzellanschale auf dem Wasserbade mit gepulvertem Bariumhydroxyd bis zur alkalischen Reaktion versetzt und ungefähr bis auf $^2/_3$ des ursprünglichen Maßes eingedampft. Nach dem Erkalten wird die Flüssigkeit samt dem entstandenen Niederschlage in einen Meßkolben gebracht, wieder auf 200 ccm aufgefüllt und nach kräftigem Durchmischen abfiltriert.

Von dem Filtrat dampft man 150 ccm auf dem Wasserbade zum dünnen Sirup ein. Um das Abdampfen der Flüssigkeit zu erleichtern, empfiehlt es sich, das darin enthaltene überschüssige Bariumhydroxyd durch Einleiten von Kohlensäure in Bariumcarbonat überzuführen.

Dem Abdampfrückstande wird nach dem Erkalten verdünnte Schwefelsäure im Überschuß zugefügt und darauf das ganze Gemisch samt Niederschlag verlustlos in einen geeigneten Perforationsapparat gebracht und mit Äther ausgezogen.

Der von Kunz vorgeschlagene Schacherlsche Apparat ist wegen seiner mangelhaften Leistung wenig empfehlenswert. Viel besser arbeiten die von C. von der Heide [1]) vorgeschlagenen Apparate (siehe hierzu Fig. 33 S. 309). Nachdem man, je nach Leistungsfähigkeit des Perforationsapparates, 9 bis 36 Stunden die wässerige Lösung mit Äther ausgezogen hat, unterbricht man die Operation, gibt in das Siedekölbchen ungefähr 30 ccm Wasser und verdampft den Äther unter öfterem Umschütteln auf dem Wasserbade. Die wässerige Lösung wird sodann in ein geeignetes Kölbchen gebracht, worauf die flüchtige Säure durch einen Wasserdampfstrom abgeblasen wird. Hierauf wird der Destillationsrückstand in eine Porzellanschale gespült und nach Zusatz eines Tropfens Phenolphthaleins mit etwas überschüssigem gepulverten Bariumhydroxyd versetzt.

Falls während des Erwärmens auf dem Wasserbade die alkalische Reaktion 15 Minuten bestehen bleibt, leitet man in die Flüssigkeit Kohlensäure ein und engt sie durch weiteres Abdampfen auf dem Wasserbade bis auf 10 ccm ein. Mit weiteren 40 ccm Wasser bringt man den Eindampfrückstand samt Niederschlag in einen 150 ccm-Meßkolben und füllt darauf unter leichtem Umschwenken mit Alkohol von 95 Maßproz. bis zur Marke auf.

Der zweite Zusatz von Bariumhydroxyd bezweckt die vollständige Überführung etwa gebildeten Milchsäureanhydrids in Bariumlactat. Durch den Zusatz des doppelten Maßes 95 proz. Alkohols soll die Trennung der Milchsäure von der in den Ätherauszug übergegangenen Weinsäure, Äpfelsäure und Bernsteinsäure erreicht werden, da in einer Mischung von 1 Tl. Wasser und 2 Tln. 95 proz. Alkohols das Bariumlactat leicht löslich sei, während die Bariumsalze der anderen in Betracht kommenden Säuren vollkommen unlöslich seien.

Nach kräftigem Durchschütteln der Flüssigkeit kann sogleich abfiltriert werden. Vom Filtrat werden 100 ccm in einer Porzellanschale bis zur Entfernung des Alkohols auf dem Wasserbade eingedampft. Der Rückstand [2]) wird in ein Becherglas gebracht, mit Salzsäure schwach angesäuert und in der Hitze mit Natriumsulfat gefällt.

Da sich in der zur Fällung vorbereiteten Flüssigkeit ausschließlich milchsaures Barium vorfindet, so kann aus der Menge des gewogenen schwefelsauren Bariums ohne weiteres die Milchsäure berechnet werden.

Berechnung: Da das schließlich verarbeitete Filtrat 100 ccm Wein entspricht, so enthalten, falls a g Bariumsulfat zur Wägung gebracht worden sind, 1 Liter Wein:

$$x = 7{,}714\,a\text{ g Milchsäure,}$$

[1]) Z. U. N. 4, 673 (1901). Es beruht auf folgenden Grundsätzen: 1. Fällung von Extraktstoffen durch überschüssiges Bariumhydroxyd zur Verminderung späterer Emulsionsbildung bei der Ätherperforation. 2. Entfernung des Alkohols durch Eindampfen und Ansäuern des Rückstandes mit Schwefelsäure als Vorbereitung zur Perforation. 3. Perforation der Milch-, Essig-, Bernsteinsäure usw. durch Äther in geeigneten Apparaten. 4. Entfernung der Essigsäure aus dem ätherischen Auszug durch Wasserdampfdestillation. 5. Neutralisation der ausgeätherten Säuren mit Bariumhydroxyd. 6. Trennung des milchsauren Bariums von den übrigen Bariumsalzen durch 60- bis 70 proz. Alkohol. 7. Fällung des an Milchsäure gebundenen Bariums durch Natriumsulfat in salzsaurer Lösung (oder Bestimmung der Alkalität der Asche des milchsauren Bariums).

[1]) Z. U. N. 17, 315 (1909).

[2]) Zweckmäßiger ist es, das Bariumlactat zu veraschen und aus der Aschenalkalität die Milchsäure zu berechnen. Werden zur Alkalitätsbestimmung a ccm $^n/_6$-Salzsäure vorgelegt und sind b ccm $^n/_6$-Lauge zur Zurücktitration erforderlich, so sind in 1 Liter Wein enthalten:

$$x = 0{,}15\,(a - b)\text{ g Milchsäure,}$$

oder es entspricht der Gehalt an Milchsäure:

$$y = \frac{10\,(a - b)}{6}\text{ mg-Äquivalenten Säure [= ccm n-Säure].}$$

oder es entspricht der Gehalt an Milchsäure in 1 Liter Wein:

$$y = 85{,}67\,a \text{ mg-Äqu. Säure } [= \text{ccm n-Säure}].$$

E. Bestimmung der Bernsteinsäure.

a) Verfahren nach C. von der Heide.

Amtliche Anweisung II. 25 [1]).

Die Bestimmung der Bernsteinsäure wird zweckmäßig mit der Bestimmung der Milchsäure (II Nr. 9) verbunden.

Der Rückstand, welcher bei der Filtration der alkoholischen Lösung des milchsauren Bariums auf dem Filter zurückbleibt, wird, nachdem die in dem Meßzylinder von 100 ccm Inhalt zurückgebliebenen Teile des Niederschlags mit Alkohol von 80 Maßproz. gleichfalls auf das Filter gespült worden sind, mit etwa 80 ccm Alkohol gleicher Stärke ausgewaschen. Darauf wird der Filterrückstand mit heißem Wasser in eine etwa 200 ccm fassende Porzellanschale übergeführt und der Schaleninhalt auf dem Wasserbad auf etwa 30 ccm eingeengt. Unter ständigem Erhitzen auf dem Wasserbade wird die Flüssigkeit sodann mit je 5 ccm gesättigter Kaliumpermanganatlösung so lange versetzt, bis die rote Färbung der Flüssigkeit 5 Minuten bestehen bleibt. Man gibt weitere 5 ccm Permanganatlösung hinzu und läßt diese 15 Minuten einwirken. Verschwindet während dieser Zeit die Rotfärbung, so ist der Zusatz der Kaliumpermanganatlösung so oft zu wiederholen, bis die Färbung bei 15 Minuten langem Stehen der Flüssigkeit nicht mehr verschwindet. Man läßt nun erkalten und zerstört den Überschuß an Permanganat durch Zusatz von festem Natriumbisulfit. Nach dem Verschwinden der Rotfärbung säuert man vorsichtig mit 25 proz. Schwefelsäure an, wobei man die Schale mit einem Uhrglas bedeckt hält, und setzt Natriumbisulfit in kleinen Anteilen zu, bis das ausgeschiedene Mangandioxyd in Lösung gegangen ist. Die mit einem Uhrglas bedeckte Schale wird sodann auf dem siedenden Wasserbad erhitzt, bis die Gasentwicklung aufhört. Man entfernt das Uhrglas, spült es mit Wasser ab und dampft den Schaleninhalt auf etwa 30 ccm ein. Der Rückstand wird mit Wasser in einen gut wirkenden Ätherperforationsapparat gespült und mit 40 proz. Schwefelsäure versetzt, bis die Flüssigkeit etwa 10 Proz. freie Schwefelsäure enthält. Nach 10- bis 12 stündigem Perforieren mit Äther destilliert man die Hälfte des Äthers aus dem Perforationskölbchen ab, gibt 10 bis 20 ccm Wasser hinzu und treibt den Äther völlig ab. Unter Verwendung von Phenolphthalein wird die wässerige Lösung der Bernsteinsäure mit halogenfreier Barytlauge alkalisch gemacht und 10 Minuten auf dem Wasserbad erwärmt. Verschwindet hierbei die Rotfärbung, so wiederholt man den Zusatz von Barytlauge und das Erwärmen so oft, bis die Färbung bestehen bleibt. Man leitet sodann Kohlendioxyd bis zur Entfärbung in die Flüssigkeit ein und erhitzt etwa 10 Minuten auf dem Wasserbade. Nach dem Erkalten filtriert man die Flüssigkeit durch ein kleines glattes Filter in ein Meßkölbchen von 100 ccm Inhalt und wäscht mit so viel Wasser nach, daß Filtrat und Waschwasser etwa 75 ccm betragen. Hierauf gibt man in das Meßkölbchen 20 ccm $^{n}/_{10}$-Silbernitratlösung, füllt bei 15° mit Wasser bis zur Marke auf und schüttelt tüchtig durch. Nach mindestens zweistündigem Stehen filtriert man durch ein trockenes Faltenfilter und titriert in 50 ccm des Filtrats nach Zusatz von Salpetersäure und Eisenammoniumalaunlösung mit $^{n}/_{10}$-Ammoniumrhodanidlösung das überschüssige Silbernitrat zurück.

Berechnung: Wurden zum Zurücktitrieren a ccm $^{n}/_{10}$-Rhodanammoniumlösung verbraucht, so sind in 1 Liter Wein enthalten:

$$x = 0{,}236\,(10 - a) \text{ g Bernsteinsäure},$$

oder es entspricht der Gehalt an Bernsteinsäure in 1 Liter Wein:

$$y = 4\,(10 - a) \text{ mg-Äqu. Säure } [= \text{ccm n-Säure}].$$

b) Apparat zur Perforation mit Äther nach C. von der Heide [1]).

Der Apparat (Fig. 33) besteht aus vier Teilen: dem Hauptteil (A), dem Einsatzstück (B), dem Kühler (C) und dem Siedekölbchen (K).

Der Hauptteil (A) des Apparates ist ein zylinderförmiges Rohr, das bis zu dem Ansatzrohr b etwa 100 ccm faßt. Dabei ist die Weite des Zylinders so gewählt, daß die Länge bc etwa 19 cm beträgt. Bei d befindet sich ein zweites Ansatzrohr. Die Länge bd beträgt 10 cm; sie ist so bemessen, daß Länge $bc \times 1$ (spezifisches Gewicht des Wassers) kleiner ist als Länge $cd \times 0{,}72$ (spezifisches Gewicht des Äthers). In den oberen Teil des Zylinders (A) ist ein Einsatzstück (B) eingeschliffen, das an dem

[1]) Nach Arbeiten von R. Kunz, Z. U. N. **6**, 721 (1903) und C. von der Heide und seinen Mitarbeitern, Z. U. N. **17**, 291 (1909); Fr. **51**, 628 (1912). Das Verfahren beruht auf folgenden Grundsätzen: 1. Überführung sämtlicher organischer Säuren in ihre Bariumsalze durch Zusatz von Bariumchlorid und Bariumhydroxyd. 2. Ausfällung des wein-, äpfel-, gerb- und bernsteinsauren Bariums durch 80 proz. Alkohol, während milch- und essigsaures Barium neben einer Reihe von Extraktstoffen gelöst bleiben. 3. Oxydation der durch Alkohol gefällten Bariumsalze durch Permanganat in neutraler bzw. schwach alkalischer Lösung, wobei die Wein-, Äpfel- und Gerbsäure zerstört werden, während Bernsteinsäure nicht angegriffen wird. 4. Entfernung des überschüssigen Permanganats und des ausgeschiedenen Braunsteins mit schwefliger Säure. 5. Perforation der mit Schwefelsäure angesäuerten Lösung mit Äther, wobei die Bernsteinsäure in Äther übergeht. 6. Behandlung der ausgeätherten Säuren mit Barytlauge, Ausfällung des überschüssigen Baryts mit Kohlensäure, Trennung des Bariumsuccinats vom Bariumcarbonat durch Filtration, Ausfällung des Silbersuccinats mit überschüssiger Silberlösung von bekanntem Titer und Zurücktitration des Silberüberschusses mit Rhodanammonlösung von bekanntem Titer.

[1]) Z. U. N. **17**, 315 (1909).

Schliff eine Öffnung (o) trägt, die mit der Öffnung d des oberen Ansatzrohres korrespondiert. Das Einsatzstück geht allmählich in ein dünnes Röhrchen über, an das fünf nach unten gekrümmte Tellerchen angeschmolzen sind. Die Tellerchen haben je ein kleines Loch, das sich abwechselnd bald links, bald rechts befindet.

In den oberen, weiten Teil des Einsatzstückes wird ein Kühler (C) von besonderer Konstruktion eingesetzt. Er paßt sowohl mit dem oberen als

Fig. 33.

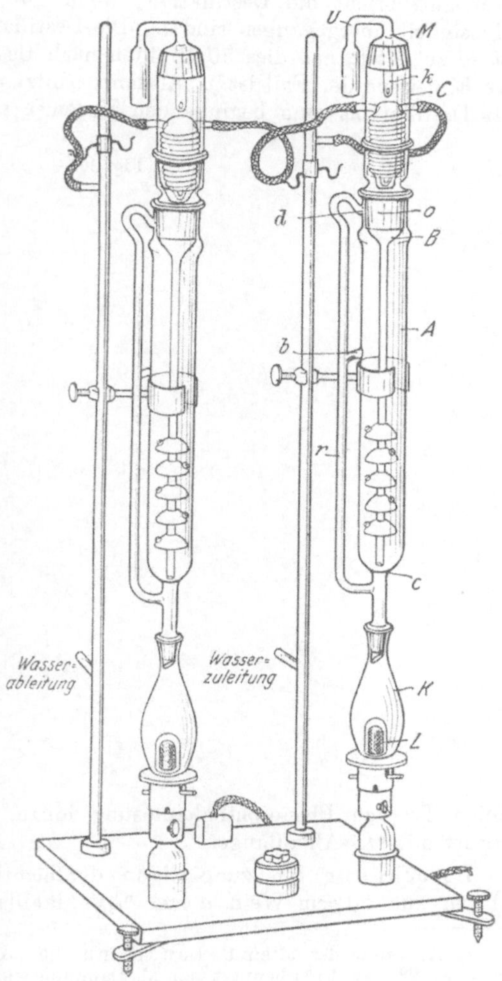

auch mit dem unteren Schliff in den Schliff des Einsatzstückes B. Ist der Kühler so eingesetzt, wie es die Abbildung zeigt, so tropft der abgekühlte Äther ohne weiteres in das Einsatzstück B. Dreht man den Kühler um, so sammelt sich der Äther in dem jetzt unten befindlichen Teil des Kühlers, da er durch ein Röhrchen k am Abfließen gehindert wird. In dieser Stellung verwendet man den Kühler, wenn der Äther aus dem Kölbchen K abdestilliert werden soll. In die Mündung M des Kühlers kann noch ein eingeschliffenes, zweimal rechtwinklig gebogenes Chlorcalciumröhrchen U eingesetzt werden. Der eigentliche Kühler ist eine weite Glasröhre, um die eine enge Glasröhre in dicht anschließenden Windungen aufgewickelt ist.

Unten ist an den Hauptteil A ein kleines, 100 ccm fassendes Kölbchen K mit eingestülptem Boden eingeschliffen. In die Einstülpung paßt eine kleine elektrische Glühfadenlampe L, durch die der Apparat erhitzt wird. Die Stativträger sind hohl und dienen zur Kühlwasserzu- und -ableitung.

Mit dem Apparat wird in folgender Weise gearbeitet: Zunächst führt man die zu perforierende Flüssigkeit in den Zylinder A ein, wobei suspendierte Niederschläge nicht stören. Die Flüssigkeit soll zweckmäßig nicht höher als 3 cm unterhalb des Ansatzrohres b stehen. Hierauf wird das Einsatzstück so eingesetzt, daß seine Öffnung o auf die Öffnung bei d zu liegen kommt. Man setzt nunmehr das Extraktionskölbchen unten an und gibt durch das Einsatzstück so lange Äther zu, bis der Siedekolben fast bis zur Hälfte gefüllt ist. Sodann wird der Kühler eingesetzt und die Wasserzuleitung angestellt. Nunmehr kann mit dem Erhitzen des Kolbens begonnen werden. Der Apparat arbeitet folgendermaßen: Die Ätherdämpfe steigen durch das Rohr r, das mit den beiden Ansatzröhren bei b und bei d kommuniziert, in die Höhe, treten durch die Öffnung bei d in das Einsatzstück, gelangen in den Kühler und werden hier verdichtet. Der verflüssigte Äther fällt tropfenweise in das Einsatzstück zurück. Am unteren Ende des Einsatzstückes tritt der Äther in die zu perforierende Flüssigkeit, steigt bis zum ersten Tellerchen, sammelt sich dort an, bis genügend Äther vorhanden ist, um durch die Öffnung des Tellerchens tropfenweise hindurchzugehen, und gelangt so unter das zweite Tellerchen, wo sich dasselbe Spiel wiederholt. Endlich sammelt sich der Äther über der wässerigen Flüssigkeit und fließt durch das Ansatzrohr bei b und das Rohr r in den Extraktionskolben zurück.

Bei der Perforation von Flüssigkeiten, deren spezifisches Gewicht bedeutend größer als 1 ist, muß darauf Rücksicht genommen werden, daß $cd \times 0{,}72$ größer bleibt als die Höhe der Flüssigkeitssäule $\times$ ihrem spezifischen Gewicht $+$ der Höhe der darüber stehenden Ätherschicht $\times$ 0,72.

Als Vorzüge des Apparates sind zu bezeichnen: 1. leichte Füllbarkeit des Apparates, die auch ein verlustloses Sammeln der perforierten Flüssigkeit begünstigt; 2. leichtes Zusammensetzen und Auseinandernehmen und infolgedessen Handlichkeit, da nur Schliffe vorhanden sind; 3. Emulsionen bilden sich nur in sehr geringem Grade; 4. große Leistungsfähigkeit, weil der Äther infolge der eingebauten Tellerchen sehr lange mit der Flüssigkeit in Berührung bleibt und außerdem eine hohe Flüssigkeitssäule durchströmen muß; 5. Möglichkeit, nach dem Perforieren durch Umdrehen des Kühlers den Äther abzudestillieren.

F. Bestimmung der flüchtigen Säure.

Die flüchtigen Säuren des Weines bestehen vorzugsweise aus flüchtigen Fettsäuren (Essig-, Propion-, Buttersäure [?] und deren höheren Homologen [?]), sowie in geringem Maße aus schwefliger Säure und vielleicht auch aus Spuren von Milchsäure. Die Hauptmenge der flüchtigen Säure ist jedenfalls Essigsäure, als welche sie auch berechnet wird.

a) Destillationsverfahren.

Amtliche Anweisung II. 7.

Zur Bestimmung der flüchtigen Säuren verwendet man einen Rundkolben von 200 ccm Inhalt, der durch einen Gummistopfen mit zwei Durchbohrungen verschlossen ist. Durch die erste Bohrung führt ein bis auf den Boden des Kolbens reichendes, oben stumpfwinklig umgebogenes Glasrohr von 4 mm lichter Weite, das unten etwas stumpfwinklig gebogen ist und eine kurze, 1 mm weite Ausströmungsspitze besitzt. Durch die zweite Bohrung führt ein Hakenaufsatz, dessen Form und Abmessungen in Fig. 34 angegeben sind und der mit einem gut wirkenden Kühler verbunden ist[1]). Als Destillationsvorlage dient ein 300 ccm fassender, hoher Erlenmeyerkolben, welcher an der einem Rauminhalt von 200 ccm entsprechenden Stelle eine Marke trägt.

Fig. 34.

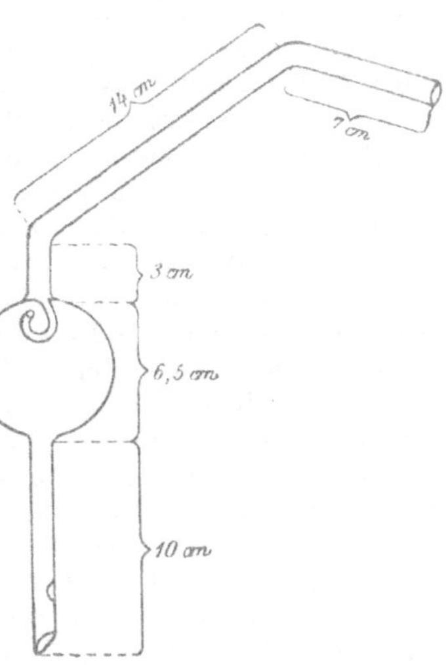

Fig. 35.

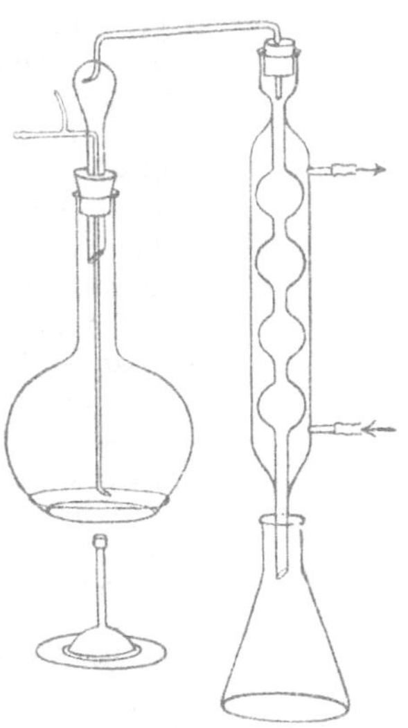

Fig. 36.

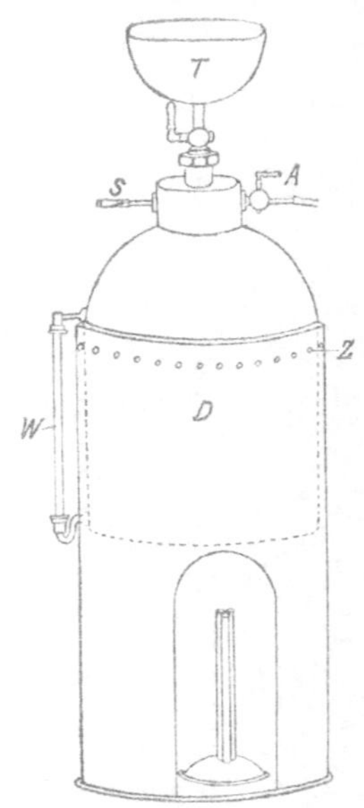

Man läßt zunächst durch das auf den Boden des Kolbens führende Glasrohr einen lebhaften Wasserdampfstrom[1]) eintreten und etwa 10 Minuten durch den gesamten Apparat bei nicht gefülltem Kühler strömen. Sodann unterbricht man das Einleiten des Wasserdampfes, setzt den Kühler in Tätigkeit, bringt 50 ccm Wein in den Destillierkolben und leitet in diesen einen lebhaften Strom von Wasserdampf. Durch gleichzeitiges Erhitzen des Destillierkolbens mit einer Flamme engt man unter stetem Durchleiten von Wasserdampf den Wein auf etwa 25 ccm ein und trägt dann durch zweckmäßiges Erwärmen des Kolbens dafür Sorge, daß die Flüssigkeitsmenge sich nicht mehr ändert. Man unterbricht die Destillation, wenn 200 ccm Flüssigkeit übergegangen sind[2]). Die Destillation ist so zu leiten, daß dies 50 Minuten nach Beginn des Einleitens der Fall ist[3]). Alsdann erhitzt man das Destillat bis zum beginnenden Sieden[4]), setzt einige Tropfen Phenolphthaleinlösung hinzu und titriert mit $^{n}/_{10}$-Alkalilauge.

Berechnung: Sind zur Sättigung der flüchtigen Säuren aus 50 ccm Wein *a* ccm $^{n}/_{10}$-Alkalilauge

---

[1]) Sehr zweckmäßig ist der abgebildete Destillieraufsatz (Fig. 35), der nur eine Bohrung im Kork erfordert und durch ein Sicherheitsröhrchen das Zurücksteigen der Flüssigkeit in den Dampfentwickler verhindert.

---

[1]) An Stelle des alten B. Landmannschen Apparates (Fr. **22**, 189, 516) benutzt man als Dampfentwickler zweckmäßig den Apparat von P. Kulisch (Fig. 36); der Apparat wird mit destilliertem Wasser beschickt. (*D* Kessel, *W* Wasserstandsrohr, *Z* Zuglöcher für die Heizgase, *A* Dampfabnahme, *S* Sicherheitsröhre aus einem Stückchen Gummischlauch mit Korkverschluß bestehend, *T* Trichterchen zum Nachfüllen.)

[2]) Aus stark stichigen Weinen läßt sich mit 200 ccm nicht alle Essigsäure übertreiben; für wissenschaftliche Zwecke müssen in diesem Falle 400 bis 800 ccm übergetrieben werden. Für analytische Zwecke hingegen soll man sich auf die konventionelle Menge von 200 ccm beschränken.

[3]) Der Rückstand kann zur Bestimmung der Milchsäure und Bernsteinsäure verwendet werden.

[4]) Um die Kohlensäure auszutreiben.

verbraucht worden, so sind in 1 Liter Wein enthalten:

$x = 0{,}12\,a$ g flüchtige Säuren, als Essigsäure (CH_3COOH) berechnet,

oder es entspricht der Gehalt an flüchtigen Säuren in 1 Liter Wein:

$y = 2\,a$ mg-Äquivalenten Säure [= ccm n-Säure][1]).

b) Berechnung der titrierbaren nichtflüchtigen Säuren.

Bedeutet:

a die Gramm titrierbare Säuren in 1 Liter Wein, als Weinsäure berechnet,

b die Gramm flüchtige Säuren in 1 Liter Wein, als Essigsäure berechnet,

x die Gramm titrierbare nichtflüchtige Säuren in 1 Liter Wein, als Weinsäure berechnet,

so sind in 1 Liter Wein enthalten:

$x = (a - 1{,}25\,b)$ g titrierbare nichtflüchtige Säuren, als Weinsäure berechnet.

Bedeutet:

c die mg-Äquivalente titrierbare Säuren in 1 Liter Wein,

d die mg-Äquivalente flüchtige Säuren in 1 Liter Wein,

y die mg-Äquivalente titrierbare nichtflüchtige Säuren in 1 Liter Wein,

so entspricht der Gehalt an titrierbaren nichtflüchtigen Säuren in 1 Liter Wein:

$y = (c - d)$ mg-Äquivalenten Säure [= ccm n-Säure].

c) Trennung der Essigsäure, Propion- und Buttersäure.

Hierfür hat E. Duclaux[2]) ein Verfahren angegeben, das G. Wieger[3]) verbessert hat.

G. Bestimmung der organischen Säuren nebeneinander.

In einem Anteil des Weines (50 ccm) bestimmt man:

1. die flüchtige Säure nach S. 310,
2. die Milchsäure nach S. 306,
3. die Bernsteinsäure nach S. 308.

In einem zweiten Anteil (100 ccm) bestimmt man:

1. die Weinsäure nach S. 304,
2. die Äpfel- und Bernsteinsäure zusammen nach S. 305.

In einem dritten Anteil bestimmt man die Gerbsäure nach S. 313.

[1]) Arbeitet man mit $^n/_{12}$-Lauge, so wird $x = 0{,}1\,a$ g flüchtige Säure, als Essigsäure berechnet, und $y = {}^5/_3\,a$ mg-Äquivalente Säure (= ccm Normalsäure).

[2]) Traité de Microbiologie **3**, 385. Paris 1900. [Referat: H. Müller-Thurgau u. A. Osterwalder, L. J. Schweiz **33**, 9 (1919)]. — [3]) Mitt. Leb. Hyg. **10**, 156 (1919).

H. Nachweis der Zitronensäure.

a) Verfahren nach W. Möslinger und O. Krug.

Amtliche Anweisung H. 27[1]).

50 ccm Wein werden mit Ammoniak schwach alkalisch gemacht und mit 3 ccm Alkohol sowie einigen Kubikzentimetern 10proz. Bariumchloridlösung versetzt.

Vorteilhafter benutzt man das Filtrat, das man bei der Bestimmung der Weinsäure (II Nr. 10) erhält. Man macht dieses — unter Ausschluß der Waschflüssigkeit — mit Ammoniak schwach alkalisch und versetzt gleichfalls mit 10proz. Bariumchloridlösung.

Nach 12- bis 18stündigem Stehen wird der entstandene Niederschlag auf ein kleines Filter abfiltriert. Nach gutem Abtropfen des Trichters stößt man — ohne zuvor auszuwaschen — das Filter durch und spült den Niederschlag mit höchstens 15 ccm Wasser in das zur Fällung benutzte Kölbchen zurück. Die so erhaltene Aufschwemmung wird zum Sieden erhitzt und tropfenweise mit einer Mischung gleicher Teile Schwefelsäure vom spez. Gew. 1,11 und Wasser versetzt. Ein Überschuß an Schwefelsäure ist zu vermeiden. Man filtriert von dem Bariumsulfat ab, versetzt das Filtrat mit 1,5 bis 2 ccm Eisessig und der gleichen Menge gesättigter Bleiacetatlösung, kocht auf und filtriert heiß. Eine milchige Trübung des Filtrats beim Erkalten deutet auf die Gegenwart von Zitronensäure hin.

Ein erst später sich ausscheidender, sandiger Niederschlag von grünlicher Farbe kann von Bleitartrat herrühren. Ist ein solcher entstanden, so kocht man nochmals auf, filtriert heiß und beobachtet abermals das Verhalten des Filtrats beim Erkalten. Eine jetzt eintretende milchige Trübung kann als Hinweis auf die Gegenwart der Zitronensäure angesehen werden.

Der endgültige Beweis für die Gegenwart der Zitronensäure wird durch folgende Nachprüfung erbracht:

Der entstandene Bleiniederschlag wird nach dem Erkalten der Flüssigkeit abfiltriert und mehrmals mit 50proz. Alkohol ausgewaschen. Dann spült man ihn nach Durchstoßung des Filters mit möglichst wenig Wasser in ein Kölbchen und zerlegt ihn durch Einleiten von Schwefelwasserstoff in die Aufschwemmung. Man filtriert vom ausgeschiedenen Bleisulfid ab, erhitzt das Filtrat zunächst kurze Zeit zur Entfernung des Schwefelwasserstoffs, macht dann, unter Zusatz eines Tropfens Phenolphthalein-

[1]) Die amtliche Anweisung gründet sich auf die Verfahren von W. Möslinger, Z. U. N. **2**, 105 (1899), und J. Schindler, Z. L. V. Ö. **5**, 1053 (1902); Z. U. N. **6**, 1099 (1903). Vgl. dazu auch O. Krug, Z. U. N. **11**, 155, 394 (1906); J. Mayer, Z. U. N. **11**, 394 (1906); W. Fresenius u. L. Grünhut, Fr. **52**, 31 (1913); L. Grünhut, Fr. **54**, 125 (1915); W. Seifert, B. Klosterneuburg 1901, S. 3; Z. U. N. **5**, 1180 (1902).

lösung, mit Ammoniak schwach alkalisch und versetzt mit etwas Calciumchloridlösung. Man engt hierauf bis auf 1 ccm ein und erhitzt diese eingeengte Lösung in einem Probierrohr, das man in kochendes Wasser einstellt. Nach längerem Erhitzen scheiden sich Kristalle von Calciumcitrat aus, die unter dem Mikroskop die charakteristischen Wetzsteinformen oder die aus feinen Wetzsteinen bestehenden Kristallbüschel erkennen lassen.

Hat man nur einen sehr geringen Niederschlag von Bleicitrat erhalten, so kann dieser mikrochemische Nachweis unter Umständen versagen. In solchem Falle stellt man erneut aus 50 ccm Wein in der eingangs beschriebenen Weise einen Bariumniederschlag her und versetzt ihn mit verdünnter Schwefelsäure. Das Filtrat vom Bariumsulfat, das bariumfrei sein muß, neutralisiert man unter Zusatz von Phenolphthalein mit Ammoniak, versetzt mit Calciumchloridlösung, filtriert von einem etwa entstehenden Niederschlag ab und verarbeitet das Filtrat in der beschriebenen Weise auf Kristalle.

b) Verfahren nach L. Stahre[1]).

a) Nach Kunz verfährt man folgendermaßen:

50 ccm Wein werden auf etwa 10 ccm eingedampft, nach dem Abkühlen mit 2 ccm verdünnter Schwefelsäure und dann mit gesättigtem Bromwasser versetzt (Weißweine mit 10, Rotweine mit 20 bis 40 ccm, bis der entstehende rotbraune Niederschlag in einen gelbbraunen übergegangen ist). Man füllt auf 50 ccm auf und filtriert nach kräftigem Schütteln über Kieselgur. 10 ccm Filtrat werden mit 1 ccm verdünnter Schwefelsäure (1 : 1) und 0,3 ccm Kaliumbromidlösung (22,5 g K Br zu 100 ccm gelöst) versetzt. Nach dem Umschwenken setzt man 1 ccm Permanganatlösung zu, schüttelt tüchtig und taucht das Versuchsröhrchen in 40 bis 45° warmes Wasser: Zuerst scheidet sich Braunstein ab, der aber allmählich verschwindet. Nach 5 Minuten setzt man Ferrosulfat zu, um überschüssiges Brom zu binden und den Braunstein zu lösen. Nach dem Abkühlen mit kaltem Wasser trübt sich die Flüssigkeit infolge der Bildung von Pentabromaceton aus Zitronensäure. Bei längerem Stehen scheidet sich das Pentabromaceton kristallinisch ab. 0,01 Proz. Zitronensäure läßt sich damit nachweisen.

b) O. Krug gibt folgende Vorschrift:

5 ccm Wein werden mit Barytwasser neutralisiert, auf dem Wasserbade zum dicken Sirup eingedampft und dieser mit 5 ccm verdünnter Essigsäure aufgenommen. Nach dem Filtrieren der Flüssigkeit wird die Essigsäure auf dem Wasserbade völlig verjagt und der Rückstand in einer dem zugesetzten Barytwasser äquivalenten Menge Oxalsäurelösung (1 : 25) aufgenommen. Man setzt dann etwa die zehnfache Raummenge 90 proz. Alkohol tropfenweise hinzu und filtriert die Flüssigkeit nach kurzem Stehenlassen. Das Filtrat wird zur Trockne eingeengt, mit 1 ccm Wasser, 1 Tropfen verdünnter Salpetersäure (1 : 3) sowie 5 Tropfen Bromwasser versetzt und sodann die Flüssigkeit in ein Serumgläschen filtriert. Bei Rotwein und noch mehr bei roten extraktreichen Verschnittweinen empfiehlt es sich, die doppelte Menge Bromwasser (10 Tropfen) und dafür entsprechend weniger Wasser zur Aufnahme des Rückstandes zu verwenden. Bleibt das Filtrat nach dem Hinzufügen von 1 Tropfen Bromwasser klar, so wird die auf etwa 30 bis 35° erwärmte Lösung unter Umschütteln mit höchstens 4 Tropfen einer 6 proz. Kaliumpermanganatlösung und 4 Tropfen Bromwasser versetzt, verkorkt und 5 Minuten auf etwa 30 bis 35° erwärmt. Zeigt sich in dieser Zeit bereits ein Niederschlag, so gilt der Versuch als beendet. Die Abschätzung wird unmittelbar nach Ablauf der Versuchszeit vorgenommen, nachdem andere Ausscheidungen (z. B. Manganverbindungen) mit möglichst wenig Ammoniumoxalat ohne starkes Schütteln rasch zur Lösung gebracht sind. Das frühere oder spätere Eintreten der Reaktion, die auf der Bildung von Pentabromaceton beruht, ist abhängig von den vorhandenen Mengen Zitronensäure und der Natur des Weines. Zeigt sich nach Ablauf der angegebenen Versuchszeit keine Reaktion oder nur eine Trübung, so wird die Reaktionsflüssigkeit sofort in der gleichen Weise mit Permanganatlösung und vorsichtig mit so viel Bromwasser versetzt, daß letzteres nach Beendigung des Versuches nur noch in geringem Überschuß vorhanden ist. Damit gilt der Abschätzungsversuch als beendet. Je nach der Stärke der Reaktion läßt sich nach diesem Verfahren der Prozentgehalt der Zitronensäure im Wein gut abschätzen, indem eine klare Flüssigkeit die Abwesenheit von Zitronensäure, eine schleierige bis schwache Trübung 0,01 g, eine deutliche milchige Trübung 0,1 g, eine starke Trübung 0,5 g und ein Niederschlag 1 g Zitronensäure in 1 Liter Wein anzeigt.

In letzterem Falle ist es zur Prüfung des Pentabromacetons unerläßlich, das ganze Verfahren nochmals unter Verwendung von 100 ccm Wein zu wiederholen, den bei der Endreaktion erhaltenen Körper mit möglichst wenig Wasser zu reinigen, aus verdünntem Alkohol umzukristallisieren und den Schmelzpunkt zu bestimmen. Letzterer wurde bei 73° beobachtet, was mit den Angaben des neueren Schrifttums im Einklang steht. Weiter sind für die nach diesem Verfahren gewonnenen Pentabromacetonkristalle charakteristisch die starke Lichtbrechung und die eigenartigen, aus Rhomben bestehenden Aggregate[1]).

[1]) Nordisk Famaceutisk Tidskrift **2**, 141 (1895); Fr. **36**, 195 (1897); vgl. dazu A. Wöhlk, Fr. **41**, 77 (1902); R. Kunz, Arch. f. Chem. u. Mikroskopie 1914, 6. Heft, S. 285; Fr. **54**, 126 (1915); O. Krug u. J. Rettinger, Arb. Ges. Amt **40**, 20 (1914).

[1]) Nach unseren Erfahrungen ist Stahres Verfahren das einzig sichere zum Zitronensäurenachweis.

c) Verfahren nach H. Denigès[1]).

Die Reaktion ist sehr empfindlich, allein in manchen Weinen versagt sie nach A. Günther[2]). Dieser empfiehlt folgende Ausführungsform:

10 ccm Wein werden mit etwa 1 g Tierkohle durchgeschüttelt, etwa 2 Minuten unter Umrühren im siedenden Wasserbade erwärmt und filtriert. Etwa 6 ccm des klaren, farblosen Filtrats werden mit 1 ccm einer Lösung von 5 g Quecksilberoxyd in 100 ccm Wasser und 20 ccm konzentrierter Schwefelsäure zum Sieden erhitzt und von neuem filtriert. Die klare, heiße Lösung wird vorsichtig tropfenweise so lange mit einer 2 proz. Lösung von Kaliumpermanganat versetzt, als Entfärbung ohne Abscheidung von Manganoxyden eintritt. Ein etwaiger Überschuß an Kaliumpermanganat wird durch Zusatz von Wasserstoffsuperoxyd und Erwärmen beseitigt. Eine bei der Oxydation auftretende starke weiße Trübung, die sich bald als farbloser flockiger Niederschlag absetzt, zeigt die Anwesenheit von Zitronensäure an.

I. Bestimmung des Gerbstoffs und Farbstoffs.

Amtliche Anweisung II. 21[3]).

a) Erforderliche Lösungen und Reagenzien.

Kaliumpermanganatlösung. Man löst 1,33 g Kaliumpermanganat in 1 Liter Wasser auf. Vor jedesmaligem Gebrauch dieser Lösung ist ihr Wirkungswert zu ermitteln, indem sie gegen 10 ccm $^n/_{10}$-Oxalsäure[4]) eingestellt wird.

[1]) Rev. Chim. analyt. appl. **7**, 6, 110 (1898); C. r. **128**, 680 (1899); **130**, 32 (1900); Fr. **38**, 718 (1899); **54**, 125 (1915); Bull. des travaux de la soc. de pharm. de Bordeaux **38**, 33 (1898); **33**, 193 (1913); W. Fresenius u. L. Grünhut, Fr. **52**, 31 (1913); L. Grünhut, Fr. **54**, 124 (1915); L. Robin, Ann. chim. analyt. **9**, 453 (1904); Z. U. N. **11**, 42 (1906). — [2]) Arb. Ges. Amt. **46**, 20 (1913); vgl. auch F. Schaffer und E. Gury, Mitt. Leb. Hyg. **6**, 247 (1915).

[3]) Verfahren nach J. Löwenthal, J. pr. Ch. [1] **81**, 150 (1860); Fr. **16**, 33 (1877); C. Neubauer, Ann. Önol. **2**, 2 (1872); W. Fresenius und L. Grünhut, Fr. **60**, 406 (1921). Das Verfahren beruht darauf, daß in einer gemessenen Menge des entgeisteten Weines mit Hilfe einer Permanganatlösung vorerst die Summe der darin enthaltenen oxydablen Stoffe einschließlich des Gerb- und Farbstoffs bestimmt wird; alsdann wird einer gleichen Menge Wein mit Tierkohle der Gerb- und Farbstoff entzogen und mit Hilfe der Permanganatlösung der Rest der noch darin enthaltenen oxydablen Stoffe bestimmt. Bei beiden Titrationen wird die gleiche Menge einer Indigolösung zugesetzt, die ebenfalls durch Permanganat oxydiert wird und dabei durch ihren scharfen Farbenumschlag als Endanzeiger wirkt. Die Differenz der beiden Titrationswerte gestattet, auf die Menge des Gerb- und Farbstoffs zu schließen.

Nach den Versuchen von J. von Schröder [Fr. **25**, 126 (1886)] ist die Art des Titrierens von wesentlichem Einfluß. Es ist deshalb darauf zu achten, daß sowohl bei der Titrierung der Indigolösung als auch des Weines vor und nach der Entfärbung die Permanganatlösung gleich schnell zugetröpfelt wird.

[4]) Man löst 6,3024 g kristallisierte Oxalsäure ($C_2O_4H_2$ $2\,H_2O$) zu 1 Liter auf. 10 ccm $^n/_{10}$-Oxalsäure entsprechen theoretisch 23,76 ccm der Permanganatlösung.

Indigolösung. 3 g synthetischer Indigo werden mit 20 ccm konzentrierter Schwefelsäure sehr fein angerieben und 5 Stunden bei 40 bis 50° unter häufigem Umrühren stehen gelassen. Nach dem Erkalten gießt man die Flüssigkeit in 1 Liter Wasser, filtriert durch ein Papierfilter und stellt in der nachstehend für die Titrierung des Weines beschriebenen Weise für 20 ccm des Filtrats den Verbrauch an Kaliumpermanganatlösung fest. Hierauf verdünnt man mit so viel Wasser, daß 20 ccm der verdünnten Indigolösung eine zwischen 7 und 9 ccm liegende Menge Kaliumpermanganatlösung verbrauchen.

Knochenkohleaufschwemmung. Knochenkohle von der unter II Nr. 12 A b γ beschriebenen Beschaffenheit wird mit Wasser zu einem dünnflüssigen Brei angerieben (siehe S. 290, Fußnote 2).

b) Ausführung der Bestimmung.

50 ccm Rotwein oder 100 ccm Weißwein werden — letzterer in zwei gesonderten Anteilen zu je 50 ccm — auf dem Wasserbad auf die Hälfte eingedampft, sofort in ein 100-ccm-Meßkölbchen übergeführt und nach dem Erkalten mit Wasser zur Marke aufgefüllt. Von der gut durchmischten Flüssigkeit führt man 50 ccm in einen 1-Liter-Meßkolben über, fügt einige Kubikzentimeter der Knochenkohleaufschwemmung hinzu und läßt unter zeitweiligem Umschütteln mehrere Stunden stehen. Ist die Flüssigkeitsschicht über der Knochenkohle völlig entfärbt, so füllt man mit Wasser zu 1 Liter auf, schüttelt um und filtriert durch ein trockenes Filter. War die Flüssigkeit über der Knochenkohle nicht völlig entfärbt, so ist vor dem Auffüllen zu 1 Liter ein weiterer Zusatz der Aufschwemmung erforderlich.

Man bringt nunmehr in eine große glasierte Porzellanschale 1 Liter destilliertes Wasser, fügt 10 ccm Schwefelsäure vom spez. Gew. 1,11 hinzu und läßt aus einer Pipette bei Weißwein 20 ccm, bei Rotwein 30 ccm Indigolösung zufließen. Dann gibt man aus einer Pipette 20 ccm des entgeisteten, zu 100 ccm aufgefüllten und noch nicht mit Knochenkohle behandelten Weines hinzu. In die Flüssigkeit läßt man sodann aus einer Glashahnbürette unter stetigem Umrühren die Kaliumpermanganatlösung tropfenweise einfließen. Die blaue Färbung der Lösung geht hierbei allmählich in Dunkelgrün, Hellgrün und schließlich Grüngelb, alsdann durch Zusatz eines weiteren Tropfens der Kaliumpermanganatlösung in ein glänzendes Goldgelb über. Kurz vor diesem Umschlag muß die Kaliumpermanganatlösung in einzelnen, sich langsam folgenden Tropfen zugesetzt werden. Die Titration ist zweimal auszuführen.

Dann titriert man in gleicher Weise den mit Knochenkohle behandelten Wein. Man verwendet 400 ccm der filtrierten Flüssigkeit[1]), bringt sie in

[1]) 400 ccm Filtrat entsprechen 20 ccm Weißwein oder 10 ccm Rotwein.

eine Porzellanschale, ergänzt mit Wasser auf 1 Liter und setzt 10 ccm Schwefelsäure vom spez. Gew. 1,11 sowie bei Weißwein 20 ccm, bei Rotwein 30 ccm Indigolösung hinzu. Auch dieser Versuch ist zu wiederholen.

Berechnung: Wurden verbraucht:

a ccm Kaliumpermanganatlösung zur Titration von 10 ccm $^n/_{10}$-Oxalsäure,

b ccm der gleichen Lösung zur Titration des mit Indigolösung versetzten, mit Knochenkohle nicht behandelten, entgeisteten Weines,

c ccm der gleichen Lösung zur Titration des mit Indigolösung versetzten, mit Knochenkohle behandelten, entgeisteten Weines,

so sind in 1 Liter Wein enthalten:

$$\text{bei Weißwein} \quad x = 2{,}08 \frac{b - c}{a} \text{ g},$$

$$\text{bei Rotwein} \quad x = 4{,}16 \frac{b - c}{a} \text{ g}$$

Gerbstoff und Farbstoff [1]).

K. Nachweis der Oxalsäure.

Zum Nachweis verfahren G. Kreis und W. J. Baragiola [2]) folgendermaßen:

50 ccm Wein werden in der Kälte mit 2,5 ccm 5 proz. Calciumchloridlösung, 2,5 ccm Eisessig und 5 ccm einer kaltgesättigten Natriumacetatlösung versetzt. Nach 24 stündigem Stehen schüttelt man um, wodurch etwa vorhandenes Calciumoxalat aufgeschwemmt wird (Calciumtartrat bleibt größtenteils am Boden des Gefäßes haften). Die Aufschwemmung gießt man ab und schleudert sie dann ab. Den Rückstand spült man mit Hilfe eines kleinen Teiles der klaren Flüssigkeit in ein kleines Schleuderrohr, das unten auf etwa 2 mm verengt ist und schleudert nochmals. Man erhält so genügende Mengen zum Mikroskopieren, wenn auch nur 10 mg Oxalsäure im Liter vorhanden sind. Man untersucht mit einer 200- bis 300 fachen Vergrößerung. Man erhält schmale Täfelchen, die ungefähr zwei- bis dreimal so lang als breit sind [3]).

[1]) Bei der Berechnung geht man davon aus, daß 63 g Oxalsäure ebensoviel Permanganat zur Oxydation verbrauchen, wie 41,57 g Gerbstoff. 10 ccm $^n/_{10}$-Oxalsäurelösung entsprechen also 0,041 57 g Gerbstoff $= a$ ccm Permanganatlösung. Nun erfordert der Gerb- (und Farb-) Stoff von 20 ccm Weißwein $(b - c)$ ccm oder von 1 Liter Wein 50 $(b - c)$ ccm Permanganatlösung. Man erhält also die Gleichung

$$50\,(b - c) : x = a : 0{,}041\,57$$

$$\text{oder} \quad x = 0{,}041\,57 \,.\, 50 \left(\frac{b - c}{a}\right) = 2{,}08 \frac{b - c}{a} \text{ g}.$$

Für Rotwein ergibt sich eine Verdoppelung des Wertes, da man hier nur 10 ccm Wein oxydiert.

[2]) Schweiz. Apoth.-Ztg. **53**, 397 (1915). — [3]) Figur hierzu a. a. O.

L. Bestimmung der Ester.

Ein Verfahren zur Bestimmung der Gesamtester oder der nichtflüchtigen Ester ist nicht bekannt, wenn man von den untauglichen Vorschlägen von C. Schmitt [1]) absieht.

a) Bestimmung der flüchtigen Ester [2]).

Von 250 ccm Wein destilliert man in derselben Weise, wie bei der Alkoholbestimmung (S. 296 ff.) vorgeschrieben ist, mindestens 200 ccm ab. Das Destillat, das man in demselben Meßkölbchen auffängt, in dem der Wein abgemessen worden ist, wird mit kohlensäurefreiem Wasser wieder zu 250 ccm ergänzt.

100 ccm des Destillats werden mit 50 ccm neutralem Alkohol und einigen Tropfen Phenolphthaleinlösung versetzt und mit $^n/_{10}$-Lauge titriert.

Weitere 100 ccm des Destillats werden in einem 300 ccm fassenden Kölbchen mit 50 ccm neutralem Alkohol und 50 ccm $^n/_{10}$-Lauge versetzt. Man verschließt das Kölbchen und läßt die Mischung 2 bis 3 Stunden stehen. Hierauf versetzt man mit einigen Tropfen Phenolphthalein und titriert mit $^n/_{10}$-Säure den Überschuß an Lauge zurück.

Berechnung: Bedeuten a die Kubikzentimeteranzahl $^n/_{10}$-Lauge, die zur Neutralisation von 100 ccm Destillat (entsprechend 100 ccm Wein) erforderlich sind, b die Kubikzentimeteranzahl $^n/_{10}$-Säure, die zur Zurücktitration von 100 ccm Destillat nach der Verseifung mit 50 ccm $^n/_{10}$-Lauge notwendig sind, so werden zur Verseifung der flüchtigen Ester in 1 Liter Wein verbraucht:

$$50 - (b + a) \text{ ccm n-Lauge;}$$

dies entspricht $x = 0{,}088\,(50 - b - a)$ g flüchtige Ester, berechnet als Essigsäureäthylester in 1 Liter Wein.

M. Bestimmung des Säuregrades oder der Wasserstoffionen.

Amtliche Anweisung II. 8 [3]).

Unter dem Säuregrade des Weines versteht man die Konzentration der in ihm enthaltenen Wasserstoffionen. Sie wird ermittelt durch Messung der Inversionsgeschwindigkeit von Rohrzucker, der im Weine gelöst wird. Vor dem Auflösen des

[1]) Die Weine des herzogl. nass. Kabinettskeller 1892, S. 59.

[2]) Auch dies Verfahren hat keinen Anspruch auf Genauigkeit, denn es ist unbekannt, ob nicht während der Destillation infolge Gleichgewichtsstörung eine teilweise Verseifung oder Neubildung der Ester stattfindet. Außerdem geht bei jeder Weindestillation Kohlensäure in unbekannter Menge mit in das Destillat über, die den Farbenumschlag des Phenolphthaleins undeutlich machen muß.

[3]) Nach Arbeiten von Th. Paul und A. Günther, Arb. Ges. Amt **23**, 189 (1906); **29**, 218 (1908). Vgl. auch S. 203 ff.

Zuckers müssen die im Weine in der Regel vorhandenen invertierenden Stoffe unwirksam gemacht werden. Dies geschieht in folgender Weise[1]):

Ein Erlenmeyerkolben aus Jenaer Geräteglas von etwa 150 ccm Inhalt wird mit dem zu untersuchenden Weine bis fast zum Rande angefüllt und mit einem Gummistopfen verschlossen, durch dessen Bohrung ein etwa 4 cm langes, oben in einer engen Öffnung endigendes Glasrohr führt; der Stopfen wird am Kolbenhalse festgebunden. Man spannt den Kolben alsdann in einen Gefäßhalter und setzt diesen in den Wasserbehälter eines auf etwa 76° angeheizten Thermostaten, dessen Siedeflüssigkeit aus Kohlenstofftetrachlorid oder absolutem Alkohol[2]) besteht. Ein zweckmäßiger Apparat ist nachstehend abgebildet[3]).

Der Gefäßhalter muß so aufgestellt werden, daß die Oberfläche des Weines im Kolben sich etwas unterhalb der Oberfläche der Badflüssigkeit befindet. Nach halbstündigem Verweilen im Thermostaten wird der Kolben mit Wasser auf Zimmertemperatur abgekühlt.

Ausführung des Inversionsversuchs.

Von dem abgekühlten Weine filtriert man unter Verwerfung der ersten Tropfen eine ausreichende Menge durch ein kleines Faltenfilter in ein 100 mm-Polarisationsrohr und ermittelt den Drehungswinkel nach der Vorschrift unter II Nr. 13, indem man aus drei Ablesungen das Mittel nimmt. Alsdann wägt man in einem Meßkolben von 100 ccm Inhalt 10,000 g reinen, gepulverten, ungeblauten Hutzucker ein, gibt unter wiederholtem Umschütteln den vorbehandelten Wein hinzu, füllt mit diesem nach dem Lösen des Zuckers zur Marke auf und mischt gut durch. Von dieser Lösung filtriert man unter Verwerfung der ersten Tropfen eine ausreichende Menge durch ein kleines Faltenfilter in das Polarisationsrohr, bringt den Rest der Lösung unverzüglich in einen Erlenmeyerkolben aus Jenaer Geräteglas von etwa 250 ccm Inhalt und verschließt diesen mit einem zweimal durchbohrten Gummistopfen. Durch die eine Bohrung des Stopfens führt ein etwa 4 cm langes, oben durch einen kleinen Korkstopfen verschlossenes Glasrohr von 6 bis 8 mm lichter Weite und durch die andere Bohrung ein ungefähr gleich langes, oben in einer sehr feinen Öffnung endigendes und rechtwinklig umgebogenes Glasrohr. Der Gummistopfen wird am Kolbenhalse festgebunden. Man spannt den Kolben sodann in einen Gefäßhalter und stellt diesen in dem auf etwa 76° angeheizten Thermostaten so auf, daß die Badflüssigkeit den Kolben bis dicht an den oberen Rand umspült.

Fig. 37.

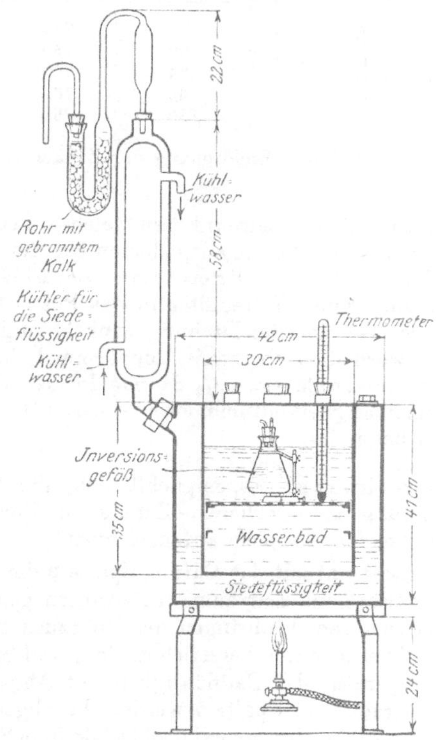

Als Beginn des Inversionsvorganges gilt der Zeitpunkt, zu welchem der Kolben in den Thermostaten eingestellt wird. Man vermerkt diesen Zeitpunkt sowie die Temperatur der Badflüssigkeit und bestimmt nun den Drehungswinkel des in das Polarisationsrohr eingefüllten, mit Zucker versetzten Weines, indem man aus drei Ablesungen das Mittel nimmt.

Nach etwa $1^1/_2$ stündigem Verweilen des Kolbens im Thermostaten schiebt man dessen Deckel etwas beiseite, entfernt sofort den kleinen Korkstopfen vom Glasrohr des Kolbens, führt durch dieses eine 10 ccm fassende Pipette in den Kolben ein, entnimmt etwa 10 ccm Flüssigkeit, setzt sodann den kleinen Korkstopfen und den Deckel möglichst schnell wieder auf und läßt unverzüglich den Pipetteninhalt in einen mit Eiswasser gekühlten Erlenmeyerkolben von etwa 50 ccm Inhalt fließen.

[1]) Vgl. die Fußnote zu II Nr. 8 vorletzter Absatz (S. 316).

[2]) Es empfiehlt sich, den Alkohol vor dem Einbringen in den Thermostaten einige Tage über frisch gebranntem Kalke stehen zu lassen. Auch ist das U-Rohr auf dem Kühler mit frisch gebranntem Kalke zu beschicken.

[3]) Ein kleinerer Thermostat zur Polarisation während der Zuckerinversion bei höherer Temperatur ist von Th. Paul beschrieben und abgebildet in der Zeitschrift für physikalische Chemie **91**, 745 (1916). Der Thermostat besteht aus einem Nickelblechkasten, in dem in der Verlängerung der Achse des Polarisationsapparats das aus durchsichtigem Quarzglas oder chemisch reinem Silber gefertigte Polarisationsrohr in einem mit Wasser gefüllten, gut abgedichteten Mantelrohre liegt. Im Innern des mit Wasser gefüllten Thermostaten ist ein Rührer angebracht, der durch eine Wasserturbine in Bewegung gehalten wird. Die Erhitzung des Wassers erfolgt mit einer elektrischen Heizvorrichtung, die es ermöglicht, die Versuchstemperatur innerhalb weniger Hundertel Grade einzuhalten.

Beispiel für die Aufzeichnung eines Inversionsversuches zur Bestimmung des Säuregrades des Weines.

Drehungswinkel des Weines vor dem Zuckerzusatze + 0,15° (Kreisgrade); Korrektion + 0,14°.

Datum	Zeit der Entnahme	Zeit t in Minuten seit Beginn des Inversionsvorganges	Temperatur des Thermostaten °C	Abgelesener Drehungswinkel Kreisgrade	Drehungswinkel der Zuckerlösung allein Kreisgrade	Relative Konzentration des Rohrzuckers in der Lösung	Inversionskonstante $k = \frac{\log c_0 - \log c_t}{0{,}4343 \, . \, t}$ bei der Beobachtungstemperatur	reduziert auf 76,0°
1	2	3	4	5	6	7	8	9
16. Dez. 1914	12^{28} N.	0	75,9	+ 6,76	+ 6,62	8,87	—	—
	2^{08} „	100	75,9	+ 4,38	+ 4,24	6,49	0,003 13	0,003 16
	2^{39} „	131	76,0	+ 3,69	+ 3,55	5,80	0,003 25	0,003 25
	3^{08} „	160	76,1	+ 3,16	+ 3,02	5,27	0,003 25	0,003 22
	3^{30} „	182	76,1	+ 2,76	+ 2,62	4,87	0,003 29	0,003 26

Berechnete Enddrehung der Zuckerlösung allein: — 0,34 . 6,62 = — 2,25°. Mittelwert k_m = **0,003 22.**

Man vermerkt den Zeitpunkt, zu welchem der letzte Tropfen aus der Pipette ausgeflossen ist. Nach dem Abkühlen auf 20° filtriert man die Flüssigkeit durch ein kleines Faltenfilter in das Polarisationsrohr und bestimmt den Drehungswinkel. In gleicher Weise werden noch zwei- bis dreimal in Zeitabständen von je etwa $1/2$ Stunde Proben der Inversionsflüssigkeit entnommen und deren Drehungswinkel bestimmt.

Berechnung: Es empfiehlt sich, die für die Berechnung erforderlichen Zahlen in Form des obenstehenden Beispiels aufzuzeichnen.

Spalte 1 enthält das Datum, Spalte 2 die Tageszeit, Spalte 3 die Zeiträume, in Minuten gemessen, welche seit dem Einbringen der Rohrzuckerlösung in den Thermostaten verstrichen sind, und Spalte 4 die Temperatur der Badflüssigkeit mit Angabe der Zehntelgrade. In Spalte 5 werden die abgelesenen Drehungswinkel der Inversionsflüssigkeit, in Spalte 6 die Drehungswinkel nach Abzug der durch den Wein verursachten Drehung, in Spalte 7 die aus den Drehungswinkeln berechneten relativen Konzentrationen des zu den einzelnen Beobachtungszeiten noch nicht invertierten Rohrzuckers, in Spalte 8 die berechneten Inversionskonstanten bei der Versuchstemperatur und in Spalte 9 die Inversionskonstanten nach Reduktion auf die Temperatur 76° eingetragen.

Der in Spalte 6 angegebene Drehungswinkel (im Beispiel in Zeile 1: + 6,62°) wird aus dem abgelesenen Drehungswinkel in Spalte 5 (im Beispiel + 6,76°) berechnet, indem man von ihm die Korrektion (im Beispiel + 0,14°) abzieht. Letztere erhält man durch Multiplikation des Drehungswinkels des nicht mit Rohrzucker versetzten Weines (im Beispiel + 0,15°) mit 0,94, d. h. mit der Konzentrationsverminderung des Weines beim Auflösen des Zuckers. Die Enddrehung der Zuckerlösung allein wird gefunden durch Multiplikation des Drehungswinkels der Zuckerlösung in Spalte 6 vor Beginn des Erhitzens (im Beispiel + 6,62°) mit — 0,34. Zieht man von dem Drehungswinkel der Zuckerlösung die Enddrehung unter Berücksichtigung des Vorzeichens ab, so erhält man die relative Konzentration des Rohrzuckers in der Lösung (Spalte 7, im Beispiel 8,87).

Bedeutet:

- t die Zeit in Minuten seit Beginn des Inversionsvorganges,
- c_0 die relative Konzentration des Rohrzuckers bei Beginn des Versuchs,
- c_t die relative Konzentration des Rohrzuckers in der Lösung nach t Minuten,

so beträgt die Inversionskonstante bei der Versuchstemperatur:

$$k = \frac{\log c_0 - \log c_t}{0{,}4343\, t}.$$

Die für die Versuchstemperatur berechneten Inversionskonstanten (Spalte 8) werden auf die Temperatur von 76,0° umgerechnet, indem man für jeden Zehntelgrad, den die Versuchstemperatur über 76,0° liegt, 0,9 Proz. des gefundenen Wertes abzieht und den gleichen Wert für jeden Zehntelgrad zuzählt, wenn die Versuchstemperatur niedriger als 76,0° liegt [1]).

Berechnung des Säuregrades: Bezeichnet man mit k_m den Mittelwert der Inversionskonstanten

---

[1]) Es kann in seltenen Fällen vorkommen, daß die gefundenen Inversionskonstanten erheblich voneinander abweichen. In diesem Falle ist der Inversionsversuch mit der Abweichung zu wiederholen, daß der Wein vor dem Zusatz des Zuckers $1/2$ Stunde in einem Wasserbade bei 90° erhitzt wird. Bei Traubenmosten ist dies stets erforderlich.

bei 76°, so ist der Säuregrad, d. h. die Konzentration der Wasserstoffionen, in 1 Liter Wein:

$$x = \frac{k_m}{0{,}003\,74} \text{ Millimol}^{1)2)}.$$

Nach dem polarimetrischen Verfahren läßt sich die Rohrzuckerinversion nur in hellen Weißweinen genau verfolgen. Bei stark braun gefärbten Weißweinen und besonders bei allen Rotweinen müssen gewichtsanalytische Invertzuckerbestimmungen an Stelle der Polarisation treten.

Über Leitfähigkeitstitration siehe P. Dutoit u. M. Duboux[3]), sowie E. Philippe u. H. Duperthuis[4]).

Über die Begriffsbestimmung: Säuregrad, titrierbare Säure, freie, halb- und ganz gebundene Säuren und gesamten Säuren siehe S. 206.

Über die Berechnung, wie die einzelnen Säuren an die Basen gebunden sind und welcher Anteil der einzelnen Säuren in Wirklichkeit „frei", d. h. nicht an Basen gebunden ist, siehe S. 206 ff.

Über eine analytische Kontrolle der Bilanzierung der Säuren siehe C. von der Heide und W. J. Baragiola[5]), sowie W. J. Baragiola[6]).

7. Bestimmung der anorganischen Bestandteile.

A. Bestimmung der Asche.

Amtliche Anweisung II. 4.

50 ccm Wein werden in einer Platinschale auf dem Wasserbade eingedampft und erforderlichenfalls 1 Stunde im Luftbad bei etwa 120° getrocknet. Die Schale wird in einen Asbestteller mit kreisförmigem Ausschnitt eingesetzt, der Rückstand vorsichtig verkohlt, die Kohle zerdrückt[7]), mit heißem Wasser wiederholt ausgewaschen und der wässerige Auszug durch ein kleines aschenarmes Filter filtriert. Der Auszug muß farblos sein; im anderen Falle dampft man ihn über der Kohle zur Trockne ein, erhitzt gelinde, bis die Verkohlung vollständig ist, und nimmt von neuem mit heißem Wasser auf. Nachdem die Kohle vollständig ausgelaugt ist, gibt man das Filterchen in die Platinschale zur Kohle, trocknet den Schaleninhalt auf dem Wasserbade und verascht vollständig. Wenn die Asche weiß geworden ist, gießt man die filtrierte Lösung in die Platinschale zurück, verdampft zur Trockne, glüht schwach, läßt im Exsikkator erkalten und wägt. Nach nochmaligem schwachen Glühen und Erkalten im Exsikkator prüft man durch wiederholtes rasches Wägen das Ergebnis der Wägung nach.

Bei zuckerreichen Weinen empfiehlt es sich, vor der Veraschung die Hauptmenge des Zuckers in dem entgeisteten und auf einen Zuckergehalt von etwa 15 Proz. verdünnten Weine mit Spuren von Hefe bei etwa 30° zu vergären. Die vergorene Flüssigkeit wird mit dem Hefebodensatz in der vorstehend beschriebenen Weise verascht.

Berechnung: Wurden aus 50 ccm Wein b g Asche erhalten, so beträgt der Gehalt an Asche aus 1 Liter Wein:

$$x = 20\,b \text{ g}.$$

B. Bestimmung der Alkalität der Asche sowie der Phosphorsäure (des Phosphatrestes).

Amtliche Anweisung II. 5.

a) Bestimmung der Gesamtalkalität.

Die Asche von 50 ccm Wein wird mit wenig Wasser angefeuchtet, mit einer gemessenen überschüssigen Menge — je nach der Menge der Asche mit 20 bis 30 ccm — $^n/_{10}$-Schwefelsäure[1]) und einem Tropfen etwa 30 proz. Wasserstoffsuperoxydlösung[2]) versetzt und die Mischung $^1/_4$ Stunde auf dem Wasserbade erhitzt[3]). Man bringt den Schalen-

---

[1]) Die Zahl 0,003 74 gilt für Weine mit dem mittleren Alkoholgehalte von 80 g in 1 Liter. Die Änderungen dieser Zahl bei abweichendem Alkoholgehalte sind aber nicht wesentlich.

[2]) Eine elementare Ableitung der Formeln

$$k = \frac{\log c_0 - \log c_t}{0{,}4343 \,.\, t} \quad \text{und} \quad x = \frac{k_m}{0{,}003\,74}$$

geben Th. Paul und A. Günther, Arb. Ges. Amt **23**, 25—31 (1905).

[3]) L'analyse des vins par volumétrie physico-chimique, Lausanne 1912, p. 29. — [4]) Mitt. Leb. Hyg. **1**, 111 (1910). — [5]) L. J. **39**, 1035, 1041 (1910). — [6]) Fr. **53**, 100 (1914).

[7]) Je vorsichtiger am Anfange die Temperatur gesteigert wird, um so besser gelingt die Veraschung der Kohle, besonders wenn man sich eines Pilzbrenners bedient. Man kann dann die Filtration in folgender Weise umgehen. Nach möglichst vollständiger Veraschung bei möglichst niedriger Temperatur nimmt man die Asche mit 1 bis 2 ccm Wasser auf und spült die unlöslichen Teile der Asche samt der Kohle an einer Stelle des Schalenrandes zusammen. Durch vorsichtiges Neigen bringt man die Salzlösung auf die entgegengesetzte Seite der Schale, während die unlöslichen Teile an der ursprünglichen Stelle bleiben. Man dampft dann zur Trockne und glüht wieder. Die Kohleteile, die nunmehr von Alkalisalzen fast frei sind und der Schalenwand dicht anliegen, lassen sich nun meist gewöhnlich leicht verbrennen. Sehr zu empfehlen ist auch die Veraschung im elektrischen Ofen, weil hier durch die gleichzeitige Erhitzung von oben und unten sofort eine vollständige Veraschung erreicht wird. Auch hier sind unnötig hohe Temperaturen zu vermeiden.

[1]) In den ursprünglichen Vorschriften ist von $^n/_{10}$-Salzsäure die Rede [Fr. **59**, 229 (1920); Arb. Ges. Amt, **47**, 8 (1914)]. Auch ich ziehe Salzsäure vor, einmal weil die Salzsäure die Asche, besonders das Eisenoxyd, besser löst, und weil damit keine Gipsabscheidung eintreten kann.

[2]) Der Wasserstoffsuperoxydzusatz kann wohl meistens wegfallen; er hat nach B. Pfyl, Arb. Ges. Amt. **47**, 34 (1914), den Zweck, die stark bleichende Wirkung mancher Manganverbindungen auf Methylorange aufzuheben.

[3]) Zweckmäßiger ist die ursprüngliche Vorschrift: Aufnehmen der Asche mit Salzsäure, Umrühren der Mischung und Überspülen des Schaleninhalts mit wenig heißem Wasser, unter Nachwischen mit einer Gummifahne in ein 150 ccm-Erlenmeyerkölbchen aus Jenaer Glas. Man bedeckt den Kolben mit einem eingehängten Trichterchen und erhält $^1/_4$ Stunde in schwachem Sieden. Trichter und Kolbenwandung werden mit wenig Wasser abgespritzt, dann läßt man erkalten.

inhalt alsdann unter mehrmaligem Nachspülen mit wenig kochendem Wasser in ein etwa 150 ccm fassendes Erlenmeyerkölbchen aus Jenaer Glas, läßt erkalten, fügt einen Tropfen Methylorangelösung [1]) hinzu, übersättigt mit einer gemessenen Menge $^{n}/_{10}$-, gegen Methylorange eingestellter Natronlauge und titriert mit $^{n}/_{10}$-Schwefelsäure [2]) bis zum Umschlag des Methylorange [3]).

Berechnung: Wurden zusammen a ccm $^{n}/_{10}$-Schwefelsäure und b ccm $^{n}/_{10}$-Natronlauge verwendet, so beträgt die Gesamtalkalität der Asche aus 1 Liter Wein:

$$x = 2\,(a - b) \text{ mg-Äqu. Alkali } [= \text{ccm n-Lauge}].$$

b) Bestimmung der Phosphorsäure (des Phosphatrestes PO_4).

α) Maßanalytisch. Die nach vorstehender Vorschrift erhaltene, gegen Methylorange neutrale und auf 20 bis 30 ccm eingedampfte Lösung neutralisiert man erforderlichenfalls nochmals in der Kälte gegen Methylorange [4]), versetzt mit 30 ccm einer etwa 40 proz. neutralen Calciumchloridlösung [5]), erhitzt über freier Flamme bis zum beginnenden Sieden, kühlt sodann auf 14 bis 15° ab, fügt zwei Tropfen Phenolphthaleinlösung [6]) hinzu und titriert mit $^{n}/_{10}$-, möglichst carbonatfreier Natronlauge [7]) bis zur deutlichen Rotfärbung.

Nunmehr läßt man 2 Stunden im verschlossenen Kölbchen [8]) bei 14 bis 15° stehen und titriert die inzwischen wieder entfärbte Lösung nach.

Berechnung: Wurden c ccm $^{n}/_{10}$-Natronlauge verbraucht, so sind in der Asche aus 1 Liter Wein enthalten:

$$x = 0{,}0941\,c \text{ g Phosphatrest } [PO_4]\ ^{9)}.$$

Anmerkung 1: α) Bleibt bei dem Behandeln der Asche mit $^{n}/_{10}$-Schwefelsäure [1]) ein erheblicher unlöslicher Rückstand, so filtriert man durch ein kleines Filter, wächt mit wenig Wasser nach und titriert das Filtrat nach dem Übersättigen mit einer gemessenen Menge $^{n}/_{10}$-Natronlauge gemäß II Nr. 5 a. Der Rückstand wird nach dem Veraschen des Filters in möglichst wenig konzentrierter Salzsäure in der Wärme gelöst und die Lösung mit dem gemäß II Nr. 5 a gegen Methylorange eingestellten Filtrate vereinigt; hierauf wird von neuem wie bei Bestimmung der Gesamtalkalität gegen Methylorange neutralisiert. Die hierbei auftretende Abscheidung [2]) wird auf einem kleinen Filter abfiltriert, dreimal mit wenig Wasser nachgewaschen und die im Rückstand enthaltene Phosphorsäure nach Auflösung in Trinatriumcitratlösung gemäß der Vorschrift unter II Nr. 37 b titriert.

---

1) Methylorangelösung: 1 g Methylorange zu 1 Liter gelöst.

2) Auch hier verwendet man besser $^{n}/_{10}$-Salzsäure.

3) Man stellt nicht auf die nelkenbraune Zwischenfarbe, sondern auf Gelb ein.

4) 1 g Methylorange zu 1 Liter aufgelöst.

5) 40 g $CaCl_2 \cdot 6\,H_2O$ zu 100 ccm gelöst. Die Neutralität wird auf folgende Weise ermittelt: 20 ccm der Lösung mit 10 ccm Wasser gemischt und bis zum Sieden erhitzt sollen, nach dem Abkühlen mit 2 Tropfen Phenolphthalein versetzt, durch 1 Tropfen = 0,025 ccm $^{n}/_{10}$-Lauge deutlich gerötet werden.

6) 1 g Phenolphthalein in 100 ccm 96 proz. Alkohol gelöst.

7) Zur Kontrolle der Carbonatfreiheit der Lauge dient folgende Prüfung. Auf 20 ccm $^{n}/_{10}$-Schwefelsäure sollen vom Farbenumschlage des Methylorange in Gelb bis zur Rötung des Phenolphthaleins höchstens 0,15 ccm $^{n}/_{10}$-Natronlauge verbraucht werden.

8) Durch das Verschließen des Kölbchens soll die Aufnahme von CO_2 aus der Luft verhindert werden.

9) Das Verfahren von B. Pfyl, Arb. Ges. Amt. **47**, 1 (1914), beruht auf folgender Grundlage: 1. Bei der Titration von PO_4H_3 mit Lauge tritt der Umschlag des Methylorange in Gelb gerade dann ein, wenn ein H'-Ion abgesättigt, also nur noch $PO_4H'_2$-Ion vorhanden ist. 2. Durch $CaCl_2$ wird die Phosphorsäure unter bestimmten Bedingungen vollständig als $(PO_4)_2Ca_3$ gefällt und eine dem Wasserstoff des $PO_4H'_2$-Ions äquivalente Menge HCl in Freiheit gesetzt, die dann mit Hilfe von Phenolphthalein durch Lauge titriert werden kann.

Man titriert mit Methylorange in der Kälte auf Gelb, nicht auf die nelkenbraune Übergangsfarbe, weil dabei eine Vortäuschung von Phosphaten durch Eisensalze vermieden wird.

Der durch das $CaCl_2$ bewirkte Rückschlag der auf Methylorangegelb eingestellten Lösung in Rosa ist auf das Freiwerden von H-Ion zurückzuführen, indem sich schon vor der Neutralisation gegen Phenolphthalein teilweise $(PO_4)_2Ca_3$ bildet. Vor der Neutralisation gegen Phenolphthalein muß erst die Kohlensäure durch Erhitzen ausgetrieben werden. Um dabei die Auflösung von Alkali aus dem Glas zu vermeiden, ist die Verwendung von Jenaer Glas vorgeschrieben. Um die Bildung von $(PO_4)_2Ca_3$ zu begünstigen, die von PO_4HCa zu vermeiden, ist ein sehr großer Überschuß von $CaCl_2$ anzuwenden. Um schließlich der Hydrolyse des $(PO_4)_2Ca_3$ entgegenzuwirken, muß bei niederer Temperatur gearbeitet werden. Da die vollständige Umsetzung zu $(PO_4)_2Ca_3$ erst allmählich stattfindet, so muß nach dem ersten Phenolphthaleinumschlag längere Zeit bei Luftabschluß gewartet werden, bis die Endtitration ausgeführt werden kann.

Von der endgültig verbrauchten Menge Lauge wird als Korrektur für ihren unvermeidlichen Carbonatgehalt 1 Proz. abgezogen. Wurden also c ccm $^{n}/_{10}$-Lauge verbraucht, so werden nur $c - 0{,}01\,c = 0{,}99\,c$ ccm in Rechnung gestellt. Da nun 2 H'-Ionen einem Phosphatrest entsprechen, so ergibt sich die Gleichung

$$0{,}1 \text{ Mol. } PO_4 : 2000 \text{ ccm} = x : 0{,}99\,c$$

oder x für 50 ccm Wein $= \dfrac{9{,}503 \cdot 0{,}99\,c}{2000}$, d. h. für 1 Liter Wein ist

$$x = \frac{20 \cdot 9{,}503 \cdot 0{,}99\,c}{2000} = 0{,}0941\,c \text{ g } PO_4.$$

1) Arbeitet man mit $^{n}/_{10}$-Salzsäure, so bleibt gewöhnlich kein erheblicher Rückstand; der in $^{n}/_{10}$-Schwefelsäure unlösliche Rückstand ist meist Eisenoxyd, der vor der Weiterverarbeitung nach der angegebenen Vorschrift mit konzentrierter Salzsäure gelöst werden muß.

2) Die Abscheidung besteht aus PO_4Fe und PO_4Al, der ausgewaschene Rückstand wird nach II 37 b folgendermaßen behandelt: Den Rückstand samt Filter gibt man in ein Kölbchen und fügt 30 ccm 40 proz. neutrale Trinatriumcitratlösung hinzu (Herstellung: 40 g Trinatriumcitrat gelöst in 60 ccm ausgekochtem, heißem Wasser. 20 ccm der Lösung mit 1 Tropfen Phenolphthaleinlösung müssen nach 20 Minuten langem Stehen in Eiswasser farblos sein, aber durch 1 Tropfen $^{n}/_{10}$-Lauge gerötet werden). Dann erwärmt man 20 Minuten auf dem Wasserbade, kühlt in Eiswasser ab, setzt 1 Tropfen Phenolphthaleinlösung hinzu und titriert mit $^{n}/_{10}$-Lauge bis zur deutlichen Rotfärbung. Werden dabei d ccm $^{n}/_{10}$-Lauge verbraucht, so sind in der Asche aus 1 Liter Wein enthalten, wenn 50 ccm Wein verarbeitet worden sind: $y = 0{,}19\,d$ g an Eisen und Aluminium gebundener Phosphatrest (PO_4).

Im Filtrat ist der Rest der Phosphorsäure nach II Nr. 5b zu ermitteln.

β) Bleibt bei dem Behandeln der Asche mit $^{n}/_{10}$-Schwefelsäure kein erheblicher unlöslicher Rückstand, tritt jedoch bei der Neutralisation gegen Methylorange eine Abscheidung ein, so filtriert man den Niederschlag auf einem kleinen Filter ab, wäscht ihn dreimal mit wenig Wasser nach und titriert die in dem Rückstand enthaltene Phosphorsäure nach Auflösung in Trinatriumcitratlösung gemäß der Vorschrift unter II Nr. 37b. Im Filtrat ist der Rest der Phosphorsäure nach II Nr. 5b zu ermitteln.

Anmerkung 2: Aus den gemäß der vorstehenden Vorschrift unter a) und b) ermittelten Werten a, b und c läßt sich die „eigentliche" Alkalität berechnen. Hierunter wird verstanden die Alkalität gegen Methylorange, vermindert um den von den Phosphaten herrührenden Anteil. Sie beträgt für die Asche aus 1 Liter Wein:

$x = 2(a - b - 0{,}99\,c)$ mg-Äqu. Alkali [= ccm n-Lauge].

β) Gewichtsanalytisch. Zur Ausführung der Bestimmung werden die folgenden Reagenzien verwandt:

Molybdänlösung. 195 g Ammoniummolybdat werden in einer Mischung von 400 ccm 10 proz. Ammoniaklösung (spez. Gew. 0,96) und 145 ccm Wasser gelöst. Die Lösung wird unter Umrühren in 1400 ccm Salpetersäure vom spez. Gew. 1,21 eingegossen.

Waschflüssigkeit. 100 g Ammoniumnitrat werden in kaltem Wasser gelöst. Man setzt 50 ccm Salpetersäure vom spez. Gew. 1,21 hinzu und ergänzt mit Wasser auf 2 Liter.

Die Bestimmung wird wie folgt vorgenommen:

Von trockenen Weinen und von mäßig zuckerreichen Süßweinen verwendet man 50 ccm, von sehr zuckerreichen Süßweinen 25 ccm und verascht diese Menge, bei Süßwein zweckmäßig nach vorausgegangener Vergärung mit Spuren von Hefe [vgl. II Nr. 4] [1]). Die Asche in der Platinschale versetzt man mit 10 ccm Wasser und 2,5 ccm Salpetersäure vom spez. Gew. 1,40 und führt den Inhalt der Schale unter Nachspülen mit Wasser, erforderlichenfalls mit Hilfe einer Gummifahne, in ein Becherglas über. In diesem ergänzt man die Flüssigkeit mit Wasser auf etwa 50 ccm, bedeckt das Becherglas und erhitzt $^1/_4$ Stunde zum beginnenden Sieden [2]). Alsdann läßt man erkalten, fügt 75 ccm Molybdänlösung hinzu, mischt gut durch und läßt unter wiederholtem Umschwenken 24 Stunden bei Zimmertemperatur stehen.

Nach dieser Zeit gießt man die über dem Niederschlage stehende Flüssigkeit durch ein Filter von 40 mm Halbmesser klar ab und bringt den Niederschlag, anfangs dekantierend, unter Nachwaschen mit der angegebenen Waschflüssigkeit vollständig auf das Filter. Das Auswaschen ist beendigt, wenn die vom Filter laufende Flüssigkeit auf Zusatz von Kaliumferrocyanidlösung keine Braunfärbung mehr zeigt.

Das Filter wird mit dem Niederschlage naß in einem gewogenen Porzellantiegel gebracht und darin über einem sehr klein brennenden Argandbrenner [1]) getrocknet. Dann verkohlt man bei etwas gesteigerter Temperatur und erhitzt bei noch etwas vergrößerter Flamme unter wiederholtem Umrühren mit einem dicken Platindraht, bis sich keine zusammengebackenen Teilchen mehr im Innern des Kuchens finden und die Filterkohle völlig verbrannt ist. Das Erhitzen setzt man einige Zeit fort, bis die anfangs schwarzen Glührückstände mehr oder weniger gelblichweiß geworden sind. Ein zu starkes Erhitzen, bei dem eine Sublimation der Phosphormolybdänsäure eintritt, ist zu vermeiden. Der Tiegel mit dem so behandelten Niederschlage wird nach dem Erkalten im Exsikkator gewogen [2]).

Berechnung: Bedeutet

a die angewandte Menge Wein in Kubikzentimetern,

b das Gewicht des Niederschlages ($P_2O_5 \cdot 24\,MoO_3$) in Gramm,

so sind in 1 Liter Wein enthalten:

$$x = 52{,}83\,\frac{b}{a}\text{ g Phosphatrest } [PO_4]\,^{3)}.$$

Nach C. von der Heide und J. Schwenk [4]) ist das N. von Lorenzsche Verfahren [5]) ebenfalls zu empfehlen. Man verfährt hierzu folgendermaßen:

Die Asche von 50 ccm Wein wird mit 10 ccm verdünnter Schwefelsäure versetzt und auf dem Wasserbade $^1/_4$ Stunde erhitzt. Vom Ungelösten wird durch ein kleines Filter abgefiltert; das Filtrat fängt man in einem 150 ccm fassenden Becherglase auf und wäscht so lange mit heißer, sehr verdünnter Schwefelsäure nach, bis man 40 ccm Filtrat gesammelt hat. Hierzu gibt man 10 ccm einer Salpeter-Schwefelsäuremischung, die hergestellt wird durch Versetzen von 100 ccm Salpetersäure vom spez. Gew. 1,20 mit 3 ccm konzentrierter Schwefelsäure. Hierauf erhitzt man auf dem Drahtnetze, bis die ersten Dampfblasen aufsteigen, nimmt vom Feuer, schwenkt um, damit die Glaswandung nicht überhitzt ist, gibt sofort 50 ccm Sulfat-

[1]) Daß bei der Veraschung Phosphorsäure durch Reduktion in keinem Falle verloren geht, ist wiederholt nachgewiesen [Fr. **59**, 222 (1920)].

[2]) Durch das Erhitzen wird etwa vorhandene Meta- oder Pyrophosphorsäure in die Orthosäure übergeführt.

[1]) Die erforderlichen Argandbrenner sind Specksteinrundbrenner von 22 mm Durchmesser, die mit leuchtender Flamme brennen. Sie sind mit einem 19 cm hohen Zylinder von gebranntem Ton versehen. Der Tiegel wird in ein passendes Drahtdreieck eingesetzt und auf einem Stativring unmittelbar über das obere Ende dieses Zylinders gestellt.

[2]) Das ganze Verfahren stammt von G. Jörgensen, Fr. **46**, 370 (1907). Vgl. auch Fr. **59**, 225 (1920).

[3]) Hat man 50 ccm Wein verwandt, so wird $x = 1{,}0566\,b$ g PO_4.

[4]) Fr. **51**, 615 (1912). — [5]) L. V. St. **55**, 186 (1901.)

Molybdänmischung [1]) in die Mitte der Lösung und bedeckt mit einem Uhrglase. Sobald sich die Hauptmenge des Niederschlages zu Boden gesetzt hat, längstens aber nach fünf Minuten, rührt man mit einem Glasstabe heftig um. Nach etwa zehn Stunden filtriert man durch einen gewogenen Neubauertiegel. Man wäscht unverzüglich etwa viermal mit einer 2 proz. Ammonnitratlösung aus. Nun füllt man den Tiegel einmal voll und zweimal etwa halbvoll mit Alkohol, wobei man jedesmal fast ganz absaugen läßt. Dann füllt man ebenso einmal voll und zweimal halbvoll mit Äther; auch hier läßt man jedesmal fast ganz absaugen, ohne jedoch länger als notwendig zu warten. Man nimmt den Tiegel ab, trocknet ihn äußerlich und bringt ihn in einen Vakuumexsikkator, der kein Trockenmittel, wie etwa Schwefelsäure, Chlorcalcium usf., enthält und evakuiert auf 100 bis 200 mm Quecksilberdruck. Darin beläßt man den Tiegel 50 Minuten und wägt dann sofort.

Berechnung: Wurden 50 ccm Wein angewandt und *a* g Niederschlag zur Wägung gebracht, so enthält 1 Liter Wein

$$x = 0{,}8816\,a \text{ g } PO_4.$$

Auf die Nachprüfung der Verfahren zur Trennung des organisch gebundenen Phosphors von der anorganischen Phosphorsäure durch C. v. d. Heide und J. Schwenk [2]) sei hier wenigstens hingewiesen.

c) Bestimmung der Alkalität des in Wasser löslichen Anteiles der Asche.

Die Asche von 50 ccm Wein wird mit wenig Wasser angefeuchtet, mit 20 ccm heißem Wasser übergossen und mit einer Gummifahne sorgfältig von den Schalenwandungen losgelöst. Die erhaltene Flüssigkeit wird mit den ungelösten Aschenteilen unter wiederholtem Nachspülen mit kleinen Mengen heißen Wassers in ein 50 ccm fassendes Meßkölbchen übergeführt und in diesem nach Abkühlung auf 15⁰ mit Wasser zu 50 ccm aufgefüllt. Die erhaltene Lösung wird durch ein kleines trockenes Filter in einen trockenen Kolben filtriert. Man versetzt 40 ccm dieses wässerigen Aschenauszuges in einem etwa 150 ccm fassenden Erlenmeyerkölbchen aus Jenaer Glas vorsichtig mit 15 bis 25 ccm $^n/_{10}$-Schwefelsäure und verfährt weiter wie vorstehend unter a) [3]).

Berechnung: Wurden zusammen *d* ccm $^n/_{10}$-Schwefelsäure und *e* ccm $^n/_{10}$-Natronlauge verwendet, so beträgt die Alkalität des in Wasser löslichen Anteiles der Asche aus 1 Liter Wein:

$$x = 2{,}5\,(d - e) \text{ mg-Äqu. Alkali } [= \text{ccm n-Lauge}].$$

C. Bestimmung der Schwefelsäure (des Sulfatrestes).

Amtliche Anweisung II. 17.

a) Vorprobe.

Soll bei einem Wein nur festgestellt werden, ob er weniger Schwefelsäure in 1 Liter enthält, als 2 g neutralem, schwefelsaurem Kalium entspricht, so ist wie folgt zu verfahren:

Man versetzt in einem Becherglase 10 ccm zum Sieden erhitzten Wein mit 5 ccm einer Lösung, die 5,608 g kristallisiertes Bariumchlorid ($BaCl_2 + 2\,H_2O$) und 50 ccm konzentrierte Salzsäure in 1 Liter enthält, läßt die Flüssigkeit im bedeckten Becherglase mehrere Stunden auf dem Wasserbade stehen, gießt vom Niederschlage ab und versetzt die Flüssigkeit mit einigen Tropfen verdünnter Schwefelsäure. Entsteht im Verlauf einer Stunde ein Niederschlag, so enthält der Wein in 1 Liter weniger Schwefelsäure, als 2 g neutralem, schwefelsaurem Kalium entspricht. Entsteht kein Niederschlag, so ist die genaue Bestimmung der Schwefelsäure nach dem folgenden Verfahren auszuführen.

b) Bestimmung der Schwefelsäure [1]).

50 ccm Wein [2]) werden in einem Becherglase mit einigen Tropfen Salzsäure versetzt, auf einem Drahtnetz erhitzt und unter Ergänzung der verdampfenden Flüssigkeit etwa fünf Minuten im Sieden erhalten, wobei Kohlendioxyd auf die Flüssigkeitsoberfläche geleitet wird. Dann fügt man einige Tropfen Ammoniak hinzu und versetzt in einem Guß mit kochend heißer Bariumchloridlösung [5,608 g kristallisiertes Bariumchlorid und 50 ccm konzentrierte Salzsäure zu 1 Liter Wasser gelöst [3])]. Ein

---

[1]) Herstellung der Sulfat-Molybdänmischung: 10 g reines Ammonsulfat übergießt man mit 100 ccm Salpetersäure vom spez. Gew. 1,36 (bei 15⁰) und bringt durch Mischen in Lösung. Ferner löst man 30 g reinstes Ammonmolybdat in einem 100 ccm-Meßkölbchen mit heißem Wasser, füllt annähernd auf, kühlt auf Zimmertemperatur ab, füllt genau bis zur Marke auf und gießt die Lösung in dünnem Strahl unter Umrühren zur sulfathaltigen Salpetersäure. Nach mindestens 24 stündigem Stehen bei Zimmertemperatur wird durch ein säurefestes Filter filtriert und das fertige Reagens wohl verschlossen im Dunkeln und Kühlen aufbewahrt.

[2]) Fr. **51**, 615 (1912).

[3]) Die wasserlösliche Alkalität entspricht keiner wohl definierten Gruppe von Aschenbestandteilen. Sie hat nur praktische Bedeutung als Kennzeichen von Tresterweinen. In ihnen ist der Gehalt an Weinsäure, ausgedrückt in ccm n-Lösung in 1 Liter, kleiner als das Doppelte der wasserlöslichen Alkalität [Fr. **59**, 219 u. 220 (1920)].

[1]) Soll der SO_4''-Gehalt in der Asche ermittelt werden, wie dies z. B. zur Aufstellung der Aschenbilanz nötig ist, so ist zu berücksichtigen, daß im Wein gewöhnlich weniger SO_4'' gefunden wird als in der Asche. In solchen Fällen löst man die Asche in wenig Salzsäure, filtriert und fällt nach den Regeln der analytischen Chemie mit Bariumchlorid.

[2]) Bei geringem SO_4''-Gehalt ist es besser von 100 ccm Wein auszugehen; der Wein wird zunächst in einem mit Kohlensäure gefüllten Erlenmeyerkolben von 300 ccm Inhalt unter gleichzeitigem CO_2-Einleiten unter Zusatz von einigen Tropfen Salzsäure $^1/_2$ Stunde zum Sieden erhitzt; das verdampfende Wasser wird, wenn nötig, ersetzt. Dann spült man in ein Becherglas über und nimmt hier die Fällung vor.

[3]) 1 ccm dieser Lösung entspricht 2,2 mg SO_4''.

zu großer Überschuß an Bariumchlorid ist zu vermeiden [1]). Man läßt den Niederschlag absitzen und prüft durch Zusatz eines Tropfens Bariumchloridlösung zu der über dem Niederschlage stehenden klaren Flüssigkeit, ob die Schwefelsäure vollständig ausgefällt ist. Hierauf kocht man das Ganze nochmals auf und läßt es sechs Stunden, mit einem Uhrglase bedeckt, auf dem heißen Wasserbade stehen. Dann gießt man die klare Flüssigkeit durch ein Filter von bekanntem Aschengehalt und wäscht den im Becherglase zurückbleibenden Niederschlag wiederholt mit heißem Wasser aus, indem man jedesmal absitzen läßt und die klare Flüssigkeit durch das Filter gießt. Zuletzt bringt man den Niederschlag auf das Filter und wäscht mit heißem Wasser aus. Filter und Niederschlag werden getrocknet, in einem gewogenen Platintiegel verascht, geglüht und nach dem Erkalten im Exsikkator gewogen.

Wenn das auf dem Filter befindliche Bariumsulfat dunkel gefärbt ist, wird es zunächst mit verdünntem Ammoniak, dann mit verdünnter Salzsäure und schließlich mit heißem Wasser gewaschen. Alsdann wird weiter verfahren, wie vorstehend beschrieben.

Berechnung: Wurden aus 50 ccm Wein a g Bariumsulfat erhalten, so sind in 1 Liter Wein enthalten:

$$x = 8{,}231\,a \text{ g Sulfatrest } (SO_4).$$

Diesem Gehalt an Sulfatrest entsprechen:

$$y = 14{,}93\,a \text{ g Kaliumsulfat } (K_2SO_4)$$

in 1 Liter Wein.

Auf das Verfahren, die Sulfate durch Leitfähigkeitstitration mit $Ba(OH)_2$ zu bestimmen, sei wenigstens hingewiesen [2]).

In der Asche findet man stets mehr SO_4'' als im Wein [3]). Schließlich sei auf die Arbeit von W. J. Baragiola und O. Schuppli [4]) verwiesen, die im Wein auch sogenannten neutralen Schwefel fanden.

D. Bestimmung der schwefligen Säure (des Bisulfitrestes).

Amtliche Anweisung II. 18.

a) Bestimmung der gesamten schwefligen Säure (des gesamten Bisulfitrestes HSO_3).

α) Gewichtsanalytisches Verfahren. Zur Ausführung des Verfahrens bedient man sich folgender Vorrichtung: Ein Destillierkolben von 500 ccm Inhalt wird mit einem zweimal durchbohrten Stopfen verschlossen. Durch die eine Bohrung führt eine Glasröhre bis auf den Boden des Kolbens, die andere nimmt ein Rohr mit Tropfenfänger auf, das oberhalb der Kugel des letzteren im Knie abgebogen und mit seinem absteigenden Teile durch einen Kork dicht mit einem Liebigschen Kühler verbunden ist. Das Rohr des Tropfenfängers reicht ein erhebliches Stück in das Kühlrohr hinein. An das untere Ende des letzteren schließt sich luftdicht mittels durchbohrten Stopfens eine tubulierte Vorlage an, an deren Tubus — wiederum luftdicht mittels durchbohrten Stopfens — eine kugelig aufgeblasene U-Röhre (sogenannte Peligotsche Röhre) angeschaltet ist.

Man leitet durch das bis auf den Boden des Kolbens führende Rohr reines gewaschenes Kohlendioxyd, bis alle Luft aus dem Apparat verdrängt ist, bringt dann in die Vorlage etwa 45 ccm, in die Peligotsche Röhre etwa 5 ccm Jodlösung [1]) (erhalten durch Auflösen von 5 g reinem Jod und 7,5 g Kaliumjodid in Wasser zu 1 Liter), lüftet den Stopfen des Destillierkolbens und läßt 200 ccm Wein, der einer vollen, unmittelbar vorher entkorkten Flasche entnommen und nicht filtriert ist, aus einer Pipette in den Kolben fließen. Nachdem noch 10 ccm Phosphorsäure vom spez. Gew. 1,30 zugegeben sind und der Kolben wieder verschlossen ist, erhitzt man den Wein vorsichtig und destilliert ihn unter stetigem Durchleiten von Kohlendioxyd ab, bis die Hälfte der Flüssigkeit übergegangen ist.

Man bringt nunmehr die Jodlösung, die noch braun gefärbt sein muß, unter Nachspülen mit Wasser in ein Becherglas, setzt etwas Salzsäure zu, erhält die Flüssigkeit bis zur Entfernung des größten Teiles des Jods im Sieden und fällt die entstandene Schwefelsäure mit Bariumchloridlösung aus. Der Niederschlag von Bariumsulfat wird genau in der unter II Nr. 17 vorgeschriebenen Weise weiter behandelt.

Berechnung: Wurden a g Bariumsulfat gewogen, so sind in 1 Liter Wein enthalten:

$$x = 1{,}372\,a \text{ g gesamte schweflige Säure } (SO_2),$$
$$y = 1{,}737\,a \text{ g gesamter Bisulfitrest } (HSO_3).$$

β) Maßanalytisches Verfahren (bei Rotweinen und dunkel gefärbten Dessertweinen nicht ausführbar). Man bringt in ein Kölbchen von ungefähr 200 ccm Inhalt 25 ccm einer annähernd normalen Alkalilauge und läßt 50 ccm Wein, der einer vollen, unmittelbar vorher entkorkten Flasche entnommen und nicht filtriert ist, so zu der Lauge fließen, daß die Pipettenspitze während des Auslaufens in die Lauge taucht [2]). Nach mehrmaligem

[1]) Da die deutschen Weine 180 bis 360 mg SO_4'' im Liter enthalten, genügen zur Fällung in 100 ccm Wein meist 20 ccm der $BaCl_2$-Lösung. Gegipste und stark geschwefelte Weine können bedeutend mehr erfordern.

[2]) Nach P. Dutoit und M. Duboux, L'analyse des vins par volumétrie physico-chimique, Lausanne 1912, p. 67. — [3]) Vgl. C. von der Heide, Fr. **52**, 440 (1913). — [4]) Z. U. N. **29**, 193 (1915).

[1]) Besser ist es, in die Vorlage etwa 40 ccm 3 proz. schwefelsäurefreies Wasserstoffsuperoxyd und einige Kubikzentimeter verdünnte Salzsäure zu geben und die Peligotröhre mit Wasser zu füllen, das mit Jodlösung gerade sichtbar gelb gefärbt ist. Auf diese Weise umgeht man später das unangenehme Vertreiben des Jods.

[2]) Durch das Eintauchen der Pipettenspitze soll eine unnötige Berührung des Weines mit der Luft vermieden werden.

vorsichtigen Umschwenken läßt man die Mischung 15 Minuten stehen [1]). Hierauf fügt man zu der alkalischen Flüssigkeit 15 ccm verdünnte Schwefelsäure vom spez. Gew. 1,11 sowie einige Kubikzentimeter Stärkelösung und titriert unverzüglich die Flüssigkeit mit $^{n}/_{50}$-Jodlösung. Man läßt die Jodlösung ziemlich rasch, jedoch vorsichtig unter Umschwenken hinzufließen, bis die Blaufärbung mindestens $^{1}/_{2}$ Minute lang anhält. Sollte man übertitriert haben, so ist ein Zurückmessen mit Natriumthiosulfatlösung nicht statthaft [2]).

Berechnung: Wurden auf 50 ccm Wein a ccm $^{n}/_{50}$-Jodlösung verbraucht, so sind in 1 Liter Wein enthalten:

$x = 0{,}0128\,a$ g gesamte schweflige Säure (SO_2),
$y = 0{,}0162\,a$ g gesamter Bisulfitrest (HSO_3).

Anmerkung: Das Verfahren, nach welchem die gesamte schweflige Säure bestimmt wurde, ist anzugeben.

b) Bestimmung der freien schwefligen Säure (des freien Bisulfitrestes HSO_3)
(bei Rotweinen und dunkel gefärbten Dessertweinen nicht ausführbar).

Man leitet in ein Kölbchen von etwa 100 ccm Inhalt zehn Minuten lang reines gewaschenes Kohlendioxyd [3]) und läßt aus einer Pipette 50 ccm Wein, der einer vollen, unmittelbar vorher entkorkten Flasche entnommen und nicht filtriert ist, in das mit Kohlendioxyd gefüllte Kölbchen fließen. Alsdann titriert man unverzüglich die Flüssigkeit nach Zusatz von 10 ccm verdünnter Schwefelsäure vom spez. Gew. 1,11 in der vorstehend unter a β) beschriebenen Weise mit $^{n}/_{50}$-Jodlösung [4]).

Berechnung: Wurden auf 50 ccm Wein a ccm $^{n}/_{50}$-Jodlösung verbraucht, so sind in 1 Liter Wein enthalten:

$x = 0{,}0128\,a$ g freie schweflige Säure (SO_2),
$y = 0{,}0162\,a$ g freier Bisulfitrest (HSO_3).

Anmerkung: Bei Rotweinen und dunkel gefärbten Dessertweinen kann die Menge der freien schwefligen Säure aus dem nach den Vorschriften a α) und c) ermittelten Werten für den Gehalt an gesamter und gebundener schwefliger Säure berechnet werden.

c) Ermittelung der gebundenen schwefligen Säure (des gebundenen Bisulfitrestes HSO_3).

Der Unterschied zwischen dem gefundenen Gehalte des Weines an gesamter und freier schwefliger Säure (gesamtem und freiem Bisulfitrest) ergibt den Gehalt des Weines an gebundener schwefliger Säure (gebundenem Bisulfitrest).

Anmerkung: Bei Rotweinen und dunkel gefärbten Dessertweinen kann die gebundene schweflige Säure [1]) nach folgendem Verfahren bestimmt werden:

Vorversuch: Man leitet in ein Kölbchen von etwa 50 ccm Inhalt zehn Minuten lang reines gewaschenes Kohlendioxyd und läßt aus einer Pipette 10 ccm Wein, der einer vollen, unmittelbar vorher entkorkten Flasche entnommen und nicht filtriert ist, in das Kölbchen fließen, setzt 2 ccm verdünnte Schwefelsäure vom spez. Gew. 1,11 hinzu und titriert hierauf mit $^{n}/_{50}$-Jodlösung, bis ein Tropfen der Mischung, mit Stärkelösung zusammengebracht, diese deutlich blau färbt.

Bestimmung: Zur Bestimmung der gebundenen schwefligen Säure bedient man sich der gleichen Vorrichtung wie zur Bestimmung der gesamten schwefligen Säure [vgl. unter a α)]. Nachdem reines gewaschenes Kohlendioxyd durch den Apparat geleitet worden ist, bis alle Luft verdrängt ist, läßt man 100 ccm Wein aus einer Pipette in den Destillierkolben fließen, unterbricht das Einleiten des Kohlendioxyds, fügt 2 ccm Salzsäure vom spez. Gew. 1,12 und darauf die zehnfache Menge der bei dem Vorversuche verwendeten $^{n}/_{50}$-Jodlösung aus einer Bürette hinzu, läßt fünf Minuten stehen und setzt dann 25 ccm 5 proz. Natriumhydrocarbonatlösung und sogleich so viel Kubikzentimeter einer Natriumarsenitlösung [2]), die auf die Jodlösung eingestellt ist, hinzu, als man zuvor Kubikzentimeter Jodlösung hinzugegeben hatte. Man leitet nun zehn Minuten lang Kohlendioxyd durch den Apparat. Nachdem dann noch 7,5 ccm Phosphorsäure vom spez. Gew. 1,15 zugegeben sind, erhitzt man die Flüssigkeit vorsichtig und destilliert im Kohlendioxydstrome die Hälfte in die vorgelegte Jodlösung [3]) ab.

Mit der Jodlösung verfährt man alsdann weiter, wie dies vorstehend unter a α) beschrieben worden ist.

Berechnung: Wurden a g Bariumsulfat gewogen, so sind in 1 Liter Wein enthalten:

$x = 2{,}745\,a$ g gebundene schweflige Säure (SO_2),
$y = 3{,}473\,a$ g gebundener Bisulfitrest (HSO_3).

E. Bestimmung des Chlors.

Amtliche Anweisung II. 22.

Man läßt 50 ccm Wein — von sehr chlorarmen Weinen 100 ccm — aus einer Pipette in eine geräumige Platinschale fließen, macht ihn mit einer Lösung von Natriumcarbonat alkalisch [4]), bedeckt die Schale mit einem Uhrglase und erwärmt die Flüssigkeit bis zum Aufhören der Kohlendioxyd-

[1]) Durch die Lauge wird die acetaldehydschweflige Säure in ihre Paarlinge aufgespalten. Titriert man sofort nach dem Ansäuern, so gelingt es, die gesamte schweflige Säure, die jetzt ganz im freien Zustande vorliegt, mit Jodlösung zu erfassen.

[2]) Das Zurücktitrieren ist deshalb unstatthaft, weil auch andere Weinbestandteile, z. B. Gerbstoff, Jod binden.

[3]) Das Kohlendioxyd soll eine Oxydation durch die Luft verhindern.

[4]) Acetaldehydschweflige Säure wird von Jod nicht angegriffen.

[1]) Grundlage des Verfahrens ist, zuerst die freie schweflige Säure mit Jodlösung zu oxydieren, dann die gebundene schweflige Säure im Kohlensäurestrom überzudestillieren. Da der gebildete Jodwasserstoff leicht Jod abspaltet, so wird als Schutz gegen Oxydation der schwefligen Säure durch das abgespaltene Jod gleichzeitig eine Arsenitlösung zugesetzt.

[2]) Die Natriumarsenitlösung wird wie folgt bereitet: 1 g Arsentrioxyd (As_2O_3) wird in 10 ccm 15 proz. Natronlauge gelöst; hierauf setzt man 200 ccm 5 proz. Natriumhydrocarbonatlösung, sodann 6 ccm Salzsäure vom spez. Gew. 1,12 hinzu, füllt mit 5 proz. Natriumhydrocarbonatlösung zu 1 Liter auf und stellt die Lösung genau auf $^{n}/_{50}$-Jodlösung ein.

[3]) Auch hier legt man besser Wasserstoffsuperoxyd vor.

[4]) Man vermeide einen starken Überschuß von Soda; die Soda muß halogenfrei sein.

entwickelung. Den Inhalt der Schale dampft man ein und trocknet erforderlichenfalls den Rückstand eine Stunde im Luftbade bei etwa 120°. Der Rückstand wird vorsichtig verkohlt [1]), die Kohle zerdrückt, mit heißem Wasser wiederholt ausgewaschen und der wässerige Auszug durch ein kleines aschenarmes Filter filtriert. Der Auszug muß farblos sein; im anderen Falle dampft man ihn über der Kohle zur Trockne ein, erhitzt gelinde, bis die Verkohlung vollständig ist und nimmt von neuem mit heißem Wasser auf. Nachdem die Kohle vollständig ausgelaugt ist, gibt man das Filterchen in die Platinschale zur Kohle, trocknet den Schaleninhalt auf dem Wasserbade und verascht vollständig.

Man nimmt die Asche mit etwas Wasser und einigen Tropfen Salpetersäure auf und filtriert durch ein kleines Filter, indem man das Filtrat zu dem zuerst erhaltenen wässerigen Auszug fließen läßt. Die vereinigten Filtrate werden mit verdünnter Salpetersäure versetzt, bis die Flüssigkeit sauer reagiert. Sodann wird zu der Lösung sofort unter Umrühren so lange Silbernitratlösung (1 Tl. Silbernitrat in 20 Tln. Wasser gelöst) hinzugesetzt, als noch ein Niederschlag entsteht. Man erhitzt das Gemisch kurze Zeit auf dem Wasserbade, läßt es an einem vor Licht geschützten Orte erkalten und filtriert durch einen bei 130° bis zum gleichbleibenden Gewichte getrockneten Goochtiegel mit Asbesteinlage oder einen Platinfiltertiegel oder ein gleich behandeltes Asbestfilterröhrchen. Der Niederschlag wird mit salpetersäurehaltigem Wasser, sodann mit reinem Wasser bis zum Verschwinden der sauren Reaktion, schließlich mit Alkohol ausgewaschen und bei 130° bis zum gleichbleibenden Gewichte getrocknet. Alsdann läßt man im Exsikkator erkalten und wägt [2]).

Berechnung: Wurden aus 50 ccm Wein a g Silberchlorid erhalten, so sind in 1 Liter Wein enthalten:

$$x = 4{,}948\,a \text{ g Chlor.}$$

Diesem Gehalt an Chlor entsprechen:

$$y = 8{,}157\,a \text{ g Natriumchlorid}$$

in 1 Liter Wein.

F. Bestimmung der Kieselsäure.

300 bis 1000 ccm Wein werden in Platinschalen anteilweise zu je 50 ccm eingedampft, verkohlt und die Rückstände mit Wasser ausgezogen. Die Kohle, die auf einem Filter gesammelt wird, wird weiß gebrannt, der gesamte wässerige Auszug wieder hinzugefügt, mit Salzsäure angesäuert und auf dem Wasserbad zur staubigen Trockne verdampft. Man befeuchtet die Masse mit konzentrierter Salzsäure und läßt bedeckt 10 bis höchstens 20 Minuten lang bei gewöhnlicher Temperatur stehen, um die beim Eindampfen und Trocknen entstandenen basischen Salze oder Oxyde wieder in Chloride zu verwandeln. Hierauf fügt man 100 ccm Wasser hinzu, erhitzt zum Kochen, läßt die Kieselsäure sich absetzen und dekantiert die überstehende Flüssigkeit durch ein Filter, das in einem mit Saugrohr versehenen Trichter sitzt. Den Rückstand wäscht man drei- bis viermal durch Dekantation mit heißem Wasser, bringt ihn dann aufs Filter und wäscht bis zum Verschwinden der Chlorreaktion aus. Sollte der Niederschlag nicht rein weiß aussehen, sondern etwas bräunlich, was von basischem Ferrisalz herrühren kann, so träufelt man etwas konzentrierte Salzsäure rings auf das Filter und spritzt sofort heißes Wasser nach. Dies wiederholt man so oft, bis auf erneutem Zusatz von starker Säure keine Gelbfärbung mehr entsteht. Die Abscheidung der Kieselsäure nach dem soeben beschriebenen Verfahren ist bei weitem nicht vollständig, es können in dem Filtrat noch bis zu 5 Proz. der ganzen Kieselsäuremenge vorhanden sein. Um diese zu gewinnen, verdampft man das Filtrat auf dem Wasserbade noch einmal zur Trockne und erhält 1 bis 2 Stunden bei dieser Temperatur, befeuchtet darauf den trockenen Rückstand wieder mit einigen Kubikzentimetern konzentrierter Salzsäure und läßt höchstens $^1/_4$ Stunde stehen, weil bei längerer Berührung die Salzsäure Kieselsäure wieder in Lösung bringt, fügt dann heißes Wasser hinzu, filtriert durch ein neues, entsprechend kleineres Filter und wäscht vollständig mit heißem Wasser aus. Die nun im Filtrat verbliebene Kieselsäure beträgt höchstens 0,15 Proz. der gesamten Kieselsäuremenge, meist noch weniger, und kann für gewöhnlich vernachlässigt werden. Will man auch diese gewinnen, so verdampft man das zweite Filtrat der Kieselsäure ein drittes Mal zur Trockne und gewinnt so die letzten Spuren. Nun bringt man die zwei (oder drei) Filter samt Kieselsäure in einen Platintiegel und verbrennt naß, glüht schließlich mit der vollen Flamme eines guten Teklubrenners bis zum konstanten Gewicht und wägt. Der Niederschlag ist nur wenig hygroskopisch.

Man darf jedoch niemals unterlassen, die Kieselsäure auf ihre Reinheit zu prüfen. Zu diesem Zwecke übergießt man die geglühte und gewogene Masse mit 2 bis 3 ccm Wasser, fügt 1 Tropfen konzentrierte Schwefelsäure zu und dann 3 bis 5 ccm reine, aus einer Platinretorte destillierte Flußsäure. Hierauf stellt man den Tiegel auf das Wasserbad, verdampft unter gut ziehendem Abzuge, bis keine Dämpfe mehr entweichen, und raucht zuletzt die überschüssige Schwefelsäure durch Erhitzen des schrägstehenden Tiegels über freier Flamme ab. Sobald die Schwefelsäure entfernt ist, steigert man

[1]) Man vermeide hohe Temperaturen bei der Verkohlung und Veraschung, weil sonst Alkalichlorid sich verflüchtigen kann.

[2]) Vgl. auch die Verfahren zur Chlorbestimmung von C. von der Heide und M. Kartschmar, Fr. **52**, 645 (1913), die die Neutralisation mit Calciumhydroxyd vorzunehmen vorschlagen und ein Titrationsverfahren ohne vorhergehende Veraschung geprüft haben. Auch die Leitfähigkeitstitration nach P. Dutoit und M. Duboux, L'analyse des vins par volumétrie physico-chimique 1912, p. 62, gibt gute Werte.

allmählich die Hitze bis zur vollen Temperatur eines guten Teklubrenners, wägt das zurückbleibende Oxyd (meist ein Gemenge von Al_2O_3 und Fe_2O_3), zieht dessen Gewicht von der oben erhaltenen Summe ab und erhält die Menge der reinen Kieselsäure (nach F. P. Treadwell, Lehrb. anal. Ch. 1907, S. 370).

Berechnung: *a g* Siliciumdioxyd (SiO_2) entspricht

$$x = 1{,}2990\, a\, g\ SiO_3H_2,$$
$$y = 1{,}2653\, a\, g\ \text{Silikatrest}\ (SiO_3'').$$

G. Nachweis und Bestimmung der Borsäure.

Amtliche Anweisung II, 32.

a) Nachweis der Borsäure.

50 ccm Wein — Süßwein nach Vergärung des verdünnten Weines gemäß II Nr. 4 — werden mit Natronlauge deutlich alkalisch gemacht und gemäß der Vorschrift unter II Nr. 4 verascht. Die Asche wird mit 10 ccm 10 proz. Salzsäure aufgenommen und die Lösung mit Curcuminpapier[1]) folgendermaßen geprüft: Ein etwa 8 cm langer und 1 cm breiter Streifen geglättetes Curcuminpapier wird bis zur halben Länge mit der Flüssigkeit durchfeuchtet und auf einem Uhrglas von etwa 10 cm Durchmesser bei 60 bis 70° getrocknet. Zeigt sich keine sichtbare Veränderung der ursprünglichen gelben Farbe, so enthält der Wein keine Borsäure. Ist dagegen eine rötliche oder orangerote Färbung entstanden, dann betupft man das in der Farbe veränderte Papier mit einer 2 proz. Lösung von wasserfreiem Natriumcarbonat. Entsteht hierdurch ein rotbrauner Fleck, der sich in seiner Farbe nicht von dem rotbraunen Flecke unterscheidet, der durch die Natriumcarbonatlösung auf reinem Curcuminpapier erzeugt wird, oder eine rotviolette Färbung, so enthält der Wein ebenfalls keine Borsäure. Entsteht dagegen durch die Natriumcarbonatlösung ein blauer Fleck, so ist die Gegenwart von Borsäure nachgewiesen. Bei blauvioletten Färbungen und in Zweifelsfällen ist der Ausfall der Flammenreaktion ausschlaggebend.

Die Flammenreaktion ist in folgender Weise auszuführen: Die salzsaure Lösung der Asche wird mit Natronlauge deutlich alkalisch gemacht und zunächst auf dem Wasserbad, alsdann bei 120° zur Trockne gebracht. Der Rückstand wird mit einem erkalteten Gemische von 5 ccm Methylalkohol[1]) und 0,5 ccm konzentrierter Schwefelsäure sorgfältig verrieben und unter Benutzung weiterer 5 ccm Methylalkohol in einen Erlenmeyerkolben von 100 ccm Inhalt gebracht. Man läßt den verschlossenen Kolben unter mehrmaligem Umschütteln 1/2 Stunde lang stehen, alsdann wird der Methylalkohol aus einem Wasserbade von 80 bis 85° vollständig abdestilliert[2]). Das Destillat wird in ein Gläschen von 40 ccm Inhalt und etwa 6 cm Höhe gebracht, durch dessen Stopfen 2 Glasröhren in das Innere führen, die eine bis auf den Boden des Gläschens, die andere nur bis in den Hals. Das verjüngte äußere Ende der letzteren Röhre wird mit einer durchlochten Platinspitze, die aus Platinblech hergestellt werden kann, versehen. Durch die Flüssigkeit wird hierauf ein getrockneter Wasserstoffstrom derart geleitet, daß die angezündete Flamme 2 bis 3 cm lang ist. Ist die bei zerstreutem Tageslichte zu beobachtende Flamme grün gefärbt[3]), so ist der Nachweis von Borsäure oder Boraten im Weine erbracht.

b) Bestimmung der Borsäure.

50 ccm Wein — Süßwein nach Vergärung des verdünnten Weines gemäß II Nr. 4 — werden mit Alkalilauge alkalisch gemacht und nach der Vorschrift unter II Nr. 4 verascht. Die Asche wird mit wenig Wasser und etwa 0,5 ccm Salzsäure vom spez. Gew. 1,12 angerieben und nach Zusatz von 15 ccm Wasser 2 Minuten auf dem Wasserbad erwärmt. Die Flüssigkeit wird sodann durch ein kleines Filter filtriert und dieses mit wenig Wasser nachgewaschen. Nach dem Erkalten setzt man zu der etwa 25 ccm betragenden Flüssigkeit die gleiche Raummenge einer 40 proz. neutralen Trinatriumcitratlösung[4]), einen Tropfen 1 proz. Phenolphthaleinlösung und so viel normale, zuletzt $^n/_{10}$-Alkalilauge hinzu, bis die Flüssigkeit eben deutlich gerötet ist. Alsdann gibt man reinen Mannit in solcher Menge hinzu, daß die Lösung bei Beendigung der nun folgenden Titration etwa 10 Proz. davon enthält, titriert mit $^n/_{10}$-Alkalilauge, bis die Flüssigkeit 2 Minuten deutlich gerötet bleibt, läßt 10 bis 20 Minuten stehen und titriert die etwa wieder entfärbte Flüssigkeit nach[5]).

---

[1]) Das Curcuminpapier wird durch einmaliges Tränken von weißem Filtrierpapier mit einer Lösung von 0,1 g Curcumin in 100 ccm Alkohol von 90 Maßprozent bereitet. Das getrocknete Curcuminpapier ist in gut verschlossenen Gefäßen vor Licht geschützt aufzubewahren.

Das Curcumin wird in folgender Weise hergestellt:

30 g feines, bei 100° getrocknetes Curcumawurzelpulver (Curcuma longa) werden im Soxhletschen Extraktionsapparate zunächst 4 Stunden lang mit Petroläther ausgezogen. Das so entfettete und getrocknete Pulver wird alsdann in demselben Apparate mit heißem Benzol 8 bis 10 Stunden lang unter Anwendung von 100 ccm Benzol erschöpft. Zum Erhitzen des Benzols kann ein Glycerinbad von 115 bis 120° verwendet werden. Beim Erkalten der Benzollösung scheidet sich innerhalb 12 Stunden das für die Herstellung des Curcuminpapiers zu verwendende Curcumin ab.

[1]) Der Methylalkohol soll wasserfrei sein.

[2]) Bei der Destillation muß sorgfältig gekühlt werden, da sonst leicht der bei 65° siedende Borsäuremethylester, $B(OCH_3)_3$, verloren geht.

[3]) Der Borsäuremethylester färbt die Flamme grün.

[4]) Zur Herstellung der Lösung wird Trinatriumcitrat in der 1 1/2 fachen Menge ausgekochtem heißen Wasser gelöst. 25 ccm dieser Lösung, mit 25 ccm ausgekochtem Wasser, 1 Tropfen Phenolphthaleinlösung und 1 Tropfen $^n/_{10}$-Alkalilauge versetzt, müssen nach 20 Minuten langem Stehen bei Zimmertemperatur noch eben gerötet sein.

[5]) Die Grundlage des Verfahrens ist: Borsäure ist ohne Einfluß auf den Umschlag des Phenolphthaleins. Ti-

Berechnung: Wurden nach dem Mannitzusatz a ccm $^{n}/_{10}$-Alkalilauge verbraucht, so sind in 1 Liter Wein enthalten:

$$x = 0{,}1252\,a \text{ g Borsäure } (BO_3H_3).$$

H. Nachweis und Bestimmung des Fluors.

a) Nachweis.

Amtliche Anweisung II. 33.

100 ccm Wein werden in einem Meßzylinder mit $^1/_2$ bis 1 ccm einer 20 proz. Natriumsulfatlösung[1]) versetzt, in der Kälte mit 10 ccm 10 proz. Bariumacetatlösung kräftig geschüttelt, über Nacht stehen gelassen und die klare Flüssigkeit abgehebert. Dann wird mit heißem Wasser auf ungefähr 100 ccm aufgefüllt und der Niederschlag nochmals absitzen gelassen. Ist die Flüssigkeit über dem Niederschlage klar, so wird sie abgehebert, der Rückstand mit heißem Wasser auf etwa 50 ccm aufgefüllt und durch ein doppeltes Faltenfilter filtriert; war die Flüssigkeit jedoch, auch nach längerem Stehen, nicht klar geworden, so wird unmittelbar filtriert.

Niederschlag und Filter werden mit heißem Wasser ausgewaschen, getrocknet und in einem Platintiegel über einem Pilzbrenner bei dunkler Rotglut verascht. Der Rückstand wird mit reiner konzentrierter Schwefelsäure übergossen und der Tiegel sofort mit einem Erlenmeyerkölbchen bedeckt, das auf der Unterseite mit einer stellenweise durch Einritzen unterbrochenen Wachsschicht überzogen ist. Der Tiegel wird unter Kühlung des Kölbchens durch fließendes Wasser erst schwach und später stärker, im ganzen etwa eine Stunde erhitzt, bis Schwefelsäuredämpfe zu entweichen beginnen und alsdann noch längere Zeit stehen gelassen. War Fluor im Weine enthalten, so zeigt sich das Glas nach Ablösung der Wachsschicht an den vorher wachsfreien Stellen angeätzt; jedoch ist der Nachweis des Fluors nur dann als erbracht anzusehen, wenn die Ätzung schon ohne Anhauchen sichtbar ist.

b) Bestimmung.

Nach F. P. Treadwell und A. A. Koch[1]).

100 ccm Wein werden bis zur schwach alkalischen Reaktion mit doppeltnormaler Natronlauge[2]) und mit Silbernitrat[3]) im geringen Überschuß versetzt, umgeschüttelt, bis sich der Niederschlag zusammenballt, mit Wasser auf 250 ccm aufgefüllt und durch ein trockenes Faltenfilter filtriert. Die ersten 5 bis 10 ccm werden fortgegossen, 200 ccm des Filtrates mit Chlornatrium im geringen Überschuß versetzt, stark geschüttelt, auf 250 ccm aufgefüllt, über Nacht stehen gelassen, 200 ccm abgehebert oder pipettiert und durch ein trockenes Faltenfilter filtriert. Die ersten 5 bis 10 ccm werden fortgegossen, vom Filtrat 175 ccm (= 56 ccm Wein) in eine Porzellanschale von 250 ccm pipettiert, nach Zusatz von 3 bis 4 ccm doppeltnormaler Natriumcarbonatlösung zum Sieden erhitzt, mit großem Überschuß von Calciumchlorid versetzt und 5 Minuten gekocht. Der abfiltrierte Niederschlag[4]) wird nach dem Auswaschen mit heißem Wasser getrocknet, so viel wie möglich davon in einen Platintiegel gebracht, das Filter in der Platinspirale verbrannt, die Asche dem Tiegelinhalt zugesetzt und der Tiegel 10 bis 20 Minuten über einem einfachen Bunsenbrenner geglüht. Nach dem Erkalten fügt man etwas doppeltnormale Essigsäure zu, verdampft im Wasserbad zur Trockne, gibt 1 bis 2 Tropfen Essigsäure und darauf Wasser zu und filtriert unter Abgießen der Flüssigkeit und wiederholtem Zusatz heißen Wassers, so daß die Hauptmenge des Niederschlages im Tiegel bleibt. Nach Auswaschen des Filters mit heißem Wasser wird dieses getrocknet, verbrannt, die Asche zu dem im Wasserbad getrockneten Tiegelinhalt gegeben, geglüht und gewogen. Diese Behandlung mit Essigsäure und Wasser wird so oft wiederholt, bis die Gewichtsabnahme nicht mehr als 0,5 mg beträgt. Die vorletzte Wägung wird zur Berechnung benutzt. Zur Kontrolle kann das gewogene Calciumfluorid mit Schwefelsäure abgeraucht und das Calciumsulfat gewogen werden. 1 g Calciumfluorid = 1,7443 g Calciumsulfat[5]).

Erhält man, von 100 ccm Wein in der angegebenen Weise ausgehend, a g Calciumfluorid aus 175 ccm Filtrat = 56 ccm Wein, so ist in 1 Liter Wein enthalten:

$$x = 9{,}146\,a \text{ g Fluorwasserstoff (FH)},$$
$$y = 8{,}688\,a \text{ g Fluor}.$$

triert man also bei Borsäuregegenwart die salzsaure Aschenlösung mit Phenolphthalein als Endanzeiger, so tritt der Umschlag in Rosa ein, wenn alle anderen Säuren gerade neutralisiert sind. Der Citratzusatz soll die Fällung von Eisenphosphat verhindern. Durch den Zusatz von Mannit bildet sich wahrscheinlich eine komplexe Mannitborsäure, die so stark ist, daß sie sich mit Phenolphthalein scharf titrieren läßt. Der Umschlag tritt ein, wenn auf 1 Mol. Borsäure 1 Mol. Lauge verbraucht ist.

[1]) Grundlage des Verfahrens nach L. Vandam, Ann. chim. anal. **12**, 466 (1907), ist, unlösliches BaF_2 mit großen Mengen SO_4Ba zusammen auszufällen. Der Niederschlag wird dann der Glasätzprobe unterworfen. Nachgeprüft wurde das Verfahren von A. Kickton und W. Behnke, Z. U. N. **20**, 193 (1910), nach denen eine Schätzung des Fluors aus der Stärke der Glasätzung nicht möglich ist. Nach ihnen darf man annehmen, daß sicher weniger als 10 mg Fluor in 1 Liter Wein vorhanden ist, wenn die Ätzung erst beim Behauchen sichtbar wird. Dieselben glauben auch, daß Fluorgehalte bis zu 10 mg in 1 Liter Wein nicht auf Zusatz von Fluorverbindungen zurückgeführt werden müssen. Das von P. Kulisch, Post, Chem.-techn. Anal. II, S. 559 (1906), empfohlene Veraschungsverfahren führt zu Fluorverlusten.

[1]) Z. U. N. **7**, 359 (1904).

[2]) Durch Soda soll infolge der Kohlensäureentwicklung FH mitgerissen werden (?).

[3]) Zur Ausfällung der Phosphate.

[4]) Der Niederschlag besteht aus CO_3Ca und $CaFl_2$.

[5]) Nach A. Kickton und W. Behnke, Z. U. N. **20**, 202 (1910), ist das Verfahren durchaus nicht quantitativ, sondern liefert erheblich zu niedrige Werte.

J. Nachweis des Schwefelwasserstoffes [1]).

a) Durch alkalische Bleilösung.

Man hängt in einen Kolben, in dem sich etwa 50 ccm des zu prüfenden Weines befinden, einen mit alkalischer Bleilösung getränkten Filterpapierstreifen und läßt den Kolben verschlossen bei Zimmertemperatur stehen. Je nach dem Gehalt an Schwefelwasserstoff färbt sich der Streifen in kürzerer oder längerer Zeit mehr oder weniger gelb, braun oder schwarz. Erhält man auf diese Weise keine Färbung des Streifens, so verfährt man in folgender Weise. Man destilliert 50 ccm Wein und fängt das Destillat in Wasser auf, das mit einigen Tropfen alkalischer Bleilösung versetzt worden ist. Das Destillationsrohr muß in die Aufnahmeflüssigkeit eintauchen, um eine Verflüchtigung des Schwefelwasserstoffes zu vermeiden. Eine Gelb- oder Braunfärbung oder ein brauner oder schwarzer Niederschlag zeigt die Anwesenheit von Schwefelwasserstoff an. Die alkalische Bleilösung wird hergestellt, indem man 1 Gewichtsteil Bleiacetat in 10 Gewichtsteilen Wasser löst und so lange mit Natronlauge versetzt, bis der anfangs gebildete Niederschlag sich wieder gelöst hat.

b) Mit Nitroprussidnatrium.

Man versetzt das in schwach alkalisch gemachtem Wasser aufgefangene Weindestillat mit einigen Tropfen Nitroprussidnatrium unter der Vorsicht, daß die Lösung stets alkalisch reagiert. Das Auftreten einer bald vorübergehenden Violettfärbung zeigt Schwefelwasserstoff an.

K. Nachweis und Bestimmung der Salpetersäure (des Nitratrestes).

Amtliche Anweisung II. 23.

a) Nachweis der Salpetersäure.

α) Bei Weißwein. In eine Porzellanschale bringt man einige Körnchen Diphenylamin und einige Kubikzentimeter konzentrierte Schwefelsäure. Man fügt vorsichtig 2 bis 3 Tropfen Wasser hinzu und bewegt das Schälchen etwas. Hierbei geht das Diphenylamin in Lösung. Man streut alsdann einige Körnchen fein gepulvertes Natriumchlorid [2]) auf die Schwefelsäure und mischt durch Bewegung des Schälchens. Nach Beendigung der Salzsäureentwicklung läßt man vorsichtig eine geringe Menge Wein am Rande des Schälchens auf die Oberfläche der Diphenylamin-Schwefelsäure auffließen. Nach einigen Minuten ruhigen Stehens wird das Schälchen ganz leicht und vorsichtig umgeschwenkt. Man läßt dann wieder einige Minuten stehen und wiederholt das leichte Umschwenken.

Bei Gegenwart von Salpetersäure zeigen sich hierbei deutliche, oft tief dunkelblaue Farbstreifen in der Flüssigkeit; bei größeren Mengen färbt sich die ganze Flüssigkeit blau.

β) Bei Rotwein. Etwa 10 ccm Wein werden mit etwa 0,2 g durch Auskochen mit Wasser von Nitraten vollständig befreiter, gemahlener Knochenkohle bis nahezu zur Trockne eingedampft und alsdann mit Wasser wieder auf ungefähr den ursprünglichen Raumgehalt gebracht. Man läßt die Knochenkohle sich absetzen oder schleudert ab [1]) und verfährt mit der überstehenden klaren und farblosen Flüssigkeit weiter, wie vorstehend unter α).

b) Bestimmung der Salpetersäure [2]).

10 ccm Wein werden mit etwa 0,2 g Knochenkohle der vorstehend beschriebenen Art auf dem Wasserbad bis nahezu zur Trockne eingedampft. Nach dem Erkalten bringt man den Rückstand unter Zusatz von 1 ccm gesättigter Natriumchloridlösung und 5 ccm Eisessig mit nitratfreiem Wasser auf 50 ccm. Nach dem Umschütteln läßt man die Knochenkohle sich absetzen oder schleudert ab.

Von der klaren Flüssigkeit bringt man 1 ccm in ein Probierrohr und vermischt sie mit 4 ccm Diphenylamin-Schwefelsäurelösung [3]). Weiterhin bereitet man folgende Vergleichslösungen: 0,1631 g bei 100° getrocknetes, reines Kaliumnitrat [4]) werden in nitratfreiem Wasser zu 1 Liter gelöst. Von dieser Lösung mißt man 0,2, 0,5, 1,0, 1,5, 2,0 und 2,5 ccm je in ein 100 ccm-Meßkölbchen ein, fügt je 2 ccm gesättigte Natriumchloridlösung und 10 ccm Eisessig hinzu und füllt dann mit Wasser zur Marke auf. Man bringt nunmehr von jeder dieser sechs Lösungen je 1 ccm in ein Probierrohr und versetzt mit je 4 ccm Diphenylamin-Schwefelsäurelösung. Nach kurzem, kräftigem Durchschütteln kühlt man

1) Der Schwefelwasserstoff im Wein entsteht meistens dadurch, daß die Hefe den auf irgend eine Weise in den Most gelangten elementaren Schwefel, Sulfite oder sogar Sulfate zu Schwefelwasserstoff reduziert. Möglicherweise ist er auch ein Zersetzungsprodukt des faulenden Hefeeiweißes. Ob den sogenannten Böckser nur Schwefelwasserstoff verursacht oder auch andere Schwefelverbindungen, ist nicht sicher.

2) Daß Chloride nötig sind, um die Salpetersäurereaktion gelingen zu lassen, hat J. Tillmans, Z. U. N. **20**, 676 (1910), gezeigt.

1) Beim Salpetersäurenachweis darf nicht mit Papierfilter gearbeitet werden, weil die Filter fast stets geringe Mengen Salpetersäure enthalten. [J. Tillmans, Z. U. N. **20**, 676 (1910)]. Damit die Kohle sich rasch von selbst absetzt, nimmt man nur grob gepulverte Anteile von ihr.

2) Verfahren nach J. Tillmans, Z. U. N. **22**, 201 (1910).

3) Die Diphenylamin-Schwefelsäurelösung wird wie folgt bereitet: 0,085 g Diphenylamin werden in einem 500 ccm-Meßkolben mit 142,5 ccm doppelt destilliertem Wasser übergossen; sodann wird konzentrierte Schwefelsäure vom spez. Gew. 1,84 zugegeben und umgeschüttelt. Dabei erwärmt sich die Flüssigkeit so stark, daß das Diphenylamin schmilzt und sich löst. Man füllt mit konzentrierter Schwefelsäure bis fast zur Marke auf; nach dem Abkühlen wird mit konzentrierter Schwefelsäure genau bis zur Marke aufgefüllt und gemischt. Die Lösung ist, in einer geschlossenen Flasche aufbewahrt, lange Zeit haltbar.

4) 0,1631 g NO_3K = 0,1000 g NO_3'.

sofort unter fließendem Wasser ab und läßt unter mehrmaligem Umschütteln $^1/_2$ bis $^3/_4$ Stunde stehen [1]).

Nach dieser Zeit stellt man fest, mit welcher Vergleichslösung die Farbe der aus dem Weine bereiteten Lösung übereinstimmt. Sollte die letztere dunkler sein als die dunkelste Vergleichslösung, so setzt man einen neuen Versuch an, bei dem man von dem vorbereiteten Weine weniger als 1 ccm (je nach dem Ausfall der ersten Probe etwa 0,2 oder 0,5 ccm) verwendet, ihm zunächst die an 1 ccm fehlende Raummenge einer Mischung von 88 ccm Wasser, 2 ccm gesättigter Natriumchloridlösung und 10 ccm Eisessig hinzufügt, dann 4 ccm Diphenylamin-Schwefelsäurelösung zugibt und im übrigen in der vorstehend beschriebenen Weise verfährt.

Die verwendeten Reagenzien (Knochenkohle, Natriumchloridlösung, Eisessig und Wasser) sind durch Anstellung blinder Versuche daraufhin zu prüfen, ob sie frei von Nitraten sind. Außerdem untersucht man eine wässerige Lösung von bekanntem Nitratgehalt — etwa 0,005 g Nitratrest in einem Liter [2]) — in der beschriebenen Weise. Findet man hierbei ein richtiges Ergebnis, so ist dies ein Beweis dafür, daß die verwendete Knochenkohle keine Nitrate absorbiert.

Berechnung: Wurden a ccm des vorbereiteten Weines mit Diphenylamin-Schwefelsäurelösung versetzt und betrug die Menge der Kaliumnitratlösung, die auf 100 ccm gebracht werden mußte, um nach Zusatz von Diphenylamin-Schwefelsäurelösung dieselbe Färbung zu geben, wie der Wein, b ccm, so sind enthalten in 1 Liter Wein:

$$x = \frac{0{,}005\,b}{a}\ \text{g Nitratrest } (NO_3).$$

L. Bestimmung der Kohlensäure.

a) Bestimmung der im Wein gelösten Kohlensäure.

Zur Bestimmung der Kohlensäure im Wein bedient sich C. von der Heide [3]) folgender Vorrichtung:

In den Kolben K (Fig. 38) wird mit Hilfe eines durchbohrten Kautschukstopfens luftdicht der Aufsatz A eingesetzt, der gleichzeitig den Schlangenkühler S mit dem Zu- und Abflußrohr für das Kühlwasser enthält. Durch das Röhrchen R_1 wird kohlensäurefreie Luft eingeleitet. Sie gelangt zunächst in die kugelförmige Erweiterung W, dann durch den Hahn H hindurch in das axiale Rohr R und schließlich in den Kolben K. Durch das seitliche Rohr R_2 entweicht die Luft, während die mitgerissenen Alkohol- und Wasserdämpfe durch den Kühler wieder verdichtet werden. Auf der kugelförmigen Erweiterung W befindet sich ein Tubus T; für gewöhnlich ist er mit einem Korkstopfen verschlossen, doch paßt in ihn auch eine eingeschliffene 100 ccm-Pipette.

Zur Kohlensäurebestimmung im Wein verfährt man folgendermaßen:

Durch den Kolben K leitet man zuerst mit Hilfe des Aufsatzes 4 Liter kohlensäurefreie Luft. Man entnimmt sie in der üblichen Weise einem Gasometer mit zwei zwischengeschalteten Waschflaschen, die Natronlauge enthalten. Zwischen der letzten Waschflasche und dem Röhrchen R_1 wird zur Regulierung des Gasstromes ein Quetschhahn angebracht. An das Röhrchen R_2 werden zunächst eine U-Röhre, die mit konzentrierter Schwefelsäure getränkte Glaswolle enthält [1]), sodann zwei Chlorcalciumröhren [2]) in bekannter Weise angeschlossen.

Fig. 38.

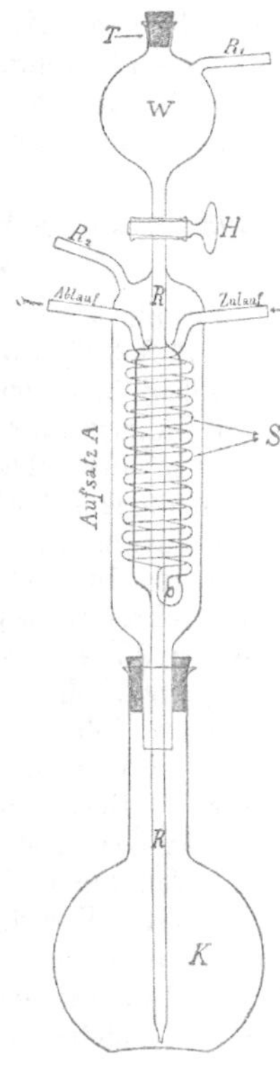

Jetzt erst öffnet man die volle Weinflasche, die man auf 5° abgekühlt hat, mit dem Korkzieher und setzt unverzüglich einen doppelt durchbohrten Gummistopfen luftdicht ein. Durch die eine Bohrung führt ein Glasröhrchen, das kurz unterhalb des Stopfens endigt. Auf dieses Röhrchen ist ein kleines Gummiballongebläse aufgesetzt, das gestattet, in die Flasche Luft einzupressen. Durch die zweite Bohrung führt ein Glasrohr bis etwa 5 bis 10 cm über dem Boden der Flasche. Auf dieses Glasröhrchen setzt man mit Hilfe eines Schliffes die ebenfalls eingeschliffene 100 ccm-Pipette auf. Nun drückt man durch das Gummigebläse den Wein in die Pipette bis über die Marke, nimmt die Pipette aus dem Schliff, stellt zur Marke ein und setzt unverzüglich die Pipette auf den Tubus-

[1]) Längeres Stehen ist zu vermeiden.

[2]) Eine solche Lösung bereitet man durch Verdünnen der zur Herstellung der Vergleichslösungen dienenden Kaliumnitratlösung im Verhältnis 1 : 20.

[3]) B. Geisenheim, S. 127 (1910).

[1]) Die konzentrierte Schwefelsäure soll die letzten Spuren vom Alkoholdampf zurückhalten.

[2]) Da das Chlorcalcium stets basisch reagiert, so müssen die Röhren vor dem Gebrauch mit Kohlendioxyd gesättigt werden. Zu diesem Zwecke leitet man 1 bis 2 Minuten lang einen trockenen Strom dieses Gases hindurch, verschließt das äußere Ende des Rohres mittels Schlauch und Glasstab, läßt aber das andere Ende dieses Rohres 12 Stunden lang mit dem Kippschen Kohlendioxydapparat in Verbindung. Hierauf verdrängt man das Kohlendioxyd durch kohlendioxydfreie, trockene Luft, indem man 20 Minuten lang einen Luftstrom, der zuerst zwei mit konzentrierter Kalilauge beschickte Waschflaschen und hierauf ein langes Chlorcalciumrohr passiert hat, durchleitet.

schliff T des Aufsatzes A, so daß der Wein durch die Erweiterung W in das axiale Rohr R und in den Kolben K fließt. Nach dem Ausfließen des Weines spült man mit kohlensäurefreiem Wasser nach. Man verschließt den Tubus wieder mit einem Kork, schaltet hinter die Chlorcalciumröhren unverzüglich einen bereits gewogenen Kohlensäureabsorptionsapparat und ein Natronkalkrohr an und leitet durch den ganzen Apparat Luft. Gleichzeitig läßt man das Kühlwasser in starkem Strome durch den Kühler laufen, dann beginnt man den Kolben zu erhitzen und erhält im ganz schwachen Sieden. Der kleine Kühler wirkt so gut, daß nur geringe Mengen Alkohol und Wasser in das Schwefelsäurerohr gelangen. Man leitet 5 bis 6 Liter Luft durch den Apparat, nimmt den Kaliapparat ab und wägt in der üblichen Weise. Die Gewichtszunahme stellt die im Wein gelöste Menge an Kohlensäure dar.

b) Bestimmung der in der Asche gebundenen Kohlensäure.

500 bis 1000 ccm Wein werden verascht, wie dies auf S. 335 vorgeschrieben ist. Dann werden die Aschen in einen 500 ccm fassenden Kolben verlustlos übergeführt. Zum Überspülen verwende man durchaus kohlensäurefreies Wasser[1]), das man einer hochgestellten Vorratsflasche mittels eines Glashebers entnimmt. Die Ausflußmündung des Hebers endigt in einen etwa 50 cm langen Schlauch mit eingesteckter Glasspitze; durch einen Quetschhahn wird der Wasserausfluß geregelt. (Die Verwendung der Spritzflasche ist durchaus zu vermeiden, weil bei ihrem Gebrauch durch die Atmungsluft große Mengen Kohlensäure zur Aschenlösung gelangen müßten.) Hierauf wird auf den Kolben ein Aufsatz, wie oben beschrieben, gesetzt und die nötigen Verbindungen am Kühler für Wasserzu- und -abfluß hergestellt. Vor den Aufsatz des Kolbens schaltet man in üblicher Weise eine Apparatur, die durch den Kolben kohlensäurefreie Luft zu drücken gestattet. Nachdem man etwa 4 Liter kohlensäurefreie Luft durch den Kolben geleitet hat, schaltet man hinter den Kolben zwei Chlorcalciumröhren (vorher mit CO_2 behandelt), einen gewogenen Kohlensäureabsorptionsapparat (Kaliapparat oder Natronkalkrohr) und schließlich eine Natronkalkröhre zum Schutz gegen zurückströmende Luft. Alsdann öffnet man den Verschlußkorken des Aufsatzes, läßt mit Hilfe der eingeschliffenen Pipette 50 ccm 10 proz. Salzsäure in den Kolben einfließen und setzt sofort den Korken wieder auf. Unter weiterem Durchleiten von kohlensäurefreier Luft erhitzt man die jetzt salzsaure Aschenlösung langsam zum Sieden, wodurch die Kohlensäure aus der Asche ausgetrieben und allmählich in den Kaliapparat übergeführt wird. Man leitet, vom Zufluß der Salzsäure an gerechnet, 6 Liter Luft durch den Apparat. Der Kaliapparat wird dann abgenommen und unter den bekannten Vorsichtsmaßregeln gewogen. Die Gewichtszunahme ist das Gewicht der in der Asche vorhandenen Kohlensäuremenge.

Berechnung: a g CO_2 = 1,36364 a g CO_3''.

[1]) Zu diesem Zwecke wird destilliertes Wasser ausgekocht und in einer großen Vorratsflasche aufbewahrt, in die das Eindringen von Kohlensäure durch ein vorgeschaltetes Natronkalkrohr unmöglich gemacht wird.

M. Bestimmung des Kaliums und Natriums.

Amtliche Anweisung II. 39.

Die Bestimmung des Kaliums erfolgt nach der folgenden Vorschrift. Soll daneben auch der Gehalt an Natrium bestimmt werden, so ist nach der Vorschrift unter b) zu verfahren.

a) Bestimmung des Kaliums.

125 ccm Wein — Süßwein nach Vergärung des verdünnten Weines gemäß II Nr. 4 — werden unter Ausziehen der Kohle mit Wasser vollständig verascht. In der Asche wird in der unter II Nr. 37 d beschriebenen Weise die Kieselsäure zunächst unlöslich abgeschieden, dann der Rückstand mit 0,5 ccm Salzsäure vom spez. Gew. 1,19 durchtränkt und nach kurzem Stehen mit Wasser aufgenommen.

Man filtriert in einen Meßkolben von 100 ccm Inhalt und wäscht den Rückstand gut mit heißem Wasser aus. Den Kolbeninhalt versetzt man mit einem Tropfen Phenolphthaleinlösung und so viel dünner, aus frisch geglühtem, reinem Calciumcarbonat bereiteter Kalkmilch, bis eben deutliche Rotfärbung eintritt. Nach einigen Minuten wird so viel normale Oxalsäure zugegeben, bis die Flüssigkeit entfärbt wird und die rote Farbe auch beim Umschwenken nicht wiederkehrt. Nach vollständigem Erkalten füllt man zur Marke auf, schüttelt gut um, filtriert nach einigen Stunden und benutzt 80 ccm des klaren Filtrats (entsprechend 100 ccm Wein) zur Kaliumbestimmung. Man dampft die Flüssigkeit in einer Platinschale ein, glüht den Rückstand einige Zeit schwach und nimmt ihn dann mit salzsäurehaltigem Wasser auf. Die Lösung, die sauer reagieren muß, filtriert man in eine gut glasierte, geräumige Porzellanschale und versetzt sie — je nach der Aschenmenge des Weines — mit 5 bis 10 ccm Platinchlorwasserstoffsäure-Lösung, die in 10 ccm etwa 1 g Platin enthält. Dann verfährt man, bis einschließlich der Wägung des Platins, genau in der unter b) beschriebenen Weise.

Berechnung: Wurden a g Platin gewogen, so sind in 1 Liter Wein enthalten:

$$x = 3{,}992\, a \text{ g Kalium.}$$

b) Bestimmung des Kaliums und Natriums.

250 ccm Wein — Süßwein nach Vergärung des verdünnten Weines gemäß II Nr. 4 — werden in der unter II Nr. 37 d beschriebenen Weise verascht. Die Asche wird in der dort angegebenen Weise bis zur Abscheidung der Kieselsäure weiter behandelt.

Der erhaltene Eindampfungsrückstand wird mit 0,5 ccm Salzsäure vom spez. Gew. 1,19 durchtränkt und nach kurzem Stehen mit Wasser aufgenommen.

Man filtriert in einen Meßkolben von 250 ccm Inhalt und wäscht den Rückstand gut mit heißem Wasser aus. Zu dem Kolbeninhalt bringt man nach dem Erkalten eine Anreibung des frisch hergestellten Glührückstandes von 2,5 g — bei Süßwein von 3 g — alkalifreiem Calciumcarbonat[1]) in Wasser und füllt alsdann mit kaltem Wasser zu 250 ccm auf. Man schüttelt $^1/_4$ Stunde lang kräftig um, läßt 1 bis 2 Stunden unter zeitweiligem Umschütteln stehen und filtriert durch ein trockenes Filter.

Von dem Filtrate werden 200 ccm (entsprechend der gleichen Menge Wein) mit einem Tropfen Phenolphthaleinlösung versetzt und mit normaler Oxalsäure austitriert. Hierbei sollen etwa 9 ccm verbraucht werden; bei wesentlichem Minderverbrauche muß man dem eingeengten Filtrate nochmals ein wenig Kalkmilch zusetzen, nach etwa halbstündigem Stehen filtrieren und mit Kalkwasser auswaschen.

Zu dem austitrierten Filtrate gibt man noch 15 ccm — bei Süßwein 20 ccm — normale Oxalsäure hinzu und versetzt hierauf vorsichtig mit Ammoniak bis zur eben eintretenden alkalischen Reaktion. Hat sich der Niederschlag völlig abgesetzt und der Zusatz eines Tropfens Ammoniumoxalatlösung auch nach Verlauf einiger Zeit keine Trübung hervorgerufen, so filtriert man ab und wäscht mit schwach ammoniumoxalathaltigem, kaltem Wasser aus, bis 2 Tropfen des Filtrats, auf einem blanken Platindeckel verdampft, nach schwachem Glühen keinen Rückstand mehr hinterlassen. Das erhaltene Filtrat wird unter Zusatz einer zur Überführung sämtlicher Salze in Sulfate ausreichenden Menge Schwefelsäure — bei trockenem Weine genügen meist 7,5 ccm, bei Süßwein 9 ccm Säure vom spez. Gew. 1,11 — in einer gewogenen Platinschale auf dem Wasserbad eingedampft. Dann erhitzt man die Schale auf einem möglichst großen Tondreieck über einem mit kleiner Flamme brennenden Pilzbrenner, bis Schwefelsäure zu entweichen beginnt. Tritt dies nicht ein, so hat es an Schwefelsäure gefehlt, und das Eindampfen ist unter Zusatz von etwas Schwefelsäure zu wiederholen. Ist die freie Schwefelsäure verdampft, so erhitzt man allmählich stärker bis zur deutlichen Rotglut und sorgt dafür, daß hierbei alle Stellen der Schale nacheinander der Glut ausgesetzt werden. Die völlig weiße Salzmasse läßt man bedeckt erkalten und bringt sie mit etwas heißem Wasser in Lösung. Die Lösung muß völlig klar sein und gegen blaues Lackmuspapier sauer reagieren. Man setzt nun, wenn nötig nach vorausgegangener Filtration, Ammoniak in geringem Überschuß zu, dampft ein, trocknet und glüht schwach über einem Pilzbrenner. Zur Umwandlung etwaiger Hydrosulfate in einfache Sulfate raucht man, unter Bedeckung der Schale, mit festem unverwitterten Ammoniumcarbonat ab und wiederholt dies, bis der gesäuberte Deckel keinen Anflug mehr aufweist und der Schaleninhalt nicht mehr zum Sintern neigt. Dann bringt man die Schale bedeckt in den Exsikkator, wägt sie nach dem Erkalten bedeckt und prüft das gefundene Gewicht nach Wiederholung des Glühens mit Ammoniumcarbonat nochmals nach.

Die gewogene Mischung der Sulfate von Kalium und Natrium wird in Wasser gelöst, die klare Lösung geprüft, ob sie neutrale Reaktion zeigt und dann in einer gut glasierten, geräumigen Porzellanschale mit einigen Tropfen Salzsäure und mit einer Lösung von Platinchlorwasserstoffsäure versetzt. Für je 0,1 g gewogener Sulfate ist 1,4 ccm einer Lösung zuzugeben, die in 10 ccm etwa 1 g Platin enthält. Man dampft auf dem Wasserbade so weit ein, bis eine merkliche Verflüchtigung nicht mehr stattfindet, und läßt erkalten. Der Eindampfungsrückstand wird mit 1 ccm Wasser durchfeuchtet und sorgfältig mit einem am Ende breit gedrückten Glasstab zerrieben; dann setzt man wenigstens 30 ccm Alkohol von 96 Maßproz. in Anteilen von je 10 ccm hinzu und verreibt nach jedem Zusatz gründlich mit dem Glasstab. Wenn die Salzmasse hart und kristallinisch geworden ist, läßt man noch $^1/_2$ Stunde unter zeitweiligem Verreiben stehen. Sodann filtriert man durch einen gewogenen Platin-Goochtiegel mit Asbesteinlage oder besser durch einen gewogenen Neubauertiegel ab, indem man zunächst die überstehende Flüssigkeit aufgießt und den Rückstand mit Alkohol von 96 Maßprozent unter sorgfältigem Verreiben mit dem Glasstab gut auswäscht. Alsdann spült man die gesamte Salzmenge mit Alkohol in den Tiegel und verdrängt die letzten Reste von Alkohol durch Aufgießen von etwas Äther, den man schließlich durch rasches Durchsaugen von Luft zur Verdunstung bringt.

Nunmehr glüht man den Niederschlag in einer Leuchtgasatmosphäre aus. Zu diesem Zwecke leitet man Leuchtgas durch ein Porzellanrohr, zündet das ausströmende Gas zunächst an und stellt den Gashahn so ein, daß die Flamme etwa 2 cm lang ist. Dann löscht man die Flamme aus, indem man den Gasschlauch zusammendrückt, und führt das Rohr durch eine entsprechende Öffnung im Tiegeldeckel in den Tiegel ein, dessen Siebboden zuvor mit dem zugehörigen Platinschuh verschlossen wurde. Man erwärmt den Tiegel zunächst mittels ganz kleiner Flamme; diese vergrößert man nach 5 Minuten ein wenig, so daß der Boden des Tiegels, also der angesetzte Platinschuh, in der Mitte nur eben sichtbare, ganz dunkle Rotglut zeigt. Hierbei beläßt man es wenigstens 20 Minuten, dann stellt man das Gas ab und läßt den Tiegel erkalten.

Der Tiegel wird, nach Abnahme des Platinschuhs, gut mit heißem Wasser ausgewaschen und sodann in ein Porzellangefäß gestellt, das mit einer Mischung gleicher Raumteile Salpetersäure vom spez. Gew. 1,20 und Wasser beschickt ist. In das Gefäß und den Tiegel wird so viel Salpetersäure

[1]) Man erhitzt das Calciumcarbonat zunächst kurze Zeit zur Rotglut, drückt es dann mit einem Glaspistill fest an den Tiegelboden an und glüht noch 5 Minuten vor dem Gebläse.

gegossen, daß der Tiegel etwa zu zwei Drittel in der Säure steht. Dann erhitzt man das bedeckte Gefäß $^1/_2$ Stunde auf dem siedenden Wasserbade[1]). Nach dem Erkalten spritzt man den Tiegel zunächst äußerlich mit kaltem Wasser ab, wäscht seinen Inhalt gründlich mit heißem Wasser und zuletzt mit Alkohol aus, trocknet, glüht und wägt das erhaltene Platin.

In Ermangelung geeigneter Platinsiebtiegel kann auch durch ein Papierfilter abfiltriert werden. Dieses wird im Porzellantiegel eingeäschert und der Rückstand im Leuchtgasstrome geglüht. Hierauf wäscht man mit heißem Wasser aus, kocht sodann mit Salpetersäure aus, filtriert das zurückbleibende Platin auf ein Papierfilter ab, verascht dieses in einem Platintiegel, glüht und wägt das erhaltene Platin.

Die salpetersauren Waschwässer werden eingedampft, der Verdampfungsrückstand wird mit Wasser aufgenommen und mit Ammoniumoxalat auf Calcium geprüft. Ein etwaiger Niederschlag wird zur Wägung gebracht und die ihm entsprechende Menge Calciumsulfat von dem zuvor festgestellten Gewichte der Alkalisulfate abgezogen.

Berechnung: Wurden b g Platin und c g reine Alkalisulfate gewogen, so sind in 1 Liter Wein enthalten:

$$x = 1{,}996\,b \text{ g Kalium,}$$
$$y = 1{,}619\,c - 1{,}440\,b \text{ g Natrium.}$$

N. Bestimmung des Calciums und Magnesiums.

Amtliche Anweisung II. 38.

a) Bestimmung des Calciums.

250 ccm Wein — Süßwein nach Vergärung des verdünnten Weines gemäß II Nr. 4 — werden genau in der unter II Nr. 37 d angegebenen Weise bis einschließlich der Filtration des durch Erwärmen der acetathaltigen Lösung erhaltenen ersten Niederschlags behandelt. Der Niederschlag wird auf dem Filter zweimal mit kochendem Wasser ausgewaschen; Filtrat und Waschwässer werden in einem Becherglas aufgefangen und zunächst aufbewahrt.

Den Niederschlag einschließlich der im Becherglase haften gebliebenen Anteile löst man in wenig kochender, stark verdünnter Salzsäure und wäscht das Filter mit kochendem Wasser gut aus. Filtrat und Waschwässer versetzt man in einem kleinen Becherglase nach dem Erkalten zunächst mit einigen Tropfen Dinatriumhydrophosphatlösung, dann mit einigen Tropfen Methylorangelösung und schließlich vorsichtig mit Ammoniak bis zur eben noch merklichen sauren Reaktion. Dann gibt man 20 ccm 10 proz. Ammoniumacetatlösung hinzu und erhitzt langsam auf 70 bis 80°. Den abgeschiedenen Niederschlag filtriert man ab, sobald er flockig geworden ist, wäscht ihn mit kochendem Wasser gut aus und vereinigt Filtrat und Waschwässer mit dem zuvor erhaltenen, aufbewahrten Filtrate von der ersten Acetatfällung.

Sollen auch Eisen und Aluminium bestimmt werden, so verfährt man genau in der beschriebenen Weise, jedoch unter Verwendung von 500 ccm Wein. In dem ausgewaschenen zweiten Acetatniederschlage werden dann nach II Nr. 37 d Eisen und Aluminium ermittelt. Soll außer Calcium und Magnesium nur noch das Eisen bestimmt werden, so kann dies — auch bei Verwendung von nur 250 ccm Wein — in der salzsauren Lösung des zweiten Acetatniederschlags nach II Nr. 37 a geschehen.

Für die Calciumbestimmung versetzt man die vereinigten Filtrate und Waschwässer von beiden Acetatniederschlägen nach dem Erkalten mit 5 proz. Ammoniumoxalatlösung bis alles Calcium ausgefällt ist. Nach mehrstündigem Stehenlassen bringt man den Niederschlag auf ein dichtes Papierfilter und wäscht ihn mit kochendem Wasser gut aus. Dann verascht man das Filter in einem Platintiegel und glüht den Niederschlag 10 Minuten vor dem Gebläse, läßt im Exsikkator erkalten, wägt und prüft das Gewicht nach erneutem, 5 Minuten währendem Glühen vor dem Gebläse nach. Dies wiederholt man bis zum gleichbleibenden Gewichte.

Berechnung: Wurden bei Verwendung von 250 ccm Wein a g Calciumoxyd gewogen, so sind in 1 Liter Wein enthalten:

$$x = 2{,}859\,a \text{ g Calcium.}$$

b) Bestimmung des Magnesiums.

Filtrat und Waschwasser vom Calciumoxalatniederschlage werden in einer bauchigen Porzellanschale von 12 cm Durchmesser auf dem Wasserbade, zuletzt unter ständigem Umrühren, vollständig zur Trockne verdampft. Hierauf erhitzt man die Schale auf einem eisernen Dreieck vorsichtig mit fächelnder Flamme, bis alle Ammoniumsalze abger ucht sind.

Den Rückstand nimmt man mit wenig verdünnter Salzsäure und etwas heißem Wasser auf, filtriert die Flüssigkeit durch ein kleines Filter und wäscht dieses mit kochendem Wasser gut aus. Das Filtrat mit den Waschwässern ergänzt man in einem kleinen Becherglase zu 50 ccm, fügt 10 ccm 10 proz. Ammoniumchloridlösung hinzu und erhitzt zum Sieden. Ist der Siedepunkt erreicht, so versetzt man tropfenweise mit 10 ccm Ammoniak vom spez. Gew. 0,925 und erhitzt von neuem bis zum beginnenden Sieden. Hierauf fügt man unter Umschwenken tropfenweise 15 ccm 10 proz. Dinatriumhydrophosphatlösung hinzu und läßt unter häufigem Umschütteln erkalten.

Nach vierstündigem Stehen wird das Magnesiumammoniumphosphat abfiltriert und mit kaltem 2,5 proz. Ammoniak bis zum Verschwinden der

[1]) Bei Verwendung von Asbestfiltertiegeln (Goochtiegeln) halten manche Sorten Asbest diese Behandlung nicht ohne Gewichtsverlust aus. In solchen Fällen wäscht man den Tiegelinhalt erst etwa 15 mal mit heißem Wasser aus, füllt den Tiegel dann mit einer Mischung von 1 Raumteil Salpetersäure vom spez. Gew. 1,20 mit 5 Raumteilen Wasser an und läßt diese, ohne zu saugen, wenigstens $^1/_2$ Stunde lang einwirken.

Chlorreaktion gut ausgewaschen; etwa am Becherglase festhaftende Teile des Niederschlags lockert man mit einer Federfahne. Dann verascht man das Filter in einem Platintiegel und glüht über dem Bunsenbrenner oder — falls der Niederschlag hierbei nicht weiß wird — über dem Gebläse bis zum gleichbleibenden Gewichte.

Berechnung: Wurden bei Verwendung von 250 ccm Wein a g Magnesiumpyrophosphat gewogen, so sind in 1 Liter Wein enthalten:

$$x = 0{,}874\, a \text{ g Magnesium.}$$

O. Bestimmung des Eisens und Aluminiums.

Amtliche Anweisung II. 37.

Die Bestimmung des Eisens erfolgt nach der folgenden Vorschrift unter a). Soll daneben auch der Gehalt an Aluminium bestimmt werden, so wird zunächst nach der Vorschrift unter a) das Eisen, nach der Vorschrift unter b) die Menge des an Eisen und Aluminium gebundenen Phosphatrestes bestimmt und die Menge des Aluminiums nach der Vorschrift unter c) berechnet. Die Bestimmung des Aluminiums kann auch nach der Vorschrift unter d) gewichtsanalytisch vorgenommen werden.

a) Bestimmung des Eisens.

200 ccm Wein — Süßwein nach Vergärung des verdünnten Weines gemäß II Nr. 4 — werden nach der Vorschrift unter II Nr. 4 behandelt, jedoch mit dem Unterschiede, daß man den wässerigen Auszug der Kohle nicht in die Platinschale zurückgibt, sondern den Rückstand in der Schale nach der vollständigen Veraschung in starker eisenfreier Salzsäure löst, diese Lösung unter Nachspülen mit Wasser in eine gutglasierte Porzellanschale bringt und den wässerigen Auszug der Kohle hinzugibt. Man verdampft die Flüssigkeit nach Zusatz von 3 bis 4 ccm 3 proz. salpetersäurefreier Wasserstoffsuperoxydlösung auf dem Wasserbade zur Trockne, nimmt mit wenig Wasser auf und bringt wiederum zur Trockne. Dann durchfeuchtet man mit 0,3 ccm eisenfreier Salzsäure vom spez. Gew. 1,19 und spült den Schaleninhalt mit möglichst wenig Wasser in eine 200 ccm fassende Glasflasche mit eingeschliffenem Glasstopfen. Man setzt der Flüssigkeit, deren Raummenge 20 ccm nicht übersteigen soll, 1 bis 1,5 g festes jodatfreies Kaliumjodid zu, verschließt die Flasche und erwärmt 5 bis 10 Minuten auf 60°. Alsdann versetzt man mit 100 ccm kaltem Wasser und Stärkelösung und titriert die Menge des ausgeschiedenen Jods mit $^{n}/_{100}$-Natriumthiosulfatlösung bis zum erstmaligen Verschwinden der Farbe der Jodstärke.

Berechnung: Wurden zur Titration a ccm $^{n}/_{100}$-Natriumthiosulfatlösung verbraucht, so sind in 1 Liter Wein enthalten:

$$x = 0{,}002\,79\, a \text{ g Eisen.}$$

b) Bestimmung des an Eisen und Aluminium gebundenen Phosphatrestes.

200 ccm Wein — Süßwein nach Vergärung des verdünnten Weines gemäß II Nr. 4 — werden nach der Vorschrift unter II Nr. 4 verascht. Die Asche wird mit wenigen Kubikzentimetern Wasser, 1 ccm konzentrierter Salzsäure sowie einem Tropfen etwa 30 proz. Wasserstoffsuperoxydlösung versetzt und, falls nötig, auf dem Wasserbade erwärmt, bis etwa noch ungelöstes Eisen in Lösung gegangen ist. Die kalte, mit einem Tropfen Methylorangelösung versetzte Lösung wird zunächst mit $^{n}/_{4}$-Alkalilauge neutralisiert, fünf Minuten auf dem Wasserbade erwärmt und — falls sie nach dem Abkühlen auf etwa 15° nicht schon sauer reagiert — bis zur deutlichen Rotfärbung mit einigen Tropfen $^{n}/_{10}$-Salzsäure versetzt. Den Niederschlag filtriert man auf einem kleinen Filter ab, wäscht dreimal mit wenig Wasser nach, bringt ihn samt Filter in ein Kölbchen, fügt 30 ccm 40 proz. neutrale Trinatriumcitratlösung [1]) hinzu und erwärmt 20 Minuten auf dem Wasserbade. Man kühlt die Lösung in Eiswasser, setzt einen Tropfen Phenolphthaleinlösung hinzu und titriert mit $^{n}/_{10}$-Alkalilauge bis zur deutlichen Rotfärbung.

Berechnung: Wurden a ccm $^{n}/_{10}$-Alkalilauge verbraucht, so sind in der Asche aus 1 Liter Wein enthalten:

$$y = 0{,}0475\, a \text{ g an Eisen und Aluminium gebundene Phosphorsäure } (PO_4).$$

Bei Verwendung von 50 ccm Wein (vgl. II Nr. 5, Anm. 1, S. 318) lautet die Formel:

$$y = 0{,}19\, a \text{ g an Eisen und Aluminium gebundene Phosphorsäure } (PO_4).$$

c) Berechnung des Aluminiums.

Wurden nach der Vorschrift unter a) x g Eisen in 1 Liter Wein gefunden und bei der Bestimmung unter b) a ccm $^{n}/_{10}$-Alkalilauge verbraucht, so sind enthalten in 1 Liter Wein:

$$z = 0{,}013\,55\, a - 0{,}4853\, x \text{ g Aluminium.}$$

d) Bestimmung des Aluminiums.

500 ccm Wein — Süßwein nach Vergärung des verdünnten Weines gemäß II Nr. 4 — werden in folgender Weise verascht. Zunächst wird etwa der dritte Teil des Weines nach der Vorschrift unter II Nr. 4 verascht, mit dem Unterschiede jedoch, daß man den wässerigen Auszug der Kohle nicht in die Platinschale zurückgibt, sondern in dieser das zweite Drittel des Weines eindampft, verkohlt und die Kohle mit Wasser auszieht. Die zurückbleibende Kohle wird nach dem Trocknen weiß gebrannt. Dem Rückstand fügt man das letzte

[1]) Zur Herstellung der Lösung wird Trinatriumcitrat in der $1^1/_2$fachen Menge ausgekochtem heißen Wasser gelöst. 20 ccm der Lösung, mit einem Tropfen Phenolphthaleinlösung versetzt, müssen nach 20 Minuten langem Stehen in Eiswasser farblos sein, aber durch einen Tropfen $^{n}/_{10}$-Natronlauge gerötet werden.

Drittel des Weines hinzu und verfährt wiederum in der beschriebenen Weise. Schließlich wird der gesamte Rückstand in der Platinschale mit konzentrierter Salzsäure aufgenommen; dann fügt man die gesamten wässerigen Auszüge hinzu, dampft auf dem Wasserbade zur Trockne und erhitzt den Rückstand auf dem Wasserbade, bis kein Geruch nach Salzsäure mehr wahrzunehmen ist, durchfeuchtet den Rückstand mit konzentrierter Salzsäure, fügt nach kurzem Stehen etwas Wasser hinzu und bringt von neuem in der beschriebenen Weise zur Trockne.

Der erhaltene Rückstand wird mit wenig konzentrierter Salzsäure durchfeuchtet und nach kurzem Stehen mit Wasser aufgenommen. Man filtriert die ausgeschiedene Kieselsäure ab und wäscht sie mit kochendem Wasser gut aus. Filtrat und Waschwasser werden in einem Becherglase gesammelt und nach dem Erkalten zunächst mit 5 ccm 10 proz. Ammoniumchloridlösung, hierauf mit einigen Tropfen Methylorangelösung und zuletzt vorsichtig mit Ammoniak bis zur eben noch merklich sauren Reaktion versetzt. Zu der etwa 60 ccm betragenden Flüssigkeit gibt man 20 ccm 10 proz. Ammoniumacetatlösung hinzu, erhitzt langsam auf 70 bis 80° und filtriert den ausgeschiedenen Niederschlag ab, sobald er flockig geworden ist[1]).

Der Niederschlag wird zweimal mit kochendem Wasser ausgewaschen und dann einschließlich der im Becherglase haften gebliebenen Anteile auf dem Filter in wenig kochender, stark verdünnter Salzsäure gelöst. Alsdann wäscht man das Filter mit wenig kochendem Wasser vollständig aus, sammelt Lösung und Waschwasser in einem kleinen Erlenmeyerkolben, fügt nach dem Erkalten 2 ccm 10 proz. Ammoniumchloridlösung sowie 0,3 g Zitronensäure hinzu, macht mit Ammoniak alkalisch und läßt einige Zeit stehen. Tritt während dieser Zeit ein Niederschlag auf, so bringt man ihn durch vorsichtigen Zusatz von Salzsäure in Lösung, fügt noch etwas Zitronensäure hinzu und macht wieder mit Ammoniak alkalisch. Ist der Zustand erreicht, bei welchem die alkalische Flüssigkeit dauernd klar bleibt, so versetzt man sie mit einer nicht zu großen, aber zur Fällung des Eisens sicher ausreichenden Menge Ammoniumsulfidlösung, verstopft das Kölbchen und stellt es an einen warmen Ort.

Nachdem das ausgeschiedene Ferrosulfid sich gut zusammengeballt hat, wird es abfiltriert und sehr gut mit heißem, ammoniumsulfidhaltigem — und im Anfang auch ammoniumchloridhaltigem — Wasser ausgewaschen[2]).

Filtrat und Waschwasser säuert man deutlich mit verdünnter Schwefelsäure an. Hierbei muß man so viel Schwefelsäure verwenden, daß später beim Eindampfen alles Chlor des vorhandenen Ammoniumchlorids als Salzsäure entweichen kann.

Man erhitzt sodann zum Kochen, bis der ausgeschiedene Schwefel zusammengeballt ist, filtriert diesen ab und wäscht ihn aus. Das Filtrat und die Waschwässer vom Schwefel werden in einer Platinschale zur Trockne eingedampft; der Trockenrückstand wird verkohlt und die Kohle nach Möglichkeit weiß gebrannt. Man durchfeuchtet den Verbrennungsrückstand mit starker Salzsäure, fügt nach einigem Stehen Wasser hinzu, filtriert von etwaigen Kohleflittern ab und bringt das klare Filtrat und die Waschwässer unter Nachspülen mit Wasser in ein Becherglas. In diesem versetzt man sie zunächst mit einigen Tropfen Dinatriumhydrophosphatlösung, dann mit einigen Tropfen Methylorangelösung und schließlich vorsichtig mit Ammoniak bis zur eben noch wahrnehmbaren sauren Reaktion. Dann gibt man 20 ccm 10 proz. Ammoniumacetatlösung hinzu und erhitzt langsam auf 70 bis 80°. Den abgeschiedenen Niederschlag filtriert man, sobald er flockig geworden ist, ab, wäscht ihn vollständig mit kochendem Wasser aus und wägt ihn schließlich nach der Veraschung des Filters.

Berechnung: Wurden a g Aluminiumphosphat ($AlPO_4$) gewogen, so sind in 1 Liter Wein enthalten:

$$x = 0{,}444\,a \text{ g Aluminium.}$$

P. Bestimmung des Mangans[1]).

500 bis 1000 ccm Wein werden in der üblichen Weise verascht; die Aschen werden mit verdünnter Salpetersäure aufgenommen, die Lösung wird filtriert und weitgehend eingedampft. Der Rückstand wird in 30 ccm einer Mischung von 10 Tln. konzentrierter Salpetersäure, 10 Tln. Wasser und 2 Tln. konzentrierter Schwefelsäure gelöst. Zu der Lösung gibt man unter kräftigem Umschütteln 1 bis 2 g chemisch reines, halogen- und manganfreies Bleisuperoxyd, kocht die Mischung zwei bis drei Minuten, setzt nochmals 1 bis 2 g Bleisuperoxyd zu und kocht zwei bis drei Minuten. Nachdem der unlösliche Rückstand sich abgesetzt hat, filtriert man die Flüssigkeit, die, falls sie Mangan enthält, rot gefärbt ist, unter Anwendung der Saugpumpe über ausgeglühten Asbest und dekantiert so lange mit Wasser, bis das Waschwasser keine Spur einer rosaroten Färbung mehr zeigt. Das Filtrat wird sofort mit einer gewogenen Menge, in wenig Wasser gelösten Ferroammonsulfats versetzt, wobei Entfärbung eintreten muß. Hierauf titriert man mit einer Permanganatlösung von bekanntem Titer sofort das überschüssige Ferrosalz zurück.

Berechnung: Sind zur Reduktion des durch Bleisuperoxyd entstandenen Permanganats a g Ferroammonsulfat nötig, so sind vorhanden:

$$x = 0{,}0281\,a \text{ g Mangan } (Mn^{\cdot\cdot}).$$

[1]) Sollen auch Calcium und Magnesium bestimmt werden, so ist die Fällung zu wiederholen (vgl. II Nr. 38).

[2]) Der ausgewaschene Niederschlag kann in Salzsäure gelöst und seine Lösung zur Eisenbestimmung nach dem vorstehend unter a) beschriebenen Verfahren benutzt werden.

[1]) Verfahren nach G. Weissmann, Ch. Z. **12**, 205 (1888). Vgl. auch G. Stein, Ch. Z. **12**, 446 (1888).

Q. Bestimmung des Zinks.

Amtliche Anweisung II. 36.

500 ccm Wein — Süßwein nach Vergärung des verdünnten Weines gemäß II Nr. 4 und unter Mitverarbeitung der abgeschiedenen Hefe — werden mit verdünnter Alkalilauge, die aus festem Ätzalkali in einer Platin- oder Quarzschale frisch zu bereiten ist, schwach alkalisch gemacht, sodann in einer Quarzschale eingedampft und verascht. Die Asche versetzt man mit 25 ccm konzentrierter Salzsäure und dampft auf dem Wasserbade zur Trockne ein. Der Rückstand wird mit 4 ccm konzentrierter Salzsäure verrieben und mit etwa 100 ccm Wasser in ein Becherglas aus möglichst zinkfreiem Glase (kein Jenaer Geräteglas) übergespült. Man leitet sodann eine Stunde lang Schwefelwasserstoff in die Flüssigkeit ein, filtriert durch ein kleines Filter in ein Becherglas aus möglichst zinkfreiem Glase und wäscht mit einigen Kubikzentimetern einer mit Schwefelwasserstoff gesättigten Lösung von 4 ccm konzentrierter Salzsäure in 100 ccm Wasser nach. Das Filtrat wird mit einigen Tropfen einer 0,05 proz. Methylorangelösung und — zuletzt tropfenweise — mit 10 proz. Natriumsulfidlösung versetzt, bis der Farbumschlag in Gelb erfolgt oder die Flüssigkeit infolge der Abscheidung eines schwarzen Niederschlags dunkel gefärbt wird. Sofern die Flüssigkeit vor dem Farbumschlage verblaßt, fügt man erneut einige Tropfen Methylorangelösung hinzu. Zu der Flüssigkeit gibt man alsdann tropfenweise konzentrierte Salzsäure, bis sie deutlich rosa gefärbt ist. Erforderlichenfalls muß die Flüssigkeit bis zum Verschwinden der schwarzen Fällung — etwa $^1/_4$ Stunde — stehen bleiben und erneut ein Tropfen Salzsäure bis zur Rosafärbung hinzugesetzt werden.

Der verbleibende hell gefärbte Niederschlag wird nun auf ein kleines aschenarmes Filter abfiltriert, mit wenig gegen Methylorange neutralem Schwefelwasserstoffwasser nachgewaschen, das noch feuchte Filter mit dem Niederschlag in einem kleinen Quarzschälchen verascht und eine Stunde lang mit einem gewöhnlichen Bunsenbrenner erhitzt. Der Rückstand wird sodann mit wenig Wasser angefeuchtet, nach Zugabe einiger Tropfen Methylorangelösung mit wenig $^n/_{10}$-Salzsäure versetzt und sorgfältig verrieben. Verschwindet hierbei die Rosafärbung, so setzt man erneut eine kleine Menge $^n/_{10}$-Salzsäure hinzu und wiederholt das Verreiben und den Zusatz von Salzsäure so lange, bis die Rosafärbung mindestens fünf Minuten bestehen bleibt. Nach dem weiteren Zusatz einiger Tropfen $^n/_{10}$-Salzsäure erhitzt man fünf Minuten auf dem Wasserbade, läßt erkalten und gibt zu der Flüssigkeit 5 ccm einer Lösung von 6 g wasserfreiem Natriumdihydrophosphat in 1 Liter Wasser und so viel $^n/_{10}$-Alkalilauge hinzu, bis die Farbe der Flüssigkeit eben in Gelb umschlägt, worauf mit $^n/_{10}$-Salzsäure wieder auf Rosa eingestellt wird. Man filtriert in ein Becherglas aus möglichst zinkfreiem Glase, wäscht Schälchen und Filter mit wenig Wasser nach, stellt die Lösung mit $^n/_{10}$-Alkalilauge auf den Farbumschlag des Methylorange in Gelb genau ein und leitet etwa zehn Minuten durch Alkalilauge und Wasser gereinigten Schwefelwasserstoff in die Flüssigkeit ein. Nach weiterem Zusatz von Methylorangelösung, der beim Verblassen der Farbe zu wiederholen ist, gibt man zu der Flüssigkeit so viel $^n/_{10}$-, gegen Methylorange eingestellte Alkalilauge hinzu, daß sie noch schwach sauer bleibt, filtriert — sofern es sich nicht um einen sehr geringen Niederschlag handelt, in welchem Falle die Filtration unterbleiben kann — durch ein kleines Filter, wäscht mit wenig gegen Methylorange neutralem Schwefelwasserstoffwasser nach und titriert auf den Farbumschlag des Methylorange in Gelb zu Ende.

Berechnung: Wurden bei der Titration a ccm $^n/_{10}$-Alkalilauge verbraucht, so sind in 1 Liter Wein enthalten:

$$x = 0{,}006\,54\, a \text{ g Zink.}$$

R. Nachweis und Bestimmung des Kupfers.

Amtliche Anweisung II. 34.

a) Nachweis des Kupfers.

100 ccm Wein — Süßwein nach Vergärung des verdünnten Weines gemäß II Nr. 4 — werden in einer Porzellanschale auf dem Wasserbade eingeengt und verascht. Die Asche wird mit wenig Wasser und einigen Kubikzentimetern verdünnter Salpetersäure erwärmt und das Gemisch filtriert. Man wäscht mit Wasser nach, engt das Filtrat auf 5 ccm ein, macht mit Ammoniak alkalisch, erhitzt zum Sieden, filtriert, neutralisiert das Filtrat mit verdünnter Salzsäure und setzt einige Tropfen Kaliumferrocyanidlösung hinzu. War Kupfer im Weine vorhanden, so färbt sich die Flüssigkeit rotbraun.

b) Bestimmung des Kupfers.

Die gemäß der vorstehenden Vorschrift unter a) erhaltene Asche wird mit wenig Wasser und einigen Kubikzentimetern verdünnter Salpetersäure erwärmt und das Gemisch filtriert. Man wäscht mit Wasser nach, macht mit Ammoniak alkalisch, erhitzt zum Sieden, filtriert in einen Meßzylinder, neutralisiert mit verdünnter Salzsäure und füllt mit Wasser zu 50 (oder 100) ccm auf. Man setzt zu der Lösung einige Tropfen Kaliumferrocyanidlösung und vergleicht die Farbstärke mit derjenigen von je 50 (oder 100) ccm von Kupfersulfatlösungen von bekanntem Kupfergehalte, denen die gleichen Mengen Kaliumferrocyanidlösung zugesetzt worden sind.

S. Bestimmung des Arsens.

Amtliche Anweisung II. 35.

200 bis 1000 ccm Wein werden, je nach dem Extraktgehalte des Weines, in einer oder mehreren ungefähr 200 ccm fassenden Porzellanschalen auf dem Wasserbade zu einem dünnen Sirup ein-

gedampft. Der Rückstand wird nach dem Erkalten je nach dem Zuckergehalte des Weines mit der 2- bis 5fachen Raummenge konzentrierter Salpetersäure versetzt, wobei durch Kühlung mit Wasser oder Eis eine Erwärmung des Gemisches zu verhüten ist. Das Gemisch bringt man anteilweise in einen Tropftrichter mit einem zweimal gebogenen Ausflußrohre. Inzwischen erhitzt man in einem langhalsigen Kjeldahlkolben 50 ccm konzentrierte Schwefelsäure zum Sieden und läßt aus dem Tropftrichter das Gemisch langsam eintropfen. Durch Zusatz von Schwefelsäure oder Salpetersäure oder durch zeitweiliges Unterbrechen des Zutropfens leitet man die eintretende Reaktion so, daß sich im Kolben möglichst wenig Kohle abscheidet.

Sobald die Gesamtmenge des Gemisches in den Kolben eingetragen ist, spült man die Schalen, in denen der Wein eingedampft worden ist, sowie den Tropftrichter mit Salpetersäure aus und führt auch diesen Anteil der Säure mit Hilfe des Tropftrichters in den Kolben über. Nunmehr erhitzt man, indem man erforderlichenfalls aus dem Tropftrichter reine Salpetersäure zufließen läßt, so lange, bis die Flüssigkeit farblos geworden ist. Schließlich vertreibt man durch Erhitzen die Salpetersäure möglichst vollständig aus der Flüssigkeit, führt den Rückstand aus dem Kolben, den man zweimal mit je 5 ccm konzentrierter Schwefelsäure nachspült, in eine gewogene Platinschale über und verjagt die Schwefelsäure durch Erhitzen auf einer Asbestplatte bis auf etwa 10 bis 20 ccm. Man spült sodann den Kjeldahlkolben mit Wasser aus und gibt das Spülwasser in die Platinschale, bis der Schaleninhalt 75 bis 100 ccm beträgt. Hierauf engt man die Flüssigkeit auf dem Wasserbade ein und erhitzt vorsichtig auf der Asbestplatte, bis von neuem Schwefelsäuredämpfe entweichen. Das Verdünnen mit Wasser und das Eindampfen wiederholt man drei- bis viermal, bis die Flüssigkeit als salpetersäurefrei [1]) betrachtet werden kann. Ist die Entfernung der organischen Stoffe nicht vollständig gelungen, so müssen diese durch starkes, vorsichtiges Erhitzen der Platinschale gänzlich zerstört werden, erforderlichenfalls unter Zugabe von Salpetersäure, die dann wieder zu entfernen ist. Schließlich stellt man das Gewicht der Flüssigkeit fest. Beträgt es mehr als 36 g, so verdampft man den Überschuß durch vorsichtiges Erhitzen der Schale; beträgt es weniger, so ergänzt man es durch Zugabe von konzentrierter Schwefelsäure auf das angegebene Gewicht. Durch Zusatz von Wasser wird alsdann auf 100 ccm aufgefüllt.

Mit der so hergestellten Flüssigkeit wird die Bestimmung des Arsens im Marshschen Apparate nach dem Verfahren von Polenske [2]) vorgenommen.

[1]) Bei der Prüfung mit Diphenylamin-Schwefelsäure kann wegen der Anwesenheit von Ferrisalzen das Vorhandensein von Salpetersäure vorgetäuscht werden.

[2]) Arb. Ges. Amt. **5**, 357 (1889).

Sehr viel besser ist das Verfahren der Badischen Anilin- und Sodafabrik [1]): In einer großen Porzellanschale werden 100 ccm Wein vollständig eingedampft und dann mit 5 ccm rauchender Salpetersäure und 15 ccm konzentrierter Schwefelsäure aufgeschlossen. Nötigenfalls muß der Salpetersäurezusatz wiederholt werden. Schließlich wird die Lösung mit 50 ccm Wasser versetzt und auf dem Wasserbade zur Trockne verdampft. Hierauf nimmt man mit 40 ccm Wasser auf, leitet schweflige Säure ein, um die Arsensäure zu arseniger Säure zu reduzieren und verdrängt schließlich die schweflige Säure durch Kohlensäure. Die Lösung wird in dem von L. Birkenbach [1]) abgeänderten Lockemannschen Arsenwasserstoffentwicklungsapparat behandelt und der Arsenwasserstoff in einem ebenfalls von L. Birkenbach beschriebenen elektrisch geheizten Öfchen zerlegt. Die elektrische Heizung hat den Vorzug sehr genauer Temperaturregulierung. Die Röhrchen, in denen der Arsenwasserstoff zersetzt wird, enden in eine Kapillare. In diesen schlägt sich der Arsenspiegel nieder. Damit die Spiegel untereinander verglichen werden können, müssen die Kapillaren möglichst den gleichen inneren Querschnittsdurchmesser von 1 mm haben.

T. Bestimmung des Stickstoffs.

Amtliche Anweisung II. 24.

100 ccm Wein — Süßwein nach Vergärung des verdünnten Weines gemäß II Nr. 4 — werden in einem Kjeldahlkolben von etwa 500 ccm Inhalt zum Sirup eingedampft, zweckmäßig, indem man den Kolben in ein siedendes Wasserbad einhängt und die Wasserdämpfe durch eine Wasserstrahlpumpe absaugt. Nach dem Abkühlen setzt man 20 ccm konzentrierte stickstofffreie Schwefelsäure und etwa 0,1 g Kupfersulfat [2]) hinzu und erhitzt zunächst mit ganz kleiner Flamme, alsdann stärker, bis zur Lösung der organischen Stoffe und nach Entfärbung der Flüssigkeit noch etwa 30 Minuten. Nach dem Erkalten versetzt man mit etwas Wasser und 100 ccm stickstofffreier 40proz. Natronlauge (spez. Gew. 1,30) und destilliert unter Zugabe einiger Bimssteinstückchen [3]) das entstandene Ammoniak ab. Als Vorlage verwendet man 50 ccm $^{n}/_{4}$-Schwefelsäure, die nach beendeter Destillation mit $^{n}/_{4}$-Natronlauge unter Verwendung von Methylorange als Indikator zurücktitriert werden.

Anmerkung: Süßweine und zuckerhaltige Weine müssen nach erfolgter Vergärung zusammen mit der gebildeten Hefe nach vorstehender Vorschrift verarbeitet werden.

[1]) Ch. Z. **45**, 61 (1921).

[2]) Zum Aufschließen der Stickstoffverbindungen im Wein braucht man Quecksilber nicht zuzusetzen; es genügt vielmehr Kupfersulfat. Zur Erhöhung des Siedepunktes empfiehlt es sich noch etwa 10 g Kaliumsulfat zuzugeben.

[3]) Statt Bimssteinstückchen verwendet man vorteilhafter einige Zinkgranalien.

Berechnung: Wurden a ccm $^n/_4$-Schwefelsäure vorgelegt und zum Zurücktitrieren b ccm $^n/_4$-Natronlauge gebraucht, so sind in 1 Liter Wein enthalten:

$$x = 0{,}035\,(a - b)\text{ g Stickstoff.}$$

U. Bestimmung des Ammoniaks.

a) Destillation im Vakuum mit Magnesiumoxyd[1]).

In einem Kolben nach Claisen (Fraktionierkolben mit zwei Hälsen) von $^3/_4$ bis 1 Liter Inhalt werden 5 bis 10 g frischgeglühtes Magnesiumoxyd eingeführt und 100 ccm des Weines zugegeben. Als Destillationsvorlage dient eine Saugflasche gleichen Inhaltes wie der Kolben, die mit 10 ccm $^n/_5$-Schwefelsäure beschickt ist und in Eiswasser gestellt wird. Die Saugflasche ist durch eine zweite ebensolche, welche als Sicherheitsflasche dient, mit der Luftpumpe verbunden. Durch den einen Hals des Claisenkolbens geht nahe bis zum Kolbenboden ein unten kapillar ausgezogenes Glasrohr, das oben an eine mit Schwefelsäure gefüllte Gaswaschflasche angeschlossen ist. Man setzt mittels der Wasserstrahlpumpe den Druck möglichst weit herab, also auf etwa 15 mm Quecksilber und erwärmt den Destillierkolben im Wasserbade langsam bis auf höchstens 40° Badtemperatur. Die Destillation wird fortgesetzt bis der Rückstand noch etwa 15 oder 20 ccm beträgt, was $^3/_4$ bis $^5/_4$ Stunde dauert. Nach beendigter Destillation läßt man durch die Gaswaschflasche langsam ammoniakfreie Luft nachströmen. Das Destillat wird mit $^n/_{10}$-Natronlauge unter Verwendung von Kongorot oder Methylorange als Endanzeiger zurücktitriert.

b) Destillation im Vakuum mit Natriumcarbonat und Natriumchlorid[2]).

In den Claisenkolben des eben beschriebenen Apparates bringt man 20 g Natriumchlorid, 100 ccm Wein und 15 ccm kaltgesättigte Natriumcarbonatlösung und arbeitet wie oben. Die Destillation dauert $1^1/_2$ bis 2 Stunden.

c) Trennung des Ammoniaks von den organischen Stickstoffbasen.

Hierüber siehe W. J. Baragiola und G. Godet[3]).

V. Verfahren zur vollständigen Aschenanalyse.

a) Das Gewicht der Asche von je 50 ccm Wein wird nach S. 317 mindestens viermal bestimmt. Zulässige Differenz der Aschengewichte höchstens 1 mg. Über die weitere Verwendung dieser 4 Achsen siehe d), e) und g) dieses Abschnittes.

[1]) Nach W. J. Baragiola und G. Godet, Z. U. N. **30**, 169 (1915). — [2]) Ebenda, S. 169. — [3]) Z. U. N. **30**, 192 (1915).

b) Bestimmung der Kohlensäure, der Kieselsäure, des Kupfers, des Eisens und Aluminiums, des Calciums und Magnesiums, sowie des Kaliums und Natriums.

1. Gewinnung der Asche.

In einem geeichten 1000 ccm-Meßkolben werden 1000 ccm Wein bei 15° abgemessen. Diese Weinmenge wird in 4 bis 6 Platinschalen anteilweise verascht. Die Aschen werden mit Wasser in einen etwa 500 ccm fassenden Kolben übergespült.

2. Bestimmung der Kohlensäure.

Nach S. 328 bestimmt man die Kohlensäure in der Asche, die nach 1. in den 500 ccm Kolben gespült wurde.

3. Nach S. 323 bestimmt man die Kieselsäure in der Lösung, die nach 2. zur Bestimmung der Kohlensäure diente.

4. Bestimmung des Kupfers.

In die erhitzte, von Kieselsäure befreite Aschenlösung leitet man bis zum Erkalten Schwefelwasserstoff ein, filtriert und wäscht mit essigsäurehaltigem Schwefelwasserstoffwasser. Auf dem Filter befindet sich das Schwefelkupfer, das wie üblich bestimmt wird. Das Filtrat wird eingeengt und zur Oxydation der Ferrisalze mit Chlorwasser versetzt.

5. Bestimmung des Eisens und Aluminiums.

Der Glührückstand von der Kieselsäurebestimmung nach dem Behandeln mit Flußsäure [siehe b), 3.] wird in konzentrierter Salzsäure gelöst und mit dem nach b), 4. erhaltenen Filtrate vereinigt. Man versetzt mit NH_3 bis zum bleibenden Niederschlag und säuert dann sofort mit Essigsäure an. Eisen- und Aluminiumphosphat fallen nun in der Siedehitze aus. Der Niederschlag wird abfiltriert, ausgewaschen, wiederum in Salzsäure gelöst und unter Zusatz von 1 g Ammonphosphat nochmals wie angegeben gefällt. Der Niederschlag wird abfiltriert, gut ausgewaschen und samt dem Filter geglüht und gewogen. Der Rückstand besteht aus $AlPO_4$ und $FePO_4$.

Die beiden Filtrate werden gesammelt, vereinigt und eingedampft, in ein 250 ccm-Kölbchen übergeführt und bis zur Marke aufgefüllt [siehe b), 6.].

Der Glührückstand aus $AlPO_4$ und $FePO_4$ wird in konzentrierter Salzsäure gelöst, in ein 200 ccm-Kölbchen übergeführt, mit Jodkalium versetzt und das ausgeschiedene Jod mit $^n/_{50}$-Thiosulfat titriert. Aus dem Thiosulfatverbrauch berechnet man den Eisengehalt. Aus der Summe des PO_4Al und PO_4Fe, sowie aus dem jetzt bekannten Eisengehalt berechnet man den Aluminiumgehalt.

6. Bestimmung des Calciums und Magnesiums.

In einem aliquoten Teil (50 bis 100 ccm) des auf 250 gebrachten Filtrats nach b), 5., 2. Absatz, bestimmt man nach S. 330 Ca und Mg.

7. Bestimmung des Kaliums und Natriums.

In einem aliquoten Teil (25 bis 50 ccm) des auf 250 ccm gebrachten Filtrats von b), 5., 2. Absatz, bestimmt man nach dem Verfahren auf S. 328

K und Na, nachdem man die Flüssigkeit eingedampft und durch wiederholtes Glühen von Ammonsalzen vollständig befreit hat.

c) Bestimmung des Mangans. Die Bestimmung wird nach Vorschrift auf S. 332 ausgeführt.

d) Bestimmung des Phosphatrestes. Eine der nach a) hergestellten Aschen von 50 ccm Wein dient zur gewichtsanalytischen Bestimmung des Phosphatrestes nach dem Verfahren auf S. 319.

e) Bestimmung des Sulfatrestes. Zwei der nach a) hergestellten Aschen von je 50 ccm Wein dienen zusammen zur Sulfatrestbestimmung nach dem Verfahren auf S. 320.

f) Bestimmung des Chloridrestes. 100 ccm Wein dienen zur Chloridbestimmung nach dem Verfahren auf S. 322.

g) Bestimmung der Gesamtalkalität, des Phosphatrestes und der wahren Alkalität. Diese Bestimmungen werden nach den Vorschriften auf S. 317 ausgeführt mit einer der nach a) hergestellten Aschen.

h) Berechnung [1]. Man drückt die analytisch festgestellte Menge der einzelnen Anionen und Kationen sowohl in Grammen, als auch in Milligramm-Äquivalenten (= ccm n-Lösung) aus. Dann stellt man folgende Überlegung an:

Die Summe der Kationen (ausgedrückt in ccm n-Lösung) muß gleich sein der Summe der Anionen (ausgedrückt in ccm n-Lösung), da alle Kationen in der Asche entweder an Säuren oder an Sauerstoff gebundene sind. Analytisch ist deshalb die Differenz zwischen $\Sigma K - \Sigma A$ als Oxydsauerstoff aufzufassen. Die Sauerstoffmenge $\Sigma K - \Sigma A$ drückt man nunmehr in Gramme aus. Eine Kontrolle für die Richtigkeit der Analyse besteht darin, daß $\Sigma K + \Sigma A +$ Oxydsauerstoff = Aschengewicht sein muß. (Für nicht basische, d. h. fast neutrale Aschen oder gar saure Aschen läßt sich diese Überlegung nicht anstellen.)

8. Nachweis von fremdartigen Zusätzen.

A. Nachweis und Bestimmung von Fluoriden.

(Siehe S. 325.)

B. Nachweis und Bestimmung von Boraten.

(Siehe S. 324.)

C. Nachweis und Bestimmung von Sulfiten.

(Siehe S. 321.)

D. Nachweis des Formaldehyds.

Amtliche Anweisung II. 31.

Von 25 ccm Wein werden nach Zusatz von 2,5 g Kochsalz und 0,1 bis 0,2 g Weinsäure etwa 5 ccm abdestilliert. Das Destillat wird sodann mit 2 ccm Milch [1]) und 7 ccm 25 proz. Salzsäure, die auf 100 ccm 0,2 ccm einer 10 proz. Ferrichloridlösung enthält, in einem geräumigen Probierrohr erhitzt und eine Minute lang in lebhaftem Sieden erhalten.

Waren Formaldehyd oder Stoffe, die bei ihrer Verwendung Formaldehyd abgeben, im Weine vorhanden, so färbt sich die Mischung violett.

E. Nachweis der Ameisensäure.

Amtliche Anweisung II. 28.

Der Prüfung auf Ameisensäure muß eine Prüfung auf Formaldehyd gemäß der Vorschrift unter II Nr. 31 vorausgehen [2]).

100 ccm Wein werden mit 1 bis 2 ccm Schwefelsäure vom spez. Gew. 1,11 angesäuert und zweimal mit je 100 ccm Äther ausgeschüttelt [3]). Bilden sich hierbei Emulsionen, so gibt man etwas Alkohol zu. Die vereinigten Ätherauszüge werden durch ein mit Äther befeuchtetes Filter filtriert und alsdann mit einer Mischung von 10 ccm Wasser und 5 ccm normaler Natronlauge ausgeschüttelt. Die gewonnene Ausschüttelung, die noch schwach alkalisch reagieren muß — andernfalls ist mehr Lauge zu verwenden —, wird auf dem Wasserbade zur Trockne verdampft. Der Rückstand wird, wenn die Prüfung auf Formaldehyd positiv ausgefallen war, nach einstündigem Erhitzen auf 130° [4]), im anderen Falle ohne weiteres mit 10 ccm Wasser und 5 ccm Salzsäure vom spez. Gew. 1,12 aufgenommen und die Lösung in einem kleinen, mit einem Uhrglas bedeckten Kölbchen nach und nach mit 0,4 g Magnesiumspänen [5]) versetzt. Eine wesentliche Temperaturerhöhung ist hierbei zu vermeiden. Nach zweistündiger Einwirkung des Magnesiums werden aus der Lösung unter Verwendung eines kleinen Kühlers 5 ccm in ein geräumiges Probierrohr überdestilliert und das Destillat, nach der Vorschrift unter II Nr. 31, mit Milch und eisenhaltiger Salzsäure auf Formaldehyd geprüft.

Waren Ameisensäure oder deren Salze oder Verbindungen im Weine vorhanden, so färbt sich die Flüssigkeit oder wenigstens das unmittelbar nach Beendigung des Kochens sich abscheidende Eiweiß violett.

Neuerdings hat H. Finke [6]) ein sehr genaues Verfahren zur Bestimmung der Ameisensäure ausgearbeitet, das auf der Einwirkung der Ameisensäure auf Mercurichlorid beruht.

[1]) C. von der Heide und W. J. Baragiola, L. J. **39**, 1044 (1910).

[1]) Durch Vorversuche ist festzustellen, einerseits, daß die Milch frei von Formaldehyd ist, andererseits, daß sie auf Zusatz von Formaldehyd die Reaktion gibt.

[2]) Der Nachweis der Ameisensäure beruht darauf, daß sie in Formaldehyd übergeführt wird, der durch die Eiweiß-Eisenchlorid-Reaktion nachgewiesen wird.

[3]) Verfahren von W. Fresenius und L. Grünhut, Fr. **60**, 457 (1921).

[4]) Durch das Erhitzen wird der Formaldehyd ausgetrieben.

[5]) Durch Magnesium wird die Ameisensäure zu Formaldehyd reduziert.

[6]) Bio. Z. **51**, 253 (1913).

F. Nachweis und Bestimmung der Salicylsäure.

Amtliche Anweisung II. 19.

a) Nachweis der Salicylsäure[1]).

50 ccm Wein werden in einem zylindrischen Scheidetrichter mit einigen Tropfen Schwefelsäure vom spez. Gew. 1,11 versetzt und mit 50 ccm eines Gemisches aus gleichen Raumteilen von Äther und leichtsiedendem Petroläther ausgeschüttelt[2]). Man trennt die Schichten und wäscht die Äther-Petroläther-Schicht zweimal mit je 25 ccm Wasser aus. Dann filtriert man das Äther-Petroläther-Gemisch durch ein trockenes Filter und läßt es in einer Porzellanschale nach Zusatz von 10 ccm Wasser[3]) auf einem warmen Wasserbad unter zeitweiligem Umschwenken langsam abdunsten. Nach dem Erkalten versetzt man den wässerigen Rückstand vorsichtig tropfenweise mit einer Ferrichloridlösung, die man durch Verdünnen einer klaren Lösung vom spez. Gew. 1,28 im Verhältnis 1 : 600 kurz vorher bereitet hat. Eine auftretende Rotviolettfärbung zeigt die Gegenwart von Salicylsäure an.

Entsteht eine schwärzliche, blaugrüne oder schmutziggrüne Färbung, so versetzt man mit einigen Tropfen Schwefelsäure vom spez. Gew. 1,11, verdünnt mit Wasser auf 50 ccm und wiederholt mit dieser Lösung den Ausschüttelungsversuch in der beschriebenen Weise.

b) Bestimmung der Salicylsäure[1]).

500 ccm Wein werden mit 50 ccm doppelt normaler Natronlauge versetzt und nach der Hinzugabe einiger Siedesteinchen eine Stunde am Rückflußkühler gekocht[4]). Die abgekühlte und mit 30 ccm Schwefelsäure vom spez. Gew. 1,11 versetzte Flüssigkeit bringt man in einen zylindrischen Scheidetrichter und schüttelt sie erst einmal mit 200 ccm, dann noch zweimal mit je 100 ccm eines Gemisches aus gleichen Raumteilen von Äther und leichtsiedendem Petroläther aus. Die vereinigten — erforderlichenfalls filtrierten — Äther-Petroläther-Lösungen werden zweimal mit je 50 ccm Wasser gewaschen. Dann schüttelt man sie einmal mit 50 ccm Wasser aus, denen 5 ccm, und ein weiteres Mal mit 50 ccm Wasser, denen 2 ccm n-Natronlauge zugesetzt sind. Die beiden zuletzt gewonnenen alkalischen Ausschüttelungen vereinigt man in einem kleinen zylindrischen Scheidetrichter. Man säuert mit etwa 3 ccm Schwefelsäure vom spez. Gew. 1,11 an und schüttelt zweimal mit je 50 ccm eines Gemisches aus gleichen Raumteilen von Äther und leichtsiedendem Petroläther aus[1]). Die vereinigten — erforderlichenfalls filtrierten — Äther-Petroläther-Ausschüttelungen[2]) läßt man in einem weithalsigen Kolben nach Zusatz von 20 ccm Wasser auf einem warmen Wasserbade unter zeitweiligem Umschwenken langsam abdunsten, führt die zurückbleibende wässerige Lösung nach dem Erkalten unter Nachspülen mit Wasser in ein 100 ccm-Meßkölbchen über und füllt mit Wasser zur Marke auf.

Für den Farbenvergleich bereitet man sich folgende Lösungen: 0,4000 g reine, bei 100° getrocknete Salicylsäure werden in 5 ccm Alkohol von 96 Maßproz. gelöst und diese Lösung durch Eingießen in viel Wasser und weitere Zugabe von Wasser auf genau 1 Liter verdünnt. 100 ccm dieser Lösung werden dann weiter auf 1 Liter verdünnt, so daß man auf diesem Wege eine Vergleichslösung gewinnt, von der je 25 ccm 1 mg Salicylsäure enthalten.

Die Farbenvergleichung wird in folgender Weise vorgenommen: Man bringt in einen Hehnerschen Farbenvergleichszylinder 50 ccm[3]) von der aus dem Weine stammenden, auf 100 ccm gebrachten und gut umgeschüttelten Lösung; den zugehörigen zweiten Zylinder beschickt man mit 50 ccm der Vergleichslösung. In beiden Zylindern fügt man der darin enthaltenen Flüssigkeit unter Umschwenken oder Auf- und Abrühren mittels eines unten hakenförmig umgebogenen Glasstabes vorsichtig so viel von der unter a) angegebenen, frisch verdünnten Ferrichloridlösung zu, bis ein einfallender Tropfen keine Veränderung der Rotviolettfärbung mehr hervorruft. Hierauf füllt man in beiden Zylindern mit Wasser auf 100 ccm auf, rührt mit den Glasstäben gut um und läßt nunmehr aus dem Zylinder, der die dunklere Flüssigkeit enthält, so viel ablaufen, bis — bei Durchsicht von oben — Farbengleichheit erreicht ist. Dann liest man den Stand der Flüssigkeit ab und überzeugt sich nachträglich davon, daß

[1]) Nach W. Fresenius und L. Grünhut, Fr. **60**, 257 (1921).

[2]) C. v. d. Heide u. F. Jakob, Z. U. N. **19**, 147 (1910), ziehen das Ausziehen mit Chloroform vor. 50 ccm Wein und 10 ccm 10 proz. SO_4H_2 werden mit 30 ccm Chloroform ausgeschüttelt. Man trennt von der wässerigen Flüssigkeit und zerstört die Emulsion mit etwas Alkohol. Man wäscht zwei- bis dreimal mit wenig Wasser. Dann gibt man zum Chloroform 3 ccm Wasser und versetzt mit einigen Tropfen der oben beschriebenen Ferrichloridlösung. Violettfärbung des Wassers zeigt Salicylsäure an. Es gelingt hiernach, 0,5 g Salicylsäure in 100 Liter Wein nachzuweisen. Ebenda ist auch ein Verfahren zum Nachweis geringster Mengen von Salicylsäure beschrieben.

[3]) 10 ccm Wasser sind vorgeschrieben, um nicht durch den häufig vorhandenen natürlichen Salicylsäuregehalt bereits eine positive Reaktion zu erhalten.

[4]) Zur Verseifung etwa vorhandener Salicylsäureester, wozu die früher übliche Schwefelsäure nicht ausreicht.

[1]) Die doppelte Ausschüttelung ist nötig, um die gelbbraunen Farbstoffe, die durch Einwirkung der Lauge auf Zucker entstehen, nach Möglichkeit zu entfernen.

[2]) Sind die Ausschüttelungen — wie bei zuckerreichem Weine — stärker gefärbt als höchstens ganz schwach gelblich, so schüttelt man sie noch einmal mit 25 ccm Wasser aus, denen 5 ccm, und ein weiteres Mal mit 25 ccm Wasser, denen 2 ccm n-Natronlauge zugesetzt sind. Die vereinigten alkalischen Ausschüttelungen säuert man wieder mit etwa 3 ccm Schwefelsäure vom spez. Gew. 1,11 an und schüttelt zweimal mit je 50 ccm des Äther-Petroläther-Gemisches aus. Mit diesen Ausschüttelungen verfährt man weiter, wie oben beschrieben.

[3]) Wenn trotz Wiederholung der Ausschüttelung noch eine erheblichere Gelbfärbung zurückgeblieben ist, verwendet man nur 25 ccm.

ausreichende Mengen Ferrichloridlösung verwendet worden sind. Das geschieht, indem man erst der Flüssigkeit in dem einen, dann der in dem anderen Zylinder etwas von der verdünnten Ferrichloridflüssigkeit zugibt und durch Umrühren mischt. Die Übereinstimmung der Farbstärke darf weder durch den ersten noch durch den zweiten Zusatz gestört werden.

Hat man bei der beschriebenen Arbeitsweise so dunkle Färbungen erhalten, daß die Durchführung der Farbenvergleichung erschwert ist, so wiederholt man den Versuch mit einer entsprechend geringeren Menge der Lösung.

Berechnung: Wurden a ccm von der aus dem Weine stammenden, auf 100 ccm aufgefüllten Lösung in den ersten Zylinder, b ccm Vergleichslösung in den zweiten Zylinder gebracht, und betrug nach beendigter Einstellung auf Farbengleichheit der Flüssigkeitsstand c ccm in dem ersten Zylinder, d ccm in dem zweiten Zylinder, so sind in einem Liter Wein enthalten:

$$x = \frac{0{,}008\, b\, d}{a\, c} \text{ g Salicylsäure.}$$

G. Nachweis und Bestimmung der Benzoesäure.

Amtliche Anweisung II. 29.

a) Nachweis der Benzoesäure.

Abscheidung der Benzoesäure[1]). 100 ccm Wein werden mit verdünnter Natronlauge schwach alkalisch gemacht und auf dem Wasserbade auf 10 ccm eingedampft. Der Rückstand wird mit verdünnter Schwefelsäure angesäuert und in einen Scheidetrichter übergeführt. Die Flüssigkeit wird mit 40 ccm Äther kräftig ausgeschüttelt, die ätherische Lösung zweimal mit je 5 ccm Wasser gewaschen und mit 5 ccm $^n/_2$-Alkalilauge ausgeschüttelt[2]).

Die alkalische wässerige Lösung[3]) erwärmt man in einer Porzellanschale auf dem Wasserbade und setzt tropfenweise 5 proz. Kaliumpermanganatlösung so lange hinzu, bis die Rotfärbung mehrere Minuten bestehen bleibt[4]). Sodann zerstört man das überschüssige Permanganat durch tropfenweisen Zusatz einer gesättigten Lösung von Natriumbisulfit, säuert mit verdünnter Schwefelsäure an und bringt das ausgeschiedene Mangandioxyd durch weiteren vorsichtigen Zusatz von Natriumbisulfitlösung gerade in Lösung.

[1]) Verfahren nach C. von der Heide u. F. Jakob, Z. U. N. **19**, 138 (1910).

[2]) Der wässerige Auszug muß alkalisch reagieren.

[3]) Phenolphthalein darf der Flüssigkeit zur Prüfung auf ihre alkalische Reaktion nicht zugesetzt werden.

[4]) Durch die Oxydation werden alle störenden Säuren entfernt, so besonders Salicylsäure und Gerbstoff; Zimtsäure wird in Benzoesäure übergeführt; Saccharin bleibt unverändert und kann nach der Mohlerschen Reaktion Benzoesäure vortäuschen. Zur Trennung der Benzoesäure und des Saccharins treibt man die Benzoesäure im Wasserdampfstrom ab, äthert das Destillat aus usw. Im Destillationsrückstand weist man das Saccharin nach.

Die klare farblose Flüssigkeit wird mit 25 ccm Äther ausgeschüttelt, die ätherische Lösung zweimal mit je 5 ccm Wasser gewaschen und mit 2 ccm $^n/_2$-Natronlauge ausgeschüttelt.

Erkennung der Benzoesäure. Der Nachweis der Benzoesäure in dem alkalischen Auszug ist nach einem der beiden folgenden Verfahren zu führen.

α)[1]) Der alkalische Auszug wird in einem Probierrohr bei 110 bis 115^0 zur Trockne eingedampft. Man erhitzt alsdann den erkalteten Rückstand mit 0,5 ccm eines Gemisches aus 40 Tln. konzentrierter Schwefelsäure vom spez. Gew. 1,840 und 20 Tln. Salpetersäure vom spez. Gew. 1,480 20 Minuten im siedenden Wasserbade[2]), setzt 1 ccm Wasser hinzu und übersättigt nach dem Erkalten mit Ammoniak. Das Gemisch wird aufgekocht[3]), abgekühlt und tropfenweise mit einer 10 proz. Lösung von reinem Natriumsulfid überschichtet. Waren Benzoesäure oder deren Salze oder Verbindungen im Weine vorhanden, so färbt sich die Flüssigkeit stark rot[4]).

β)[5]) Der alkalische Auszug wird in einem Silbertiegel (Gewicht etwa 28 g, Höhe 4 cm, Bodenweite 2 cm) auf dem siedenden Wasserbade zur Trockne eingedampft. Man gibt alsdann 2 g grob gepulvertes Ätzkali hinzu, stellt den Tiegel so tief in ein Tondreieck, daß der Tiegelboden von der Öffnung eines Bunsenbrenners bei 3 cm hoher Flamme 2,5 cm entfernt ist und die Flammenspitze beinahe die ganze Bodenfläche berührt. Nachdem das Ätzkali unter Umrühren mit einem starken Platindraht innerhalb 35 bis 45 Sekunden geschmolzen ist, wird die Schmelze weitere 2 bis höchstens $2^1/_2$ Minuten erhitzt, sodann in Wasser gelöst, die Lösung mit verdünnter Schwefelsäure angesäuert und mit 25 ccm Äther ausgeschüttelt. Die ätherische Lösung wird zweimal mit je 5 ccm Wasser gewaschen und in einer Porzellanschale nach Zusatz von 1 ccm Wasser bei mäßiger Wärme verdunstet. Den Rück-

[1]) Das Verfahren von E. Mohler, Bull. soc. chim. [3] **3**, 414 (1890), in der Ausführungsform von C. von der Heide u. F. Jakob, Z. U. N. **19**, 141 (1910).

[2]) Bequemer ist die Vorschrift: Mit 5 bis 10 Tropfen (nicht mehr!) konz. SO_4H_2 und einer kleinen Federmesserspitze NO_3K 10 Minuten im Glycerinbad bei 120 bis 130^0 (diese Temperatur nicht überschreiten!) zu nitrieren. Hierbei entsteht Dinitrobenzoesäure.

[3]) Durch das Aufkochen wird etwa entstandene salpetrige Säure zerstört: $NO_2H + NH_3 = NO_2NH_4$, das beim Kochen in Stickstoff und Wasser zerfällt.

[4]) Die Nitrosäuren werden durch Na_2S in die stark gefärbten Amidosäuren übergeführt. Na_2S stellt man dar, indem man in die eine Hälfte einer beliebigen Menge Natronlauge H_2S bis zur Sättigung einleitet und dann die andere Hälfte Lauge zusetzt. Nach einigen Tagen filtriert man über Asbest.

[5]) Verfahren nach K. Fischer und O. Gruenert, Z. U. N. **17**, 721 (1909), und E. Polenske, Arb. Ges. Amt. **38**, 153 (1911). Bei der Kalischmelze wird die Benzoesäure teilweise in Salicylsäure übergeführt und diese mit Eisenchlorid an der Violettfärbung erkannt. Nach Polenskes und auch nach unseren Erfahrungen ist ein peinlich genaues Arbeiten nötig. Wir ziehen deshalb das Verfahren a) vor.

stand prüft man nach der Vorschrift unter II Nr. 19a mit frisch verdünnter Ferrichloridlösung auf Salicylsäure. Waren Benzoesäure oder deren Salze oder Verbindungen im Weine vorhanden, so färbt sich die Flüssigkeit deutlich violett.

b) Bestimmung der Benzoesäure[1]).

100 ccm Wein werden mit verdünnter Natronlauge schwach alkalisch gemacht und auf dem Wasserbade auf etwa 10 ccm eingedampft. Der Rückstand wird mit verdünnter Schwefelsäure angesäuert und unter Nachspülen der Schale mit Wasser in einen Scheidetrichter übergeführt. Die Flüssigkeit wird mit 40 ccm Äther kräftig durchgeschüttelt. Nachdem sich die Schichten scharf getrennt haben, wird die saure Flüssigkeit abgelassen, die ätherische Lösung zweimal mit je 3 ccm Wasser gewaschen, das Waschwasser mit der sauren Flüssigkeit vereinigt und die ätherische Lösung alsdann mit 10 ccm $^{n}/_{4}$-Alkalilauge ausgeschüttelt. Man trennt die alkalische Lösung vom Äther, führt mit diesem noch weitere vier Ausschüttelungen der sauren Flüssigkeit aus und verfährt mit den so erhaltenen ätherischen Lösungen unter Verwendung der gleichen Lauge in derselben Weise wie vorher.

Man läßt nun die wässerige alkalische Lauge in eine Porzellanschale ab, wäscht den Äther noch zweimal mit je 3 ccm Wasser, gibt das Waschwasser zu der alkalischen Flüssigkeit und erwärmt diese auf dem Wasserbade. Man setzt sodann tropfenweise so lange gesättigte Kaliumpermanganatlösung zu, bis die Rotfärbung mehrere Minuten bestehen bleibt, zerstört das überschüssige Permanganat durch tropfenweisen Zusatz einer gesättigten Lösung von Natriumbisulfit, säuert mit verdünnter Schwefelsäure an und bringt das ausgeschiedene Mangandioxyd durch weiteren vorsichtigen Zusatz von Natriumbisulfitlösung gerade in Lösung. Die klare, farblose Flüssigkeit wird viermal mit je 15 ccm Äther ausgeschüttelt. Die vereinigten Ätherauszüge wäscht man zweimal mit je 5 ccm Wasser, läßt sie in einem trockenen Becherglas $^{1}/_{2}$ Stunde absetzen und filtriert sodann die Lösung durch einen in ein Trichterrohr eingeschobenen 2 cm langen entfetteten Wattestopfen in ein Destillierkölbchen. Hierauf destilliert man den Äther aus einem Wasserbade von 37 bis 38° ab, spült den Rückstand mit 8 bis 10 ccm Äther in ein Probierrohr von 16 cm Länge und $1^{1}/_{2}$ cm lichter Weite und destilliert den Äther nach Zugabe einiger Stäubchen Bimssteinpulver aus dem Wasserbade bei 37 bis 38° ab. Der trockene Rückstand wird alsdann mit 2 g trockenem, reinem Seesand bedeckt, von dem oberen Teile des Glases durch eine etwa 12 bis 13 cm tief eingeschobene Scheibe Filtrierpapier getrennt und in folgender Weise sublimiert:

Als Heizbad verwendet man ein 7 cm hohes und 3,5 cm weites Wägegläschen, welches 4 cm hoch mit flüssigem Paraffin gefüllt wird. Die Öffnung des Wägegläschens bedeckt man mit einer Scheibe von Kartenpappe, in der sich zwei passende Ausschnitte für das Probierrohr und ein Thermometer befinden. Das Heizbad stellt man auf ein mit Asbesteinlage versehenes Drahtnetz, hängt das mit einem Uhrglas bedeckte Probierrohr senkrecht etwa 4 cm tief in das Paraffinöl und erhitzt eine Stunde auf 180 bis 190°. Nach Beendigung der Sublimation säubert man das Probierrohr von außen, macht etwa 1 cm unterhalb des Sublimatansatzes einen scharfen Feilstrich und sprengt den unteren Teil des Glases durch einen glühenden Glasstab ab. Alsdann löst man das Sublimat in neutralem Alkohol und titriert unter Zusatz von Phenolphthalein mit $^{n}/_{10}$-Alkalilauge.

Berechnung: Wurden bei der Titration a ccm $^{n}/_{10}$-Alkalilauge verbraucht, so sind in 1 Liter Wein enthalten: $x = 0{,}122\,a$ g Benzoesäure.

[1]) Verfahren nach E. Polenske, Arb. Ges. Amt. **38**, 149 (1911).

H. Nachweis der Zimtsäure[1]).

Amtliche Anweisung II. 30.

100 ccm Wein werden mit verdünnter Natronlauge schwach alkalisch gemacht und auf dem Wasserbade auf etwa 10 ccm eingedampft. Der Rückstand wird mit verdünnter Schwefelsäure angesäuert und in einen Scheidetrichter übergeführt. Die Flüssigkeit wird mit 40 ccm Äther kräftig durchgeschüttelt, die ätherische Lösung zweimal mit je 5 ccm Wasser gewaschen und schließlich mit 5 ccm $^{n}/_{2}$-Alkalilauge ausgeschüttelt. Die wässerige alkalische Lösung wird kurze Zeit auf dem Wasserbade erwärmt und nach dem Erkalten[2]) mit etwa 1 ccm 1 proz. Permanganatlösung versetzt.

Waren Zimtsäure oder deren Salze oder Verbindungen im Weine vorhanden, so ist nach einigen Sekunden ein Geruch nach Benzaldehyd deutlich wahrzunehmen[3]).

J. Nachweis des Saccharins.

Amtliche Anweisung II. 20.

500 ccm Wein[4]) werden auf etwa die Hälfte eingedampft, mit Wasser auf etwa 450 ccm aufgefüllt und nach dem Erkalten mit etwa 5 ccm — bei sehr aschereichen Weinen mit etwas mehr — Schwefelsäure vom spez. Gew. 1,11 versetzt. Dann schüttelt man zuerst mit 60 ccm und hierauf nochmals mit 25 ccm Äther aus[5]). Man verwirft die ätherischen

[1]) Verfahren nach C. von der Heide u. F. Jakob, Z. U. N. **19**, 146 (1910).

[2]) Nur in der Kälte ist der Benzaldehydgeruch deutlich wahrnehmbar, in der Hitze wird die Zimtsäure rasch zu Benzoesäure oxydiert.

[3]) Zur Sicherheit führt man die Zimtsäure durch weiteren Permanganatzusatz vollständig in Benzoesäure über und weist diese mit der Mohlerschen Reaktion nach.

[4]) Verfahren nach W. Fresenius und L. Grünhut, Fr. **60**, 353 (1921).

[5]) Diese zu verwerfenden Ausschüttelungen werden vorgenommen, um die Benzoesäure zu entfernen, die später bei der Natronschmelze ebenfalls Salicylsäure liefert und also Saccharinanwesenheit vortäuschen könnte.

Ausschüttelungen, dampft den ausgeschüttelten Wein auf etwa 200 ccm ein und schüttelt ihn nach dem Erkalten entweder dreimal mit je 200 ccm Äther aus oder perforiert ihn mit Äther in einem Extraktionsapparat[1]). Aus der erhaltenen ätherischen, erforderlichenfalls filtrierten Lösung wird die Hauptmenge des Äthers durch Destillation und der letzte Anteil durch vorsichtiges Verdunsten in einer Porzellanschale entfernt. Der Rückstand wird mit 50 ccm Wasser aufgenommen und die Lösung zur Trockne verdampft. Diese Behandlung wird wiederholt. Dann nimmt man den Rückstand mit sehr verdünnter Lauge auf — meist genügen 5 ccm $^n/_4$-Natronlauge —, erhitzt die alkalische Lösung auf dem Wasserbade und setzt in kleinen Anteilen 5 proz. Kaliumpermanganatlösung so lange hinzu, bis die Rotfärbung mehrere Minuten bestehen bleibt. Hierauf säuert man mit Schwefelsäure an und fährt, falls hierbei die Rotfärbung wieder verschwindet, mit dem Permanganatzusatz fort, bis die Rotfärbung mehrere Minuten bestehen bleibt. Alsdann versetzt man vorsichtig, unter Vermeidung eines Überschusses, mit wässeriger Schwefeldioxydlösung, bis das überschüssige Permanganat zerstört und das ausgeschiedene Mangandioxyd in Lösung gebracht ist. Die klare Flüssigkeit wird jetzt dreimal mit der gleichen Raummenge Äther ausgeschüttelt. Von der ätherischen Lösung destilliert man die Hauptmenge des Äthers ab; den Rest verdunstet man nach Zusatz von 1 ccm Wasser vorsichtig bei nicht zu hoher Temperatur. Nach vollständiger Entfernung des Äthers kostet man einen Tropfen der erkalteten Flüssigkeit. Ein süßer Geschmack derselben spricht für die Anwesenheit von Saccharin im Weine.

In diesem Falle ist noch folgende Prüfung vorzunehmen: Der süß schmeckende Rückstand wird mit einigen Tropfen sehr verdünnter Natronlauge aufgenommen und die Flüssigkeit in einem Silbertiegel nahezu zur Trockne eingedampft. Sobald der Tiegelinhalt gerade noch fließt, werden ihm 0,5 g gepulvertes Ätznatron[1]) zugegeben; dann stellt man den Tiegel $^1/_2$ Stunde lang in ein auf 250° angeheiztes Luftbad, löst alsdann den Tiegelinhalt in etwa 30 ccm Wasser auf, säuert die Lösung mit etwa 5 ccm Schwefelsäure vom spez. Gew. 1,11 an und schüttelt sie hierauf mit 50 ccm Äther aus. Die gewonnene ätherische Lösung verdunstet man bei Gegenwart von etwa 3 ccm Wasser und prüft dann nach der Vorschrift unter II Nr. 19a mit frisch verdünnter Ferrichloridlösung auf Salicylsäure.

War Saccharin im Weine vorhanden, so tritt die Reaktion auf Salicylsäure ein.

[1]) Zweckmäßiger ist nach C. von der Heide und W. Lohmann, Z. U. N. **41**, 420 (1921), folgendes Verfahren: Man entgeistet 500 ccm Wein durch Eindampfen auf die Hälfte, säuert mit 5 ccm SO_4H_2 an und läßt den eingedampften Wein durch 1 m langes, 3 cm breites Rohr aus einem mit einer sehr feinen Spitze versehenen Tropftrichter auf eine in dem Rohr befindliche Ätherschicht von etwa 20 cm Höhe aufprallen. Der untere Teil des Rohres ist mit einer S-förmig gebogenen, nach oben gerichteten Glasröhre verbunden [Fr. **59**, 275 (1920)], durch die der ausgezogene Wein fortwährend abfließt. Der Ätherauszug wird, wie oben angegeben, weiter verarbeitet. Bei der Oxydation mit Permanganat wird etwa vorhandene Salicylsäure zerstört, während Benzoesäure unverändert bleibt. Um die Benzoesäure ebenfalls zu entfernen, verfährt man folgendermaßen: Nachdem man den zweiten Ätherauszug auf einem Uhrglas völlig verdunstet hat (also vor Ausführung der Geschmacksprobe), setzt man zum Rückstand 1 ccm Wasser und verdampft auf einem kräftig siedenden Wasserbade. Dann setzt man wieder 1 ccm Wasser zu, verdampft und fährt damit fort, so daß nach etwa $^3/_4$ Stunden die Benzoesäure sich vollständig verflüchtigt hat. Alsdann führt man die Geschmacksprobe und die Natronschmelze aus.

K. Nachweis des Dulcins.

Das Dulcin ist p-Phenetolcarbamid von der Konstitution: $CO<^{NH-C_6H_4.O.C_2H_5}_{NH_2}$

Nach J. Bellier[2]) versetzt man 100 ccm Wein nach dem Entgeisten mit 1 g Quecksilberacetat und einem geringen Überschuß von Ammoniak. Das Filtrat wird mit Essigsäureäthylester (oder Chloroform) ausgezogen, der Auszug zur Trockne gebracht und mit dem Rückstand die Reaktion nach A. Jorissen[3]) in folgender Weise ausgeführt: Der Rückstand wird mit 5 ccm Wasser aufgenommen und mit 2 bis 4 Tropfen Mercurinitrat versetzt (2 g frisch gefälltes HgO wird in wenig Salpetersäure gelöst und so lange mit verdünnter Natronlauge versetzt, bis sich der entstehende Niederschlag nicht mehr löst. Man ergänzt mit Wasser auf 15 ccm, läßt absitzen und verwendet die klare Lösung). Erwärmt man alsdann das Gemisch 10 Minuten lang durch Eintauchen in siedendes Wasser, so tritt eine schwache Violettfärbung ein. Setzt man nun etwas Bleisuperoxyd zu, so färbt sich die Lösung schön violett. Mit 10 mg Dulcin ist die Reaktion sehr deutlich, mit 1 mg schwach.

L. Nachweis fremder Farbstoffe.

Amtliche Anweisung II. 16.

Zur Prüfung auf Teerfarbstoffe können die folgenden Verfahren dienen:

a) Wollprobe.

50 ccm Wein werden mit 5 ccm einer 10 proz. Lösung von Kaliumbisulfat versetzt und mit mehreren Fäden weißer entfetteter Wolle 10 Minuten lang im bedeckten Becherglase gekocht. Die Wollfäden wäscht man mit Wasser gut aus. Sind sie alsdann deutlich gefärbt, so ist der Farbstoff durch halbstündiges Erwärmen mit 1 proz. Ammoniaklösung von der Wolle loszulösen. Die Ammoniaklösung wird alsdann mit Kaliumbisulfat bis zur sauren Reaktion versetzt und 10 Minuten mit drei entfetteten Wollfäden im bedeckten Becherglase gekocht. Nehmen die Fäden hierbei eine deutliche Färbung an, so deutet dies auf die Anwesenheit von Teerfarbstoffen.

[1]) Mit KOH entsteht nicht Salicylsäure, sondern p-Oxybenzoesäure.

[2]) Ann. chim. analyt. **5**, 333 (1900). — [3]) Journ. de pharm. de Liège **3**, Nr. 2 (1896).

Das Verhalten der angefärbten Wollfäden gegen Mineralsäuren, Ammoniak, Alkalilauge und andere Reagenzien erlaubt meist eine nähere Kennzeichnung des Farbstoffs [1]).

b) Baumwollprobe.

50 ccm Wein werden mit der berechneten Menge Alkalilauge (vgl. II Nr. 6) genau neutralisiert und alsdann mit 10 ccm einer Lösung versetzt, die in 1 Liter 44 g wasserfreies Natriumsulfat (entsprechend 100 g Glaubersalz) und 5 g wasserfreies Natriumcarbonat enthält. Man erwärmt die Mischung auf dem Wasserbade, fügt bei etwa 50° ein Stückchen gewaschenen Baumwollstoff oder einige gewaschene Baumwollfäden hinzu, steigert die Temperatur allmählich bis nahezu zum Sieden und erhält hierbei etwa 10 Minuten. Nimmt die Faser eine deutliche, beim Spülen mit kaltem Wasser beständige Färbung an, so deutet dies auf die Anwesenheit substantiver Baumwollfarbstoffe.

Das Verhalten der angefärbten Faser gegen Mineralsäuren, Ammoniak, Alkalilauge und andere Reagenzien erlaubt meist eine nähere Kennzeichnung des Farbstoffs.

c) Bleiessigprobe [2]).

Man versetzt 20 ccm Wein mit 10 ccm Bleiessig [3]), erwärmt die Mischung schwach, schüttelt gut um und filtriert. Ist das Filtrat deutlich gefärbt, so deutet dies auf das Vorhandensein von Teerfarbstoffen. Es ist jedoch zu beachten, daß auch sehr tieffarbige, südländische Rotweine ein gefärbtes Filtrat geben können.

d) Amylalkoholprobe [4]).

Man macht den Wein ammoniakalisch und schüttelt ihn mit Amylalkohol aus. Eine deutliche Färbung des letzteren deutet die Gegenwart von Teerfarbstoffen an.

e) Quecksilberoxydprobe [5]).

10 ccm Wein werden mit 10 ccm einer kalt gesättigten Quecksilberchloridlösung geschüttelt, sodann mit 1 ccm einer Kalilauge vom spez. Gew. 1,27 versetzt und von neuem geschüttelt. Nach dem Absetzen des Quecksilberoxyds wird die Flüssigkeit durch ein drei- oder vierfaches, angefeuchtetes Filter filtriert und das klare Filtrat mit Essigsäure versetzt. Eine deutliche Färbung der Flüssigkeit deutet auf die Gegenwart von Teerfarbstoffen.

Bei tieffarbigen Rotweinen ist — sofern das Filtrat rot gefärbt erscheint — der Versuch mit dem Filtrat zu wiederholen.

Die beim Nachweis von Teerfarbstoffen im einzeln befolgten Verfahren sowie die Verfahren zum Nachweis anderer fremder Farbstoffe (Zuckercouleur, Heidelbeerfarbstoff, Kermesbeerenfarbstoff u. dgl.) sind stets anzugeben.

f) Ätherprobe.

100 ccm Wein versetzt man mit 5 ccm Ammoniak und schüttelt mit 30 ccm Äther aus. Von der überstehenden Ätherschicht pipettiert man 20 ccm ab (Filtrieren ist nicht gestattet, weil das Papier geringe Spuren von Farbstoff zurückhalten kann) und verdunstet sie unter Zusatz einiger Tropfen Essigsäure in einem Schälchen über einen weißen, entfetteten Wollfaden. Wird der Wollfaden hierbei rot, so ist ein Teerfarbstoff im Wein [1]).

M. Nachweis fremder Pflanzenfarbstoffe.

a) Nachweis des Kermesbeerenfarbstoffes nach H. Macagno [2]) und R. Heise [3]).

20 ccm Wein werden mit 10 ccm einer 10 proz. Alaunlösung und dann mit so viel 10 proz. Sodalösung versetzt, daß die Mischung neutral oder höchstens ganz schwach alkalisch, keinesfalls aber sauer reagiert; man gebraucht hierzu ungefähr 10 ccm Sodalösung. Man schüttelt die Mischung um und filtriert. Bei Gegenwart des Kermesbeerenfarbstoffes ist das Filtrat rot gefärbt. Nur der Farbstoff der roten Rübe verhält sich gegen Alaun und Sodalösung ebenso wie der Kermesbeerenfarbstoff.

Mit dem rot gefärbten Filtrate führt man noch folgende Identitätsreaktionen auf den Kermesbeerenfarbstoff aus:

1. Auf Zusatz von Alkalien wird die rote Flüssigkeit rein gelb (die anderen pflanzlichen Farbstoffe werden grün).
2. Auf Zusatz einer konzentrierten Lösung von Natriumbisulfit zu der mit Essigsäure angesäuerten Flüssigkeit bleibt die rote Farbe bestehen (die anderen Farbstoffe werden sofort entfärbt).
3. Beim Ausschütteln des Filtrates mit Amylalkohol geht keine Spur des Farbstoffes in den Amylalkohol.

---

[1]) Siehe hierzu F. Strohmer, Arch. Hyg. **2**, 428; Fr. **24**, 625 (1885), u. P. N. Arata, Fr. **28**, 639 (1889); ferner das von Th. W. Fresenius, Anl. chem. U. W. 1898, S. 92 mitgeteilte offizielle italienische Verfahren, sowie das damit übereinstimmende Verfahren von L. Sostegni u. F. Carpentieri, Ch. Z. **18**, Rep., 131 (1894); Fr. **35**, 397 (1896). Vgl. auch G. Kapeller, Z. U. N. **9**, 729 (1905), über Rotweincouleur. — Schrifttum: A. Hasterlik, Mitt. a. d. pharm. Inst. d. Univ. Erlangen **1** (2), 51 (1889); C. 1889, II., S. 705.

[2]) Vgl. dazu G. Romei, Fr. **11**, 176 (1872).

[3]) Über die Herstellung des Bleiessigs vgl. unter II Nr. 12 A a (S. 282, Fußnote 3).

[4]) Vgl. G. Romei, Fr. **11**, 176 (1872).

[5]) Das Verfahren stammt von P. Cazeneuve, C. r. **102**, 52 (1886); Fr. **28**, 629 (1889); vgl. dazu H. Wolff, Ch. Z. **11**, 1193 (1887); Fr. **28**, 630 (1889), hier weitere Schrifttumsangaben. Dagegen sprechen sich aus A. J. Ferreira da Silva, Rev. internat. des falsif. **4**, 188 (1891); Ch. Z. **15**, Rep., 229 (1891); Fr. **35**, 396 (1896) und E. Comboni, Staz. ital. **31**, 490 (1898); Jahrb. Agrikulturchem. **42**, 645 (1899).

[1]) Vgl. Fr. **18**, 493 (1879); **19**, 103, 225 (1880); Verfahren nach Falières, Fr. **19**, 227 (1880); J. Nessler und M. Barth, Fr. **23**, 318 (1884); B. Haas, Fr. **20**, 369 (1881); V. Wartha, B. **13**, 657 (1880); F. König, B. **13**, 2263 (1880); J. Nessler, Weinlaube **13**, 97 (1881); E. Geissler, Pharm. Centr. **21**, 55 (1880); Fr. **20**, 460 (1881). — [2]) Fr. **21**, 431 (1882). — [3]) Arb. Ges. Amt **11**, 513 (1895).

4. Versetzt man 20 ccm des ursprünglichen Weines mit 5 ccm Bleiessig, so zeigt ein charakteristisch rotvioletter Niederschlag die Anwesenheit von Kermesbeerenfarbstoff an.

b) Nachweis des Zusatzes von Heidelbeerwein nach W. Plahl[1]).

50 ccm Wein werden mit Lauge schwach alkalisch gemacht und auf dem Wasserbad auf 25 ccm eingeengt. Die alsdann auf 50 ccm wieder aufgefüllte Flüssigkeit wird mit Bleiessig versetzt, nach einigem Stehen filtriert, das Filtrat mit Natriumsulfat entbleit und abermals filtriert.

Zu 20 ccm dieses Filtrates setzt man 10 ccm verdünnter Salzsäure. Ist ein Teil des Pflanzenfarbstoffes nicht entfernt worden, so tritt beim Zusatz von Salzsäure eine Rötung der Flüssigkeit auf, die die spätere Erkennung eines geringen Heidelbeerweinzusatzes zu stören vermag. Füllt man nunmehr die angesäuerte Flüssigkeit in ein Reagenzglas und senkt dieses in ein siedendes Wasserbad, so tritt, falls Heidelbeerwein zugesetzt worden ist, eine Blaufärbung auf, während sie bei reinen Weinen ausbleibt.

c) Nachweis eines Zusatzes von Kirschwein nach K. Windisch[2]).

Ein solcher Zusatz kann zuweilen durch den Nachweis von Blausäure erkannt werden. Man destilliert von 50 ccm Wein 4 ccm ab und prüft das Destillat mit Guajaktinktur und Kupfersulfat[3]).

N. Nachweis des Saponins[4]).

a) Verfahren nach J. Rühle[5]).

200 ccm Wein entgeistet man durch Eindampfen auf 75 ccm, dann neutralisiert man mit Magnesiumcarbonat, gibt 20 g Ammoniumsulfat zu, filtriert in ein 100 ccm-Meßkölbchen und füllt zur Marke auf. Diese Lösung wird mit 9 ccm (in der Kälte festen) Phenol kräftig ausgeschüttelt. Das Phenol muß oben schwimmen. Man läßt die wässerige Schicht ab, wäscht die Phenollösung mit einem Gemisch von 50 ccm Wasser, 100 ccm Äther und (zur Vermeidung der Emulsionbildung) 4 ccm Alkohol. Nach 12 bis 24 Stunden ist eine genügende Trennung der Schichten eingetreten. Man läßt die wässerige Schicht bis auf ein 1 mm starkes Häutchen ab und dunstet sie ein. Der im Exsikkator getrocknete Rückstand ist je nach seinem Zustand unmittelbar oder erst nach Reinigung mit Aceton auf Saponin folgendermaßen zu prüfen:

1. Er wird mit einem Tropfen konzentrierter Schwefelsäure angerieben. Nach 5 Minuten tritt am Rande Rosafärbung ein, die unter Zunahme der Farbstärke allmählich in Purpurrot oder Rotviolett nach der Mitte fortschreitet. Nach einer halben Stunde ist der ganze Tropfen schön rotviolett. Dann verblaßt die Färbung und geht in Grau über.

2. Die wässerige Lösung des Rückstandes schäumt beim Schütteln stark.

b) Verfahren nach L. Rosenthaler[1]).

100 ccm Wein werden entgeistet, auf 50 ccm aufgefüllt und zur Aufspaltung des Saponins in wasserunlösliches Prosaponin mit so viel Salzsäure versetzt, daß die Lösung 2,5 Proz. daran enthält. Man setzt einen Luftkühler auf den Kolben und hydrolisiert so lange auf dem Dampfbade, bis die Lösung fast nicht mehr schäumt. Die noch warme Flüssigkeit schüttelt man, ohne vorher zu filtrieren, mit etwa 30 ccm Essigester auf einmal aus, wenn nötig unter Zusatz von etwas Alkohol. Die klare Essigesterlösung wird mit Wasser wiederholt gewaschen, bis die Waschflüssigkeit mit Silbernitrat keine Fällung mehr gibt. Ist die Lösung nur wenig gefärbt, so verdampft man sofort zur Trockne, sonst entfärbt man erst mit etwas Tierkohle.

Der Rückstand wird folgendermaßen geprüft:

1. Die wässerige Lösung des Prosaponins mit wenig Soda versetzt schäumt.

2. Prosaponin gibt mit konzentrierter SO_4H_2 zunächst eine orangerote Färbung, die langsam in Kirschrot und schließlich in Violett übergeht (bei kleinen Mengen oft erst nach vielen Stunden).

O. Nachweis des Zusatzes von Obstwein zu Traubenwein.

K. Portele[2]) hält es für möglich, in dem Geläger der Weine, die mit Obstwein verschnitten wurden, noch Stärkekörner, aus dem Obste stammend, vorzufinden, die bestimmte Formen aufweisen.

P. Medinger und Fr. Michel[3]) wollen Obst- und Traubenweine dadurch unterscheiden, daß sie zu 15 ccm klarem Wein einige Kubikzentimeter einer starken Nitritlösung geben. Traubenwein soll sich hellgelb bis hellgelbbraun, Obstwein dunkelbraun bis braunschwarz färben.

Dagegen zeigten E. Mach und M. Fischler[4]), sowie Chr. Schätzlein[5]), daß die Nitritreaktion für den gedachten Zweck unbrauchbar ist.

E. Schaffer und O. Schuppli[6]) glauben folgenden charakteristischen Unterschied zwischen Obst- und Traubenwein festgestellt zu haben. 25 ccm Wein werden mit 1,5 g reinster Tierkohle eine halbe Minute geschüttelt, zum Sieden erhitzt und heiß filtriert. Von dem durchaus klaren Filtrat werden nach dem Erkalten 5 ccm unter Tüpfeln

1) Z. U. N. **15**, 262 (1908). — 2) Z. U. N. **4**, 817 (1901). — 3) Vgl. J. Nessler u. M. Barth, Fr. **22**, 37 (1883). — 4) Vgl. dazu Veröffentlichungen des Reichsgesundheitsamtes **45**, 122 (1921). — 5) Z. U. N. **16**, 165 (1908); ursprünglich stammt das Verfahren von K. Brunner, Z U. N. **5**, 1197 (1902).

1) Z. U. N. **25**, 154 (1913). — 2) Z. L. V. Ö. **1**, 241 (1898). — 3) Ch. Z. **42**, 230 (1918). — 4) Ch. Z. **42**, 326 (1918). — 5) Z. U. N. **36**, 253 (1918). — 6) Mitt. Leb. Hyg. **10**, 204 (1919).

mit Azolithminpapier genau neutralisiert, dann mit zwei Tropfen $^{n}/_{5}$-Silbernitratlösung und einem Tropfen n-Lauge versetzt und gemischt. Die Gläser sind im Dunkeln aufzustellen. Bei Obstwein färbt sich der Niederschlag sofort oder nach wenigen Sekunden braun bis schwarz, während er bei Traubenwein wenigstens eine, meist aber mehrere Stunden weiß bleibt. Bei Verschnitten liegt die Reduktionsfähigkeit zwischen der der beiden Bestandteile.

Lehrbücher.

A. v. Babo u. E. Mach, Handbuch des Weinbaues und der Kellerwirtschaft. Berlin. 4. Aufl., 2 Bde. (1909—1910).
M. Barth-R. Meissner, Die Kellerbehandlung der Traubenweine. Stuttgart (1907).
F. Bassermann-Jordan, Geschichte des Weinbaus unter besonderer Berücksichtigung der bayerischen Rheinpfalz. Frankfurt a. M. 3 Bde. (1907).
J. Behrens u. K. Kroemer, Mykologie der Weinbereitung in F. Lafar, Handbuch der technischen Mykologie. 5. Bd. Jena (1914).
J. Bersch, Die Praxis der Weinbereitung. Berlin (1889).
Ch. Blarez, Vins et spiritueux. Paris (1908).
Eu. Borgmann-Th. W. Fresenius, Anleitung zur chemischen Untersuchung des Weines. Wiesbaden (1898).
G. Catoni, Manuale pratico di enologia. Trento (1913).
H. W. Dahlen, Die Weinbereitung. Braunschweig (1878).
J. Dugast, Vinification dans les pays chauds. Paris (1910).
U. Gayon et J. Laborde, Vins. Paris (1912).
L. Grünhut, Die Chemie des Weines. Stuttgart (1897).
A. Günther, Wein, Schaumwein usw. in K. v. Buchka, Das Lebensmittelgewerbe. Leipzig. 2. Bd. (1916).
A. Günther, Die Gesetzgebung des Auslandes über den Verkehr mit Wein. Berlin (1910). Dazu Ergänzungsheft. Berlin (1913).
A. Günther, Sammlung von Entscheidungen der Gerichte auf Grund des Weingesetzes. Berlin (1912 und 1913). Bisher 2 Hefte.
A. Günther u. R. Marschner, Weingesetz vom 7. April 1909. Berlin (1910).
C. von der Heide, Der Wein in R. O. Herzog, Chem. Technologie der organ. Verbindungen. Heidelberg (1912).
C. von der Heide u. F. Jakob, Praktische Übungen in der Weinchemie und Kellerwirtschaft. Stuttgart (1911).
F. Jakob, Wein in H. v. Fehling (Hell u. Häusermann), Neues Handwörterbuch der Chemie, Bd. IX. Braunschweig (1916).
P. Jamain, La vigne et le vin. Paris (1901).
P. Kulisch, Anleitung zur sachgemäßen Weinverbesserung. Berlin (1909).
E. Maumené, Traité théorique et pratique du travail des vins. Paris.
R. Meissner, Des Küfers Weinbuch. Stuttgart (1909).
R. Meissner, Technische Betriebskontrolle im Weinfach. Stuttgart (1920).
L. J. Merz, Fehler und Krankheiten des Weines (Hartlebens chem.-techn. Bibliothek). Wien und Leipzig.
Fr. Muth, Wein in O. Dammer, Chem. Technologie der Neuzeit. Stuttgart (1911).
J. Nessler-K. Windisch, Die Bereitung, Pflege und Untersuchung des Weines. 8. Aufl. Stuttgart (1908).
P. Pacottet, Vinification. Paris (1908).
G. Paris, Studio chimico del grappolo d'uva, del mosto, del vino e dei prodotti tartarici. Avellino (1913).
A. dal Piaz, Die Weinbereitung und Kellerwirtschaft (Hartlebens chem.-techn. Bibliothek). Wien und Leipzig. 5. Aufl. (1909).
H. Schellenberg, Die Behandlung der schweizerischen Weine. Frauenfeld (1905).
F. Schmitthenner, Weinbau und Weinbereitung. (Aus Natur und Geisteswelt.) Leipzig (1910).
J. Sémichon, Traité des maladies des vins. Montpellier-Paris (1905).
L. Stemmler, Die Rotweinbereitung und Behandlung deutscher Rotweine. Köln (1906).
E. Viard, Traité général de la vigne et des vins. Paris et Nantes.
K. Windisch, Die chemischen Vorgänge beim Werden des Weines. Stuttgart (1906).
K. Windisch, Die chemische Untersuchung und Beurteilung des Weines. Berlin (1896).
J. Wortmann, Die wissenschaftlichen Grundlagen der Weinbereitung und Kellerwirtschaft. Berlin (1905).
O. Zoeller, Das Weingesetz vom 7. April 1909. 2. Aufl. München, Berlin und Leipzig (1921).

Abkürzungen des benutzten Schrifttums.

Ann. . . . . Liebigs Annalen der Chemie und Pharmazie.
Ann. chim. anal. . . . . Annales de Chimie analytique appliquée.
Ann. chim. phys. . . . . Annales de Chimie et de Physique.
Ann. Falsif. . . . . Annales des falsifications.
Ann. Önol. . . . . Annalen der Önologie.
Ann. Pasteur . . . . Annales de l'Institut Pasteur.
Arb. Ges. Amt . . . . Arbeiten aus dem kaiserlichen Gesundheitsamte.
Arch. Hyg. . . . . Archiv für Hygiene.
Babo u. Mach, Handbuch . . . . A. Frhr. v. Babo und E. Mach, Handbuch des Weinbaues und der Kellerwirtschaft. 4. Aufl. 2 Bde. (1909—1910).
B. . . . . Berichte der Deutschen chemischen Gesellschaft.

B. Augustenberg	Berichte der Großh. bad. landw. Versuchsanstalt Augustenberg.
B. Geisenheim	Berichte der Kgl. Lehranstalt für Wein-, Obst- u. Gartenbau zu Geisenheim a. Rh.
B. Klosterneuburg	Berichte der k. k. höheren Lehranstalt für Wein- u. Obstbau Klosterneuburg.
B. Wädenswil	Bericht der Schweiz. Versuchsanstalt für Obst-, Wein- u. Gartenbau in Wädenswil.
B. Weinsberg	Bericht der kgl. württembergischen Weinbauversuchsanstalt Weinsberg.
Bio. Z.	Biochemische Zeitschrift.
Bull. de l'ass. d. Chim. de Sucr. et Dist.	Bulletin de l'Association des chimistes de Sucrerie et Distillerie.
Bull. soc. chim.	Bulletin de la société chimique de France.
Bull. soc. ind. Mulhouse	Bulletin de la Société industrielle de Mulhouse.
C.	Chemisches Centralblatt.
C. Agric.	Centralblatt für Agriculturchemie.
C. Bakt.	Centralblatt für Bakteriologie.
C. r.	Comptes rendus des séances de l'Académie des sciences (Paris).
C. r. Carlsberg	Comptes rendus des travaux du Laboratoire de Carlsberg.
Chem. News	Chemical News.
Ch. Z.	Chemiker-Zeitung.
Czapek, Biochemie	Friedrich Czapek, Biochemie der Pflanzen.
Dingler polyt. J.	Dinglers polytechnisches Journal.
D. W. C. (1. bis 27. D. W. C.)	Bericht über die Verhandlungen des (1. bis 27.) deutschen Weinbau-Kongresses.
F. B.	Forschungsberichte über Lebensmittel und ihre Beziehungen zur Hygiene usf.
Fr.	Fresenius, Zeitschrift für analytische Chemie.
G. D. W.	Bericht über die Generalversammlung des Deutschen Weinbau-Vereins.
Gazz. chim. ital.	Gazzetta chimica italiana.
J. B. Agric.	Jahresbericht der Agriculturchemie.
J. pr. Chem.	Journal für praktische Chemie.
J. Ind. Eng. Chem.	The journal of industrial and engineering Chemistry.
Journ. chem. soc.	Journal of the chemical Society, London.
J. pharm. chim.	Journal de Pharmazie et de Chimie.
Kerp, Nahr. Mitt. Chem.	Nahrungsmittelchemie in Vorträgen, herausgegeben von W. Kerp, Leipzig (1914).
König, Nahr. Mitt.	J. König, Chemie der menschlichen Nahrungs- und Genußmittel, 4. Aufl. 3 Bde. (1903—1918).
Lafar, Handbuch	F. Lafar, Handbuch der technischen Mykologie. 5 Bde. (1904—1914).
L. J.	Landwirtschaftliche Jahrbücher.
L. J. Schweiz	Landwirtschaftliches Jahrbuch der Schweiz.
L. V. St.	Landwirtschaftliche Versuchsstationen.
Mitt. D. W. V.	Mitteilungen des Deutschen Weinbau-Vereins.
Mitt. Klosterneuburg	Mitteilungen der k. k. chemisch-physiologischen Versuchsstation für Wein- und Obstbau in Klosterneuburg.
Mitt. Leb. Hyg.	Mitteilungen auf dem Gebiete der Lebensmittel-Untersuchungen und Hygiene.
Mitt. Weinbau u. Kellerw.	Mitteilungen über Weinbau und Kellerwirtschaft, Geisenheim.
Monatsh. Chem.	Monatshefte für Chemie.
Monit. scientif.	Moniteur scientifique.
Nederl. Tijdschr. Pharm.	Nederlandsch Tijdschrift voor Pharmacie, Chemie en Toxicologie.
Nessler-Windisch, Bereit. d. Weines	J. Nessler, Die Bereitung, Pflege und Untersuchung des Weines. 8. Aufl., von K. Windisch. Stuttgart (1908).
Önol. J. B.	Önologischer Jahresbericht.
Öst. Ch. Z.	Österreichische Chemiker-Zeitung.
Phil. Mag.	Philosophical Magazine.
Rec. trav. chim. Pays-Bas	Recueil des travaux chimiques des Pays-Bas.
Relaz. Asti	Relazioni dei lavori della R. Statione enologica sperimentale d'Asti.
Rep. anal. Ch.	Repertorium der analytischen Chemie.
Rev. gén. chim. pure et appl.	Revue générale de Chimie pure et appliquée.
Rev. intern. falsif.	Revue internationale des falsifications.
Rev. Vitic.	Revue de viticulture.
Schweizer Weinzeitung	Schweizer Weinzeitung.
Schweiz. Z. Obst- u. Weinbau	Schweizerische Zeitschrift für Obst- und Weinbau.
Staz. ital.	Le stazioni sperimentali agrarie italiane.
V. Ch. N.	Vierteljahrsschrift über die Fortschritte auf dem Gebiete der Chemie der Nahrungs- und Genußmittel.
Weinb. u. Weinh.	Weinbau und Weinhandel.
Weinlaube	Weinlaube.
Windisch, Werden d. Weines	K. Windisch, Die chemisch. Vorgänge beim Werden d. Weines. Stuttgart (1906).
W. Brau.	Wochenschrift für Brauerei.
Z. ang. Ch.	Zeitschrift für angewandte Chemie.
Z. Brauwesen	Zeitschrift für das gesamte Brauwesen.
Z. Elektrochem.	Zeitschrift für Elektrochemie.
Z. Gärungsphys.	Zeitschrift für Gärungsphysiologie.
Z. L.V. Ö.	Zeitschrift für das landwirtschaftliche Versuchswesen in Österreich.
Z. Nahrungsm. Hyg. (Warenk.)	Zeitschrift für Nahrungsmitteluntersuchung, Hygiene und Warenkunde.
Z. öff. Chem.	Zeitschrift für öffentliche Chemie.
Z. phys. Chem.	Zeitschrift für physikalische Chemie.
Z. physiol. Chem.	Zeitschrift für physiologische Chemie.
Z. Spiritusind.	Zeitschrift für Spiritusindustrie.
Z. U. N.	Zeitschrift für Untersuchung der Nahrungs- und Genußmittel.
Z. Zuckerind.	Zeitschrift des Vereins der deutschen Zuckerindustrie.

Sachverzeichnis.

Abkürzungen: Best. = Bestimmung; Ber. = Berechnung; Nachw. = Nachweis.

GPSR Compliance

The European Union's (EU) General Product Safety Regulation (GPSR) is a set of rules that requires consumer products to be safe and our obligations to ensure this.

If you have any concerns about our products, you can contact us on ProductSafety@springernature.com

In case Publisher is established outside the EU, the EU authorized representative is:

Springer Nature Customer Service Center GmbH
Europaplatz 3
69115 Heidelberg, Germany

Batch number: 10578403

Printed by Printforce, the Netherlands